现代耳鼻咽喉综合治疗学

（下）

孟纲要等◎主编

吉林科学技术出版社

第十五章

梅尼埃综合征

梅尼埃综合征是以膜迷路积水为基本病理学改变，以发作性眩晕、耳聋、耳鸣及耳胀满感为临床特征的特发性内耳疾病。因法国人 Meniere 首次报道而得名。中青年发病率较高，通常为单耳患病。累及双侧者常在 3 年内先后患病。男女发病率无显著差别。

一、概述

迄今未明。可能与内淋巴代谢失调、变态反应、内分泌功能障碍、自主神经功能紊乱、病毒感染、疲劳及情绪波动等因素有关。

梅尼埃综合征的主要病理变化有以下几种。

1. 膜迷路积水膨胀　球囊及蜗管因积水而膨胀，以致外淋巴间隙被压缩，前庭膜受压变位，重者可经蜗孔疝入鼓阶，或与迷路骨壁相贴。椭圆囊及膜半规管很少膨大，但常被膨大的球囊挤向一边从而刺激前庭终器引起眩晕。

2. 前庭膜破裂　因积水过多引起前庭膜破裂，内外淋巴液相互混合；裂口小者，可自行愈合；裂口大者可见前庭膜塌陷，裂口不能愈合而成永久通道。

3. 前庭阶纤维化　病期长者可见前庭阶内发生纤维化，内淋巴囊亦出现纤维化，更妨碍了内淋巴的吸收。球囊膨大可充满前庭甚至与镫骨底板相接或粘连，故于外耳道加压时可出现类似瘘管征症状。

4. 耳蜗蜕变　早期耳蜗顶周的感觉上皮可能有蜕变，神经纤维和神经节细胞数也减少，与早期出现的低频区听力损失相符。基底膜由于长期受压血供减少，晚期可出现螺旋器蜕变而出现感音性聋。

二、临床表现

1. 眩晕　为此病的主要症状。眩晕呈突发性、旋转性。患者感觉自身或周围物体在旋转，或感到摇晃，似浮在空中，失去自控能力。眩晕发作高潮时伴有恶心、呕吐、出冷汗、面色苍白及血压下降等自主神经反射症状，但神志清楚，无意识障碍。因转头或睁眼可使眩晕加重，患者多闭目静卧。发作持续数十分钟至数小时不等，长者可达数周。症状缓解后进入间歇期，间歇期可为数周、数月或数年，亦有频繁发作或长期不能彻底缓解者。一般发作间歇期内所有症状完全消失。

2. **耳鸣** 患者大多有持续性耳鸣，少数为间歇性，初为低音调，反复发作后变为高音调。绝大多数病例在眩晕前已有耳鸣但往往未被注意，在眩晕发作时耳鸣加剧。间歇期耳鸣减轻或消失。

3. **耳聋** 常为感音神经性聋。初为低频，以后可影响高频听力。听力的损失程度与反复发作有关，发作期听力减退，间歇期内听力常可恢复，但当再次发作听力又有下降，即出现一种特殊的听力波动现象。随着病程的发展，听力呈下降趋势，乃至全聋。耳聋的同时，患者对高强度声音耐受性差，称为重振；对同一频率的纯音，患耳和健耳感受成不同音调的声音，称为复听。

4. **耳闷胀感** 在仔细询问病史时，可知患者在发作时多有一侧耳内或头部有闷胀感，头内发闷或头重脚轻。病变解除后这种感觉消失。

三、实验室及辅助检查

（一）耳部检查

鼓膜无明显改变。发作期可见自发性水平性或水平旋转性眼球震颤，发作过后，眼震逐渐消失。

（二）听力学检查

早期纯音听力曲线多为上升型，有时也表现为下降型或平坦型；多次反复检查可证明其波动性质。阈上功能检查证明有重振，如短增量敏感指数试验阳性等。语言测听的语言接受阈大致与纯音听阈相吻合，而语言识别率可以下降。耳蜗电图是诊断本病的较可靠的方法，表现为总和电位增大，总和电位与动作电位的比值增加。

（三）前庭功能检查

眼震电图检查初次发作、间歇期各种自发或诱发试验结果可能正常，多次发作者前庭功能可减退或丧失，或有向健侧的优势偏向。增减外耳道气压可能诱发眩晕与眼球震颤，称安纳贝尔征，提示膨胀的球囊已达镫骨足板或与足板发生纤维粘连。

（四）甘油试验

空腹顿服 50% 甘油溶液 2.4~3.0ml/kg，服药前及服药后每小时查纯音测听 1 次，共 3 次。服药后若病耳听阈较服药前提高 15dB 以上者为阳性。

（五）影像学检查

颞骨 X 线片一般无明显异常发现，内听道及桥小脑角 CT 或 MRI 检查有助于本病的诊断。

四、诊断

本病初发就诊者很难得出确切的诊断，且也不应轻易做出肯定的诊断，因为眩晕和发热一样是许多疾病的一个共有症状，膜迷路积水一定有眩晕，但不能认为，有眩晕的患者一定就是膜迷路积水。所以临床上对眩晕的患者，一时不能肯定诊断者，以"眩晕待查"为宜。但是眩晕患者如具备下列几个条件可做出梅尼埃综合征的诊断。

（1）具有典型的反复发作的眩晕，持续 20min 至数小时，有明显的缓解期，至少发作 2

次以上，伴恶心、呕吐、平衡障碍。可见水平性或水平旋转性眼震。

（2）发作时神智始终清晰，对外界感受能力正常，无意识丧失现象。

（3）至少1次纯音测听呈感音神经聋，早期低频下降，听力波动，随病情进展听力损伤逐渐加重，可出现重振现象。常为一侧。

（4）有间歇性或持续性耳鸣，高音调，常与耳聋同时发生，于眩晕发作之前加剧，眩晕发作之后减轻。

（5）甘油试验阳性。

（6）耳闷胀感，无头痛。

（7）要排除其他疾病引起的眩晕、耳聋和耳鸣。

五、鉴别诊断

因发生眩晕的疾病较多，应注意与以下疾病相鉴别，切忌笼统称之为梅尼埃综合征。

1. 迷路炎　为化脓性中耳炎的并发症。

2. 前庭神经元炎　系病毒感染所致，发病前多有上呼吸道感染史；眩晕渐起，数日达高峰，数周或数月后渐缓解，有自愈倾向，但可转为位置性眩晕；临床表现有眩晕、眼震、恶心、呕吐，但无耳鸣、耳聋；前庭功能检查显示双侧半规管功能低下，但不一定对称；愈后极少复发。

3. 椎－基底动脉供血不足　由颈椎及有关软组织的病变使椎动脉受压迫造成。发作时间短暂，一般数分钟，转头、弯腰向下或从卧位坐起时诱发或加重；耳鸣、耳聋较少；有颈肩部疼痛，肢体麻木等症状；X线颈椎拍片或颈椎CT、MRI有助于诊断。

4. 药物中毒　有耳毒性药物使用史，如氨基糖苷类抗生素；一般起病缓慢，多在1~2周内达高潮，持续数月或更长，中间无缓解期。眩晕多为不稳感，少呈旋转性，步态蹒跚，平衡失调，卧床减轻，活动加重，有耳鸣及耳聋。

5. 突发性聋　伴有眩晕者约占一半，但无眩晕反复发作史，耳聋发生快而严重，常以高频下降为主。

6. 听神经瘤　为小脑脑桥角处最常见的良性肿瘤。临床特点：一般增长缓慢，多单侧发病；因瘤体多起自前庭神经，眩晕是主要症状，阵发性发作，进行性加重，有缓解期，久之代偿而不典型。自发性眼震颤出现最早最多，可达95%，呈旋转或垂直，晚期逆转；继听神经损害后有第Ⅴ、Ⅶ对脑神经损害；前庭功能检查结果不一致，有优势偏向。X线斯氏位照片示内耳道扩大，CT扫描能早期发现。

7. 位置性眩晕　在特定的头位或变换头位时发生眩晕，伴位置性眼震，无耳鸣、耳聋。

六、治疗

主要是通过应用药物降低前庭感觉阈，镇静中枢神经，调整自主神经功能，改善耳蜗微循环，解除膜迷路积水，以缓解发作期的症状或减少眩晕发作。

（一）一般治疗

向患者耐心解释，消除对本病的恐惧；保持环境安静，卧床休息；饮食宜低盐少水，高蛋白、低脂肪，中等量糖类，高维生素；禁烟酒、茶及咖啡。

（二）药物治疗

1. 利尿脱水药　乙酰唑胺 250mg，口服，每天 3 次，首次剂量加倍。

2. 镇静药物　为发作期的对症用药。如安定片 2.5～5mg，每日 2～3 次，对前庭神经冲动有抑制作用；茶苯海明 50mg，每日 3 次。抗过敏药物如异丙嗪，具有镇静作用。口服谷维素可调节自主神经功能。

3. 血管扩张剂　增进耳蜗血流，改善内耳微循环。常用有 5%～7% 碳酸氢钠溶液 40～60ml 静脉注射或 100～2 000ml 静脉滴注，每日一次，可解除小动脉痉挛；低分子右旋糖酐静脉滴注，可使血黏稠度变稀，增加血容量，防止血小板凝集，改善耳蜗微循环的血滞现象。口服药物常用的有倍他司汀、氟桂利嗪、尼莫地平等。抗胆碱能药物如东莨菪碱、山莨菪碱，有增加耳蜗血流量之效，可适量应用。

4. 中医治疗　中医眩晕病因以肝风、痰湿、虚损三者为主，可按中医辨证论治用药。针刺内关、合谷、百会、风池、听宫等穴或耳穴神门、肾区等可缓解眩晕及恶心、呕吐，是中医治疗本病的常用方法。

（三）手术治疗

对频繁剧烈发作，严重影响工作和生活，而且患耳呈现重度感音性耳聋，各种保守治疗无效时，可考虑手术治疗。常用术式有以下几种。

1. 内淋巴囊引流减压术　内淋巴囊切开使内淋巴液流出，以降低内淋巴压力。

2. 内淋巴囊蛛网膜下分流术　通过镫骨足板将球囊刺破，使球囊内的内淋巴液与外淋巴液相混，以维持内外淋巴液压力的平衡；或通过圆窗穿透骨螺旋板再穿通球囊，使内淋巴外流入外淋巴间隙。但穿通骨板不易愈合可形成永久性的内外淋巴瘘。

3. 高渗诱导减压术　手术将氯化钠晶体置于圆窗膜上而引起局部高渗，减轻了迷路的积水，同时破坏前庭感受器，消除病理性冲动，达到控制眩晕目的，方法简单效果良好，但只适用于实用听力丧失的患者。

4. 前庭神经切断术　选择性地切断前庭神经，并切断前庭神经节，使前庭性眩晕基本消除。

5. 迷路切除术　眩晕控制，但耳蜗也被破坏。故该类手术，仅限于对侧耳听力正常，患侧耳听力基本丧失，眩晕、耳鸣严重的患者。

（董瑞英）

第十六章

耳部肿瘤

第一节 外耳肿瘤

一、血管瘤

血管瘤（hemangioma）是耳部较常见的良性肿瘤，多为先天性血管发育畸形、血管异常增生引起。多见于耳郭，常延及耳周皮肤或外耳道。按其组织病理类型，有毛细血管瘤（capillary hemangioma）、海绵状血管瘤（cavernous hemangioma）、致密血管瘤（compacted hemangioma）和蔓状血管瘤（arterial racemosum angioma）等，其中以前两者较多见。毛细血管瘤由毛细血管网组成，可小似针尖或蜘蛛痣，范围广泛者可累及整个耳郭，皮肤呈紫红色，无明显隆起或微突起，局部温度较高。海绵状血管瘤由密集的血管小叶组成，毛细血管排列紊乱，管腔扩张，腔内充满血液。可累及较深层组织，表面常隆起，呈结节状，甚至明显隆起，微红或紫红色，呈分叶状，压之可消失，间有搏动。临床症状依据肿瘤的位置、大小而定，肿瘤位于耳郭者，除肿瘤增大造成耳郭畸形影响美观外，患者多无自觉症状和不适，少数患者有自发性局部出血；肿瘤位于外耳道者，可引起阻塞感、耳鸣、听力减退、耳痛等症状。治疗方法很多，有手术切除、注射硬化剂、冷冻和放射治疗等。较大的血管瘤可于肿瘤切除术后加植皮及整形手术；对于较小血管瘤可采用手术切除，或用5%鱼肝油酸钠溶液等硬化剂注射至血管瘤底部，每周或隔周1次，每次0.1~0.5ml。近年来，超声高能电生化场效应技术在治疗耳部各型血管瘤方面已取得较好的效果，已引起人们的关注。

二、囊肿

耳部囊肿可发生于耳郭及耳周，以位于耳郭者多见，发展较缓慢，可分为两类：①真性囊肿，如表皮样囊肿、皮脂腺囊肿等，其囊壁有内衬上皮；②假性囊肿，如外伤性囊性血肿、囊肿性软骨炎等，为组织间隙内积液，无内衬上皮。临床上以真性囊肿较为多见。真性囊肿的治疗以手术切除为主；假性囊肿则应在无菌条件下行穿刺抽吸和局部加压，对经久不愈者可考虑手术切除。

三、纤维瘤及瘢痕疙瘩

纤维瘤（fibroma）多见于耳郭，根据瘤组织内胶原纤维及细胞成分的多少可分为软、硬两种，前者瘤细胞丰富，胶原纤维较少，与脂肪瘤相似。后者则大部分由胶原纤维组成，细胞成分少，呈硬性无痛结节。治疗为手术切除。

瘢痕疙瘩（keliod）是皮肤损伤愈合过程中，胶原合成代谢功能失去正常的约束控制，持续处于亢进状态，以致胶原纤维过度增生的结果，又称为结缔组织增生症，中医则称为蟹足肿或巨痕症。造成这种结缔组织异常增生的原因有内因和外因。内因主要是瘢痕体质，这种体质多属家族遗传；外因主要是各类原因引起的皮肤损伤，如蚊虫叮咬、预防接种、打耳孔、纹眉、针刺伤等。瘢痕疙瘩多见于耳后皮肤和耳垂。临床上可见病损处表面隆起不平、质坚硬、色淡红、边缘不规则，可呈蟹足状；局部可有刺痒感，尤以夏季为甚。目前治疗此病多采用激光、冷冻、手术切除（植皮）、放疗或用激素局部封闭等方法。瘢痕疙瘩治疗后易复发，是个较难治愈的疾病，预防及早期发现是关键。本病癌变的发生率很低。

四、外耳道乳头状瘤

外耳道乳头状瘤（papilloma of external canal）是发生于外耳道软骨部皮肤的良性肿瘤，是外耳道最常见的良性肿瘤之一。我国南方比北方多见，多好发于 20~25 岁的男性。

（一）病因

不明，一般认为本病的发生与乳头状瘤病毒感染有关。当外耳道皮肤受到炎症、经常挖耳等外伤刺激后，局部皮肤抵抗力降低，病毒感染而致病。

（二）临床表现

肿瘤较小者可无症状，当瘤体充满外耳道时可有耳内发痒、阻塞感或听力下降。常有挖耳出血或挖出"肉块"样物，如继发感染则有耳痛和流脓。

（三）检查

外耳道内有乳头状新生物堵塞，基底一般较广，表面高低不平，棕褐色，质较硬，多有蒂。有感染者局部充血、肿胀，个别可变黑而自行脱落。向内生长可侵及中耳。偶向外生长，波及耳郭及周围皮肤。

（四）诊断

诊断不难。对有耳痛、易出血者应警惕有恶变可能，需尽早活检。

（五）治疗

应彻底切除肿瘤。切除后，可用硝酸银、干扰素涂布创面，或电灼、激光烧灼肿瘤根部。切除不彻底者易复发。据报道外耳道乳头状瘤恶变的发生率为 2% 左右。

五、外耳道外生骨瘤

外耳道外生骨瘤（exostosis）是外耳道常见的良性肿瘤之一，为外耳道骨壁的骨质局限性过度增生而形成的结节状隆起，属良性肿瘤；多发生于男性青壮年。双侧多见，且常为多个；包括多发性致密骨瘤（外生性骨瘤）和单发松质型骨瘤，后者极少见。

（一）病因

不明，有多种学说如创伤、物理、化学及慢性炎症刺激等。

（二）临床表现

骨瘤体积不大者可无任何症状，常在耳科检查时偶然发现。体积增大到一定程度，可使外耳道变窄，合并耵聍和脱落上皮堆积时可堵塞外耳道，引起耳闷、听力下降、耳鸣等症状。压迫外耳道皮肤可引起疼痛，继发感染时流脓。

（三）检查

耳镜检查时可见外耳道骨部有结节状或半圆形硬结节，基底较广，上覆正常上皮。X线颅底位拍片或颞骨CT片上可见骨性外耳道狭窄，有与骨质密度完全一致或相近似的半圆形影。

（四）诊断

根据病史和局部所见，诊断并不困难。如发现外耳道深部的结节状或半圆形隆起物，触之坚硬者，应首先考虑外生骨瘤。CT检查可了解骨瘤的位置、大小及鼓室、乳突是否受累等。

（五）治疗

骨瘤小而无症状者可不必处理。如因瘤体增大引起听力下降、疼痛或外耳、中耳感染者，可行手术切除，重建外耳道。手术可经耳内切口，分离并掀起骨瘤表面的皮肤和骨膜，用高频电钻小心将骨瘤磨去或用骨凿凿除骨瘤，必要时可磨去部分外耳道骨壁，以减少骨瘤复发，避免外耳道狭窄。

六、色素痣

色素痣（pigmented mole）简称痣（naevus），是含有黑色素细胞的良性新生物，并非真性肿瘤，可为先天性或后天性。在耳部皮肤多发生于外耳道口（80%），少数位于耳甲腔等处。痣多为圆形或卵圆形，外观如丘疹或结节状，可稍突出皮肤表面，少数可形成乳头状或疣状突起，表面有毛或无毛，呈灰色、棕色或黑色。色素痣较小时一般无主观不适，可不必治疗；当色素痣增大堵塞外耳道口，影响听力时，方引起患者注意而就诊；当痣迅速增大，局部发痒、灼热或疼痛，色素加深，局部溃烂、渗血、变硬及局部淋巴结肿大者，应考虑有恶变可能，及早彻底切除并送病理检查。

七、恶性黑瘤

恶性黑瘤（malignant melanema）是在长期慢性刺激、冻疮、强烈日光或放射线照射等可能的致病因素的作用下，在色素痣的基础上恶变所致，发生于外耳者不多见。男性预后较差。外耳色素性病变，以色素痣和色素性基底细胞乳头状瘤最常见，但任何色素性病变，都应排除恶性黑瘤可能。因恶性黑瘤对放射线不敏感，如诊断明确或疑为恶性者，必须及早做局部广泛彻底切除，恶性黑瘤不宜做活检，以免加速肿瘤的生长与转移。本病预后较差，如耳部病变广泛或有颈淋巴结转移者，可根据病变情况行外耳切除术合并腮腺切除术、颞骨次全切除术及颈淋巴结廓清术。

八、耵聍腺肿瘤

耵聍腺位于外耳道软骨部。耵聍腺瘤（ceruminoma）在组织结构上与汗腺瘤（hidradenoma）相似，是由耵聍腺增生所致。其发生可能与腺体发育异常有关。良性肿瘤有耵聍腺瘤和混合瘤，恶性肿瘤有耵聍腺癌和腺样囊性癌。

肿瘤多位于外耳道后、下壁，患者一般无耳流脓史或其他不适。若肿瘤增大阻塞外耳道时，可引起耳阻感、听力下降或耳鸣，腺样囊性癌常有耳痛。检查见外耳道软骨部有局限性肿块，表面皮肤正常，无压痛，质较硬。

耵聍腺良性肿瘤易复发，有恶变倾向，如有可疑或诊断明确后，须及早进行彻底切除并长期随访。耵聍腺恶性肿瘤单纯的局部切除极易复发，一般应早期做局部扩大切除或根治手术，对手术切除不彻底的患者，术后应配合放射治疗。

九、外耳鳞状细胞癌

外耳鳞状细胞癌是耳部最常见的恶性肿瘤之一，主要发生于耳郭，其次发生于外耳道。强烈的日光曝晒、冻伤、慢性疾病如结核性狼疮和慢性化脓性中耳炎均可能成为本病的诱因。

本病初起多无自觉不适，可有瘙痒和疼痛，侵及软骨膜时疼痛较明显。耳郭病变多发生于耳轮处，初起呈屑状斑丘疹，易出血、糜烂，进一步发展为浸润性结节或菜花状肿块，常有溃烂，晚期可向耳前或颈淋巴结转移。外耳道病变应注意可能由于症状轻微而延误诊断，疼痛、听力丧失、流血或流脓是其主要特征，外耳道可见肿块，有时呈疣状，堵塞耳道并浸润周围组织，有时可有破坏鼓膜伴中耳浸润。

根据病史、检查，诊断不难。对于肉芽状新生物去除后短期内复发者，应切除组织进行病理检查，注意和外耳道乳头状瘤鉴别，肿瘤活检做病理检查可明确诊断。

外耳鳞状细胞癌安全边缘不易确定，治疗一般以手术切除为主，结合放疗。术前放疗可缩小肿瘤体积，有利于手术切除。术后放疗可消除手术切缘周围残留的肿瘤病灶，减少术后复发。晚期不能手术切除的肿瘤，可采用放疗与化疗增敏的联合治疗。

（江继贤）

第二节　中耳肿瘤

一、中耳良性肿瘤

中耳良性肿瘤较少见。中耳息肉及炎性肉芽肿临床多见，但并非真性肿瘤。

二、乳突部骨瘤

乳突部骨瘤的病因及组织病理学类型与外耳道骨瘤相似，属良性肿瘤。乳突部的骨瘤可向外、向前和向内发展，引起不同的临床症状。向外发展者早期可以无症状，缓慢生长后，可在耳后出现坚硬的肿块，如体积增大压迫神经，可出现疼痛；向内或向前发展可侵及外耳道，此时须与外耳道外生性骨瘤相区别；如侵犯颅后窝或压迫内耳时，可引起头痛、眩晕、耳鸣等症状。临床诊断并不困难。中耳乳突 X 线片或颞骨 CT 可进一步明确诊断和病变范围。病理切片可见骨瘤由骨样细胞或非典型的骨小梁组成，骨小梁间或有成骨细胞、成纤维细胞和巨细胞，无骨髓组织。此病应与骨纤维异常增殖症和骨化纤维瘤鉴别。如肿块小且无症状者无需特殊处理。如肿块增大引起明显症状者，须手术彻底切除。

三、中耳癌

中耳癌（cancer of middle ear）在临床上不常见，约占耳部癌肿的1.5%，占全身癌肿的0.06%。可原发于中耳，或由原发于外耳道、鼻咽、颅底或腮腺等处的癌肿侵犯中耳而来。亦可因乳腺、胃肠道等处肿瘤远处转移所致。到肿瘤晚期，很难确定肿瘤的原发部位。

（一）病因

约80%的中耳癌患者有慢性化脓性中耳炎病史，故认为其发生可能与炎症有关。中耳炎症反复刺激引起鼓室黏膜上皮血液循环及营养发生障碍，使鼓室黏膜上皮转变成复层鳞状上皮，此外，Kenyon等（1985）报道，部分中耳鳞癌组织切片中有胆脂瘤结构，提示该癌肿可能有60%~90%起源于胆脂瘤上皮。中耳乳头状瘤亦可发生癌变。

中耳癌以鳞状上皮细胞癌最多见，40~60岁为好发年龄。性别与发病率无显著关系。

（二）临床表现

中耳癌很容易向周围蔓延，破坏侵蚀邻近组织，因病程早晚、病变部位及发展方向的不同，其临床表现也有变异。

1. 出血 耳内出血或有血性分泌物为最早和最常见的症状，对早期诊断有帮助。到晚期肿瘤侵蚀骨质，破坏血管，可发生致命性大出血。

2. 局部疼痛 耳痛早期为耳内发胀感，到晚期则有明显的疼痛。其特点是持续性耳深部胀痛，刺痛或跳痛，并向颞骨和枕部放射。

3. 耳聋 多数患者因原有中耳炎所致耳聋，故往往不引起重视。早期为传导性耳聋，晚期为混合性耳聋，常伴有耳鸣。

4. 张口困难 早期因炎症，疼痛而反射性地引起下颌关节僵直，晚期多因癌肿侵犯颞肌、三叉神经或直接侵犯颞颌关节所致。

5. 面瘫 出现的早晚与肿瘤侵犯的部位有关。如肿瘤起源于面隐窝或鼓岬则早期可出现面瘫。

6. 眩晕 中耳癌的早期一般不侵犯迷路，晚期可因迷路受侵犯而出现眩晕。

7. 其他 脑神经受累症状晚期第Ⅴ、Ⅵ、Ⅸ、Ⅹ、Ⅺ、Ⅻ对脑神经可受到侵犯，出现复视、咽下困难、声嘶、软腭麻痹、抬肩无力、伸舌偏斜等症状。

8. 颈淋巴结肿大 局部淋巴结转移时出现颈部包块。对侧颈部淋巴结亦可发生转移。

9. 远处转移 晚期出现血行转移时，则有相应内脏或骨骼器官受赘之症状。

（三）诊断

中耳癌早期症状与慢性中耳炎相似，当仅诊断为中耳炎时，活检并不是作为常规进行，因此，中耳癌可能长期被漏诊，不易早期发现，待至症状明显时，癌肿常已累及岩骨、颅内及颞颌关节等处，增加治疗难度。故应提高警惕，争取早期诊断，才能根治。

凡遇下列情况者应详细检查，严密观察随访。

（1）中耳炎患者出现血性分泌物者，突然出现面瘫者。

（2）中耳或外耳道内有肉芽、息肉样组织及乳头状新生物，切除后迅速复发或触之极易出血者。

（3）耳深部持续性疼痛者。

颅底及颞骨 X 线片、CT 及 MRI 等影像学检查有助于病变的诊断及了解肿瘤向四周侵蚀的范围。病理检查为确诊中耳癌的可靠方法，且可明确病理组织类型，为选择治疗方法提供参考。

（四）中耳癌临床分期

目前国际癌症防治联合会（UICC）尚未做出中耳癌 TNM 分期标准。Stell 等（1985）根据 UICC 采用的基本原则，提出了中耳癌临床分期的初步方案，并得到不少耳科学家们的采用。

T_1　肿瘤局限于原发部位，即无面神经麻痹，放射学检查无骨质破坏。

T_2　肿瘤扩散到原发部位以外，其指征是面神经麻痹，或放射学检查发现有骨质破坏的证据，但未超出原发病灶所在器官的范围。

T_3　临床或放射学检查均发现有向周围结构扩散的证据，如硬脑膜、颅底、腮腺、颞颌关节等。

Tx　没有足够的资料进行分期，包括患者已在他处就诊并接受过治疗。

（五）治疗

早期宜采用手术切除加术后放疗，对晚期患者则应进行综合治疗。

1. 手术治疗　对局限于中耳乳突腔内的较小的肿瘤（T_1 期），可行乳突根治术或扩大的乳突根治术；肿瘤已侵犯内耳、岩尖者，行颞骨次全切除术或颞骨全切除术。有颈淋巴结转移者，应采用颈部淋巴结廓清术。

2. 放射治疗　随着放射设备的改进，在 ^{60} 钴和直线加速器代替了镭锭和常规 X 线治疗后，中耳癌的放疗效果有了显著的提高。5 年生存率可达 65%。采用耳前、耳后两野交叉照射，每日照射剂量为 1.75~2Gy，每周照射 5 次。开始照射时，每日剂量宜小，逐日增加，以免引起恶心、呕吐、眩晕等内耳刺激症状。单纯放疗的剂量为 60~70Gy/6~7 周。术前放疗的剂量为 50~60Gy/5~6 周。放疗中应保持耳道清洁，预防和控制感染，促使肿瘤消退，减轻放射损伤。

3. 化学治疗　化疗仅作为手术或放射治疗的辅助方法，对于无手术指征的晚期病例具有缓解症状的作用。

（六）预后

影响预后的关键因素是能否早期诊断和早期治疗，因中耳癌患者多数不能获得早期治疗，故预后较差。影响疗效的主要因素有：患者年龄、肿瘤范围、类型及分化程度、治疗方式、放疗的剂量等。

（孟纲要）

第三节　颈静脉球体瘤

颈静脉球体瘤（glomus jugulare tumor）是一种起源于化学感受器的血管瘤样肿瘤，也称为非嗜铬性副神经节瘤（nonchromaffin paraganglioma）或化学感受体瘤（receptoma）鼓室体瘤（tympanic body tumor）等。

Gnild（1941）首先发现人的颈静脉球顶部外膜有一种类似颈动脉体组织的化学感受器，称为颈静脉球体（glomus jugularis）。它是与颈动脉体或主动脉体相同的微小组织结构，约为 0.5mm×0.5mm×0.25mm 大小，呈扁平卵圆形，常为一个，也可多达 10 余个。其也可沿迷走神经和舌咽神经耳支到达鼓室底或鼓岬部。球体的生理功能尚不明了，似能接受血中氧和二氧化碳浓度改变的刺激，与颈动脉体相似，是一种化学感受器，也可能与某种内分泌有关。

一、病理

颈静脉球体瘤外观与血管性肉芽组织相似，一般有包膜，色深红，略呈结节状或分叶状，血管丰富，血管壁无收缩能力，质脆，易出血。肿瘤由上皮样细胞组成，瘤细胞呈束状或蜂窝状排列，间质血管网丰富，血管壁为棱型内皮细胞所衬。瘤细胞呈多角形、柱形、立方形或不规则型，胞浆丰富，无核分裂象，常误诊为血管瘤或血管内皮瘤。

大部分颈静脉球体瘤起源于颈静脉球顶部，少数发生于鼓室。临床上又按肿瘤的原发部位将其分为颈静脉球体瘤和鼓室球体瘤两类。虽然随着肿瘤的发生发展，两者的原发部位已不易区分，但是，两类肿瘤早期的临床表现不同，对手术方法的选择和预后的评估亦有一定影响。

肿瘤生长一般较缓慢，但亦有迅速发展者。瘤体主要经解剖通道向邻近组织扩展，如颈静脉孔、外耳道、咽鼓管等，亦可侵入哈弗（Harers）管，侵蚀破坏骨质向颅中窝，颅后窝蔓延，压迫邻近组织和神经，引起相应的临床症状。在病理学上此病虽属良性，但在临床上，因其易侵犯颅内结构且有少数病例可发生远处转移，故有人将其视为恶性。

目前，对所谓"远处转移"的认识尚不一致，有人认为可能是由不同部位的颈静脉体样组织演变而成，即多源性（multicentric origins）发生，而非真正的肿瘤转移。

二、临床表现

本病多见于中年女性患者，男女之比为 1：5。根据肿瘤原发部位及发展情况不同，出现的症状和体征也有异。鼓室球体瘤症状出现一般较早，而起源于颈静脉球顶部的颈静脉球体瘤可于疾病晚期方出现明显症状。

1. 早期症状　为单侧搏动性耳鸣、轻度传导性耳聋和耳部闷胀感，耳鸣与脉搏一致，如压迫患侧颈动脉，耳鸣立即消失，停止压迫，耳鸣迅即重现。上述症状可持续多年，如肿瘤长到外耳道，可有出血，继发感染后则有血脓性耳漏，肿瘤压迫或继发感染也可引起耳痛。

2. 疾病晚期　迷路及邻近组织、脑神经等受累，可出现眩晕，面瘫，Ⅷ、Ⅸ、Ⅹ、Ⅺ、Ⅻ对脑神经瘫痪和 Horner 综合征。

3. 耳镜检查　疾病的早期，鼓膜完整，透过鼓膜可见鼓室后下部有深红色或蓝色肿物阴影，当肿瘤体积较小时，用鼓气耳镜加压使鼓膜和瘤体接触，可看到搏动性跳动，若肿物膨出较显著已经触及鼓膜或穿破鼓膜突入外耳道时，则在耳镜下不需加压也可见到搏动，搏动节律与脉搏一致。突入外耳道内的肿物常呈息肉状或肉芽状，触之较硬，易出血。

三、诊断

凡具有与脉搏一致的搏动性耳鸣、传导性耳聋和耳部闷胀感的长期病史，鼓膜呈深红色或蓝色，或伴有耳内出血，尤其是外耳道内有触之极易出血的息肉样或肉芽样组织者，均应考虑本病。诊断除临床表现外，需行颈内静脉孔断层摄片、CT、MRI 及数字减影血管造影（DSA），确定肿瘤部位、大小、供血等情况。

四、临床分期

为了便于决定治疗方案，Fisch（1979）把发生在颞骨内的颈静脉球体瘤分为 4 期。

A 期：肿瘤局限于中耳腔。

B 期：局限于鼓室乳突区，迷路下区，无骨质破坏。

C 期：肿瘤向迷路下区和岩锥伸展，并破坏该处骨质。

C1 肿瘤破坏颈静脉孔骨质和颈静脉球，颈内动脉管垂直段轻度受侵；

C2 迷路下区遭破坏并侵及颈动脉管垂直段；

C3 迷路下区、岩锥和颈动脉管水平段均有破坏。

D 期：肿瘤侵犯颅内。

D1 肿瘤侵入颅内，直径 <2cm，经颞下窝径路，可一期切除肿瘤；

D2 肿瘤侵入颅内，直径 >2cm，需耳科和神经外科医师分二期切除；

D3 肿瘤入颅内，已不能手术。

五、治疗

根据病变范围，采用手术切除或放射治疗，或手术加放疗。

1. 手术治疗　手术应以切除肿瘤全部为原则，根据肿瘤部位，侵犯范围，参照上述临床分期（Fisch），采取不同手术方法。

（1）鼓室切开术（tympanotomy）：适用于局限于鼓室的小肿瘤（A 期）。

（2）下鼓室切开术（hypotympanotomy）：手术径路同上，磨（凿）除下方鼓沟骨质，暴露下鼓室，切除肿瘤。适用于局限于下鼓室或中鼓室的肿瘤（A 期）。

（3）乳突根治术：手术方法与乳突根治术基本相同，充分暴露鼓室和乳突内的肿瘤后，将肿瘤从其根部全部剥离、切除之（B 期）。

（4）颞下窝径路肿瘤切除术：取头颈联合 S 形切口或颞颈联合切口；显露颈部大血管及神经后，完成扩大的乳突切除术；开放面神经垂直段和水平段骨管，暴露该段面神经并将其向前移位；磨去乙状窦骨板，暴露并结扎乙状窦，结扎颈内静脉；磨去颈内动脉管，小心保护颈内动脉，充分分离肿瘤后，将肿瘤连同颈静脉球一并切除。适用于已超出鼓室乳突范围的 C 期和 D 期肿瘤。因肿瘤血管甚为丰富，术中出血多。术前应做好充分准备。如术前 2d 在数字减影血管造影中行血管栓塞术，将可减少术中出血，为肿瘤快速而完整的切除创造了良好的条件。

2. 放射疗法　凡病变范围广泛，难以手术切除或手术切除不满意者，或全身情况不良不能手术者，均可采用放射治疗。该肿瘤血管丰富，放射治疗可引起动脉内膜炎和纤维化，阻止或延缓肿瘤生长，缓解症状，甚至可使肿瘤缩小。部分病例待肿瘤缩小后再行手术切除。

六、预后

据文献报道，一般术后 5 年治愈率为 60%，复发率为 25%，虽然局限于鼓室内小肿瘤的近期手术疗效满意，但有数年后复发的可能。较大肿瘤虽经广泛切除，复发的可能性依然存在，复发多在术后 2 年内。

（芦二永）

第四节 听神经瘤

听神经瘤（acoustic tumor）系原发于第Ⅷ对脑神经鞘膜上的肿瘤，为神经膜瘤（neuroma），或称施万细胞瘤（Schwann cell tumor）。听神经瘤这一习用名词并未反映该肿瘤的特性，准确的名称应为"听神经膜瘤"（acoustic neuroma）。听神经膜瘤大多来自前庭神经。70% ~75% 原发在内耳道内。该肿瘤占颅内肿瘤的 8% ~ 10%，占桥小脑角肿瘤的 80% ~ 90%，多见于 30 ~60 多的成人，女性较多，男女之比为 2 ∶ 3。多为单侧发病，双侧发病者多见于神经纤维瘤病。

一、病理

听神经膜瘤为良性肿瘤，可起源于位听神经分支的任何神经干上，但主要来自 Scarpa 神经节附近的前庭神经分支，包括前庭上神经或前庭下神经。故又有"前庭神经肿瘤"（Vestibularschwannoma）之称。肿瘤通常发生于听神经在内耳门附近的神经胶质细胞与施万细胞交接处的神经膜上。早期，肿瘤位于内耳道底部，逐渐长大后，一方面，可充满内耳道，并侵蚀内耳道各壁，致使内耳道口扩大，呈喇叭状；另一方面，则向桥小脑角方向扩展，随着瘤体的增大，脑桥、延脑可受到压迫，而向对侧或上、下移位，第 4 脑室、大脑导水管因受压移位、阻塞，出现脑积水，加之肿瘤在颅内的占位，以及基底池程度不等的粘连等，导致颅内高压，最终患者可不治而死亡。

肿瘤外观呈灰红色，大小不一，包膜完整。小的肿瘤呈圆形或卵圆形，肿瘤增大后呈分叶状。邻近的神经根、神经干可在肿瘤的表面行走，亦可包裹于肿瘤内。Autoni 于 1920 年在组织学上将肿瘤分为 2 型，至今仍被沿用：①Autoni A 型（致密纤维状），显微镜下，可见密集的，成束的梭型或卵圆形细胞交织在一起，在某些区域排列成旋涡状，在另一些区域又平行排列、呈栅栏状。该型又称束状型；②Antoni B 型（稀疏网眼型）；为退变型，从组织结构稀疏和瘤细胞呈多形性为特点。本型又可分为 2 个亚型：其一，为脂肪变性型。由于瘤细胞内有脂肪小滴堆积，致使细胞肿胀增大，呈蜂窝状，胞核位于细胞中央，或偏于一侧。其二，为透明变性型。瘤细胞发生透明变性，以致出现大片无定形的透明变性基质，仅有少量的星形肿瘤细胞位于其中。B 型又称网状型。位于内耳道内的位听神经由于受到肿瘤的压迫，或继发于供血障碍（动脉受肿瘤压迫，或受肿瘤侵犯），神经纤维数目减少，耳蜗螺旋神经节细胞可出现缺失、螺旋器萎缩，以基底周最为明显。椭圆囊斑，球囊斑和壶腹嵴受损程度一般较耳蜗轻。

肿瘤生长一般比较缓慢，平均每年增大 0.25 ~0.4cm，个别肿瘤可在 1 年内增大 2cm。若瘤体内出血、水肿或发生囊性变，瘤体的表面积可较快或迅速增大。也有作者观察到部分肿瘤的生长可具有一定的自限性，肿瘤的退行性变程度或纤维化或许与此有关。

二、临床表现

本病的临床表现与肿瘤的大小、所在位置及侵犯范围等有关。

1. 早期症状　体积较小的肿瘤可无明显症状。耳鸣、感音神经性聋、眩晕可为本病最常见的早期症状。

（1）耳鸣：一侧渐进性加剧之耳鸣，音调高、低不等，多以喧杂声为主，常伴随听力减退。耳鸣也可能是早期的唯一症状。

（2）听力减退：多数患者诉一侧渐进性耳聋，初始时尚表现为与别人交谈时只闻其声而不解其意，以后逐渐发展为全聋。个别病例可因肿瘤压迫迷路动脉，内耳血供突然阻断而致突发性聋。据统计，约有20%的患者有过突发性聋，并可完全恢复（Satalaff 等，1985），但也有约5%患者的听力正常。

（3）眩晕：大多数患者表现为轻度的不稳感或瞬间的头晕，往往不引起患者的重视，由于肿瘤发展缓慢，患者可逐渐发生前庭代偿而眩晕消失。但也有少数患者出现短暂的旋转性眩晕，伴耳内压迫感、恶心、呕吐，类似梅尼埃病。

（4）其他：耳深部刺痛或痒感，或外耳道后壁麻木感。

2. 中、晚期症状　随着肿瘤增长扩大，早期症状加重，且可因颅内压增高和肿瘤侵入颅后窝，出现以下症状。

（1）三叉神经损害：随着肿瘤增大可出现三叉神经损害症状，以同侧面部感觉迟钝和角膜反射减退最常见。

（2）面瘫：晚期可出现同侧周围性面瘫。

（3）小脑功能障碍：肿瘤压迫小脑，可出现小脑功能障碍症状。早期表现为患侧手足运动不灵，精细动作不能，步履蹒跚，向患侧倾倒等。至晚期则卧床不起，发声不清。

（4）颅内高压症状：颅内压升高时，出现持续性头痛，多位于前额部或后枕部，晚期发展为全头痛，可伴恶心、呕吐，视盘水肿，尚可出现视力障碍。

（5）其他脑神经损害症状：肿瘤增大向后、下方发展，侵及颈静脉孔区时，压迫Ⅸ、Ⅹ、Ⅺ对脑神经，可引起相应的脑神经症状；肿瘤发展至颅中窝、压迫外展神经以及动眼神经，则引起眼球运动障碍，复视等；而舌下神经很少受累。

三、检查及诊断

听神经瘤诊断的早晚直接关系到手术的疗效，故早期诊断非常重要。对可疑患者应做如下检查。

1. 听力学检查

（1）纯音听阈测试：纯音听力图呈单耳感音神经性聋，曲线多为高频陡降型，少数为平坦型或上升型。

（2）自描听力曲线：多为Ⅲ、Ⅳ型，偶见Ⅱ型。

（3）音衰试验：大多为阳性。双耳交替响度平衡试验和短增量敏感指数试验示无响度重振现象。

（4）言语测试：言语识别率明显下降，多在30%左右。

（5）声导抗测试：镫骨肌反射阈升高或消失，潜伏期延长，常有病理性衰减。

（6）听性脑干诱发电位：患侧Ⅴ波潜伏期及Ⅰ～Ⅴ波间期较健侧明显延长，两耳Ⅴ波潜伏期差（ILD5）超过0.4ms以上，如Ⅰ波存在而Ⅴ波消失，提示存在包括听神经膜瘤在内的桥小脑角占位病变。

（7）耳声发射：耳声发射正常。

2. 前庭功能检查　自发性眼震是听神经瘤较常见的体征，早期水平型自发性眼震，快相向健侧，继而向患侧，最后发展成向两侧。且可出现垂直或斜型眼震。80%有位置性眼震和自发性倾倒现象。各种诱发试验反应普遍偏低，常有向患侧的优势偏向。

3. 神经系统检查　除第Ⅷ对脑神经外，还需检查Ⅴ、Ⅶ及Ⅵ、Ⅸ、Ⅹ、Ⅺ对脑神经。眼底检查可出现视乳头水肿。

4. 影像学检查　X线拍片采用Stenver位、Granger位及Towne位岩锥片，可显示患侧内耳道扩大、变形及骨质破坏等情况，排除岩骨的其他疾病。内耳道X线多轨迹断层片，或内耳道脑池碘油（Duroliopaque）造影X线拍片能满意地显示内耳道的小肿瘤及其在桥小脑角的病变。由于MRI及CT检查设备已普及，因此，MRI及CT检查是临床听神经瘤诊断的主要依据。CT内耳道扫描可见内耳道扩大，如椎管内注入空气进行内耳道脑池扫描，可诊断局限在内耳道内5mm以下的肿瘤。钆增强的MRI扫描可早期发现内耳道内直径1mm左右的小肿瘤，又可了解肿瘤在桥小脑角区的范围，有助于鉴别颅后窝的肿瘤，因此，MRI是目前诊断听神经瘤最敏感、最有效的方法，为目前诊断听神经瘤的金标准。

5. 脑脊液蛋白分析　70%的病例出现脑脊液蛋白增加，但假阴性和假阳性比较多。

四、临床分型

根据肿瘤直径大小将听神经瘤分为小、中、大三种临床类型：直径<2.5cm者为小听神经瘤，直径为2.5~4.0cm者属中等大听神经瘤，直径>4.0cm或肿瘤超过中线者为大听神经瘤。

五、鉴别诊断

小脑脑桥三角区的肿瘤虽以听神经瘤多见，但上皮样囊肿（先天性胆脂瘤）、脑膜瘤、胶质瘤等也可见于此部位，应注意鉴别。上皮样囊肿首发症状多为三叉神经根刺激症状，听力下降多不明显，内耳道不扩大，肿瘤周边常有骨质破坏，有时可见骨质增生或肿瘤钙化；脑干或小脑半球胶质瘤患者，较早出现脑干或小脑受压表现和锥体束征。影像学检查对上述疾病的鉴别诊断有重要参考价值。

发生于内耳道的面神经鞘瘤在影像学上酷似听神经瘤，两者很难区分，唯前者可能较早出现周围性面瘫。因此，在对拟诊为内耳道的听神经瘤患者施行手术前，应告知患者存在面神经鞘瘤的可能性。

六、治疗

确诊后尽早施行手术治疗，在保证彻底切除肿瘤的前提下，尽可能减少肿瘤周围组织的损伤。对于小的听神经瘤，不愿或不能耐受手术者，可选用γ-刀或X-刀治疗，但不适用于脑干受压或颅内压高的患者。

1. 手术治疗　听神经瘤的治疗主要为手术治疗。自1894年神经外科学家Sim Charles Ballance首次分二期成功地切除了听神经瘤以来，到1961年耳神经外科学家Willam House

经迷路径路切除听神经瘤，使手术死亡率由 85% 下降到 10% 以下。1966 年至 1991 年，J. Msterkers 共施行听神经瘤切除术 1260 例，由于早期诊断技术的提高及术中应用面神经监测及听功能监测，以及耳科医师应用耳显微外科方法进行手术，使得死亡率降低到 1% 以下，并且还很好地保护了面神经功能（70% 以上）。Sterkers 认为手术成功的原因，是应用耳科学手术方法，可使患者处于仰卧位，头部放平，避免了气栓形成等危险因素，且避免了牵拉器对小脑的致死性损伤。

手术径路的选择对听神经瘤切除术很是重要，手术径路有经迷路径路、经颅中窝径路、枕下或乙状窦后径路，以及经迷路枕下联合径路。目前，神经外科医师大多常规采用枕下径路，而耳神经外科医师则根据肿瘤的大小、位置、患耳和对侧耳的听力情况，并参照面神经功能状况选择径路。①局限在内耳道内的小肿瘤（直径 <1.5cm），有实用听力者，可取颅中窝径路，既可彻底切除肿瘤，又能保存听功能以及面神经功能，而且对脑干和小脑无严重损伤，术后反应轻。缺点是不能清楚窥视内耳道口以外的颅后窝区域，且不易止血；②肿瘤侵犯至桥小脑角，直径为 2.5~4cm 的肿瘤，但无脑神经症状，可取经迷路径路，此为到达桥小脑角最短的径路，易于保护和修复面神经，对小脑的牵拉、损伤小，术后恢复快，但术后患耳听力完全丧失；③肿瘤位于桥小脑角，直径大于 4cm，伴有其他脑神经和小脑症状，或有颅内压增高，则可取枕下和迷路联合径路。Sterkers 认为，经迷路径路是切除大听神经瘤最好的手术径路，其次为经乙状窦后乳突径路或岩骨上（即颅中窝）径路。

（1）经颅中窝径路听神经瘤切除术：于耳屏前 1cm，颧弓上做纵形切口，暴露颞骨鳞部，用骨钻或骨凿将颞骨鳞部凿开一个 4cm×4cm 的骨窗，骨窗 1/3 位于两外耳道连线之后，2/3 位于两外耳道连线之前。由颅底分离硬脑膜，置入带脑压板的牵开器，暴露脑膜中动脉、弓状隆起、岩浅大神经、面神经裂孔，岩浅大神经之外侧用电钻磨去骨层，暴露膝神经节，再向后沿面神经磨开内耳道顶部，纵行切开内耳道硬脑膜，吸出脑脊液，即可看到肿瘤，在显微镜下仔细分离肿瘤，切断前庭上、下神经，保留面神经和耳蜗神经，以杯状钳分块将肿瘤彻底切除（图 16-1）。术毕取颞肌筋膜覆盖内耳道顶部硬脑膜切开处，颞叶复位放回颅骨板，分层缝合软组织，关闭术腔。

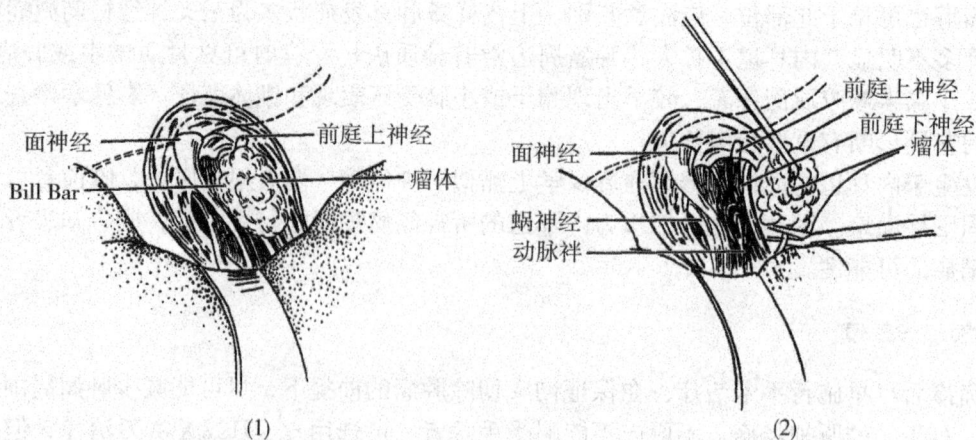

图 16-1 经颅中窝径路听神经瘤切除术
（1）切开内耳道硬脑膜，暴露肿瘤；（2）切断前庭上、下神经，切除肿瘤

（2）经迷路听神经瘤切除术：耳后切口，磨开乳突，显露上鼓室、砧骨体、三个半规管、颅中窝脑板、岩上窦骨壁和乙状窦骨壁，磨低外耳道后壁及上鼓室外侧壁，直至能清楚显示面神经水平段和膝部骨管，并磨薄颈静脉球顶部骨壁、切除 3 个半规管，充分开放前庭。于前庭底部的后上磨除骨质达内耳道底硬脑膜，使内耳道后部和桥小脑角完全暴露。从开放的内耳道底部首先识别前庭上神经，前庭上神经上方偏前为垂直嵴，由此，可确定面神经位置。充分切除乙状窦前的颅后窝骨板，显露出该处小脑硬脑膜。在前庭上神经到乙状窦之间的脑膜上做十字形切开，硬脑膜下即为肿瘤（图 16 - 2），先将前庭上、下神经于内耳道底处切断，随同肿瘤一起翻向后方，此时，前上的面神经已清楚暴露，顺其走行方向进行分离，直到脑干。仔细分离肿瘤与脑干和小脑的粘连。若有血管联系，应用双极电凝器处理后切断。较大的肿瘤应做囊内分次切除，最后取出包膜。或用超声切割器使其容积缩小，然后再分离周界，将肿瘤完全切除。注意勿损伤迷路动脉。切除肿瘤后，冲洗止血，缝合脑膜，取颞肌筋膜覆盖其上。乳突腔用腹壁脂肪填塞，乳突皮质骨片可复位其上，然后将皮片复位，对位缝合，不置引流。

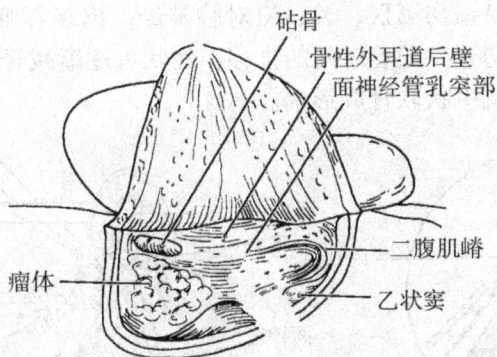

图 16 - 2　经迷路听神经瘤切除术

（3）经乙状窦后径路听神经瘤切除术：距耳后沟 4cm 处做一个长约 8cm 的弧形切口，深至骨面，将皮肤与软组织同时分离，翻向前方。暴露乙状窦后区，于上、下颞线间在顶、枕、颞交接处做一骨窗，约 3cm×4cm 大小，暴露颅后窝侧方的硬脑膜，至可见上方的横窦及前方的乙状窦后缘。切开硬脑膜，注意勿损伤横窦和乙状窦。在脑棉的保护下，用脑压板将小脑半球向后内方轻轻推移，显露桥小脑角池。此时可见其前方为颞骨岩部的后面。上方有小脑幕，下方则为颅后窝底部，肿瘤位于其中，且在岩部后面的骨面处。仔细分离面神经和耳蜗神经，如肿瘤很大尚需游离出三叉神经和（或）舌咽神经，切勿损伤小脑前下动脉。切开肿瘤被膜，将肿瘤囊做囊内切除。待桥小脑角区肿瘤切除干净后，用金刚石钻头磨开内耳道后壁，注意保护后、上半规管，待内耳道显露良好即切开内耳道硬脑膜，分离面神经和耳蜗神经后，将残留其中的肿瘤摘除。缝合皮肤，关闭术腔。

（4）经枕下径路听神经瘤切除术：1925 年由 Dandy 创用，为传统的神经外科径路，与乙状窦后径路相似，但稍靠后。主要适用于瘤体较大，伴有颅内压增高的听神经瘤，或肿瘤已延伸至颈静脉球以下的部位。为更好地查找面神经，可采用经迷路枕下联合径路手术，将乙状窦由中 2/3 处切断结扎，使脑膜切口由内耳道直到枕骨大孔，手术野很大，便于寻找面神经帮助切除更大的肿瘤（图 16 - 3）。

2. 主要并发症及其处理　术中并发症主要为出血、脑神经损伤和空气栓塞，熟悉解剖和仔细操作是避免发生严重并发症的关键。一旦出现并发症，应给予恰当处理，可不致引起严重的后果。术后并发症主要是脑神经（面神经、三叉神经、后组脑神经）损伤、听力损失和脑脊液漏，其他少见并发症有脑膜炎、颅内出血、头痛和癫痫发作等。①周围性面瘫：多为术中直接损伤面神经所致。术中如能及时发现，最好及时行端端吻合、神经移植或改道吻合术，如有困难可Ⅱ期行舌下－面神经吻合术；②听力损失：即使仔细操作，术中应用监护设备，术后仍有可能完全丧失听力，常难以补救；如有双侧听神经瘤术后出现此并发症，可考虑听性脑干植入术；③脑脊液漏：术后自手术切口、外耳道或前鼻孔流出清亮液体提示可能发生脑脊液漏。处理可按以下步骤进行：首先抬高患者头部，切口周围加压包扎或重新缝合切口后加压包扎（如果液体自切口外渗）；如果效果不明显，可行腰穿排放脑脊液，腰穿导管保留 5~7d。仍无效者，应重新打开切口，进行漏口修补。此过程中，应该加强抗生素的使用；④三叉神经损伤：单纯三叉神经损伤无需特殊处理。如果合并面神经损伤，应特别注意眼睛的防护，轻者使用防护眼罩和眼部用药，重者需行眼睑缝合术；⑤后组脑神经损伤：大的听神经瘤切除后易损伤第Ⅸ、Ⅹ、Ⅺ对脑神经，出现吞咽困难、声音嘶哑和误吸，严重者可给予鼻饲和气管切开。随着时间的推移，症状可逐渐减轻。长期误吸或对嗓音不满意者，日后可行声带注射或甲状软骨成形术。

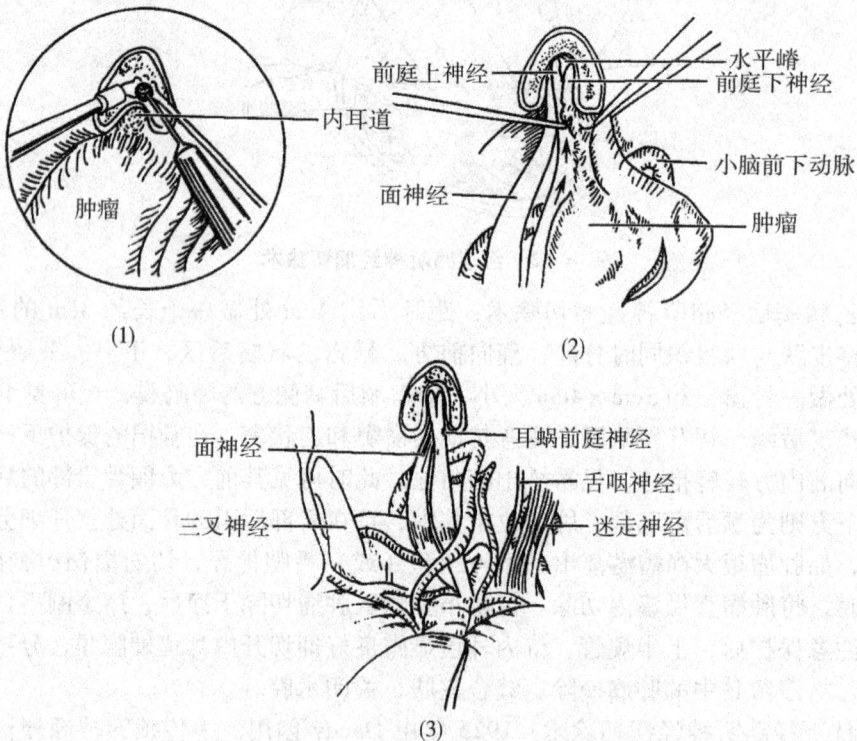

图 16－3　经枕部进路听神经瘤摘除术
（1）磨开内耳道；（2）沿第Ⅷ对脑神经由内向外分离肿瘤；（3）肿瘤摘除之后

3. 伽玛刀治疗　听神经瘤生长缓慢，普通放射治疗效果不明显，多以手术切除为主。由于所处的特定解剖位置，即使在显微外科技术及术中、术后有关监护条件日臻完善的今天，手术并发症仍较高。伽玛刀（gammaknife）是立体定向放射外科最常用的治疗方法，具有危险性小、安全可靠、省时、简便、患者痛苦小等优点，已早在 1968 年应用于听神经瘤的治疗。经过 20 多年的观察，及长时间的随访，表明伽玛刀对于小的听神经瘤确有良好的治疗作用。近年来不少学者认为，对中、小型的听神经瘤，若无明显的脑干及小脑受压症状，无颅内压增高表现，伽玛刀可作为首选的治疗方法，且有逐渐替代开颅手术的趋势。对双侧听神经瘤、仅存听力侧的听神经瘤以及外科手术后复发、拒绝开颅手术或不能耐受手术者尤为适应，但费用昂贵。

七、疗效

听神经瘤为良性肿瘤，如能彻底切除，预后良好，手术死亡率 <1%。部分患者遗留有不同程度的永久性神经功能障碍。

（芦二永）

第十七章

鼻腔炎性疾病

第一节　急性鼻炎

急性鼻炎是鼻腔黏膜急性病毒感染性炎症，多称为"伤风"或"感冒"，但与流行性感冒有别。故又称为普通感冒。常延及鼻窦或咽部，传染性强，多发于秋冬行季气候变换之际。

一、概述

1. 致病原因　此病先系病毒所致，后继发细菌感染，亦有认为少数病例由支原体引起。在流行季节中，鼻病毒在秋季和春季最为流行，而冠状病毒常见于冬季。至于继发感染的细菌，常见者为溶血性或非溶血性链球菌、肺炎双球菌、葡萄球菌、流行性感冒杆菌及卡他球菌。这些细菌常无害寄生于人体的鼻腔或鼻咽部，当受到病毒感染后，局部防御力减弱，同时全身抵抗力亦减退，使这些病菌易侵入黏膜而引起病变。

2. 常见诱因

（1）身体过劳，烟酒过度以及营养不良或患有全身疾病，常致身体抵抗力减弱而患此病。

（2）受凉受湿后，皮肤及呼吸道黏膜局部缺血，如时间过久，局部抵抗力减弱，于是病毒、细菌乘机侵入而发病。

（3）鼻部疾病如鼻中隔偏曲、慢性鼻咽炎、慢性鼻窦炎、鼻息肉等，均为急性鼻炎诱因。

（4）患腺样体或扁桃体炎者。

另外，鼻部因职业关系常受刺激，如磨粉、制皮、烟厂工人易患此病；受化学药品如碘、溴、氯、氨等刺激。或在战争时遭受过毒气袭击，亦可发生类似急性鼻炎的症状，一次伤风之后，有短暂免疫期，一般仅1个月左右，故易得病者，常在1年之中有数次感冒。

二、临床表现

为一种单纯炎症变化，当病变开始时，因黏膜血管痉挛，局部缺血，腺体分泌减少继而发生反射性神经兴奋作用，很快使黏膜中血管和淋巴管扩张，腺体及杯状细胞扩大，黏膜水肿，分泌物增多而稀薄似水，黏膜中有单核细胞及多形核白细胞浸润。此后，白细胞浸润加重，大量渗出黏膜表面，上皮细胞和纤毛坏死脱落，鼻分泌物渐成黏液脓性或脓性，若无并发症，炎症逐渐恢复，水肿消除，血管已不扩张，表皮细胞增殖，在2周内即恢复至正常状态。

三、症状

1. 潜伏期　一般于感染后1~3d有鼻腔内不适感、全身不适及食欲减退等。

2. 初期　开始有鼻内和鼻咽部瘙痒及干燥感，频发喷嚏，并有畏寒、头胀、食欲减退和全身乏力等。鼻腔检查可见黏膜潮红，但较干燥。

3. 中期　初期持续2周后，出现鼻塞，流出多量水样鼻涕，常伴有咽部疼痛、发热；热因人而异，一般在37~38℃，小儿多有高热达39℃以上者。同时头重头痛，头皮部有痛觉过敏及四肢酸软等。此期持续1~2d。鼻腔检查可见黏膜高度红肿，鼻道分泌物较多，为黏脓性。

4. 晚期　鼻塞更重，甚至完全用口呼吸，鼻涕变为黏液脓性或纯脓性。如鼻窦受累，则头痛剧烈，鼻涕量亦多。若侵及咽鼓管，则有耳鸣及听力减退等症。炎症常易向下蔓延，致有咽喉疼痛及咳嗽。此时检查可见下鼻甲红肿如前，但鼻道内有多量脓涕。此期持续3~5d，若无并发症，鼻塞减退，鼻涕减少，逐渐恢复正常。但一般易并发鼻窦炎及咽、喉及气管等部位化脓性炎症，使流脓涕、咳嗽及咳痰等拖延日久。

5. 免疫期　一般在炎症消退后可有1个月左右的免疫期，之后免疫力迅速消失。

四、诊断

根据患者病史及鼻部检查，不难确定诊断，但应注意是否为其他传染病的前驱症状。此病应与急性鼻窦炎、鼻部白喉及变态反应性鼻炎相鉴别。

1. 急性鼻窦炎　多位于一侧，白细胞增多，局部疼痛和压痛，前鼻孔镜检有典型发现。

2. 变态反应性鼻炎　有变态反应发作史，无发热，鼻黏膜肿胀苍白，分泌物清水样，其中嗜酸性粒细胞增多。

3. 鼻白喉　具有类似症状，但鼻腔内常流血液，且有假膜形成，不难鉴别。

五、治疗

以支持和对症治疗为主，同时注意预防并发症。

（一）全身治疗

（1）休息、保暖，发热患者需卧床休息，进高热量的饮食，多饮水，使大小便通畅，以排出毒素。

（2）发汗疗法：①生姜、红糖、葱白煎汤热服；②解热镇痛药复方阿司匹林1~2片，每日3次，阿司匹林0.3~0.5g，每日3次或克感敏1~2片，每日3次等。

（3）中西合成药：板蓝根冲剂、吗啉胍等。

（4）合并细菌感染或有并发症可疑时，应用磺胺类及抗生素药物。

（二）局部治疗

（1）对鼻塞者可用1%麻黄碱液滴鼻或喷雾，使黏膜消肿，以利引流。对儿童用药须使用低浓度（0.5%）。

（2）针刺迎香、上星、神庭、合谷穴。

（3）急性鼻炎中期，应提倡正确的擤鼻法，切忌用力擤鼻，否则可引起中耳炎或鼻窦炎。

六、预防

患急性鼻炎后，可以产生短期免疫力，1 个月左右后可以再发病，应特别注意预防。预防原则为增强抵抗力、避免传染和加强治疗等几方面。

1. 增强机体抵抗力　经常锻炼身体，提倡冷水洗脸、冷水浴、日光浴，注意劳逸结合与调节饮食，节制烟酒。由于致病病毒种类繁多，而且相互间无交叉免疫，故目前尚无理想的疫苗用于接种。在小儿要供以足够的维生素 A、维生素 C 等，在流行期间，可采用丙种球蛋白或胎盘球蛋白或流感疫苗，有增强抵抗力以及一定的预防感冒之效。

2. 避免传染　患者要卧床休息，可以减少互相传染。应养成打喷嚏及咳嗽时用手帕盖住口鼻的习惯。患者外出时要戴口罩，尽量不去公共场所。流行期间公共场所要适当消毒等。

3. 加强治疗　积极治疗上呼吸道病灶性疾病，如鼻中隔偏曲、慢性鼻窦炎等。

（芦二永）

第二节　慢性鼻炎

慢性鼻炎是鼻黏膜和黏膜下层的慢性炎症。临床表现以黏膜肿胀、分泌物增多、无明确致病微生物感染、病程持续 4 周以上或反复发作为特征，是耳鼻咽喉科的常见病、多发病，也可为全身疾病的局部表现。按照现代观点，慢性炎症反应是体液和细胞介导的免疫机制的表达，依其病理和功能紊乱程度，可分为慢性单纯性鼻炎和慢性肥厚性鼻炎，二者病因相同，且后者多由前者发展而来，病理组织学上没有绝对的界限，常有过渡型存在。

一、概述

（一）病因

慢性鼻炎病因不明，常与下列因素有关。

1. 全身因素

（1）慢性鼻炎常为些全身疾病的局部表现。如贫血、结核、糖尿病、风湿病以及慢性心、肝、肾疾病等，均可引起鼻黏膜长期瘀血或反射性充血。

（2）营养不良：维生素 A、维生素 C 缺乏，烟酒过度等，可使鼻黏膜血管舒缩功能发生障碍或黏膜肥厚，腺体萎缩。

（3）内分泌失调：如甲状腺功能低下可引起鼻黏膜黏液性水肿；月经前期和妊娠期鼻黏膜可发生充血、肿胀，少数可引起鼻黏膜肥厚。同等的条件下，青年女性慢性鼻炎的发病率高于男性，考虑可能与机体内性激素水平尤其是雌激素水平增高有关。

2. 局部因素

（1）急性鼻炎的反复发作或治疗不彻底，演变为慢性鼻炎。

（2）鼻腔或鼻窦慢性炎症可使鼻黏膜长期受到脓性分泌物的刺激，促使慢性鼻炎发生。

（3）慢性扁桃体炎及增殖体肥大，邻近感染病灶的影响。

（4）鼻中隔偏曲或棘突时，鼻腔狭窄妨碍鼻腔通气引流，以致易反复发生炎症。

（5）局部应用药物：长期滴用血管收缩剂，引起黏膜舒缩功能障碍，血管扩张，黏膜肿胀。丁卡因、利多卡因等局部麻药，可损害鼻黏膜纤毛的传输功能。

3. 职业及环境因素　由于职业或生活环境中长期接触各种粉尘如煤、岩石、水泥、面粉、石灰等，各种化学物质及刺激性气体如二氧化硫、甲醛及酒精等，均可引起慢性鼻炎。环境温度和湿度的急剧变化也可导致本病。

4. 其他

（1）免疫功能异常：慢性鼻炎患者存在着局部免疫功能异常，鼻塞可妨碍局部抗体的产生，从而减弱上呼吸道抗感染的能力。此外，全身免疫功能低下，鼻炎容易反复发作。

（2）不良习惯：烟酒嗜好容易损伤黏膜的纤毛功能。

（3）过敏因素：与儿童慢性鼻炎关系密切，随年龄增长，过敏因素对慢性鼻炎的影响逐渐降低。

（二）病理

慢性单纯性鼻炎鼻黏膜深层动脉和静脉，特别是下鼻甲的海绵状血窦呈慢性扩张，通透性增加，血管和腺体周围有以淋巴细胞和浆细胞为主的炎细胞浸润，黏液腺功能活跃，分泌增加。而慢性肥厚性鼻炎，早期表现为黏膜固有层动、静脉扩张，静脉和淋巴管周围淋巴细胞和浆细胞浸润。静脉和淋巴管回流障碍，静脉通透性增加，黏膜固有层水肿；晚期发展为黏膜、黏膜下层，甚至骨膜和骨的局限性或弥漫性纤维组织增生、肥厚，下鼻甲最明显，其前、后端和下缘可呈结节状、桑椹状或分叶状肥厚，或发生息肉样变，中鼻甲前端和鼻中隔黏膜也可发生。二者病因基本相似，病理学上并无明确的界限，且常有过渡型存在，后者常由前者发展、转化而来，但二者临床表现不同，治疗上也有区别。

鼻黏膜的肿胀程度和黏液分泌受自主神经的影响，交感神经系统通过调节容量血管的阻力而调节鼻黏膜的血流，副交感神经系统通过调节毛细血管而调节鼻黏膜的血容量。交感神经兴奋时，鼻黏膜血管阻力增加，进入鼻黏膜的血流减少，导致鼻黏膜收缩，鼻腔脉管系统的交感神经兴奋性部分受颈动脉、主动脉化学感受器感受 CO_2 的压力影响。副交感神经兴奋导致毛细血管扩张，鼻黏膜充血、肿胀，翼管神经由源自岩浅大神经的副交感神经和源自岩深神经的交感神经构成，分布于鼻腔鼻窦的黏膜，支配鼻腔鼻窦黏膜的血液供应，影响鼻黏膜的收缩和舒张。

鼻腔感受鼻腔气流的敏感受体主要位于双侧下鼻甲，这些受体对温度敏感，故临床上有时用薄荷醇治疗鼻塞，这也是下鼻甲切除术后鼻阻力与患者的自觉症状不相符合的原因所在。此外，下鼻甲前部也是组成鼻瓣区的重要结构，鼻瓣区是鼻腔最狭窄的区域，占鼻阻力的 50%，下鼻甲前端的处理对鼻塞的改善具有重要作用。

二、临床表现

1. 鼻塞　鼻塞是慢性鼻炎的主要症状。单纯性鼻炎引起的鼻塞呈间歇性和交替性，平卧时较重，侧卧时下侧较重。平卧时鼻黏膜肿胀似与颈内静脉压力有关，斜坡位与水平位呈 20°时，静脉压几乎等于 0，<20°时静脉压相应增加，静脉压增加对健康的鼻黏膜无太大影

响，但患有鼻炎者则可引起明显的鼻塞症状。侧卧时下侧的鼻腔与同侧邻近的肩臂的自主神经系统有反射性联系。安静时鼻塞加重，劳动时减轻，是因为劳动时交感神经兴奋，鼻黏膜收缩所致。此外，慢性鼻炎患者鼻黏膜较正常鼻黏膜敏感，轻微的刺激使可引起明显的反应而出现鼻塞症状。肥厚性鼻炎的主要症状也为鼻塞，但程度较重，呈持续性，轻重不一，单侧阻塞或两侧阻塞均可发生。鼻黏膜肥厚、增生，呈暗红色，表面不平。呈结节状或桑椹样，有时鼻甲骨也肥大、增生，舒缩度较小，故两侧交替性鼻塞并不常见，严重时，患者张口呼吸，严重影响患者的睡眠。

2. 嗅觉障碍　慢性鼻炎对嗅觉的影响较小，鼻黏膜肿胀严重阻塞嗅裂时或中下鼻甲肿大使鼻腔呼吸气流减少可以引起呼吸性嗅觉减退或缺失；若长期阻塞嗅区，嗅区黏膜挤压致嗅区黏膜上皮退化或合并嗅神经炎时，则成为感觉性嗅觉减退或缺失。

3. 鼻涕　单纯性鼻炎鼻涕相对较多，多为黏液性，继发感染时可为黏脓性或脓性。肥厚性鼻炎鼻涕相对较少，为黏液性或黏脓性。

4. 头痛　鼻黏膜肿胀堵塞窦口可以引起负压性头痛；鼻黏膜发炎时鼻黏膜的痛阈降低，如挤压鼻黏膜常可引起反射性头痛。此外，若中鼻甲肥大挤压鼻中隔，由于接触处的后方吸气时负压较高，使其黏膜水肿及形成瘀斑，这些局部改变对于敏感的人则可引起血管扩张性头痛。

5. 闭塞性鼻音　慢性鼻炎由于鼻黏膜弥漫性肿胀，鼻腔的有效横截面积明显减少，患者发音时呈现闭塞性鼻音。

6. 其他

（1）影响鼻窦的引流功能，继发鼻窦炎：慢性鼻炎时鼻黏膜弥漫性肿胀，特别是中下鼻甲肥大对鼻窦的通气引流功能具有重要影响。中鼻甲是窦口鼻道复合体中重要的组成部分，首先中鼻甲位于鼻腔的正中位、窦口鼻道复合体的前部，像一个天然屏障保护着中鼻道及各个窦口，鼻腔呼吸的气流首先冲击中鼻甲；此外，中鼻甲存在丰富的腺体，是鼻腔分泌型抗体的主要来源，因此中鼻甲病变影响窦口的通气引流，继发鼻窦炎。此外，下鼻甲肥大不仅影响鼻腔的通气，而且可以造成中鼻道的狭窄，影响鼻窦的通气引流，继发鼻窦炎。

（2）继发周围炎症：鼻涕流向鼻咽部可继发咽喉炎；若鼻涕从前鼻孔流出，可造成鼻前庭炎。若下鼻甲前端肥大明显可阻塞鼻额管，造成溢泪及泪囊炎；若后端肥大明显；突向鼻咽部影响咽鼓管咽口，可造成中耳炎。

7. 检查　慢性单纯性鼻炎双侧下鼻甲肿胀，呈暗红色，表面光滑、湿润，探针触诊下鼻甲黏膜柔软而富有弹性，轻压时有凹陷，探针移去后立即恢复；鼻黏膜对血管收缩剂敏感，滴用后下鼻甲肿胀即消退；鼻底、下鼻道或总鼻道内有黏稠的黏液性鼻涕聚集，总鼻道内常有黏液丝牵挂。而慢性肥厚性鼻炎鼻黏膜增生、肥厚，呈暗红色和淡紫红色，下鼻甲肿大，阻塞鼻腔，黏膜肥厚，表面不平，呈结节状或桑椹状，触诊有硬实感，不易出现凹陷，或虽有凹陷，但不立即恢复，黏膜对1%麻黄碱棉片收缩反应差。

三、诊断与鉴别诊断

依据症状、鼻镜检查及鼻黏膜对麻黄碱等药物的反应，诊断并不困难，但应注意与结构性鼻炎伴慢性鼻炎者相鉴别。鼻内镜检查及鼻窦 CT 能全面了解鼻腔鼻窦的结构及有无解剖变异和鼻窦炎。全面衡量结构、功能与症状的关系，正确判断病因及病变的部位，治疗才能取得较好的效果。

慢性单纯性鼻炎和慢性肥厚性鼻炎鉴别要点见表 17 - 1。

表 17 -1　慢性单纯性鼻炎和慢性肥厚性鼻炎鉴别要点

	慢性单纯性鼻炎	慢性肥厚性鼻炎
鼻塞	间歇性（冬季、夜间、静坐时明显，夏季、白天、运动时减轻或消失），两侧交替性	持续性
鼻涕	略多，黏液性	多，黏液性或黏脓性，不易擤出
味觉减退	不明显	可有
闭塞性鼻音	无	有
头痛、头昏	可有	常有
咽干、耳塞闭感	无	可有
前鼻孔镜所见	下鼻甲黏膜肿胀，表面光滑，暗红色	下鼻甲黏膜肥厚，暗红色，表面光滑或不平，或呈结节状、桑椹状或分叶状，鼻甲骨可肥大
下鼻甲探针触诊	柔软，有弹性，轻压时有凹陷，探针移去后立即恢复	有硬实感，轻压时无凹陷，或虽有凹陷，但不立即恢复
对1% ~2% 麻黄碱的反应	黏膜收缩明显，下鼻甲缩小	黏膜不收缩或轻微收缩，下鼻甲大小无明显改变
治疗	非手术治疗	一般宜手术治疗

四、治疗

慢性鼻炎的治疗应以根除病因、改善鼻腔通气功能为原则。首先应该积极消除全身与局部可能致病的因素，改善工作生活环境条件，矫正鼻腔畸形，避免长期应用血管收缩剂。其次是加强局部治疗，抗感染，消除鼻黏膜肿胀，使鼻腔和鼻窦恢复通气及引流，尽量恢复纤毛和浆液黏液腺的功能。慢性鼻炎并发感染的，可用适合的抗生素溶液滴鼻。为了消除鼻黏膜肿胀，使鼻腔及鼻窦恢复通气和引流，可用血管收缩剂如麻黄碱滴鼻液滴鼻，但儿童尽量不用，即使应用不宜 >1 周，防止多用、滥用血管收缩剂。采取正确的擤鼻涕方法清除鼻腔过多的分泌物，有助于鼻黏膜生理功能的恢复，避免继发中耳炎。慢性单纯性鼻炎的组织病理改变属可逆性，局部治疗应避免损害鼻黏膜的生理功能。肥厚性鼻炎同单纯性鼻炎的治疗一样首先消除或控制其致病因素，然后才考虑局部治疗，但局部治疗的目的随各阶段的病理改变而异，在鼻黏膜肥厚、但无明显增生的阶段，宜力求恢复鼻黏膜的正常生理功能，如已有明显增生，则应以减轻鼻部症状和恢复肺功能为主。局部治疗的方法如下。

（一）局部保守治疗

适合于慢性单纯性鼻炎及慢性肥厚性鼻炎局部应用血管收缩剂尚能缩小者。

1. 单纯性鼻炎　以促进局部黏膜恢复为主，可利用0.25% ~0.5%普鲁卡因在迎香穴和鼻通穴做封闭，或做鼻匠或双侧下鼻甲前端黏膜下注射，给以温和的刺激，改善局部血液循环，每次1 ~1.5ml，隔日1 次，5 次为1 疗程。此外，可以配合三磷腺苷、复方丹参、654 - 2、转移因子、干扰素、皮质类固醇激素等进一步加强局部的防御能力，以利于黏膜的恢复，但应防止视网膜中央动脉栓塞。预防措施：不提倡以乳剂或油剂做下鼻甲注射。下鼻甲注射前应常规做鼻甲黏膜收缩，乳剂或油剂中可加入 1 : 1 的 50% 葡萄糖液稀释，注射过程中应边注边退。避开下鼻甲近内侧面与上面交界处进针。高新生在表面麻醉下用冻干脾转移因子粉剂 1ml 加生理盐水 2ml 溶解后于每侧下鼻甲内注射 1ml，每周 1 次，4 次为 1 疗程，总有效率 97.8%，其机制为转移因子是一种新的免疫调节与促进剂，可增强人体的细胞免疫功能，提高人体的防御能力，从而使鼻黏膜逐渐恢复其正常的生理功能。王立平利用三磷腺苷下鼻甲注射治疗慢性单纯性鼻炎 280 例也取得了 93.2% 的良好效果。陈仁物等对下鼻甲注射针头进行了研制和临床应用，具有患者痛苦小、药液分布均匀、见效快、明显缩短疗程、提高疗效等优点。其具体方法：将 5 号球后针头的尖端四面制成筛孔状的一种专用针头，分为 I、II、III 3 种型号。① I 号：2 个孔，孔距 4mm，适合下鼻甲肥大局限和青年患者；② II 号：3 个孔，孔距 5mm，适合下鼻甲前端肥大者；③ III 号：4 个孔，孔距 5mm，适合弥漫性下鼻甲肥大及下鼻甲手术的麻醉。

2. 慢性肥厚性鼻炎　以促进黏膜瘢痕化，从而改善鼻塞症状为主，可行下鼻甲硬化剂注射。常用的硬化剂有 80% 甘油、5% 苯酚甘油、5% 鱼肝油酸钠、50% 葡萄糖、消痔灵、磺胺嘧啶钠等。周全明等报告消痔灵治疗慢性鼻炎 300 例，治愈 291 例，有效 9 例。其方法：消痔灵注射液 1ml 加 1% 利多卡因 1ml 混合后行下鼻甲注射，每侧 0.5 ~ 1ml，7 ~ 10d 一次，3 次为 1 疗程，间隔 2 周后可行下一疗程。刘来生等利用磺胺嘧啶钠下鼻甲注射治疗慢性肥厚性鼻炎也取得了良好的效果，其机制为局部产生化学性反应，引起下鼻甲肥厚的黏膜组织萎缩从而改善鼻塞症状。

近年来，随着激光、微波、电离子治疗仪的普及，这方面治疗慢性肥厚性鼻炎的报道愈来愈多。已形成相当成熟的经验。Nd - YAG 激光是利用瞬间高热效应使肥厚的黏膜凝固或气化，造成下鼻甲回缩而改善鼻腔通气，不仅可以直接凝固、气化肥厚的黏膜，而且可以插入黏膜下进行照射，效果可靠但是由于 Nd - YAG 激光水吸收性较低，破坏深度不易控制，而且该激光辐射能 30% ~40% 被反向散射，术中可造成周围正常黏膜较大面积的损伤，此外导光纤维前端易被污染，容易折断在黏膜下，术后反应重。微波不仅可以表面凝固黏膜，而且可以将探头直接插入黏膜下，利用微波的生物热效应而凝固黏膜下组织，具有可保持黏膜的完整性、不影响鼻黏膜的生理功能、恢复快、无痂皮形成等优点，另外无探头折断在黏膜下之忧，是治疗慢性肥厚性鼻炎较为理想的方法。电离子治疗仪利用其良好的切割性可以对重度慢性肥厚性鼻炎的肥厚黏膜进行切割而达到改善鼻腔通气的效果，而且术中不易出血，术后反应也轻；术中利用短火火焰凝固、汽化、切割组织，长火火焰凝固止血，但术中应充分收敛鼻黏膜，以防止伤及正常的鼻中隔黏膜。射频利用发射频率 100 ~300kHz、波长 0.3km 的低频电磁波作用于病变的组织细胞，致组织细胞内外离子和细胞中的极性分子强烈运动而产生特殊的内生热效应，温度可达 65 ~80℃，使组织蛋白变形、凝固，病变区出现无菌性炎症反应，血管内皮细胞肿胀，血栓形成而阻塞血管，组织血供减少，黏膜逐渐纤维化而萎缩从而达到治疗增生性病变的目的，并且具有无散射热效应、无火花、不损伤正常组织、深浅容易控制的优点。辛朝风利用射频治疗慢性肥厚性鼻炎 56 例取得了良好的治疗效果，认为慢性鼻炎的病理基础是鼻甲黏膜下组织增生伴血管扩张，是射频治疗的最好适应证。国外学者认为射频是在黏膜下形成热损伤而不破坏表面黏膜，可以避免术后出血、结痂、出现恶臭味、疼痛、嗅觉减退和鼻腔粘连的缺点，是治疗鼻甲肥大的一种安全而有效的方法。

（二）手术治疗

鼻腔结构复杂。鼻腔每一结构对鼻腔正常生理功能的维持都具有一定作用。正常人中鼻腔的每一结构都完全正常也是很少的。鼻部症状的产生原因是多方面的，或某一结构的形态或结构异常，或几种结构均明显异常，或几种结构轻度异常的协同作用。其中对于多结构的轻度异常和某一结构的形态异常（如下鼻甲过度内展，其本身并不肥大）等情况难以诊断，这种情况常笼统地被称为"结构性鼻炎"。临床上，我们也时常遇到有些人鼻腔某些结构明显异常，但却没有自觉症状；相反，无明显结构异常者，有时也会有明显的自觉症状。因此，在慢性鼻炎的手术治疗中，应仔细检查，全面衡量，解除引起症状的病因，方可获得满意的治疗效果。

1. 中鼻甲手术　中鼻甲手术包括传统的常规手术（中鼻甲部分切除术及中鼻甲全切除术）和中鼻甲成形术。传统的中鼻甲切除术虽然能解除鼻塞症状，但中鼻甲功能受损，并失去了再次手术的解剖标志，同时常规中鼻甲手术后中鼻甲周围的正常黏膜可以出现代偿性增生，导致症状的复发，同时也说明中鼻甲在保持鼻腔的生理功能方面具有重要的作用。目前常用的中鼻甲成形术则在解除症状的同时又避免了传统常规中鼻甲手术所造成的缺陷。

2. 下鼻甲手术　下鼻甲手术包括传统的下鼻甲部分切除术、下鼻甲黏骨膜下切除术，下鼻甲骨折外移术和下鼻甲成形术。最近许多学者对传统的下鼻甲手术进行了改进，并且利用先进的手术器械，对慢性鼻炎的治疗取得了良好的临床效果。下鼻甲黏膜血供丰富。术中极易出血。采用翼腭管注射法可以减少出血，又提高麻醉效果。下鼻甲的大小与鼻腔的阻力关系密切，尤其是下鼻甲的前端，故行下鼻甲手术时应正确估计切除的范围，以便获得满意的临床效果。

近年来，国外有学者报道仅做下鼻甲黏骨膜下分离，破坏黏膜下的血管网，肥厚的下鼻甲黏膜呈瘢痕化收缩，而达到改善鼻塞的效果。此方法仅适用于病变程度较轻者。由于引起鼻塞的因素很多，单一手段治疗效果较差，采用阶梯疗法综合治疗方可取得满意的效果，但也不能作为固定模式，可根据具体情况灵活掌握，可考虑优先采用操作简便、患者痛苦小、费用低、疗效好的方法。只有这样才能正确地选择合适的术式，从而达到满意的效果，避免多次手术。总之，慢性鼻炎的手术趋向应以解除患者的症状、创伤小、能保持鼻甲的生理功能为目的。此外，由于慢性鼻炎的病因解除后，肥大的下鼻甲可以转归，故尽量减少下鼻甲手术，特别是防止下鼻甲切除过多造成空鼻综合征。

（芦二永）

第三节　鼻息肉

一、概述

鼻息肉是鼻-鼻窦黏膜慢性炎症性疾病，以极度水肿的鼻黏膜在中鼻道形成息肉为临床特征。发病率占总人数的 1%～4%，但在支气管哮喘、阿司匹林耐受不良、变应性真菌性鼻窦炎及囊性纤维化患者中，发病率在 15% 以上。发病多在中年以上，男性多于女性。息肉多源自窦口鼻道复合体和嗅裂。

二、临床表现及诊断

1. 症状　持续性鼻塞，嗅觉减退；鼻腔分泌物增多；影响鼻窦引流，可引起鼻窦炎；阻塞咽鼓管咽口可出现耳鸣、耳闷和听力下降；后鼻孔息肉常表现为单侧进行性鼻塞，呼气时经鼻呼气困难。

2. 鼻腔检查　鼻腔内可见一个或多个表面光滑，灰白色、淡黄色或淡红色的半透明如荔枝肉状肿物，触及柔软，一般不易出血，但出血坏死性息肉则触及易出血；多次手术复发者基地宽，不易移动；息肉小者需收缩鼻腔后可见，息肉大者可突至前鼻孔，向后突至后鼻孔及鼻咽部；后鼻孔息肉可见蒂茎自中鼻道向后伸展，位于后鼻孔或鼻咽部。巨大鼻息肉可致外鼻变形，鼻背变宽，形成"蛙鼻"。

3. 影像学检查　鼻窦 CT 扫描，了解病变程度和范围，包括鼻腔的结构。

4. 本病应与下列疾病相鉴别　鼻腔内翻性乳头状瘤、鼻咽纤维血管瘤、鼻腔恶性肿瘤、鼻内脑膜 – 脑膨出。

三、治疗

鼻息肉的治疗主张综合治疗，包括药物治疗和手术治疗。值得注意的是，鼻息肉的复发多数是因缺乏有效的、规范的和系统的药物治疗。

1. 药物治疗

（1）糖皮质激素：目前除手术之外，糖皮质激素是治疗鼻息肉最有效的药物之一，术前应用可使鼻息肉体积缩小，鼻塞改善，术后应用可防止或延缓鼻息肉复发。

1）鼻用糖皮质激素：鼻用糖皮质激素具有较强的局部抗炎作用，可减少鼻息肉组织中淋巴细胞数目，抑制细胞因子的合成，亦可减少鼻息肉组织中嗜酸粒细胞的数目和活化状态。鼻息肉术后鼻内局部使用激素时间通常为 3～6 个月。

2）全身用糖皮质激素：短期全身使用糖皮质激素可减小和控制鼻息肉的生长。术前在鼻用激素的基础上，配合口服激素 3～5d，可以明显减小鼻息肉。对伴有哮喘患者或有明显变应性因素者，给予激素口服可减少支气管高反应性，缓解症状。

（2）黏液稀化剂。慢性鼻窦炎鼻息肉患者，尤其是由前期手术史者，鼻腔鼻窦黏液纤毛清除功能遭破坏，导致炎症的恶性循环。黏液稀化剂的作用包括：①碱化黏液，降低黏液的黏滞度；②β 拟较感效应，增强纤毛活性，调节分泌；③恢复黏液毯的构成比例。对维护和促进恢复黏液纤毛清除系统功能有重要意义。如桃金娘科树叶提取物（如标准桃金娘油0.3g 口服，每日 2 次，疗程 3~6 个月），鼻息肉术后使用一般应持续 3~6 个月，最好根据鼻腔分泌物的多少和黏膜状况，确定使用时间。

（3）鼻用减充血剂：建议使用盐酸羟甲唑啉喷鼻，如果连续使用应限制在 7d 以内。

（4）其他药物：如白细胞三烯受体拮抗剂、抗组胺药（如氯雷他定片 10mg 空腹，每日1 次，口服 5~7d）等，可以起到抗变态反应和抗炎的作用。

2. 手术治疗

（1）手术时机：规范化药物治疗 6～8 周以上仍无效时。治疗无效的判断标准包括：①症状无明显缓解，或者患者自觉症状缓解不满意要求手术；②鼻内镜检查鼻黏膜炎症未得到有效控制，或与此有关的分泌物无明显减少；③鼻窦影像学检查提示病灶仍较广泛或窦口引流不畅等。

（2）术前处理：①术前检查鼻窦CT，变应性因素评估及与手术有关的检查，如心电图、胸片、血常规、凝血功能、术前标志物、肝功肾功等；②术前用药，如同前述规范药物治疗方案，最好于术前2周开始；③术前对患者症状评估，知情同意及沟通；④手术前修剪鼻毛，术前30min使用止血药、镇静药物；⑤麻醉方式选择应依据病情的严重程度及结合患者要求，选择局麻或全麻；⑥手术器械应选择合适正确的手术器械对手术效果起一定作用。

（3）手术方法：主要有圈套法和电动切吸法。

1）圈套法：鼻腔在丁卡因+肾上腺素表面麻醉下，用鼻镜或鼻内窥镜，明视下，了解息肉大小，范围以及根蒂位置，和周围组织有无粘连，用鼻圈套器伸入鼻腔，沿鼻中隔平面插至息肉下部，转动钢丝圈套住息肉，并将圈套器顶端向息肉的蒂部推进，逐渐收紧钢丝圈，但又不能紧到切除息肉程度，然后用力向下急速拉出，使息肉连同根蒂一并摘除。可用丁卡因+肾上腺素棉片压迫止血，稍待片刻后取出，再将深部息肉同法切除。若有残留根蒂可用鼻息肉钳挟住后，旋转拉下，拉出息肉时，有时筛房被开放，鼻窦内有息肉应将息肉、息肉样变的黏膜切除，鼻窦内无息肉，有脓，应扩大窦口，吸净脓液，清除病变黏膜。术后鼻腔填塞。

2）电动切吸法：鼻内窥镜直视下，手术中借助电动切割器将息肉或息肉样变的黏膜组织切吸干净。术后鼻腔填塞。

（4）术后处理：①术后注意避免用力擤鼻，避免剧烈活动，清淡温凉饮食；②应用抗生素1周，预防感染（如青霉素钠粉针800万U，静脉滴注，每日1次）；③术后全身使用糖皮质激素，抽出鼻腔填塞物后局部使用糖皮质激素3个月以上；④酌情使用抗组胺药物（如氯雷他定片10mg空腹口服，每日1次）；⑤术后黏液稀化剂口服（如标准桃金娘油0.3g口服，每日2次，疗程3~6个月）；⑥鼻腔局部使用油剂，软化结痂，有利于结痂排出；⑦局部鼻用减充血剂；⑧鼻腔冲洗对术腔清洁和保持湿润起重要作用，通常持续3个月左右；⑨鼻窦内窥镜复查半年。

（5）手术并发症及其处理

1）出血：术中损伤筛前动脉、筛后动脉、蝶腭动脉或其分支如鼻腔后外侧动脉等，处理：①因鼻部血管损伤引起的出血可经鼻腔填塞或双极电凝止血；②保守治疗出血不止者，可考虑行经上颌窦做蝶腭动脉结扎术。

2）鼻腔粘连：鼻腔粘连常因术后换药不及时或清理不当，特别是中鼻甲与鼻腔外侧壁粘连，可以阻塞上颌窦和额窦开口，导致炎症经久不愈或复发。多数的鼻腔粘连不会引起临床症状，如随访中发现粘连可在局麻下分离。

鼻息肉的基本病理改变是鼻腔鼻窦黏膜的慢性炎症反应，外科手术并不能改变黏膜的这种状态，只能除去息肉解除鼻塞，易再复发。临床观察大约1/5鼻窦炎鼻息肉术后复发病例与变应性鼻炎有关。单纯鼻息肉的术后复发率通常为15%~20%，而有变态反应素质的鼻息肉患者术后复发率可上升至40%~70%。

（芦二永）

第四节　变应性鼻炎

变应性鼻炎是发生在鼻黏膜的变态反应性疾病，以鼻痒、喷嚏、鼻分泌亢进、鼻黏膜肿胀等为其主要特点。分为常年性和季节性，后者又称"花粉症"。变应性鼻炎的发病与遗传及环境密切相关。

一、概述

（一）病因

常年性变应性鼻炎的变应原和季节性变应性鼻炎的变应原不同，引起常年性变应性鼻炎的变应原主要为吸入物，临床上常见的主要的变应原有屋尘、螨、昆虫、羽毛、上皮、花粉、真菌等，其次是食物和药物。临床上引起花粉症者大多属于风媒花粉（靠风力传播的花粉）。

（二）发病机制

本病发病机制属 IgE 介导的 I 型变态反应。

当特应性个体吸入变应原后，变应原刺激机体产生特异性 IgE 抗体结合在鼻黏膜浅层和表面的肥大细胞、嗜碱性粒细胞的细胞膜上，此时鼻黏膜便处于致敏状态。当相同变应原再次吸入鼻腔时，即与介质细胞表面的 IgE "桥连"，导致以组胺为主的多种介质释放，这些介质引起毛细血管扩张，血管通透性增加，平滑肌收缩和腺体分泌增多等病理变化，机体处于发敏状态，临床上则表现为喷嚏、清涕、鼻塞、鼻痒等症状。上述病理改变在缓解期可恢复正常，如多次反复发作，导致黏膜肥厚及息肉样变。

二、临床表现

1. 喷嚏　每日数次阵发性发作，每次 >3 个，甚至连续十几个或数十个。多在晨起或夜晚或接触过敏源后立即发作。
2. 鼻涕　大量清水样鼻涕，有时可不自觉地从鼻孔滴下。
3. 鼻塞　轻重程度不一，季节性变应性鼻炎由于鼻黏膜水肿明显，鼻塞常很重。
4. 鼻痒　季节性鼻炎尚有眼痒和结膜充血。
5. 嗅觉减退　由于鼻黏膜水肿引起，但多为暂时性。

三、检查

鼻镜所见，常年性者，鼻黏膜可为苍白、充血或浅蓝色。季节性者，鼻黏膜常呈明显水肿。如合并感染，则黏膜暗红，分泌物呈黏脓性或脓性。

四、诊断

1. 常年性变应性鼻炎　根据其常年发病的特点以及临床检查所见。但需与其他类型的非变应原性的常年性鼻炎相鉴别。
2. 季节性变应性鼻炎　发病具有典型的地区性和季节性，就某一地区的某一患者而言，其每年发病的时间相对固定。

五、鉴别诊断

常年性变应性鼻炎需与其他类型的非变应原性的常年性鼻炎相鉴别，见表 17 – 2。

表 17 – 2　不同类型常年性鼻炎的鉴别要点

鉴别要点	常年性变应性鼻炎	嗜酸性粒细胞增多性非变应性鼻炎	血管运动性鼻炎
病因	I 型变态反应	不清楚	血管反应性增多
鼻痒和喷嚏	+ + +	+ + + +	+
鼻分泌物量	+ + +	+ + + +	+
鼻涕倒流	+ -	+ -	+ +
鼻黏膜充血	-	-	+ +
鼻黏膜苍白	+ +	+ +	-
鼻黏膜水肿	+ + +	+ + +	-
鼻分泌物嗜酸性粒细胞	+	+	-
特异性皮肤试验	阳性	阴性	阴性
特异性 IgE	升高	正常	正常
个人及家庭病史	+	-	
治疗	糖皮质激素、抗组胺药	糖皮质激素	减充血剂

六、并发症

主要有变应性鼻窦炎、支气管哮喘和分泌性中耳炎。

七、治疗

（一）非特异性治疗

1. 糖皮质激素　具有抗炎抗过敏作用。临床上分全身和局部用药 2 种，局部为鼻喷雾剂，是糖皮质激素的主要给药途径。局部不良反应主要是鼻出血和鼻黏膜萎缩。因此不论全身或局部用药都要掌握好剂量和适应证。

2. 抗组胺药　实为 H_1 受体拮抗剂，可以迅速缓解鼻痒、喷嚏和鼻分泌亢进。传统的抗组胺药如氯苯那敏等，其中不良反应主要是嗜睡与困倦。新型的抗组胺药如阿司咪唑、氯雷他定等，抗 H_1 受体的作用明显增强，但临床使用要掌握适应证，权衡利弊，防止心脏并发症的发生。

（二）特异性治疗

（1）避免与变应原接触。

（2）免疫疗法：主要用于治疗吸入变应原所致的 I 型变态反应。

（三）手术治疗

（1）合并鼻中隔偏曲，变应性鼻窦炎鼻息肉者可考虑手术治疗。

（2）选择性神经切断术包括翼管神经切断、筛前神经切断等，是用于部分患者，不应作为首选治疗。

（3）可行下鼻甲冷冻、激光、射频、微波等可降低鼻黏膜敏感性。

（芦二永）

第十八章

鼻及鼻窦囊肿

第一节　鼻前庭囊肿

鼻前庭囊肿（nasal vestibular cyst）为发生在鼻前庭底部皮肤下、梨状孔的前外方及上颌骨牙槽突浅面软组织内的囊性肿块，也有称之为鼻牙槽突囊肿、鼻底囊肿等。女性多见，好发年龄为 30~50 岁之间。无左右侧差异，偶有双侧发生。

一、病因

1. 腺体潴留学说　鼻腔底黏膜黏液腺的腺管阻塞，致腺体分泌物潴留形成囊肿。
2. 面裂学说　胚胎发育期面部各突起连接处有残留或迷走的上皮组织发展成囊肿，又称面裂囊肿，最具代表性的就是鼻前庭囊肿，其他还有球颌突囊肿，鼻腭囊肿，正中囊肿。

二、病理

囊肿多呈圆形，大小不一，邻近骨质被压迫吸收形成凹陷。囊肿外壁由含有弹性纤维和网状血管的结缔组织构成，坚韧而有弹性。囊壁内衬为纤毛柱状上皮、立方上皮或扁平上皮，含有丰富的杯状细胞。囊液棕黄色，可为黏液性或浆液性。如发生感染，囊液为脓性，囊壁有炎性细胞浸润。

三、临床表现

囊肿生长缓慢，早期常无症状，随囊肿增大出现鼻翼处及鼻孔内隆起，同侧鼻塞，鼻内及上唇发胀，偶见上颌部及额部反射性疼痛。若并发感染，囊肿迅速增大，局部疼痛加重，严重者伴鼻唇部红肿隆起。

四、诊断

1. 局部检查　一侧鼻前庭、鼻翼下方、梨状孔外侧部圆形隆起，如囊肿较大，可在上唇和口腔前庭引起隆起，质软、有波动感，一般无触痛。穿刺抽出液体可明确诊断。穿刺抽吸后囊肿缩小，但不久又复隆起。
2. 影像学检查　X 线平片或 CT 平扫显示梨状孔底部低密度圆形、椭圆形阴影，边缘清楚光滑，无上列牙病变。

五、鉴别诊断

如表18－1所示。

表18－1　鼻前庭囊肿与牙源性囊肿的鉴别

	鼻前庭囊肿	牙源性囊肿
上列牙病变	无	缺牙、龋齿或牙根感染
囊液	透明、半透明，黏液或浆液性液体	姜黄色，黄褐色，酱黑色
胆固醇结晶	不含	含有
放射学检查	梨状孔底部低密度圆形或椭圆形影，边缘光滑，无上列牙病	上颌骨牙槽突骨质破坏或囊内含牙，牙根尖部小圆形囊影，周围骨质有吸收

六、治疗

囊肿较大致鼻面畸形，引起鼻塞，或发生感染者应手术切除。

1. 唇龈沟进路　囊肿隆起部唇龈沟或沟上方横切口，剥离囊肿，以彻底切除囊肿壁为原则。术后鼻腔填塞及鼻唇沟周纱球压迫术腔。

2. 鼻前庭囊肿揭盖术　适用于主要向鼻内生长的囊肿。在前鼻镜或鼻内镜下，切除囊肿顶壁使囊肿开口于鼻腔底。要注意防止开窗口闭合导致复发。

（张增光）

第二节　鼻窦囊肿

鼻窦囊肿（cyst of nasal sinus）是指原发于鼻窦内的囊性肿物。有两种类型：①鼻窦黏液囊肿（mucocele cyst of nasal sinus）：是鼻窦囊肿中最为常见者。多发于筛窦，其次为额窦和蝶窦，上颌窦较少见。本病多见于青年和中年人，多为单侧，囊肿增大时可累及周围结构，包括眼眶和颅底。囊肿继发感染发展成脓囊肿破坏性变大。最常见额窦黏液囊肿扩展到筛窦，或由筛窦扩展到额窦，以致很难判定原发部位。该病发展缓慢，当患者出现眼部症状时方来就医；②鼻窦黏膜囊肿（mucosa cyst of nasal sinus）：可发生于任何鼻窦，但多发生在上颌窦，以上颌窦底和内壁多见。本病可发生于单侧或双侧，生长极缓慢，长大到一定程度可自然破裂，囊液经窦口自行流出。常无症状，多在鼻窦 X 线或 CT 检查时发现。

一、病因

鼻窦黏液囊肿发生为多因素综合所致。各种原因导致的鼻窦自然口阻塞，使鼻腔内分泌物不能排出。同时鼻窦黏膜的炎性病变，也可因变应性因素所致的黏膜水肿，产生大量的渗出液逐渐充满窦腔进而压迫鼻窦骨壁变薄吸收，囊肿向周围扩展产生畸形。目前认为骨壁内破骨细胞被前列腺素等物质激活，同时淋巴细胞产生破骨细胞激活因子（OAF），前列腺素 PGF 和 PGE 对骨质吸收起很大作用，这也是囊肿破坏周围骨壁的原因。

鼻窦黏膜囊肿的病因有两种：①黏膜内黏液腺阻塞，腺体内分泌物潴留在黏膜下形成囊肿，又称黏液潴留囊肿，囊壁为黏液腺管上皮，囊液为黏液；②黏膜炎症或变态反应，毛细血管渗出的浆液潴留于黏膜下层结缔组织内逐渐膨大形成囊肿，又称鼻窦浆液性囊肿（serous cyst of nasal sinus），囊壁为有炎症改变的鼻窦黏膜，囊液为半透明的草黄色或姜黄色易凝结液体。

二、病理

鼻窦黏膜多呈水肿和囊肿性变化，黏膜上皮化生，黏膜下炎性细胞浸润，囊内液体为黏液，呈淡黄、黄绿或棕褐色，多含有胆固醇结晶，如有感染为脓性分泌物。

三、临床表现

鼻窦囊肿生长缓慢，局限在窦内时可无任何不适或仅有头痛。若囊肿增大压迫和破坏鼻窦骨壁侵入眶内或颅内则出现相应症状。鼻窦骨壁一经破坏后囊肿即发展迅速，若继发感染演变成脓囊肿则症状加重。

1. 眼部症状　囊肿侵犯眶内可致眼球移位，筛窦囊肿眼球向外移位，额窦囊肿眼球向外下方移位，蝶窦囊肿眼球突出，还可出现流泪、复视、头痛、眼痛等。囊肿压迫视神经及眶上裂，可造成第Ⅱ、Ⅲ、Ⅳ、Ⅴ、Ⅵ脑神经功能障碍，出现视力减退甚至全盲，眼肌麻痹、眼部感觉障碍和疼痛等症状即眶尖综合征（orbital apex syndrome）。

2. 面部症状　囊肿增大可出现前额眶顶（额窦囊肿）、内眦（筛窦囊肿）或面颊（上颌窦囊肿）等处隆起。表面皮肤正常，可触及乒乓球感或蛋壳感，若骨质吸收消失可触及波动感。

3. 鼻部症状　自发性间歇性鼻溢液，为囊肿自行破溃囊液经鼻窦口流出所致。较大的囊肿可出现鼻塞，嗅觉减退。鼻内镜检查：筛窦囊肿使筛泡或中鼻道向下膨隆，额窦囊肿鼻顶下塌，蝶窦囊肿嗅沟饱满，上颌窦囊肿鼻腔外侧壁向内移位，面部膨隆，硬腭下塌，表面黏膜正常。

四、诊断

根据病史临床表现，影像学检查等较容易诊断，在局部膨隆处穿刺有棕色或灰色黏液即可确诊。CT检查对囊肿的诊断和定位起重要作用，为鼻内镜手术治疗提供参考。影像显示肿物呈圆形，密度均匀，边缘光滑，邻近骨质有压迫吸收现象，有菲薄的骨壳，可显示侵入眶内及颅内情况。应与肿瘤、脑膜脑膨出、垂体瘤、脑膜瘤等鉴别（图18-1、图18-2）。

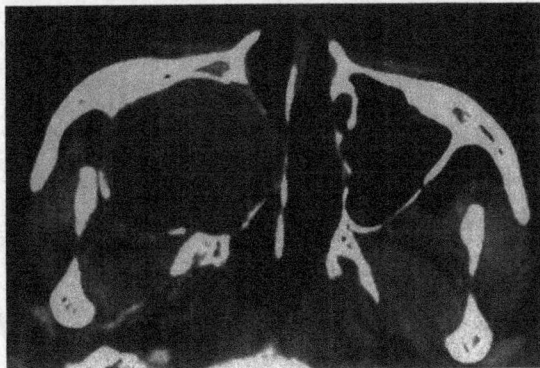

图 18-1　上颌窦囊肿

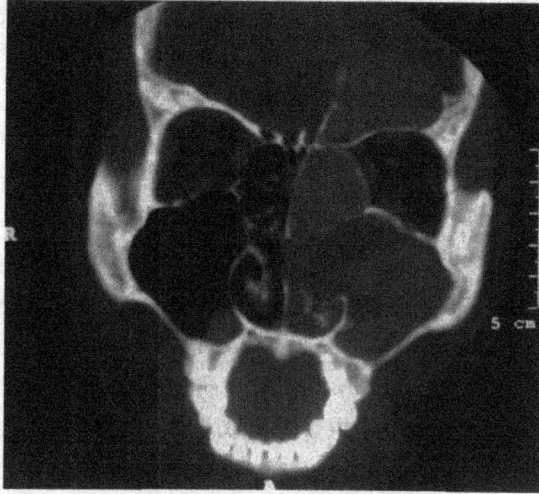

图 18-2　左侧额窦筛窦上颌窦囊肿

五、治疗

诊断明确后，手术是唯一的治疗方法。无症状的小囊肿可以观察暂不处理。治疗原则是建立囊肿与鼻腔永久性通路，以利引流防止复发。手术方法：对较大的额筛囊肿侵入颅内或眶内有分隔者以往采用鼻外进路手术。目前首选鼻内镜鼻内进路手术，保留部分黏液囊肿的囊壁，以免损伤邻近的重要结构，出现严重的并发症。尽可能扩大造瘘口，建立永久通道即可。

大多数合并症如鼻、眼、面和脑部症状，在囊肿手术后便可以逐渐治愈或改善，部分需要配合药物治疗。对脑脊液鼻漏，眶尖综合征需进一步手术治疗。

（江继贤）

第三节　上颌窦牙源性囊肿

由于上列牙发育障碍或病变所形成并突入到上颌窦内的囊肿，称为上颌窦牙源性囊肿。包括含牙囊肿（dentigerous cyst）和牙源性角化囊肿（始基囊肿）后者包括根尖周囊肿（periapical cyst）和残余囊肿两种。

一、病因

牙源性囊肿包括发育性和炎症性。

1. 含牙囊肿　又称滤泡囊肿（follicular cyst），与牙齿发育缺陷有关。常发现有未长出的恒齿或额外齿。发生于牙冠或牙根形成之后，环绕未萌出的牙冠且附着于牙颈部的囊肿，可来自一个牙胚（含一个牙），也有来自多个牙胚（含多个牙）。

2. 根尖周囊肿　起因于牙根感染、牙髓坏死而形成的根尖肉芽肿或囊肿，慢性炎症的刺激引起牙周腔上皮增生长入其内形成囊肿。

二、病理

1. 含牙囊肿　停留在牙槽骨中的未萌出的牙可刺激造釉细胞增殖和分泌，在缩余釉上皮与牙冠面之间出现液体渗出而形成含牙囊肿。囊壁为纤维组织，上皮为扁平或矮立方上皮，囊液为棕黄色液体，含胆固醇结晶及脱落上皮，囊肿缓慢生长，增大的囊肿可压迫骨质吸收变薄。

2. 根尖周囊肿　病牙根尖突入囊肿腔内，囊壁为鳞状上皮，有时为柱状上皮。囊液为黄色浆液性、黏液性液体，含有胆固醇结晶。

三、临床表现

牙源性囊肿多发生于青壮年，生长缓慢。初期无自觉症状，当囊肿长大时，骨质逐渐向周围膨胀，则形成面颊部隆起畸形、鼻腔堵塞，上颌窦内巨大的囊肿可使眼球向上移位及视力障碍等。含牙囊肿多发生在下颌骨第3磨牙，若发生在上颌骨者多见于单尖牙、前磨牙或切牙。根尖周囊肿较含牙囊肿小，多发生于上颌切牙、尖牙和前磨牙根的唇面，较大的囊肿出现面颊膨隆、麻木、酸胀，囊肿如有感染则出现胀痛发热，全身不适等。

四、诊断

可根据病史及临床表现，包括面颊隆起及鼻腔外壁向内推移，囊肿前骨壁较薄，扣诊可有乒乓球或蛋壳感，口腔检查常发现有缺牙（上列牙数不足）或龋齿、残根或死髓牙。穿刺是一种比较可靠的诊断方法，穿刺液呈黄色，显微镜下可见胆固醇结晶体。含牙囊肿CT表现多为单房卵圆形，囊壁薄，周围骨硬化缘光整。囊腔呈均一低密度。囊内有时可包含发育不同阶段的牙，囊腔通常连于牙冠与牙根交界处。根尖周囊肿示病牙根尖部圆形囊影，周围骨质有吸收现象。残余囊肿为致病牙去除后，该部位发生的囊肿，在拔牙后牙槽窝下方颌骨内出现囊状影，边缘有硬化带。

应与鼻及鼻窦肿瘤、成釉细胞瘤相鉴别。鼻及鼻窦CT或MRI可明确肿瘤的病变部位。囊肿穿刺有助于诊断。成釉细胞瘤CT表现为囊实混合性或纯囊性病变，囊性部分可为多房或单房膨胀性改变。多房型占60%表现为皂泡状或蜂窝状，分房大小不一，其间可见不完整骨性间隔，反映出成釉细胞瘤出芽式生长的特性。MRI表现为囊实性，实性部分呈等T_1、等T_2信号，增强扫描可强化。囊内容物呈长T_1、长T_2信号。高分辨螺旋CT配合二曲面牙科软件技术可显示病变的形态、周围骨质破坏、牙根吸收及邻近重要结构改变；MRI对于软组织成分的显示优于CT。二者联合应用对于提高成釉细胞瘤的术前诊断的正确率有重要价值。

五、治疗

采用外科手术摘除，如伴有感染先用抗菌药物控制炎症后再行手术治疗。小的囊肿采用唇龈沟进路切除。突入上颌窦较大的囊肿，传统的手术方法采取柯-陆式进路，将囊肿全部切除。近年来多采用鼻内镜手术，经下鼻道或中鼻道开窗，将囊肿及病牙切除，同时尽可能保留上颌窦正常黏膜。对于根尖周囊肿，清除囊壁后若病牙尚稳固，有保留的可能，在术后行根尖切除或根管治疗可避免囊肿复发。

（江继贤）

第十九章

鼻腔及鼻窦肿瘤

第一节　鼻腔鼻窦良性肿瘤

　　发生于鼻腔及鼻窦的良性肿瘤大约有40种，鼻腔鼻窦良性肿瘤在其发展过程中常超出一个解剖部位而侵入邻近器官，致使在临床上有时难以判断原发部位。部分肿瘤虽属良性，但在其生长扩展过程中对邻近重要器官功能产生显著影响，甚至造成类似恶性肿瘤的局部破坏。如手术切除不彻底，有的反复复发，有的则可恶性变。这类肿瘤的临床表现大多相似，通常病理检查才能确诊。鼻腔鼻窦的良性肿瘤虽然种类繁多，但临床上常见的主要有血管瘤、乳突状瘤和骨瘤。

一、血管瘤

（一）概述

　　血管瘤是脉管组织常见肿瘤之一。在鼻腔良性肿瘤中，血管瘤最为常见，占鼻、鼻窦良性肿瘤的42%以上。按传统分类方法，鼻腔鼻窦血管瘤可分为毛细血管瘤和海绵状血管瘤。本病可发生于任何年龄，但多见于青壮年。毛细血管瘤约占全部鼻腔鼻窦血管瘤的80%，多发生于鼻中隔。海绵状血管瘤约占20%，好发于下鼻甲和上颌窦内。

（二）临床表现及诊断

　　1. 临床表现　鼻腔鼻窦血管瘤的主要症状是单侧进行性鼻塞、反复出血。如肿瘤压迫致鼻中隔偏曲可导致双侧鼻塞；反复鼻出血是其突出表现，严重者可导致休克、死亡，患者常继发贫血。此外，肿瘤还可因延伸至鼻咽部造成传导性聋；肿瘤在鼻窦内生长，可使窦腔扩大，骨质吸收，严重者可出现面部膨隆、突眼、复视、视力下降、头痛等临床表现。鼻腔毛细血管瘤大多瘤体较小，有细蒂或广基，色鲜红或暗红，质软有弹性，触之易出血。海绵状血管瘤的瘤体较大，多广基，质软可压缩；原发于上颌窦者可呈出血性息肉状突出于鼻腔。

　　2. 诊断要点　根据临床表现和检查发现，诊断血管瘤并不困难。对局限于鼻腔的血管瘤，鼻内镜检查有助于了解其侵犯范围，并明确其根蒂所在。X射线片、CT、MRI等影像学检查可帮助确诊及了解肿瘤扩展范围。CT表现为受累的鼻窦均有不同程度的扩大，窦壁骨质受压、变形、骨质不连续并形成缺损，残端骨质可伴有硬化，病变区内可见软组织肿块影，边界清楚，密度不均匀，部分病例可见静脉石影；增强后呈明显不均匀强化，内有形态不一的明显强化区域。MRI 成像 T_2 加权像大多呈高信号影，但病变区信号不均匀；增强后病变呈显著不均匀强化，可呈蜂窝状、斑驳状。CT 和 MRI 检查如发现典型骨质改变和静脉石，则提示该病可能性极大。上颌窦穿刺和鼻腔内肿瘤的活检应极为谨慎，两者皆可导致大出血。

（三）治疗

1. 手术治疗　鼻腔鼻窦血管瘤的治疗以手术切除为主。鼻内镜外科技术问世以前，鼻腔鼻窦良性肿瘤除局限于鼻腔内的小肿瘤采用鼻内进路手术切除外，大多采用鼻侧切开、Denker 切口或面中掀翻径路手术，虽然可获得良好的手术视野，彻底切除肿瘤；但手术同时多会损伤正常鼻腔结构，并且遗留面部瘢痕。鼻内镜技术在良性鼻腔、鼻腔肿瘤手术中的应用，使鼻腔鼻窦血管瘤的手术切除有了更微创的新选择。

（1）传统手术方式：鼻腔鼻窦血管瘤一般以手术切除为主。手术方式应根据肿瘤部位和侵犯范围，选择不同的手术途径。对中、下鼻甲和鼻中隔中前段血管瘤，经前鼻孔切除后，可对瘤体根部使用电凝、冷冻或激光进行处理。对瘤体较大或位于鼻窦者可施行鼻侧切开、柯-陆术式或面中掀翻径路手术切除肿瘤。柯-陆术式和面中掀翻径路可以避免遗留面部瘢痕，且与鼻侧切开相比，面中掀翻径路同样可以充分暴露肿瘤，将肿瘤基底部和软骨膜一并切除，从而避免术后复发。

（2）鼻内镜手术：鼻腔鼻窦血管瘤的鼻内镜手术，其最大优势在于通过鼻内镜监视系统可将病变部位尤其是肿瘤根蒂部清晰显示出来。并且鼻内镜手术克服了传统术式创伤大，恢复慢，肿瘤整体窥视不清的缺点，不同类型的角度镜及动力系统结合微波、电凝、等离子、激光等手术，使鼻窦内的肿瘤同样可以顺利切除；例如位于上颌窦内的血管瘤，可在鼻内镜下，切开鼻腔外侧壁，充分显露上颌窦腔，经扩大的上颌窦内侧壁腔道伸入鼻内镜，带角度内镜可清楚显示上颌窦内各壁，通过监视系统在明视下将肿瘤摘除，并用电凝、微波等方法处理肿瘤基底部创面止血，同时避免复发。

（3）手术中出血的处理：不论是传统术式，还是鼻内镜手术，在切除鼻腔鼻窦血管瘤时，都面临着手术中可能大量出血的问题。如果瘤体较大，侵犯部位广泛，那么术中出血量很可能会比较多；所以术前和术中采用相应的止血措施，从而减少出血量是很有必要的。

1）供血血管的预置：鼻腔鼻窦血管瘤供血血管大多来自颈外动脉系统，以颌内动脉、上唇动脉多见。对于瘤体较大广泛侵犯的肿瘤，术前可行 DSA，明确供血血管后行选择性血管栓塞；也可在术中切除肿瘤前先行结扎或阻断上唇动脉，必要时可先结扎颈外动脉。

2）控制性降压：在鼻腔鼻窦肿瘤手术过程中，实施控制性降压，将患者血压控制在较低的水平，在减少出血量、降低出血速度的同时，可帮助术者实现清晰的手术野，便于手术顺利进行，从而缩短手术时间。尤其在鼻内镜手术中，控制性降压意义重大，是鼻内镜手术中减少术中出血主要的麻醉技术。控制性降压一般多采用气管内全身麻醉下或硬膜外阻滞麻醉下应用血管扩张药或神经节阻滞药控制血压。硝普钠为强力的血管扩张剂，能直接松弛小动脉与小静脉血管平滑肌，降低血压，减轻心脏的前、后负荷，降低心肌氧耗量；且对肾血流量与肾小球滤过率无明显影响，降压作用强，半衰期短，可控性强；为控制性降压的首选用药。应用微量泵输注硝普钠，结合异氟烷降压更为有效，副反应更小。除全麻可应用控制性降压外，目前国内还有作者尝试，在局麻下实施控制性降压，将降压幅度控制在 30% 左右，降压起效时间控制在15min左右；在降低血压的同时有效地减少了术中出血，提高了术野清晰度，缩短了手术时间；更重要的是这种方式安全而且经济。

3）超声刀：传统单极电凝易对肿瘤周围的组织及血管造成损伤，容易引起术后鼻腔内组织粘连及大量结痂；并且电凝时产生的烟雾影响术者的视野。超声刀的应用克服了上述问题，在鼻腔鼻窦血管瘤的手术过程中，结合鼻内镜可以实现很好的微创治疗效果。超声刀的工作原理是将电能转化为机械能，利用超声频率发生器使金属刀头以5 515kHz的超声频率进行机械振荡，使组织内迅速水气化，蛋白质的氢键断裂，细胞崩解，使组织被切开或凝固；同时实现闭合小血管（3~5mm以下），而其能量向周围传播不超过500μm。超声刀的显著优点包括：①使用过程中术野清晰，术中无烟雾及焦痂；②减少了出血，缩短了手术时间，加快了手术进度；③减少了术后鼻腔粘连和结痂的形成；④一机多用，手术过程中，超声刀既可以进行组织的切割、止血，又可以对瘤体直接进行凝固，并封闭供血小血管；⑤安全可靠、适应面广，由于使用过程中没有电流通过人体，所以即使安装了心脏起搏器和其他相关置入体的患者也能在血管瘤手术中应用。

（4）微波、激光、低温等离子等特殊手术方式

1）微波：是一种波长为1~100mm的电磁波，这种电磁波在组织内产生热效应，瞬间使局部组织温度升高、血管闭塞、组织变性、凝固坏死至脱落；在治疗中，被处理的组织边界清楚，周围组织反应轻。且可配不同型号、角度的微波头，可根据需要改变其形态，使微波刀头可深入到鼻腔各个部位，方便手术的操作。手术中可首先对血管瘤的基底部进行充分热凝，可减少出血，甚至不出血，然后完整摘除血管瘤。

2）激光：鼻腔鼻窦血管瘤手术中，常用的是Nd：YAG激光。Nd：YAG激光在血液中吸收系数低，可以透过血液去封闭直径为0.5mm左右的血管。Nd：YAG激光同样具有热凝固作用，对鼻腔黏膜上的血管瘤照射后，能选择性地被血管瘤组织吸收，尤其是血管内有大量的血红蛋白，经激光照射瘤体后，被血红蛋白吸收，形成黏性血块封闭血管，继而瘤体纤维化，达到痊愈的目的。鼻中隔、中下鼻甲范围不大的毛细血管瘤是激光的最佳适应证。

3）低温等离子：低温等离子消融术是一项较新的外科技术。其原理是在2个电极之间的组织形成等离子薄层，薄层中的等离子体被电场加速，将能量传递给组织；在低温下（40~70℃），该薄层中带电粒子具有足够的动能打断组织分子键，将组织分解成相对低分子质量的分子、原子（如氧气、氮气等），从而产生定时、高效和精确的切割和消融效果。在手术中，既可以达到止血和紧缩肿瘤的效果，由于其低温特性又确保了不至于破坏周围正常组织；并且在液体中可以稳定发射，对于血管瘤这种术野中血液较多的手术，其止血效果比较好。常规的使用方法，同样是对基底广、瘤体较大的肿瘤，先行瘤体的热凝处理，然后再从基底部切除肿瘤。

2. 非手术治疗　鼻腔鼻窦血管瘤的非手术治疗主要包括：放射治疗、冷冻治疗、硬化剂注射治疗等。这些非手术治疗在目前的鼻腔鼻窦血管瘤治疗中一部分仅仅作为辅助治疗手段，一部分也因为前述手术技术的运用，已逐渐被临床医生淘汰。

（1）术前放疗：放疗在鼻腔鼻窦血管瘤的治疗中具有显著的辅助作用。通过术前的鼻内镜检查或活检发现出血较多的鼻腔鼻窦血管瘤，可先行术前放疗，促使肿瘤坏死、机化、缩小其体积，部分肿瘤可转化为息肉样变，从而减少了手术中的出血量，且肿瘤体积的缩小也有利于彻底切除。常规处理方法是：使用高能射线治疗，每日1次，每次1Gy，总量10~

20Gy。对鼻腔内较大或累及鼻咽部、鼻后孔、筛窦等深部的毛细血管瘤，术前放疗剂量可增加到 12 ~ 30Gy；对鼻窦海绵状血管瘤或多部位广泛累及的血管瘤，术前放疗剂量可增加到 20 ~ 40Gy。这样的剂量既可较快地使血管瘤缩小、变硬，便于手术彻底切除，又不致引起严重的放疗副反应。对年幼患儿不主张实施放疗。而对于合并其他疾患不能耐受手术者，可考虑行单纯放疗，总剂量一般不超过 30 ~ 40Gy。

（2）冷冻治疗、硬化剂注射治疗：冷冻治疗用于血管瘤开始于 20 世纪 60 年代。大多是液氮或 CO_2 直接作用于病变区域。但该方法容易造成局部大量瘢痕且难以控制治疗的强度和深度，常造成肿瘤残留、局部瘢痕、畸形等不良后果。自 2000 年后国内已无相关文献报道。在早期的鼻腔鼻窦血管瘤治疗中，有使用鱼肝油酸钠等硬化剂注射入血管瘤体内的做法。但该方法局部刺激和创伤大，治疗后可易出现感染、组织坏死、大量瘢痕形成，目前该方法也很少应用。

二、内翻性乳头状瘤

（一）概述

乳头状瘤是鼻腔鼻窦常见的良性肿瘤之一。1991 年 WHO 将乳头状瘤分为 3 类：外生性乳头状瘤、内翻性乳头状瘤、柱状细胞乳头状瘤。其中内翻性乳头状瘤占乳头状瘤总数的70%，所以临床上讨论、研究最多的是内翻性乳头状瘤。鼻腔鼻窦内翻性乳头状瘤多见于40 岁以上男性，男女比例为 3：1 ~ 5：1。其发病率占鼻部肿瘤的 0.5% ~ 4%，在鼻腔鼻窦良性肿瘤中占 31% 以上。鼻腔鼻窦内翻性乳头状瘤在组织学上是一种良性肿瘤，但临床表现为破坏性生长，并具有发展快、手术后易复发及有恶变倾向等特点；因此也有研究者认为该肿瘤属于交界性肿瘤。

（二）临床表现及诊断

1. 临床表现　鼻腔鼻窦内翻性乳头状瘤以中年男性多见，绝大多数为单侧发病。最常见的症状为单侧进行性鼻塞；伴有流鼻涕，可有血性鼻涕，有时像洗肉水；可反复鼻出血，恶变时出血量增多；次要症状包括：嗅觉减退、嗅觉消失、头痛、面痛。就诊较迟的患者可发生鼻翼隆起、面部畸形、溢泪、视力减退、吞咽困难等累及范围过大造成的症状。部分患者病史中有反复多次"鼻息肉"切除史，且术中可有大出血。本病明确诊断仍需术前活检，目前大多在鼻内镜下行活检。鼻内镜检查还可探查肿瘤的侵犯范围和根蒂所在。由于内翻性乳头状瘤可伴有鼻息肉，需注意区分肿瘤组织和鼻息肉；乳头状瘤表面不平，呈乳头状或颗粒状，较不透明；鼻息肉表面光滑，血管纹清楚，呈半透明状。活检位置准确时多可确诊，关键是应警惕单侧"鼻息肉"有可能为乳头状瘤。

2. 诊断要点　影像学检查是诊断本病及指导治疗的必要手段。鼻腔鼻窦内翻性乳头状瘤在 CT 图像中，多表现为一侧鼻腔不规则软组织密度肿块影，沿自然腔隙生长；肿瘤较大时可挤压鼻中隔偏向对侧。大多数病例 CT 图像中，整体上仍表现为良性生长特征，肿块在鼻腔鼻窦内膨胀性扩大，鼻腔外侧壁外移、上颌窦口扩大、上颌窦外侧壁可出现骨质增生密度增高。而在肿瘤已累及区域如上颌窦内侧壁、钩突、中鼻甲、下鼻甲等，其骨质呈侵蚀性改变。而肿瘤阻塞周围鼻窦，可继发单个或全副鼻窦炎。MRI 在病变诊断中可帮助评估肿瘤侵犯范围、邻近重要结构的累及破坏情况，并能很好的区分肿瘤组织与炎性病变、窦腔内分泌物等,从而不至于在术前评估中扩大肿瘤范围。肿瘤在 MRI T_2 加权像或增强 T_1 加权像上表现为回旋状脑回样改变,可能与肿瘤上皮回旋内翻入基质层有关,可用以区分肿瘤组织和炎性组织。

3. 临床分期 鼻腔鼻窦内翻性乳头状瘤的分期不仅是诊断完整性的必要组成,也是指导手术和评估疗效的基础。

(1) 以鼻内镜和 CT 检查所见为基础的 4 级分期(或分级)系统。目前国内仍应用较多的是 2000 年 Krouse JH 提出的分期法。Krouse JH 认为手术的,疗效与鼻腔鼻窦内翻性乳头状瘤侵犯部位和范围有密切关系,通过对大量文献的总结和分析,以鼻内镜和 CT 检查所见为基础,提出 4 级分期(或分级)系统。

T_1:肿瘤局限于鼻腔内。

T_2:肿瘤位于窦口鼻道复合体和筛窦,同时可能累及上颌窦内侧部分和鼻腔。

T_3:肿瘤位于上颌窦外、下、上、前或后壁,蝶窦和(或)额窦,可能累及上颌窦内侧壁、筛窦或鼻腔。

T_4:肿瘤累及区域突破鼻腔、鼻窦范围,进入眼眶、颅内、翼颌窝,肿瘤恶变。

(2) 基于肿瘤起源位置的分期系统。随着鼻内镜技术的发展及在鼻腔鼻窦内翻性乳头状瘤临床治疗中的广泛应用,国外有研究者认为肿瘤的起源部位对鼻腔鼻窦内翻性乳头状瘤的手术效果影响最大,完整切除肿瘤的重点是对肿瘤起源部位的彻底切除。其代表有 Karnel 的分期系统。2005 年,Kamel R 提出了基于肿瘤起源位置的分期系统。

Ⅰ型:肿瘤起源于鼻中隔或鼻腔外侧壁,包括筛窦、蝶窦、额窦。

Ⅱ型:肿瘤起源于上颌窦。

(三) 治疗

1. 手术治疗 鼻腔鼻窦内翻性乳头状瘤的治疗以手术切除为主。由于此类肿瘤具有侵袭性生长、易复发、可恶变的生物学特点,所以,不论采取何种术式,其目的都是应用精细手术解剖技术,将肿瘤及其侵犯的黏膜在骨膜下层彻底切除。根据手术进路不同,大体上此类肿瘤的手术方式可分为鼻内进路、鼻外进路两大类。鼻内进路手术包括非内镜鼻内进路手术和经鼻内镜手术两大类;鼻外进路包括保守的 Caldwell - Luc 术式以及根治性的鼻侧切开术加内侧上颌骨切除术(包括 Weber - Ferguson 术式)、面中部掀翻术。

(1) 非内镜鼻内进路手术:非内镜鼻内进路手术又称经前鼻孔鼻内手术。在早期曾用于鼻腔前部、鼻中隔带蒂的肿瘤切除,对于 Krouse 分期中Ⅱ期以上的病例大多难以切除干净。由于其复发率可达 20% ~ 10%,目前已经基本上被国内外医生所淘汰。

(2) Caldwell - Luc 手术:Caldwell - Luc 手术最早由美国的 George Caldwell 于 1893 年法国的 Henri Luc 于 1897 年报道,即柯 - 陆氏手术。Caldwell - Luc 手术可以很好地处理局限于上颌窦内的病变,但经上颌窦切除筛窦、蝶窦、额窦病变时,由于术野较小,肿瘤显露不好,不容易将肿瘤整块切除,所以术后复发率也比较高。国内外统计其复发率可到达 35% ~ 52%。故单纯的 Caldwell - Luc 手术在鼻腔鼻窦内翻性乳头状瘤治疗中也基本被淘汰。但在鼻内镜手术技术发展后,经鼻内镜手术联合尖牙窝进路(类似 Caldwell - Luc 手术进路)可弥补单纯鼻内镜手术不易切除上颌窦前壁、后外侧壁肿瘤的缺陷。

(3) 鼻侧切开术加内侧上颌骨切除术:经鼻侧切开术(必要时做 Weber - Fergusson 切口)进路,行内侧上颌骨切除术加筛窦开放术可以有效处理大部分高分期的鼻腔鼻窦内翻性乳头状瘤病例。该术式适用于病变范围较大的肿瘤，从手术通路设计的角度来看，在没有鼻内镜的情况下，是切除鼻腔、上颌窦内侧、筛窦内翻性乳头状瘤的较好术式；经此进路还可扩大切除后筛、额窦及蝶窦的病变，在某些病例甚至可以开展双侧手术。该术式对肿瘤暴露良好、切除彻底、复发率较低。1990 年 Phillips 等回顾性分析了 112 例内翻性乳头状瘤手术病例，对比了不同手术方式的复发率；患者在随访 6 年后，鼻侧切开术加内侧上颌骨切除术的复发率仅为 14%，而对照组非内镜鼻内进路手术加鼻窦开放术和非内镜单侧鼻内进路手术的复发率分别为 35% 和 58%；有学者甚至据此否定了鼻内进路手术在鼻腔鼻窦内翻性乳头状瘤治疗中的应用价值。所以，直到 20 世纪 90 年代初，大部分学者都赞同鼻侧切开术加内侧上颌骨切除术是治疗鼻腔鼻窦内翻性乳头状瘤的金标准术式。但该术式的缺陷仍有不少，例如术后可发生溢泪、复视；遗留面部瘢痕更是其显著缺点。

（4）面中部掀翻术及改良面中部掀翻术：与前述鼻侧切开术加内侧上颌骨切除术相比，面中部掀翻术可看做是避免面部瘢痕的替代术式。经典的面中部掀翻术需做双侧鼻前庭切口，鼻前庭切口再与双侧唇龈切口连通；改良术式不做鼻前庭内的环形切口，而是经双侧唇龈切口，将大翼软骨内侧脚自前鼻棘处分离，再用弯剪刀斜向上剪断鼻中隔方形软骨至鼻骨下缘，在一定程度上避免了术后鼻腔前段瘢痕闭锁的可能。该术式可以较好的显露双侧鼻腔、中隔、上颌窦、筛窦、蝶窦，甚至鼻咽、斜坡等解剖结构，尤其在处理双侧鼻腔鼻窦内翻性乳头状瘤的病例时更具优势；既充分显露了鼻腔鼻窦术野，又能尽可能保留鼻腔鼻窦功能，更重要的是术后面部不留瘢痕。国外于 1992 年较早报道了面中部掀翻术在鼻腔鼻窦内翻性乳头状瘤的应用，术后复发率为 22%，国内的复发率为 9.4%。目前该术式仍不失为此类肿瘤较好的可选术式之一，尤其对于双侧受累的病例；不过跟鼻内镜手术相比，其创伤仍较大，手术通道的建立较复杂。

（5）经鼻内镜手术：经鼻内镜手术治疗鼻腔鼻窦内翻性乳头状瘤的优势有以下几点：①经鼻内镜手术操作完全经鼻内实施，克服了鼻外进路遗留面部瘢痕的问题；②与鼻外进路及面中部掀翻术相比，手术创伤相对较小，术中能最大限度地保留鼻中隔、鼻腔、鼻窦的正常结构和被覆黏膜，从而使鼻腔功能得到了很好的保护，患者术后恢复较快；③不同角度的内镜以及内镜图像在监视屏幕上的放大效应，使术者能很容易的辨别出病变组织和正常黏膜，准确判定肿瘤的来源及范围，从而实现彻底切除；④由于可能出现远期复发，内翻性乳头状瘤术后必须进行长期随访，术后鼻内镜检查可以与手术中的情况实现最好的对比，早期恢复的病例也可以及时在鼻内镜检查随访时直接处理。从肿瘤外科学的角度来讲，鼻内镜手术确实难以实现肿瘤的整块切除；然而，对于鼻腔鼻窦内翻性乳头状瘤而言，整块切除不是决定预后的关键因素，此类肿瘤手术切除的最重要原则是将肿瘤沿骨面彻底切除，处理的关键在肿瘤基底部，对该处的骨质可用金刚钻进行磨削，至少应进行电凝处理。

国内外文献表明：鼻内镜手术已越来越成为治疗鼻腔鼻窦内翻性乳头状瘤的主要术式。与经典的 FESS 术式不同，应用于鼻腔鼻窦内翻性乳头状瘤治疗的鼻内镜术式实际上包括的是一个大的类别。手术中一般程序是先在内镜下用吸引切割器切除鼻腔内可见的肿瘤，酌情开放相关鼻窦，再根据术中探查发现的肿瘤起源不同而选择不同的术式。

Tomenzoli 等在 2004 年提出的方案：①局限于中鼻道的采用鼻内镜下筛窦切除术＋广泛的鼻窦开放术及蝶窦开放术；②侵犯了部分上颌窦的病例采用鼻内镜下内侧上颌骨切除术＋筛窦切除术＋蝶窦开放术；③侵犯了上颌窦前外角或牙槽突隐窝黏膜的采用经鼻内镜的

Sturmann – Canfield 术式，即鼻内 Denker 术式。

国内张罗等采用的术式选择方案是：①肿瘤根基部位于鼻中隔、中鼻道、筛窦、额窦引流口、蝶筛隐窝时，采用鼻内镜下鼻窦开放术，在开放鼻窦的同时切除肿瘤，鼻窦开放范围根据肿瘤基底部位置而定；②肿瘤侵犯上颌窦则行鼻内镜下上颌窦内侧壁切除术，除可以切除根蒂部在上颌窦内侧壁的肿瘤外，还可在此基础上充分显露上颌窦后外侧壁、底壁、前壁的术野。此进路同样也包括了前述经鼻内镜的 Denker 术式。

需要注意的是：不论采用何种选择方案，术者都必须根据肿瘤的范围及肿瘤起源的基底部所在进行灵活地选择鼻内镜术式；当然术式的选择还受到术者经验技巧和所用内镜相关设备水平的影响。并且应用鼻内镜手术治疗鼻腔鼻窦内翻性乳头状瘤尽管优点较多，疗效颇佳；但并不能完全取代传统的鼻外径路手术方式。在很多情况下需要采用鼻内镜手术与鼻外进路联合手术。处于对美容及微创的考虑，与鼻内镜联合应用的可以是局限 Caldwell – Luc 手术，处理根蒂位于上颌窦外侧和前壁的肿瘤。累及额窦内侧甚至双侧额窦的，对于有经验的医生还可考虑经鼻内镜改良 Lothrop 手术（Draf III 型手术）进路；而对于额窦外侧的病变通常需要经眉弓切口鼻外额窦钻孔才可彻底切除病变。

（6）颅面联合进路肿瘤切除术：对于超出鼻腔鼻窦范围、侵犯颅内的鼻腔鼻窦内翻性乳头状瘤，可采用颅面联合进路一次性切除颅内外的肿瘤。根据肿瘤的范围不同，可以实施发际内冠状切口颅前窝骨瓣开颅术，切除侵入前颅窝的肿瘤及累及的硬脑膜或脑组织，结合鼻侧切开术加内侧上颌骨切除术，或者结合鼻内镜手术，切除鼻腔、鼻窦内肿瘤，后者更有利于美容；同时可行颅底重建和脑脊液鼻漏修补。

（7）手术的辅助治疗：基于鼻腔鼻窦内翻性乳头状瘤易复发、术后可出现恶变的特点，且复发可能为切除不彻底所致；国内有学者报道：不论采用哪种手术方法，术后在术腔给予抗肿瘤药物平阳霉素、5 – 氟尿嘧啶等湿敷或填塞的方法，以期减少复发和恶变，并针对可能存在的残存肿瘤进行治疗。但目前尚无大宗病例和长期随访的结果报道。

2. 非手术治疗　手术切除是治疗鼻腔鼻窦内翻性乳头状瘤众所周知的首选方法。放射治疗应用与此病的报道国内外都比较少。对放疗最大的顾虑是担心可能诱发恶变。然而根据临床观察，恶变为鳞癌的常发生在没有接受过放疗的内翻性乳头状瘤患者中。Gomez 等结合 10 例鼻腔鼻窦内翻性乳头状瘤的放疗经验，在 2000 年提出对于以下情况应当考虑放射治疗：①肿瘤不能彻底切除的；②肿瘤多次复发；③内翻性乳头状瘤伴恶变；④不适合手术的患者。

三、骨瘤

（一）概述

骨瘤是鼻部常见良性肿瘤之一。大多数文献报道，鼻腔鼻窦骨瘤在鼻部良性肿瘤中排第 3 位，仅次于血管瘤和乳头状瘤。鼻部骨瘤生长缓慢，早期多无症状，常常在影像学检查中被发现。骨瘤好发于鼻窦，而鼻腔、鼻骨等处极少见；鼻窦中以额窦最为常见，占 39% ~ 78%，其次为筛窦、上颌窦，蝶窦最少。鼻窦骨瘤多发生于 30 岁以下，以男性多见，部分患者在成年后可停止生长；患者年龄越小、生长速度越快，症状出现越早。

（二）临床表现及诊断

1. 临床表现　鼻部骨瘤以 30 岁以下青年男性多见。相当一部分骨瘤为 X 射线片或 CT

检查过程中偶然发现，在早期大多无症状，骨瘤增大后可因为阻塞鼻腔鼻窦、压迫周围邻近结构而出现临床症状。骨瘤可能出现的主要症状包括：鼻塞、鼻出血、流涕、头痛。侵入邻近结构可导致突眼、眼球移位、视力下降、面痛、额面部隆起畸形等。鼻内镜检查如骨瘤未扩展到中鼻道、总鼻道，多不能直接发现肿瘤，常可发现因骨瘤而继发的鼻息肉、鼻窦炎改变。

2. 诊断要点　术前诊断骨瘤最有价值的是影像学检查，早期多行 X 射线鼻窦片检查；目前以 CT 检查为最佳手段。CT 检查大多有较为特征的表现：根据骨瘤不同的分型，常见于额窦内的骨瘤多表现为圆形或近圆形高密度骨样组织，似牙釉质样改变；筛窦内骨瘤可出现骨质密度不均匀，但边缘仍光滑锐利，边界清洗；如骨瘤较大可表现为眶壁受压或缺损、眼球移位、前颅底被挤压上抬等邻近器官受累改变。

虽然鼻窦骨瘤多可通过 CT 确诊，但其中松质型、混合型仍需与骨化纤维瘤、骨纤维异常增殖症、钙化脑膜瘤、骨肉瘤等相鉴别。

(三) 治疗

鼻窦骨瘤的治疗，除手术外，目前国内外极少有其他治疗方式的报道。然而对于鼻窦骨瘤的手术适应证，或者说治疗时机的问题，国内外却没有完全统一。当额筛窦的骨瘤已经出现明显的临床症状，或者继发阻塞性鼻窦炎、黏液囊肿等，或者累及颅内、眶内等引起并发症时，其手术适应证是比较明确的；关于适应证争论的焦点在于：当肿瘤比较小，既无临床症状，又没有造成继发疾患时，如前所述骨瘤生长缓慢，部分成年患者的骨瘤甚至会长时间停止生长，这种情况下骨瘤应当立即切除还是继续观察。部分作者认为由于鼻窦骨瘤晚期常侵犯颅底及眼眶，导致手术困难及术后面部畸形、功能障碍等，所以凡是有症状或虽无症状但已经确认有增长倾向的小骨瘤也应尽早手术。Savic 和 Djeric 总结额筛窦骨瘤手术适应证时认为：额窦骨瘤扩展到额窦以外的、邻近额隐窝的、继发鼻窦炎的、引起头痛的应进行手术，筛窦骨瘤一经发现应立即手术。Smith 等提出：当额窦骨瘤占据窦腔容积的 50% 以上或阻塞额窦引流通道时应当切除。著者观点是：早期鼻窦骨瘤，发生在筛窦的都应该尽早切除；CT 发现的无症状早期额窦骨瘤，只有在确信停止生长的时候才可以继续观察，否则以尽早手术为宜。

关于鼻窦骨瘤的手术，第 2 个问题就是术式的选择。概括而言，术式的选择要依据骨瘤的位置、大小及鼻窦局部解剖特点（如额隐窝的宽度）；还要考虑病变肿瘤是否侵犯颅底、眼眶、视神经、颈内动脉、海绵窦等重要区域；当然还有术者对各种术式的熟悉程度及设备水平等。额筛窦骨瘤手术方式的选择主要根据肿瘤生长的部位、大小及与周围结构的关系综合考虑。一般情况下筛窦骨瘤大多可以通过鼻内镜术式切除，额窦、多窦累及、侵犯眶内和颅内的处理起来较为复杂一点。常用的术式可分为三大类：鼻内镜手术、鼻外进路手术（包括鼻侧切术式、Caldwell - Luc 手术等）、鼻内外联合术式（包括鼻内镜与鼻外进路联合术式、鼻内镜辅助的颅面联合进路等）。

1. 鼻内镜手术及鼻内镜辅助手术　鼻内镜术式的优点是恢复快，面部无瘢痕。随着鼻内镜技术的发展，尤其是 Draf I ~ III 型引流术式在国内的介绍和推广，目前国内大型医院已有越来越多的复杂额窦病变能够在完全鼻内镜手术中得到解决。不过单纯鼻内镜术式对于术者的内镜技术及内镜设备要求较高，使额窦骨瘤的内镜手术切除形成了一定的技术门槛。尤其是鼻内镜下改良 Lothrop 术式（即 Draf III 型引流术）对于普通的鼻科医生有相当的难度，该术式对安全边界控制很严，风险主要在术区外侧的眶纸板和后方的颅底，要求术者具有熟练应用45°或70°内镜及熟练开放额窦的经验，并且必须具备鼻科专用55°、60°或70°切割或磨削钻头和相应角度咬切和组织钳等相应设备。如果勉强实施该手术，易出现筛前动脉损伤、眶内损伤、脑脊液漏等严重并发症。

而对于基底较广、位于额窦后壁或向外超过眶纸板矢状面的骨瘤，即使采用鼻内镜下改良 Lothrop 术式，要全切肿瘤非常困难。这种情况可考虑鼻内镜联合经眉弓切口环钻术或采用鼻内镜辅助的匙孔入路技术。由于额部切口在眉弓内，术后瘢痕不明显。

2. 鼻外进路手术　鼻外进路包括鼻侧切联合眉弓切口、额部发际内大冠状切口、Cald-well－Luc 手术等。具体术式应根据骨瘤的位置、范围、对眶内和颅内累及情况而定。此类手术总体而言创伤较大，大多遗留面部瘢痕；不遗留瘢痕的 Caldwell－Luc 手术仅在占极少部分的上颌窦骨瘤中应用。但在某些鼻内镜手术或鼻内镜结合环钻术或匙孔入路都无法解决的病例，鼻外进路仍不失为一种选择。

3. 鼻内外联合术式　鼻内外联合术式一般只应用于巨大的额、筛窦骨瘤，尤其是累及眶内、颅内，甚至累及中间颅底区域的病例。从肿瘤外科手术的角度来看，骨瘤手术同样是要力争彻底切除，但作为大多生长缓慢的良性肿瘤，术者必须权衡巨大肿瘤的彻底切除可能出现的严重并发症与手术收益之间的关系；并且对严重侵犯视神经、颈内动脉、海绵窦的病变，不管哪种手术方法均不易彻底切除，盲目切除可能导致严重的并发症。所以，对于累及关键部位的骨瘤，手术可能不得不选择保守的部分切除术，而把保留功能、改善面部外观、尽可能解除对脑组织和神经的压迫作为治疗的主要目的。

（江继贤）

第二节　鼻腔鼻窦恶性肿瘤

鼻腔、鼻窦恶性肿瘤较为少见，但近年来发病率呈上升趋势，其局部破坏迅速但远处转移相对较少，常需广泛切除，易导致颜面畸形及颌面功能障碍，而且5年存活率不高。除早期外，鼻腔及鼻窦恶性肿瘤常合并出现，多数就诊时肿瘤已从原发部位向邻近组织广泛扩散，难以准确判断起源，且两者在病因、病理类型以及临床治疗方面均似，故常将两者一并分析。随着放疗、化疗、介入、生物学治疗等的迅猛发展及鼻内镜外科技术的延展，以微创手术和功能保全的肿瘤综合治疗理念已得到良好应用并将逐渐成为未来发展方向。

一、鼻窦癌

（一）概述

鼻腔及鼻窦恶性肿瘤较为少见，据统计占全身恶性肿瘤的 0.5%～3.66%，占耳鼻喉科恶性肿瘤的 25%～50%，国外报道为 0.2%～2.5%。男女比例为 1.5∶1～2.4∶1，好发于 40～60 岁人群。多属原发，自他处转移而来者极少。因鼻窦解剖位置深在隐蔽，肿瘤早期症状常较轻，且常因伴有慢性炎症，故易忽视，而使早期诊断相对不易。鼻腔鼻窦与眼眶、颅脑解剖关系密切，恶性肿瘤在晚期可累及破坏邻近组织，此时难以判断其原发部位，且使诊断、治疗更加棘手。

有研究提示鼻腔鼻窦恶性肿瘤的发生部位为鼻腔 55.3%，上颌窦 34.6%，筛窦 4.4%，外鼻4.1%，额窦1.2%和蝶窦0.4%。以上皮源性的鳞状细胞癌最为多见，占70%~80%，好发于上颌窦。非上皮源性亦不少见，好发者如腺癌，多见于筛窦。此外尚有非上皮来源的涎腺样癌，神经外胚层来源的嗅神经母细胞瘤/鼻腔神经胶质瘤（国外亦称成感觉神经细胞瘤）；其他如乳头状瘤恶变、恶性黑色素瘤亦常见。还可见腺样囊性癌、淋巴上皮癌、未分化癌、移行上皮癌、基底细胞癌以及骨软骨来源的软骨肉瘤、骨肉瘤等。肉瘤占鼻及鼻窦恶性肿瘤的10%~20%，好发于鼻腔及上颌窦，其他窦少见。肉瘤又以恶性淋巴瘤为最多，可超过60%。

（二）临床表现及诊断

由于鼻腔鼻窦癌患者症状出现较晚，就诊亦较晚，且常被误诊为炎症、息肉等而漏诊误治，早期诊断较困难，故需引起重视、提高警惕。临床表现根据肿瘤部位范围、病理类型、生物学特性、病程、扩展方向等因素而变化颇大。诊断要点如下。

1. 结合病史综合分析　对单侧进行性鼻塞，血性脓涕、反复鼻出血或涕中带血，尤其是40岁以上者，应提高警惕，高度怀疑、仔细检查。首先应详细了解病史，若出现顽固的头面颈部疼痛，不明原因的上颌牙齿麻木、疼痛，顽固的鼻窦炎及多次迅速复发的鼻息肉等情况，更应高度怀疑恶性肿瘤。

2. 症状体征

（1）症状：单侧鼻腔反复涕中带血或鼻出血、血性恶臭脓涕，进行性鼻阻，突眼、复视及视力减退等，头痛，第Ⅰ~Ⅵ脑神经麻痹状态，阵发性耳痛，面颊部胀痛、麻木等，牙齿麻痒、疼痛、松动、脱落、出血、张口困难或牙龈肿痛等。

（2）体征：鼻腔可见新生物；面颊部不对称，皮下不规则质地较硬肿块；晚期皮肤潮红或破坏甚至形成癌性瘘管、溃烂；眼球受压移位或活动受限；硬腭下塌、硬腭牙龈溃烂；顽固性神经痛和张口困难。颈部有时可扪及肿大淋巴结；远处转移表现或进行性体重下降、贫血、恶病质等。

3. 辅助检查

（1）前、后鼻镜检查：可窥及鼻腔、鼻咽部隆起、溃烂等改变及新生物。

（2）鼻内镜及电子鼻咽镜检查：可观察到新生物表面多不光滑，常伴溃疡及坏死，易出血。能直观看到肿瘤的部位、范围，如未见确切肿瘤迹象，则应注意鼻腔外侧壁有无内移、膨隆、中鼻道、嗅沟有无血迹，尤其需注意后鼻孔、鼻咽顶后壁、咽鼓管咽口、咽隐窝等处有无受累征象。

（3）影像学检查

1）鼻窦X射线摄片：为传统常用方法，对诊断有一定意义。

2）CT或MRI：CT能全面精确显示肿瘤的范围，了解骨质破坏的情况；MRI可较好显示软组织侵犯，尤其是了解肿瘤与颅底、血管等重要结构的关系。

3）其他：如B超、放射性核素扫描、PET/CT等，对诊断有一定意义。

（4）活检：确诊需依据病理学结果，必要时须多次活检。肿瘤已侵入鼻腔者，鼻部新生物直接活检。上颌窦肿物可经上颌窦穿刺活检、经口活检或鼻内镜取肿瘤组织活检。对病理学检查结果阴性而临床上确属可疑者，除在内镜下经鼻腔、上颌窦口、中鼻道取肿瘤组织外，尚可行鼻腔、鼻窦探查术，根据术中冰冻切片确诊。

（5）颈部淋巴结细胞学检查：当鼻腔鼻窦癌患者颈部出现淋巴结，其他检查无法明确是否为肿瘤转移时，可行颈淋巴结穿刺细胞学检查，切开活检可能导致肿瘤扩散风险增大，应尽量避免使用。

4. 鉴别诊断

（1）鼻息肉：通常无涕血史。灰白色，表面光滑，半略透明，质软似荔枝，触之不易出血。

（2）乳头状瘤：表面呈桑葚状，粗糙易渗血，常不易与恶性肿瘤区分，可行增强 MRI 扫描，其影像学改变有助于诊断。因约有 10% 癌变，因而需活检鉴别，尤其对于有过手术摘除史的病例尤应警惕。

（3）上颌窦良性病变：如出血坏死性息肉、真菌性上颌窦炎等。其特点是病程较长，有时可有涕中带血、脓涕、臭鼻等，CT 扫描显示团块状占位，真菌者可有钙化点，骨破坏多限于内侧壁。有时需依病理方可鉴别。

5. 鼻及鼻窦癌的临床分期　因鼻腔鼻窦癌的临床分期与其治疗密切相关，有必？要单独阐述。

根据肿瘤的生长范围和扩散的程度，常按国际抗癌协会（UICC）TNM 分类标准第五版（1997 年）进行分类分期，并可参考美国癌症分期联合委员会（AJCC）（2002 年）TNM 方案。

（1）T 分期原发肿瘤（T）：T_x，原发肿瘤无法评估；T_0，无原发肿瘤的证据；Tis，原位癌。

1）鼻腔筛窦肿瘤的 T 分期

T_1：肿瘤局限于鼻腔或筛窦 1 个亚区，有或无骨质侵蚀。

T_2：肿瘤侵及鼻腔筛窦复合体内的另一个相邻区域，伴或不伴骨质侵蚀。

T_3：肿瘤侵及以下组织：眶底或眶内侧壁、上颌窦、腭、筛板。

T_{4a}：肿瘤侵犯眶内容前部、鼻部皮肤或颊部，或颅前窝局限受侵，或侵及翼板、蝶窦或额窦。

T_{4b}：肿瘤侵及以下结构：眶尖、硬脑膜、脑组织、中颅窝、脑神经（上颌神经以外）、鼻咽、斜坡。

2）上颌窦肿瘤的 TNM 分期第 6 版（AJCC，2002 年）

T：原发肿瘤。

T_1：肿瘤局限于窦内黏膜，不伴有骨侵犯或骨破坏。

T_2：肿瘤伴有上颌窦下部结构骨侵犯或骨破坏，包含硬腭和（或）中鼻道。

T_3：肿瘤侵犯以下任何部位，面颊皮肤、上颌窦后壁，眶底或眶中壁，前筛窦。

T_4：肿瘤侵犯眶内容物和（或）以下结构任何一个部位，筛板、后筛窦或蝶窦、鼻咽部、软腭、上颌翼突或颞窝、颅底。

T_{4a}：肿瘤侵犯眶内容前部、颊部皮肤、翼板、颞下窝、筛板、蝶窦或额窦；T_{4b}：肿瘤侵及任何以下结构：眶尖、硬脑膜、脑组织、颅中窝、上颌神经以外的其他脑神经、鼻咽、斜坡。

（2）区域淋巴结：N

N_x：区域淋巴结无法评估。

N_0：无区域淋巴结转移。

N_1：同侧单个淋巴结转移，最大直径≤3cm。

N_2：同侧单个淋巴结转移，最大直径>3cm且≤6cm；或多个同侧淋巴结转移，最大直径≤6cm，或双侧或对侧淋巴结转移，直径≤6cm。

N_{2a}：同侧单个淋巴结转移，最大直径>3cm且≤6cm。

N_{2b}：同侧一个以上淋巴结转移，最大直径≤6cm。

N_{2c}：双侧或对侧淋巴结转移，最大直径≤6cm。

N_3：转移淋巴结，最大直径>6cm。

（3）远处转移：M

Mx：远处转移无法评估。

M_0：无远处转移。

M_1：有远处转移。

（4）分期

0 期：Tis N_0M_0。

Ⅰ期：$T_1N_0M_0$。

Ⅱ期：$T_2N_0M_0$。

Ⅲ期：$T_3N_0M_0$。

$T_1N_1M_0$。

$T_2N_1M_0$。

$T_3N_1M_0$。

ⅣA 期：$T_{4a}N_0M_0$。

$T_{4a}N_1M_0$。

$T_1N_2M_0$。

$T_2N_2M_0$。

$T_3N_2M_0$。

$T_{4a}N_2M_0$。

ⅣB 期：T_{4b}任何 NM_0。

任何 T N_3M_0。

ⅣC 期：任何 T 任何 N M_1。

（5）组织学分级：G

G_X：分级无法评价。

G_1：高分化。

G_2：中分化。

G_3：低分化。

（三）治疗

1. 治疗原则

（1）治疗方案及其选择：主要依据肿瘤的病理类型、部位和范围、病期、患者的全身情况等综合考虑，最常用为手术、放疗、化疗结合的综合治疗方案。

治疗方法大致可分为手术、放射治疗、化学疗法、生物疗法、中草药及其他对症治疗等6 类，视患者具体情况，采取单独或配合应用。目前多主张尽可能早期发现，确诊后及早开始采用综合疗法进行治疗，以外科手术、放疗和化疗为主的方案最常用，通常以手术切除为主，包括术前小量放射治疗，使肿瘤缩小、周围淋巴通道和血管闭塞；手术彻底切除肿瘤的原发灶，必要时行单侧或双侧颈淋巴清扫术；术后再配合以足量放射治疗，以彻底消灭创腔内可能残存的肿瘤组织。在整个治疗过程中，可同时辅助以化学疗法、生物疗法、中草药、对症及支持疗法。对于较早的肿瘤，手术常为首选。放疗适用于对射线敏感或病期较晚、范围广泛或已有转移、身体情况无法耐受或不愿手术的病例，此外在鼻腔鼻窦恶性淋巴瘤（见下一节）中，放疗为其重要方法；放疗同时也是综合方案中的重要组成部分对晚期，不能手术的患者，也可单用放射疗法和（或）化学疗法作为姑息性治疗手段。化疗主要用于晚期患者或作为手术、放疗的辅助手段。

首次治疗是成效的关键，如果治疗恰当，容易取得较好效果。如肿瘤有残留或复发，再次治疗的效果将远逊于首次治疗。再次治疗可分为手术、放射治疗和化学疗法。应根据肿瘤病理类型、部位、大小、侵犯范围以及患者承受能力决定。

（2）治疗原则

1）筛窦癌：原发灶的处理：①T_1，T_2病变：完整手术切除原发灶后放疗，当手术切缘阳性或周围神经受侵时可考虑采用放化疗，根治性放疗；②T_3，T_{4a}病变：完整手术切除放疗，当手术切缘阳性或周围神经受侵时可考虑采用放化疗；③T_{4b}，T_{4c}病变：放/化疗或单用放疗。

2）上颌窦癌：原发灶及颈部淋巴结处理：①$T_{1~2}$，N_0（除外腺癌）完整手术切除，周围神经受侵者可考虑放疗或放/化疗；手术切缘阳性者尽可能再手术扩大切除，再手术切缘阳性者放/化疗，阴性者放疗。②$T_{1~2}$，N_0（腺癌）完整手术切除后放疗。③T_3，T_{4a}，N_0完整手术切除，周围神经受侵或手术切缘阳性者，对原发灶和颈部放疗；无周围神经受侵及手术切缘阴性者，对原发灶和颈部放疗。④T_{4b}，任何 N 行放/化疗或放疗。

（3）NCCN 推荐的治疗方案：2005 年美国国立癌症综合信息网（NationalComprehensive Cancer Network，NCCN）公布的《头颈部恶性肿瘤诊断治疗指南》中涉及的上颌窦肿瘤推荐治疗方案有分类 1，2A，2B，3 之分，其内涵如下：分类 1，推荐方案是恰当的，因基于较高的证据，NCCN 对推荐方案意见一致。分类 2A，推荐方案是恰当的，基于较低的证据（包括临床经验），NCCN 对推荐方案意见一致。分类 2B，推荐方案是恰当的，基于较低的证据（包括临床经验），NCCN 意见不统一但是多数的意见。分类 3：NCCN 意见不统一，对推荐方案有较多争议。除非特别注明，所有的推荐方案都属 2A（除淋巴瘤以外）。

1）T_1、N_0 期：彻底手术切除：如切缘阴性，随访观察；如有神经侵犯，则放疗；如切缘阳性，若可能，应再次手术 + 术后辅助原发灶放疗。

2）T_2、N_0 期的鳞癌、未分化癌：彻底手术切除：如切缘阴性，应放疗（包括颈部在内）；如有神经侵犯，考虑放疗；如切缘阳性，如果可能，应再次手术 + 原发灶及颈部辅助放疗。

3）T_2、N_0 期腺样囊性癌及其他组织学类型肿瘤：彻底手术切除，术后原发灶放疗。

4）各种 T_3、N_0 期及可以手术的 T_4：手术彻底切除。术后对原发灶放疗，如是鳞癌或未分化癌，放疗应包括颈部。

5）不可手术切除的各种 T_4：首选参加临床试验；或根治性放疗，或化疗 + 放疗。

6）任何 T、N + 可以手术者：外科切除 + 颈淋巴清扫，术后对原发灶 + 颈部放疗。

2. 手术治疗 手术切除是目前治疗鼻腔鼻窦癌的重要方法，凡能经手术彻底切除的，通常均作首选。对放疗不敏感的如恶性黑色素瘤等，亦为首选。根据肿瘤病变性质、解剖部位和侵及范围的不同，手术方法有鼻侧切开、上颌骨部分或全切除和（或）眶内容物剜出、面中部掀翻、颅面联合径路、鼻内镜手术等术式，有颈部淋巴结转移者，可行择区性颈清扫术。手术前后加用放疗。

（1）手术方式选择原则：①非鼻内径路者，切口足够，术野暴露充分、清晰，确保直视下自上而下、从外至内、由浅及深地逐步或一次性完整切除肿瘤。②术中尽量避免损伤硬脑膜、脑组织，Ⅰ～Ⅲ、Ⅳ～Ⅵ脑神经等重要结构。③有利于对组织损伤的修复和重建，尽可能在同一术野中完成。④可有效地控制术中出血。

（2）手术适应证：①局限于鼻腔、鼻窦的恶性肿瘤，无远处脏器转移。②鼻腔鼻窦癌侵犯周围骨质或颅底骨质，侵犯硬脑膜，但范围较局限，无远处器官转移。③身体一般状况可耐受手术、无手术禁忌证的。

（3）手术切除原则：①尽可能直视下整块切除。体积较小的，可利用内镜和激光、射频、微波等技术切除。鼻及鼻窦恶性肿瘤的实际扩展范围，在手术前常是低估率达31.6%，仅3.2%被高估。尤其是筛窦癌及癌肿在翼腭窝、颞下窝、眼眶等部位的扩展范围更易被低估，因此，术前必须考虑到上述情况，切勿过于保守。在肉眼可见的肿瘤边界之外0.5～2cm处正常健康组织上开始切除，手术应尽量彻底和整块切除；②力求瘤外切除，在有可能的前提下，尽量做到在肿瘤包膜外操作，避免直接对肿瘤本身行切、割、钳、夹等，手术结束时要彻底检查创腔，凡有可疑肿瘤残余处均应给予电凝烧灼，必要时予液氮冷冻破坏；③如侵犯颅内的鼻、鼻窦肿瘤宜先颅内，后颅外进行手术；④邻近器官、组织受累者，连同受累部位一并切除、然后行修复性手术。如鼻、鼻窦癌破坏颅底骨质、侵犯颅内硬脑膜或脑实质受损亦可一并切除。

（4）术前准备

1）全面系统查体及专科检查：了解病变范围及全身状况、耐受手术能力。

2）必要的化验室检查：了解各重要脏器的功能状态。如心电图、胸片检查，肝、肾功能检查，凝血功能检查等。

3）影像学检查：①X射线、CT或MRI检查，以了解病变范围、明确周围骨质破坏程度及其与周围结构的关系，对评估手术切除范围、选择术式有重要作用。②数字减影血管造影（DSA）：血管造影可了解肿瘤的血供情况及其与颅内血管的关系。③恶性肿瘤需明确有无局部或远处转移。如胸部X射线摄片了解有无双肺及纵隔转移，骨核素扫描了解有无骨转移，腹部脏器B超以排除肝、肾等转移。

4）病理学检查：术前原则上均应行病理活检，明确诊断后方采取手术。但对于某些特殊部位的病变、术前无法活检或术前多次病检未确诊但临床高度怀疑为恶性肿瘤者，也可采取术中探查，快速冰冻切片检查再行手术，唯术前需充分告知病情并做相应数套手术方案准备。

5）备血：根据病变性质、手术范围、患者体质状况、预计手术时间、预计失血量等情况，必要时应充分备血。

6）术前抗生素的应用：部分手术术前应预防性使用抗生素。如颅-面联合进路手术，应在术前1d静脉注射抗生素，术中可再强化一次。鼻腔分泌物较多者可先行鼻腔冲洗。

7）其他伴随情况：应于术前纠正改善，如控制血糖、改善血压、纠正贫血状态，伴有颅内压增高者，应先用20%甘露醇，脱水降颅压。

（5）各种手术方式及入路

1）鼻内径路：仅适用于极少数病变早期、体积小、位置表浅且非常局限的恶性肿瘤。

2）鼻侧切开术：适用于切除鼻腔、上颌窦内侧及筛窦肿瘤，也可扩大处理后组筛窦、额窦及蝶窦的病变，对鼻腔及上颌窦广泛受累的软组织也可做选择性切除。优点是视野充分，有利于肿瘤的根治性切除，缺点是面部遗留瘢痕。

3）上颌骨部分切除术：①适应证：上颌窦恶性肿瘤局限于窦腔，未侵犯牙龈、牙齿及硬腭、眶底；上颌骨牙源性恶性肿瘤局限于牙槽突；恶性肿瘤局限于牙槽、硬腭或上颌窦底壁；鼻腔筛窦癌侵犯上颌窦上部；②术前准备：常规各项全麻术前检查及 CT 或 MRI 扫描；口腔及鼻腔清洁，必要时制作牙托。

4）上颌骨全切术：若鼻窦恶性肿瘤已侵及眼眶者除行上颌骨全切术外，同时行眶内容物剜除术。①适应证：上颌窦恶性肿瘤侵犯筛窦、眶底及鼻腔外侧壁；上颌窦癌突破后外侧壁，侵犯翼腭窝、颞下窝等；鼻腔筛窦癌累及上颌窦，范围广泛，上颌骨部分切除无法彻底清除肿瘤；②术前准备：基本同上颌骨部分切除术，需备血；③注意事项：术中取上颌骨时应迅速，并备好热盐水纱布压迫术腔，防止取骨后迅猛出血；术中应尽量避免损伤眶骨膜，防止眶内并发症；创面可取大腿内侧全层皮片移植促进伤口愈合；④术后处理：足量抗生素预防感染；保持伤口及口腔清洁；术后7~10d拆除伤口缝线，并逐步抽取填塞物。

5）面正中掀翻术：切口自唇下正中沿唇龈沟进行切开并切开梨状孔缘黏膜。向上翻转软组织，能充分暴露双侧上颌前壁及鼻腔，能很好地接近鼻腔、鼻中隔、上颌窦、筛窦、蝶窦、鼻咽及斜坡等解剖部位，适用于肿瘤的完整切除。切除该区肿瘤后，面部不遗留瘢痕。

6）颅面联合切口：该术式适用于切除破坏前颅底骨质，侵犯硬脑膜或侵犯脑组织的肿瘤，可一次切除颅内和颅外的肿瘤，同时可修补切除或破损的硬脑膜和颅底缺损处。适用于额窦、筛窦恶性肿瘤侵及颅底或前颅窝的病例，包括3种常见进路：额上进路、额窦内板进路、经眶上缘进路。

术前准备：术前 CT 及 MRI 扫描；术前1d剃头、剪鼻毛及预防性应用抗生素，神经外科术前常规准备及备血。

术后处理及主要并发症：①术后处理：重点关注意识、生命体征及水电解质平衡，应用足量可透过血-脑脊液屏障的抗生素，必要时给予脱水剂，留置硬脑膜外腔及皮下引流管时应注意保持其通畅，术后7~10d抽出鼻腔填塞物，颅底如有移植物注意勿扰动；②主要并发症：主要有术后出血、术腔或颅内眶内感染、脑脊液鼻漏、颅骨缺损区继发脑膨出及嗅觉障碍等。

7）其他鼻外手术入路：①鼻根"T"形切口（Presinger 切口）：适用于鼻腔、鼻中隔上部和额窦底部的肿瘤切除；②额窦鼻外切口（Lynch 切口）：适用于额窦、筛窦肿瘤切除；③唇下侧切口（Denker 切口）：适用于局限于上颌窦底部的肿瘤。

8）鼻内镜手术：目前认为对于局限于鼻腔或鼻腔蝶窦、筛窦和局限的上颌窦病变，以及部分前颅底肿瘤均可采用鼻内镜手术，更广泛的病变应采用鼻内镜与其他术式联合径路。这种手术方式优点是可以准确确定肿瘤部位，保留正常的黏膜和骨结构，避免面部瘢痕，不足之处在于不利于止血，且为单手操作。随着鼻内镜技术的不断发展，动力系统、鼻用电钻、影像导航系统等广泛应用，鼻内镜用于鼻腔及鼻窦恶性肿瘤手术治疗范围也不断拓展，越来越多的病变均可在鼻内镜下完成彻底切除。

9）颈淋巴结的处理：颈淋巴结转移及 T 分期对预后的影响。颈淋巴结转移与预后密切相关，Snow 指出头颈部鳞癌患者颈淋巴结状态是评价疗效及估价预后的重要指标，凡出现转移者，治愈率降低 50%。鳞癌无论是否发现颈部淋巴结肿大，均应常规行择区性清扫术；其余鼻腔鼻窦癌根据其病理类型及颈部淋巴结情况处理。

3. 放射治疗　可以单独使用也可以和手术联合进行，单独根治性放射治疗，只适用于对放射线敏感的恶性肿瘤，如肉瘤、未分化癌，但疗效并不完全满意。对晚期无法根治的患者，仅能作为单独的姑息性放射疗法。单独放疗局部控制率差，5 年局部控制率为 40%，放疗失败后补救手术 5 年生存率仅为 22%。回顾性研究表明手术加术后放疗的疗效优于单独放疗。近年来随着科学技术的发展，新的放疗技术不断出现，如立体放射治疗和调强放疗等，先进的放疗技术可以使用很小的放射剂量达到治疗效果，同时有研究表明先进的放疗手段联合化疗可以提高患者 5 年生存率。但放疗不能过量，以免引起术后愈合不良、放射性骨坏死和咬肌纤维化等不可逆并发症，使面部变形、口腔功能严重受损。

（1）放疗指征

1）与手术配合使用的放射治疗：目前公认以手术为主，配合放疗的综合疗法是最合理而有效的方法，较单用手术切除治疗鼻及鼻窦癌的疗效提高 1 倍左右。近年来通过动物实验和临床观察，鉴于术后患者一般情况不如术前，局部组织有瘢痕形成，血循环差，组织细胞含氧量低，放射线对肿瘤的作用远不及术前。故目前倾向于术前采用足量照射。除了用于缩小肿瘤外，还能减少术中出血，使肿瘤周围血管与淋巴管闭塞、癌肿缩小，减少播散机会，给手术切除和治疗效果最大化提供有利条件。对某些眼眶受累的患者，由于放疗后肿瘤的退缩，增加了保留眼球的机会。一般术后不再行放射治疗，除非怀疑手术不彻底时，如手术切缘阳性或有肿瘤残留的病例，才加用术后照射。

2）单独根治性放射治疗：适用于外鼻、鼻腔和对放射线敏感的鼻窦恶性肿瘤（如恶性淋巴瘤、某些肉瘤、未分化癌等）。优点为不需手术，损伤较小，美容效果较好，经济负担轻，患者顾虑较少，容易接受。缺点是：①临床多为鳞状细胞癌，对放射线不很敏感；②癌肿位于骨腔之内，在尚未获得足够组织量之前，皮肤反应已很严重，难以完成疗程计划；③照射后窦腔内所形成的坏死组织，须做通道引流；④单纯根治性放疗效果不如综合疗法；⑤并发症较多，如牙松脱、骨坏死、窦腔缩窄、鼻中隔穿孔等。

3）单独姑息性放射治疗：对无法彻底手术切除、对于肿瘤浸润范围较大，如果侵及颅底，手术有困难但尚无远处转移的病例，也可做单纯放疗。术后复发者、已有固定的颈淋巴结转移的晚期病例、年老体弱不能耐受手术和足量放疗者，可行姑息性照射，以缩小肿瘤，减轻疼痛、消除或改善吞咽、呼吸等功能障碍。

4）配合化疗的放射治疗：有谓氟尿嘧啶可提高放疗的疗效，也有称为甲氨蝶呤合并放疗治疗头颈部恶性肿瘤，可获较好疗效，而被称为放疗的增敏剂。但对此仍有争论。

（2）放疗原则

1）鼻腔筛窦癌的放疗原则：①早期病例放疗后效果良好，美容满意，可作为治疗的首选方法；②保留手术作为放疗后肿瘤残余或复发时的挽救治疗手段；③对于局部病灶较大的病例，一般建议使用手术结合术前放疗或术后放疗的综合疗法；④当肿瘤范围广泛累及骨、软骨等邻近组织时，放射治疗仍然能取得较好的疗效。

2）上颌窦癌的放射放疗原则：①早期病例首选手术治疗，当切缘阳性或肿瘤有残余时，应考虑术后放疗；②中晚期病例单纯手术疗效差，应考虑综合治疗，即先放疗后手术或先手术后放疗；③对 T_4 的病例，尤其当颅底、鼻咽、翼板、蝶窦等受累时，无法手术时，使用单纯放疗或联合化疗，包括动脉插管区域性灌注或静脉注射化疗药物；④对确诊时已经有颈部淋巴结转移的患者，可用放疗，对颈部无淋巴结转移者，除非病理提示分化程度很差，其他不主张采用颈部预防性放疗。

（3）放疗方法：一般采用 ^{60}Co 或直线加速器进行放疗，放疗后 6 周进行手术切除、此时肿瘤的退变已达最大程度，放射反应在正常组织内消退，也不易引起正常组织继发性病变。

随着放疗技术的逐步发展，调强放射治疗（IMRT）已普遍应用，通过降低涎腺、颞叶、听觉结构（包括耳蜗）和视觉结构的照射剂量，可降低放疗的远期毒性。IMRT、靶区剂量和分割方式的整合方式很多。同步加量（SIB）技术在整个放疗过程中的每一次治疗中，使用不同的"剂量调饰"（肿瘤病灶 66～74Gy，亚临床病灶 50～60Gy）。SIB 技术通常用于常规治疗（5 次/周）和"6 次/周加速治疗"计划中。序贯（SEQ）IMRT 技术一般使用 2～3个单独的剂量计划，开始（低剂量）阶段（1～5 周）照射，然后行高剂量加量阶段（6～7周）照射，通常采用常规分割和超分割治疗方式。同步加量加速计划可采用"改良序贯"剂量计划，在 6 周内每日 1 次照射亚临床靶区，在治疗的最后 12d 中采用另一个单独的加量计划作为每日的第 2 次加量照射。

1）放疗源：^{60}Co、4～6MV 直线加速器。

2）射野：鼻＋病侧两野成角楔形滤片照射。

3）危险器官：健侧的眼睛以及脑、脑干。

4）剂量：总量为 4～6 周内共接受 50～60Gy（5 000～6 000rad）为宜。①术前放疗：50Gy/25 次，5 周，放疗与手术间隔以放疗后 3～4 周为宜；②术后放疗：55～60Gy/30 次，6 周；③残余病灶：缩野后再追加 5～10Gy；④单纯放疗：60Gy/30 次，6 周，缩野后使总量达 70Gy/35 次，7 周。

（4）NCCN（2010 年）推荐的上颌窦肿瘤放疗原则。

1）根治性放疗

a. 原发灶以及受侵淋巴结：①常规分割放疗：66～74Gy（每次 2.0Gy；周一至周五每日 1 次）；②非常规分割放疗：a. 6 次/周加速放疗，肉眼可见病变照射剂量为 66～74Gy，亚临床病变照射剂量 44～64Gy；b. 同步推量加速放疗，72Gy/6 周（大野每次 1.8Gy；在治疗的最后 12d，每天再加小野补充照射 1.5Gy，作为 1d 中的第 2 次照射）；c. 超分割放疗，81.6Gy/7 周（每次 1.2Gy，每天 2 次）。

b. 颈部：未受侵淋巴结区域：44～64Gy（每次 1.6～2.0Gy）。

2）术后放疗：①原发灶：60～66Gy（每次 2.0Gy）；②颈部：a. 受侵淋巴结区域：60～66Gy（每次 2.0Gy）。b. 未受侵淋巴结区域：44～64Gy（每次 1.6～2.0Gy）。

对于上颌窦或鼻窦肿瘤患者，推荐进行 IMRT 治疗，以便将一些重要组织结构的照射剂量减少至最低。

（5）效果：①鼻腔癌，治疗后 5 年生存率 40%～60%，放疗后失败的主要原因是局部肿瘤复发；②上颌窦癌，单纯放疗或术前、术后放疗5年生存率为30%～50%，放疗后失败的主要原因是局部肿瘤未控制。

4. 化学疗法　化学治疗对肿瘤组织缺乏高度选择性，且毒性反应大，因此在临床上很少单独使用，在肿瘤治疗中常作为一种辅助手段、姑息疗法或与手术、放疗联合使用。近年来，出现了序贯放化疗和同步放化疗，以期提高患者的局部控制率和疾病特异生存率。近年有使用变压化学疗法可提高疗效。其原理为应用血管紧张素Ⅱ使癌组织的血流量增加而正常组织不变，此时给予化疗药物，增加癌灶内药物浓度，之后再用血管扩张药降压，从而癌组织血流突然减少，进入癌内的药物不易进入血液循环而延长药物作用时间。

(1) 常用化疗药物

1) 分类：目前化学抗癌药物可分为六大类：即烷化剂类（细胞毒类药物）、抗新陈代谢类、抗癌抗生素类、内分泌制剂类、植物碱类及杂类。可单独使用一种或几种药物联合应用，也可与手术、放疗综合应用，联合用药和综合疗法的疗效较单一用药或单用化疗为好。化疗方法分为诱导化疗、辅助化疗、诱导化疗加辅助化疗和姑息性化疗4种。

由于鼻腔鼻窦癌中常见者为鳞状细胞癌，故临床上常使用的化学抗癌药物是：烷化剂类中的环磷酰胺（CTX）、噻替哌（TSPA），抗代谢类中的氟尿嘧啶（5-Fu）、甲氨蝶呤（MTX），抗生素类中的博来霉素（平阳霉素，BLM）、多柔比星（阿霉素，ADM），植物碱类中的长春新碱（VCR）、长春碱（VLB），杂类中的化学合成金属铂的螯合物-顺铂（DDP）、卡铂，以上药物中以 DDP、MTX、5-Fu、BLM 对鳞状细胞癌效果较好，TSPA、ADM 对腺癌较好。

2) 常见给药途径：分口服、皮下、肌内、静脉、动脉、肿瘤内或腔内注射，静脉滴注、动脉内间断或连续滴注以及手术创腔冲洗等。为提高肿瘤局部药物浓度，减少全身毒性反应，对头颈部恶性肿瘤可采用腹部加压至股动脉搏动摸不清楚后，再由静脉注射药物的半身化疗；经由颈外动脉或颞浅动脉逆行插管内，利用轮压式（Barron泵）、指压式（Bowman泵）或重力式（Espiner装置）加压方式做区域性动脉内间断或连续滴注。此外，尚有用小型人工心肺机做局部封闭式体外循环的化学药物灌注者。

(2) 常用化疗药物的参考剂量

1) 顺铂（DDP）：临床常用的抗癌化疗药，属细胞周期非特异性药物，具有高效、广谱与其他抗癌药很少有交叉耐药性的优点。能与 DNA 交联而抑制蛋白质合成，减少鳞癌细胞的上皮生长因子受体（EGFR），使附有 EGFR 的细胞膜发生改变而减慢癌细胞增生速度。静脉注射每次 $50mg/m^2$（体表面积），1次/3周；如用 24h 持续滴注时，用量可较大，每次 $80mg/m^2$ 缺点是胃肠反应，肾和神经毒性明显，故用药前应充分水化，加强肾脏排泄，降低在肾小管中的积聚，密切观察肾功能，血清肌酐不得超过 132.6μmmol/L（1.5mg%）。

2) 卡铂：疗效与 DDP 一样好，且其胃肠反应和其他毒性反应较轻，又不需水化，卡铂与 DDP 同用可提高抗癌疗效，而无毒性叠加表现。

3) 博来霉素（BLM）：皮下、肌内、静脉或动脉注射，每次 3～10mg，每星期 1～3次，疗程总量 300～450mg。

4) 甲氨蝶呤（MTX）：口服、肌内注射或动脉内区域灌注，每日剂量 10～30mg，或 40～60mg/（$m^2·d$），每星期 1 次静脉注射，总量为 100～120mg。

5) 氟尿嘧啶（5-Fu）：静脉注射、静脉或动脉内滴注，用量 10～15mg/（kg·d），连续 3~5d 后改用半量，隔日 1 次，疗程总量 90~130mg/kg。2 个疗程应间隔 1~2 个月以上。

6）噻替哌（TSPA）：肌内注射、静脉注射或滴注，每次 10mg，每日 1 次，连续 5d 后改为每星期 1~3 次。疗程总量为 150~250mg 。

7）环磷酰胺（CTX）：口服，每次 50~100mg，每日 2 次；或静脉注射，每次 200~400mg，每日或隔日 1 次。疗程总量 8 000~12 000mg。

8）长春花碱（VLB）：每次 10mg 静脉注射，每星期 1~2 次，疗程总量 40~60mg。

9）长春新碱（VCR）：成人每次 1mg 静脉注射，每周 1~2 次，疗程总量 6~8mg，疗效显著者在疗程结束后，可给予维持量，每 7~14d 注射 1 次。

（3）常用方案：目前多采用 DDP 加上述各种常用药物联合应用的方案，其中 DDP + 5 - Fu 联合应用是较为广泛应用的方案。

1）方案 1（DDP +5 - Fu）：DDP 100mg/m^2，静脉滴注，第 1 天；5 - Fu 1 000mg/（m^2·d），静脉滴注，第 1~5 天。用药后间歇 2 周，可连用 2~3 周，有效率为 94%。

2）方案 2：①DDP 20mg/m^2，静脉滴注，第 1~5 天；BLM 10mg/m^2，静脉滴注，第 3~7 天；MTX 200mg/m^2，静脉滴注，第 5，22 天。②亚叶酸钙（Leucovorin）20mg/m^2，口服，每 6h 一次，第 6~8 天，第 23~25 天。4 周为 1 个疗程，有效率 88%。

3）方案 3：DDP 50mg/（m^2·d），静脉滴注 2h，第 1 天；PEP 5mg/（m^2·d），静脉滴注 5h，第 2~6 天。每 3 周重复 1 次，有效率 70%。

4）方案 4（COP 方案）：DDP 40~140mg 静脉滴注，第 1 天；VCR 1mg 静脉滴注，第 1 天；培洛霉素 Peplomycin 5mg，肌内注射，第 2~6 天。每 3 周重复。

5）其他：此外尚有 PDM（PM、DDP、MTX）方案等。

5. 其他治疗方法

（1）生物疗法：亦可称为免疫治疗，是提高机体在免疫反应过程中免疫应答力的一切生物活性物质的总称。通过免疫系统，改变患者对肿瘤的生物学应答而产生治疗效应的物质和措施均属于生物疗法范畴，它基于生物反应调节理论提出，认为恶性肿瘤患者的机体免疫（尤其细胞免疫）功能多处于抑制状态，试图增强患者机体的免疫反应性，人为地将肿瘤与机体防御之间的失衡调节至正常水平，有可能控制癌肿的生长，甚至使之消退。包括细胞因子疗法、特异性主动免疫疗法、单克隆抗体及其交联物的抗癌疗法和过继免疫疗法四方面。生物疗法目前认为是除手术、放疗、化疗以外的恶性肿瘤治疗的第四治疗程式，目前多处于实验和探索阶段，作为综合疗法中的一种辅助治疗方法。如干扰素、白介素等。

（2）中医治疗：祖国医学在治疗耳鼻咽喉恶性肿瘤方面有悠久历史，强调整体观念，讲求辨证施治，通过对人体的调理作用，可减轻患者的痛苦，缓解症状，改善患者生活质量，配合手术、放化疗等手段，减轻治疗中的不良反应；对于不适宜上述治疗的患者，则尽可能控制肿瘤，使之改善症状并在一定程度提高生活质量。

（3）其他：如激光、冷冻、射频、微波等有时也可作为部分早期、浅表、局限性肿瘤的治疗手段之选。

6. 肿瘤复发的挽救性治疗　局部复发是鼻腔鼻窦癌治疗失败的主要原因，由于肿瘤侵犯颅底或颅内、放疗后局部修复组织不易成活等原因，复发后的再治疗难度大。

首发症状对鼻腔及鼻窦恶性肿瘤临床复发的早期诊断具有重要意义。再手术前以头痛最常见，其次是术腔局部隆起及眼部症状，提示肿瘤复发常范围广泛，并较早侵犯颅内及眶内。

（1）影响再复发的因素

1）病理类型：鼻腔及鼻窦癌的类型和分化程度与复发和预后密切相关，如低分化鳞状细胞癌术后容易复发，且效果不佳。在儿童中，胚胎性横纹肌肉瘤术后极易复发，且复发后进展迅速，预后常甚差。

2）首次治疗措施是否及时合理：必须尽早明确诊断，根据肿瘤性质、侵犯范围决定综合治疗方案。

（2）复发性肿瘤的挽救性手术适应证：应选择情况较好、可以耐受全身麻醉及手术创伤、无远处脏器转移的鼻腔及鼻窦肿瘤复发患者；对于颈内动脉海绵窦段明显受侵、术前估计有可能在术中出现破裂大出血的患者以及脑组织受侵范围过大者则不宜再手术。

（3）手术方式：鼻腔鼻窦癌复发再手术不同于首次手术，并无固定的术式，且常缺损区域较大，需根据具体情况采用不同的方法。

此外，特别强调对组织缺损的修复。对颅底、脑膜的缺损及影响患者基本生理功能的组织缺损必须修复。硬脑膜缺损可用游离大腿阔筋膜内衬、连续锁边缝合修复，表面用带血运的软组织覆盖以防坏死。对于前颅底骨质缺损，一般用带蒂的帽状腱膜或额肌皮瓣修补，较大缺损则采用额骨内板加带蒂帽状腱膜额骨骨膜瓣修复。游离组织瓣是肿瘤切除术后范围较大头颈部组织缺损修复的最佳选择。

7. 预后 通常取决于以下因素：①就诊时间早晚及治疗是否及时恰当；②肿瘤的病理类型、部位、范围、病期是影响预后的主要因素，有研究提示 T 分期越早，生存率愈高；③患者年龄；④治疗方法选择；⑤其他，如患者全身情况及有无系统疾病。

二、鼻腔鼻窦 NKT 细胞淋巴瘤

（一）概述

鼻腔鼻窦 NKT 细胞淋巴瘤是一类原发于淋巴结外的具有特殊形态学、免疫表型及生物学行为的肿瘤。因肿瘤细胞表达 T 细胞分化抗原和 NK 细胞相关抗原，故称之为 NKT 细胞淋巴瘤。按 WHO2008 分类标准，属鼻型结外 NKT 细胞淋巴瘤。目前，NKT 细胞淋巴瘤已经被认为是一种独立的临床病理分型，鼻型 NKT 淋巴瘤具有特殊的地理分布和种族特异性，并且和 EB 病毒高度相关，多发于亚洲，尤其是中国南方地区和东南亚。

其临床病理表现独特，常表现为鼻、鼻腔及面中线部进行性损毁性病变，肿瘤细胞形态多样，肿瘤以血管为中心浸润，伴血管破坏和灶性坏死。曾名多形性网状细胞增多症、中线恶性网状细胞增多（中线恶网）、致死性中线肉芽肿等。

（二）临床表现及诊断

1. 临床表现 临床以好发于面部中线并伴有毁损性为其特点。病程较短，临床进展快速。通常分前驱期、活动期、终末期 3 期，多数患者就诊为终末期，鼻 NKT 细胞淋巴瘤主要表现为鼻塞，鼻出血，鼻腔肿物及颜面、鼻窦和上呼吸道等鼻腔周围浸润。

2. 诊断要点 主要依据病理。在凝固性坏死和多种炎细胞混合浸润的背景上，肿瘤性淋巴样细胞散布或呈弥漫性分布、免疫组化染色（肿瘤细胞表达 NK 细胞标记 CD56、T 细胞标记 CD45R0 或胞浆型 CD3 及细胞毒颗粒相关蛋白 TIA－1，不表达 B 细胞标记 CD20）、

EB 病毒检测（EBER1/2 原位杂交检测为阳性）。

3. 常见误诊原因

（1）本病发病率低，早期临床表现不典型，尤其在前驱期更易忽略。

（2）病理取材不当或病理诊断困难：肿瘤细胞变异较大，可见大、中、小多样细胞，甚至有的病变并发感染，这都导致病理诊断相当困难，很容易与坏死组织伴炎性浸润混淆。

（3）正确取材送检：值得注意的是，因淋巴瘤都位于上皮下，肿瘤常可隐蔽在多种非肿瘤性成分中，如浸润炎性细胞、大片坏死组织之下，且血管中心性和血管破坏性的形态特点对诊断甚为重要，因此取活检时应清理坏死假膜，活检部位应在坏死灶与病变组织交界处取材，多点取材，深部活检，组织块要足够大，并采用"咬切"，避免挤压导致细胞变形，以提高活检的正确率。并且常需多次反复活检，方可确诊。

4. 分期　采用 Ann/Arbor 分期系统：其中 I 期为累及单一淋巴结区，II 期累及横膈同侧多个淋巴结区，III 期累及横膈两侧多个淋巴结区，IV 期为多个结外病变或淋巴结病变合并结外病变，X 为肿块 >10cm；E 期为淋巴结外病变的直接侵犯，仅单一结外部位受累。B 症状为体重减低 >10%、发热、夜间盗汗。

5. 鉴别诊断　需与非特异性慢性溃疡、Wegener 肉芽肿、特发性非愈合性肉芽肿、原发于鼻腔的非霍奇金淋巴瘤（NHL）B 细胞型、浆细胞瘤、鼻硬结病、高分化鳞状细胞癌等病变相鉴别。

（三）治疗

鼻 NKT 细胞淋巴瘤预后较差，目前认为以综合治疗为主，即采用联合化疗与放疗相结合的治疗方法。大量研究表明，放疗的近期疗效显著优于化疗，化疗加入放疗并未改善生存率。IE 和 IIIE 期患者应以放射治疗为主要治疗手段。

1. 放射治疗　由于鼻腔 NKT 细胞淋巴瘤对放射治疗敏感，所以放射治疗仍然是早期鼻腔 NKT 细胞淋巴瘤的主要治疗手段。大部分研究报道，I 期鼻 NKT 细胞淋巴瘤对放射线敏感，可采用大剂量连续性放射治疗，总剂量通常为 50～60Gy，可取得较好疗效。一般认为这种疗法对鼻部恶性肉芽肿效果比较好，多主张早期给以小剂量放射治疗。因为这种剂量破坏性不大，不致引起坏死和死骨形成。临床上多采用分次照射法，每日分割剂量 1.8～2.0/2.5Gy，每周 5 次。照射总剂量范围 10～70Gy，中位剂量为 45Gy。照射时间为 2～10 周不等，若有复发还可以再次补照。照射野包括原发部位和足够的边缘区域，如鼻、鼻窦、鼻咽、咽淋巴环，若颈部淋巴结受累则照射范围可扩展到颈部，病变原发于鼻咽、咽淋巴环者不论颈淋巴结是否受累都要常规照射。放疗后患者很快达到完全缓解（CR），据报道 CR 率可达 70%，有效率可达 80%，尤其是大剂量照射 46～70GY 能有更好效果。部分病例用 X 射线放射治疗后，获得 1～8 年的生存时间。^{60}Co 远距离照射也有较佳的近期疗效。

2. 化学药物治疗　方案非常多样，曾用于临床的有 CHOP、deCHOP、常规 EPOCH、COPBLAM 和 ProMACE - CytaBOM 等，而后以往曾用于复发和难治性病例解救。此后又逐渐发展应用如 COPP、DICE、CVP、DHAP 和 ESHAP 等。

尽管含蒽环类的 CHOP 方案（环磷酰胺、阿霉素、长春新碱、泼尼松）是治疗中高度侵袭性恶性淋巴瘤的标准方案，也是鼻型淋巴瘤临床主要方案，近期疗效较好，总缓解率可达 60% 左右，联合放疗可达 80% 左右，但有不少作者认为无进展生存期及总生存期仍不理想。一般使用 2～6 个周期（每 3 周为 1 周期）。

3. 综合治疗　目前国内、外还没有标准的与放射治疗的联合方案，一般多在放射治疗前或后进行化疗。

4. 外周血干细胞移植方法

5. 其他疗法　如支持疗法，增强营养、输血、补液、适当应用抗生素以控制继发感染。局部用双氧水清洗鼻腔，复方薄荷油或鱼肝油等滴鼻保持鼻腔的清洁。

预后常较差，年龄、临床分期和治疗措施、瘤细胞大小、国际预后指数（IPI）评分、LDH、B 症状、结外侵犯数等因素均可影响预后。

（江继贤）

第二十章

鼻部其他疾病

第一节　外鼻软组织损伤

一、概述

鼻软组织损伤包括外鼻挫伤和裂伤2种。外鼻挫伤是指由打击或撞击所引起的皮下软组织损伤，多见于重物的碰撞、外力钝器的打击；裂伤又分为切割伤、撕裂伤、刺伤等。由锐利的刀刃、玻璃片等所引起损伤往往伤缘整齐，多呈直线，常称切割伤。由重物或钝器撞击或打击所致的软组织裂开一般伤缘不整齐，伤口很不规则，邻近组织损伤也较重，常称撕裂伤。刺伤多由尖细的木竹器、刀尖等刺入软组织所致，伤口细小，但可能较深。鼻部刺伤较少，伤口多与鼻腔、鼻窦等相通形成贯通伤。还有一种由高速度异物如弹片、金属碎屑进入组织所致的伤口，有进口而无出口，异物常存留于组织中，称为非贯通伤，但由于外鼻软组织体积较小，因而极少见。

二、临床表现及诊断

外鼻挫伤表现为鼻部软组织肿胀、皮下瘀血等，可伴有鼻骨及面骨骨折，诊断容易，通过病史询问及常规查体即可明确。

对于鼻部裂伤的诊断，则需对受伤过程和伤口情况做较为详尽的收集，包括视诊、触诊、窥镜检查、X射线拍片及CT检查等，查明鼻外伤属于哪一种，伤口污染情况如何，有无组织内异物存留，有无周围骨质骨折等，尤其需要了解邻近器官及全身损伤情况，以便分清轻重缓急，适当处理。

三、治疗

1. 单纯挫伤　早期可用冷敷或湿敷，以控制血肿与水肿的形成与发展；受伤24h以后者可改用热敷，或局部理疗以促使肿胀和瘀血消退。这种损伤如不伴有其他部位的开放性伤口，可进行止痛等对症处理，一般不需要使用抗生素。

2. 切割伤　应早期予以缝合处理，预后往往良好。

3. 撕裂伤、贯通伤等开放性伤口　因鼻部血管丰富，常以局部出血为主要症状，严重者可致休克，故应早期通过局部压迫、钳夹，缝扎、鼻腔填塞等方法进行止血，如条件允许，伤口止血可与清创、缝合过程一并进行。同时，破伤风抗毒素应列为常规使用。

（李付国）

第二节 鼻骨骨折

一、概述

外鼻突出于面部中央，容易遭受撞击而发生鼻骨骨折。鼻骨上部厚而窄，较坚固。下端宽而薄，又缺乏支撑，故骨折多累及鼻骨下部。严重者常伴有鼻中隔骨折、软骨脱位、面部明显畸形、眶壁骨折等，如鼻根内眦部受伤使鼻骨、筛骨、眶壁骨折，则出现所谓"鼻额筛眶复合体骨折"。

二、临床表现及诊断

1. 病史及症状体征 ①鼻骨骨折多为闭合性骨折，伤者有明显的面部遭受打击或撞击病史；②局部疼痛及触痛，伴有鼻阻、鼻腔出血，出血可多可少，但量往往不多；③可见鼻根部软组织肿胀和皮下瘀血，以及鼻梁偏斜，骨折侧鼻背塌陷，有时可感知骨擦音。如肿胀明显可掩盖外鼻畸形。擤鼻后可出现伤侧下眼睑、颜面部皮下气肿。鼻腔可见黏膜肿胀，如有鼻中隔受累见中隔偏离中线，前缘突向一侧鼻腔。若有中隔血肿，中隔黏膜向一侧或两侧膨隆。若鼻中隔血肿继发感染，则引起鼻中隔脓肿，导致软骨坏死，鞍鼻畸形。

2. 检查 鼻骨侧位 X 射线检查，大部分可发现鼻骨下端骨折线。如高度怀疑骨折而 X 射线未能发现鼻骨骨折线者，应行鼻骨 CT 扫描并三维重建，加以甄别。

三、治疗

1. 一般治疗 鼻外有伤口者与一般外科处理相同。视情况考虑注射破伤风抗毒素和抗生素，伴有鼻出血者，宜先行止血处理。

2. 专科治疗

（1）外观无畸形的无错位性鼻骨骨折无需复位，需复位者应尽量在伤后 3h 内行骨折复位，赶在组织肿胀发生之前不仅可使复位准确，且有利于早期愈合。若肿胀明显，可暂缓进行复位，待 5～7d 肿胀消退后再复位，但不宜超过 10d，以免发生错位愈合，增加处理困难。方法：先以鼻腔收敛剂如 1% 麻黄碱收缩鼻腔黏膜，1% 丁卡因鼻黏膜表面麻醉 2～3 次。用复位器伸入鼻骨下塌处，置于鼻骨之下将其抬起，此时常可听到鼻骨复位时的"咔嚓"声。复位器伸入鼻腔勿超过两侧内眦连线，以免损伤筛板。有鼻中隔软骨脱位也应同步复位：将复位器的两叶伸入两侧鼻腔，置于中隔偏曲处的下方，挟住鼻中隔垂直向上移动，即可使脱位的中隔复位。复位后鼻腔须行填塞，以便起到支撑和止血的作用。填塞物如为一般凡士林纱条，在鼻腔滞留时间一般不超过 48h。

（2）疑有鼻中隔血肿可穿刺抽吸确诊，鼻中隔血肿内的血块很难自行吸收，须早期手术切开清除，以免发生脓肿及软骨坏死。沿鼻中隔前缘做"L"形切口，切口要足够大，并放置橡皮引流片，以利彻底引流，必要时反复术腔冲洗或负压吸引。术后鼻腔填塞，以防复发。并用足量抗生素。

（3）对开放性鼻骨骨折，应争取一期完成清创缝合与鼻骨骨折的复位等。鼻中隔损伤出现偏曲、脱位等情况时，如鼻腔内复位不成功亦应做开放复位。对鼻骨粉碎性骨折，应视具体情况做切开固定（如局部缝合固定、金属板固定等），同时行鼻腔内填塞，时间应适当延长。鼻额筛眶复合体骨折多合并严重的颅脑损伤，以开放复位为宜。使用多个金属板分别对鼻骨及其周围断离的骨进行固定并同上鼻腔填压固定。

（4）鼻骨骨折复位后，尤其是开放复位或行鼻中隔切口后，应足量使用抗生素。

（李付国）

第三节　鼻窦骨折

鼻窦围绕在鼻腔周围，上临颅脑，旁及眼眶，当颜面软组织发生挫伤或裂伤时，须考虑鼻窦发生骨折的可能，严重的鼻窦骨折可伴有脑部、眼部症状及严重的鼻出血。

鼻窦骨折以发生在上颌窦或额窦者多见，筛窦次之，蝶窦最少。前组鼻窦外伤多与颌面部创伤同时发生，后组鼻窦骨折多与颅底外伤同时存在，严重外伤所致的鼻窦骨折，常伴有颅面骨骨折。对这类骨折如能早期进行复位，效果较好。因鼻窦骨折所引起的移位皆由外力所致，并无肌拉力的作用，只需在复位后加以保护，即可在正常位置上愈合。

一、上颌窦骨折

（一）概述

上颌窦骨折多由外界暴力直接撞击引起，可发生在额突、眶下孔、内壁及上牙槽突等处，以前壁塌陷性骨折最常见。

（二）临床表现及诊断

此型骨折外伤早期由于软组织瘀血肿胀，面部畸形可不甚明显，肿胀消退可见明显面部塌陷。如上颌窦骨折和鼻骨、颧骨、上颌骨以及眶骨骨折联合出现可出现复视、呼吸道阻塞、咬合错位、颜面畸形等症状。

（三）治疗

（1）线性骨折或骨折间骨质：无明显错位，仅上颌窦有积血，预计不会出现面部畸形者，无需外科治疗，予以抗感染、止血、鼻收敛剂滴鼻等。

（2）上颌窦骨折：①导致面部畸形者：应尽可能早期整复，一般要求在伤后24h内进行，因超过此时限常有软组织肿胀，增加了操作难度。如错过早期整复时机，可待软组织肿胀基本消退后再予复位；②上颌窦前壁骨折内陷：可在下鼻道开窗或采用上颌窦根治术进路，用剥离子等金属器伸入窦内将骨折部分抬起复位，窦内填塞碘仿纱条以做固定；③上壁（眶底）骨折采用上颌窦根治术进路，用器械抬起骨折部分，窦内亦填塞碘仿纱条以做固定与支撑，约一周后经下鼻道窗口取出纱条；④下壁骨折即上牙槽突骨折：建议请口腔颌面科医生，进行复位固定处理，尽可能达到解剖复位。

二、额窦骨折

（一）概述

额窦骨折按骨折部位分为前壁骨折、后壁骨折、底部骨折和复合骨折，骨折以额窦前壁常见，骨折又可分为线型骨折、凹陷型骨折、粉碎型骨折3种。

（二）临床表现及诊断

其临床表现较为复杂，单纯额窦骨折主要引起鼻出血、额部肿胀或凹陷、眶上缘后移、眼球下移等，因额窦前壁有骨髓，前壁骨折时有继发骨髓炎的可能；鼻额筛眶复合体骨折，常合并鼻额管骨折、泪器损伤和视力障碍；额骨前后壁复合骨折时，常有脑膜损伤，可出现颅前窝积气、血肿或脑脊液鼻漏，有引起颅内严重感染的可能。

（三）治疗

根据伤情、临床表现并借助 X 射线、CT 等影像资料，尽早明确骨折类型，个性化处理，防止并发症的发生。

（1）单纯性线型骨折：无须外科治疗，仅以鼻收敛剂滴鼻保持鼻额管通畅，给予抗生素即可。前壁骨折额部塌陷，可沿眉弓切开，以剥离子进入额窦，挑起塌陷的骨片，使其复位。此法不成，可将窦底凿开，用鼻中隔分离器伸入窦内复位。缝合伤口，应用抗生素以预防骨髓炎。术后消毒鼻前孔，禁止擤鼻。

（2）复杂性骨折：应行常规外科清创，清除窦腔内异物、血块或游离的碎骨片，尽可能保留窦腔黏膜，为预防因鼻额管阻塞引起额窦黏液囊肿，应重建鼻额管通道，恢复额窦引流。临床上可根据实际情况，从额窦底放置一个硅胶扩张管至鼻腔，至完全愈合后取出。后壁凹陷性或粉碎型骨折者，应检查有无脑膜撕裂、脑脊液鼻漏，以便及时用筋膜或肌肉修补。须注意给以足量抗生素控制感染。

如同时伴有眶内或颅内损伤，应请相关科室会诊，根据病情轻重缓急，及时协同处理。

三、筛窦骨折

（一）概述

单独筛窦骨折少见，因筛骨水平板及筛顶均为颅前窝底的一部分，且骨质菲薄，与硬脑膜连接紧密，故筛窦骨折易伴发脑脊液漏；后组筛窦与视神经管毗邻，故外伤有可能损伤视神经；如果筛窦损伤累及筛前动脉，则会导致剧烈鼻出血。筛窦、额窦和眼眶在解剖上关系密切，外伤时常常同时受累，因此 Stran（1970 年）称此处骨折为额筛眶复合体骨折。

（二）临床表现及诊断

其伤情复杂，常包括：①颅脑损伤，如颅底骨折、脑震荡、脑脊液鼻漏等；②鼻部损伤。可发生鼻额管损伤、鼻根部塌陷且扁平宽大（内眦间距在 40mm 以上，国人正常值为34～37mm），额窦和筛窦骨折；③眼部损伤、泪器损伤、视神经管骨折，出现视力障碍，

Marcus Gunn 瞳孔（即伤侧无直接对光反射，但间接对光反射存在）。

（三）治疗

单独发生筛窦骨折不影响功能者，一般不需手术处理。额筛眶复合体骨折无视力障碍者可早期行骨折复位。如有眼球外伤视力减退者应先行眼科急诊手术，然后择期骨折复位。因视神经管骨折所致的视力下降，应做视神经管减压术。出现严重鼻出血，鼻腔填塞无效者，应考虑筛前动脉破裂出血，需结扎筛前动脉。眶内血肿形成张力较高时，应及时开放筛窦或眶内减压，手术可经由鼻内窥镜下鼻腔进路或鼻外进路。如有脑脊液鼻漏发生，经保守治疗无效时，应行脑脊液鼻漏修补术。

四、蝶窦骨折

蝶窦骨折因其位于颅底中央的蝶骨体内，单独发生者罕见，多合并颅底骨折、后组筛窦骨折。蝶窦外侧壁因有颈内动脉管和视神经管，蝶窦骨折时可并发视神经管骨折导致的视神经损伤和颈内动脉破裂，导致视力下降和极其剧烈大出血。若蝶窦顶壁骨折可累及蝶鞍内的脑垂体，发生创伤性尿崩症，并可出现脑脊液鼻漏或耳漏。因此，蝶窦骨折严重时常病情危重，应根据伤情轻重，依"先救命，后功能"的原则和神经外科、眼科等共同处理。

（李付国）

第四节　鼻疖

鼻疖是指鼻前庭或鼻尖部毛囊、皮脂腺或汗腺的局限性急性化脓性炎症。一般性疖肿预后良好。发生于鼻部的疖肿，因解剖及组织结构的特殊性（如外鼻静脉汇入颅内海绵窦，其静脉无静脉瓣等），可能引起较严重的并发症，临床上必须引起高度的重视。

一、病因

（1）致病菌主要为金黄色或白色葡萄球菌。

（2）鼻疖的主要诱因为挖鼻、拔鼻毛等不良习惯，使局部抵抗力下降，细菌乘机侵入。鼻腔或鼻窦发生化脓性炎症，脓液的反复刺激，使局部皮肤受伤，诱发感染。此外一些全身性疾病如糖尿病，使身体抵抗力降低，受细菌的感染易患鼻疖。

（3）疖肿在发生感染后，毛囊、皮脂腺或汗腺周围常形成炎性的保护圈，如炎性保护圈被破坏，病菌向周围侵犯，可发生蜂窝织炎或静脉炎等较严重的并发症。

二、临床表现

病变早期局部胀痛或因张力大而疼痛剧烈，多为波动性。严重时合并有头痛、畏寒、发热及全身不适等全身症状。局部主要为红、肿、热、痛等炎症的表现。早期可见鼻尖部或一侧鼻前庭红肿，有丘状隆起，周围组织发硬及红肿，丘状隆起的中心随病变进展出现脓点。1 周内，脓点自行溃破，脓液排出，疼痛减轻，可自行愈合。伴有全身疾病者，可多个发病，部分伴有颌下或颏下淋巴结肿大及压痛。发病后挤压，引起炎症向周围扩散，局部疼痛及红肿加重，可出现全身症状与严重的并发症。

三、诊断与鉴别诊断

根据症状和体征，较易诊断。但应与以下疾病进行鉴别诊断。

1. 鼻前庭炎 由鼻的分泌物持续刺激引起，感觉鼻干痒及疼痛。鼻前庭局部皮肤弥漫性红肿、糜烂、结痂，常两侧同时发生。

2. 鼻部丹毒 症状为鼻的剧痛，局部弥漫性红肿，病变的界线明显。常累及上唇与面部，全身症状较重，伴高热。

3. 鼻前庭皲裂 多并发于感冒，触及鼻尖部时，皲裂部位有剧痛，见局部皮肤有裂痕，周围红，易出血或盖有结痂。

4. 鼻前庭脓疱疮 常两侧同时发生的小脓疱。

四、并发症

1. 鼻翼或鼻尖部软骨膜炎 炎症扩散，侵及鼻的软骨膜，使鼻尖部或鼻梁红肿，剧烈疼痛，伴较重的全身症状。

2. 上唇及面部蜂窝织炎 不适当地挤压疖肿。使炎症扩散，引起蜂窝织炎，表现为上唇或面颊部红肿、压痛明显。此时炎症易向上引起海绵窦炎症，应引起重视。

3. 眼蜂窝织炎 表现为眼球突出及疼痛等。

4. 海绵窦血栓性静脉炎 为鼻疖最严重的颅内并发症。因挤压使疖肿感染扩散，经内眦及眼上下静脉而入海绵窦，临床上表现为寒战、高热、剧烈头痛、同侧眼睑及结膜水肿、眼球突出或固定，甚至视盘水肿及失明等。眼底检查发现眼底静脉扩张和视盘水肿等。如延误治疗，1～2d 内有发展至对侧的可能，严重者危及生命。

五、治疗

疖肿未成熟时，可用各种抗生素软膏、1% 氧化氨基汞软膏或 10% 鱼石脂软膏局部涂抹，同时配合全身使用抗生素。局部还可应用热敷、超短波、红外线或激光照射等物理治疗以促使炎症消散。当脓点出现或疖肿已成熟时，切忌挤压或切开，可在无菌操作下用小探针蘸少许苯酚或 15% 硝酸银腐蚀脓头，促使其破溃排脓。亦可在碘酊消毒后。用刀尖挑破脓点表面，将脓栓吸出，切不可扩大切开周围部分。疖肿破溃后，应保持局部清洁，促进伤口的引流及愈合。合并海绵窦血栓性静脉炎者，应给予足量、敏感的抗生素。及时请眼科和神经科等相关科室医生协助治疗。

本病通过有效的预防，完全可以避免发生。应戒除挖鼻及拔鼻毛等不良习惯，及时治疗鼻腔和鼻窦相关疾病，避免有害物质的持续刺激，努力控制糖尿病等全身疾病；禁止挤压"危险三角区"的疖肿，以预防鼻疖及其严重并发症的发生。

（李付国）

第五节 鼻前庭炎

鼻前庭炎（nasal vestibulitis）系鼻前庭皮肤的弥漫性炎症，多因鼻腔其他部位的炎性分泌物或外界环境污染物的刺激，或者患者常用手指挖鼻孔，导致鼻前庭皮肤的细菌感染。临床上分为急性与慢性两种。

一、诊断

（一）病史采集要点

（1）鼻腔前端轻度灼热、疼痛，多为双侧，可经久不愈，反复发作。

（2）常有手指挖鼻习惯。

（3）老年患者多有糖尿病病史。

（二）体格检查要点

1. 局部检查

（1）鼻前庭检查：局部皮肤红肿、触痛、糜烂、结痂、皲裂，鼻毛可出现脱落。

（2）鼻腔检查：可发现变应性鼻炎，急、慢性鼻—鼻窦炎等体征。

2. 全身检查 排除患者是否有糖尿病等慢性消耗性疾病或免疫缺陷病。

（三）诊断要点

1. 病史 鼻腔前端双侧轻度灼热、疼痛，有挖鼻习惯，老年患者常有糖尿病病史。

2. 临床表现 鼻前庭皮肤红肿、触痛、糜烂、结痂、皲裂，甚至鼻毛脱落而稀少。

（四）临床类型

根据病史的长短，可分为下列类型。

（1）急性：鼻前庭疼痛，局部皮肤红肿、触痛，严重者可见皮肤糜烂，覆有痂皮，甚者累及上唇皮肤。

（2）慢性：鼻前庭皮肤干燥、发痒、灼热、触痛，甚者局部皮肤增厚、结痂、皲裂，鼻毛因此脱落而稀少。

（五）鉴别诊断要点

1. 鼻疖 鼻前庭或鼻尖部的皮脂腺或毛囊急性化脓性炎症，单侧鼻腔或鼻尖局限性红肿，中心常有鼻毛，随着炎症进展而出现脓点。颌下或颏下淋巴结肿大、压痛。

2. 鼻部丹毒 系乙型溶血性链球菌感染所致的皮下组织急性炎症，鼻部弥漫性红肿，但界限明显。常累及面部及上唇，全身症状严重，剧痛，高热。

二、治疗

（一）治疗原则

力戒挖鼻不良习惯，切忌挤压鼻前端。

（二）治疗方案

（1）急性时，使用生理盐水或硼酸液清洗患处，然后涂以硼酸软膏或抗生素软膏。亦可激光理疗。

（2）慢性时，积极诊治局部或全身原发性疾病。局部处理同上。顽固者，可外涂类固醇激素软膏。

三、预后

一般预后良好，无明显并发症。

（李付国）

第六节　鼻腔异物

鼻腔异物是鼻腔内外来的物质。多发生于儿童。主要有 3 种类型：①非生物类，如包糖纸、塑料玩具、纽扣、项链珠、玻璃珠、小石头等；②植物类，如豆类、花生、瓜子、果核等；③动物类，如昆虫、蛔虫、蛆虫、水蛭等。

一、病因

异物可由前鼻孔、后鼻孔或外伤穿破鼻腔各壁进入鼻腔。

（1）儿童好奇，误将玩具零件或食物塞入鼻孔而进入鼻腔，不敢告诉家长，日久忘记，至发生感染和出血，始被注意。

（2）呕吐、喷嚏时，可使食物、蛔虫经后鼻孔进入鼻腔。

（3）外伤战伤或工伤时异物进入鼻腔，常合并鼻窦和眼眶异物。

（4）鼻腔内手术时，手术者不慎将纱条或油纱条填入鼻腔而忘记取出，称医源性异物。

二、临床表现

视异物大小、形状、类型、性质而异，主要症状为患侧鼻塞，脓性鼻涕，带有臭气和血性，有时因慢性鼻出血，可引起贫血症状，如面色苍白，周身乏力，易疲劳，多汗等。少数病例以异物为核心形成鼻石。

三、诊断

详细询问病史。吸出鼻前庭和鼻腔内分泌物，用血管收缩剂收敛红肿的鼻腔黏膜，仔细用前鼻镜或纤维鼻咽镜观察，必要时可用钝头探针触摸异物的大小、性质和所在部位。X 线检查仅对金属性和矿物性异物有诊断价值。

四、治疗

根据异物的性质、大小而治疗方法各异。

（1）对鼻腔前部的圆形光滑异物不可用鼻镊夹取，以免将物推至鼻腔深部，甚至坠入喉内或气管中，而发生窒息危险。需用弯钩或曲别针，自前鼻孔伸入，经异物上方达异物后面，然后向前钩出。对小儿患者需将全身固定，以防挣扎乱动，必要时可用全身麻醉。

（2）对不能钩出的较大异物，可用粗型鼻钳夹碎，然后分次取出。

（3）对过大的金属性或矿物性异物，可行唇龈沟切开经梨状孔取出，对一些在上颌窦或额窦的异物，需行上颌窦或额筛窦凿开术取出。

（4）对有生命的动物性鼻腔异物，需先用乙醛或氯仿棉球塞入鼻腔内，使之失去活动能力，然后用鼻钳取出。

（李付国）

第七节　鼻出血

鼻出血又称鼻衄，是临床常见症状之一，多因鼻腔病变引起，也可由全身疾病所引起，偶有因鼻腔邻近病变出血经鼻腔流出者。鼻出血多为单侧，亦可为双侧；可间歇反复出血，亦可持续出血；出血量多少不一，轻者仅鼻涕中带血，重者可引起失血性休克；反复出血则可导致贫血。多数出血可自止。

青少年鼻出血部位大多数在鼻中隔前下部的易出血区（Little 区），40 岁以上中老年人的鼻出血，出血部位见于鼻腔后部下鼻甲后端附近的鼻咽静脉丛。

一、病因和发病机制

（一）局部因素

（1）外伤：鼻及鼻窦外伤或手术、颅前窝及颅中窝底骨折。

（2）气压性损伤：鼻腔和鼻窦内气压突然变化，可致窦内黏膜血管扩张或破裂出血。

（3）鼻中隔偏曲：多发生在嵴或矩状突附近或偏曲的凸面，因该处黏膜较薄，易受气流影响，故黏膜干燥、糜烂、破裂出血。鼻中隔穿孔也常有鼻出血症状。

（4）炎症：干燥性鼻炎、萎缩性鼻炎、急性鼻炎、急性上颌窦炎等，常为鼻出血的原因。

（5）肿瘤：鼻咽纤维血管瘤，鼻腔、鼻窦血管瘤及恶性肿瘤等，可致长期间断性鼻出血。

（6）其他：鼻腔异物、鼻腔水蛭，可引起反复出血。在高原地区，因相对湿度过低、而多患干燥性鼻炎，为地区性鼻出血的重要原因。

（二）全身因素

（1）血液疾病：血小板减少性紫癜、白血病、再生障碍性贫血等均可有鼻出血表现。

（2）急性传染病：如流感、鼻白喉、麻疹、疟疾、猩红热、伤寒及传染性肝炎等。

（3）心血管疾病：如高血压、动脉硬化症、肾炎、伴有高血压的子痫等。

（4）维生素缺乏：维生素 C、维生素 K、维生素 P 及微量元素钙等缺乏时，均易发生鼻出血。

（5）化学药品及药物中毒：磷、汞、砷、苯等中毒，可破坏造血系统的功能引起鼻出血。

（6）内分泌失调：代偿性月经、先兆性鼻出血常发生于青春发育期，多因血中雌激素含量减少，鼻黏膜血管扩张所致。

（7）其他：遗传性出血性毛细血管扩张症，肝、肾慢性疾病以及风湿热等，也可伴发鼻出血。

二、临床表现

出血可发生在鼻腔的任何部位，但以鼻中隔前下区最为多见，有时可见喷射性或搏动性小动脉出血。鼻腔后部出血常迅速流入咽部，从口吐出。

鼻出血多发生于单侧，如发现两鼻孔皆有血液，常为一侧鼻腔的血液向后流，由后鼻孔反流到对侧。若出血较剧，应立即采取止血措施，并迅速判断是否有出血性休克，同时要注意：①休克时，鼻出血可因血压下降而自行停止，不可误认为已经止血；②高血压鼻出血患者，可能因出血过多，血压下降，不可误认为血压正常。应注意患者有无休克前期症状如脉搏快而细弱、烦躁不安、面色苍白、口渴、出冷汗及胸闷等；③要重视患者所诉出血量，不能片面依赖实验室检查。因在急性大出血后，其血红蛋白测定在短时间内仍可保持正常。有时大量血液被咽下，不可误认为出血量不多，以后可呕出多量咖啡色胃内容物。

三、治疗

（一）一般原则

（1）医师遇出血患者时应沉着冷静，对患者应多方安慰。

（2）严重鼻出血可使大脑皮质供血不足，患者常出现烦躁不安，可注射镇静药。

（3）已出现休克症状者，应注意呼吸道情况，对合并有呼吸道阻塞者，应首先予以解除，同时进行有效的抗休克治疗。

（二）局部止血方法

1. 指压法　此法作为临时急救措施，用手指压紧出血侧鼻翼 10～15min，然后再进一步处理。

2. 收敛法　用浸以 1%～2% 麻黄碱液或 0.1% 肾上腺素液的棉片填入鼻腔内止血，然后寻找出血点。

3. 烧灼法　适用于反复少量出血并有明确出血点者。在出血处进行表面麻醉后，用 30%～50% 硝酸银或三氯醋酸烧灼出血点至出现腐蚀性白膜为止。

4. 冷冻止血法　对鼻腔前部出血较为适宜。

5. 翼腭管注射法（腭大孔注射法）　对鼻腔后部出血有效。方法为将注射器针头在第三磨牙内侧刺入腭大孔内，注入含少量肾上腺素的 1% 利多卡因 3ml。

6. 激光治疗　主要用 Nd-YAG 激光，可使治疗部位血管收缩、卷曲、微血栓形成和血液凝固达到止血目的。

7. 填塞法　此法是利用填塞物填塞鼻腔，压迫出血部位，使破裂的血管形成血栓而达到止血目的。

（1）鼻腔填塞法：常用凡士林纱条经前鼻孔填塞鼻腔。填塞时，纱条远端固定，逐渐由后向前，由上向下，折叠填塞可避免纱条坠入鼻咽部或堵在鼻前庭。也可用膨胀海绵、明胶海绵、止血纱布等填塞或医用生物胶黏合。

（2）后鼻孔填塞法：先将凡士林纱条或消毒纱布卷做成块形或圆锥形，长约 3.5cm，直径约 2.5cm，用粗线缝紧，两端各有约 25cm 长的双线，消毒备用。填塞时先收缩和表麻鼻腔黏膜，咽部亦喷有表面麻醉药。用圆头硅胶（橡胶）管由前鼻孔沿鼻腔底部插入直达咽部，用镊子将导管从口腔拉出，圆头硅胶（橡胶管）尾端则留于前鼻孔外，再将填塞物上的双线系于圆头硅胶（橡胶管），此时将填塞物由口腔送入鼻咽部，填塞于后鼻孔。在前鼻孔处用一纱布球，将双线系于其上，用来固定，口腔端的线头可剪短留在口咽部，便于以后取出填塞物时做牵拉之用。后鼻孔填塞后，一般都需加行鼻腔填塞。鼻腔填塞物应于48h左右取出或更换，以防引起鼻窦及中耳感染等并发症。

（三）全身治疗

（1）半坐位休息：注意营养，给予高热量易消化饮食。对老年或出血较多者，注意有无失血性贫血、休克、心脏损害等情况，并及时处理。失血严重者，须予输血、输液。

（2）寻找出血病因，进行病因治疗。

（3）给予适量的镇静药。

（4）适当应用止血药，如巴曲酶、氨甲环酸、氨基己酸、酚磺乙胺或云南白药等。

（5）反复鼻腔填塞时间较长者，应加用抗生素预防感染。

（四）手术疗法

手术治疗可酌情采用。可施行颈外动脉结扎术、筛前动脉结扎术、筛后动脉结扎术或选择性动脉栓塞等。对反复发生鼻出血、鼻腔填塞及保守疗法效果欠佳者，进行鼻内镜下鼻腔探查术，找寻出血点并进行相应处理，已成为有条件医院鼻科医师的常用方法。

（李付国）

第八节 鼻中隔偏曲

一、概述

鼻中隔偏曲是指各种原因导致鼻中隔的上下或前后径偏离矢状面，向一侧或者两侧偏曲，或者局部形成突起并引起鼻功能障碍的一种鼻中隔疾病。偏曲的鼻中隔可以呈现各种形状如"C"、"S"形偏曲，若呈尖锥样突起，则称棘突，若呈由前向后的条形山嵴样突起，则称嵴突。

二、临床表现及诊断

1. **临床表现** 鼻中隔偏曲可以对鼻生理和鼻病理产生严重的影响，并产生一系列临床症状，如鼻塞、鼻分泌物增多、头痛、头晕、嗅觉障碍、鼻出血、耳鸣和重听、咽痒等。

2. **诊断要点** ①前鼻镜或者鼻内窥镜检查发现鼻中隔的上下或前后径偏离矢状面，向一侧或者两侧偏曲，或者局部形成突起，两侧鼻腔大小不等；②伴有一个或者多个相应的临床症状，如鼻塞、头痛、头晕、嗅觉障碍、鼻出血、耳鸣等。但要注意鉴别鼻中隔黏膜增厚（鼻中隔剥离子触及质软）和是否同时存在鼻内其他疾病，如肿瘤、异物或继发病变如鼻窦炎、鼻息肉等。

三、治疗

鼻中隔偏曲的治疗原则：鼻中隔偏曲诊断明确，且患者有明显的鼻塞、头痛或鼻出血的症状，应予手术治疗。

1. **手术治疗** 比较传统的手术方法为鼻中隔黏膜下切除术，但鼻中隔黏膜下切除术具有很多缺点，易发生鼻中隔穿孔、鼻梁塌陷、鼻中隔扇动、鼻呼吸功能不良等并发症，故已逐渐被"鼻中隔重建术"所取代。随着鼻内镜手术操作技术的成熟，鼻内镜下鼻中隔重建术具有手术并发症少，适用范围广，手术疗效高等优点、已成为鼻中隔矫正手术的经典手术。鼻中隔重建术的原则是以成形的方法消除软骨张力及矫正骨板形态，以不切除或少切除组织使鼻中隔恢复正常形态和功能并保持支架完整。由于鼻中隔偏曲的种类和形态各异，因此鼻内镜下鼻中隔重建术的手术方法也不尽相同，术前要仔细进行鼻内镜检查，明确偏曲的类型和部位，制定手术方案并根据术中所见灵活加以运用。

（1）鼻内镜下鼻中隔重建术

1）手术方法：①切口：根据术者习惯采用左或右侧的 Kllian 切口，单纯骨性棘突可采用棘突前黏膜切口。②剥离同侧黏骨膜，充分暴露上颌鼻嵴，筛骨垂直板和犁骨后部，分离方形软骨与筛骨垂直板、犁骨及上颌鼻嵴的连接，骨质偏曲者可再于筛骨垂直板前缘向后剥离对侧筛骨垂直板及犁骨之黏骨膜，将偏曲的骨质咬除或骨折复位，软骨部偏曲可根据偏曲的情况采用纵行、横行切开方形软骨或切除若干细软骨条，使之减压变直，切除方形软骨下缘多余的软骨，并复位方形软骨于上颌鼻嵴中固定，可不予缝合切口，鼻腔填塞凡士林纱条或者鼻腔膨胀止血海绵，术后 2~3d 取出。

2）手术要点：①分离方形软骨与筛骨垂直板和犁骨连接要彻底，分离方形软骨与筛骨垂直板的连接要高达与鼻骨连接处，否则高位偏曲无法完全矫正。②筛骨垂直板前缘骨质切除要适当，以使其与成形后的方形软骨良好对接。③方形软骨下缘多余软骨的切除要适量，切除过少，软骨不能充分减压，切除过多，则方形软骨不能充分与上颌鼻嵴良好连接，减弱其支架作用，同样，上颌鼻嵴的凿除也要适中。④方形软骨的成形减压要依据软骨的偏曲情况，采取不同的方法，先在偏曲四周的起始部切断软骨，再根据软骨偏曲的形态加以成形，其一是在软骨凹侧切割软骨，力求切透软骨而不损伤对侧黏骨膜，其二是在凸侧切除若干细软骨条，也可采用并行切割或切除。

（2）鼻内镜下鼻中隔黏膜下切除术：鼻内镜下鼻中隔重建术并不适用于所有的鼻中隔偏曲的患者，尤其是鼻中隔偏曲呈多种复杂的混合形态的患者，往往需要在鼻内镜下行鼻中隔黏膜下切除术。

1）手术方法

a. 患者仰卧位于手术台上，70% 乙醇消毒鼻及面部，铺消毒单。

b. 鼻腔黏膜用 2% 丁卡因 15ml 加 1：1 000 肾上腺素 3ml。2 种药液混合后的棉片放于中鼻道后端、嗅沟及中隔表面，以麻醉筛前筛后神经和蝶腭神经节，鼻中隔切口处黏膜注射 1% 利多卡因 5ml + 1：1 000 肾上腺素 5 滴，以利于分离黏膜及止血。

c. 在鼻中隔左侧皮肤与黏膜交界处，靠近皮肤行"L"形切口，切口上起自鼻中隔前端顶部，下至鼻中隔底部，切口宜长，便于以后操作。黏膜与软骨膜的切口应在同一切面上，切透黏膜与软骨膜，切勿划出多处创面，若软骨膜已分开，则呈闪光白色的表面。

d. 用鼻中隔剥离子分离切口侧鼻中隔软骨膜及骨膜、弯曲面向软骨及筛骨垂直板，分离时自上而下并与鼻梁平行分离黏骨膜直至犁骨，此部位软骨膜常有粘连，需用小刀切开。分离黏骨膜时应超出需祛除的弯曲骨约 1cm；否则，在切除鼻中隔偏曲部时易损伤黏膜。分离时应用宽钝器械，不要用小而锐的器械，以避免穿孔。

e. 于黏膜切口上端放一浸有肾上腺素的小棉球，使软骨暴露并止血，视野清楚利于切开软骨。软骨切口在黏膜切口后约 1mm，用小圆球刀边切边向上撬起软骨，勿切伤对侧软骨膜，软骨只需切开一小口，能进入鼻中隔剥离子即可。用剥离子向上下拉动分开软骨，再与对侧软骨膜及骨膜分离，保持该侧黏骨膜的完整。分离时也可用鼻内镜观察对侧鼻腔，以免黏膜发生破裂或穿孔，两侧黏骨膜及骨膜均充分分离后用中隔回旋刀将鼻中隔大部软骨切除，并将切下的软骨片保留，以备修补双侧鼻中隔黏骨膜穿孔。

f. 中隔软骨切除后，可开始切除鼻中隔偏曲的骨质部分，对筛骨正中板及犁骨的畸形骨质可用鼻中隔咬骨切钳咬除。对靠近鼻腔底的骨质嵴突，可用锤及鼻中隔凿凿除。用鼻中隔咬骨切钳切除偏曲的筛骨垂直板时严禁向下扭拉及左右摆动，以防损伤筛板。若骨嵴过低而厚，可用燕尾凿凿除骨嵴，但需注意勿伤及腭大动脉分支。若损伤并引起出血时可用咬骨钳将骨壁夹紧止血，或者用双极电凝处理出血动脉，避免出血影响手术操作。

g. 全部偏曲骨切除后，检查鼻中隔是否平直，有无出血点，吸净血液、血块，并取出碎骨片，然后将两侧鼻中隔黏膜对合，如尚有弯曲可再咬除。鼻中隔完全平直后可缝合 1~2 针，也可不缝合。

h. 若中隔矫正后对侧中、下鼻甲肥大，可切除部分中、下鼻甲，以便鼻通气。

2）手术要点：①第一黏膜切口要在一直线上，不要做多个切口，以免使黏膜撕裂。切口不能过深，避免一刀切至软骨甚至损伤对侧软骨膜；②软骨切口应在黏膜切口后 1mm，做软骨切口时要边切边往上撬，勿损伤对侧软骨膜或导致在对侧软骨膜与黏膜之间分离；③分离至软骨与骨交界处，有时纤维粘连较紧或对侧软骨膜与骨嵴相连，此时分离应仔细，必要时用球刀切开黏膜处再分离，以免损伤黏骨膜；④放入中隔扩张器，尤其在骨嵴处过于扩大可损伤骨膜，有时可不用扩张器，用剥离子分开黏膜再用咬钳看清骨嵴后咬除；⑤分离骨嵴时可先分别在骨嵴上下方分离，在尖锐嵴突处会合。这样可减少黏骨膜的撕裂；⑥分离时剥离弯凹面需紧贴软骨及骨，避免黏膜损伤。

（3）鼻-鼻中隔整形术：歪鼻畸形伴有鼻中隔偏曲，术中将鼻中隔矫正术和鼻整形术一次同时完成，以达到恢复鼻功能和美容的双重效果。

1）手术方法：①手术切口可用鼻外径路，鼻小柱基部"V"形切口，在前鼻孔前缘沿软骨缘做弧形切口，并与鼻小柱切口连接，沿切口在大翼软骨内侧角软骨膜上剥离，用血管钳或剥离子插入向上进入鼻侧软骨和鼻肌之间，做全鼻梁的广泛分离，其范围上达鼻根，两侧至上颌骨额突；②先矫正偏曲的鼻中隔。对软骨部偏曲的鼻中隔可行"摇门"术，使鼻中隔软骨复位，有些病例则需暴露出软骨锥后，由鼻中隔背缘切开隔背软骨，分离两侧黏骨膜和骨膜，然后切断与筛骨垂直板和犁骨连接处，但需保留筛犁角的连接，使鼻中隔软骨呈半游离状。再根据鼻中隔软骨的情况，在鼻中隔软骨板的两面做减张性切除，使鼻中隔软骨部得到矫正；③合并有鼻骨歪斜的患者，应再行骨部矫正。经切口放入鼻锯，在双侧鼻骨侧方锯开与上颌骨额突的连接，由正中线伸入骨凿，分开鼻骨，用骨钳扭动鼻骨，使其上端发生骨折，然后使其移位后并将鼻侧软骨向正中挤压，恢复鼻梁的正中位；④合并有驼峰鼻、低鼻、塌鼻、鼻尖下垂、鼻尖上翘等鼻尖畸形均可同时手术。

2）手术要点：①注意鼻的各部与面部其他器官、脸形、体形相匀称，鼻的形态须从正侧面 2 个方位观察和判断，既要对称又必须与面部其他特征成比例；②若鼻骨不偏斜，可只做软骨矫正术。尽量不切除软骨，以防止发生鼻梁鼻尖变位和下塌。手术时若骨锥和软骨锥交接处被破坏，则需修复重建。应避免各连接处断塌，导致鼻梁阶梯状畸形；③严格无菌操作，术中注意止血；④在手术设计方面，伴有驼峰鼻或其他鼻畸形时，应同时进行矫正。⑤术后注意新位置的固定，缝合，防止移位变形。鼻腔内最好用碘仿纱条填塞固定，防止发生鼻中隔血肿或感染等并发症。

2. 手术治疗过程中应注意的几个事项

（1）少年儿童鼻中隔偏曲手术要注意的事项：近年来的教科书中，已经不把18岁以下列为鼻中隔手术的禁忌证了，所以不会把年龄作为适应证掌握不当的因素，但要注意手术方法选择，而10岁以下患者，要从严掌握手术指征，一般不做鼻中隔矫正手术。少年患者（11～17岁）以鼻塞或头痛为主要症状，伴或不伴有流涕，经门诊系统的药物治疗（酌情选用局部激素、黏液促排剂、抗生素及抗变态反应药物等）3个月以上无效，前鼻镜、鼻内镜检查或者鼻窦CT提示有明显鼻中隔偏曲，或有明显的嵴突或棘突，考虑鼻中隔矫正手术，但应注意以下几点。

1）对年龄较小（11～14岁）的少年患者，应全部保留软骨部分，在鼻内镜下做常规切口，自骨与软骨交界处剥开后分离对侧黏骨膜，切除鼻中隔嵴突和骨性偏曲部分，然后再对软骨部分进行修正。

2）年龄较大（15～17岁）的少年患者，因其鼻中隔基本发育完成，可将软骨前段大部分保留，经鼻内镜分离对侧黏软骨膜及黏骨膜，切除鼻中隔软骨后部一小部分、嵴突和骨性偏曲部分，对软骨部做划痕减张后放回使之平复。

3）对儿童患者鼻中隔骨质的取舍，应掌握局部切除、成形为主的原则，重点祛除嵴突或棘突，对鼻中隔软骨于鼻底嵴脱位处可条状切除后复位。避免大块切除后影响其鼻中隔的发育或支撑力，从而导致鼻外形的改变。

（2）老年鼻中隔偏曲手术要注意的事项：很多鼻中隔偏曲的老年患者愿意接受手术治疗，但由于个体的老化，手术风险比年轻人高得多，这就需要医生做好围手术期的准备，尤其注意以下几点。

1）对伴有内科疾病的老年患者，均请相关科室会诊，共同制订治疗方案。一般要求将血压控制在18.6/12kPa（140/90mmHg）以下，空腹血糖控制在6.7～10.0mmol/L。

2）慢性支气管炎、肺气肿感染期患者，先抗感染治疗，待感染控制后，肺功能基本正常的前提下再考虑手术治疗。

3）所有老年患者均建议采用全身麻醉。即使局麻术中也建议进行心电监护，密切观察生命体征。

4）局麻患者降压药、降糖药者按常规使用，对全麻患者，术晨用少量的水送服降压药，对糖尿病患者则根据血糖情况决定用药。

（3）鼻内镜下行鼻中隔手术时手术切口、手术方法选择的注意事项

1）鼻中隔棘突或嵴突：鼻内镜下在骨嵴或棘的前方做切口，分离偏曲侧的黏骨膜和骨膜，保持对侧的黏骨膜与软骨的连接，凿除棘突或嵴突，尽可能切除偏曲的软骨和骨，再将黏骨膜复位。

2）鼻中隔软骨引起的偏曲：在内镜下选择Hajek切口，分离黏骨膜，取出偏曲的鼻中隔软骨划痕减张后放回，使鼻中隔平直。

3）骨性鼻中隔偏曲：选择 Kllian 切口，分离左侧黏骨膜和黏膜，沿软骨与筛骨垂直板交界处轻压鼻中隔软骨，离断鼻中隔软骨与筛骨垂直板的连接，再分离对侧黏骨膜，切除偏曲的筛骨垂直板和犁骨。

4）软骨和骨部联合型鼻中隔偏曲：选择 Hajek 切口，剥离切口侧并分离黏骨膜及黏膜，分离超过要切除的软骨和骨的后方，在切口后 1～2mm 处切开鼻中隔软骨，分离对侧。切除鼻中隔软骨，再用咬切钳咬除偏曲的筛骨垂直板和犁骨，凿除偏曲的上颌骨和腭骨鼻嵴。

5）软骨与鼻小柱联合型鼻中隔偏曲：手术切口要前移，至少要超过鼻内孔（鼻阈），分离皮下至鼻小柱软骨，保留部分鼻小柱软骨，切除偏曲鼻中隔软骨和部分鼻小柱。

6）鼻中隔术后再次鼻中隔矫正：一般在鼻内镜下找到残留鼻中隔的边缘，沿边缘的后方做切口，常规分离后矫正残留的偏曲鼻中隔。

3. 主要并发症的预防

（1）鼻中隔血肿：术中尽量在黏骨膜和黏膜下分离，减少术中出血，如果损伤腭大动脉分支出血，用咬骨钳将骨壁夹紧止血或者用双极电凝彻底止血。

（2）鼻中隔穿孔：术中一侧鼻中隔黏膜穿孔，一般不需特殊处理；发生两侧都穿孔，如果穿孔小，可将黏膜对位缝合，如果穿孔大，可在穿孔的前方或后方做一黏膜松解切口，使黏膜前移或后移，覆盖穿孔，再缝合穿孔缘，必要时将鼻中隔软骨放回，夹在穿孔的双侧鼻中隔黏骨膜中间，使穿孔的鼻中隔黏骨膜快速愈合。

（3）脑脊液鼻漏：术中在切除筛骨垂直板和高位鼻中隔软骨时一定要用鼻中隔咬切钳，否则，使用暴力向下扭拉及左右摆动可能导致脑脊液鼻漏。

（4）鼻梁塌陷与鼻中隔煽动：鼻内镜下行鼻中隔手术，如果术中只切除鼻中隔偏曲部分，不完全切除鼻中隔软骨、筛骨垂直板或犁骨的绝大部分即可预防这类并发症的发生。

4. 术后处理

（1）鼻内镜下鼻中隔偏曲手术后的处理：①术后患者取半坐位，鼻部冷敷 6h；②鼻腔填塞者应在术后 24～48h 内（行鼻甲部分切除术的患者可适当延长至 48～72h）取出纱条或者鼻腔止血海绵，术后每天换药，以免鼻中隔与下鼻甲粘连；③密切观察鼻部渗血情况，如有出血，检查切口，若怀疑鼻中隔内部出血，必要时重新填塞；④术后应用抗生素预防感染，必要时给予镇痛、镇静对症治疗。

（2）鼻 - 鼻中隔整形术后的处理：①术后患者取半坐位，鼻部冷敷 6h；②术后加强应用抗生素预防感染（如哌拉西林钠他唑巴坦钠粉针 4.5g，静脉滴注，每日 2 次，疗程 5～7d），4d 内面部、鼻部可发生肿胀；③术后鼻部固定 1～2 周，术后 2～3d 取出鼻内填塞物，一周拆线；④术后鼻部避免暴力和暴晒；⑤若出现继发畸形，必须在术后 2 周内再行必要的矫正；⑥必要时给予镇痛、镇静对症治疗。

（李付国）

第九节 鼻中隔血肿及脓肿

一、概述

鼻中隔血肿为鼻中隔软骨膜或骨膜下之积血，当鼻中隔血肿发生感染时并形成鼻中隔脓肿。

鼻中隔血肿的病因：鼻中隔外伤和鼻中隔手术都可产生黏膜下出血，因鼻中隔软骨膜或骨膜为一坚韧而致密的结缔组织，不易穿破，若鼻中隔黏膜无破裂，血液会聚集在黏膜之下而形成血肿。自发性血肿在临床上较为少见，大多见于各种出血性疾病（如血友病、血管性紫癜等）。鼻中隔脓肿的病因：鼻中隔外伤或者鼻中隔手术后血肿继发感染而形成脓肿，或者周围组织感染炎症蔓延而来，也可为急性传染病的并发症。

二、临床表现及诊断

1. 临床表现 鼻中隔血肿患者常伴有单侧或双侧持续性鼻塞，逐渐加重，伴前额部胀痛，鼻梁有压迫感及压痛。一般来讲，一侧黏骨膜下血肿，呈单侧鼻塞，若鼻外伤或鼻中隔手术后的血肿多为双侧鼻塞。鼻中隔血肿如有鼻黏膜破裂，常有血性分泌物流出。鼻镜检查可发现：鼻中隔单侧或双侧呈半圆形隆起，黏膜色泽正常或暗红色，触之柔软，穿刺回抽有血。鼻中隔脓肿可致鼻中隔软骨坏死而后期遗留鞍鼻畸形，也可上行扩散引起颅内并发症，经静脉逆行感染引起海绵窦静脉炎或者海绵窦栓塞，鼻中隔脓肿自行溃破常形成鼻中隔穿孔，鼻中隔脓肿症状与鼻中隔血肿相似，但有全身及局部急性炎症症状，如全身出现寒战、发热及周身不适，鼻梁鼻尖红肿疼痛并伴有触痛。严重者可以引起鼻背红肿，鼻尖部有明显压痛，伴颌下淋巴结肿大和压痛。

2. 诊断要点 ①有明确的外伤手术史或者其他特殊病史；②伴有典型的临床表现；③鼻中隔血肿与脓肿的主要区别是靠鼻中隔穿刺证实，如穿刺抽吸有血，考虑为血肿，穿刺有脓性分泌物则为脓肿。

三、治疗

1. 鼻中隔血肿的治疗

（1）较小的血肿。及时穿刺抽出积血，局部压迫止血，可适量应用抗生素预防感染。

（2）较大的血肿。鼻中隔较大血肿或者血肿已形成凝血块时，必须尽早在表面麻醉下，沿血肿的下缘与鼻底的交界处做一与鼻底平行的切口，并用吸引管清除血液或血凝块；如为鼻中隔黏膜下切除术后发生血肿，可重新分开原切口，清除腔内积血或血块，如发现有活动性出血，最好在鼻内镜下用双极电凝彻底止血。清除血肿后，需用凡士林油纱条在两侧鼻腔填塞，48h后取出，防止腔内再次出血，同时应用抗生素预防感染。

2. 鼻中隔脓肿的治疗 鼻中隔脓肿一旦确诊，立即切开排脓，以防止鼻中隔软骨破坏，引起塌鼻畸形。通常在鼻腔表面麻醉下，沿脓肿的一侧最下部做一横行切口，充分清除脓液及坏死软骨片，用含有抗生素的生理盐水液反复冲洗术腔，置入橡皮条引流。每日换药1次，同时全身使用足量抗生素以控制感染，预防感染的扩散。切勿在双侧鼻中隔同时做切口引流，否则可能导致鼻中隔穿孔。

如塌鼻畸形一旦形成，一般认为在炎症消退 2~3 个月后行鼻部矫形术。

（李付国）

第十节　鼻中隔穿孔

一、概述

鼻中隔穿孔是指由于各种原因导致鼻中隔的任何部位形成大小不等、形态各异的永久性穿孔，使两侧鼻腔相通。

二、临床表现及诊断

1. 临床表现　鼻中隔穿孔的症状与穿孔的病因、大小，以及部位有着密切的关系。穿孔小而位于前部者，患者在呼吸时可产生吹哨音，如穿孔小而位于后部，患者可无明显症状；穿孔过大者，可伴有鼻塞、鼻内异物感、干燥感、鼻腔结痂及鼻出血等鼻腔黏膜萎缩表现。若因梅毒、结核等特异性感染所致的穿孔常伴有臭味的脓。

2. 诊断要点　①前鼻镜及鼻内镜检查即可确切发现穿孔的部位和大小；②鼻中隔穿孔有时可无明显症状；③鼻中隔小穿孔易被痂皮覆盖，有时容易忽略。

三、治疗

1. 保守治疗　当鼻中隔初起溃疡尚未形成穿孔时，局部涂用1%黄降汞软膏或抗生素软膏。如为铬酸所致的溃疡，可涂5%硫代硫酸钠软膏，同时应及时注意病因治疗（如避免接触、吸入有害化学物质；如引起穿孔的原因为全身性疾病，则要采取抗结核、抗梅毒等针对性治疗）；同时保持鼻腔湿润清洁，每日用温盐水冲洗鼻腔；当穿孔较小且边缘可见肉芽组织时，可用10%硝酸银烧灼，然后每日涂以保护性软膏，直到穿孔愈合为止。

2. 手术治疗　对于鼻中隔穿孔较大且临床症状明显者，可试行手术治疗。鼻中隔穿孔修补术的方法较多，常采用以下方法。

（1）黏膜移位缝合修补术：黏膜移位缝合修补术又名减张缝合法。适用于发生在鼻中隔前下方的小穿孔，其手术方法如下：①麻醉满意后，用尖刀切除穿孔边缘少许黏膜，以形成新鲜创缘，用剥离子剥离两侧穿孔周围的软骨膜；②在穿孔的上前方（距穿孔前缘1~2cm）做一弧形切口，切开一侧黏骨膜并仔细分离；③将分离满意的黏膜瓣向下拉，与穿孔的下缘黏膜缝合；④再于鼻中隔之另一侧穿孔下方1~2cm处，做同样的长弧形切口，将分离好的黏膜瓣向上拉，与穿孔的上缘黏膜缝合。

（2）鼻底黏膜瓣翻转移位缝合术：这种方法可以修补较大的鼻中隔穿孔，其手术方法如下：①将鼻中隔穿孔边缘分开，形成黏膜瓣；②根据穿孔的大小和位置，选择鼻底黏膜瓣的大小，从而翻转适宜的鼻底黏膜瓣缝合于分开的鼻中隔黏膜之间；③用凡士林纱条轻轻填塞，切勿填塞过紧，保证鼻底黏膜瓣良好血供。

（3）下鼻甲游离黏膜瓣修补术：这种方法也可修补较大的鼻中隔穿孔，其手术方法如下：①切除穿孔四周边缘形成新鲜创面，然后将同侧下鼻甲向上翻转骨折；②将下鼻甲原外侧面做成带蒂黏骨膜瓣，并向下翻转遮盖全部穿孔，然后妥善填塞两侧鼻腔，固定黏骨膜瓣；③7～10d 后，黏骨膜瓣与鼻中隔穿孔完全愈合后，再将黏骨膜瓣蒂部从平齐鼻中隔处切断，最后将下鼻甲回位。

（4）游离筋膜修补术：自大腿采取阔筋膜，或自颞部采取颞筋膜，大小比穿孔大 0.7～1cm，将鼻中隔穿孔周围黏骨膜分离成袋囊，将筋膜置于黏骨膜夹层中，两侧凡士林纱条填塞。

（王晓辉）

第十一节　鼻眼相关疾病

一、慢性泪囊炎

（一）概述

慢性泪囊炎是眼科常见病，为泪囊与鼻泪管的炎症，以鼻泪管阻塞、泪囊感染、溢泪、溢脓为特点。

（二）临床表现及诊断

1. 主要临床表现　①溢泪或溢脓；②泪囊部有时可稍显肿胀，用手指压泪囊区有黏液或脓性分泌物从泪点流出；③由于分泌物经常刺激，日久可引起眦性睑缘炎及慢性结膜炎。分泌物内含有细菌，对眼组织有严重威胁，如角膜擦伤则可造成角膜炎，导致严重的后果，如眼内手术可造成眼内感染。

2. 诊断要点　①泪道冲洗不通畅，由下泪点注入的液体可由上泪点流出，同时伴有大量黏液或脓液由泪点流出；②部分患者可出现局部肿痛，经反复泪道冲洗及泪道探通无效；③注意术前泪囊碘油 X 射线及 CT 检查，了解泪囊形态，排除泪小管及泪总管阻塞病变。

（三）治疗

1. 保守治疗　不能行手术或拒绝手术者，亦可保守治疗，用抗生素眼药水点眼，每日4～6次，每次滴药前应先将泪囊内脓液排尽再点入药水，以保持结膜囊及泪囊的清洁。

2. 手术治疗　治疗原则是重新建立鼻内引流通道，解除阻塞，消除感染。传统泪囊切除术、鼻外径路泪囊鼻腔吻合术存在较多不足之处。鼻内镜下鼻腔泪囊造孔术是近几年随着鼻内镜及鼻眼相关外科学的建立和发展形成一种治疗慢性泪囊炎的新方法。

（1）鼻内镜下鼻腔泪囊吻合术

1）手术方法：①采用气管内复合麻醉或局部麻醉（根据患者情况决定），用 2% 丁卡因 +1‰ 肾上腺素鼻腔黏膜表面麻醉、1% 利多卡因 +1‰ 肾上腺素鼻丘周围黏膜下浸润麻醉；②于中鼻甲前端、鼻丘处切除直径约 1.5cm 黏骨膜瓣，暴露泪囊窝骨质（即上颌骨额突及泪骨前部），电钻祛除部分上颌骨额突及泪骨前部，形成直径约 1cm 的骨窗，即可见淡蓝色的泪囊；③此时经泪小点、泪小管导入探针进入泪囊，在探针指引下用镰状刀切开泪囊内壁的上、前、下约 3/4 边缘，保留后 1/4，形成蒂在后方的泪囊黏膜瓣，用生理盐水冲洗泪道至洁净；④在鼻内镜下用银夹将黏骨膜瓣与泪囊黏膜瓣夹紧固定，或者冲洗后将扩张管经下泪小点导入，自鼻内泪囊造孔处引出，再将带蒂泪囊黏膜瓣向后翻起，将其与鼻腔外侧黏膜

· 317 ·

瓣共同固定。

2）鼻内镜下鼻腔泪囊吻合术的优点：①鼻内镜下鼻腔泪囊吻合术后不留瘢痕，特别适合有美容要求的患者及瘢痕体质患者；②鼻内镜下手术损失少，出血较少，视野清楚，并可避免损失内部血管及韧带，也不易损失眶内组织结构；③手术操作简单，对器械要求低，且鼻内镜已在各级医院广泛普及；④如造孔口出现粘连或闭锁可行再次手术，手术简便，对患者造成的痛苦少。

3）鼻内镜下鼻腔泪囊吻合术应注意的几个问题：①术前须行泪囊造影和及 CT 检查，帮助了解泪囊大小和位置，特别有变异情况时可避免术中盲目探查泪囊，缩短手术时间，减少手术创伤；②尽量采用电刀做鼻腔黏膜切口以减少出血，使手术顺利进行；③鼻腔泪囊造孔口的大小需根据泪囊大小做相应的调整；④对合并鼻部疾病患者需于鼻腔泪囊吻合术同期或前期治疗鼻腔鼻窦疾病，这是保证手术成功的关键；⑤术后鼻内镜下清理鼻腔及鼻黏膜泪囊造孔口分泌物、血块、肉芽与坏死黏膜，否则有导致泪囊鼻腔吻合口阻塞的可能，同时勤冲洗泪道。术腔管理最好能坚持半年以上。

（2）术后处理：①术后全身应用抗生素 1 周，鼻腔喷鼻用激素 2 个月，丙酸倍氯米松鼻气雾剂喷鼻，每日 2 次；②用庆大霉素、地塞米松稀释液冲洗泪道，每日 1 次，1 周后，改为每周 1 次，1 个月后，每 2 周冲洗 1 次。每个月用鼻内镜检查泪囊造口 1~2 次，并及时清理结痂、囊泡及肉芽等病变；③术后鼻内镜换药、随访最好坚持半年以上。

二、鼻源性眼球突出

（一）概述

鼻源性眼球突出以额、筛、蝶窦良恶性肿瘤最为常见，鼻源性突眼发病率高，有其解剖学原因，鼻、鼻窦与眼眶等在解剖结构上有着细微而复杂的毗邻关系，占眼眶壁 2/3 以上的上、内、下方面仅以菲薄骨板与鼻窦相隔，鼻窦病变易引起视力下降，眼球突出等症状。眼球突出的方向取决于来自各个鼻窦病变产生的压力。

（二）临床表现及诊断

1. 临床表现　鼻源性眼球移位突出很少有屈光间质或眼底的异常，可与眼球或眶内疾病引起者相鉴别，单眼突出为额、筛、蝶窦占位性病变最常见的症状，内眦隆起或内眦至鼻梁距离增宽是额窦、前组筛窦占位性病变有价值的体征，而后组筛窦、蝶窦肿瘤常以视力下降先于鼻部症状出现，单侧突眼或视力减退应常规行 CT 冠状位扫描。CT 的高分辨率能较详尽地显示肿物的轮廓、范围、骨质破坏等情况。对于损伤范围较广的病变，CT 扫描可为确定肿瘤范围、选择手术进路、决定麻醉方式等提供客观依据。

2. 诊断要点　①眼球突出、视力下降等临床表现，并伴随鼻塞、头痛等鼻部症状；②鼻窦 CT 扫描是诊断本病的重要手段。因此对原因不明的视功能障碍或眼球突出应常规行鼻窦 CT 扫描，以便早期诊断；③对不明原因的单眼突出、移位和视力下降患者应常规鼻科检查，如鼻内镜检查可见新生物，可视情况选择鼻内镜活检进一步明确诊断。

（三）治疗

鼻源性眼球突出应根据不同的病因制定合理的治疗措施，解除原发病是保证眼球恢复正常位置的首要条件。原发于鼻窦黏液囊肿或脓囊肿、炎症和大多数良性肿瘤。治疗目前比较公认的是采用功能性鼻内窥镜手术，而解剖部位比较特殊的其他良性肿瘤有时还不得不选择鼻内－鼻外联合进路予以手术清除病灶，恶性肿瘤如已破坏眶壁且瘤组织已侵及眶骨膜者，在原发灶尚能彻底切除的情况下，应同期行眶内容物清除术，术后再行放、化疗。对损伤范围大者，耳鼻喉科及眼科医师应联合手术，有利于提高该病的治愈率。

1. 原发于鼻窦的黏液囊肿或脓囊肿所致突眼的治疗　Moriyama 等认为几乎全部鼻窦囊肿都可经鼻内镜径路完成。鼻窦囊肿因病变部位较深，以往手术多采用经鼻侧切开、上颌窦、鼻外筛窦径路，手术损伤较大，出血多，术后常因面部切口遗留皮肤瘢痕而影响美观；而鼻内镜下手术不需行鼻外切口，视野清晰，损伤正常黏膜和结构少，并尽可能保留鼻腔骨架，并发症少，术中出血少。Lund 认为鼻内镜手术是处理鼻窦黏液囊肿或脓囊肿很有效的手段，面部不留瘢痕，患者易于接受。经鼻内镜切除鼻窦囊肿手术中值得注意的问题是对有骨质破坏情况下囊壁的处理，由于较大的鼻窦囊肿常压迫破坏骨壁，使囊壁与外围组织粘连，如硬脑膜、眶壁、大血管壁和视神经等，若试图彻底清除该部位囊壁，则有可能损伤上述结构而易造成脑脊液鼻漏、颅内感染、眶内感染、大血管破裂和失明等严重并发症，因此，不必强求完全切除囊壁，采用单纯的囊肿开放引流也可获得较好疗效。鼻窦黏液囊肿或脓囊肿治疗目的在于开放鼻窦与鼻腔的通道；为防止通道闭合，特别是骨壁破坏、脑膜暴露的筛额窦黏液囊肿或脓囊肿者均在术中放置鼻窦鼻腔引流管，放置 6~8 个月为好，随访少见复发。

2. 炎症所致突眼的治疗　鼻窦炎症所致眼球突出多见于小儿，以筛窦炎为多。除用强力广谱抗生素抗感染治疗外，应根据症状轻重，尽早行鼻内或鼻外引流术，以减少其他更严重的并发症；通常经鼻内镜下充分开放筛窦，必要时打开蝶窦，如眶内脓肿已形成，则需经鼻内镜打开眼眶内侧壁前部，使鼻腔成为眶内脓肿有效的引流通道。手术过程中最好用 KTP 激光处理出血点，避免术腔填塞止血，导致引流障碍。

3. 原发于鼻窦的其他良性占位性病变所致突眼的治疗　原发于鼻窦的其他良性占位性病变如软骨黏液纤维瘤、骨化纤维瘤、内翻性乳突状瘤、成釉细胞瘤、侵袭性血管瘤以及错构瘤等均可导致眼球突出，通常情况下，这些良性肿瘤侵犯的部位及范围成为我们手术径路选择的核心依据。

（1）原发于筛窦、蝶窦的良性占位性病变：主要侵犯眶内侧壁、额窦底部及少许上颌窦。经鼻内镜彻底清除占位性病变后，如果眼位无法恢复，需经鼻内镜行眶内减压术。

眶内侧壁减压术手术方法及操作要点：①在 0°内镜下行筛窦开放术，后达眶尖，认清视神经管，上至筛顶平面，下至下鼻甲上缘；向前显露额隐窝，完整暴露纸板，完成筛窦"骨骼化"，为使眶内组织最大限度地向鼻腔内突入，可切除中鼻甲；②祛除筛骨纸板，纸板前宽后窄，通过"骨骼化"的筛窦较容易分离眶骨膜，尽可能达眶尖；用小筛窦咬钳及小剥离子去骨片时，方向应向内，勿损伤眶骨膜，如果伴有眶内侵犯，则需打开眶内侧壁，可轻轻剥离出肿瘤组织；③对伴有压力性视神经变性患者，行视神经管减压，祛除颈内动脉之前部分的蝶窦外侧骨壁，然后切开眶骨膜，以形成视神经管内孔部分的骨减压，视神经鞘膜可不切开。

（2）原发于额窦的良性占位性病变：主要侵犯眶内上壁、前组筛窦，基本无后组鼻窦及上颌窦侵犯，对于广泛侵犯眶内上壁及额窦后壁的额窦良性占位性病变，鼻内镜很难单独完成手术，达到满意效果。通常采用联合径路（鼻外冠状切口径路＋鼻内镜径路）彻底清除病变并处理眶内上壁及额窦后壁。

（3）原发于上颌窦的良性占位性病变：主要侵犯前组筛窦、上颌窦前壁、翼腭窝及眶下壁，很少侵犯后组筛窦及蝶窦，无额窦侵犯。原发于上颌窦的良性占位性病变如导致突眼，其良性占位性病变侵犯的范围已比较广泛，通常需要联合径路（鼻内镜径路 + Caldwell–Luc 径路）切除其占位性病变，如未广泛侵犯翼腭窝及上颌窦前壁，鼻内镜径路大多能完成对病灶的清除。但有些病例需行眶下壁减压术后眼位才能恢复，其手术方法如下。

眶下壁减压术手术方法及操作要点：①在 30°内镜下，切除钩突及上颌窦内侧壁，扩大上颌窦自然开口，向后至上颌窦后壁，向前达鼻泪管后缘，向上至眶底平面，向下扩大至下鼻甲根部；②经下穹隆做长 1.0cm 黏膜切口，于眶隔膜之前切开结膜及眶骨膜，分离眶骨膜，用脑压板牵开眶内容物，暴露眶下壁，在内镜引导下于眶下神经管内方切除眶下壁，开窗口与鼻内减压形成骨窗融合，骨窗后界至上颌窦后壁，眶内、下壁间保留部分骨壁，为眼球提供支撑；③必要时可切开眶骨膜，用小镰状刀于眶底由后向前做数条平行切口切开眶骨膜，并切开纤维带，使眶组织向上颌窦内疝出，眶压即时逐减，对脱出的脂肪止血后，做部分切除。

4. 原发于鼻窦恶性肿瘤所致突眼的治疗　①著者认为术前无眼肌麻痹，术中见眶骨膜完好无浸润者，应尽可能保留眼球，术后配合放疗，既顾全容貌又不影响其疗效。②侵犯眶内的恶性肿瘤则选择联合进路手术，肿瘤如已破坏眶壁且瘤组织已侵及眶骨膜者，在原发灶尚能彻底切除的情况下，应同期行眶内容物清除术，术后再行放、化疗。对明确诊断的鼻窦恶性肿瘤侵犯眼眶者为提高其术后生存率，眼科及耳鼻喉科合作行眼眶内容剜除术 + 鼻窦根治术，术后辅以放疗治疗。有文献报道，眼眶腺样囊性癌术后辅以化疗，疗效明显优于单纯手术治疗的患者。

（王晓辉）

第二十一章

鼻窦炎的并发症

鼻窦的急性与慢性炎症均可扩展到邻近组织或器官，如眶内、颅内等处；还可沿着管道发展，如通过咽鼓管传到中耳或下行而影响呼吸道与消化道；也可成为脓毒病灶。

产生鼻窦炎并发症的途径如下：

1. 窦壁损害　炎症累及骨壁，首先骨质脱钙及疏松，继而发生破坏。骨壁破坏处可被肉芽组织掩盖或有死骨形成，炎症即可经此侵入邻近组织。有时骨壁尚未穿破而仅变色、变薄，炎症也可由此向外扩散。这是一种常见的扩展方式。

窦壁遭受外伤（如骨折或贯通伤）后，窦内炎症或早或晚均可通过未愈合的裂缝发生扩散。手术不慎也可造成窦壁损伤。

2. 血管导引　可为经血管的直接传播，也可因毒素使静脉内膜损伤，血液粘着凝成血栓，向血液的顺、逆两方向进展。如血栓感染脱落，形成栓子，可随血流到达远处。上述几种情况都可引起并发症。这种扩散方式也较常见。

3. 神经导引　鼻窦手术中如损伤嗅神经纤维的鞘膜，感染可循鞘下间隙到达颅内，引起颅内并发症。

4. 淋巴导引　淋巴管能直接载运炎性物质而感染其他器官，也可先间接地将之传到血管周围的淋巴丛，再由血管导引方式感染他处。因在解剖学上，仅筛区的淋巴管已被证实与颅内有关，故此种扩展方式很少见。

第一节　眶内并发症

（一）发病机制

鼻窦炎的眶内并发症主要是由局部解剖因素决定的，如图21－1，图21－2。

（1）眶上壁、下壁、内壁分别与额窦、上颌窦、筛窦和蝶窦相邻。其中眶内壁从前到后存在泪上颌间隙、泪筛窦间隙和蝶筛间隙，额筛交界处还有筛前后孔等自然孔道，部分个体存在先天性骨缺损。这些裂隙或缺损是鼻窦炎侵及眶内的重要途径。

（2）眶纸板是分隔眶内容物和筛窦的一层很薄的屏障，富含静脉系统，而静脉缺少瓣膜，其构成的血管网，使血液在筛窦与眼眶之间可以自由流通。

（3）眶骨膜是筛眶间唯一的软组织屏障，很容易被剥离。眶骨膜在眶周反折延续于上下眼睑，是为眼睑系带或眼隔膜，这是区分眶周炎症和眶内炎症的重要解剖标志。在此隔膜之前的蜂窝织炎不会引起视力丧失或眼睑瘫痪，但如这层隔膜被炎症破坏，病变即可侵及眶内引起严重的感染。

（4）眶内无淋巴管和淋巴结。

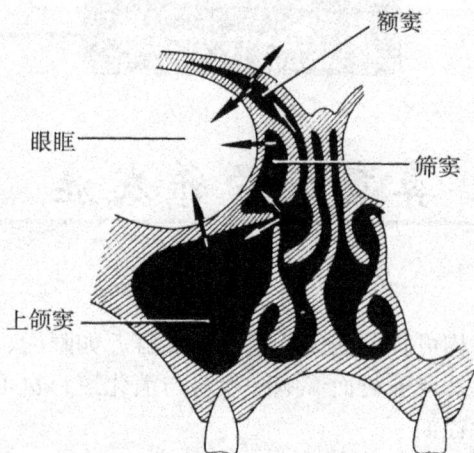

图 21-1　鼻窦与其邻近组织的关系之一（额切面）

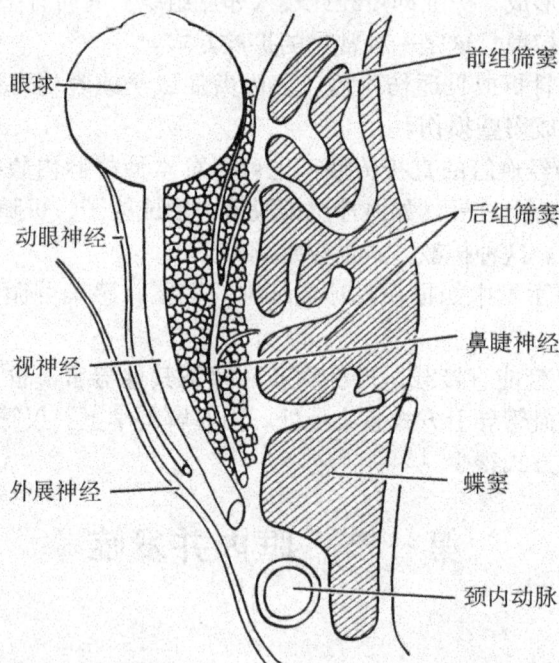

图 21-2　鼻窦与其邻近组织的关系之二（水平切面）

　　各个鼻窦发生眶内并发症的机会不尽相同。一般认为，眶内并发症以额窦炎引起者最多，筛窦次之，上颌窦又次之，蝶窦最少；但也有不少人认为以筛窦炎引起者最多。

（二）并发症种类及其临床表现

　　根据并发症的发生和演变过程，鼻窦炎的眶内并发症主要有：眶骨壁骨炎和骨膜炎、眶壁骨膜下脓肿、眶内蜂窝织炎、眶内脓肿和球后视神经炎。

1. **眶骨壁骨炎和骨膜炎**　又称眶内炎性水肿（orbital inflammatory edema）。首起症状是眼睑水肿和轻压痛，筛窦炎引起者水肿始于内眦，上颌窦炎引起者始于下眼睑，额窦炎引起者始于上眼睑。无眼球运动受限、眼球突出、移位和视力减退等症状，属于鼻源性眶内并发症的早期阶段。

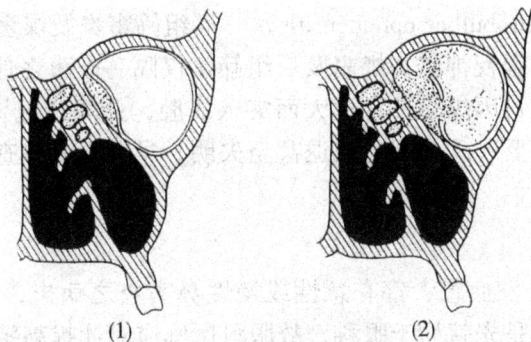

图 21 -3　筛窦炎的眶内并发病
（1）眶壁骨膜下脓肿；（2）眶内蜂窝织炎

2. **眶壁骨膜下脓肿**（subperiosteal orbital abscess）　急性鼻窦炎引起者，以眶壁血栓性静脉炎及静脉周围炎为主，伴有骨小管周围骨质破坏。如细菌毒力很强，则有大块死骨形成。炎症侵及骨膜，则发生化脓性骨膜炎，最后形成眶壁骨膜下脓肿（图 21 - 3）。慢性鼻窦炎时，以稀疏性骨炎为主，骨质的毁损部分被肉芽所充填，最后形成局限性组织融合。

在骨膜下脓肿的形成过程中，如炎症来自额窦，则同侧上眼睑剧烈发红、肿胀、有压痛并常伴有下眼睑水肿；如炎症来自筛窦，则同侧上眼睑或双眼睑内眦部分发红、肿胀、有压痛；来自上颌窦者，则以同侧下眼睑充血、肿胀为主，且有压痛，有时伴上眼睑水肿；来自后组筛窦或蝶窦者，则眼睑症状及局部压痛均不明显，而以深部炎性病变症状为主，表现为视力障碍、眼球移位及眼球运动障碍等，全身症状也较重。在有些严重病例，炎症累及视神经孔及眶上裂处的神经、血管，则可突然出现剧烈的患侧颞顶部和眼眶深部疼痛，前额和眼眶周围麻木或疼痛，眼球向前固定而稍突出，上睑下垂，眼裂缩小，复视，视力减退或失明等Ⅱ、Ⅲ、Ⅳ、Ⅴ、Ⅵ对脑神经麻痹症状，即所谓眶尖综合征（orbital apex syndrome），若无视力障碍，则称为眶上裂综合征，但极罕见。

脓肿形成后，在局部隆起处可触到波动感，并出现眼球移位。额窦炎引起者，眼球向下移位；筛窦炎引起者，眼球向外移位；上颌窦炎引起者，眼球向上移位。

3. **眶内蜂窝织炎**（orbital cellulitis）　多继发于后组筛窦、上颌窦及蝶窦的炎症，蝶窦炎引起的眶内蜂窝织炎有时可影响到对侧。此多为骨膜下脓肿进一步发展，经过眼眶骨膜进入眼眶内所致。有些血栓性静脉炎也可引起眶内蜂窝织炎，但少见。感染常常呈暴发性，主要表现为眼球突出和运动障碍，亦可出现球结膜水肿、眶深部疼痛、视力下降、眼睑水肿、溢泪和头痛、发热等全身不适。少数患者甚至在就诊时已经失明。由蝶、筛窦炎症引起的迟发性眶内蜂窝织炎相对较少，患者表现为眶尖受累导致的视力受损，但是没有或者较晚才出现眼球突出、动眼障碍和疼痛等症状。此并发症若引发全眼球炎或沿视神经或血管发展形成脑膜炎或海绵窦炎则甚为严重。

4. **眶内脓肿**（orbital abscess） 根据眼外肌是否受累分为管外、管内脓肿。管外脓肿通常因眶骨膜的破坏而形成，同时有眶脂肪受累。管内脓肿通常因眼外肌的联合感染形成，导致突眼。这种感染可以造成眶尖综合征，使Ⅱ、Ⅲ、Ⅳ、Ⅵ以及Ⅴ对脑神经的眼支受累。患者通常表现为复视、眼肌瘫痪和突眼。

5. **球后视神经炎**（retrobulbar opticneuritis） 后组筛窦炎及蝶窦炎被认为与球后视神经炎的发生有密切的关系，因视神经与蝶窦及后组筛窦仅隔一极薄之骨板，此骨板甚至可有先天缺如，有时视神经管也可因蝶窦发育过大而突入窦腔，此等情况皆易使视神经管受到蝶、筛窦炎症的侵及。临床主要表现为视力减退甚至失明，早期眼底检查正常，逐渐可发生视盘变化。

（三）诊断

1. **病史** 鼻窦炎眶并发症患者都有急性或慢性鼻窦炎之病史，但需注意的是，这些患者出现并发症后，很多都是先就诊于眼科，故眼科医师应对此提高警惕；同样，耳鼻咽喉科医师检查此类患者时应注意有无眼部体征，防止漏诊。

2. **临床表现** 鼻窦炎眶并发症患者通常既有鼻窦炎之一般表现，亦有眶受累之相应表现，可请眼科医师协同检查视力、视野等，以了解病情之发展程度。

3. **X线摄片、CT及MRI等影像学检查** CT在冠状位、轴位上可较好地分辨眼球、球后组织、鼻窦和颅内组织，尤其是骨结构，MRI则在软组织显影上更清晰。CT和MRI在诊断眶内蜂窝织炎时可起到重要作用，其通常表现为眶内的软组织密度影和邻近受累鼻窦的眼直肌影的扩大。需注意有时在眶内受累时难以区分脓肿和蜂窝织炎，尤其是儿童。脓肿在CT上表现为低密度块影，有或没有边缘增强效应，块影内若出现气液水平则是特异性的脓肿表现，但临床上典型的不多。普通X线片检查意义相对较小。

（四）治疗

（1）首先应积极控制感染和治疗鼻窦炎症。急性鼻窦炎致病菌主要为革兰阳性菌，如肺炎链球菌、金黄色葡萄球菌和流感嗜血杆菌等，应合理选择有效之抗生素治疗。还可在中鼻道取脓性分泌物进行细菌培养，并据之用药。对变应性和真菌性鼻窦炎应分别采用相应的药物治疗。

（2）对仅伴有轻度眶壁骨炎及骨膜炎，眼睑及眶内组织肿胀不明显者，通过积极抗炎治疗及促进鼻窦通气引流，多可奏效，必要时可辅以上颌窦穿刺、额窦钻孔引流等。

（3）眶壁骨膜下脓肿一经形成应先切开引流，感染控制后，再行鼻窦手术。

（4）对眶内蜂窝织炎及眶内脓肿，应在施行鼻窦手术的同时，广泛切开眶骨膜，使创口向外暴露便于引流，并加强全身抗炎治疗，必要时须请眼科医师协同处理眶内容物。

（5）对球后视神经炎应及早行筛窦和蝶窦开放术，术后不填塞鼻腔以利引流，重症者需同时行视神经管减压术。

（6）早期行鼻内镜检查及功能性手术如中鼻道开窗、额鼻管扩大等对清除病灶、改善引流会起到较好的作用，尤其在行视神经管减压术时，鼻内镜有其独到的优势。

（7）适当的支持疗法也必不可少，除全身使用抗生素外，适当使用糖皮质激素、神经营养药物等对减轻视神经水肿、促进视力恢复将有所裨益。

（王晓辉）

第二节 颅内并发症

（一）发病机制

鼻和鼻窦在解剖学上与颅底密切相关是鼻源性颅内并发症（thinogenic intracranial complication）发病的基础（图21-4）：鼻腔顶壁（筛板）、筛窦顶壁和额窦后壁均是前颅底结构，这些结构有时先天缺损，致使鼻腔和鼻窦黏膜与硬脑膜相贴；额窦黏膜静脉与硬脑膜和蛛网膜的静脉相通，额骨板障静脉汇入上矢状窦，蝶骨板障静脉汇入上海绵窦；嗅神经鞘膜与硬脑膜相延续，鞘膜下间隙与硬脑膜下间隙存在潜在交通。因此，鼻腔和鼻窦感染可经上述解剖途径进入颅内。

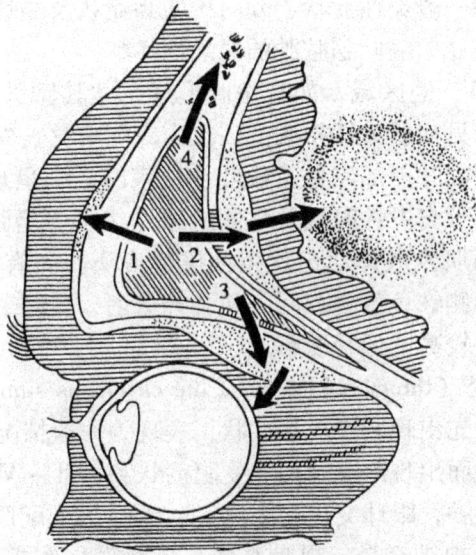

图21-4 额窦炎的并发病
1. 经前壁扩散形成骨膜下脓肿；2. 经后壁扩散形成硬脑膜外脓肿及脑脓肿；3. 经下壁扩散形成眼眶骨膜下脓肿及眼眶内其他感染；4. 进入额骨内形成骨髓炎

鼻源性颅内并发症并不多见，但当肌体免疫力降低、鼻窦引流不畅、鼻腔及鼻窦外伤、鼻腔及鼻窦手术或异物损伤颅内时，有时可发生鼻源性颅内并发症。其中，以额窦炎为病因者较多，蝶窦炎次之，筛窦炎及多鼻窦炎又次之，上颌窦炎引起者最少。鼻窦炎引起的颅内并发症，据早年文献报道（1964），化脓性脑膜炎及硬脑膜下脓肿占33.5%，脑脓肿占33.5%，硬脑膜外脓肿占11%，海绵窦炎占9.6%，浆液性脑膜炎占5.7%，上矢状窦炎占4.6%，脑炎占1.3%，垂体化脓占0.5%，颈内动脉丛静脉炎占0.2%，横窦炎占0.1%。

（二）并发症种类及其临床表现

按鼻源性感染途径和病情程度的不同，引起的颅内并发症有：硬脑膜外脓肿、硬脑膜下脓肿、化脓性脑膜炎、脑脓肿及海绵窦血栓性静脉炎等。

1. 硬脑膜外脓肿（epidural abscess） 常继发于急性额窦炎和额骨骨髓炎，诊断较难。症状中虽常有头痛、发热，但易被急性鼻窦炎之症状所掩盖而不被重视，直到脓肿很大，呈现颅内压增高症状，如呕吐、脉慢、抽搐时，始引起警惕。脑脊液检查一般正常或仅有反应性蛋白增多。临床上，当鼻窦炎已获良好引流，而头痛、发热等症状仍不消失时，即须想到此病。

2. 硬脑膜下脓肿（subdural abscess） 表现为硬脑膜下腔弥漫性或包裹性积脓。常同时合并有化脓性脑膜炎或其他颅内并发症，表现有头痛、发热、颅内压增高及脑脊液细胞数和蛋白量增高，因其缺乏独立症状，常需通过特殊检查法（如头部 CT 或磁共振成像）及手术探查方能确诊。

3. 化脓性脑膜炎（purulent meningitis） 一般起病较急，症状与其他原因引起的化脓性脑膜炎基本相同，体征也大致相同，但缓起者也不少见。

4. 脑脓肿（brain abscess） 以额窦炎引起的额叶脑脓肿较多见。其早期症状也如同一般脑脓肿，可分为 3 类，即一般炎症症状、颅内压增高症状及局灶性症状。前两类症状详见耳源性脑脓肿。此处只简略介绍额叶脑脓肿的局灶性症状。

额叶是颅脑中最"安静"的区域，如有脓肿形成，尤其脓肿位于额叶前段时，局灶性症状常不显著。额叶病变首见症状为性格改变，次为一侧嗅觉丧失，以及后天获得性复杂动作发生障碍。脓肿位于左侧额叶前部或累及额叶小脑束时，则呈现典型小脑症状，如眩晕、运动失调、轮替性运动不能、自发性眼震及对侧迷路冷热试验增强等。脓肿位于额叶后段，影响前中央回时，则对侧面肌及肢体肌肉发生抽搐或瘫痪。尚有报告发生遗忘性运动性失语、书写不能、失读症、同侧红色色盲及同侧瞳孔开大者。CT 扫描对诊断有重要价值，表现为额叶有一周围边缘密度较高的低密度影。

5. 海绵窦血栓性静脉炎（thrombophlebitis of the cavemous sinus） 以鼻疖引起者多见，鼻窦炎引起者则首推蝶窦。先出现脓毒血症症状，表现为一般情况不良，弛张型高热伴寒战发作，脾肿大，舌干等。进而出现眼静脉回流受阻症状和第 Ⅱ ~ Ⅵ 对脑神经麻痹症状，如患侧眼睑水肿及肿胀，结膜水肿，眼球突出，眼球运动障碍（支配眼外肌的神经受累），瞳孔固定，黑矇以及眼底改变（视神经炎、视盘水肿、视网膜充血或出血）等。因两侧海绵窦互相交通，晚期可累及对侧。本病以前死亡率极高，现因抗生素的进步已大为改善。

海绵窦血栓性静脉炎的症状有时与眶壁骨膜下脓肿者相似，但后者眼球多向外下方移位，瞳孔大小无改变，对光反应灵活，病变限于一侧，脑脊液也无变化，可资鉴别。由眶壁骨膜下脓肿发展成为海绵窦炎，或两病同时发生者，须详问病史以助分辨。

（三）诊断

1. 病史 有急性或慢性鼻窦炎之病史。

2. 临床表现 鼻窦炎颅内并发症患者除有鼻窦炎之一般表现外，更有上述颅内感染和相应脑神经受损之症状。

3. CT 及 MRI 等影像学检查 对硬脑膜外脓肿、硬脑膜下脓肿、脑脓肿等特别有价值，对疑有鼻源性颅内并发症者，应早期、及时地行鼻窦和颅脑的影像学检查。

4. 脑脊液穿刺 可作生化和微生物学检查。

（四）治疗

（1）足量使用广谱抗生素，尤其要选用能穿透血脑屏障的抗生素，这对控制颅内感染十分必要。也可取鼻腔或鼻窦脓性分泌物进行细菌培养和药物敏感试验，如行脓肿切除或穿刺，可直接取脓液行细菌培养。

（2）病灶性鼻窦炎应行相应的鼻窦手术。

（3）对硬脑膜外脓肿，术中应去除坏死的窦壁至正常范围，广泛暴露硬脑膜，使脓肿获得充分引流。

（4）对硬脑膜下脓肿通常皆由神经外科处理。发生于额窦者，也可经鼻外额窦手术途径，切除额窦后壁，广泛切开硬脑膜，向外引流脓肿。

（5）对化脓性脑膜炎，应施行经鼻外鼻窦根治术，广泛暴露硬脑膜，不缝合创口。必要时可施行腰穿放出适量脑脊液以降低颅内压。

（6）对脑脓肿以穿刺引流或开颅切除脓肿为主。

（7）对海绵窦血栓性静脉炎，除根治原发病灶，施行鼻窦手术外，支持疗法也很重要，有时还须考虑应用抗凝剂。董民声曾介绍一脓肿引流法以治疗海绵窦形成脓肿者：于内眦直上约7mm处作沿眶内壁局部浸润麻醉后，以较粗穿刺针沿眶内壁稍向下与水平线成15°，刺入约5cm，即达海绵窦最前端，此时针尖在视神经的下方如抽出有脓，即证实为脓肿；如无脓，则拔出穿刺针，审视针头中有无脓液。确诊后，即在局麻下，在眼球内上方结膜穹隆部作小切口，用细长蚊式钳沿眶内壁向眶尖作钝性分离，深入约4cm进入脓腔，排除脓液，置入引流条。以后每日扩开脓道，以助脓液排出。

（张增光）

第二十二章

咽部灼伤、异物及狭窄闭锁

一、咽灼伤

（一）概述

咽灼伤是指误咽高温液体或化学腐蚀剂导致的烫伤和各类化学物质灼伤，极少单独发生，常与口腔、喉、食管和鼻部等灼伤并存。因误咽物质性质多样，可引起全身复杂的病理变化和中毒症状，造成窒息、心衰甚至死亡的可能。

（二）临床表现及诊断

1. 症状　口腔、咽喉疼痛，吞咽疼痛，吞咽困难等，继而有高热、咳嗽、发音障碍、喘鸣或呼吸困难等症状。化学灼伤由于化学物质的不同性质，可能出现昏睡、失水、高热、休克等，甚至可导致死亡。无论化学灼伤还是热力灼伤都应重视呼吸困难的症状，这是早期致死的主要原因。

2. 体征　检查可见软腭、悬雍垂、咽后壁、会厌舌面等处黏膜起泡、糜烂或覆有白膜化学灼伤依据不同化学成分可出现各种典型损害表现，如硝酸灼伤的结痂常呈黄色、褐色或棕色，硫酸致伤则为黑色，苛性碱溶解和破坏组织蛋白质，成为凝胶状的肿块。

3. 分度　黏膜的灼伤和皮肤灼伤一样，分为3度。

一度灼伤：主诉灼热感和吞咽疼痛。检查可见口腔及咽黏膜呈弥漫性充血，继而出现水肿，通常经3~5d后痊愈，不留任何瘢痕。

二度灼伤：除黏膜充血外，水肿更加明显，有时形成水泡。黏膜被有一层坏死假膜，膜的颜色随灼伤物的性质不同而不同。酸类灼伤后黏膜较硬，通常为白色或灰白色。硝酸的灼伤后略带浅黄或褐色。

三度灼伤：大部分见于强碱类，如氨水和火碱损伤。有时可为来苏水液所致。假膜呈暗灰色。假膜脱落后黏膜面呈现充血、水肿状态，似如胶性黏膜。由此引起组织坏死的程度很深，继有肉芽组织填充，结瘢后局部形成粘连或愈着。

（三）治疗

1. 中和治疗　强酸、强碱所致的咽喉灼伤早期就诊应视其所服毒物的不同给予中和剂。如服强碱者可用食醋、牛乳、蛋清等中和。对酸类用氢氧化铝凝胶、肥皂水等中和但忌用小苏打、碳酸钙中和，防止其产生的二氧化碳使受伤的食管和胃发生破裂。口服毒物较多者，可慎用洗胃，但许多学者将酸碱腐蚀伤的洗胃列为禁忌。

2. 呼吸困难的处理 并发喉水肿及喉阻塞者应密切注意有无呼吸困难，以免延误抢救时机，对病情较急重的患者可在呼吸梗阻之前提前采取气管切开。二度以内灼伤，无呼吸阻塞表现者可暂时观察。烫伤较轻的呼吸困难者，亦可对症观察，不必急性气管切开。

3. 抗生素的应用 选用足量广谱抗生素，如阿莫西林克拉维酸钾：静脉滴注，每次1.2g，每日3次。口服，每次0.375～0.625g，每日3次。哌拉西林：肌内注射，以生理盐水或注射用水稀释后注射，成人4～8g/d，每日2次；儿童80～100mg/（kg·d）；静脉滴注，以5%葡萄糖溶液稀释后滴注，成人4～16g/d，分2～3次滴注；儿童100～300mg/（kg·d），分4次滴注。以预防和控制感染。

4. 肾上腺皮质激素类药物的应用 早期足量短时间使用以达到抗休克、消除水肿、避免气管切开的效果。如地塞米松：口服，开始每次0.75～3mg，每日2～4次，维持量0.5～0.75mg/d；肌内注射或静脉滴注，每次5～10mg，每日2/次。

5. 全身疗法 镇静止痛、保暖，对伴有大面积皮肤或深部组织损伤的注意抗休克，补充水电解质等治疗。

6. 局部治疗 保持口腔清洁。用2%硼酸水、1：8 000呋喃西林液、复方硼酸漱口水等洗口或漱口，黏膜表面给予紫药水。也可吞服橄榄油、石蜡油，避免伤口干燥，并具有防腐、润滑和保护作用。

二、咽异物

（一）概述

咽异物是耳鼻咽喉科最为常见的急症之一，确诊后治疗多无困难。但由于多数异物体积比较细小，如果欠缺经验、责任心差，常常可能出现漏诊。此病常见于小儿，多为误咽。可为各种物质。成人也可发生，多为鱼刺、骨头及食物中的杂质等。

（二）临床表现及诊断

多有明确的误咽异物史。症状与异物的性质、大小、形状及患者的耐受性有关，常有咽部异物感、咽痛、恶心、呕吐等，异物存留过久也可有腥臭味。异物擦伤黏膜在取出异物后疼痛仍可持续1～2d，但其程度逐渐减轻至消失，较大异物可引起呼吸困难。

（三）治疗

1. 确定异物具体部位 首先应认真询问病史，详细了解咽异物感产生的诱因，首发及持续时间，从而估计咽异物发生的可能性大小，降低误诊机会。依据患者主诉内容，初步判断异物发生侧别、可能部位及深度，从而进一步展开有针对性的检查。查体首先进行口腔常规检查，重点是扁桃体；继而使用间接喉镜常规检查下咽，重点观察舌根、会厌谷、喉咽外侧壁、梨状窝、杓会厌襞等部位。咽反射敏感，无法配合检查者，用1%丁卡因表面麻醉后检查。对于唾液较多、会厌谷及梨状窝暴露不满意者，在清水漱口、深呼吸后再次检查。如未能发现异物，可选择小号间接鼻咽镜刺激扁桃体下极下方，让患者协助判断异物与此部位的相对位置关系。如高于此位置，应联合使用枪状镊与小号鼻咽镜，沿扁桃体下方的咽侧壁向上仔细检查扁桃体下方、后方、隐窝内以及扁桃体上有无刺入的细小异物。如异物感低于上述刺激平面，且会厌谷、梨状窝等处未能满意暴露观察时，应选择电子喉镜检查。若仍未发现异物，可考虑选择 X 射线或其他检查。

2. 取出异物　口咽部异物均以压舌板暴露后用枪状镊或止血钳取出，一般不需麻醉，如咽反射较重，则用 1% 丁卡因表面麻醉。喉咽部异物在间接喉镜下用间接喉异物钳取出。少数病例不用麻醉。部分病例用 1% 丁卡因表面麻醉，喉咽部细小异物使用纤维鼻咽喉镜取出，均可使用 1% 丁卡因表面麻醉，婴幼儿喉咽异物以直达喉镜无麻下取出。

三、咽狭窄及闭锁

（一）概述

咽狭窄及闭锁是指咽部由于先天性因素或后天原因而引起的咽部空间减小、咽腔狭窄甚至完全封闭，其中以喉咽的狭窄为最常见。临床常见的原因包括手术误伤、烫伤、化学腐蚀伤引起的肿胀、瘢痕增生、挛缩等，也有少部分患儿为先天发育的原因。梅毒、麻风、硬结病等病局部表现亦可引起。

（二）临床表现及诊断

主要表现为吞咽不适、吞咽梗阻感、吞咽困难，严重的可有完全不能进食，甚至呼吸困难。鼻咽狭窄为擤鼻困难，鼻阻塞，张口呼吸，无鼻腔共鸣，流涕，咽下困难，阻塞性睡眠呼吸暂停，合并慢性中耳炎、乳突炎、鼻窦炎等；口咽狭窄为用力时呼吸困难，咽下困难，体重不增，阻塞性睡眠呼吸暂停等。喉咽狭窄者会厌与咽后壁粘连，阻碍吞咽，进食呛咳、呼吸不畅、吐字不清。部分患者病程长有营养不良的表现。

（三）治疗

处理方法随狭窄的部位及范围不同而不同，轻者可经扩张实行保守治疗，严重者以手术治疗为妥。范围广者需不同材料整复，目前常用的整复材料有：局部残余黏膜组织、游离空肠、带蒂或游离肌皮瓣和带蒂脏器如结肠、胃及十二指肠等。术前的全面检查评估对正确确定病变范围及决定手术治疗方法是必不可少的，因为不能用单一的手术方法解决所有的咽部狭窄。

（张增光）

第二十三章

腺样体疾病

第一节　急性腺样体炎

急性腺样体炎（acute adenoiditis）常与急性咽炎、急性扁桃体炎等上呼吸道感染同时发生，多为细菌性感染，部分也可由病毒感染引起。患儿常有畏寒、发热，体温常达39℃以上。鼻塞严重，张口呼吸，哺乳困难。如炎症累及咽鼓管，可伴有不同程度的耳痛、耳闷胀闭塞感及听力减退。检查见鼻腔和口咽有不同程度的急性炎症表现，咽后壁有下流的分泌物附着。鼻咽镜检查可见腺样体充血肿胀，表面附有渗出物。因幼儿不能或不配合鼻咽镜检查，而成人患者亦常忽略该病的存在，故常漏诊。病儿应卧床休息，多饮水。高热者可给予解热镇痛剂，并辅以物理降温。症状较重者应用抗生素治疗，控制炎症。此外，可用0.5%麻黄碱溶液滴鼻，含漱剂漱口。

（张增光）

第二节　腺样体肥大

腺样体因反复炎症刺激而发生病理性增生肥大，并引起相应的症状者称为腺样体肥大（adenoidal hypertrophy），本病常见于儿童，但部分成人亦可发生，常合并慢性扁桃体炎或扁桃体肥大。

一、病因

常见的病因为急慢性鼻咽炎的反复发作，以及邻近器官如鼻腔、鼻窦、扁桃体的炎症亦可波及鼻咽部，刺激腺样体组织增生。

二、临床表现

肥大的腺样体不同程度地阻塞后鼻孔和压迫咽鼓管，以及下流分泌物对咽、喉和下呼吸道的刺激，故可引起耳、鼻、咽、喉和下呼吸道的多种症状。

1. 局部症状

（1）鼻部症状：鼻塞为该病的主要症状。由肥大的腺样体和局部积聚的分泌物的阻塞引起。

如伴有鼻炎、鼻窦炎，可加重鼻塞，同时可有流涕等表现。由于鼻塞，说话时带闭塞性鼻音。

（2）耳部症状：腺样体肥大可压迫咽鼓管咽口，引起咽鼓管阻塞，同时急性鼻咽炎发作可波及咽鼓管黏膜，在咽鼓管阻塞和炎症存在的情况下，鼻咽部分泌物中的病原微生物和毒素容易逆行至中耳，从而引起分泌性中耳炎，甚至化脓性中耳炎，产生耳闷、耳痛、听力下降等症状。

（3）咽、喉和下呼吸道症状：因分泌物下流并刺激呼吸道黏膜，引起咽部不适、阵咳，和支气管炎的症状。

2. 全身症状　主要为慢性中毒、营养发育障碍和反射性神经症状。患儿全身发育和营养状态差，并有睡眠多梦易惊醒、磨牙、反应迟钝、注意力不集中和性情暴躁等表现。

3. 与阻塞性睡眠呼吸暂停低通气综合征（OSAHS）相关症状　腺样体肥大是儿童 OS-AHS 最常见的病因之一。鼾声过大和睡眠时憋气为两大主要症状，睡眠期张口呼吸、汗多、晨起头痛、白天嗜睡、学习困难等也是常见症状。

三、检查

（1）腺样体面容由于长期张口呼吸，致使颌面部骨骼发育不良，上颌骨变长，腭骨高拱，牙列不齐，上切牙突出，唇厚，缺乏表情，即所谓的"腺样体面容"。

（2）口咽部检查可见口咽后壁有来自鼻咽部的分泌物附着，常伴有腭扁桃体肥大。

（3）前鼻镜检查鼻黏膜充分收敛后，在部分患儿可见鼻咽部红色块状隆起。

（4）间接鼻咽镜或纤维/电子鼻咽镜以及鼻内窥镜检查可见鼻咽顶后壁红色块状隆起，表面多呈橘瓣状，有纵行的沟。电子鼻咽镜和鼻内窥镜检查图像清晰，可以观察后鼻孔的阻塞程度和咽鼓管咽口的压迫情况。

（5）鼻咽部触诊用手指作鼻咽部触诊，可触及鼻咽顶后壁处柔软肿块。

（6）鼻咽部 X 线侧位片和 CT 检查可见鼻咽部软组织增厚（图 23-1）。

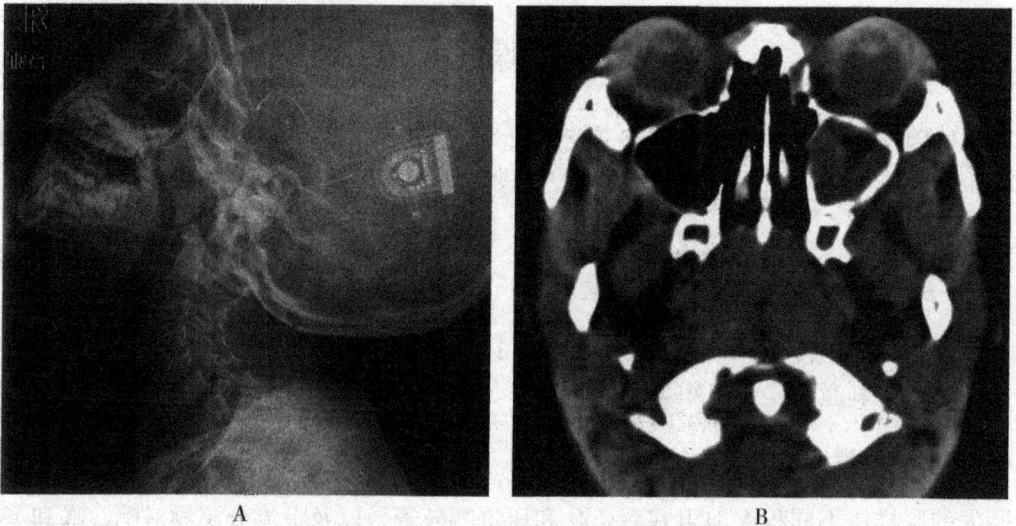

图 23-1　腺样体肥大影像学表现

A. 鼻咽侧位片示腺样体肥大；B. 鼻咽部 CT 示腺样体肥大，该平面完全阻塞后鼻孔，并见左侧上颌窦炎

四、治疗

腺样体肥大并引起睡眠呼吸暂停者为最佳手术适应证，此外伴有反复发作或慢性分泌性中耳炎和鼻窦炎者，应尽早行腺样体切除术。儿童分泌性中耳炎和鼻窦炎与腺样体肥大关系密切，腺样体切除术已成为治疗儿童分泌性中耳炎和慢性鼻窦炎的常规手术。如伴有扁桃体肥大，可与扁桃体切除术同时进行。早期腺样体切除术可使儿童受益，减轻症状，提高生活质量和学习水平。

手术可在表面麻醉或全身麻醉下进行。传统的手术方法是腺样体刮除术和切除器切除术，将腺样体刮匙或切除器放入鼻咽顶后壁，将腺样体刮除或切除。目前全麻下鼻内镜直视下以腺样体切割刀头行腺样体切除术或射频减容术已成为主要的手术方式。其优点是直视下操作避免邻近组织损伤，同时最大程度的切除腺样体，此外射频技术还有即时止血功能。

（张增光）

第二十四章

咽炎与鼻咽炎

第一节　急性咽炎

一、概述

急性咽炎（acute pharyngitis）为咽黏膜、黏膜下组织的急性炎症，常为上呼吸道感染的一部分，多由急性鼻炎向下蔓延所致，也有开始即发生于咽部者。病变常波及整个咽腔，也可局限于一处。本病常见于秋冬及冬春之交，病毒感染居多，以柯萨奇病毒、腺病毒、副流感病毒为主，鼻病毒、流感病毒次之，通过飞沫和密切接触传染。细菌感染也较常见，并可继发于病毒感染而发生，致病菌以链球菌、肺炎双球菌多见。此外，经常在高温环境中工作或接触有刺激性的物质，如粉尘、烟雾、吸烟、氯、溴、氨及化学毒气也可引起咽部发炎。

二、临床表现及诊断

1. 症状体征　症状轻重与机体免疫力，病毒、细菌毒力等有关。一般起病较急，初为咽干、灼热，继而疼痛，吞咽时尤其明显；全身症状一般较轻，如为脓毒性咽炎，则全身及局部症状都较严重；畏寒、发热，体温 37.8～40.5℃，四肢酸痛、头痛、恶心、呕吐。咽部肿胀甚剧者则语言含糊；如病变侵及喉部则有咳嗽、声嘶、呼吸困难等。检查口咽及鼻咽黏膜充血肿胀，腭弓、悬雍垂水肿，咽后壁淋巴滤泡及咽侧索亦可红肿；在肿胀的淋巴滤泡中央出现黄白色点状渗出物；颌下淋巴结肿大且有压痛；重者会厌软骨及杓会厌皱纹增厚、水肿，以致呼吸困难。还可引起中耳炎、鼻炎、鼻旁窦炎、喉炎、气管炎、支气管炎及肺炎等。

2. 实验室检查　病毒感染，白细胞总数正常或稍低。细菌感染，则白细胞总数增高。

3. 诊断与鉴别　根据病史、症状和检查所见，一般诊断不难，但应和疱疹性咽炎、急性白血病、颗粒性白细胞减少症等病相鉴别。麻疹、百日咳、猩红热等急性传染病的前驱期常有急性咽炎表现，应注意典型体征的出现，加以鉴别。

三、治疗

1. 病因治疗　清除邻近病灶，治疗全身疾病，戒除烟酒，预防急性咽炎发作等。加强身体锻炼、增强体质至关重要。

2. 局部治疗 咽部黏膜肥厚者可用3%硼酸溶液或2%~5%硝酸银局部涂布，有收敛及消炎作用。咽后壁淋巴滤泡增生及咽侧索肥厚者，可用冷冻、微波或激光等疗法以消除增生的病变组织。用各类喉片，如度米芬喉片、熊胆舒喉片等含化，对改善局部症状有一定效果。

3. 全身治疗 早期可选用抗病毒药，如阿昔洛韦：静脉滴注，5mg/kg，隔8h一次，每次1h以上，连续给药7d；口服，每次0.2g，每日5次，疗程5~10d。感染较重、发热较高、症状显著者需卧床休息，加强对症处理，同时给予抗生素或抗炎类药物治疗，如青霉素：肌内注射，一般感染，40万~80万U/次，每日2次，严重感染可增至每日4次；静脉滴注，用生理盐水或5%葡萄糖溶液稀释至1万U（1ml），每日200万~2 000万U；头孢呋辛酯：口服，成人每次0.25g，每日2次；儿童5岁以下不宜服用，一般每次0.125 g，每日2次；庆大霉素：肌内注射、静脉注射，成人16万~24万U/d，儿童0.3万~0.5万U/（kg·d），分3~4次注射。

4. 耳鼻喉综合治疗进行局部喷雾 咽炎患者经喷雾后，当天症状缓解率高，绝大多数患者3日内症状明显缓解，甚至消失。比单纯疗程缩短，可以短时间内，使急性咽炎得以痊愈。进行局部喷雾治疗时，强调让患者多休息，多饮水，进食易消化，高能量富含维生素食物，注意自身体质提高，以增强本身抗病能力，促进病体康复。

（王晓辉）

第二节 慢性咽炎

一、概述

慢性咽炎（chronic pharyngitis）为咽部黏膜、黏膜下及淋巴组织的慢性弥漫性炎症，可为上呼吸道慢性炎症的一部分。急性咽炎反复发作，鼻炎、鼻旁窦炎的脓液刺激咽部，或鼻塞而张口呼吸，均可导致慢性咽炎的发生。成年人多见，病程长，症状较顽固，治疗有时困难。此病为多种因素导致，包括局部因素——急性咽炎、扁桃体炎反复发作，鼻部疾病、阻塞性睡眠呼吸暂停低通气综合征等所致长期张口呼吸，龋齿，牙周炎，烟酒刺激，粉尘，有害气体，刺激性食物等。全身因素——贫血，消化不良，呼吸道慢性炎症，内分泌功能紊乱，糖尿病，维生素缺乏，免疫功能低下等。全身性疾病的局部表现如贫血、糖尿病、肝硬化及慢性肾炎等。根据病理可将其分为慢性单纯性咽炎、慢性肥厚性咽炎、萎缩性咽炎与干燥性咽炎等。

二、临床表现及诊断

1. 临床表现 一般无明显全身症状。常有咽部异物感、痒感、灼热感、干燥感。常有黏稠分泌物附着于咽后壁，使患者晨起时出现频繁的刺激性咳嗽，伴恶心。无痰或仅有颗粒状分泌物咳出。萎缩性咽炎患者有时会咳出带臭味的痂皮。

（1）慢性单纯性咽炎：咽部黏膜弥漫性充血，黏膜下组织增生，咽后壁有散在充血的淋巴滤泡。

（2）慢性肥厚性咽炎：咽部黏膜色暗红，增厚明显，咽后壁淋巴滤泡明显增生肿大，甚至融合成片，咽侧索呈条状肥厚。

（3）慢性萎缩性咽炎：多继发于萎缩性鼻炎。表现为咽黏膜变形，如蜡纸状，可有干痂附着。

2. **诊断注意** 诊断慢性咽炎应特别谨慎，以防遗漏某些疾病。食管癌早期可有类似的咽不适及轻度咽下困难，对于中、老年人及食管癌多发地区尤应注意排除。会厌肿物及声门上型癌早期主诉咽喉部不适，逐渐加重，行喉镜检查可明确诊断。临床上另有咽异感症，是指不伴有局部器质性病变的咽部感觉异常。多发生于中年女性，中医谓之"梅核气"，主要与精神因素有关。患者常诉咽部梗阻感，但进食无碍，均为空咽时明显。此类患者用暗示疗法进行心理疏导，酌用镇静剂治疗有效。

三、治疗

1. **病因治疗** 坚持户外活动、保持室内空气清新、戒烟酒等不良嗜好。积极治疗鼻炎、气管支气管炎等呼吸道慢性炎症及其他全身性疾病。

2. **局部治疗**

（1）慢性单纯性咽炎：保持口腔、口咽清洁，用生理盐水、复方硼砂溶液、呋喃西林溶液、2%硼酸液等含漱；含服华素片、度米芬喉片、中药制剂含片等；用复方碘甘油、2%硼酸甘油、5%硝酸银溶液涂于咽后壁，有收敛及消炎作用。

（2）慢性肥厚性咽炎：除上述治疗慢性单纯性咽炎的方法外，还可用电凝固法、液氮冷冻、激光、微波、25%~50%硝酸银烧灼等处理淋巴滤泡。但应注意分多次进行治疗，切忌局部破坏过重，形成瘢痕甚至萎缩性咽炎。

（3）干燥性及萎缩性咽炎：一般治疗可参考慢性单纯性咽炎。含漱可改为咽部清洗，以使药液达到咽腔并消除咽部痂皮；用黏液促排剂、糜蛋白酶等雾化吸入，可改善症状，减轻咽部干燥，口服小剂量碘化钾（0.11~0.2g，每日2~3次，多饮水）可促进咽分泌物增加，减轻咽干。同时可服用及局部应用润燥利咽中药，如金嗓利咽丸：口服，每次60~120粒，每日2次。

（王晓辉）

第三节　急性鼻咽炎

急性鼻咽炎（acute nasopharyngitis）是鼻咽部黏膜、黏膜下和淋巴组织的急性炎症，好发于咽扁桃体。在婴幼儿较重，而成人与较大儿童的症状较轻，多表现为上呼吸道感染的前驱症状。

一、病因

致病菌主要为乙型溶血性链球菌、葡萄球菌，亦可见病毒与细菌混合感染病例。受凉、劳累等因素致使机体抵抗力下降是其诱因。

二、临床表现及检查

在婴幼儿，全身症状明显，且较重。常有高热、呕吐、腹痛、腹泻及脱水症状，有时可出现脑膜刺激症状。严重时可出现全身中毒症状。而局部症状为鼻塞及流鼻涕，且多在起病后数天出现。鼻塞严重时可出现张口呼吸及吸乳困难。鼻涕可为水样涕，亦可是黏脓性。成人及较大儿童，全身症状不明显，而以局部症状为主，如鼻塞及流水样涕或黏脓性涕。且常有鼻咽部干燥感或烧灼感症状，有时有头痛。

检查：颈部淋巴结可肿大并有压痛。口咽部检查：咽后壁可有黏脓自鼻咽部流下。鼻咽部检查：黏膜弥漫性充血、水肿，多以咽扁桃体处为甚，并有黏脓性分泌物附着。婴幼儿因检查难以配合，鼻咽部不易窥见。

三、诊断

成人和较大儿童，由于局部症状明显，检查配合，在间接鼻咽镜及纤维鼻咽镜下较易看清鼻咽部病变情况，故诊断不难。而在婴幼儿，多表现为较重的全身症状，早期易误诊为急性传染病及其他疾病，待局部症状明显时才考虑到此病。故婴幼儿出现鼻塞、流鼻涕且伴有发热等全身症状时，应考虑到本病的可能。颈部淋巴结肿大和压痛有助于诊断。

四、并发症

可引起上、下呼吸道的急性炎症、咽后壁脓肿及中耳炎症。在婴幼儿可并发肾脏疾病。

五、治疗

全身及局部治疗。根据药敏试验结果选用相应抗生素或选用广谱抗生素全身应用，对病情严重者，须采取静脉给药途径，足程足量，适当应用糖皮质激素，以及时控制病情，防止并发症的发生。另外支持疗法的应用：如婴幼儿须卧床休息，供给新鲜果汁和温热饮料、补充维生素以及退热剂的应用等。局部治疗多用 0.5% ~1% 麻黄碱或 0.05% 羟甲唑啉及 3% 链霉素滴鼻剂或其他抗生素滴鼻剂滴鼻，以便使鼻部分泌物易于排出，使鼻塞症状改善，抗生素药液易流到鼻咽部，达到治疗目的。另外局部涂以 10% 弱蛋白银软膏亦可减轻症状。如本病反复发作，在已控制炎症的基础上可考虑行腺样体切除术。

六、预后

成人和较大儿童预后良好。婴幼儿患者可因其并发症或全身中毒症状过重而有生命危险。

（王晓辉）

第四节　慢性鼻咽炎

慢性鼻咽炎（chronic nasopharyngitis）是一种病程发展缓慢的慢性炎症，常与邻近器官或全身的疾病并存。急性鼻咽炎反复发作或治疗不当，鼻腔及鼻窦炎症时分泌物刺激，鼻中隔偏曲，干燥及多粉尘的环境，内分泌功能紊乱，胃肠功能失调，饮食无节制等因素，均可能为其诱因。而腺样体残留或潴留脓肿、咽囊炎等可能使鼻咽部长期受到刺激而引起炎症。慢性鼻咽炎与很多原因不明的疾病和症状有密切关系：如头痛、眩晕、咽异物感、变应性鼻炎、风湿性心脏病及关节炎、长期低热、牙槽溢脓、口臭及嗅觉消失等。当慢性鼻咽炎治愈后，这些久治不愈的疾病或症状，有时也可获得痊愈或有明显改善。

一、症状与检查

鼻咽干燥感，鼻后部有黏稠分泌物，经常想将之咳出或吸涕，故可频繁咳痰或吸痰，还可有声嘶及头痛等，头痛多为枕部钝痛，为放射痛。检查可见鼻咽黏膜充血、增厚，且有稠厚黏液或有厚痂附着。咽侧索可红肿，特别在扁桃体已切除后的患者，是为代偿性增生肥厚。全身症状不明显。

二、诊断

因病程发展很慢，可长期存在而不被察觉，一般的检查方法难以确诊。而电子纤维鼻咽镜检查不难确诊。Horiguti（1966）建议用蘸有1%氯化锌液的棉签涂软腭的背面或鼻咽各壁，慢性鼻咽炎患者在涂抹时或涂抹后局部有剧烈的疼痛，并有少量出血，或可提示较固定的放射性头痛的部位，也可确诊。如软腭背面的疼痛向前额部放射；鼻咽后壁的疼痛向枕部放射；鼻咽顶部的疼痛向顶部放射；下鼻道后外侧壁的疼痛向颞部放射（图24–1）。

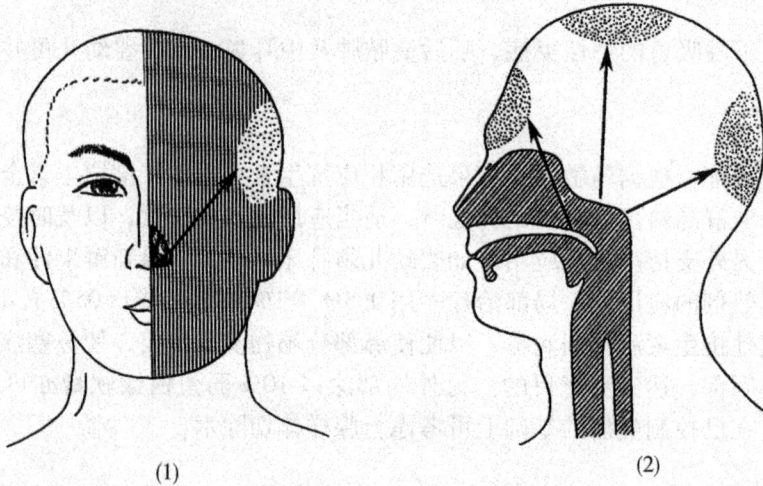

（1）　　　　　　　　　　　　　　（2）

图 24–1　鼻咽炎涂药检查的放射性头痛部位

三、治疗

找出致病原因，予以病因治疗。而加强锻炼，增加营养，多饮水，提高机体抵抗力更为重要。局部可用1%氯化锌液涂擦，每日1次，连续2～3周。应用5%～10%硝酸银涂抹鼻咽部，每周2～3次。还可使用3%链霉素滴鼻剂和油剂（如复方薄荷油滴鼻剂、清鱼肝油等）滴鼻，且可应用微波及超短波电疗等物理疗法，以改善其症状。

（王晓辉）

第二十五章

扁桃体炎

第一节 急性扁桃体炎

一、概述

急性扁桃体炎（acute tonsillitis）指腭扁桃体的急性非特异性炎症，可伴有咽部其他部位炎症。本病在临床非常多见，尤其好发于青少年及儿童。急性扁桃体炎的病原体有通过飞沫或直接传播的危险。

二、临床表现及诊断

1. 临床表现　虽因其病理改变不同分为卡他型、隐窝型及滤泡型，但就诊断和治疗而言可分为非化脓性和化脓性 2 种。

（1）急性非化脓性扁桃体炎：表现为咽痛、低热、头痛、乏力、食欲缺乏等轻度不适。检查可见扁桃体充血、肿胀，无明显渗出物和化脓。病变较轻，多限于扁桃体表面。病程 3 ~ 5d，可自愈，并发症也少见。

（2）急性化脓性扁桃体炎：咽痛较重，吞咽时明显，头痛、寒战、高热（38 ~ 40℃）、四肢酸痛、乏力等。小儿可高热 40℃ 以上，幼儿常哭闹不安、拒食，甚至发生惊厥、抽搐、呕吐、少尿或腹泻等症状。检查可见扁桃体充血、肿胀明显，隐窝口有黄白色脓点，可融合成黄白色片状伪膜，局限于扁桃体上，不与扁桃体粘连，易拭掉，无出血。有些病例，炎症可侵入扁桃体实质，淋巴滤泡充血、肿胀、化脓，在扁桃体黏膜下可见黄白色点状脓灶。下颌下淋巴结肿大，有压痛。血常规：白细胞总数增加，中性白细胞中度增高。

2. 诊断要点　从病史、症状、检查等方面入手，诊断不难。但应注意从扁桃体实质有无肿大、扁桃体表面有无脓点区别急性非化脓性与化脓性扁桃体炎，以利完善治疗方案。

三、治疗

1. 一般疗法　本病具有传染性，故患者要适当隔离，卧床休息，进流质饮食及多饮水，加强营养及疏通大便，咽病较剧或高热时，可给予解热镇痛药。

2. 抗生素应用　为主要治疗方法。首选青霉素：肌内注射，一般感染，每次 40 万 ~ 80

万 U，每日 2 次，严重感染可增至每日 4 次；静脉滴注，用生理盐水或 5% 葡萄糖溶液稀释至 1 万 U（1ml），每日 200 万 ~ 2 000 万 U。也可根据病情轻重，决定给药途径。若治疗 2 ~ 3 日后病情无好转，高热不退，须分析其原因，改用其他种类抗生素，如头孢呋辛：肌内注射、静脉注射，成人每次 0.75g，每日 3 次；儿童 30 ~ 60mg/（kg·d），分 2 ~ 3 次注射。或酌情使用糖皮质激素，如地塞米松：口服，开始每次 0.75 ~ 3mg，每日 2 ~ 4 次，维持量 0.5 ~ 0.75mg/d；肌内注射或静脉滴注，每次 5 ~ 10mg，每日 2 次。

3. 局部治疗　常用复方硼砂溶液、口泰（复方氯己定含漱液）或 1：5 000 呋喃西林液漱口。

4. 积极预防和治疗并发症

（1）局部并发症：炎症可向周围扩散引起扁桃体周围蜂窝织炎，扁桃体周围脓肿也可引起急性中耳炎、急性颈淋巴结炎及咽旁脓肿等。

（2）全身并发症：多认为系变态反应所引起，可并发与溶血性链球菌感染有关的风湿热、急性血管球性肾炎、心肌炎、关节炎等，应特别警惕心肌炎患者的突然死亡。

（王晓辉）

第二节　慢性扁桃体炎

一、概述

慢性扁桃体炎（chronic tonsillitis）是临床上的常见病。为腭扁桃体的慢性感染，儿童多表现为腭扁桃体增生肥大，成人多表现为腭扁桃体炎性所致白色条纹瘢痕，常因屡发急性扁桃体炎后形成。在慢性扁桃体炎的扁桃体隐窝中有大量细菌，而这些积存的细菌不断分泌毒素，并经过腺窝周围的血管网传播到全身，因而扁桃体成为不少全身性疾病如风湿热、肾炎等的病灶，这也正是其危害所在。

二、临床表现及诊断

1. 临床表现　慢性扁桃体炎的特点是常有急性发作病史，而平时多无明显自觉症状。患者可有咽部发痒、干燥、异物感，亦可因经常咽下分泌物及隐窝中的细菌毒素，可致消化不良、头痛、乏力、低热等全身症状，过度肥大者则影响呼吸。扁桃体和舌腭弓可有慢性充血，扁桃体可有不同程度的增大，表面有瘢痕，凹凸不平，可见陷窝开口封闭而形成黏膜下小脓肿或囊肿；颈部淋巴结常肿大，可伴有慢性咽炎、喉炎、中耳炎、风湿热、关节炎、风湿性心脏病、结节性红斑、虹膜炎等并发症。慢性扁桃体炎亦可为长期低热的原因，在腭扁桃体内可有潜在性或活动性病灶存在。

2. 诊断与鉴别　结合反复急性发作病史、症状和检查可做出诊断。但要注意与下列疾病鉴别：扁桃体生理性肥大、扁桃体结核、扁桃体角化症、扁桃体良性肿瘤、扁桃体恶性肿瘤等。

三、治疗

对于反复发作的慢性扁桃体不能施行手术者，可先行保守治疗。如发作次数频繁，则应考虑手术摘除。如为病灶型扁桃体炎，一旦明确诊断，以早期手术切除为宜。

1. 保守治疗

（1）基于慢性扁桃体炎是感染变应性状态的观点，本病的治疗不应仅限于抗菌药物，而应将免疫疗法或抗变应性措施考虑在内，包括使用有脱敏作用的细菌制品以及各种增强免疫力的药物，如转移因子：肌内注射，每次2ml，1~2次/周。

（2）陷窝灌洗法或吸引法可清除陷窝中积留的干酪状物或渗出物，减少细菌繁殖机会，保持扁桃体免疫活性。冲洗药可用生理盐水或2%硼酸水。

2. 手术治疗　为现今治疗慢性扁桃体炎有效的方法。由于扁桃体具有重要的生理功能，如参加免疫，因此对手术要慎重考虑。除非频繁的急性发作，或影响呼吸及吞咽，或已成病灶，否则一般不必手术。

（王晓辉）

第二十六章

咽部脓肿

第一节　扁桃体周围脓肿

一、概述

扁桃体周围脓肿（peritonsillar abscess）是扁桃体周围间隙内的化脓性炎症。早期为蜂窝织炎，称扁桃体周围炎，继之形成脓肿，称扁桃体周围脓肿。本病常继发于急性扁桃体炎或慢性扁桃体炎急性发作。由于扁桃体隐窝，特别是扁桃体上隐窝被堵塞，引流不畅，感染向深层发展，穿透扁桃体被膜，侵入扁桃体周围间隙而引起。常见致病菌多为溶血性链球菌或金黄色葡萄球菌。多见于成年人。

二、诊断

（一）病史采集

（1）详细询问咽痛、发热发生的时间及病程的演进变化。

（2）有无吞咽困难，唾液外流，张口困难，语言不清，音调改变，体质衰弱。

（二）体格检查

1. 一般情况　急性病容、面颊赤红、畏寒发热，全身疲乏无力，少数患者可能全身症状并不重。

2. 局部检查

（1）患侧腭舌弓及软腭高度红肿，悬雍垂肿胀偏向健侧，腭舌弓上方隆起，扁桃体常被遮盖且被推向内下方。

（2）颈部活动受限，头常偏向患侧，颌下淋巴结肿大、压痛。

（三）辅助检查

1. 实验室检查　血常规白细胞总数大多增高，严重病例有时也可减低，但中粒细胞百分数仍增高。

2. 咽拭子涂片及细菌培养　结果同急性扁桃体炎。

（四）临床类型诊断

1. 前上型　脓肿位于扁桃体上极及腭舌弓之间，则腭舌弓上方隆起，扁桃体被遮盖且被推向内下方。

2. 后上型　脓肿位于扁桃体与腭咽弓之间，则腭咽弓隆起，扁桃体被推向前下方。患侧颈及下颌淋巴结肿大。

（五）鉴别诊断

1. 咽旁脓肿　为咽旁间隙的急性化脓性炎症，肿胀部位在一侧颈外下颌部，伴有压痛，病侧扁桃体和咽侧壁被推向中线，但扁桃体本身无病变。

2. 智齿冠周炎　多发生在下牙槽内侧，下颌第三磨牙（智齿）冠周炎常因阻生牙而起病，牙龈红肿，牙冠上覆盖肿胀组织，红肿可波及扁桃体前部及舌腭弓，但扁桃体和悬雍垂一般不受影响。

3. 急性白血病　有时咽峡部呈急性炎症现象，但疼痛轻，局部有出血坏死，牙龈部亦有出血灶，根据血常规和骨髓象可得确诊。

4. 扁桃体恶性肿瘤　多见于成人。单侧扁桃体肿大，局部炎症不明显，质硬，表面光滑或溃疡，或呈菜花状，早期临床症状不明显。易早期颈淋巴结转移，局部活检即可确诊。

三、治疗

（一）治疗原则

早期可保守治疗，选用敏感抗生素控制感染；在脓肿形成后，还应穿刺抽脓或切开引流，每日扩张切口一次，至无脓液流出。急性炎症消退后应行扁桃体摘除，以免反复发作。

（二）治疗方案

1. 非手术治疗

（1）一般治疗：卧床休息，加强营养，进食易消化食物。

（2）抗生素应用：脓肿未形成之前应按急性扁桃体炎治疗，应用抗生素控制感染，抗生素用量要充足，可静脉用药，最好用广谱抗生素如青霉素、先锋霉素等，如青霉素 800 万 ~ 1 200 万 U 静脉滴注。

（3）对症治疗：发病期间多用漱口水含漱，常用的有多贝尔氏液或自行配制淡盐水，每日含漱 5 ~ 10 次，起到辅助排脓、消炎作用。饮食应以清淡为主，吞咽疼痛者可吃流食或半流食；发热者可用酒精擦浴，协助降温；有高热者应给予退烧药；疼痛剧烈者适当给予止痛药，或口含六神丸等。

（4）中医药治疗。

2. 手术治疗

（1）穿刺抽脓：扁桃体周围脓肿在脓肿形成后，宜采取穿刺抽脓。用 2% 丁卡因表面麻醉后，选择穿刺点，脓肿位于前上方者，假设于悬雍垂根部做一平行线，再自舌腭弓前缘做一垂直线，两线相交叉点即为穿刺点，或自悬雍垂根部与最后磨牙连线的中点为穿刺点；或在扁桃体上极与腭舌弓之间表现最膨隆之部位为穿刺点，脓肿位于后上方者，则在腭咽弓处穿刺。用 16 ~ 18 号粗针头，刺入时动作要轻柔，可感觉到有落空感即进入脓腔，不要刺入过深，以免刺伤大血管引起出血，如果未抽出脓，可将针退出一部分，改变方向再刺入试抽。

（2）切开排脓：在穿刺有脓处，或最膨隆处和最软化处作一小切口，切开黏膜及浅部组织后即可，然后用一血管钳从切口中伸入，沿扁桃体被膜外方进入脓腔，稍加扩张，将切口撑大，随即有脓外流，患者顿时感到症状减轻，可每日用血管钳扩张一次，待无脓时为止。

（3）脓肿期间将扁桃体切除：有时因脓肿引流不畅，虽然经多次抽脓但仍有脓或切开引流后仍不能治愈，此时在抗生素控制下，可在急性期切除扁桃体，以彻底引流，达到根治的目的。

（4）预防性扁桃体切除：约有 1/3 患者扁桃体周围脓肿反复发作，为了根除，可在炎症消退后 2 周切除扁桃体；因为此时扁桃体周围瘢痕尚未形成，扁桃体容易剥离，否则扁桃体周围因瘢痕而粘连则切除困难。

（王晓辉）

第二节　咽后脓肿

咽后脓肿（retropharyngeal abscess）为咽后隙的化脓性炎症，因其发病机制不同，分为急性与慢性两型。

一、病因及病理

1. 急性型　最常见为咽后淋巴结化脓，多发生于 3 岁以内的幼儿。由于婴幼儿口因后隙淋巴组织丰富，口、咽、鼻腔及鼻窦的感染可引起淋巴结炎，进而化脓，脓液蓄积在口咽后方咽后隙的一侧。此外，成人因咽后壁异物刺入，或者外伤、手术等侵入性损害均可引起咽后隙感染。致病菌与扁桃体周围脓肿相似。

2. 慢性型　多见于成人，由颈椎结核引起。在椎体与椎前筋膜之间形成寒性脓肿。

二、临床表现

（1）急性型者，起病急，发热、烦躁、咽痛拒食、吸奶时吐奶或奶汁反流入鼻腔，有时可吸入口乎吸道引起呛咳。说话及哭声含糊不清，如口中含物，睡眠时打鼾，常有不同程度的呼吸困难。患者头常偏向患侧以减轻患侧咽壁张力，并扩大气道腔隙。如脓肿增大，压迫喉入口或并发喉炎，则呼吸困难加重。

（2）慢性型者，多有结核病的全身症状，起病缓慢。无咽痛，多在脓肿大而出现咽部阻塞症状时方来就诊。

三、检查

急性型者可见咽后壁一侧隆起，充血，脓肿较大者可将患侧腭咽弓向前推移。由外伤或异物引起的咽后脓肿，多位于喉咽，须用间接喉镜检查才能发现。局部常有脓性分泌物，有时尚能查见异物。检查时，操作宜轻柔，以避免患儿哭闹挣扎导致脓肿破裂，如发生意外，应速将患儿头部倒下，防止脓液流入气管，发生窒息或引起吸入性肺炎。另外，检查可发现患侧或双侧颈淋巴结肿大，压痛明显。

慢性型者可见咽后壁隆起，常位于咽后壁中央，黏膜色泽较淡。

四、诊断

根据病史、症状以及检查所见，诊断不难。幼儿如有上述症状时，首先须考虑本病。除咽部检查外，可行 X 线侧位拍片，以判断脓肿的大小及范围，有时尚能见到液平面，对疑为外伤或结核引起者，通过 X 片也可检查有无异物或颈椎骨质破坏。结核性者常有肺部结核病变。CT 检查有利于脓肿与蜂窝织炎的鉴别。

五、并发症

（1）脓肿破裂，吸入下呼吸道，可引起吸入性肺炎甚至窒息。

（2）脓肿向下发展，可引起急性喉炎、喉水肿、纵隔炎。

（3）脓肿向外侧可侵入咽旁间隙导致咽旁隙脓肿，继之侵蚀大动脉，可发生致死性大出血。

六、治疗

1. 急性咽后脓肿　一经确诊，须行切开排脓。患儿不需麻醉，成年患者喷用1%丁卡因即可。取仰卧头低位，用压舌板或直接喉镜压舌根暴露口咽后壁，看清脓肿部位，在脓肿最隆起处用长粗穿刺针抽脓（图26-1）。然后用尖刀在脓肿下部最低处作一纵行切口，并用血管钳扩大切口，排尽脓液并充分吸出。喉咽部脓肿，可在直接喉镜下进行手术，操作方法同上。术中应准备好气管切开包、氧气、喉镜及插管等器械，以便在意外情况出现时使用。

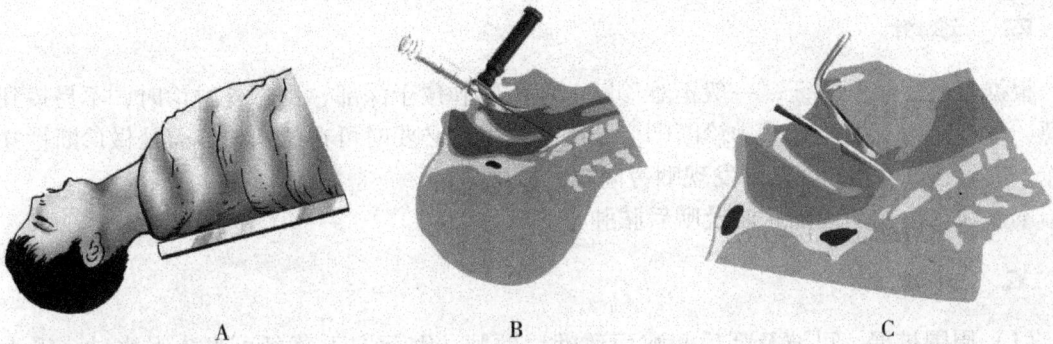

图26-1　咽后脓肿的手术治疗
A. 体位；B. 穿刺抽脓；C. 切开排脓

术后使用抗生素控制感染。如脓液引流不畅，每日应扩张创口，排尽脓液直至痊愈。

2. 结核性咽后脓肿　除抗结核治疗外，可在口内穿刺抽脓，脓腔内注入0.25g链霉素液，但不可在咽部切开。有颈椎结核者，宜与骨科医师共同处理，同时行颈外切开排脓。

（王晓辉）

第三节　咽旁脓肿

咽旁脓肿（parapharyngeal abscess）为咽旁隙的化脓性炎症，早期为蜂窝织炎，随后发展成脓肿。

一、病因

（1）邻近器官或组织化脓性炎症的扩散，为最常见的致病因素，如急性扁桃体炎、扁桃体周脓肿、咽后脓肿及牙槽脓肿等可直接侵入咽旁隙而发病。

（2）咽部外伤、异物所引起的感染，包括咽部和口腔手术的并发症，如扁桃体摘除术、拔牙手术时注射麻醉剂的针头消毒不严，可将致病菌直接带入咽旁隙。

（3）血液或淋巴途径感染：邻近器官或组织的感染，可经血行和淋巴系累及咽旁隙。

二、临床表现

1. 全身症状 发热、寒战、出汗、头痛及食欲缺乏。体温可呈持续性高热或脓毒血症的弛张热，严重时可呈衰竭状态。

2. 局部症状 咽旁及颈侧剧烈疼痛、吞咽困难、语言不清、当炎症侵犯翼内肌时，出现张口困难。

三、检查

患者呈急性重病容、颈部僵直、活动受限。患侧颈部、颌下区肿胀，触之坚硬，牙痛明显。严重者肿胀范围可上达腮腺、下沿胸锁乳突肌而达锁骨上窝。如已形成脓肿，则局部变软且有波动感。

咽部检查，可见患侧咽侧壁隆起、充血，扁桃体及腭弓被推向中线，但扁桃体本身无红肿。

四、诊断

根据上述症状及体征，一般不难诊断。但因脓肿位于深部，由颈外触诊时，不易摸到波动感，故不能以有无波动感为诊断咽旁脓肿的依据。必要时可在压痛最显著处做诊断性穿刺抽脓，明确诊断。咽部 CT 可发现咽旁间隙的脓肿。

本病须与扁桃体周围脓肿及咽后脓肿等鉴别。

五、并发症

（1）周围扩展，可波及咽后间隙而致咽后脓肿；继而向下蔓延可发生喉水肿；沿大血管向下发展，可发生纵隔炎。

（2）若侵蚀颈内动脉，可致颈内动脉壁糜烂而引起致命的大出血。

（3）颈内静脉受侵犯，可引起血栓性静脉炎。

六、治疗

（1）脓肿形成前，应全身使用广谱、足量的抗生素及适量的糖皮质激素等药物，以防感染的蔓延和并发症发生。

（2）脓肿形成后，立即行脓肿切开排脓，一般经颈外进路切开。局麻下，以下颌角为中点，在胸锁乳突肌前缘作一纵切口，用血管钳钝性分离软组织进入脓腔。排脓后，置入引流条，切口部分缝合。术后继续抗感染治疗。

（王晓辉）

第二十七章

茎突综合征

一、概述

茎突综合征又称茎突过长征，是由于茎突过长，或者其方位、形态异常，刺激邻近血管、神经，所引起的咽部异物感、咽痛及反射性耳痛、头颈部痛、唾液增多和耳鸣眩晕等症状的总称。本病多见于成年人，在人群中 4% ~ 28% 的茎突长度超过长为 2.5cm 的平均长度，茎突方位超过 40°角或小于 20°角，或茎突下颌韧带钙化等因素引起临床症状。

二、临床表现与诊断

1. 病史　凡年龄在 20 岁以上，无论有无切除扁桃体的历史，如果有单侧（或先单侧而后双侧）咽部疼痛、异物感，兼有颈部、耳部、头部疼痛的病史，应更详细询问有关茎突综合征的病史，并进行检查。

2. 扪诊　过长而方位异常的茎突一般能通过扁桃体窝（特别在切除扁桃体以后）的前、后、上、下扪到条索状或刺状硬突起，压之能激发或加重症状。扪诊时让患者转动或伸屈头部，更易感到茎突在扁桃体窝滑动。有时 X 射线片显示茎突确属过长，但因其位置较深、较高或茎突细小易摆动，或因扁桃体太大、扁桃体窝的瘢痕太厚，故不一定能扪到茎突。

3. 针刺探查　先在咽部喷以表面麻醉剂，局部涂以消毒剂，然后用针刺向扁桃体窝探查，但此法并不可靠。

4. X 射线摄片　不仅能确定茎突的长度、方位、形态，也可两侧对比，并能显示它与扁桃体窝或颈部的关系。现将常用的投照方法介绍如下。

（1）正位：仰卧垂直面与台面平行成前后位，侧面观使患者听眦线与台面垂直。通过投照侧外眦做一线与矢状面平行，再通过上牙冠下缘做一线与上线垂直得一交点（开口时相当于口角），使此交点的垂直延长线落于台面长轴正中线上。投照时，通过上述交点垂直投射，并尽量张口，片中可见茎突位于上颌骨与下颌骨之间的空隙内。

若采用第 1 ~ 2 颈椎张口位可同时观察茎突远段以利对比。

（2）侧位：头部侧置，矢状面与台平行，颈部前伸，使下颌骨升支与颈椎分开，将下颌角与乳突之间中心作为投照中心，中心射线向头侧倾斜 10°通过健侧下颌角投射至胶片中心。

在 X 射线片上，一般以茎突孔至茎突尖端的长度，作为茎突的长度。从茎突孔向下做一条与颅底平面的垂直线，测量茎突与此垂直线之间的偏斜度。萧轼之谓多数茎突与此垂直线偏内、偏前各成30°角。超过40°角或小于20°角可看做茎突方位异常，但仍需结合临床表现来做出最后决定。

5. **手术探查** 对于有典型茎突综合征的患者，当扪诊与 X 射线片均不能肯定茎突的明显异常，而深感苦恼，迫切希望治疗者，可考虑手术探查。

6. **本病应与以下各种疾病进行鉴别**

（1）扁桃体隐窝内异物：常引起单侧扁桃体或咽部异物感，但有进食时的异物梗卡史。检查扁桃体时，可以看到患侧扁桃体的某一隐窝口有充血、糜烂，在隐窝内可看到或探到小异物。

（2）舌咽神经炎：多有急、慢性扁桃体炎的病史与症状。扁桃体炎可间接引起舌咽神经炎，并导致舌咽神经痛。

（3）咽喉部特殊感染：如咽喉结核或梅毒等也可发生咽喉部疼痛或异物感，多见于双侧。此外，病史、局部溃疡及全身性症状可鉴别。

（4）舌、扁桃体、鼻咽部及喉部癌肿：可有单侧的咽喉痛及头痛等症状。局部病变及细胞学和活体组织检查，均有助于鉴别。

（5）颞颌关节功能紊乱：常有耳痛、头痛、耳鸣。进食后疼痛加重，按压下颌关节或张口时痛更甚。

三、治疗

以手术治疗为主。但手术的适应证、手术方法、径路需根据患者具体情况来决定。如仅在 X 射线片上有茎突过长或方位、形态异常，而无自觉症状者，则不宜手术；即使有自觉症状，但患者并不以为苦，也不必做手术。凡具有显著的茎突综合征的症状，患者深以为苦，迫切要求手术者，可行茎突切短手术。凡在扁桃体切除术中偶然发现茎突露出在扁桃体窝者，如果术前没有症状，可不必切短，但亦有主张即将其切短者。

目前一般采用经口咽及颈外2个途径进行茎突切短术。茎突折断疗法，今已不采用。

经口咽扁桃体窝进行手术时，按扁桃体手术前注意事项做好准备（如验血、洁牙、术前用阿托品及镇静药）。经颈外途径进行手术时，则按外科常规准备。

1. **经口咽切短茎突术**

（1）适应证与时机：凡能在扁桃体窝扪到茎突尖端者均适用。此手术可在切除扁桃体后即时进行，也可在术后 1 ~ 2 个月进行。

（2）麻醉与体位：可采用局部麻醉或者全身麻醉。后者需采用卧位，并用带压舌板的开口器。

（3）方法

1）在手术开始时，需用手指或钝端器械以确定茎突间的位置，如一时摸不着，可转动患者头部，然后再触查，确定茎突尖端位置后，即不再变动头位。

2）此时可在茎突尖端支上做长 1 ~ 1.5cm 的纵向切口。先暴露茎突尖端，然后用特制的长柄圈形牵开器或用筛窦刮匙的钝圈缘，向茎突间套上，将茎突周围的软组织向上推开，同时用边缘不锐利的剥离器将附着在茎突骨上的肌肉韧带及其骨膜由下向上剥离。在暴露茎突骨质的过程中，切忌用锐利的刀、剪，以免损伤面动脉及其上升咽支与腭支，舌咽神经或颈内、外动脉。术中不要松去套在茎突上的圈形牵开器，操作时不可用力过猛，以免茎突或牵开器的圈端发生意外的折断。

3）当茎突暴露到不能再往上剥离时，则用长柄小剪，或者用鼻中隔咬骨钳在暴露的茎突最上端剪断。剪短前最好用钳挟住或用线缚住茎突尖端，以免剪短的茎突失落至喉咽部等处。

4）茎突剪断后松开牵开器，检查创口，止血。伤口内可放置少量的消炎或抗菌药物。用羊肠线或丝线缝合创口，术后 4~6d 拆线。

凡有心脏病、高血压或其他原因忌行扁桃体切除术者，有建议经腭舌弓途径暴露茎突，进行切短手术。对于有茎突综合征的患者，亦有在切除扁桃体之后，经腭咽弓外下方暴露舌咽神经，将其切除一段（约1cm），可获得类似茎突切短术的效果。

2. 经颈外途径切短茎突术　这种手术适用于不能从扁桃体窝触及的茎突，或虽能触及而位置较深较高，或茎突体较小、易摆动的茎突。

（1）体位：仰卧，头偏向对侧。在暴露、剥离与切短茎突的过程中，可嘱患者尽量将下颌骨向前移动，还可加用拉钩将下颌角向前向外拉开，使下颌角后下与胸锁乳突肌之间有较大的空隙。

（2）切口：从乳突尖前沿胸锁乳突肌前缘，向下至舌骨平面切开皮肤、皮下组织及颈阔肌。分开胸锁乳突肌前缘的深颈筋膜，牵开伤口，将颈动脉鞘及其血管、神经拉向后方。

（3）查清茎突关系：为了更好的暴露茎突，便于手术操作，此时可嘱患者将下颌角向前移，查清舌骨大角和舌骨体的位置，并由此向上寻找二腹肌及茎突舌骨肌。沿茎突舌骨肌向上探查茎突尖端及其体部、根部。尽可能查清其他茎突肌肉、韧带及其茎突与周围血管、神经的关系。

（4）剥离茎突：切开茎突尖端的骨膜，并暴露茎突尖端。此时可以将茎突舌骨肌及茎突舌骨韧带在靠近尖端处切断。再用圈形牵开器套上茎突尖，并将茎突尖周围的软组织往上推开，同时按照前一方法将茎突骨质剥离出来。

当茎突剥离至不能再往上剥时，即按前一方法切短茎突，做好止血与缝合工作。

3. 术后处理

（1）经口咽径路法：患者术后治疗同扁桃体摘除术后。术后7d拆除缝线。

（2）经颈外侧径路法：术后给予抗生素静脉滴注以预防颈部感染，局部制动，术后 5~7d 拆线。

根据国内外文献报道，经口咽途径的手术，有时可发生感染与颈部气肿，也偶尔可出现手术侧的暂时性软腭轻瘫痪。

手术后茎突综合征各症状消失的时间、次序不一，一般咽部疼痛及异物感消失较快，而头痛、耳痛、耳鸣、头晕的消失有时较慢。有的症状要经过 1~6 个月才消失。这说明手术效果在 6 个月之后才能判定，而且术后症状的消退过程，可能与手术区受伤组织的修复快慢及患者的适应证过程有关。有的患者手术后其他症状消失，唯独耳鸣始终没有改变。

手术效果不满意者，可能为：①切除的茎突不够；②分布在扁桃体窝周围的神经与剩下的茎突之间有瘢痕牵引作用；③诊断不正确。因此，对于茎突综合征的诊断与手术治疗问题，必须采取认真负责与极其慎重的态度。

（王晓辉）

第二十八章

阻塞性睡眠呼吸暂停低通气综合征

一、概述

阻塞性睡眠呼吸暂停低通气综合征是指睡眠时上气道反复发生塌陷、阻塞引起的睡眠时呼吸暂停和通气不足，伴有打鼾、睡眠结构紊乱，频繁发生血氧饱和度下降、白天嗜睡等症状。OSAHS可发生于任何年龄，但以中年肥胖男性发病率最高。OSAHS作为多种心脑血管疾病、内分泌系统疾病及咽喉部疾病的源头性疾病，已日益受到重视。

二、临床表现及诊断

1. 症状　有睡眠中打鼾的病史，随年龄和体重的增加可逐渐加重，呈间歇性，有反复的呼吸停止现象，严重者夜间有时或经常憋醒，甚至不能平卧睡眠。白天嗜睡，程度不一，轻者表现为轻度困倦、乏力，对工作生活无明显影响；重者在讲话过程中、驾驶时出现入睡现象；患者入睡快，睡眠时间延长，睡眠后不能解乏。患者可有晨起后头痛、血压升高。晨起后咽部明显干燥、异物感。可有记忆力下降、注意力不集中。部分重症患者出现性功能减退，夜尿次数明显增多，性格急躁。合并并发症者可出现相应症状，如夜间心绞痛等。儿童患者除上述表现外，还有遗尿、学习成绩下降，胸廓发育畸形、生长发育差等。

2. 体征

（1）一般征象：较肥胖或明显肥胖、颈围较大，重症患者有明显嗜睡，在问诊过程中出现反复瞌睡；部分患者有明显的上、下颌骨发育不全。儿童患者一般发育较差，除颌面部发育异常外，还可见胸廓发育畸形。

（2）上气道征象：口咽腔狭窄、扁桃体肥大、软腭组织肥厚、悬雍垂（腭垂）过长肥厚等。有些患者还可发现其他可引起上气道狭窄的因素，如鼻中隔偏曲、鼻息肉、腺样体肥大、舌扁桃体肥大、舌根肥厚等。

3. 辅助检查

（1）多导睡眠监测：多导睡眠图（polysomnogram，PSG）是诊断OSAHS的金标准，通过记录睡眠的深度，眼运动和相应肌肉的活动，心率和心律的变化，以及血氧饱和度，口鼻腔气流、胸腹腔呼吸运动等各种参数，从而诊断本病的严重程度。

诊断标准：PSG检查每夜7h睡眠过程中呼吸暂停及低通气反复发作30次以上，或睡眠呼吸暂停和低通气指数≥5。

（2）纤维鼻咽喉镜辅以 Muller's 检查法：可观察上气道各部位截面积、引起气道狭窄的结构性原因。Muller's 检查即嘱患者捏鼻、闭口，用力吸气，用以模拟上气道阻塞状态下咽腔塌陷情况。两者结合是评估上气道阻塞部位最为常用的手段。

（3）上气道持续压力测定：即应用含有微型压力传感器的导管自鼻腔置入上气道内并达食管，该导管表面含有多个压力传感器，分别位于鼻咽、舌根下口咽、喉咽、食管等部位，正常吸气时全部传感器均显示一致的负压变化，如气道某一部位发生阻塞，阻塞平面以上的传感器则无压力变化，据此可判定气道阻塞的部位，是目前认为最为准确的定位诊断方法。

（4）头颅 X 射线测量：拍摄定位头颅侧位片，主要用于评估骨性气道狭窄。

（5）头颅 CT、MRI：可拍摄上气道各平面的三维结构，清晰并可计算截面积，多用于科研，临床应用较少。

三、治疗

根据患者主要病因、病情及全身状况，可选择不同的治疗方法。

1. 非手术治疗

（1）一般治疗及保健措施：代谢方面治疗以减轻体重和增强呼吸辅助肌作用。并注意限制饮食和采用有利的睡眠位置，适宜的枕头高低，侧卧睡位，均可使鼾声减轻或消失。

（2）内科治疗

1）持续正压通气治疗：是通过睡前戴上面罩，连接正压管，将压力调节到 0.29 ~ 0.5kPa（2.1~3.7mmHg），可减少呼吸暂停次数，持续正压为 0.29~1.47kPa（2.1mmHg）时，打鼾完全消失，血氧饱和度改善。当压力增高至 1.47kPa（11mmHg）时，患者不能耐受。由于通气机性能的不断改善，患者对治疗的耐受性也不断提高，且可携机回家长期治疗，还对各类睡眠呼吸暂停均有效。

2）应用器械治疗：①睡眠球法是将网球缝于睡衣背侧上方，以控制睡眠姿势，避免仰卧位睡姿；②口腔矫治器是用高分子聚合物制成的，有止鼾奶嘴、反𬌗导板、舌固定器、齿矫正器和自留式压舌器等，睡眠时置于口腔，使舌体前移，增加舌根和咽后壁的空间，使口腔部组织随睡眠吸气时负压而产生塌陷的可能性明显减少，适用于舌根肥大所致和气道阻塞为主的混合型的 OSAHS；③鼻瓣扩张器为一种弹性塑料条，两端弯成适合鼻翼形状，置于鼻前庭内，可扩张鼻瓣区，使鼻气流量增加 5.5% ~45%，鼾声强度降低 5.5~6.0dB，血氧饱和度亦可得到改善。

3）药物治疗：利血平可使鼻腔黏膜充血增加鼻腔阻力，不宜服用。可使用增加上气道开放的药物，如鼻黏膜收缩剂，如舒鼻灵滴鼻剂（主要成分为盐酸麻黄碱、醋酸可的松），滴鼻，每次 1~2 滴，每日 3~4 次，糖皮质激素类喷雾剂，如盐酸氮草司汀鼻喷雾剂：喷鼻，早晚各 1 次，6 岁以下儿童禁用。

2. 手术治疗 一旦决定 OSAHS 患者行手术治疗，术前就应考虑可能发生的危险。术前尽可能不用镇静剂。麻醉对 OSAHS 患者有相当难度，肥胖、短颈带来插管不便，吸入高浓度氧将抑制呼吸兴奋，导致危急情况。使用常规肌肉松弛剂亦可引起呼吸急症，因此必要时应用亦宜减小剂量。手术前应准备硬支气管镜和气管切开器供抢救时使用。

（1）手术指征：①白昼过度嗜睡，影响职业及社会活动能力者；②夜间严重打鼾，影响同室居住者；③出现心血管或肺部继发症者；④内窥镜检查已明确有上呼吸道节段性阻塞者；⑤头颅 X 射线片测量显示下颌骨发育不良、后缩，或合并舌骨位置向后下移位者。根据上呼吸道不同的阻塞部位、严重程度和个体差异，采用不同手术方法。

（2）手术方法

1）鼻部手术：取决于解剖因素所致的鼻塞，采用单独手术或联合（经口）手术予以矫正，包括鼻中隔形成术、下鼻甲或中鼻甲缩小术、鼻息肉摘除及鼻畸形整复。

2）腺样体、扁桃体切除术：腺样体肥大引起的阻塞可行腺样体刮除术，常与扁桃体切除联合进行。如伴有软腭或咽后壁组织松弛，可在扁桃体切除后将舌腭弓和咽腭弓缝在一起，但不缩短软腭，类似改良 UPPP 手术。

3）舌缩减术：舌体肥大是阻塞的重要因素，因此对舌肥大者行舌缩减术是有效的。切开下颌舌骨肌，正中锯开下颌骨，将舌大部分拉出口腔，由前向后做楔形切除，长 2～3cm，深 2cm，宽 2～3cm，舌组织对端缝合，使舌后部缩减，增宽下咽腔。下颌骨无需用钢丝固定，术后鼻饲数周。其危险是舌动脉和舌下神经损伤，故切除宜窄，不宜宽。手术效果则待随访观察。

4）气管造口术：是治疗 OSAHS 最有效的方法，但大多数患者不愿接受。其适应证为白天有严重症状，严重心动过缓，氧饱和度低于 50%，病态性肥胖，小颌或颌后缩畸形。对重症 OSAHS 患者在其他手术前应先做气管切开术。

5）颌面部手术：矫正颌面畸形，增加上气道空间。基本术式包括：下颌骨截骨前移加减舌骨悬吊和上颌骨、下颌骨、舌骨前移术。由于手术有相当的痛苦，故仅适用于：①骨骼发育正常的重度 OSAHS 患者；②病态肥胖（超过标准体重的 10%）；③严重下颌骨发育不良；④其他手术失败者。

6）咽部手术：切除口咽部不重要的组织，扩大咽部通道，使阻塞解除，基本术式是悬雍垂腭咽成形术、腭咽成形术和硬腭缩短术。

a. 悬雍垂腭咽成形术（UPPP）

适应证：①每小时 50 次呼吸暂停；②最低氧饱和度在 50% 以上；③心电图无明显异常；④无明显心肺并发症。具体为软腭过长、咽侧壁肥厚和扁桃体肥大；X 射线检查示阻塞部位位于腭咽水平，以及其他手术合用。

禁忌证：①极度肥胖，伴舌宽明显增大的重度 OSAHS 者；②X 射线头颅测量示气道过小和舌骨位置下移者；③上呼吸道狭窄不在口咽水平者；④OSAHS 属中枢性或混合性者。

目的：①缩短悬雍垂，减低其振动性；②扩大鼻咽与口咽的通道，减轻气流阻力；③使软腭向前移位，不致睡眠时后坠阻塞鼻咽部；④除去舌腭弓，使舌向前移，避免后坠；⑤减轻咽部收缩作用。

麻醉与体位：采用经鼻气管插管全身麻醉，肌肉松弛剂限用最小剂量。患者取平卧头后仰位。局麻取半坐位，用 1% 奴夫卡因局部浸润麻醉舌腭弓上、中、下 3 点，悬雍垂根部注射 5ml。

手术步骤：①沿舌腭弓外侧做弧形切开，起自扁桃体下极向上接近悬雍垂基部，继而转向切开咽腭弓直至下方，除去切口范围包括扁桃体在内的软组织。②从舌腭弓、软腭和咽腭弓上，做黏膜和黏膜下组织的锐性剥离，保留肌肉组织，剪除拟定切除的软腭部分，但应多保留一些软腭的鼻咽侧黏膜。用2-0肠线缝合相对应的软腭创缘和扁桃体窝肌层，修剪黏膜范围以缝合时无张力为度。③悬雍垂部分切除，即保留悬雍垂上1/3段。切缘宜严格止血，后缘黏膜稍保留长一些，以便与前缘黏膜缝合，防止形成血肿。④检查伤口，察看咽腔宽畅程度，有无渗血。若咽后壁仍成纵形条索状组织增厚者，在咽后壁外侧可做半圆形切口切除黏膜。分离切缘内侧的黏膜向外牵拉，和切缘外侧部黏膜缝合，减少条索样隆起。

术后处理：注意呼吸道通畅，有经鼻插管者必要时可留置72h。使用抗生素及糖皮质激素可减轻术后水肿，避免气管切开，但须做好气管切开的准备。给镇痛药宜谨慎。注意饮食护理，每次进食，饮水量要少，吞咽要慢，并应加强口腔清洁。术后7~10d拆线。

并发症：早期多为出血和感染，吞咽疼痛与扁桃体手术相同。腭咽闭合不全是因为手术切除软腭组织过多所致，观察数月，有望自愈。重者须手术治疗。鼻咽狭窄为术中损伤软腭鼻侧黏膜，或切除咽腭弓所致。重症OSAHS患者的咽部手术可能有生命危险，全身麻醉在诱导期间，或术终时过早拔出气管插管，有加重呼吸道阻塞以致发生窒息的可能。过度肥胖、血氧饱和度低于85%者对于全麻期间供氧不足耐受性很低，容易发生窒息。

疗效判断标准：①显效，打鼾、呼吸暂停和白天嗜睡等症状明显改善。多导仪检查呼吸暂停指数下降50%以上，最低血氧饱和度升高20%。②进步，打鼾、呼吸暂停和白天嗜睡等症状改善。呼吸暂停指数下降20%~50%，最低氧饱和度升高10%。③无效，打鼾、呼吸暂停等症状略减轻，但多导仪检查无改善。

b. 腭咽成形术：腭咽部浸润麻醉与上法相同，在悬雍垂基部平面以上1.5cm处向两旁做弧形切口，达舌腭弓外侧和扁桃体下极，切除黏膜和肌肉层之后，再行扁桃体切除术。悬雍垂和软腭松弛部分一同切除。最后用丝线将创面缝合，软腭中央部分切除范围应小于1.5cm，否则术后易并发腭咽闭合不全。此法的优点是成功率高，不易复发，缺点是术中出血较多，术后可能并发腭咽闭合不全。

激光悬雍垂腭咽成形术在局麻下用20~30W功率的CO_2激光刀沿悬雍垂根部及软腭上方两侧做楔形切口。激光刀之直角挡板置于软腭后面，保护咽后壁黏膜。特制的压舌板置于悬雍垂后，激光刀上小孔可抽吸气化的烟雾。

激光悬雍垂腭咽成形术治疗OSAHS有效率达80%，根据不同类型的病例，手术又可分悬雍垂成形术、悬雍垂切除术、悬雍垂软腭成形术及UPPP。除以激光切除肥大的悬雍垂、下垂之软腭及气化扁桃体外，并利用激光照射瘢痕形成明显的特点，使软腭形成向上颌向两侧收缩的瘢痕，使软腭上提和向两侧绷紧，从而扩大咽腔。这种效果是非激光手术难以达到的，所以有效率较高。且少有并发症，更显得安全。

c. 硬腭缩短-悬雍垂腭咽成形术

适应证：①以腭平面狭窄为主的重度OSAHS；②UPPP失败后的补救手术。

禁忌证：①全身及心脑血管严重疾患；②瘢痕体质手术应慎重。

手术方法：气管切开或经鼻插管行静脉复合麻醉。取仰卧位，垫肩使头后仰。置入Davis开口器，充分暴露咽腔。先行UPPP手术。于硬腭后缘腭大孔内侧做2.0~2.5cm长"U"形切口。分离黏骨膜瓣暴露硬腭后缘，逆行潜行分离鼻底黏骨膜，咬除硬腭后缘骨质1.0~1.5cm长，宽2.0~2.5cm，钻2个小孔以便缝合。复位腭黏骨膜并向前牵拉缝合。

如腭平面气道前后狭窄较甚，可增大软、硬腭切除长度至1.5cm。如左右狭窄为主可横行切开咽腭弓与软腭交界处尽量外翻咽腭弓黏膜瓣；或在扩大的扁桃体窝上端缝合咽腭肌与舌腭肌；或在侧索上端向外上缝一牵引针，使咽腭弓及咽侧索外移与软腭呈直角相交。

本手术缩短了硬腭长度，扩大了界径，也矫治了软腭后置，故术后上界径及最窄径较正常还宽。硬腭缩短后软腭附着点前移，使残存软腭上下运动度加大，封闭鼻咽腔能力增强，有效地防止了长期腭功能不全等并发症。

（王晓辉）

第二十九章

咽部感觉性和运动性疾病

第一节　咽感觉神经功能障碍

咽部感觉神经功能障碍多由全身其他疾病引起，且常与运动性神经功能障碍同时出现。若单独出现，多为功能性咽部感觉障碍。病因可分为中枢性和周围性。脑干和延髓等中枢部位的病变，如肿瘤、出血、血栓形成、多发性硬化、延髓性麻痹、脊髓空洞症、脑炎等常引起咽感觉神经功能障碍。颈静脉孔周围病变累及Ⅸ、Ⅹ和Ⅺ脑神经，流感和白喉等病所致神经炎也可引起该病。

一、咽感觉减退或缺失

咽部感觉减退或缺失常与喉部的感觉、运动性障碍同时出现。

1. 临床表现　咽部的感觉减退，患者多无明显症状；若感觉缺失时，咬破舌或颊黏膜而无痛觉，故常有口腔黏膜糜烂。病变若累及下咽或喉部，进食或饮水时常发生误吸，引起呛咳，并可发生吸入性支气管炎和肺炎。

2. 诊断　检查咽部时，用压舌板试触腭弓或咽后壁，咽反射功能明显减退或消失。若喉部受累，触诊喉部时，喉的反射性痉挛消失。根据症状和检查较易做出诊断，查找病因有时须与神经科医师协同检查。

3. 治疗　针对病因治疗。功能性咽部感觉缺失可酌情应用钙剂、维生素类药物及喉部理疗等。

二、舌咽神经痛

1. 临床表现　舌咽神经痛（glossopharyngeal neuralgia）是一种发生在舌咽神经分布区域（咽侧壁、舌根、软腭、扁桃体、外耳道）的阵发性剧烈疼痛，多见于老年人。痛起突然，为针刺样剧痛，可放射到同侧舌和耳深部，持续数秒至数十秒，伴有唾液分泌增加。说话、吞咽、触摸患侧咽壁及下颌角均可诱发，与三叉神经痛类似。以1%丁卡因等麻醉剂麻醉咽部可减轻疼痛。

2. 诊断　症状典型，易于做出诊断。但须排除由该区的炎症、茎突过长、咽喉结核、鼻咽和喉咽恶性肿瘤等病导致的疼痛。

3. 治疗

（1）药物治疗：常用卡马西平（carbamazepine），苯妥英钠（phenytoinum natricum），长期服用后效果减退。

（2）局部治疗：1%利多卡因、山莨菪碱、无水酒精、维生素 B_{12} 通过咽部入路注入舌咽神经分布区域。

（3）手术：经颅舌咽神经根切除术和颈侧舌咽神经切除术。

应用镇痛剂、镇静剂、表面麻醉剂（1%丁卡因）喷雾可减轻疼痛、缓解发作。局部利多卡因封闭能迅速减轻症状。口服卡马西平、苯妥英钠等也有止痛效果。对于发作频繁或症状剧烈者，保守治疗无效，可行颅内段舌咽神经切断术或高位颈侧进路舌咽神经切断术加以治疗。

（王晓辉）

第二节 咽运动神经功能障碍

咽部肌肉主要受咽丛的运动神经纤维支配，咽运动神经功能障碍可引起咽肌麻痹和咽肌痉挛，分述如下。

一、咽肌麻痹

包括软腭麻痹和咽缩肌麻痹。

（一）软腭麻痹

软腭麻痹（uranoplegia）又称为软腭瘫痪，是咽肌麻痹中较为常见的一种，可以单独发病，也可与其他神经麻痹合并出现。致病原因有中枢性和周围性之分。中枢性病变如延髓麻痹、小脑后下动脉血栓形成、脑炎性病变、脊髓空洞症、肿瘤、梅毒等引起的软腭麻痹，常伴有同侧的唇、舌和喉肌麻痹。引起软腭麻痹的周围性病变常为多发性神经炎，多伴有感觉性障碍。颈静脉孔附近的占位性病变如原发性肿瘤、血肿、转移性淋巴结等所引起的软腭麻痹，常合并出现第Ⅸ、Ⅹ和Ⅺ等脑神经麻痹（颈静脉孔综合征）。

1. 临床表现　单侧软腭麻痹可无临床症状。双侧软腭麻痹则症状明显，由于软腭不能上举，鼻咽不能闭合，说话时出现开放性鼻音，吞咽时食物易向鼻咽、鼻腔方向反流，偶可经咽鼓管流入中耳；患者不能作吸吮等动作。

2. 检查　单侧软腭麻痹则悬雍垂偏向健侧；发声时，悬雍垂和软腭向健侧移位，患侧不能上举。若双侧软腭麻痹，则软腭松弛下垂，不能活动；若影响咽鼓管开放功能，可出现中耳的症状和体征；若同时有咽缩肌麻痹，梨状窝中可见唾液或食物潴留。

3. 诊断　软腭麻痹的诊断不难，但须找到其致病原因，应请相关科室协同诊断。

4. 治疗　针对病因治疗。对周围性麻痹者可用抗胆碱酯酶剂（氢溴酸加兰他敏）或神经兴奋剂（硝酸士的宁）以及维生素 B_1 治疗。

新针疗法，常用穴位有风池、大椎、少商、廉泉、天枢、曲池等。

（二）咽缩肌麻痹

咽缩肌麻痹又称为咽缩肌瘫痪，极少单独发病，常与食管入口、食管和其他肌群的麻痹同时出现。引起咽缩肌麻痹的原因大多与引起软腭麻痹的原因相同。此外，该病常出现在流行性脊髓灰质炎患病之后。

1. 临床表现　单侧咽缩肌麻痹表现为吞咽不畅，梗阻感，进食流质饮食时更为明显，易发生呛咳。双侧咽缩肌麻痹时，起初出现流质下咽困难，常发生反流，而固体食物则能吞咽，病情晚期吞咽困难加重，甚至完全不能吞咽。若合并有喉部感觉或运动功能障碍，则易将食物误吸入下呼吸道，导致吸入性气管炎、支气管炎或肺炎。

2. 检查　单侧咽缩肌麻痹，表现为患侧咽后壁似幕布样下垂，并拉向健侧。双侧麻痹，则见咽后壁黏膜上的皱襞消失，触诊舌根和咽壁时，咽反射消失，口咽及梨状窝有大量唾液潴留。纤维喉镜和影像学检查有助于排除颅底、喉咽部器质性病变。

3. 治疗　对该病的治疗应包括以下两个方面。

（1）病因治疗：对末梢性麻痹的患者，需应用改善微循环和营养神经的药物，如尼莫地平、吡拉西坦、维生素 B_1 和维生素 B_{12} 等，可促进神经功能恢复。

（2）防止发生下呼吸道并发症：食物宜做成稠厚糊状，并帮助吸除潴留在咽部的分泌物，病情严重者应以鼻饲法或胃造瘘术供给营养。

4. 预后　咽缩肌麻痹的预后与其病因有关，较单纯软腭麻痹差，严重的咽缩肌麻痹伴有吞咽功能障碍者，常因并发吸入性肺炎而危及生命。

二、咽肌痉挛

咽肌痉挛大多原因不明，慢性咽炎、长期烟酒过度、理化因素和鼻腔分泌物长期刺激咽部等均可引发咽肌痉挛。咽肌痉挛常是咽肌麻痹的先兆，因此，引起咽肌麻痹的病因常导致咽肌痉挛。咽肌痉挛临床分为两类，分别为强直性咽肌痉挛与节律性咽肌痉挛。

1. 临床表现　强直性咽肌痉挛常发生于狂犬病、破伤风、癫痫、脑膜炎和癔症等，严重者伴有牙关紧闭、张口困难等症状，轻者有吞咽障碍、咽内不适、作呕等。节律性咽肌痉挛常继发于脑干部特别是下橄榄区病变，在患者不知不觉中出现，软腭和咽肌发生规律性或不规律性收缩运动，每分钟可达 60 ~ 100 次以上，与脉搏、呼吸无关，并在入睡和麻醉后仍不停止；发作时，患者和他人都能听到咯咯声响，即所谓他觉性耳鸣。

2. 治疗　应耐心向患者讲明病情，以解除患者的思想顾虑，减轻患者的精神负担。缓慢进食无刺激性的食物。对强直性咽痉挛，可用镇静、解痉药物，如氯丙嗪、苯巴比妥钠、地西泮等；病情较重者，可用肌肉松弛剂，如琥珀胆碱等。癔症患者可采用暗示或精神疗法。若为器质性病变导致的咽肌痉挛，则应针对病因来治疗。节律性咽痉挛，可试用针刺疗法，可选用廉泉、人迎、天突、太冲、合谷等穴。此外，可试用镇静剂或暗示治疗。

（王晓辉）

第三节　咽异感症

咽异感症（abnormal sensation of throat），常泛指除疼痛以外的各种咽部异常感觉，如梗阻感、痒感、灼热感、蚁行感等。祖国医学称之为"梅核气"。

一、病因

支配咽部的神经极为丰富，除由迷走神经、舌咽神经、副神经和颈交感干等诸多神经的分支构成的咽丛外，尚有三叉神经第二支和舌咽神经的分支支配喉咽、软腭、舌根、扁桃体区等部位的感觉；全身许多器官的疾病，可导致咽部出现感觉异常；大脑功能失调所引起的咽部功能障碍，常伴有咽部的感觉异常。因此，产生咽异感症的病因极为复杂，有关的生理和病理变化，还有待进一步探讨。通常认为与以下几种因素有关：

1. 咽部疾病　各种类型的咽炎，扁桃体的病变如慢性炎症、角化症、囊肿、结石、脓肿和瘢痕，咽囊炎，鼻咽、口咽及喉咽的异物、瘢痕和肿瘤，咽后壁淋巴滤泡增生，会厌囊肿，舌扁桃体肥大，舌根部的肿瘤，异位舌甲状腺等。

2. 咽邻近器官的疾病　茎突过长，甲状软骨上角过长，舌骨与甲状软骨假关节形成，翼突钩过长，咽旁间隙和颈部肿块，颈部瘘管及淋巴结炎，颈综合征（由颈部骨质及周围软组织病变引起），喉部疾病（如慢性喉炎、早期喉癌、一侧声带麻痹、喉部良性肿瘤等），牙龈炎，龋齿，慢性外耳道炎，慢性中耳炎，甲状舌管囊肿，甲状腺疾病（如甲状腺肿、炎症及肿瘤等），原发性口腔干燥症等。

3. 远处器官的疾病　消化道疾病（如胃及十二指肠溃疡病、幽门痉挛、胃恶性肿瘤、胆道蛔虫病、胆石症等），心血管系统疾病（如左室肥大、高血压性心脏病、心包积液、主动脉瘤等），肺部疾病（如气管和支气管炎、肺肿瘤和脓肿、肺炎等），膈疝、屈光不正等。

4. 全身因素　严重的缺铁性贫血，自主神经功能失调，消化不良，风湿病，痛风，重症肌无力，长期的慢性刺激（如烟、酒、粉尘和化学药物等），甲状腺功能减退，更年期内分泌失调等。

5. 精神因素和功能性疾病　咽喉、气管、食管和颈部的各项临床检查均排除了器质性病变，咽部却有异常感觉。主要由大脑功能失调引起，常伴有焦虑、急躁和紧张等情绪，并有"恐癌症"心理。某些神经症和精神病如各种忧郁症、心因性反应症、症状性精神病、周期性精神病、产后精神障碍等，早期可导致某些器官功能改变而诱发本病。

二、临床表现

本症临床常见，30~40岁女性较多，患者感到咽部或颈部中线有团块阻塞感、烧灼感、痒感、紧迫感、粘着感等。常位于咽中线或偏于一侧，多在环状软骨或甲状软骨水平，其次在胸骨上区，较少在舌骨水平，少数位置不明确或有移动性。在做吞咽动作或吞咽唾液时症状加重，但无吞咽困难。常常企图通过咳嗽、咳痰和吞咽等动作来解除上述症状，结果由于咽部频繁的运动和吞入大量的空气，使原有的症状更为严重。病期较长的患者，常常伴有焦虑、急躁和紧张等精神症状，其中以恐癌症较多见。

三、检查

1. 排除器质性病变　咽异感症的各种诱因中，器质性病变多于精神性病变，咽喉部局部病变多于全身其他部位病变。所以，首先应考虑咽喉部器质性病变，以免误诊。

2. 咽部检查　仔细检查鼻咽、口咽和喉咽，观察有无黏膜充血、肿胀、萎缩、淋巴组织增生、瘢痕或肿瘤等。注意咽黏膜皱褶之间的微小黏膜糜烂、鼻咽顶部的咽囊开口、咽隐窝内的粘连、黏膜下型鼻咽癌、扁桃体实质内病变等。触诊常能发现许多视诊不能发现的问题，可采用下列方法进行：①咽部触诊；②颈部触诊；③一手咽内一手颈部联合触诊。常可发现：咽异感所在部位，病变的性质（如黏膜下恶性肿瘤，埋藏性异物，茎突、舌骨、喉软骨、椎体及翼突钩等处的畸形，颈动脉、项肌及颈椎等处的压痛等）。

3. 邻近器官和全身检查　应对鼻、眼、耳、颈部及全身各处作相关检查。必要时，还应进行纤维喉镜、纤维食管镜或胃镜、血常规、胸部照片、颈椎照片、食管吞钡照片、颈部及甲状腺 B 超检查等。

四、诊断

对病史、症状、检查的全部资料进行综合分析后方可做出诊断。

（1）注意区分器质性病变和功能性因素，只有排除了咽部、颈部、上呼吸道、上消化道等部位的隐蔽性病变后，始可诊断为功能性感觉异常。

（2）注意区分全身性因素和局部因素，许多全身性疾病（如某些急慢性传染病、血液系统疾病和内分泌系统疾病等）常常表现有咽部症状。

五、治疗

1. 病因治疗　针对各种病因进行治疗。

2. 心理治疗　排除了器质性病变后，针对患者的精神因素如"恐癌症"等，耐心解释，消除其心理负担。避免不谨慎的语言、草率检查和处理，给患者带来不良影响。

3. 对症疗法

（1）避免烟、酒、粉尘等，服用镇静及安定药、溶菌酶等。

（2）颈部穴位封闭法，可取穴廉泉、双侧人迎，或加取阿是穴进行封闭。

（3）中医中药

1）可用以下两法：①舒肝理肺、开郁化痰法，选三花汤加减；②行气开郁、降逆化痰法，选半夏厚朴汤加减或加减玄麦柑橘汤。

2）中成药：可用多种中成药，如金嗓散结丸，金嗓利咽丸，健民咽喉片，草珊瑚含片等，以减轻症状。

3）针刺疗法：可取廉泉、天突、人迎、阿是等穴。或在颈前中线，或沿两侧甲状软骨后缘找出敏感点，进行针刺。

（王晓辉）

第三十章

咽部肿瘤

第一节　良性肿瘤

咽部的良性肿瘤种类较多，常见的有乳头状瘤、纤维瘤、脂肪瘤、血管瘤、腺瘤以及各种囊肿等。其特点是生长缓慢，较局限，早期无明显症状。随着肿瘤的逐渐增大，可出现咽部不适、异物感、咽痛、呼吸困难及吞咽困难等症状。按其组织学分类可分为：①上皮组织肿瘤，如乳头状瘤、腺瘤；②软组织肿瘤，如血管瘤、纤维瘤；③骨与软骨肿瘤，如骨瘤、软骨瘤；④杂类肿瘤，如畸胎瘤、脊索瘤；⑤瘤样病变，如囊肿、息肉。

一、乳头状瘤

（一）概述

乳头状瘤发生于口咽部黏膜上皮组织，为最常见的咽部良性肿瘤。男性多于女性，中年人好发。咽部乳头状瘤多发生于腭弓、软腭缘、悬雍垂底部、扁桃体、会厌舌面及其上缘。起因可能与 HPV 感染有关。

（二）临床表现及诊断

1. 临床表现　乳头状瘤可呈单个，有蒂或无蒂，多为浅红色，外形可呈疣状、息肉状、颗粒状、菜花状等，肿瘤质软，体积不大。患者常无明显症状，多在体格检查时偶然发现。少数患者可有咽痒、异物感、咳嗽等感觉。肿瘤生长较缓慢，瘤体较大时可影响呼吸及吞咽。

2. 诊断　根据肿瘤外观、发生部位，不难诊断。但要注意与息肉、乳头状腺癌等鉴别。

（三）治疗

本病治疗以手术为主。可在表麻或局麻下进行。经口腔内切除肿物，根部电烙烧灼，以防止复发。位于扁桃体表面广基的肿瘤，可将扁桃体一并切除。也可在 1% 丁卡因表面麻醉后，经口腔利用激光烧灼、微波凝固及冷冻治疗，病灶被切割和碳化而不出血，减少了正常组织被污染进而扩散的机会，均可获得较满意的疗效，但此类方法不便行病理检查。

乳头状瘤治疗效果好，少数有恶变报道。

二、纤维瘤

(一) 概述

咽部纤维瘤好发部位与乳头状瘤相似。按其生长部位，可分为两类。有蒂者多发于扁桃体、腭弓及舌根；无蒂者多发于咽壁黏膜下或软腭黏膜内，表面覆以正常黏膜。

(二) 临床表现及诊断

1. 临床表现　瘤体大小不一，质坚实。咽部纤维瘤的临床症状据肿瘤大小及位置不同而各异。肿瘤较小者无明显症状，肿瘤较大者可引起进食及言语障碍。位于喉咽部者，还可以引起呼吸困难。

2. 诊断　咽部纤维瘤的诊断依据是病理。

(三) 治疗

肿瘤较小者，可通过口腔切除或支撑喉镜下切除。位于扁桃体上的纤维瘤，若根蒂较小，可直接摘除肿物，若基底较宽，须连同扁桃体一并切除。肿瘤较大且位于黏膜下者，应气管插管后全麻下经颈外径路手术切除。

三、脂肪瘤

(一) 概述

脂肪是来源于间质细胞的良性肿瘤。多发生于口咽侧壁，咽旁间隙、软腭、扁桃体等部位。

(二) 临床表现及诊断

1. 临床表现　早期可无任何症状，也可有咽部异物感、咽部不适、咽痛等。肿瘤逐渐发展可引起吞咽困难、呼吸不畅、发音异常等，严重者因瘤体突入下咽可出现窒息。位于口咽部的黏膜下肿物，有蒂或无蒂。起源于咽后间隙、咽侧壁及咽旁间隙者，多无蒂；起源于软腭、扁桃体或下咽部者，多有蒂，活动度较大。检查可见口咽部脂肪瘤表面光滑，有包膜，有的呈分叶状，质中，淡黄色或灰白色。

2. 诊断　超声对脂肪瘤无诊断价值，增强 CT 扫描能准确显示肿物大小，表现为脂肪瘤典型的均质性、低衰减值，或低密度软组织影。MRI 能较好反应肿瘤脂肪组织的特性，并且与软组织分界更清晰。因此 CT 和 MRI 对肿瘤大小、性质的判断均有较大帮助。组织病理学检查为确诊的依据，通常包括梭形细胞脂肪瘤、血管脂肪瘤、多形脂肪瘤和良性脂肪细胞瘤几种。

脂肪瘤需与高分化脂肪肉瘤相鉴别。

(三) 治疗

口咽部脂肪瘤的治疗首选手术治疗。肿瘤体积较小者，可通过口内途径切除，若肿瘤发生于咽旁间隙、无蒂并且体积较大，可考虑经颈外径路行肿瘤切除。若手术不彻底，可复发。

四、血管瘤

（一）概述

咽部血管瘤好发于咽侧壁、扁桃体、软腭、咽后壁及舌根等部位，是由残存于咽部的胚胎早期所出现的腺管内皮细胞或细胞岛发展而成。咽部血管瘤以海绵状血管瘤最多见，此外还有毛细血管瘤、蔓状血管瘤 2 种。

（二）临床表现及诊断

咽部血管瘤可因肿瘤的大小和位置不同而症状各异。可表现为咽部异物感、咯血、咽痛等症状。严重者可能引起吞咽困难及呼吸困难。咽部血管瘤一般呈结节状或桑葚状，表面隆起，基底较宽、无蒂，质软。瘤体可因静脉压力改变而增大或缩小。毛细血管瘤由许多管腔扩张的毛细血管交织而成，多为鲜红色，无动脉搏动。海绵状血管瘤由具有内皮的海绵状血管窦所组成，窦内充满静脉血，表现为暗红色或青蓝色。

（三）治疗

1. 手术切除　位于扁桃体的较小的肿瘤，可经口内途径切除；较大者或向喉咽扩展者，可经颈外途径手术。

2. 激光　可采用 CO_2 激光或 YAG 激光治疗。若为巨大血窦合并薄壁血管瘤应谨慎，因为激光碳化血管壁后可能造成大出血。

常规局部麻醉，麻醉进针点为瘤体周围正常黏膜处，进行深层麻醉，避免刺入瘤体，引起出血。常规消毒后，均匀照射，可见病变组织迅速萎缩，黏膜发白，至整个病变组织黏膜发白，萎缩为止。对于病灶较大者，为避免术后出现的肿胀引起功能障碍，需分次照射，每次治疗照射病灶的 1/2，待 2 周左右，治疗区域恢复正常后，照射余下部位。

3. 硬化剂注射　对于较小的血管瘤，可使用平阳霉素瘤内注射治疗，使瘤体纤维化。平阳霉素的机制是使细胞 DNA 单链断裂，抑制细胞有丝分裂，并结合使之破坏，由于血管瘤具有幼稚胚胎血管内皮细胞的特点，内皮细胞增生明显，较血管畸形对平阳霉素更为敏感，临床疗效更确切。平阳霉素能使正常血管内外壁增厚，呈"洋葱"样改变。所以病变位置较浅时，高浓度的平阳霉素在破坏瘤细胞的同时也破坏正常的血管内皮细胞，从而导致局部组织变性坏死，也可能表现为局部畸形等。平阳霉素注射时，以 1% 利多卡因药液配伍，可有局麻作用，使整个治疗过程疼痛减轻，增加患者配合程度。也可与地塞米松配伍，既减少了平阳霉素的用量和浓度，又由于地塞米松的抗过敏作用，减少了皮疹、过敏性休克的发生，增强了治疗的安全性。浅表的瘤体一次注射量不能超过 8mg，以免引起局部组织坏死。小面积血管瘤应该注射到瘤体苍白，瘤体较大的采取多点、多次注射。平阳霉素治疗后疼痛较轻，肿胀所致呼吸困难不明显，也不易使组织发生坏死，因而治疗范围较宽泛，但可能引起肺纤维化等副反应，从而在一定程度上限制了其在大范围血管瘤中的应用。

4. 微波、射频或冷冻治疗　冷冻是由于低温导致组织坏死，微波是采用光子细胞共振技术，导致组织内部分子热运动的自身加热，使组织及细胞中蛋白质凝固、变性坏死，瘤体脱落，周围组织损伤少，创面恢复快。由于血管瘤深浅、大小、部位不同，所采用的冷冻方法、冷冻时间和冻融次数也要有所不同。有接触和喷射冷冻方法等。射频治疗是通过射频电磁波直接作用于病变的组织细胞，致其产生强烈的分子运动，使组织形成特殊的内生热效应，组织蛋白因较低温度而凝固，病变区出现无菌炎性反应，血管内皮肿胀，血栓形成而阻塞血管，血供减少或中断，以达到止血、消炎，纤维组织增生，继之纤维化或病变组织萎缩，甚至坏死、脱落的目的。射频能通过皮肤、黏膜作用于其深部的组织，如功率和时间控制适当，射频基本上能在不损伤皮肤和黏膜的情况下治疗皮下和黏膜下组织的病变；微波治疗采用局部浸润麻醉，选用针状天线直接插入病变组织中，直至整个病变缩小，黏膜变白，甚至呈焦痂状。若1次治疗未愈，可相隔10d后，再次进行热凝。热凝后嘱患者勤漱口保持口腔清洁，全身抵抗力差者可给予抗生素预防感染，镇痛剂止痛。

五、混合瘤

（一）概述

口咽部混合瘤起源于小涎腺上皮，具有多种不同组织成分。任何年龄均可发生，以中年人多见，男性稍多于女性。

（二）临床表现及诊断

1. 临床表现　咽部混合瘤好发于软硬腭交界处、软腭、硬腭及咽后侧壁等。肿瘤外观呈圆形或卵圆形，有包膜，表明光滑呈结节状，质较硬。肿瘤生长缓慢，早期无症状或症状不明显，或表现为咽部不适。瘤体增大后，说话呈鼻音或含糊不清、呼吸不畅，严重者发生呼吸困难。

2. 诊断　病理学检查确定诊断。对于短时期内生长迅速，局部疼痛，有溃疡、出血、颌下或颈部有肿大淋巴结者，须警惕恶变可能。

（三）治疗

以手术治疗为主。

1. 手术治疗　咽部混合瘤多数可采用经口内途径切除，瘤体较大者或颈部可触及肿块者可考虑经咽侧径路切除。

（1）经口内切除肿瘤：若肿瘤不大，且位于软腭、硬腭及软硬腭交界处，黏膜下可活动者，局麻下在肿瘤表面行横行、纵行或弧形切口，切开黏膜，沿被膜外分离，完整摘除肿物，缝合术腔及黏膜。若肿瘤较大，或者侵及腭部骨质者，从瘤体周围做梭形切口，切开黏膜及黏膜下组织，从骨膜下分离，结扎腭大动脉、静脉。若肿瘤已侵及牙槽突或磨牙，可拔除病牙或凿除部分牙槽突，侵及腭骨、翼板、上颌骨者，可除去已破坏的骨质，保留鼻底的黏骨膜，以防止腭部穿孔。将肿物连同被膜全部摘除，术腔予以碘仿纱条填塞，缝合腔面黏膜以减少无效腔，并托以护腭板。

（2）经咽侧切除肿瘤：自乳突尖达下颌角，在胸锁乳突肌前缘行切口，分离皮下组织、颈阔肌及颈深筋膜，暴露颈动脉鞘后可沿二腹肌后腹分离，即可发现被膜完整的肿瘤，小心沿被膜将肿瘤做钝性分离，以免损伤颈深部大血管及神经。肿瘤切除后，术腔较大者，缝合术腔，留置引流条，逐层缝合切口。瘤体表面血管丰富，术中出血较多者，可行颈外动脉结扎，以减少出血。

2. 放射治疗　混合瘤对放射治疗不敏感，故不宜行单纯放射治疗。对瘤体较大、血管丰富者，术前放疗可使肿瘤血管壁机化，瘤体缩小，便于手术切除。对于部分手术切除不彻底或术后病检提示恶变者，可考虑行术后放疗。对于高龄、全身情况欠佳、暂不宜行手术者，可行放射治疗以控制肿瘤生长。

六、神经鞘瘤

（一）概述

口咽部神经鞘瘤来源于周围神经鞘膜的 Schwann 细胞，又称雪旺瘤。具有神经外膜，发源的神经可附在被膜外或被膜下。神经鞘瘤为神经异常增生而成，口咽及颈中上段较多见，好发于颈交感神经或迷走神经。多数肿瘤为良性（约占 95%），少数为恶性（约占 5%）。

（二）临床表现及诊断

1. 症状　神经鞘瘤发展缓慢，早期临床症状不明显，易被漏诊或误诊。口咽部神经鞘瘤症状可出现在急性咽炎或扁桃体炎之后。肿瘤体积较小时，无明显症状，随着肿瘤的增大常引起一侧咽部不适，阻塞感或异物感，严重者引起吞咽障碍及语言含糊。不同部位的肿瘤其临床症状也有一定差异，若肿瘤侵及喉咽部，可出现呼吸困难；肿瘤在鼻咽部者可有鼻塞、鼻出血，阻塞咽鼓管咽口者可有耳鸣、听力下降；肿瘤扩展至颞颌窝或侵入翼肌，可出现张口困难。

2. 检查　咽后壁一侧呈圆形或椭圆形隆起，包膜完整、光滑结节状。若肿瘤较大，可超过咽后壁中线，伸展至对侧，并使软腭及悬雍垂向对侧偏移，同侧咽腭弓、软腭及扁桃体向前推移。肿瘤亦可向下扩展至喉咽部，向上延伸至鼻咽部，向外经咽旁隙，突起于下颌角的后下方。肿瘤多数质硬，或质软、有波动感，甚至可移动。当肿瘤囊性变时，穿刺可抽出棕色或黄色液体。病理变化以实质型为主，此外还有囊肿型、坏死型。

3. 诊断　因肿瘤常位于咽缩肌后或其他组织深处，不易活检，且活检后有严重出血的危险，因此建议术中冰冻病理学检查，术后将肿瘤组织送病检以明确诊断。CT 和 MRI 可了解肿瘤生长的部位及侵入范围、肿瘤位置以及与颅底的关系，也可显示肿瘤与周围血管神经的解剖关系，有利于选择合适的手术径路。

（三）治疗

手术切除是治疗口咽部神经鞘瘤的唯一有效方法。可根据肿瘤的大小和部位选择手术径路。

1. 经口内途径手术切除　适合于肿瘤较小，突出于咽壁、表浅而局限，未向深部侵犯者。在肿瘤表面做黏膜纵向切口，沿肿瘤包膜钝性分离，可完整剥出肿瘤。

2. 经颈外途径手术切除　切口沿胸锁乳突肌切开，暴露肿瘤，小心辨认颈部大血管及神经，必要时结扎颈外动脉。对于侵入翼腭窝及颞下窝的肿瘤，可考虑离断下颌骨升支，以便充分暴露肿瘤，使之连同包膜完整切除。

如包膜完整切除，神经鞘瘤手术治疗效果良好，尤其是口咽部孤立性神经鞘瘤手术切除后极少复发。

七、潴留囊肿

（一）概述

潴留囊肿可发生于浆液黏液腺丰富的口咽部黏膜处。口咽部潴留囊肿多发生于会厌舌面、会厌谷。腺体导管出口一般呈漏斗形张开，当腺管发生炎症或损伤时引起腺管阻塞、扩张，并产生浆液黏液积留，从而形成潴留囊肿。

（二）临床表现及诊断

发生于会厌舌面或会厌谷的囊肿，可引起咽部不适、异物感或阻塞感。囊肿较大者，可出现语言含糊、吸气性喉喘鸣、呼吸困难等症状。检查可见囊肿呈半透明的圆形或椭圆形，表面光滑、柔软、有弹性或囊性感，穿刺可抽出淡黄色或黄色黏稠液体。

（三）治疗

可在表麻或局麻下切除囊肿，较大的会厌囊肿可在间接喉镜下进行。也可在全麻支撑喉镜下切除囊肿。亦可采用激光、微波或射频进行治疗。

（田 浩）

第二节 恶性肿瘤

一、鼻咽癌

（一）概述

鼻咽癌是来源于鼻咽黏膜被覆上皮的恶性肿瘤，为中国最常见的头颈部恶性肿瘤。在中国南方地区，尤其是广东、广西、福建、湖南等地为全世界最高发区，且发病率逐年上升。在欧洲、美洲、大洋洲等国家发病率较低。本病以男性患者多见，约为女性的2倍，可发生于各年龄段，大多在30～50岁之间，国内报道最小发病年龄为3岁，最大发病年龄为90岁。

（二）临床表现及诊断

1. 临床表现

（1）原发癌症状：①涕血和鼻出血：肿瘤表面呈溃疡者常见，或病灶位于鼻咽顶后壁者，用力向后吸鼻腔或鼻咽部分泌物时软腭背面与肿瘤摩擦引起；②耳部症状：肿瘤位于咽隐窝或圆枕区，压迫或阻塞咽鼓管咽口，使鼓室呈负压，而出现分泌性中耳炎的症状和体征；③鼻部症状：肿瘤浸润至后鼻孔，可引起鼻阻；④头痛：多为单侧持续性疼痛。

（2）眼部症状：肿瘤侵犯眼部常引起视力障碍、视野缺损、复视、眼球突出及活动受限、神经麻痹性角膜炎等。

（3）脑神经损害症状：鼻咽癌在向周围浸润的过程中可使12对脑神经的任何一支受压而出现不同的症状和体征。以三叉神经、展神经、舌咽神经、舌下神经受累较多。

（4）颈淋巴结转移：颈部肿大之淋巴结无痛、质硬，早期可活动，晚期与皮肤或深层组织粘连而固定。

（5）远处转移：以骨、肺、肝居多，且常为多个器官同时发生。

2. 辅助检查与诊断 鼻咽癌早期治疗效果较好。但由于发病部位较隐蔽，早期症状不明显，因此，早期诊断有一定的困难，若有回涕带血、耳鸣、耳闷塞不适或偏头痛病史者，应详细检查鼻咽部，以免漏诊。

（1）鼻咽镜或鼻内镜检查：表面麻醉后，鼻腔导入电子鼻咽镜、纤维鼻咽镜或鼻内镜，全面仔细地观察鼻咽部，可照相、录像及活检，是检查鼻咽部最有效的工具。

（2）CT检查：具有较高的分辨率，不仅能显示鼻咽表层结构的改变，还能显示鼻咽癌向周围结构及咽旁间隙浸润的情况，对颅底骨质及向颅内侵犯的情况也可以较清楚显示。鼻咽癌原发于鼻咽腔的咽隐窝，早期表现为咽隐窝变浅及双侧不对称。患侧咽旁间隙变窄及向外移位是鼻咽癌的特征性表现之一。后期癌肿不断扩大表现出局部软组织肿块，并向四周蔓延，向后累及椎前肌群并引起椎前淋巴结肿大，向外侵犯翼内、外肌甚至翼腭窝，直接累及颈鞘，并沿肌间隙、脑神经和血管蔓延。向上侵犯颅底的破裂孔、颈动脉管、卵圆孔和颈静脉窝，骨窗常能观及这些结构的骨质破坏，严重者甚至侵入颅内。常有淋巴结转移，引起患侧或双侧淋巴结肿大。

（3）磁共振成像（MRI）检查：对软组织的分辨率比CT高。MRI检查可以确定肿瘤的部位、范围及对邻近结构的侵犯情况。并且可以鉴定放疗后组织纤维化及复发肿瘤组织。复发肿瘤呈不规则的块状，可同时伴有邻近骨、软组织结构的侵犯及淋巴结肿大。放疗后的纤维化呈局限性增厚的块状或局限性的不规则的斑片状结构，与邻近组织的分界不清。在 T_1 加权像上，复发的肿瘤和纤维化多呈低信号，在 T_2 加权像上，复发肿瘤为高信号，而纤维组织呈低信号。MRI冠状位及矢状位能较好地显示鼻咽癌向周围的侵犯。肿瘤侵犯肌肉、脂肪间隙、颅底等，MRI均较CT显示更早、更准确。增强扫描及抑制脂肪 T_2 加权成像可以较好地显示病灶侵犯范围。转移肿大的淋巴结表现为 T_1 加权成像低信号，T_2 加权成像高信号。增强扫描时，转移的淋巴结强化。若出现坏死，则表现肿大淋巴结的信号不均匀，T_1 加权成像呈更低信号区，T_2 加权成像为更高信号区，增强扫描不强化。

（4）血清学诊断：鼻咽癌患者血清EB病毒抗体水平高于其他恶性肿瘤患者及健康人，在鼻咽癌的诊断上有一定的实用价值。①IgA/VCA抗体检测：作为辅助诊断指标，人群筛查手段及早期诊断。对临床发现复发和转移有一定的实用价值，可作为追踪观察的指标之一。鼻咽癌放疗后，血清中 IgA/VCA 抗体水平逐渐降低，当肿瘤复发或有远处转移时，可重新升高。因此，定期行 IgA/VCA 抗体水平检测，可作为临床追踪观察的指标之一；②IgA/EA抗体检测：EA抗体罕见于正常人，在鼻咽癌患者中具有特异性。IgA/VCA 敏感性较高，而 IgA/EA 特异性较高，两者同时检测，有助于鼻咽癌的辅助诊断。

（5）组织病理学诊断：①鼻咽活检：可选择经口腔、鼻腔2种径路。经口腔的鼻咽活检，可先用1%~2%丁卡因溶液于口咽部、鼻咽部黏膜行表面麻醉。患者取坐位，面对医师，找准病变部位，以鼻咽翘头活检钳钳取组织。随着内镜技术的普及，经鼻内镜或电子鼻咽镜活检更为常用。先予以1%~2%丁卡因棉片于鼻腔黏膜行表面麻醉，应用鼻内镜或电子鼻咽镜观察鼻咽顶后壁、咽隐窝、咽鼓管咽口、咽鼓管圆枕、鼻咽侧壁等处，同时在直视下钳取新生物或可疑病变。此检查方法具有以下优势：可清晰观察鼻咽部各部分的结构，能发现较小的病灶和黏膜下病变；②颈淋巴结活检：若颈淋巴结肿大、质硬，但尚未明确原发病灶，为确定颈部淋巴结的性质，可做淋巴结活检，以便于进一步寻找原发灶。

3. 鉴别诊断　鼻咽癌应与鼻咽部其他恶性瘤如淋巴肉瘤及鼻咽结核，鼻咽纤维血管瘤，咽旁隙肿瘤，颈部及颅内肿瘤相鉴别。

（三）治疗

鼻咽癌的治疗包括放疗、化疗、手术治疗等。不同时期的肿瘤，具有不同的治疗方案。

1. 早期治疗　放射治疗是目前公认的鼻咽癌首选的治疗方法。对于早期患者，采用单纯放射治疗。在调强放射治疗以前，早期鼻咽癌的治疗采用常规外照射放疗，外照射加腔内近距离放射治疗均可取得较好疗效，5年生存率可达90%以上。鼻咽部的治疗总剂量为66～70Gy。颈淋巴结的剂量为60～70Gy。颈部预防照射剂量为46～50Gy。

2. 中晚期及转移治疗　中晚期患者占全部鼻咽癌患者的70%左右，目前这部分患者的治疗效果仍不令人满意。放射治疗是一种局部疗法，不能预防远处转移，又因放疗仅能控制照射野以内的病灶，照射野以外的亚临床病灶常被遗留，成为复发或转移的隐患。同时由于放疗引起的免疫抑制，可能导致放射野外病灶的加速发展，合用化疗将可能弥补这一缺陷，因此，应用化学药物预防和治疗远处转移是提高鼻咽癌治疗效果的重要手段。诱导化疗有利于降低局部晚期（尤其是 N_2～N_3 期）鼻咽癌患者的远处转移率；同期化疗有利于加强晚期鼻咽癌的局部控制；化疗的力度不足将会影响治疗疗效。较多的鼻咽癌远处转移是在局部区域良好控制的状态下发生，需要综合治疗以提高生存率，改善生存质量。局部晚期鼻咽癌由于原发病灶较大以及生长部位的特殊性，其放疗具有局部照射剂量难以提高，常规分割放疗疗效欠佳和正常组织损伤较大的缺点。近年来局部晚期鼻咽癌放射治疗的研究主要集中在非常规分割照射和适形放射治疗两方面，以期缩短总疗程时间和提高局部照射剂量，进而提高局控率和总生存率。化疗的运用策略包括诱导化疗、同时期放化疗、辅助化疗及这几种方法的搭配运用。化学药物治疗鼻咽癌已有数十年的历史，迄今已证实，铂类药物最为有效，以铂类药物为主的联合用药方案是目前鼻咽癌放化综合治疗常用的一线方案。

3. 复发治疗　尽管鼻咽癌对放疗较敏感，但仍有部分患者在治疗后出现局部或区域的复发。对于复发的患者，既往常采用二程放疗，可使一部分患者达到根治效果，但二程放疗的后遗症明显加重，严重地影响了患者的生存质量。因此，近年来外科手术成为了复发肿瘤的首选挽救方法。外科手术可以完整切除位于鼻咽腔内或侵及咽旁间隙的复发肿瘤，对部分局限性颅底受侵的患者可以做到姑息切除，与二程放疗相比外科手术无严重并发症，是鼻咽癌放疗失败后一种有效的挽救疗法。原则上，鼻咽癌放疗后12周原发灶和颈部转移灶仍不消退，可考虑手术治疗。

鼻咽癌放疗后局部复发或残留的再次放射治疗效果不佳，且超量放射可引起放射性脑病、放射性脊髓病、颈部软组织纤维化等一系列严重的并发症。鼻咽癌残留或复发切除后的病理连续切片显示，90%的病例有咽鼓管软骨的受累，超过90%的病例有黏膜下的浸润。

手术常采用上颌骨掀翻入路（maxillary swing），此术式于1991年由Wei等介绍，该入路用微型电锯依次锯开上颌骨与周围颅骨的骨性连接，同侧软硬腭交界处黏膜用镰状刀切开，凿断翼突，将上颌骨与硬腭连同面部软组织一起向前外侧翻转，可以暴露整个鼻咽腔及鼻咽旁间隙，这一区域的肿瘤可被整块切除，可触及颈内动脉搏动，其周围病变可在直视下切除。若肿瘤侵及鼻咽对侧，在切除鼻中隔后段后也可以得到良好的显露，术中可以切除蝶窦前壁以增加肿瘤的切缘。Wei等报告的这个范围的肿瘤类似于AJCC（1997年）分期方案的 T_1 或小的 T_2 病变。该术式的优点为能很好暴露鼻咽部和咽旁间隙，并提供足够的空间来保证肿瘤的完整切除。可在直视下切除受肿瘤侵犯的咽旁淋巴结。即使肿瘤邻近颈内动脉，也可安全切除。同时，切除鼻中隔的后份，可显露对侧的病变。缺点为手术创伤大，术后面部遗留切口瘢痕，可能有轻度的张口受限（不影响功能），如损伤咽鼓管可造成闭塞。此外，如肿瘤浸润颈内动脉或周围间隙，术后有肿瘤残留。

对于转移性淋巴结复发或残留的患者，由于鼻咽癌颈淋巴结转移的广泛浸润特性，施行单个淋巴结的局部切除或功能性的淋巴结清扫术难以根治肿瘤。此外，局限性的手术很难辨别放疗后的组织纤维化和肿瘤浸润，手术有一定的危险和困难。因此，根治性淋巴清扫术是鼻咽癌放疗后颈部复发和残留的有效治疗方式。如果肿瘤累及颈部皮肤，术中应切除，然后用胸三角皮瓣或胸大肌皮瓣修复组织缺损。当深部组织受到肿瘤浸润，冰冻切片证实有肿瘤的残留，术后就需要进一步做近距离放射治疗。可在术中准确放置空心的尼龙管，术后将铱丝插入空心管中进行近距离放射，其优点为放射源比外照射衰变快，肿瘤组织中的放射剂量高于正常组织，减少了放射性损伤。放疗后的根治性淋巴清扫术是安全的，无围手术期死亡。术后并发症的发病率不高，常见的有颈部皮肤坏死、乳糜漏等。根治性淋巴清扫术后近距离照射与单纯颈淋巴清扫术相比较，术后的并发症无显著的差异。研究提示，颈部皮肤坏死与术前的淋巴结活检有关。其原因可能为前次手术加重了放疗后的纤维化及损坏了局部的血供。颈部淋巴结穿刺或切取活检可促进远处转移，尽可能避免淋巴结活检。并且，放疗后的颈部纤维化会影响针吸检查，因此，提倡采用术中冰冻切片。根治性颈淋巴清扫术的 1 年淋巴结控制率和生存率分别为 78% 和 62%，5 年生存率为 61%。

任何手术径路都不可能达到鼻咽癌挽救手术的全部要求。需要根据病变的位置、大小、范围，全面分析病史，选择恰当的治疗方案和手术径路。

二、下咽癌

（一）概述

据原发部位，下咽癌分为梨状窝癌（占 70%～86%）、环后癌（约占 5%）、喉咽后壁癌（占 5%～22%）。原发于下咽部的恶性肿瘤较少见，中国科学院肿瘤医院资料统计，下咽癌占头颈部恶性肿瘤的 1.4%～5%，占全身恶性肿瘤的 0.2%。下咽癌以鳞状细胞癌为主，好发年龄为 50～70 岁，男女之比为（1.8～12.6）：1，其中梨状窝癌和喉咽后壁癌以男性为主，而环状软骨后区癌则多见于女性。

（二）临床表现及诊断

1. 临床表现　下咽癌的主要临床表现为咽喉部异物感、疼痛、吞咽困难、声嘶、咳嗽或呛咳、颈部包块。

2. 检查及诊断　早期患者临床症状不明显，甚至没有任何症状。即便患者感觉咽部不适或异物感，也容易误认为慢性咽炎或咽部神经官能症，而未予以特殊处理。因此，对于40 岁以上，长期咽部异物感或吞咽疼痛，尤其伴有颈部淋巴结肿大者，均需仔细检查颈部，常规检查咽喉部，必要时行 X 射线、CT、MRI 检查，以便早期诊断。

（1）颈部检查：观察喉外形，有无喉体增大或不对称。双侧颈部是否对称，能否扪及肿大淋巴结，淋巴结质地及活动度。将喉体对着颈椎左右移动，观察摩擦音是否消失，若摩擦音消失，则咽后壁可能有肿瘤。在喉体周围触诊，了解喉、气管旁有无肿块，甲状腺是否肿大。此外还要注意舌甲膜和环甲膜有无饱满现象。

（2）间接喉镜检查：常规检查口咽部及喉部。注意观察下咽及喉部、梨状窝、环后下咽后壁等处有无新生物、隆起或溃疡；梨状窝有无积液或食物滞留；下咽黏膜有无水肿等。环后癌最难发现，如杓后区有肿起变化，或一侧杓状软骨运动发生障碍，则需进一步仔细检查。

（3）内镜检查：包括纤维喉镜、电子喉镜、食管镜等。这些检查对于梨状窝、杓会厌皱襞、环后区的早期病变均能较早发现，并帮助了解肿瘤的范围。还可在检查的同时，取病变组织送病检，进一步明确诊断。

（4）影像学检查

1）常规 X 射线检查：喉及颈侧位 X 射线片可以观察喉内及椎前软组织的情况。梨状窝肿瘤时表现为梨状窝密度增高。肿瘤位于咽后壁、环后时可看到椎前组织明显增厚，将气管推向前。若喉受侵，则声带、室带变形，喉室消失，会厌及杓状软骨变形，甲状软骨外移。

2）喉咽、喉 X 射线体层摄片：可以观察梨状窝情况，了解肿瘤喉内浸润的程度。

3）喉咽、食管 X 射线造影：用碘油或钡剂做 X 射线对比剂来观察梨状窝、食管有无充盈缺损，钡剂通过是否缓慢、变细等，能发现梨状窝、环后及食管的病变，了解肿瘤的范围。

4）CT 及 MRI：CT 能很好显示肿瘤侵犯的范围及程度，并能发现临床上难发现的早期颈淋巴结转移。MRI 通过三维成像，可了解肿瘤侵犯的立体范围，区分肿瘤与周围血管的关系，以及有无颈淋巴结转移等。影像检查应注意病变向各个方向侵犯的范围，肿瘤是否超过中线、梨状窝下端、食管入口、喉软骨及喉外组织有无受累，有无颈部淋巴结转移，颈部大血管是否为肿瘤所包绕。

（5）病理检查：病理检查是肿瘤确诊的依据，因此一旦发现下咽病变应及时活检。活检可在间接喉镜或纤维喉镜、电子喉镜下进行，而有反复出血或呼吸困难的患者在取活检时应慎重。

（三）治疗

根据下咽癌的病理表现，合理的治疗应当是手术、放疗及化疗的综合治疗。下咽癌病变部位隐蔽，早期不容易发现；病变即使很小，却容易发生淋巴结转移；肿瘤沿黏膜下蔓延，手术确定安全切缘困难。因此，只有发挥放射线大范围治疗及外科局部切除及修复的各自优势，才是合理的选择。从实践上看，单纯放射治疗，其 5 年生存率为 18%。据美国 2939 例（1980—1985 年及 1990—1992 年 2 个时间段）下咽癌治疗结果统计，外科手术加放疗的 5 年生存率达到 48%，而同期单纯放疗（主要为早期病例）仅达到 25.8%。

1. 放疗 单纯放疗仅适用于肿瘤局限的 T_1 病变。对于有手术禁忌而不能手术者，放疗可作为一种姑息性治疗，下咽癌单纯放疗 5 年生存率为 10%～20%。

在综合治疗中，可选取术前放疗＋手术，或手术＋术后放疗的方式。术前放疗量在 40～50Gy，放疗后休息 2～4 周再手术。对于 $T_3T_4N_0$～N_1 的患者、伴有质硬、固定转移淋巴结者或侵皮者，均可在术前计划性放疗。术前放疗可以控制手术野以外的转移淋巴结，缩减肿瘤浸润，使瘤床微血管、淋巴管闭锁，肿瘤内活瘤细胞减少，增加手术切除的机会，避免术中肿瘤种植。缺点是模糊了肿瘤的边界，增加了准确切除肿瘤的困难，并且在一定程度上影响了伤口的愈合。术后放疗常在术后 6 周内开始，于 4～5 周完成，剂量为 60～70Gy，既可消灭脱落的癌细胞、消除区域淋巴结中的亚临床灶，也可对术后病理证实切缘有浸润者进行补救治疗。对于周围软骨、神经受侵，颈清扫后提示广泛性淋巴结转移或淋巴结包膜外受侵者，也应行术后放疗。

放疗也有一定禁忌证。如局部肿瘤严重水肿、坏死和感染；邻近气管、软组织或软骨广泛受侵；颈部淋巴结大而固定，且有破溃者；有明显的呼吸道梗阻症状，如喉喘鸣、憋气及呼吸困难等。

2. 化疗 从20世纪80年代以来，诱导化疗曾经风靡一时，即在手术或放射治疗之前给予冲击量化疗药物，以期达到缩小或消灭肿瘤，再手术或放疗。主要用于适合手术的晚期喉癌、下咽癌及口咽癌等。但诱导化疗或新辅助化疗能否提高5年生存率，目前尚无结论性报道。姑息性化疗对晚期及复发性肿瘤有一定效果，但其持续的时间是短暂的。所用药物有甲氨蝶呤、博来霉素、长春新碱、5-氟尿嘧啶等。单一化疗药物治疗效果较差，目前多主张联合用药。

3. 下咽癌外科治疗的选择

（1）梨状窝癌：小于1cm、外突型梨状窝癌可以选择单纯放射治疗或手术治疗。外科治疗可以选择梨状窝切除术。1960年Ogura报道，1983年国内屠规益报道梨状窝切除术，特别是术前放疗后利用梨状窝切除术治疗 $T_1 \sim T_2$ 期梨状窝癌，在清除病灶的同时保留下咽及喉功能。对于 T_3 期梨状窝癌，病变引起喉固定，可以选择梨状窝切除及喉半侧切除；梨状窝切除及喉近全切除或梨状窝切除及喉全切除，配合术前或术后放疗。对于 T_4 期梨状窝癌，肿瘤侵犯喉软骨架或颈段食管，可以选择下咽部分切除及喉全切除；下咽全切除及喉全切除；下咽、喉全切除及食管部分或全食管切除，配合术前或术后放疗。

（2）环后癌：早期环后癌少见，T_1 期可以选择单纯放疗，保留喉。较大的肿瘤或放疗后未控的肿瘤，可以选择下咽、喉切除，喉气管整复或喉全切除术。侵犯颈段食管，选择下咽、喉全切除及食管部分或全食管切除。

（3）下咽后壁癌：早期癌选择单纯放疗。放疗未控或较广泛肿瘤，可以选择部分下咽后壁切除、下咽、喉全切除及食管部分或全食管切除。

手术造成咽及食管缺损，可以选择游离移植前臂皮瓣、带蒂肌皮瓣、游离移植空肠、胃咽吻合或结肠移植进行修复、重建。下咽部分缺损，可以选择皮瓣、肌皮瓣修复。全下咽缺损，以及包括颈段食管缺损，可选择游离移植空肠修复。全下咽、全食管缺损，选择胃咽吻合或结肠移植进行修复、重建。

4. 手术方法

（1）梨状窝切除术：梨状窝切除术适用于梨状窝癌 T_1、T_2 病变：如梨状窝癌局限于梨状窝外壁或内壁；或梨状窝癌侵犯杓会皱襞，但病变表浅，无明显喉内受侵，未引起喉固定；或梨状窝癌侵犯咽后壁。

1）切口：胸锁乳突肌中段前缘做5~7cm的斜行切口。如同时做颈部淋巴结廓清术，可平行甲状软骨中间做一水平切口，外端再做颈侧垂直切口，两切口相交。在颈阔肌下掀开颈部皮瓣，游离胸骨舌骨肌外缘，并从甲状软骨板切断胸骨甲状肌的附着，牵开此两条带状肌，暴露患侧甲状软骨板后缘及上缘，沿甲状软骨板上缘、后缘切开咽下缩肌，剥离甲状软骨膜使之与带状肌一同保留备用。切除甲状软骨板的后1/3，为避免伤及喉返神经，注意保留环甲关节附近的甲状软骨下角。进入咽腔。

2）切除肿瘤：甲状软骨板后缘相当于梨状窝外壁与下咽后壁的交界处，在此处切开梨状窝外侧壁，即进入下咽腔。观察肿瘤范围后，根据情况切除梨状窝黏膜。明视下切除梨状窝外壁和内壁。病变切除后，内侧切缘位于环后区的外界及杓会皱襞，外侧切缘位于下咽后壁的外侧，形成下咽部的缺损。

3）缝合咽腔和皮肤：将咽后壁黏膜游离，将咽黏膜与环后切缘、杓会皱襞切缘拉拢缝合，利用咽下缩肌与预先保留的甲状软骨膜及带状肌在外层缝合加固。冲洗伤口，放负压引流管，缝合皮下和皮肤切口。

（2）下咽后壁切除术：此类手术适应于肿瘤位于下咽后壁（$T_1 \sim T_2$），下界在食管入口上方的局限的下咽后壁癌。喉、食管及椎前组织受侵为这一手术禁忌证。

1）切口：如果利用颈阔肌皮瓣修复咽后壁缺损，颈部皮肤切口应预留方型皮瓣，颈阔肌皮瓣的血管蒂在颌下和颏下，要保留面动脉的颏支和皮支。如果利用游离前臂皮瓣修复，切口如同梨状窝切除术。

2）切除肿瘤：显露患侧甲状软骨板后缘，切断结扎喉上神经血管，纵行切开梨状窝外侧壁黏膜，进入咽腔，显露肿瘤。沿肿瘤四周（安全界应在 1.0cm 以上）切开下咽黏膜和咽缩肌。一般保留位于椎前肌浅面的筋膜，切下标本。修复下咽缺损：将颈阔肌皮瓣转入下咽，同下咽黏膜切缘缝合。其他的修复方法还有颏下皮瓣，前臂游离皮瓣，游离空肠，游离胃壁瓣等。忌用各种肌皮瓣，以免下咽臃肿狭窄，导致严重误吸。局限的下咽后壁缺损，也可以游离植皮修复或人工皮修复，甚至不修复，让创面自然愈合。

（3）梨状窝及喉部分切除术：此类手术适用于梨状窝癌侵犯喉，但尚未侵犯环后区及食管，可以在切除下咽肿瘤的同时，切除一部分喉，保留另一部分喉，达到切除肿瘤、保留喉功能的目的。杓状软骨固定或活动受限的，以往认为需要做喉全切除及下咽部分切除，造成喉功能的丧失。经过术前放疗，如杓状软骨恢复活动或病变局限于梨状窝及杓会皱襞，也可以进行梨状窝及喉部分切除，从而保留了喉功能。如果梨状窝尖部、环后区受侵，则不适宜此类手术。

（4）梨状窝及杓会皱襞切除术：梨状窝内侧壁肿瘤，容易侵犯杓会皱襞，仅切除梨状窝显然不足。这一类手术适应于梨状窝癌侵犯杓会皱襞，引起杓会皱襞活动受限，但肿瘤比较局限（T_2）。对杓会皱襞及声带固定，经过术前放射，恢复活动的，也适宜。肿瘤侵犯杓状软骨，声门旁间隙及食管入口不适宜此类手术。

手术步骤：按照梨状窝切除术的方法掀开颈部皮瓣，牵开带状肌，显露患侧甲状软骨，切除甲状软骨上 1/2。①从咽侧壁进入下咽腔：切除部分甲状软骨后，可以直接剪开下咽侧壁进入下咽腔。如下咽侧壁有肿瘤，或为了扩大视野，也可以向上切断舌骨大角，距离甲状软骨上缘较高水平剪开咽侧壁黏膜，进入咽腔。此时可以在较好的视野下看清肿瘤的范围；②切除肿瘤：沿会厌外侧缘剪开杓会皱襞前端，如果连同室带切除，则从剪开的杓会皱襞剪到喉室前端，从前向后剪开喉室；如果保留室带，则从剪开的杓会皱襞剪到室带上缘。外侧则沿已经切开的甲状软骨的水平切口，一同剪开附属的软组织结构，包括杓会皱襞、梨状窝、室带及室带旁组织。剪到甲状软骨板后缘与咽后壁的切口汇合。此时仅在杓状软骨处尚未切开。一般保留杓状软骨，在杓状软骨前剪开杓会皱襞后端，与喉室或室带上缘的切口汇合，切除患侧杓会皱襞及梨状窝；③修复：利用环后黏膜覆盖喉的创面。利用会厌谷黏膜，梨状窝外壁或下咽后壁黏膜关闭下咽腔。利用甲状软骨膜及带状肌在外层加固缝合。

（5）梨状窝及喉垂直部分切除术：上述肿瘤进一步发展，向深部侵犯杓会皱襞及声门旁间隙，引起声带固定，如果病变仅局限于此，或术前放疗 50Gy，使肿瘤缩小到以上范围，可以做梨状窝及喉垂直部分切除。如果梨状窝尖部、环后受侵为手术禁忌。

手术切除步骤：掀开颈部皮瓣，充分显露甲状软骨及环状软骨。游离胸骨舌骨肌外侧并牵开，切断胸骨甲状肌在甲状软骨的附着，在患侧甲状软骨后缘纵向切开咽下缩肌，剥离甲状软骨骨膜，连同胸骨舌骨肌一同牵开并保留，以备修复下咽及喉。①显露出患侧甲状软骨板，正中锯开甲状软骨。在咽侧壁处剪开进入下咽腔。如梨状窝外侧壁也有肿瘤，可以向上切断舌骨大角，在甲状软骨上缘以上，剪开咽侧壁黏膜，进入咽腔。为有助于喉部分切除，可以沿会厌谷向对侧剪开。此时可以在较好的视野下看清肿瘤的侵犯范围；②切除肿瘤：从会厌正中由上向下垂直剪开，经过前联合到环状软骨上缘。再沿着患侧甲状软骨下缘或环状软骨上缘（即环甲膜）向后剪开。同时剪开喉内外两侧，喉内侧到达环杓关节；在甲状软骨外侧，为保留环甲关节，斜形剪开甲状软骨，避开环甲关节到达甲状软骨后缘，与咽后壁的切口汇合。此时仅在杓状软骨处尚未切开。正中剪开杓间区，切除环杓关节，与以前切口汇合，切除标本包括患侧梨状窝、半侧会厌及杓会皱襞、杓状软骨、半侧喉（室带、声带及声门旁间隙）及甲状软骨板；③修复过程：手术切除后的缺损主要是一侧喉结构，包括部分会厌，杓会皱襞，室带和声带，以及一侧梨状窝。喉部缺损可以利用预先保留的胸骨舌骨肌及甲状软骨骨膜进行覆盖，同时利用部分环后黏膜，从后向前拉过环状软骨背板，覆盖环杓关节区域。这样可以将半侧喉封闭。利用健侧半喉进行呼吸，同时减少误吸。一侧梨状窝缺损不必修复，直接将环后切缘与咽侧后壁切缘缝合。将余下的会厌自身缝合。由于咽会厌皱襞也同时做了切除，此处可以将咽会厌皱襞切缘与会厌谷黏膜或舌根黏膜切缘缝合，达到关闭咽腔的目的。

（6）梨状窝及喉近全切除：梨状窝肿瘤更进一步发展，侵犯患侧半喉，引起声带固定，声门下侵犯超过10mm以上，此时，喉垂直部分切除已不可能获得安全的声门下切缘，或肿瘤侵犯会厌前间隙，会厌谷，舌根，但对侧杓会皱襞、室带、喉室、声带及声门下仍正常，可以行梨状窝及喉近全切除。如果杓间、环后黏膜受侵，为手术禁忌。该手术方式由于仅保留了发音功能，不保留经口鼻呼吸功能，术后进食不会误吸，故也适用于病变范围虽然可行前述下咽部分及喉部分切除，但因年老体弱，或心肺功能不良，不能耐受误吸者。

（7）喉全切除及下咽部分切除术：此类手术适应于梨状窝癌侵犯喉，引起喉固定，病变广泛，切除下咽及部分喉已不能切净病灶。如梨状窝癌侵犯杓间，侵犯环后已近中线等。此类手术也适用于环后癌。手术禁忌包括下咽肿瘤侵犯食管入口或下咽近环周受侵，因为切除部分下咽已经不足，需要切除全下咽及部分食管。

手术切除步骤：掀开皮瓣，游离喉、气管两侧：在颈阔肌下将颈部皮瓣充分掀开，上部显露出舌骨，两侧显露出带状肌，下部显露出颈段气管。如果喉部的肿瘤没有外侵，带状肌可以保留，利用其加固咽部的吻合口。如果喉部肿瘤已经外侵，相应侧的带状肌不能保留。切断胸骨舌骨肌及胸骨甲状肌的上端，将两束肌肉向下牵开保留备用。肩胛舌骨肌则随颈淋巴结切除。切除患侧甲状腺：断开甲状腺峡部，切断结扎患侧甲状腺上下极血管，游离周围韧带，预备切除患侧甲状腺叶。将另一侧甲状腺的峡部断端缝合后，在甲状腺与气管间分离，将甲状腺向外牵开保留。横断颈段气管，做下切缘：显露出颈段气管，将口腔气管插管从口腔退出，在第三、四气管环处横断气管，将另外的消毒的气管插管经气管口插入，继续全麻。上段气管及喉预备切除。剥离健侧梨状窝外壁，预备保留：在健侧甲状软骨板后缘纵向切开咽下缩肌，在甲状软骨板内侧面剥离梨状窝外壁，以保留较多的健侧梨状窝黏膜，不致咽部狭窄。切开会厌谷黏膜，进入下咽：在舌骨大角两侧分离出喉上血管束，切断结扎。切断舌骨上肌群与舌骨的附着，切除舌骨。在舌骨水平继续深入分离，即可切开会厌谷黏膜，进入下咽。切除全喉及部分下咽的过程是：从会厌谷黏膜切口将会厌提起，即可看见下咽及喉内肿瘤。必要时，可以沿会厌两侧剪开咽侧黏膜，扩大切口。在明视下，距离肿瘤的边缘保留1~2cm的安全界，分别剪开两侧的下咽黏膜。患侧应剪开梨状窝外侧壁或下咽后壁，以远离病灶。健侧可以在梨状窝尖部剪开，保留梨状窝外侧壁。两侧切口在环后汇合。在气管造口水平，横断气管，沿膜样部后分离气管与食管，到达环后与环后切口汇合，切除全喉、部分颈段气管及部分下咽标本。修复关闭下咽：切除全喉及一侧梨状窝以后，剩下的下咽黏膜可以直接拉拢缝合。而切除全喉及两侧梨状窝，以及部分下咽后壁以后，直接缝合关闭易于发生下咽狭窄。可以用游离前臂皮瓣、胸大肌肌皮瓣等加宽下咽，然后进行下咽缝合，关闭咽腔。外层再利用肌皮瓣的肌肉与咽缩肌、舌骨上肌、带状肌缝合加固。气管造口：将颈部气管口与四周的皮肤缝合，保留气管口开放。气管造口应尽量大，术后戴或不戴气管套管均可。

(8) 下咽全切除、喉全切除及食管部分或食管全切除术：晚期下咽癌已经侵及食管入口或颈段食管，需要切除全咽及全喉，同时需要切除部分或全部食管。切除后需要利用修复手段重建咽与消化道之间的通路。此类手术适应于下咽癌侵犯食管入口及食管，咽后壁癌侵犯喉。此类手术也适应颈段食管癌侵犯下咽者，可视喉是否受侵，决定切除或保留喉。

手术切除步骤：在舌骨上切断舌骨上肌群，切断结扎喉上神经血管。梨状窝外侧壁癌容易外侵，所以应该将患侧带状肌及甲状腺切除，以扩大安全界。没有肿瘤外侵，可以保留带状肌及甲状腺。在带状肌下端切断带状肌，切断结扎甲状腺下极血管。断开甲状腺峡部，将保留侧的甲状腺叶从气管分离，推开保留。清除两侧气管食管沟淋巴结脂肪组织。为了方便切除下咽和食管，先将下咽和食管与后面的椎前筋膜之间分离。如肿瘤没有侵犯椎前筋膜，应注意保留该筋膜，特别是手术前大剂量放疗过的病例，术后如果出现咽瘘，失去椎前筋膜的屏障保护，感染可以直接发展到颈椎骨及脊髓腔。如椎前筋膜受侵，则切除椎前筋膜及头长肌。探查肿瘤下界后，决定横断颈段气管的水平。如果口腔气管插管，需另备消毒气管插管，经气管断端插入，继续全麻。剪开会厌谷，进入咽腔，距肿瘤上界有2cm安全界横断咽环周。食管的切缘最好离开肿瘤下界5cm以上。如果颈段食管受侵较小（食管入口下1.0cm左右），并且准备用游离空肠移植或皮瓣修复下咽食管缺损，则在距肿瘤下界至少3~5cm处横断食管。颈段食管受侵广泛或者准备用胃或结肠替代下咽食管，则行全食管内翻剥脱。方法是：先经下咽插入胃管到贲门。横断贲门后，见到胃管，将一条布带与胃管系在一起，再从下咽部抽出胃管，将食管布带的上端引到颈部。布带的下端与食管在腹腔的断端缝扎，捆扎牢固后，从颈部缓缓上提食管布带，即可将食管做内翻剥脱上提到颈部切除。也可用食管剥脱器，将食管下端与剥脱器头端捆扎结实后，缓缓拔脱食管。

(9) 重建下咽食管的方法：下咽肿瘤广泛切除以后，需要下咽重建。重建方法取决于手术缺损的范围以及喉的处理。下咽部分缺损的修复，首选肌皮瓣，其次可用小血管吻合的游离皮瓣。下咽全周缺损，首选小血管吻合的游离空肠。优点是手术死亡率低，手术不经过胸腔及纵隔，腹部操作也相对简单，手术危险性较小，吻合口漏发生率低，术后吞咽功能恢复好。适合身体条件差，不能承受胸腹部手术的患者。缺点是需要小血管吻合的训练，食管上、下切缘可能不足。如果缺乏小血管吻合技术，也可用肌皮瓣卷成皮管，虽然不增加手术死亡率，但容易出现吻合口狭窄。对保留喉的下咽全周缺损及同时切除食管的病例，可选用带血管蒂的结肠移植修复。可大大减少误吸性肺炎的发生率。全喉、全下咽、全食管切除，胃上提胃咽吻合，虽然手术时间长、风险大，但仍然是很多地方治疗下咽颈段食管癌的主要外科手段。

（田　浩）

第三节　其他肿瘤

一、扁桃体癌

（一）概述

扁桃体的恶性肿瘤为口咽部常见病，占口咽部恶性肿瘤的 57% 左右。男女患病之比为 3 : 1。扁桃体癌常发生于扁桃体上极附近，易产生溃疡，主要向软腭、舌根甚至口腔、鼻咽或下咽部扩散。扁桃体恶性肿瘤病因尚不清楚，可能与嗜烟、酒有关。

（二）临床表现及诊断

1. 临床表现　鳞癌主要表现为外生型肿物，表面易溃烂，呈菜花形，易转移至颈上淋巴结，以后向下颈部、纵隔及腋下淋巴结转移。淋巴上皮癌发生于黏膜下，在浅层扩展，很少侵及深部组织，至晚期可发生溃疡，且早期即可转移至颈淋巴结。肿瘤早期可不引起任何症状，随病情发展可有咽部异物感，咽喉疼痛，颈部肿块，一侧扁桃体迅速增大可引起吞咽及呼吸困难。查体可见一侧扁桃体增大，表现为结节状、菜花状或球形肿大，表面光滑或有溃疡。

2. 诊断　单侧扁桃体迅速肿大或有溃疡，伴同侧颈部淋巴结肿大，而无明显急性炎症者，应考虑该病，必要时行扁桃体活检以便确诊。

（三）治疗

由于扁桃体位置深在，切除范围较广，如功能重建不理想，可导致腭咽功能的严重受损，故文献报道多采用放疗。近年来，随着头颈外科的发展，手术切除技术和器官功能重建方法均有了显著的改进，多数扁桃体癌已可手术切除，以手术治疗为主的综合治疗方案得以推广。特别是对晚期扁桃体癌，采取手术切除后辅以术后放疗的综合治疗方案，已被广泛接受。目前认为，Ⅰ、Ⅱ期手术与放疗效果相当，Ⅲ、Ⅳ期综合治疗优于单纯放疗或单纯手术。并且，手术成功的关键在于手术入路的选择。

1. 经口入路　适用于 T_1、T_2 病变。此入路创伤较小，患者恢复快，功能受损少。但由于术野窄小，剥离盲目性较大，处理肿瘤深部时，止血、暴露均受到一定程度的影响，易损伤咽旁间隙内的大血管。术中为保持术野清晰，防止严重并发症的出现可采取边切除肿瘤边缝扎止血的方法。

2. 下颌骨切开外旋入路　适用于 T_3、T_4 病变。此入路的优点是：能更宽广地敞开咽旁间隙、咽后间隙及颅底；能自下而上分离出颈内动静脉及后 4 对脑神经至颅底孔处；能以颈内动脉为标志，将颈内动脉内侧的组织包括肿瘤及咽后淋巴组织整块切除；下颌外旋对患者创伤较大，对肿瘤累及下颌骨者不能采用。

3. 颌骨切除入路　当患者出现张口受限，CT 示肿瘤累及下颌骨或翼肌时，前 2 种入路均不能彻底暴露切除肿瘤，此时可采用下颌骨切除入路。此种入路肿瘤暴露较好，但对患者的咀嚼功能影响较大。因此，术中可根据肿瘤累及范围保留下颌骨边缘支架。

4. 舌骨入路　位于扁桃体下极的 T_2、T_3 病变有时范围不大，但主要向下发展，如用下颌骨切开外旋入路，损伤相对较大，此时可采用经舌骨入路。此种入路手术操作简单，创伤较小，入路过程中无重要血管神经，可同时很方便地处理受肿瘤累及的舌根及会厌，便于整复舌根、咽侧壁缺损及重建喉功能。可在同一术野一并完成颈清扫术。手术操作距离与肿瘤较近，术野暴露虽不如下颌骨切开外旋宽阔，但由于可同时控制颈部大血管，故比较安全。由于避免了下颌骨切开，基本不影响咀嚼功能。

5. 扁桃体区的修复 组织缺损较小时，可将周围残余黏膜潜行分离后向缺损处牵拉缝合即可，所遗留的较小创面可待其自行愈合。如创面较大，也可于软腭切缘处分离，将软腭或悬雍垂的双侧黏膜展开，与咽侧壁缺损边缘缝合。以软腭修复咽侧壁后，软腭向后提拉，患侧鼻咽腔可随之缩小，能部分减轻鼻腔反流。如创面较深形成明显的腔隙时，可将舌根侧切缘剖开，充分展开其背侧和腹侧的黏膜，修复较大面积的组织缺损。晚期扁桃体切除后有时可形成包括咽旁间隙、舌根、咽侧壁、口底组织的广泛缺损，目前认为，可用胸大肌肌皮瓣修复。

肿瘤切除后软腭缺损较少，多数病例将软腭切缘直接拉拢缝合修复，部分病例将残余软腭与修复扁桃体区的舌瓣或胸大肌肌皮瓣缝合修复。对软腭缺损较多者，可选择游离前臂皮瓣或全额瓣修复，但操作复杂，技术要求较高。

舌根受累切除后，由于残舌运动受影响不能有效覆盖喉口，对咀嚼及吞咽功能可造成较大影响。将残余舌根稍加分离松解后，向下牵拉与会厌谷黏膜缝合，既消除了组织缺损，又恢复了舌根在咀嚼和吞咽功能中发挥的作用。为进一步减少误咽的发生，可借鉴声门上喉切除的经验，将胸骨舌骨肌自中间横断，保留其筋膜，形成蒂在舌骨的胸骨舌骨肌肌筋膜瓣，将肌筋膜瓣下缘向后上翻转，与舌根断缘缝合，修复延长舌根，再将喉悬吊于新舌根上。舌根延长后在吞咽时可更好地覆盖喉上口，有效减轻误咽，且由于舌根不必过度后置，能较好地保持舌的构语功能。当全部舌根或部分舌体也被切除时，舌瓣后置或胸骨舌骨肌肌筋膜瓣不能修复缺损时，可采用胸大肌肌皮瓣修复舌根。胸大肌肌皮瓣有相当的组织厚度，可充分填塞舌根切除后形成的组织缺损，并可对喉上口形成较好的覆盖作用，能有效减轻误咽。

二、扁桃体恶性淋巴瘤

（一）概述

恶性淋巴瘤是来源于免疫系统的恶性肿瘤。原发于扁桃体的恶性淋巴瘤占全身恶性淋巴瘤的4.7%，较易误诊。可出现3种临床亚型：①阻塞型，生长迅速，无溃疡，瘤体大，妨碍吞咽和呼吸；②炎症型，反复炎症发作，体温升高；③早期转移型，局部病变不显著，早期有颈淋巴结转移。

（二）临床表现及诊断

1. 临床表现 扁桃体恶性淋巴瘤早期症状多不明显，主要症状及体征为一侧咽痛、咽部异物阻塞感、吞咽障碍、发热、一侧扁桃体肿大、溃疡形成、颈部肿块等，常被误诊为炎症。

2. 诊断 对单侧扁桃体肿大、质硬、表面增生样改变或溃疡形成者，应行活检确诊。首次病理检查及术前常难以诊断，故取标本适当是确诊的关键。

（三）治疗

以放疗、联合化疗或综合治疗为主。

1. 放射治疗　对原发于咽淋巴环的早期病变首选放射治疗。依据咽淋巴环的生物学特点，部分学者认为，区域淋巴结转移的体积与预后无关。因咽淋巴环有互相交织的丰富的淋巴网，且首先引流到颈部淋巴结，因此常用的照射野包括整个咽淋巴环，双侧面颈联合野与双中下颈锁骨上下区设前颈野，以高能 X 射线^{60}Co 或直线加速器放疗，放疗剂量文献报告不一，一般认为 40Gy 以上可基本控制肿瘤，亦有 50～70Gy 为最佳剂量用于病灶局限、低度恶性Ⅰ、Ⅱ期患者的报道。

2. 联合化疗　对病变范围广泛、颈淋巴结肿大或全身转移者以联合化疗为主。

3. 综合治疗　方案为化疗 2～3 周，咽淋巴环颈部常规照射放疗 30～40Gy，休息 2～3 周再化疗，化疗总周期为 6 周以上。早期有效的联合化疗，加以局部放疗，可以杀伤大量恶性淋巴瘤细胞，有助于提高完全缓解率和长期治疗率。

（田　浩）

第三十一章

喉畸形、外伤、狭窄及异物

第一节　先天性喉畸形

一、喉蹼

（一）概述

喉蹼为喉腔内有一先天性膜状物，大者可占喉腔之大部称为喉隔。先天性喉蹼的发生与喉发育异常有关，喉经历了喉的上皮增生，融合致喉腔关闭到封闭上皮溶解、吸收，喉腔重新建立的过程。若溶解、吸收过程受阻，则在喉膜内遗留一层上皮膜，为喉蹼。

（二）临床表现及诊断

1. 临床表现　喉蹼较小者可无症状或出现哭声低哑，但无呼吸困难。喉蹼大者可出现：①先天性喉鸣，通常为吸气性或双重性；②呼吸困难，程度不等，吸气及呼气均有困难，夜间及运动时加剧；③声嘶或无哭声，哺乳困难。依其发生部位，临床工作中将其分为3型，即声门上型、声门型和声门下型，以声门型喉蹼最为常见。

2. 诊断　根据临床症状，行纤维或直接喉镜检查，诊断不难。

（三）治疗

新生儿患喉蹼若发生窒息时，应立即在直接喉镜下将婴儿型硬式气管镜插入气管，吸出分泌物，给氧和人工呼吸，治疗效果颇佳，因此时喉蹼组织尚未完全纤维化，经气管镜扩张后多不再形成。择期治疗要在支撑喉镜下行喉蹼修整术，手术快捷安全，可立即解除喉梗阻和声嘶。考虑到婴幼儿的声门小，双侧声带喉蹼修整后，容易相互接触，再次粘连，目前，由于插管技术的提高及插管材料的进步，为防止双侧声带前联合的粘连，放置合适的气管插管 24~48h，认为利可能大于弊。

二、喉囊肿

（一）概述

在大约相当于喉室顶前中外处向上延展，形成一个盲袋，称之为喉小囊，是喉室附属部，开口于喉室。喉囊肿指发生于喉小囊的含气、含黏液或含脓囊肿。喉囊肿按其所在部位不同，可分为喉内、喉外和混合型3类。

（二）临床表现及诊断

1. 临床表现 ①喉内型者常有语言不清，声嘶或失音，重者可出现吞咽困难，喉鸣和阻塞性呼吸困难，甚至窒息。间接喉镜下可见半侧喉突起，部位多在室带。囊肿大者可自会厌谷一直延及杓会厌襞，声带无法窥视，声门部分或完全阻塞，其表面黏膜光滑完整；②喉外型和混合型者，多在颈前三角区出现包块，触之呈囊性。气囊肿者，包块可以被压缩，穿刺有气体抽出，随之包块消失即可确诊。黏液囊肿或脓囊肿，穿刺时则可抽出黏液或脓液。

2. 诊断 值得注意的是，喉囊肿与喉癌同时存在见于报道，由于囊肿的阻挡，喉癌常被漏诊，这一点一定要引起注意。在诊断中，用喉部CT扫描不仅能显示囊肿的部位、大小和侵犯的范围，而且还能发现是否有喉癌的存在，因此该项技术在诊断喉癌中应给以足够的重视。

（三）治疗

主要是手术切除。喉内型尤其是混合型喉囊肿，经喉内途径包括喉裂开术在内，效果均不佳，故目前多主张经颈部径路完成手术。值得一提的是，术中一定要切除部分甲状软骨翼板，才能暴露囊肿根部，将囊肿完整摘除。

三、喉软化症

（一）概述

喉软化症是由于先天性喉软骨发育不良所致，因为喉部组织过度软弱，吸气时喉部向内塌陷，堵塞喉腔上口而发生喘鸣，以吸气时声门上组织脱垂至呼吸道产生吸气性喉喘鸣和上呼吸道梗阻为主要特点，是新生儿及儿童喉喘鸣的最常见的原因，以男性为主。

（二）临床表现及诊断

1. 临床表现 喉软化症的症状常在出生后出现，最常见的表现为喉喘鸣，多为高音调鸡鸣样的喘鸣声，也可为低音调的震颤声，一般只在吸气时发生重者呼气时也可发声。其典型临床表现是间断吸气性喘鸣，喂食、活动、激惹、哭闹或仰卧、上呼吸道感染后加重。梗阻的程度不同，喘鸣的程度、音调则不同。喂养困难是本病的第二大常见表现。患儿常出现咳嗽、窒息，气道梗阻使患儿易吞气，导致胃膨胀，从而出现食后呕吐及反流，主要发生于中重度喉软化症尤其是合并胃食管反流病（GERD）的患儿。长期的喂养困难可导致营养不良，体重下降及喂养后呕吐，严重的可出现生长发育停滞。本病的第三大常见症状为呼吸困难，表现为呼吸暂停、发绀及四凹征。而长期辅助呼吸肌如肋间肌和腹肌的使用可以导致剑突回缩，最终形成漏斗胸。此外，还可以出现肺心病等并发症，主要是由于慢性低氧血症导致红细胞增多症、血容量增加和血液黏滞度增加及慢性高碳酸血症可增加肺动脉血管阻力引起的肺动脉高压所致。肺心病如果未及时发现，可危及生命。

2. 诊断 喉软化症的诊断依赖典型病史及喉部检查，发现特征性的喉部解剖变异即可诊断。

（三）治疗

1. 保守治疗 喉软化症有自愈的倾向，经精心护理及加强喂养，约75%患儿的喘鸣可于 2 岁之前消失。合并有其他疾病的患儿，需同时治疗伴发疾病。抗反流治疗，如调整喂养方式、保持直立体位以及抗酸药物治疗已被证明对 GERD 相关性喉软化症有效。

2. 手术治疗 重度喉软化症（约占总体 10%）需要手术治疗。手术指征包括不能经口喂养、增重困难、生长发育停滞、神经精神发育迟缓、危及生命的呼吸道梗阻事件、肺动脉高压或肺心病、低氧血症或高碳酸血症等。

3. 气管切开术 1980 年之前气管切开术一度为喉软化症的主要手术方式。但较易出现如感染、言语发展迟滞、气管狭窄等并发症，随着手术技术的发展，现多被声门上成形术所替代。气管切开术多在无法用声门上成形术等手术治疗的重症喉软化症或再次手术中使用。

4. 声门上成形术 声门上成形术常在支撑喉镜下进行，术前根据评估结果决定切除的区域，如切除杓会厌皱襞，过多的杓黏膜，切除楔形软骨，或将会厌舌面与舌根缝合（会厌固定术）；此外可修剪会厌外侧缘，缝合会厌。以上步骤可单独或联合进行。

（李付国）

第二节　喉外伤

一、概述

喉外伤（injury of larynx）可分为开放性和闭合性（包括喉内伤），前者因有伤口，易被人注意，后者如无明显骨折移位而易被忽视，有潜在生命危险。但如及时正确处理，不仅能够成功抢救患者，而且可以恢复的正常生理功能。如果处理不当，轻则引起喉瘢痕狭窄，重则危及患者生命。

二、闭合性损伤

闭合性喉外伤（closed laryngeal trauma）包括喉挫伤、软骨骨折及脱位，常见原因为外力打击、坚硬物挤压等。挫伤仅伤及软组织，骨折常发生于甲状软骨的中央部或上角处，老年人因软骨钙化更易发生骨折。脱位可发生于环甲关节或环杓关节。

（一）诊断

1. 病史采集

（1）是单纯的喉外伤还是全身复合伤。

（2）喉外伤为何物所致，力量大小如何？根据外伤的病因和受伤的力量有利于判断外伤的性质。

（3）局部疼痛情况，说话、吞咽和咳嗽加重；常伴有声嘶或失声；喉黏膜破裂则发生咳嗽及咯血情况，可发生进行性呼吸困难甚至窒息。

（4）呼吸困难和窒息的情况。

2. 体格检查

（1）一般情况：注意患者全身情况，包括意识、血压、脉搏，特别是呼吸情况。

（2）局部检查

1）挫伤时常见颈部肿胀或瘀斑，如软组织内出血及气肿，则颈部变得极为粗大。

2）软骨骨折或移位，可出现甲状软骨上切迹或环状软骨弓消失，触诊有压痛和不明显的软骨摩擦音。喉部可能出现不正常的运动。

3）间接喉镜检查可见黏膜下出血、黏膜破裂、喉内软组织变形或变位、喉腔狭窄和声带活动障碍。

（3）全身检查

1）特别注意有无进行性呼吸困难和喉梗阻的情况。

2）可伴有发生皮下气肿、气胸和纵隔气肿。

3）全身有无复合性损伤，特别是颈椎有无损伤。

3. 辅助检查

（1）喉镜检查：当呼吸道通畅时，纤维喉镜可快速了解外伤部位与程度，观察声带运动情况、气道的开放、有无喉内血肿与黏膜撕裂。尤其未排除颈椎损伤时，纤维喉镜检查特别有用，伴颈椎损伤者可用一种新的 Bublard 纤维喉镜检查，当上述检查不确定时可在全麻下行直接喉镜检查。如患者必须手术，术前可行直接喉镜、食管镜、气管镜检查以排除其他区域伴随的损伤。

（2）X 线检查：可显示软骨骨折或脱位，以及喉狭窄的范围，了解有无胸部并发症。

（3）CT 扫描：可以评价喉内肿胀、组织内血肿、喉软骨支架及环杓关节等情况。

（4）视频动态喉镜：其较高的放大倍数，较好照明和即刻的电视播放有助于评价杓状软骨或声带突的运动及位置方面的细小差异。

（5）用喉肌电图描述记录运动单位动作电位（Muaps）。有助于区分杓状软骨脱位引起声带固定及声带麻痹，声带固定不动常伴有 Muaps 的全部缺失。这种方法不需要局麻能较好的忍受，并有预后价值。

（二）分型

对闭合性喉外伤患者应根据其损伤严重程度进行分型。

1. Gold 分型　　Ⅰ型：轻微的喉内血肿，最小的气道损伤，无明显骨折；Ⅱ型：喉内血肿或水肿伴气道损伤，黏膜轻微撕裂但软骨未暴露，CT 扫描显示非移位性骨折；Ⅲ型：大块喉内水肿伴气道堵塞，黏膜撕裂伴软骨暴露，声带固定；Ⅳ型：在Ⅲ型基础上，影像常诊断有 2 条以上骨折线；喉腔大块紊乱；Ⅴ型：喉气管分离。

2. 皇甫秀明分类　　轻：无呼吸发音功能障碍；重：有轻度呼吸发音功能障碍或短时间内可导致喉水肿，术后可发生并发症者；危急：有明显呼吸发音障碍，伴喉气管挤压伤、环状软骨骨折、环杓关节脱位、甲状软骨缺损及合并邻近组织大出血，误吸等复合性外伤。

（三）治疗

处理原则：抢救生命放在首位，并尽可能恢复喉机能和防止并发症发生。其中最困难及最主要的问题是维持或恢复喉的生理功能，防止和减少喉狭窄。需要提醒的是要注意外伤后立即就诊时症状不明显，但 2h 后出现迟发型的呼吸困难。Schaefer 提出闭合性喉外伤的处理原则：①用纤维喉镜及选择性 CT 扫描正确评价损伤范围；②及时使气道通畅，同时减少进一步喉损伤；③修复和喉骨折及撕裂黏膜技术标准化；④喉模的应用。

1. 药物治疗　　微小喉内撕裂及单一的甲状软骨非转移性骨折的处理包括 24h 密切观察、床头抬高、噤声、吸入湿化空气、尽早使用类固醇药物、预防性使用抗生素。Klimek 报道使用 H_2 受体阻断剂以防胃、食管反流。

2. 手术治疗 多主张在伤后 24h 内进行，对维持气道通畅和嗓音质量有重要意义。气管切开还是气管插管存在争论，目前倾向前者。高调的呼吸音可作为气管造口术的指征。巨大的黏膜撕裂，软骨暴露，明显移位骨折需切开探查。当喉前半部破坏（前联合破坏），软骨支架高度不稳定（复合骨折）。术中发现软骨骨折应予复位，并用钢丝固定，切忌摘除骨片，严格解剖复位，恢复功能。缺损的黏膜可以用梨状窝获得，会厌软骨膜也可以用皮肤移植，如颈部带蒂皮瓣。Shapshay 报道一种不需要切开喉，内镜下应用 CO_2 激光焊接技术移植喉内大伤口的方法。手术后主要是Ⅳ型损伤时需要喉模 2~4 周，材料包括橡皮指套、硅胶管、聚硅酮水囊等。

（四）术后观察及处理

对喉部黏膜轻微挫伤、撕裂或小血肿形成，不影响呼吸者，可采用药物治疗，如抗生素、激素全身应用和局部雾化吸入、卧床休息等。而对黏膜水肿、血肿，喉软骨骨折合并皮下气肿及气胸者，虽然颈部无伤口，也应引起重视，必须在保守治疗的同时，随时作好气管切开的准备，以免出现迟发性喉梗阻而措手不及。同时气管切开术对喉外伤的治疗有以下优点：①解除或预防呼吸困难；②便于止血；③可防治皮下气肿及纵隔气肿；④缓解任何原因引起的压迫症；⑤便于清除吸入气管内的血液与分泌物；⑥便于给氧，防治休克；⑦减少下呼吸道继发感染；⑧如喉内出血严重，可在直接喉镜下，用纱布填塞喉腔止血；⑨可使喉部休息，防止剧咳引起缝合伤口裂开。因此，喉外伤后气管切开的护理非常重要。

（五）疗效判断及处理

疗效判定标准：①气道情况：分为良好：气道情况类似损伤前；一般：有轻度呛咳或活动后有呼吸困难；差：不能拔除气管套管；②嗓音情况：良好：嗓音类似损伤前；一般：有声嘶，但在可理解的语言标准内；差：耳语、失音或难理解的语言；③吞咽情况：根据患者主观判断进行评价。

闭合性喉外伤的研究方向是喉支架损伤的程度与嗓音的关系，而要切开复位和内固定，需要进一步工作来测量声带的位置和张力，声带正常移动波的变化。另外如何使外伤喉狭窄治疗后取得满意的效果也值得进一步探讨。

（六）出院随访

出院后定期复查，注意喉狭窄的发生。

三、开放性喉外伤

开放性喉外伤（open laryngeal trauma）是耳鼻咽喉科常见急症之一，多数患者病情危急，发展迅速，如果抢救、处理不及时，护理不得当，极易使患者遗留严重后遗症，甚至造成生命危险。常见的开放性喉外伤包括喉刺伤、切伤及贯通伤。喉刺伤伤口虽小但损伤较深，大多并发皮下气肿及咯血，若未伤及附近器官或并发感染，伤口容易愈合。喉切伤多见于刎颈者，以横切口多见，切伤后常因颈阔肌及颈前肌的收缩使伤口扩大。喉贯通伤多发生于战时，损失范围广泛，常伴有颈部大血管、颈椎、颈段气管或食道的损伤。

（一）诊断

1. 病史采集

（1）了解损伤的范围和评估损伤的程度。

（2）全身情况的评估。

（3）是否合并有其他器官的损伤。

2. 体格检查

（1）一般情况：首先注意患者的呼吸、脉搏、血压等情况，了解患者是否出现休克症状。

（2）局部检查

1）严重的咽喉开放性外伤可见唾液从伤口流出。

2）检查伤口前要准备良好的照明设备和必要的抢救止血器械，通过伤口常可见咽壁及喉内组织以及血管和神经束。

3）不能贸然取出伤口内的凝血块或异物，不宜用探针探查伤口，以免引起大出血。

4）对局部大动脉损伤，往往在现场已经死亡，能来到医院者多已经停止出血，处于渗血状态，可根据外伤的部位、失血性休克或搏动性血肿做出诊断。

5）大静脉外伤常在颈部及胸部早期出现瘀斑。

（二）治疗

治疗原则：喉外伤的急救应首先处理出血、呼吸困难及休克三大危急情况，并随时准备实施气管切开。严密观察生命体征，维持血压，对于失血较多的患者遵医嘱给止血药，活动性出血的患者，一方面采取有效的止血措施，作好术前准备，一方面大剂量补充各种液体、全血、代血浆等，可从多条静脉通道给入，并严密观察脉搏、血压的变化，血压不稳定者可每 0.5 ~ 1h 测血压一次，有条件者可给予心电监护，及早发现休克征象，及时作好抗休克处理。

1. 出血处理　喉外伤大出血有原发和继发两种，其危险性如下：①出血急量大，立刻引起失血性休克；②伤口与喉腔相通，可致窒息，或易发生感染，引起败血症；③有引起大脑缺氧和气栓的可能性。

（1）急救时，仔细检查伤口，寻找出血点，用止血钳止血，如出血点位置很深，不易发现，可用纱布在喉气管两侧填塞止血。有条件要进行即时的输血，如喉气管有穿通伤，应暴露伤口，用吸引器清除其中血块及喉气管内的血液，保证呼吸道通畅．必要时，可暂时由切口插入气管套管，作为急救措施，但不可超过 6h，否则易引起软骨膜炎，以致软骨坏死，导致日后喉狭窄的恶果。故应在 6h 内作常规气管切开术，并拔除原伤口插入的气管套管。已穿通喉腔的伤口，切忌用敷料掩盖，外加绷带包扎，这样会引起窒息死亡。此类伤口，以暴露为宜，可轻盖一单层湿纱布．以防污物进入。

（2）在无止血和输血条件下，不可贸然取出填塞物，以免发生再次大出血。在大量抗生素控制下，填塞物可留置一周，填塞止血后，有可能再度出血，应有思想和物质上的准备。

（3）出血剧烈者，在用手压迫止血的同时进行颈部血管探查术指压不能过重，以不阻断其搏动为度。颈内静脉破裂时有发生气栓之虞，在压迫同时扩大切口，于近心端予以结扎。动脉破裂可用丝线缝合，必要时尚须行血管吻合术。结扎颈内或颈总动脉死亡和偏瘫发生率较高。

2. 呼吸困难或窒息的处理

（1）取出喉部异物，吸出分泌物和血液，保持呼吸道通畅，密切观察呼吸情况，给氧气吸入，患者如无休克征象，则保持患者高枕位，颈部舒展，不可使颈部过度后仰或前曲，以防造成已受伤的喉或气管断裂或损伤加重。

（2）急救时首先使呼吸道通畅，可就地取材，迅速经伤口插入气管导管，吸净气道内的凝血块和分泌物，然后做正规的气管切开，这样可赢得宝贵的抢救时间，提高抢救的成功率。

（3）可先行环甲膜穿刺或切开，待病情稳定后再行气管切开术。

（4）气管切开术根据患者的情况考虑是否做气管切开术，但需要运送的患者应实施。气管切开术对喉外伤的治疗有以下优点：①解除或预防呼吸困难；②便于止血；③可防治皮下气肿及纵隔气肿；④缓解任何原因引起的压迫症；⑤便于清除吸入气管内的血液与分泌物；⑥便于给氧，防治休克；⑦减少下呼吸道继发感染。

（5）合并有气胸或纵隔气肿者应请胸外科协助处理。

3. 休克的处理　如患者出现烦躁不安、脉搏增快、呼吸急促、皮肤苍白、手足湿冷、出汗等休克早期表现，应立即放置静脉导管，须尽快从静脉输入高渗葡萄糖、低分子右旋糖酐、全血，补充血容量；处理伤口和止血；做好保暖，给氧。同时使用止血和多巴胺等血管活性药。加强对生命体征、尿量及中心静脉压的监测，以指导补液和观察疗效。

4. 抗生素、抗毒素治疗　给足量抗生素外，更需作皮肤敏感试验后注射破伤风抗毒素1 500～3 000IU 以及必要的止血药。

5. 放置鼻胃管　喉部外伤多伴有喉咽部损伤，甚至可伤及食道，为保护创面，减轻患者的吞咽痛，补充营养，需较长时间放置鼻胃管，故应保持鼻胃管的通畅、固定，避免反复插鼻胃管而损伤咽部及食道黏膜；早期放置鼻胃管，保证充分的营养，尚可避免发生咽喉或食管瘢痕性狭窄的作用。

6. 伤口的初期处理

（1）对咽喉浅表损伤，伤口小并且无感染者，用生理盐水或双氧水冲洗后，清创并初期缝合，放置引流条，1～2d 后抽出。

（2）对有感染可疑病例，则应切除失活组织，使深部组织充分暴露，5～7d 后再行延期缝合。

（3）对咽喉本身外伤的处理，不宜随意进行清创术。在保证呼吸道通畅的情况下，咽部切伤，如伤及舌骨、舌肌，发生舌下垂者，应将舌拉出，予以固定，然后用可吸收线缝合黏膜。对喉部切伤，应尽可能保留喉软骨，并按解剖学关系分层对位缝合，必要时喉内放置橡皮管或塑料膜，以防止狭窄。会厌软骨断裂者，须修整对位缝合。缝合甲状软骨伤口时，宜用褥式缝合法。喉组织缺损过多，不要强行缝合，可在实施气管切开后，用消毒的凡士林填塞喉腔，注意将纱布缝合于皮外固定，以免坠入呼吸道，在有条件的情况下再做进一步的处理。

（4）颈部的伤口不可环形包扎，以免发生喉水肿或加重脑水肿及脑缺氧。必要时可将健侧上肢高举过头作为支架，再用绷带将健侧上肢连同伤侧敷料一起包扎。

7. 异物的处理　表浅的异物可于手术中取出，有条件可 X 线拍片，以判断异物的位置。如 X 线透视下发现异物随着颈动脉搏动者，说明异物在颈动脉附近。对子弹和弹片的取出，应考虑异物的部位和引起组织的反应，同时还要考虑手术的危险性和复杂性。

（三）并发症

局部感染、皮下气肿、纵隔气肿、吸入性肺炎、气管瘘、气管食管瘘、喉麻痹和喉狭窄等。

（四）术后观察及处理

1. 注意呼吸，保持呼吸道通畅　密切观察呼吸情况，给氧气吸入，患者如无休克征象，则保持患者高枕位，颈部舒展，不可使颈部过度后仰或前屈，以防造成已受伤的喉或气管断裂或损伤加重。已行气管切开的患者，注意保持气管套管的通畅，及时吸出套管内的分泌物。常规应用生理盐水 50ml 加 α-糜蛋白酶 2 万 U 超声雾化吸入或术后微量泵持续气管内滴药，以稀释呼吸道内的分泌物，防止细菌感染。注意患者气管切口周围有无皮下气肿及皮下气肿是否增大，如有增大，则应将局部消毒后用无菌注射器抽出气体，然后用无菌敷料包扎，防止气肿压迫气管及胸部引起呼吸困难。如患者气管套管通畅，无分泌物堵塞，而呼吸困难愈来愈严重，则应注意可能有纵隔气肿发生。对于闭合性喉外伤行保守治疗的患者，注意颈部有无肿胀及肿胀是否继续加重，防止因颈部软组织损伤、内出血等压迫喉、气管，引起呼吸困难。对喉外伤患者，禁用吗啡、哌替啶、可待因、阿托品等抑制咳嗽及分泌的药物，应给予祛痰药如氯化铵合剂，以利于下呼吸道分泌物的排出，预防并发肺炎，如情况良好，一般于术后 1 周考虑拔管。

2. 密观察生命体征，维持血压　对于失血较多的患者遵医嘱给止血药，活动性出血的患者，一方面采取有效的止血措施，作好术前准备，一方面大剂量补充各种液体、全血、代血浆等，可从多条静脉通道给入，并严密观察脉搏、血压的变化，血压不稳定者可每 0.5～1h 测血压一次，有条件者可给予心电监护，及早发现休克征象，及时作好抗休克处理。

3. 管道处理　根据喉外伤的部位、程度等不同，患者往往需要置"T"管、胃管、气管套管等，必须作好各种管道的护理。如置"T"管是支撑喉软骨、防止喉狭窄的关键，因此应保持其位置固定，切勿拉脱、移位；喉部外伤多伴有喉咽部损伤，甚至可伤及食道，为保护创面，减轻患者的吞咽痛，补充营养，需较长时间放置鼻胃管，故应保持鼻胃管的通畅、固定，避免反复插鼻胃管而损伤咽部及食道黏膜；气管切开是喉外伤最常见的抢救措施，保持气管套管通畅是维持呼吸的保证，应注意观察套管系带的松紧是否得当、位置有无错动，管腔有无堵塞，特别是对烦躁不安、精神错乱、幼儿等，要防止抓脱套管，必要时可给予适当的约束。

4. 伤口观察　每日检查伤口，如发现伤口红肿、化脓或气肿，须拆除部分皮肤缝线，以利脓液或气体排出。给予红外线照射局部，或超短波理疗，对伤口有消炎和促进愈合效果。为防止伤口再次裂开，在伤口未完全愈合前不宜行直接喉镜检查，可用间接喉镜或纤维喉镜来观察喉内情况，以防加重喉黏膜、软骨损伤。

5. 备好各种急救器械　喉外伤患者床头应常规备有给氧装置、吸引器、血管钳、气管切开包、照明灯等，以防气管阻塞、脱出或窒息时急用。

6. 心理护理　喉外伤后，患者发声功能受到影响，多数患者因不能正常表达自己的感受而表现为烦躁、易怒。因此，护理此类患者应耐心、细致，为患者准备好笔、纸，嘱患者用手势或文字表达自己的意愿。另外，部分喉外伤患者为自伤（刎颈等），应多注意患者的思想状态，多与患者交流和沟通，做好家属的思想工作，动员社会的力量，帮助患者正确面对人生，珍爱生命，勇敢地迎接各种挑战。

（李付国）

第三节　喉狭窄

一、概述

喉狭窄（laryngeal stenosis）系由各种原因所引起的喉部瘢痕组织形成，以致喉腔变窄，影响呼吸和发声功能。

二、临床表现及诊断

1. 诊断要点　喉狭窄的诊断主要是了解狭窄的部位与性质。颈侧位 X 射线摄片是最基本的方法，可了解喉结构、气道狭小的情况。通过间接喉镜、直接喉镜或纤维喉镜检查，可了解喉狭窄的具体部位、形状与程度，但无论何种喉镜检查都有可能加重喉狭窄而引起更明显的呼吸困难，所以，对未做气管切开的患者有一定危险性，要密切注意观察。CT 已被广泛应用，它能极好地分辨气体组织界面，但在准确地评估狭窄的长度与形状方面较为困难。喉气管体层摄影能较好地显示狭窄的长度、直径与大小。MRI 结合了上述两者的优点。

2. 临床评估　喉狭窄的患者常有其他呼吸道阻塞性病变，所以一个完整的评估需包括对整个喉气管气道的估计。Me－Caffrey（1992 年）总结评估包括以下 4 个参数。①部位：分声门上、声门、声门下或联合性狭窄；②形状：分完全或不完全环状狭窄，薄蹼状或长条状狭窄；③性质：分成熟的、硬的瘢痕，软的、新生的瘢痕或肉芽组织，缺乏软骨支撑的塌陷部分，牢固而弯曲的软骨结构；④狭窄严重程度的分级：Ⅰ级＜70%，Ⅱ级 70%～90%，Ⅲ级＞90%，但可以看到管腔，Ⅳ级为完全阻塞。对狭窄的评估相当重要，可以指导采用何种治疗方法，并可以此为依据对各种治疗方法进行比较。上述 4 个参数中，以狭窄的部位和狭窄的直径对手术治疗的效果最具决定性意义。

三、治疗

喉狭窄的病情复杂各异，必须选择最合适的治疗方法，应根据病变的性质、范围、狭窄的长度以及术中所见选择合适的处理方法及术式。

1. 探条扩张术　比较陈旧，由于其不能解决瘢痕问题，所以效果较差，患者最终还是需要行开放性手术来松解或切除瘢痕组织。目前国内外已基本淘汰了这种手术方法。

2. 喉内激光手术　多在内窥镜下进行，对狭窄部位进行气化和扩张。激光的种类主要有 CO_2 激光、Nd－YAG 激光、KTP 激光等。CO_2 激光很精确，并且与气道内所发生的大多数损伤组织之间的相互作用相当理想，可作为黏膜切割用，但凝固作用较差。喉内激光手术有其限制性。

3. 喉气管成形术　对环状的瘢痕性狭窄，缺少软骨支撑的，长度超过 1cm 或累及气管隆凸的狭窄，最好采用开放性外科手术。开放性手术能提供很好的手术视野，有利于解决广泛的狭窄，手术包括 2 种类型：①扩大狭窄部位的周缘以开放狭窄。②切除气道的狭窄部位。

（李付国）

第四节　喉异物

一、概述

喉异物指异物卡于喉部声门区，是一种非常危险的情况，可以引起喉梗阻致窒息死亡。多发生于学龄以前的儿童、学龄儿童，成人患者多见于老年人。

儿童因玩耍时将异物放入口中，于哭喊时吸入异物所致。经常是由于跌倒和其他人扭斗等原因，神经精神病患者、昏迷患者、醉酒等原因使喉部保护性反射活动丧失，也是产生异物的一部分原因。

二、临床表现及诊断

1. 临床表现

（1）咳嗽：病前玩耍正常的小孩，突然发生阵发性呛咳。由于异物的活塞作用（上下移动时可拍击声门，可引起反射性咳嗽），当其嵌留于喉内某一部位后，咳嗽可随之得到改善。

（2）呼吸困难：一般取决于两方面的因素：第一看异物所在部位管道的粗细；第二看异物的大小及位置。特别当异物卡入声门时，可引起呼吸困难或窒息，脱离后呼吸困难随即缓解。

（3）嗓音破坏：有时凭借听到患儿嗓音改变的特点，即可明确诊断。如异物卡在声门，则有声嘶或完全失音，且呈犬吠样咳嗽；卡于声门下，可以使嗓音接近正常。

（4）咯血：由尖锐异物损伤喉膜所致。异物长期停留，刺激局部组织，使其产生炎性变化而产生肉芽组织增生，也经常咯血。

一般异物较大者可阻塞喉部，可致呼吸困难、发绀，甚至窒息。较小异物常有声嘶、咳嗽、咯血、呼吸困难、喘鸣和疼痛感。

2. 诊断　X射线透视、摄片、CT，对诊断异物有很大参考价值，有条件的单位不应放弃这一方法。金属性异物，通过X射线透视能发现所在部位，并立刻可以得出定位诊断。塑料物质、植物性异物等物质，透视下无法显影，确定诊断就必须收集详细病史。

三、治疗

1. 确诊异物后，要及时地取出异物　经诊断后应立即行直接喉镜检查，有异物则下异物钳取出。如就诊时已有呼吸困难，可先做气管切开术缓解喉梗阻，然后再下喉镜取异物。身边准备好气管切开包、氧气、各种急救用品（如麻醉喉镜、各种型号的气管插管和气管套管，负压吸引器、人工呼吸机、强心升压和中枢兴奋药物等）。

2. 现场急救及自救　当患者病情较危重时往往需要现场急救及自救，可酌情采取以下方法：①患者站立时，术者应于患者身后，两臂绕至患者腰前抱紧，一手握拳以拇指顶住患者腹部，可略高于脐上、肋缘下，另一手与握拳的手紧握，并以突然的快速向上冲力，向患者腹部加压（必要时可反复数次），异物可从喉喷向口腔，冲出体外（注意勿挤压胸部）；②患者坐位时，术者可在椅子后面取站立或跪姿，施用上述手法；③患者卧位时，先将其翻至仰卧位，然后术者跪姿跨于患者两胯处，以一手置于另一手之上，下面手的掌根部按于患者腹部（脐上胸肋缘下），以快速向上冲力挤压患者腹部；④患者自救时，以自己握拳的拇指侧置于腹部，另一手紧握这只手，同样快速向上冲压腹部，将异物喷向口腔而排出体外。

（孟纲要）

第三十二章

喉的急性炎症性疾病

喉的急性炎症性疾病是指与喉的特殊感染相对应，主要局限于喉黏膜和黏膜下组织的急性炎症性疾病。

急性会厌炎（acute epiglottitis）是一起病突然，发展迅速，容易造成上呼吸道梗阻的疾病，可分急性感染性会厌炎和急性变态反应性会厌炎两类。

第一节 急性感染性会厌炎

急性感染性会厌炎（acute infective epiglottitis）为一以会厌为主的声门上区喉黏膜急性非特异性炎症。Woo（1994）利用纤维声带镜观察，炎症不仅累及会厌，同时或多或少地波及声门上区各结构，因此称为"急性声门上喉炎"。早春、秋末发病者多见。

一、病因

（1）细菌或病毒感染：以β型嗜血流感杆菌最多。身体抵抗力降低、喉部创伤、年老体弱者均易感染细菌而发病。其他常见的致病菌有金黄色葡萄球菌、链球菌、肺炎双球菌、奈瑟卡他球菌、类白喉杆菌等，也可与病毒混合感染。

（2）创伤、异物、刺激性食物、有害气体、放射线损伤等都可引起声门上黏膜的炎性病变。

（3）邻近病灶蔓延：如急性扁桃体炎、咽炎、鼻炎等蔓延而侵及声门上黏膜。亦可继发于急性传染病后。

二、病理

声门上区如会厌舌面与侧缘、杓会厌皱襞、声门下区等黏膜下结缔组织较疏松，炎症常从此处开始，引起会厌高度的充血肿胀，有时可增厚至正常的6～10倍。因声带黏膜附着声带黏膜下层较紧，故黏膜下水肿常以声带为界，声门上区炎症一般不会向声门下扩展。

病理组织学的改变可分3型。

1. 急性卡他型　黏膜弥漫性充血、水肿，有单核及多形核细胞浸润，会厌舌面之黏膜较松弛，肿胀更明显。

2. 急性水肿型 会厌显著肿大如圆球状，间质水肿，炎性细胞浸润增加，局部可形成脓肿。

3. 急性溃疡型 较少见，病情发展迅速而严重，病菌常侵及黏膜下层及腺体组织，可发生化脓、溃疡。血管壁如被侵蚀，可引起糜烂出血。

三、临床表现

1. 症状 多数患者入睡时正常，半夜突感咽喉疼痛或呼吸困难而惊醒。畏寒、发热：成人在发病前可出现畏寒发热，多数患者体温在 37.5~39.5℃。患者烦躁不安，精神萎靡不振，全身乏力。发热程度与致病菌的种类有关，如为混合感染，体温大多较高。幼儿饮水时呛咳、呕吐。咽喉疼痛：为其主要症状，吞咽时疼痛加剧。吞咽困难：吞咽动作或食团直接刺激会厌，导致咽喉疼痛，口涎外流，拒食。疼痛时可放射至下颌、颈、耳或背部。呼吸困难：因会厌黏膜肿胀向后下移位，同时杓状软骨、杓会厌皱襞等处黏膜也水肿，使喉入口明显缩小，阻塞声门而出现吸气性呼吸困难。如病情继续恶化，可在 4~6h 内突然因喉部黏痰阻塞而发生窒息。患者虽有呼吸困难，但发音多正常，有的声音低沉、似口中含物，很少发生嘶哑。

2. 体征

（1）咽部检查：由于幼儿咽短、会厌位置较高，张大口时稍一恶心，约30%可见红肿的会厌。压舌根检查时宜轻巧，尽量避免引起恶心，以免加重呼吸困难而发生窒息。切勿用力过猛，以免引起迷走神经反射发生心跳停止。卧位检查偶可引起暂时窒息。

（2）间接喉镜检查：可见会厌舌面弥漫性充血肿胀，重者如球形，如有脓肿形成，常于会厌舌面的一侧肿胀，急性充血，表面出现黄色脓点。

3. 辅助检查

（1）纤维喉镜或电子喉镜检查：一般可以看到会厌及杓状软骨，检查时应注意吸痰，吸氧，减少刺激。最好在有立即建立人工气道的条件下进行，以防意外。

（2）影像学检查：必要时可行影像学检查，CT 扫描和 MRI 可显示会厌等声门上结构肿胀，喉咽腔阴影缩小，界线清楚，喉前庭如漏斗状缩小，会厌谷闭塞。CT 扫描和 MRI 检查还有助于识别脓腔。

四、诊断与鉴别诊断

1. 诊断 对急性喉痛、吞咽时疼痛加重，口咽部检查无特殊病变，或口咽部虽有炎症但不足以解释其症状者，应考虑到急性会厌炎，应做间接喉镜检查。咽痛和吞咽困难是成人急性会厌炎最常见的症状，呼吸困难、喘鸣、声嘶和流涎在重症患者中出现。呼吸道梗阻主要见于速发型，在病程早期出现，一般在起病后8h内。由于危及生命，早期诊断十分重要。此病易与其他急性上呼吸道疾病混淆，必须与以下疾病鉴别。

2. 鉴别诊断

（1）急性喉气管支气管炎：多见于 3 岁以内的婴幼儿，常有哮吼性干咳、喘鸣、声嘶及吸气性呼吸困难。检查可见鼻腔、咽部和声带黏膜充血，声门下及气管黏膜亦显著充血肿胀，会厌无充血肿胀。

（2）会厌囊肿：发病缓慢，无急性喉痛，无全身症状。检查会厌无炎症或水肿表现，多见于会厌舌面。会厌囊肿合并感染时，局部有脓囊肿表现，宜切开排脓治疗。

3. 病情评估　门诊检查应首先注意会厌红肿程度、声重者应急诊收入住院治疗，床旁备置气管切开包。有下述情况者，应考虑行气管切开术。

（1）起病急骤，进展迅速，且有Ⅱ度以上吸气性呼吸困难者。

（2）病情严重，咽喉部分泌物多，有吞咽功能障碍者。

（3）会厌或杓状软骨处黏膜高度充血肿胀，经抗炎给氧等治疗，病情未见好转者。

（4）年老体弱、咳嗽功能差者。

出现烦躁不安、发绀、三凹征、肺呼吸音消失，发生昏厥、休克等严重并发症者应立即进行紧急气管切开术。

五、治疗

成人急性会厌炎较危险，可迅速发生致命性上呼吸道梗阻。应取半坐位或侧卧位。必要时行气管切开或气管插管。治疗以抗感染及保持呼吸道通畅为原则。门诊检查应首先注意会厌红肿程度、声重者应急诊收入住院治疗，床旁备置气管切开包。

1. 控制感染

（1）足量使用强有力抗生素和糖皮质激素：因其致病菌常为β型嗜血流感杆菌、葡萄球菌、链球菌等，故首选头孢类抗生素。地塞米松肌注或静脉注射，剂量可达0.3mg/（kg·d）。

（2）局部用药：目的是保持气道湿润、稀化痰液及消炎。常用的药物有：①庆大霉素16万单位，地塞米松5mg；②普米克令舒0.5mg。可采用以上两者的一种组合加蒸馏水至10ml，用氧气、超声雾化吸入，每日2～3次。

（3）切开排脓：如会厌舌面脓肿形成，或脓肿虽已破裂仍引流不畅时，可在吸氧，保持气道通畅（如喉插管、气管切开）下，用喉刀将脓肿壁切开，并迅速吸出脓液，避免流入声门下。如估计脓液很多，可先用空针抽吸出大部分再切开。体位多采用仰卧，垂头位，肩下垫一枕垫，或由助手抱头。不能合作者应用全身麻醉。

2. 保持呼吸道通畅　建立人工气道（环甲膜切开、气管切开）是保证患者呼吸道通畅的重要方法，应针对不同患者选择不同方法。

3. 其他　保持水电解质酸碱平衡，注意口腔卫生，防止继发感染，鼓励进流质饮食，补充营养。

4. 注意防治负压性肺水肿　氨茶碱解痉、毛花苷C强心、呋塞米利尿等治疗。

（孟纲要）

第二节　急性变态反应性会厌炎

一、病因与发病机制

急性变态反应性会厌炎（acute allergic epiglottitis）属Ⅰ型变态反应，抗原多为药物、血清、生物制品或食物。药物中以青霉素最多见，阿司匹林、碘或其他药物次之；食物中以虾、蟹或其他海鲜多见，个别人对其他食物亦有过敏。多发生于成年人，常反复发作。

二、病理

会厌、杓会厌襞，甚至杓状软骨等处的黏膜及黏膜下组织均高度水肿，有时呈水泡状，黏膜苍白增厚。

三、临床表现

发病急，常在用药 0.5h 或进食 2～3h 内发病，进展快。主要症状是喉咽部堵塞感和说话含混不清，但声音无改变。无畏寒发热、呼吸困难，亦无疼痛或压痛，全身检查多正常。间接喉镜和纤维或电子喉镜检查可见会厌明显肿胀。本病虽然症状不很明显，但危险性很大，有时在咳嗽或深吸气后，甚至患者更换体位时，水肿组织嵌入声门，突然发生窒息，抢救不及时可致死亡。

四、检查与诊断

检查可见会厌水肿明显，有的成圆球状，颜色苍白。杓会厌襞以及杓状软骨处亦多呈明显水肿肿胀。声带及声门下组织可无改变。诊断不难。

五、治疗

首先进行抗过敏治疗，成人皮下注射 0.1% 肾上腺素 0.1～0.2ml，同时肌内注射或静脉滴注氢化可的松 100mg 或地塞米松 10mg。会厌及杓会厌襞水肿非常严重者，应立即在水肿明显处切开 1～3 刀，减轻水肿程度。治疗中及治疗后应密切观察。1h 后，若堵塞症状不减轻或水肿仍很明显，可考虑做预防性气管切开术。因声门被四周水肿组织堵塞而较难找到，可用喉插管使气道通畅，也可选择紧急气管切开术或环甲膜切开术，如窒息应同时进行人工呼吸。

六、预防与预后

采用嗜血流感杆菌结合菌苗接种可有效地预防婴幼儿急性会厌炎及其他嗜血流感杆菌感染疾病（脑膜炎、肺炎等）。预后与患者的抵抗力、感染细菌的种类及治疗方法密切相关。如能及时诊断、治疗，一般预后良好。

（孟纲要）

第三节　急性喉炎

急性喉炎（acute laryngitis），指以声门区为主的喉黏膜的急性弥漫性卡他性炎症，亦称急性卡他性喉炎，是成人呼吸道常见的急性感染性疾病之一，约占耳鼻口因喉头颈外科疾病的 1%～2%。急性喉炎可单独发生，也可继发于急性鼻炎和急性咽炎，是上呼吸道感染的一部分，或继发于急性传染病。男性发病率较高，多发于冬、春季。小儿急性喉炎具有其特殊性，详见本章后文。

一、病因

（1）感染：为其主要病因，多发生于伤风感冒后，在病毒感染的基础上继发细菌感染。常见感染的细菌有金黄色葡萄球菌、溶血性链球菌、肺炎双球菌、卡他莫拉菌、流感杆菌等。

（2）有害气体：吸入有害气体（如氯气、氨、硫酸、硝酸、二氧化硫、一氧化氮等）及过多的生产性粉尘，可引起喉部黏膜的急性炎症。

（3）职业因素：如使用嗓音较多的教师、演员、售货员等，发声不当或用嗓过度时，发病率常较高。

（4）喉创伤：如异物或器械损伤喉部黏膜。

（5）烟酒过多、受凉、疲劳致机体抵抗力降低易诱发急性喉炎。空气湿度突然变化，室内干热也为诱因。

二、病理

初起为喉黏膜急性弥漫性充血，有多形核白细胞及淋巴细胞浸润，组织内渗出液积聚形成水肿。炎症继续发展，渗出液可变成脓性分泌物或成假膜附着。上皮若有损伤和脱落，也可形成溃疡。炎症若未得到及时控制，则有炎性细胞浸润，逐渐形成纤维变性。有时病变范围深入，甚至可达喉内肌层，也可向气管蔓延。

三、临床表现

1. 声嘶　是急性喉炎的主要症状，多突然发病，轻者发声时音质失去圆润和清亮，音调变低、变粗。重者发声嘶哑，甚至仅能耳语或完全失声。

2. 喉痛　患者喉部及气管前有轻微疼痛，发声时喉痛加重，感喉部不适、干燥、异物感。

3. 喉分泌物增多　常有咳嗽，起初干咳无痰，呈痉挛性，咳嗽时喉痛，常在夜间咳嗽加剧。稍晚则有黏脓性分泌物，因较稠厚，常不易咳出，黏附于声带表面而加重声嘶。

4. 全身症状　一般成人全身症状较轻，小儿较重。重者可有畏寒、发热、疲倦、食欲减退等症状。

5. 鼻部、咽部的炎性症状　因急性喉炎多为急性鼻炎或急性咽炎的下行感染，故常有鼻部、咽部的相应症状。

喉镜检查可见喉黏膜的表现随炎症发展于不同时期而异，其特点为双侧对称，呈弥漫性。黏膜红肿常首先出现在会厌及声带，逐渐发展至室带及声门下腔，但以声带及杓会厌襞显著。早期声带表面呈淡红色，有充血的毛细血管，逐渐变成暗红色，边缘圆钝成梭形，声门下黏膜明显红肿时，托衬于声带之下，可呈双重声带样。发声时声门闭合不全，偶见喉黏膜有散在浅表性小溃疡，黏膜下瘀斑。喉黏膜早期干燥，稍晚有黏液或黏液脓性分泌物附着于声带表面时声嘶较重，分泌物咳出后声嘶减轻。

四、诊断与鉴别诊断

根据症状及检查，可初步诊断，但应与以下疾病鉴别。

1. 喉结核 多继发于较严重的活动性肺结核或其他器官结核。病变多发生于覆有复层鳞状上皮处的喉黏膜，如喉的后部（杓间区、杓状软骨处），以及声带、室带、会厌等处。喉结核早期，喉部有刺激、灼热、干燥感等。声嘶是其主要症状，初起时轻，逐渐加重，晚期可完全失声。常有喉痛，吞咽时加重，当喉软骨膜受累时喉痛尤为剧烈。喉分泌物涂片或培养，必要时活检可明确诊断。

2. 麻疹喉炎 由麻疹病毒引起，其病情发展与麻疹病程相符。在出疹高峰伴有明显声嘶、咳嗽或犬吠样咳嗽声，随着皮疹消退迅速好转，较少发生喉梗阻。继发细菌感染引起的喉炎，往往病情较重，可能导致喉梗阻。幼儿麻疹病情较重者，大都有轻度喉炎，几乎是麻疹的症状之一。麻疹喉炎出现喉梗阻者，可按急性喉炎治疗，首先控制继发性感染，同时予糖皮质激素，如病情无改善，仍表现较重的呼吸困难，可进行气管切开术。注意有无膜性喉气管支气管炎，不可忽视下呼吸道的梗阻。

五、治疗

（1）声带休息，不发音或少发音。

（2）超声雾化吸入：早期黏膜干燥时，可加入沐舒坦等。

（3）继发细菌感染时使用广谱抗生素，充血肿胀显著者加用糖皮质激素。

（4）护理和全身支持疗法：随时调节室内温度和湿度，保持室内空气流通，多饮热水，注意大便通畅，禁烟、酒等。

六、预后

急性喉炎的预后一般良好，很少引起喉软骨膜炎、软骨坏死和喉脓肿。发生急性喉梗阻Ⅱ度时应严密观察呼吸，作好气管切开术的准备，Ⅲ度时可考虑行气管切开术。

（芦二永）

第三十三章

耳部疾病常用治疗技术

第一节 耳科手术显微镜和电钻的使用

一、手术显微镜

手术显微镜是耳科手术重要的基本设备之一。手术显微镜应具备以下基本条件：①焦距≥20cm；②物像可放大 6 ~ 40 倍；③术者和助手的视线与照明光轴重合良好；④无论放大倍数和投射方向如何，物像均清晰光亮；⑤机械构件性能良好，操作方便。目前所用手术显微镜一般均具有双人双目或 3 人双目镜头，脚踏式焦距调节板，可自动调节焦距，有物镜转换装置，以便转换物镜而无须大幅度调节焦距。耳科用手术显微镜焦距为 22.5 ~ 25cm，经常使用的放大倍数为 6、10、16 倍，必要时大于 16 倍。

每次手术开始前，首先要检查手术显微镜各部件的功能是否正常。患者摆好体位后，术者在洗手前需先试镜，以手术耳鼓膜为目标，对光校距。初学者先按自己两眼的视力情况（戴镜操作者按戴镜的矫正视力）调整目镜的屈光度圈。然后调整两目镜间距，使其与术者的瞳孔间距相等。初学者不了解自己的瞳孔间距，可先将两眼对准接目镜，注视目标，旋转相应的旋钮，俟注视物不成复像时即成。然后调整焦距，先粗调，后微调，至术者认为目标的细微结构最清晰为度。试镜结束后，将手术显微镜暂时移出术野，以备术中使用。

手术显微镜应由专人细心保养，注意防潮、防震、防尘。闲置时以布罩覆盖，置于室内僻静、不易遭到碰撞处。目镜用后需取出置于干燥器内，以防产生霉点。目镜取出后，须立即将显微镜之镜孔盖盖上，以防积尘。任何透镜均不得以手指或其他物品接触、擦拭，仅可用擦镜纸轻轻拭之，或用小橡皮吹气球吹去灰尘。

二、电钻

耳科电钻的种类很多，基本上可分为气动钻（pneumatic drills. air drills）和电动钻（electric drills）两种。气动钻的转速快，可超过 20 000rpm。电动钻的马达或安装于手柄内，或与手柄分离。手柄有直式的，也有具有角度的。选购电钻时可根据经济条件选择振动小，噪声低，可调控性强，手柄不易发热的电钻。电钻钻头有钢质切削钻头，按其大小、形状、沟纹粗细不同而有许多型别；金刚石钻头基本均为圆形，但大小型号不一。

使用电钻时，术者以握笔方式紧紧握执手柄，将钻头侧面，而非尖部接触骨面，磨骨时稍稍用力使钻头轻压于骨面，继续磨削之，同时用流水不断地冲洗所磨骨面，一方面避免局部温度过高，灼伤骨质，或在近面神经管处，不致损伤面神经。另一方面可完全冲去磨下的骨屑，以免其堆积在局部，以致日后有新骨形成。磨大块骨质时，一般选用粗纹圆形或圆锥形切削钻头；欲磨光骨面则用细纹切削钻头；在精细结构或接近精细结构时（如面神经）须改用金刚石钻头。小号钻头虽适宜于磨去细小骨质，但亦容易在局部过度深入，损伤组织，所以一般须尽可能选用相对较大的钻头操作。当然，耳科电钻一般均用于磨去乳突骨皮质和坚硬的气房间隔，但如气房隔因炎症而脱钙，变得疏松时，则可应用刮匙刮除病变骨质。每一钻头使用后，助手应将其沟纹内的骨质洗刷尽净，待下一次使用。手术结束后，护理人员必须用专用清洁剂彻底清洗手柄，妥加保存。

（张增光）

第二节　耳显微外科技术

一、概述

耳外科创始于 19 世纪，当时仅致力于抗感染和改善引流。即使是 20 世纪上半叶，耳外科仍以耳源性并发症的预防和生命安全为宗旨，功能重建几乎不可能。在 20 世纪中叶，Lempert 开始用放大镜为耳硬化症患者进行内耳开窗术，并在手术中用钻子代替凿子。Wullstein 和 Zollner 将能放大 10 倍的双目放大镜应用于耳科手术。数年后世界上出现了第一台手术显微镜，为耳科手术带来技术上的革命。Wullstein 和 Zollner 对鼓室成形术（tympanoplasty）进行了详细地介绍，并被广大的耳科医生接受，能进行听功能重建的耳显微外科技术得以广泛开展。

耳显微外科技术已经过了近半个世纪的发展。随着听力学诊断技术的发展，双目手术显微镜的不断改进，电钻在耳外科的应用，神经监测仪器的应用，激光的发明和临床应用，影像学诊断技术的进步，人体解剖学的深入研究等相关学科的进展，提高听功能耳显微外科的手术成功率有了很大提高。

二、鼓室成形术分型

（一）Wullstein 分型法

Ⅰ型：即鼓膜修补术或鼓膜成形术（myringoplasty）。适用于听骨链及圆窗、前庭窗正常，鼓膜紧张部穿孔。

Ⅱ型：适应证基本同上，但锤骨柄坏死。术中将部分修补材料贴附于砧骨上或锤骨头上。

Ⅲ型：又称鸟式听骨型。适用于锤骨、砧骨已破坏，而镫骨完整、活动者。术中将修补材料贴附于镫骨头上，形成的鼓室较浅。

Ⅳ型：适用于锤骨、砧骨和镫骨上结构已破坏，但镫骨足板尚活动，圆窗功能正常。将移植材料之上方帖附于鼓岬上部，形成一个包括圆窗和咽鼓管在内、但不包括前庭窗的小鼓室。

Ⅴ型：即外半规管开窗术，适应证基本同Ⅳ型，但镫骨足板已固定。

（二）其他分型法

随着鼓室成形术的发展，人们又进行了改进并做出不少新的分型，但鼓室成形术这个术语仍被沿用至今。

1. 美国耳鼻咽喉科学会（AAOO）分型法

（1）Ⅰ型：鼓膜成形术，同 Wullstainl 型。

（2）Ⅱ型：不伴乳突凿开的鼓室成形术。包括清理鼓室病变（肉芽、硬化灶、粘连），重建中耳传音功能，但不凿开乳突鼓窦，伴或不伴鼓膜成形术。

（3）Ⅲ型：伴乳突凿开的鼓室成形术。包括根除中耳病变和乳突病变，修复中耳传音功能，伴或不伴鼓膜成形术。

2. 法国 Portmann 分型法

（1）Ⅰ型：单纯鼓室成形术，包括修补鼓膜和听骨链重建。

（2）Ⅱ型：混合型鼓室成形术。可包括 4 种类型：

1）乳突径路鼓室成形术：即关闭式手术。经乳突取后鼓室径路或联合径路（通过乳突和中鼓室两径路联合进入后鼓室），在清除病变的同时，保留外耳道后壁及鼓沟的完整性，并在此基础上进行鼓室成形术，故又称联合径路鼓室成形术（combined apporch tympanoplasty）；

2）乳突根治术并鼓室成形术：又称为开放式手术（opened technique），是以 Bandy 的改良乳突根治术为基础的术式；

3）外耳道径路开放上鼓室，再重建上鼓室外侧壁；

4）乳突根治术后重建外耳道，并做鼓室成形术。

三、术前准备

（一）病史采集和体格检查

术前必须详细询问病史，全面进行体格检查。不仅询问耳病史和进行耳鼻咽喉专科检查，做出疾病诊断，还应该特别注意有无心脏病、高血压、糖尿病、血液病、传染病等病史，有无药物过敏史等。检查体温、呼吸、脉搏、血压等生命体征，并检查心、肺、肝、肾等全身重要器官有无异常。了解有无手术禁忌证。手术前应尽可能将患者的全身性疾病控制稳定，以便能耐受全麻手术，减少麻醉意外和并发症的发生。

（二）术前检查

1. 常规检查　按照全麻手术前常规，进行各项必要的检查。

2. 耳部 CT 或 MRI 检查　了解外耳、中耳、内耳的发育、病变范围、骨破坏情况，尽可能多地了解颞骨的解剖信息，以减少术中术后并发症的发生。

3. 听力学检查　包括纯音测听、声导抗和 ABR，儿童可进行声场测听。有条件的可作眼震电图了解前庭功能。耳声发射检查可了解有无蜗后聋可能，对准备进行人工耳蜗植入的患者是必须检查的项目。

4. 咽鼓管功能检查　咽鼓管功能与鼓室成形术的手术效果密切相关，是选择术式的重要依据。化脓性中耳炎患者的咽鼓管黏膜可能受炎症侵袭，导致功能不良。

（三）术前处理

1. 局部处理　术前 1d，耳周理发备皮，清理外耳道。对进行内耳手术的患者，应将外耳、中耳的感染控制，以减少发生迷路炎和脑膜炎的风险。

2. 术前用药　对于一些涉及内耳的手术，如人工耳蜗植入术、经迷路听神经瘤手术等，为减少术后感染的发生，术前和术中可给予适量抗生素。另外，高血压患者应使用降压药，糖尿病患者应用降糖药（如胰岛素等）。但术前禁止使用阿司匹林等可能影响凝血功能的药物。

3. 知情同意　术前应和患者及其家属或监护人进行交流沟通，充分告知手术的必要性和手术的风险（并发症），以获得他们的理解，签署手术同意书。

4. 术前饮食　全身麻醉的患者手术前禁饮食至少 8 h。局部麻醉的患者可进少量饮食或禁食，因中耳乳突手术时迷路可能受刺激，易引起眩晕和呕吐。

四、手术器械

（一）双目手术显微镜

耳部解剖结构细小复杂，通常需在显微镜下放大后进行操作。手术显微镜要求光源明亮可调节，镜下图像清晰、立体感强。配有手术者镜、助手镜和示教镜，能连续变焦变倍大，半球范围内能自由变向，重力平衡。附加装置可换接摄像系统、激光反射和调节装置，导航红外发射装置等。手术显微镜有立式和悬吊式两种。显微镜应配有消毒保护套，以方便手术者术中操控显微镜。

（二）耳用高速微型电钻

微型马达有水冷式和风冷式两种。电钻手柄有直、弯型两种，手柄应轻巧，操作方便，噪音小，无级变速。钻头配套齐，包括切割钻和金刚砂钻头，直径 1~8mm，长度 6~7cm，有些颅底手术需 9cm 长钻头。

（三）耳显微手术器械

常用耳科器械有耳镜、乳突牵开器（二齿和三齿）、骨膜剥离器、直头和弯头杯口钳、微型咬骨剪、直弯显微剪、各种型号的尖针、弯针、微型剥离子、外耳道切皮刀、不同型号的刮匙、各种直径的吸引管（0.6~3mm）、鼓膜切开刀、眼科小剪刀等。另外，对于有些手术需备专用器械，如足弓剪、镫骨安装器等。

（四）电凝设备

单极或双极电凝用于术中止血。单极电凝造成软组织呈扇形或半球形变性，组织损伤较大。双极电凝组织损伤轻，在接近重要组织时宜用双极电凝，尤其是人工耳蜗植入时，耳蜗电极串一旦放入耳蜗内，需要止血时只能使用双极电凝，禁止用单极电凝。

五、手术方法

（一）体位与麻醉

患者仰卧位，患耳向上。全身麻醉用于小儿及不能配合的成年患者。大多数耳显微手术需在全身麻醉下完成。

局部麻醉：指用于外耳道、鼓膜、鼓室的局部浸润麻醉。常用药物为 1%~2% 利多卡因，内加少量肾上腺素减少出血。注射部位包括：①外耳道骨与软骨交界处，上、下、前、后壁；②耳轮脚前、外耳道口上方；③耳郭附着处后方 1.5cm 进针，向上、中、下方的皮下骨膜下注射，注意在外耳道底壁和耳后乳突尖处进针不可过深，麻醉药不宜过多，以免引起暂时性面瘫。

（二）手术要点及技巧

1. 手术径路　应根据病变的范围、外耳道的大小和术者的经验进行选择，包括经外耳道径路手术和经乳突径路手术。

2. 手术切口

（1）耳道内切口：用于鼓膜成形术、鼓室探查术、镫骨手术等。在外耳道后壁距鼓环 6~8mm 处，作平行于鼓沟的弧形切口（12~6 点处），切开皮肤及骨膜，上下两端作纵形切口达鼓沟处，用微型剥离子剥离外耳道皮瓣直达鼓环，将皮瓣连同纤维鼓环向前掀起，进入鼓室。注意尽量保持皮瓣的完整。

（2）耳内切口：适用于硬化型乳突、病变局限于鼓窦或中上鼓室、开放式乳突手术等。由两个切口组成：第一切口在外耳道口耳郭软骨与外耳道软骨交界，从 12 点至 6 点弧形切开皮肤皮下直达骨膜。第二切口从第一切口上端开始，经脚屏间切迹，沿耳轮脚前缘向上 2cm 长。切开皮肤、皮下组织直达骨膜，向后向前剥离骨膜，牵开器撑开切口，暴露乳突骨皮质，辨认出外耳道道上棘、筛状区、颧突根部及外耳道前壁。但窦脑膜角及乳突尖难以暴露。做切口时注意勿伤及耳轮脚软骨，以免引起感染。如果已伤及软骨，应立即用碘酊或碘附消毒，缝合周围软组织，将软骨包埋，避免暴露于感染的术腔中。切口向上时，不要伤及颞肌，以免增加出血。缝合切口时，为避免发生外耳道口狭窄，耳道口下端可不缝，或将耳屏处的切口皮肤稍向耳轮角处牵拉缝合，使外耳道口扩大。如果病变范围较大，则应行外耳道耳甲成形术，即切除耳甲腔部分软骨，将切缘的皮肤翻向术腔，缝合固定。

（3）耳后切口：用于大多数中耳乳突手术。手术野大，暴露充分，当需要取移植组织片（如筋膜、骨膜、软骨膜等），可在一个术野内完成。切口上起耳郭附着处上缘，下达乳突尖，切口中段距耳后沟最宽点 1.5cm 左右，上下端距耳郭 0.5cm。由于 2 岁以下婴幼乳突尚未发育，面神经较表浅，做耳后切口时下端应止于乳突中部。切口直达皮下肌层骨膜。注意骨膜切口与皮肤切口不在同一平面。

3. 乳突轮廓化　在耳显微手术中，乳突轮廓化是一个最基本的技术，要求使用高速耳科电钻磨除乳突内无功能的结构组织，如气房骨膜或板障型的骨结构。

在磨除乳突前，要仔细辨认乳突骨皮质的解剖标志，即颞线、外耳道道上棘、筛区。筛区是鼓窦定位的重要标志。另外一种鼓窦的定位方法，即画出外耳道道上三角区（又称 Macewentriangl。）。①由骨性外耳道上缘作一平行线；②外耳道后上缘作一条线；③外耳道后壁作一条线，与上两条线相交，这三条线围成三角区。从三角区开始，磨去乳突皮质以及气房，进入鼓窦，再从鼓窦向周围钻磨扩大，磨去与鼓窦相通的气房骨骼，逐渐接近周围的正常结构，但又不破坏正常结构。尽可能在这些正常结构的表面留一层薄骨片，透过这层薄骨片可以看见隐于其下的呈桃红色的硬脑膜血管、蓝紫色的乙状窦、象牙色的半规管、粉红色的面神经管。尽量将外耳道后壁磨薄，外耳道后壁保留与否，应根据病情而定，可分为保留外耳道后壁的完壁式手术和切除外耳道后壁的开放手术。轮廓化技术同样也用于颈内动脉管和颈静脉球的手术。

在进行轮廓化时，先用切割钻钻磨，当接近重要结构时，换用金刚砂钻头。钻磨时要用冷水冲洗钻头，流水吸除骨粉。

4. 面隐窝开放术 常应用于联合径路鼓室成形术、人工耳蜗植入术、面神经减压术。面隐窝是紧靠面神经膝部外侧的一组气房，位于砧骨短突下方、外耳道后壁内侧、面神经垂直段与鼓索神经之间的三角区。

面神经隐窝开放面隐窝时，先用切割钻，当接近面神经时，用金刚砂钻头，尽量磨薄外耳道后壁，但不可穿透外耳道，将面神经和鼓索神经磨出轮廓，表面留有一菲薄骨片。钻磨时持续用冷水冲洗，以保证骨质内的神经能及时辨认，并且也避免钻头产热灼伤神经。通常面隐窝内外径 2～3mm。面隐窝开放后，面神经水平段、砧骨长突、砧镫关节、镫骨肌、镫骨小头以及镫骨下方的圆窗龛等结构很容易看到。

5. 听骨链重建 目的是恢复中耳传音结构和功能。通常与鼓膜修补或乳突切除术同时进行，常用材料有自体骨、同种异体骨和人工听骨。

（1）自体骨：砧骨或乳突骨皮质经塑形后放于镫骨与锤骨之间。注意砧骨有病变时，不能使用。

（2）同种异体骨：经 70% 乙醇浸泡后使用。但因病毒传染的风险，现已很少使用。

（3）人工听骨：有塑料（proplast 或 plastpore）和陶瓷材料，可分为部分赝复（PORP）和整体赝复（TORP）。PORP 用于锤骨、砧骨缺损，镫骨完整可活动者。TORP 用于镫骨足弓切除或仅存镫骨足板的中耳。

6. 鼓膜成形术 目的在于修补鼓膜缺损（穿孔），手术常与听骨链重建同时进行。用于修补穿孔的材料有颞肌筋膜、软骨膜、骨膜和脂肪。手术方法有内植法、外植法、夹层法。

（1）内植法：适用于鼓膜残边较多的中小型穿孔。移植片放于鼓膜残边的内侧和（或）外耳道皮瓣的下方。但易与鼓室粘连。

（2）外植法：将移植片放于残留鼓膜纤维层的外侧面。移植床面积大，不易与鼓岬粘连。缺点是易发生外侧愈合，如果鼓膜上皮去除不尽，易引起鼓膜胆脂瘤珠。

（3）夹层法：适用于大穿孔，将移植片放在外耳道皮下及其相连的鼓膜上皮层与骨性鼓环及残余鼓膜纤维层之间。优点是血运好、易存活，但操作复杂，初学者不易掌握。

六、并发症防治

（一）面瘫

1. 发生原因 通常在手术中或手术后数日出现，原因如下。①在外耳道底壁或耳后注射局麻药时，面神经可受麻醉剂的浸润而发生一过性面瘫，通常 1～2h 后自行恢复；②婴幼儿面神经茎乳孔表浅，做切口过低时伤及面神经；③探查鼓窦时，钻磨过分向下，尤其是脑膜下垂、乙状窦前置时，损伤面神经的膝部及垂直部；④乳突轮廓化时或清除中上鼓室病灶时，伤及面神经水平段；⑤正常人 30% 面神经管有缺损，应引起重视；⑥在进行面隐窝开放时，操作不当误伤神经。

2. 预防方法 术前仔细阅读 CT 片，了解乳突发育情况，面神经的行程走向有无异常。通常先天性外耳、中耳畸形患者，面神经行程也有异常。在外耳道底壁注射局麻时，进针方向应平行于外耳道走向，深度不超过 0.5cm。术中在磨除面神经周围气房时，钻头的方向应与面神经长轴的走向方向一致，仔细辨认面神经，并且应用流水冲洗，避免热灼伤。在接近面神经时，用金刚砂钻头操作。清理面神经周围的病灶时（如胆脂瘤上皮），也应沿面神经走向的方向剥离。当面神经裸露在术腔时，填塞纱条不可直接压在神经上，应在面神经表面覆盖筋膜、吸收性明胶海绵，填塞不可过紧。

3. 处理原则　术中出现或术后立即的面瘫，多因神经离断伤、鞘膜损伤或碎骨片压迫神经所致，应立即手术探查面神经。找到受损处，去除碎骨片，行面神经减压。如果神经已离断，则应立即行面神经端端吻合，或进行面神经移植。如果是迟发型面瘫，如术后数日出现，是由于面神经水肿或纱条填塞过紧所致，应立即抽出填塞物，并用神经营养剂、糖皮质激素等药物治疗，大多数可恢复，少数需行面神经探查术。

（二）严重出血

1. 发生原因　与乙状窦和颈静脉球受损有关。

2. 预防方法　在磨除乙状窦周围气房时，乙状窦表面应尽量保留一薄骨片。在清理乙状窦表面肉芽时，不可撕拉。颈静脉球高位的患者，在清理下鼓室病灶时，应特别注意，有部分患者颈静脉球与鼓室之间缺乏骨板。

3. 处理原则　一旦发生出血，应立即取吸收性明胶海绵压在破损处，外加纱条填塞，小的裂伤经压迫均可止血。颈静脉球轻的损伤用压迫止血法，严重的大出血需结扎静脉。

（三）迷路炎

1. 发生原因　①在进行乳突轮廓化时，误伤半规管，最易损伤的是水平半规管；②清理迷路瘘管表面的胆脂瘤上皮时，开放了迷路；③清除听骨链病灶时不慎撕脱镫骨足板。

2. 预防方法　水平半规管位于鼓窦的底部，骨管密度如象牙，当在磨除乳突气房时，一旦看到如象牙的硬质骨结构，应高度警惕。迷路瘘管上覆盖的胆脂瘤上皮可保留原位。前庭窗及镫骨上的胆脂瘤上皮应仔细清除，如无把握清除彻底，则不予触动，可考虑二次手术探查或行开放式手术。

3. 处理原则　如不慎开放了迷路，应立即取筋膜覆盖瘘管开口处，避免直接吸引。一旦迷路感染，可引起严重的感音神经性聋，因此术后要加强抗感染治疗。

七、术后处理

（一）观察事项

（1）注意术后有无眩晕、恶心和呕吐如有可应用镇静剂和止吐剂。进食困难者加强支持疗法，注意水、电解质平衡。如系纱条填塞过紧引起，则应抽出部分纱条，缓解压力。

（2）注意有无面瘫：如是迟发性面瘫，可给予抗生素、激素、神经营养剂如维生素 B_1、B_{12} 等。

（3）注意生命体征：尤其是有颅内外并发症者。

（二）抗感染治疗

根据术中病变的严重程度，选择敏感的抗生素。如单纯鼓膜成形术，则预防性用药3～5d；如系中耳乳突炎手术，用7～10d；如有颅内外并发症，抗生素须应用至病情稳定后。

（三）其他事项

（1）术后进半流质或软食：减少因咀嚼带来的伤口牵拉痛。

（2）术后 1~2d 更换耳外敷料：通常术后 7d 拆线，10~14d 取出耳内填塞纱条。有颅内外并发症者，应每日更换纱布。

（3）纱条取出后，应门诊定期随访，清理术腔。

（张增光）

第三节　鼓膜成形术

一、概述

鼓膜成形术是临床上最常用的耳科手术之一，又称鼓膜修补术。其目的在于通过组织移植技术修复穿孔，恢复鼓膜的完整性，并提高听力。鼓膜成形术最早由 Berthold 于 1879 年提出，至今已有 100 多年的历史，然而，由于受到当时医疗设备和技术水平的限制，未能广泛应用。到 20 世纪 50 年代，随着显微外科手术技术的不断进步，鼓膜成形术的技术方法也逐渐成熟，加之国内外耳科医生的不断改进和发展，其治疗鼓膜穿孔的疗效不断提高。近年来耳内镜的出现，又为鼓膜成形术提供了新的工具。国内许多耳科医师已经在这方面积累了一定的临床经验。成功的鼓膜成形术要求穿孔的鼓膜封闭，重建的鼓膜恢复或基本恢复正常的形态，并具有良好的传声和声顺功能。要达到这些要求，不仅要充分了解鼓膜、中耳的解剖结构，中耳传音的机制，熟练掌握相关手术技巧，同时还要严格把握手术的适应证和禁忌证。而移植组织的选择，手术进路和方法的运用都将影响鼓膜成形术的成败。

鼓膜成形术的手术适应证包括：①慢性化脓性中耳炎所致的鼓膜紧张部穿孔，干耳 2 个月以上，其中包括鼓室黏膜表面稍湿润者，但鼓室内不能有脓性分泌物；②外伤性鼓膜穿孔，经观察 3 个月不能自愈者；③外伤性鼓膜穿孔面积较大，预计不能自愈者；④外伤性鼓膜穿孔迫切希望鼓膜穿孔愈合，且对手术成功率有合理期望值者；⑤鼓室内无鳞状上皮及隐匿胆脂瘤者；⑥听力检查示听骨链及两窗功能正常者；⑦咽鼓管功能良好者；⑧颞骨 CT 扫描提示鼓室和乳突正常。

对于已经证实有咽鼓管闭锁（不包括鼓室开口附近的阻塞）；患有急性上呼吸道感染或有较严重的鼻、鼻窦慢性炎症者；颞骨 CT 扫描提示上鼓室和乳突内有胆脂瘤和肉芽组织；外耳道有急性炎症，如真菌性或细菌性外耳道炎；患较严重的全身性疾病，如高血压、糖尿病、凝血机能障碍等患者则被列为手术的禁忌证。

鼓膜移植系鼓膜成形技术中重要的一环，涉及手术的成败。常见的鼓膜移植方法有：①将移植组织放置在残留鼓膜内侧面的内植法，适用于穿孔四周均有足够残留边缘的鼓膜穿孔；②将移植组织放置在残留鼓膜外侧面的外植法，适用于鼓膜大穿孔；③前方内植于残留鼓膜的内侧面，后方外植于残留鼓膜外侧面或耳道壁上的内外植法，适用于前方有残边的紧张部大穿孔；④将移植组织嵌入鼓膜上皮层与纤维层之间的嵌入法，适用于鼓膜中小穿孔。

涉及内植法的鼓膜成形具有避免钝角愈合及外侧愈合的优点，愈合时间也较短暂；然而，内植法鼓膜成形技术的先决条件为鼓膜穿孔有足够的残边可供移植组织内植。通常情况下，在切除穿孔边缘上皮后，残余鼓膜与移植物相互重叠至少 2mm 以上方可考虑内植法。对于无残边的鼓膜大穿孔，内植法显然是无能为力的，这类患者只有将移植物放置于残留鼓膜，多数情况下仅为残留鼓环的外侧面，须行外植法。

经典外植法可能存在的问题是钝角愈合及外侧愈合，Sheehy（1980）等报道颞肌筋膜外植法钝角愈合及外侧愈合的发生率并不比内植法高，主要取决于技术的熟练程度。Huuse Ear Cliriic 采用的鼓膜成形技术多为 Sheehy 描述的外植法。然而，我们认为对于有条件的患者内植法、内外植法以及嵌入法显然各有其不可替代的优越性，而无残边的鼓膜大穿孔则可考虑 James Sheehy 鼓膜成形技术，需要行耳道成形及鼓室探查的患者更是如此。

近年来，脂肪组织作为移植物之一在鼓膜修补术中的应用得到越来越多的关注。Deddens 等（1993）选择25例鼓膜前下部中央性穿孔的3～15岁小儿，共28耳；穿孔的大小占整个鼓膜面积的5%～30%，干耳至少6个月；25耳继发于分泌性中耳炎置通气管后，2耳源于急性鼓膜炎，1耳继发于胆脂瘤，小儿均无听小骨破坏，无活动性炎症，无胆脂瘤内陷袋；结果表明，25例小儿（28耳），随访4年，25耳（89%）愈合，术后6个月听力恢复正常；3耳（11%）失败；提示该手术为治疗鼓膜小穿孔的一种简单、有效的方法。许多学者应用脂肪修补鼓膜得到相似的结果。Ringenberg（1978）曾对65例随访3～13年的患者的临床资料进行分析，结果显示10年成功率为86%，6例（9%）鼓膜轻度萎缩；5例（8%）听力无变化，57例（88%）听力提高；穿孔小于鼓膜面积25%者愈合率达95%。Gross 等（1989）报道了62名小儿76耳脂肪移植鼓膜修补的结果，随访超过15年，术后1年成功率达84.7%，长期结果为79.2%。Mitchell 等（1997）回顾了342名小儿采用脂肪移植修补鼓膜穿孔的临床资料，随访6年以上，92%的小儿的穿孔愈合；尽管有12%的患耳因中耳积液重新置管，但足以证明该技术修补鼓膜穿孔的有效性。Chodynicki（1998）、Hernandez（1995）亦认为该技术为治疗鼓膜穿孔的简单、有效方法。Mitchell（1996）将其应用于门诊患者的治疗，取得满意的效果，成功率达91%。近年来的临床研究也显示了该手术的可靠性。Liew（2002）在为15名鼓膜置管的小儿取出置管的同时予脂肪移植修补鼓膜穿孔，临床研究结果显示，3周后穿孔全部闭合，其中11耳听力提高，平均随访13.7个月未见再穿孔。Ayache（2003）为45例鼓膜穿孔患者施行脂肪移植鼓膜修补，有效率达91.1%。目前认为，脂肪移植鼓膜修补是一种简便、安全、有效的方法，但有其严格的手术适应证。对于小儿置管后鼓膜不愈合及外伤性鼓膜小穿孔不愈合有良好的疗效。

二、术前提示

1. 手术进路的选择

（1）耳道进路：在放置于外耳道的耳镜下进行的手术，需要有较宽的外耳道，从而能够完全看到鼓膜穿孔的边缘。当突出的外耳道壁阻挡了鼓膜穿孔的前边缘时，就不能采用此手术进路。该手术进路通常适用于鼓膜紧张部中央性小穿孔和较大的外伤性鼓膜穿孔（图33-1）。

（2）耳内进路：此种进路需要在耳屏和耳轮之间做小切口，用撑开器扩大外耳道入口。如果外耳道后部骨质突出，可以电钻磨除，与耳道进路相比，耳内进路可以获得鼓膜前部较好的术野。然而，多数鼓膜穿孔的前边缘被前下方的外耳道骨部突起所遮挡，因此，耳内进路的适用范围常常受到限制。该进路多用于后上象限或后下象限的鼓膜紧张部中央性穿孔，后方残余鼓膜较少；或鼓膜次全穿孔（图33-2）。

（3）耳后进路：通过这种进路，耳郭和与之相附着的耳后组织被推向前，突出的外耳道壁被去除后能够充分暴露穿孔的前边缘。多用于鼓膜前方中等大的穿孔，通过完整的外耳道不能清楚看到边缘的前部鼓膜穿孔。

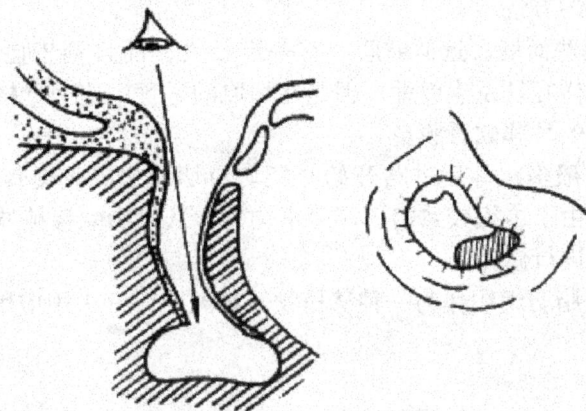

图 33 – 1　耳道进路

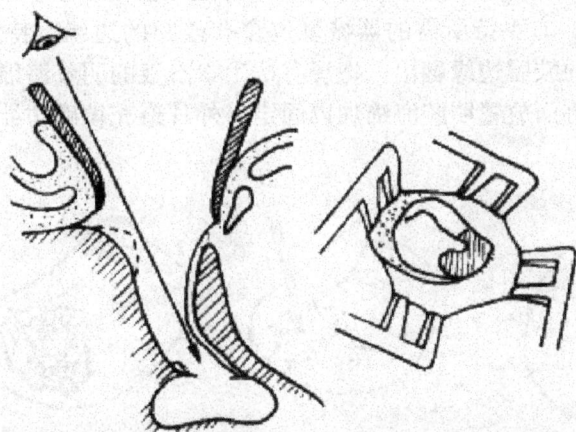

图 33 – 2　耳内进路

2. 移植方法的选择　移植方法的选择是鼓膜成形术中很重要的环节，也是手术成败的关键因素之一。主要包括内植法和外植法。

（1）内植法：是将移植组织放置在鼓膜内侧面作为支架使鼓膜穿孔修复的方法。当鼓膜前部存在残留（至少有纤维鼓环）就可以采用这种方法。移植组织放置在残留的前部鼓膜内侧面和后部鼓沟的外侧面。除了穿孔在前下象限以外，移植组织都放在锤骨柄下方。

（2）外植法：这种方法用于鼓膜没有残留的穿孔。在开放的鼓室腔外侧磨出一个新的鼓沟以放置移植组织，移植组织放置在鼓沟上和锤骨柄下方，其边缘由外耳道皮肤覆盖。

3. 移植组织的选择　一般多采用自体移植组织如颞肌筋膜、乳突骨膜和软骨膜，由于移植过程中移植组织要保持干燥，因此往往在手术开始就进行切取。

（1）颞肌筋膜：由于筋膜易于建立血循环、取材方便、干燥后放置方便、成活率比较高，故在临床上应用最为广泛。切取颞肌筋膜的过程中应当注意与颞肌分离，如果表面留有肌肉纤维，应当用剪刀剪去或以手术刀剔除。筋膜取下后应当使其充分展平，可以根据个人的体会进行处理，在此基础上晾干以备用。颞肌筋膜取出后置于压薄器上充分展平后压薄以备用，不失为一个良好的方法。

（2）软骨膜：质地薄而韧，近似鼓膜，有一定硬度，而且利于血运的建立。在处理过程中不会像颞肌筋膜一样容易发生卷缩。但是在切取的过程中应当严格消毒，防止发生由于铜绿色假单胞杆菌引起的耳郭软骨膜炎。

（3）乳突骨膜：一般多在耳后进路开始时经切口切取之。乳突骨膜取材方便、操作简单、成活率较高，但是由于组织较致密，厚薄不均匀，从而影响移植鼓膜的形态和传音。手术过程中应当在切取后进行修薄。

（4）脂肪：近年来脂肪组织作为一种移植物，在鼓膜修补术中应用受到重视。

三、手术技巧

（一）耳道进路

1. 外伤性鼓膜穿孔

（1）通过耳镜可以看到的外伤性鼓膜穿孔，外耳道不需要切口。

（2）左手持吸引管，右手持所需的器械复位穿孔鼓膜的边缘，特别注意穿孔处内折的边缘。应用钩针将内折的鼓膜边缘翻出，把浸有抗生素溶液的明胶海绵块放入鼓室内以固定鼓膜。穿孔处的鼓膜外侧面放置明胶海绵加以固定。外耳道充填碘仿纱条。术后常规应用抗生素 5~8d（图 33-3）。

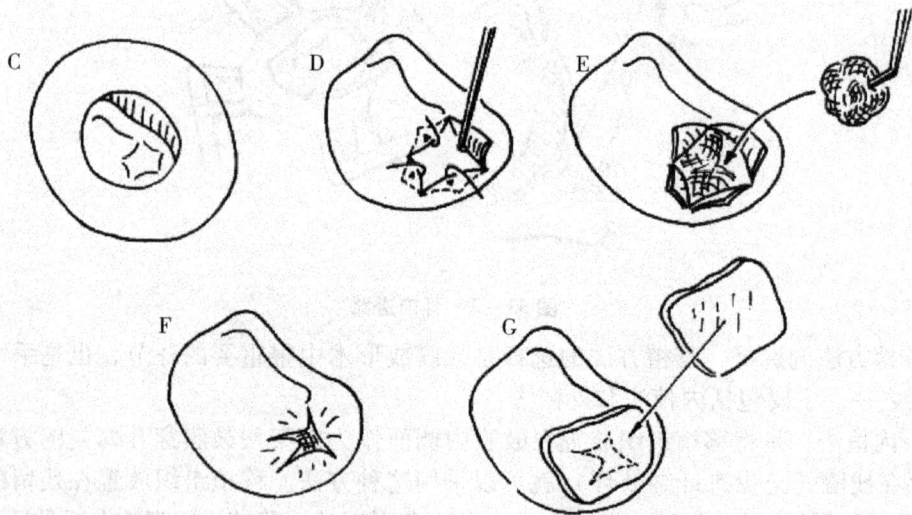

图 33-3　耳道进路外伤性鼓膜穿孔鼓膜修补术

2. 慢性化脓性中耳炎紧张部中央性小穿孔

（1）切除颞肌筋膜或耳屏软骨膜备用。

（2）耳镜下看清鼓膜穿孔边缘，以直针或钩针，必要时辅以碗口钳，将穿孔边缘一周的上皮剔除，并用内刮匙在残余鼓膜的内侧搔刮以形成移植床。

（3）将浸有抗生素溶液的明胶海绵小块放入鼓室，其中一大块置于咽鼓管鼓口。由于明胶海绵吸收抗生素溶液以及鼓室内渗液后会膨胀，因此，明胶海绵块应略高出于穿孔缘。以0.7~0.9mm或前端吸附小棉球的1.5~1.6mm的吸引器吸出明腔海绵内的液体，至明胶海绵与穿孔缘相平。

（4）通过穿孔缘置入修剪后的颞肌筋膜或耳屏软骨膜。通常先将移植膜纳入鼓室内空间较大的一侧，然后置入另外一侧并摊平。45°铲刀、钝头钩针及鼓环剥离器均为合适的工具。

（5）移植膜置入穿孔后再以45°铲刀仔细检查是否有足够的重叠部分，通常情况下移植膜与残余鼓膜至少重叠2mm以上。

（6）检查确认移植膜位置良好，并与残余鼓膜有足够重叠后在穿孔外侧以一小片明胶海绵覆盖。外耳道内以抗生素油膏纱条或碘仿纱条或外耳道内专用填塞物填塞。

（二）耳内进路

1. 移植膜的制备　切取颞肌筋膜或耳屏软骨膜备用。

2. 切口　在耳屏和耳轮脚之间做长约5mm的耳内切口，并沿耳轮脚前缘向上延长约2cm（图33-4A）。

3. 制作鼓耳道皮瓣　于鼓环的7点和1点处（右耳）螺旋向外做放射状切口与耳内切口相连，制作鼓耳道皮瓣（图33-4B）。

4. 移植膜植入　在外耳道皮瓣被掀起之前应用直针或钩针，必要时辅以组织钳，去除穿孔缘的上皮，形成新鲜的创面。掀起皮瓣后将浸有抗生素溶液的明胶海绵放置在鼓膜内侧，咽鼓管鼓口应放置较大块的明胶海绵（图33-4C）。在此阶段注意检查听骨链的活动性和完整性。将移植膜从鼓耳道皮瓣下方导入鼓室，前方内植于残余鼓膜内侧，后方置于鼓沟上（鼓环连同鼓耳道皮瓣一起前翻，图33-4D）或鼓环以及后方残余鼓膜纤维层上（鼓耳道皮瓣从鼓环表面连同后方残余鼓膜上皮层一起前翻，鼓环保留在鼓沟内）。

5. 外耳道填塞和切口缝合　将皮瓣复位（图33-4E）后应用小的明胶海绵片加固，外耳道内以抗生素油膏纱条或碘仿纱条或外耳道内专用填塞物填塞，缝合切口（图33-4F）。

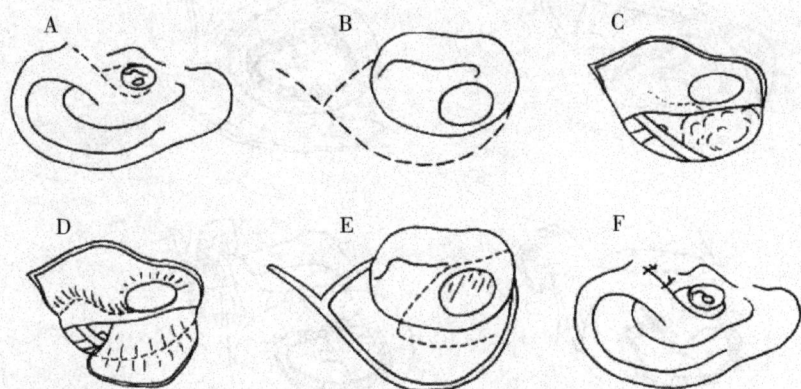

图33-4　耳内进路鼓膜成形术

（三）耳后进路

1. 切口　沿着耳后发际做耳后弧形切口，上自耳郭附着处上缘高度，下至乳突尖。切开皮肤的同时注意保留其下方的筋膜和骨膜。

2. 耳后肌骨膜瓣的制作与术野的暴露　掀起皮肤后，制作耳后肌骨膜瓣。手术结束时肌骨膜瓣要复位并和周围组织缝合，若同时行乳突手术，肌骨膜瓣要用来覆盖后表面以缩小乳突腔。应用乳突剥离器掀起肌骨膜瓣。以11号手术刀片在外耳道入口下方数毫米行外耳道皮肤切口，完成外耳道内切口的后肢；随即延伸到外耳道前壁2点左右，形成外耳道内切口前肢。剥离器分离切口外侧的皮肤，耳后乳突撑开器充分暴露外耳道以及自颞线到乳突尖的乳突面。

如口外耳道前壁不突出或突出不明显，鼓膜穿孔前边缘能够看清楚，则按照前述耳内进路手术的步骤进行操作。

如外耳道前壁突出明显，鼓膜穿孔前边缘不能看清，则按下述步骤进行操作。

（1）以11号手术刀片在外耳道前壁由相当于时钟2点向6点弧形向内、向下切开外耳道皮肤，6点处距离鼓环约2mm。以外耳道剥离器或铲刀直视下分离外耳道皮肤，直到充分显露鼓膜后上缘和前下突起的外耳道壁。以显微手术剪在距离鼓环约2mm处切断外耳道皮肤，从而形成蒂在6点处的外耳道内皮瓣。特此皮瓣掀出外耳道，充分显露手术部位及突起的外耳道前壁。外耳道内皮瓣可与耳后切口相应的组织缝合固定，或以一小片铝片固定在乳突撑开器上（图33－5）。

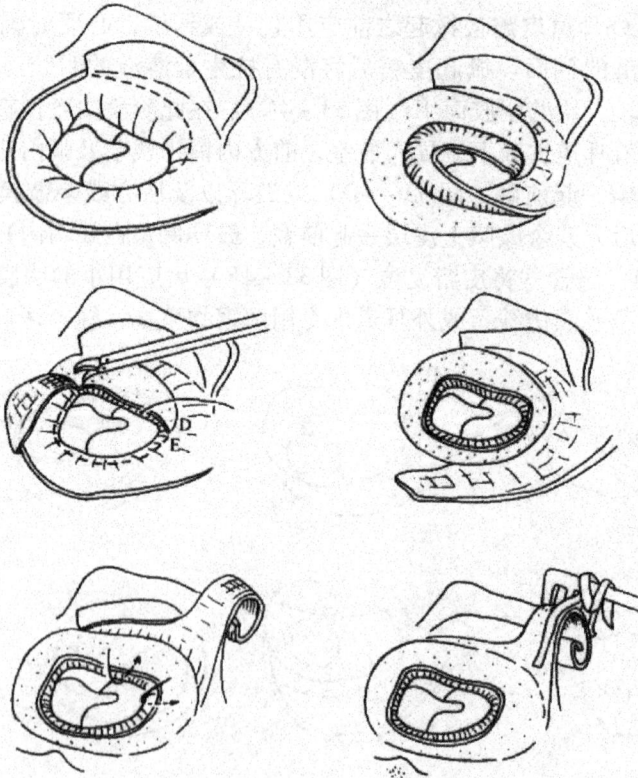

图33－5　外耳道皮瓣

（2）用电钻扩大骨性外耳道，特别是要磨除前部和下部的突起。同时要防止损伤前方的颞下颌关节，当外耳道前壁骨质出现蓝粉色时提示已接近颞下颌关节。外耳道前下方突出骨质的磨除可以更好地分离外耳道内接近鼓环的皮瓣，皮瓣分离后可以进一步磨除突出的外耳道骨质。在完成外耳道成形后，一个显微镜视野下可以看到整个鼓环。此时外耳道状如内翻截断的锥形，其外口直径近似鼓膜直径的 2 倍。将外耳道内接近鼓环的皮瓣复位，显露整个鼓环以及穿孔的各边缘，有时需要在皮瓣上做一些减张切口。

（3）依据残余鼓膜的状况选择鼓膜内植法或鼓膜外植法。

（四）内植法鼓膜成形术

1. 剖面的制备、术野暴露和移植组织固定方式的选择　在掀起鼓耳道皮肤瓣前，应用直针或钩针结合小活检钳剔除穿孔边缘的上皮。鼓耳道皮瓣后上方掀起后可以暴露出锤骨颈、砧骨长突，甚至镫骨头。如果显露有困难，应当行镫骨暴露。在处理锤骨柄时，为了防止内耳损伤，可以将砧镫关节分离。分离砧镫关节合适的器械为关节分离刀，如果没有关节分离刀，直针或钩针也可替代。手术结束时并不需要刻意将砧镫关节复位。如果豆状突完整，砧镫关节可以自然复位，并具备良好的功能。

右耳鼓环相当于时钟 2 ~ 4 点处、左耳鼓环相当于时钟 8 ~ 10 点处不应当掀起，因为它们所形成的鼓膜 – 外耳道角，简称鼓耳道角，是获得最佳听力重建结果的基本条件。此处鼓环处理不当可引起钝角及外侧愈合，影响到鼓膜振动的特性。根据穿孔的大小和位置（前下、前上或亚全穿孔）决定移植组织固定的方式。

（1）前下穿孔的内植法：局限于前下象限的穿孔可以将下部鼓耳道皮瓣向上掀起至相当于时钟 4 点处。将锤骨柄末端的上皮剔除约数毫米，从而暴露锤骨柄末端骨质。在这种情况下内置的筋膜放置在前下的鼓沟，锤骨柄裸露的末端以及后部鼓沟的外侧。手术过程中鼓室内可不放置明胶海绵支撑移植组织，这样可减少术后引起暂时性咽鼓管阻塞的概率。

（2）前上穿孔的内植法：可有 2 种选择：①第一种选择：穿孔涉及鼓膜的前上象限需要特别的前上方的支撑。在鼓室腔的前上放置明胶海绵有利于移植组织和残余鼓膜，以及鼓环内侧面的贴合。在这种情况下，内置的移植组织放置在下部以及后部鼓沟的外侧、锤骨柄末端、前部残余鼓膜及邻近骨质的内侧；②第二种选择：广泛的前上穿孔时有效的固定内置移植组织的方法是在鼓沟相当于时钟 1 点处（左耳为相当于时钟 11 点处）将鼓环从鼓沟中分离。从鼓环和鼓沟所形成的间隙内拉出移植组织。在这种情况下，移植组织放置在下部以及后部鼓沟的外侧、锤骨柄末端的内侧，以及前上鼓环与鼓沟之间。将移植组织固定在前上方可以不使用明胶海绵，从而减少术后暂时性咽鼓管阻塞的概率。

（3）亚全穿孔的内植法：亚全穿孔时只在前部存在有限的残余鼓膜，在这种情况下移植组织只能通过鼓室内放置明胶海绵支撑。前部鼓环不应当从鼓沟中分离，否则会破坏前方至关重要的鼓耳道角的稳定性。因此，在这种情况下，移植组织应放置在下方以及后方鼓环、鼓切迹的外侧，锤骨柄的内侧，以及前方残余鼓膜及相邻骨质的内侧。

2. 鼓膜前下穿孔的手术操作技巧　对于鼓膜前下穿孔，以耳科直显微剪从后方将鼓耳道瓣剪断，并由后向前掀起（图 33 - 6）。上部的鼓耳道瓣仍附着于锤骨颈上，下方则从鼓沟中分离出来至穿孔的边缘处（相当于时钟 4 点处，图 33 - 7）。仔细分离锤骨柄末端的鼓膜以防上皮残留。实际操作时先分离砧镫关节，然后左手持 1.5mm 的 45°钩针将锤骨柄向外托起，右手以另外一枚钩针进行分离（图 33 - 8）。应当注意避免将鼓膜完全从锤骨柄上剥离，因为那样可能导致移植膜外侧愈合。以金刚石钻头沿着外耳道的后下缘磨出一个新的鼓沟。用内刮匙或探针在残余鼓膜和邻近骨质内侧面刮出粗糙面作为移植床。根据锤骨柄的位置在筋膜的一侧做一切口便于嵌入锤骨柄。实际操作中也可以不做此切口，而直接将移植组织嵌入。将准备好的移植组织置于穿孔前缘的下方，以下、后方的鼓沟和锤骨柄末端做支撑。中耳腔内无须置入明胶海绵。将鼓耳道瓣恢复原位使筋膜固定在鼓沟上。外耳道皮肤也恢复到原来位置，并覆盖筋膜的后缘及外耳道后壁。明胶海绵再次固定。外耳道前上壁上皮化需要3~4周的时间。

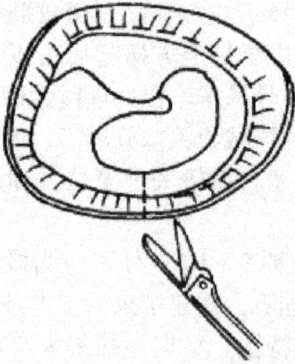

图33-6 分离鼓耳道皮瓣

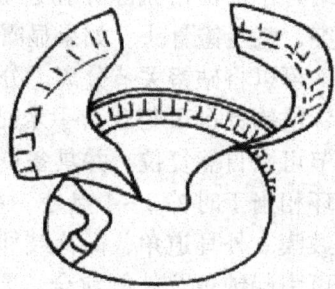

图33-7 掀起鼓耳道皮瓣

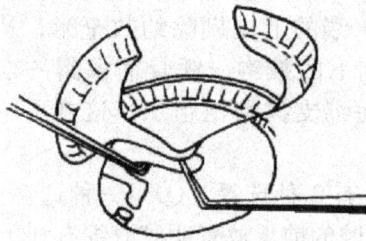

图33-8 处理锤骨柄

3. 鼓膜前上穿孔的手术操作技巧 对于鼓膜前上穿孔，手术操作有2种选择。

（1）鼓室内明胶海绵支撑：用小刮匙在鼓膜黏膜层和邻近骨质面搔刮，搔刮的范围比前下穿孔更大，也更彻底。移植组织整个置放在锤骨柄内侧和后、下鼓沟的外侧。鼓室前部置放浸有抗生素溶液的明胶海绵，以使移植膜与前方残余鼓膜及相邻骨质的粗糙面紧密贴合。该技术的不足之处是咽鼓管口的暂时性阻塞。为了加速愈合，可以行鼓窦切开，临时性乳突引流。

（2）移植膜前上方固定：在相当于时钟1~2点的位置将鼓环与鼓沟分离（图33-9）。用微型吸引管在两者之间的间隙中拉出颞肌筋膜，后下部则固定在鼓沟外侧（图33-10）。由于不用放入明胶海绵，所以可以避免咽鼓管口的暂时性阻塞。

4. 鼓膜亚全穿孔的手术操作技巧 对于鼓膜亚全穿孔，残余鼓膜和相邻的外耳道皮肤仅仅局限于前方的鼓耳道角。用小刮匙在残余鼓膜和邻近骨质内侧面搔刮后，将筋膜放置在残余鼓膜和锤骨柄内侧，前部由鼓室内的明胶海绵支撑，后面由鼓沟支撑，上方由覆盖在锤骨颈的筋膜交叉重叠固定，锤骨柄末端位于筋膜外侧，鼓耳道瓣恢复原位，以固定覆盖于鼓沟外侧的筋膜。

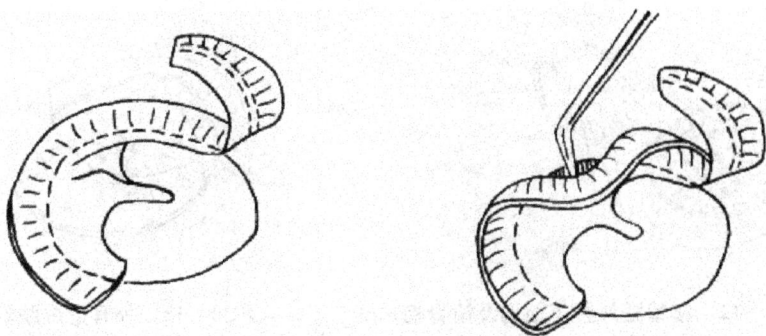

图 33 - 9　分离 1 ~ 2 点处鼓环

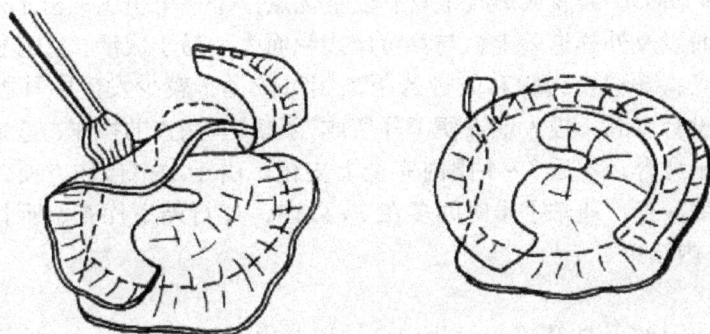

图 33 - 10　固定移植膜

（五）外置法鼓膜成形术

外置法鼓膜成形术用于鼓膜全部穿孔（没有鼓环残留），颞肌筋膜放置在环形鼓沟上。

前部的鼓环已经缺如时，残存的外耳道皮肤应当去除，以利于移植组织的放置。用小号金刚石钻头磨出一环形的鼓沟（图 33 - 11）。用新鲜的颞肌筋膜作为外植的移植组织覆盖鼓室腔。而锤骨柄末端通过颞肌筋膜上小切口置于筋膜外侧（图 33 - 12）。将外耳道皮肤重新复位并覆盖在颞肌筋膜的下后方（图 33 - 13）。用含有抗生素的明胶海绵块压在移植组织和外耳道皮瓣上起到固定作用。

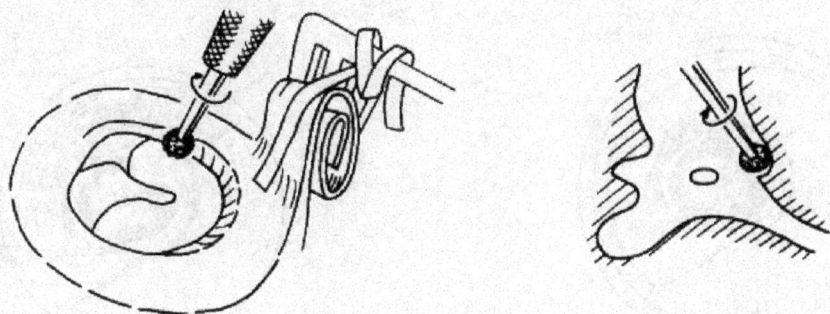

图 33 - 11　磨出新鼓沟

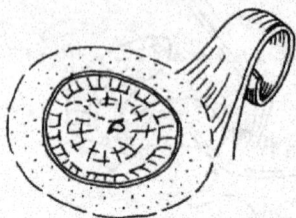

图 33 - 12　移植膜外置于鼓沟及锤骨柄末端

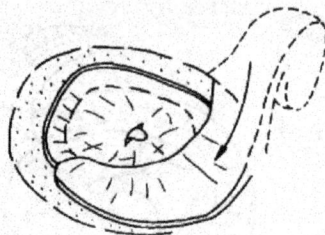

图 33 - 13　外耳道皮肤复位

（六）James Sheehy 鼓膜成形技术

1. 优点　James Sheehy 鼓膜成形技术具有以下优点：①移植组织铺植于残留鼓膜，多数情况下为鼓环外侧而以及外耳道壁上，与移植床接触面大，易于成活；②移植组织能够较快建立血运，愈合率高；③移植组织和鼓岬的距离相对较远，较少发生中耳腔变窄而导致粘连；④术中耳道内没有皮圈，极大地方便了耳道成形及鼓室探查的操作；⑤放置移植物十分方便。移植鼓膜易于愈合，术后 3~4 周内完全上皮化。由于术中操作方便，因此，手术时间缩短，如不做鼓室探查，通常手术时间多在 1h 以内，如行鼓室探查、听骨链重建，整个手术也多能在 1.5h 内结束。

2. 手术方法

（1）耳镜下行鼓乳缝及鼓鳞缝放射状切口，切口内侧距鼓环 2mm，外侧至外耳道软骨部全程，然后再做距鼓环 2mm 的形切口，将两个放射状切口在距鼓环 2mm 处相连，将皮瓣从鼓环侧向外分离，形成外耳道后壁带血管蒂皮瓣（图 33 - 14 ~ 图 33 - 17）。

（2）行耳后切口，分离皮瓣至耳道后壁带血管蒂皮瓣游离，从而将皮瓣及耳郭以撑开器向前方撑开。

（3）在耳道前壁骨与软骨交界处下方 2mm 行环形切口，分离耳道前壁皮瓣直至与鼓环表面上皮层一同脱离后取出，置于生理盐水纱布上备用，行耳道成形术至一个显微镜视野下能够看到整个鼓环。

（4）必要时探查听骨链，探查时只需磨除外耳道后上壁部分骨质，直至完全显露镫骨区，通常达到镫骨暴露的标准，即显露面神经水平段、镫骨及镫骨上结构、镫骨肌腱及锥隆起。

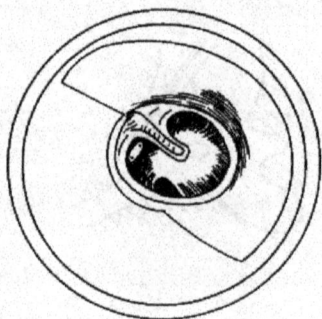

图 33 - 14　耳镜下切口

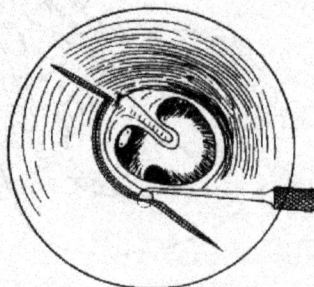

图 33 - 15　分离外耳道内后方带蒂皮瓣

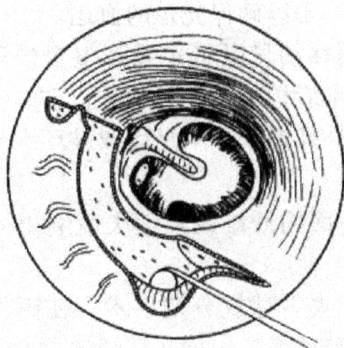

图 33 - 16　分离外耳道内后方带蒂皮瓣（1）　　图 33 - 17　分离外耳道内后方带蒂皮瓣（2）

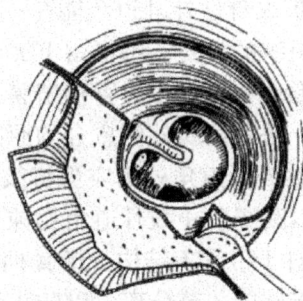

（5）颞肌筋膜外置修补鼓膜，上方置于残余锤骨柄下方，注意使颞肌筋膜与纤维鼓环紧密贴合，以保证愈合后的鼓膜形态，耳道前壁游离皮肤及耳道后壁带血管蒂皮肤复位，耳道填塞，耳后切口缝合，耳部加压包扎。

（七）脂肪鼓膜修补术

1. 脂肪鼓膜修补术的手术技术　手术采用局部麻醉或吸入性全身麻醉，常规备皮，消毒，去除穿孔边缘上皮，在耳垂背面做小切口，取 2 倍于穿孔大小的脂肪组织，注意勿穿到耳垂正面皮肤。修剪边缘，将脂肪组织置于穿孔中，送入中耳腔，通过穿孔回拉，使约一半脂肪组织位于穿孔外侧，呈哑铃状，明胶海绵置于移植物上，置少量抗生素药膏于外耳道。耳垂切口用细线缝合。

2. 耳内镜的应用　耳内镜下行脂肪鼓膜修补术不失为耳内镜技术和脂肪鼓膜修补术的良好适应证。手术于局部麻醉下进行。常规消毒，耳垂背面小切口，取脂肪组织。耳内镜下去除穿孔边缘上皮，将脂肪组织置于穿孔中并回拉，使脂肪组织呈哑铃状镶嵌在穿孔外即可。

3. 应用脂肪鼓膜成形术应当注意的问题

（1）该术式失败的主要原因为。①患者选择不当，穿孔过大；②中耳炎复发；③未曾发现的中耳疾病；④术后患者配合不佳。脂肪鼓膜修补的适应证应掌握在穿孔大小在 30% 以内；其次，应选择干燥无炎症的患耳。

（2）根据情况可在耳垂、腹壁、头皮及臀部等处取材。根据光镜下的观察结果，耳垂部位的脂肪组织较其他部位的脂肪组织更紧密，含有更多的纤维支架，将更有助于支撑上皮细胞和内皮细胞。

（3）同颞肌筋膜相比，脂肪移植的总体愈合率在 86%，低于筋膜移植的 95% 的愈合率。然而对于小穿孔，脂肪移植鼓膜修补具有较高的治愈率，且新生鼓膜与原鼓膜厚度一致，鼓膜运动好，有利于听力提高。

（八）关于鼓膜成形术手术中技巧的提示

（1）所有的鼓膜前部和亚全穿孔采用耳后进路，并行外耳道形成术。耳内进路可采用耳屏软骨膜，耳后进路建议采用颞肌筋膜。

（2）细致止血有助于对移植组织和皮瓣的操作。掀起外耳道皮瓣时需要特别注意保持它的完整性。在将皮瓣从骨面上分离时可以借助于小棉球或浸有肾上腺素的小棉球，鼓乳缝需要锐性分离。在暴露鼓环时有必要保留外耳道皮瓣下方的蒂以确保充足的血运。

（3）扩大骨性外耳道至能在一个显微镜视野下（无须移动显微镜）看到整个鼓环，以便于移植组织的放置。不要留下突起的外耳道壁，以利于术后护理及外耳道的自洁。充分的外耳道成形有利于术中放置移植膜、后期的听骨链重建。外耳道成形不足以致鼓环水平不能准确辨认，是移植膜外侧愈合的原因之一。

（4）在鼓耳道角处不应当将鼓环从鼓沟中掀起。若前面的纤维鼓环消失就磨出一个新的鼓沟，以利于防止鼓耳道角变钝。

（5）对于镫骨上结构、锤骨柄缺失，或者是两者都缺失者建议分期手术。在锤骨上操作时应当将砧镫关节分离，以防止术后出现感音神经性聋和耳鸣。

（6）中耳腔内的明胶海绵放置在缺损的黏膜上会引起瘢痕，并妨碍进一步的听骨链重建，因此中耳腔内应尽量少放明胶海绵。如果中耳黏膜缺损，应当放置硅胶片。

（7）只有在穿孔来达到鼓膜的前上部时，移植膜可放置在锤骨柄末端的外侧。前上鼓膜穿孔需要将内植的筋膜固定在鼓耳道角上方的鼓环和鼓沟之间。在亚全穿孔将移植膜放置在锤骨柄内侧。在行外植法时，移植组织放置在锤骨柄内侧，锤骨柄末端要从移植膜中央穿出以利于固定。

（8）如果术前中耳通气不良则采用上鼓室切开，暂时性乳突引流。如果怀疑上鼓室通气障碍，术中应予确认，如果证实上鼓室通气、引流障碍，则应当摘除砧骨和锤骨头，并行上鼓室切开术，如果需要应当行后鼓室切开。

四、术后处理

（1）术后全身应用抗生素 7d 左右。

（2）术后隔天换药，第 7d 拆除耳部缝线，10～14d 后逐渐抽出外耳道的填塞物，并用消毒的耳纱条重新填塞，每日根据耳纱条潮湿情况增加一到两次，直到渗出停止、移植组织表面干燥。

五、并发症及其防范

1. 鼓膜内植法

（1）前部鼓膜重新穿孔：在应用内植法时，如没有清楚地看到鼓膜穿孔的前边缘，则容易发生此并发症。术中应仔细确认穿孔前边缘，并仔细检查移植膜与残余鼓膜是否有足够的重叠，明胶海绵支撑是否确实、有效。

（2）鼓耳道交界处的胆脂瘤：主要由于鼓耳道角处的皮肤向内翻折引起。术中应仔细检查以防止鼓耳道角处的皮肤向内翻折，用于固定外耳道皮肤的明胶海绵在 2 周内应当去除，以防止鼓耳道交界处的胆脂瘤形成。

（3）鼓耳道角变钝：如果分离鼓耳道角处的鼓环和鼓沟，就容易发生此并发症。

2. 鼓膜外植法

（1）移植组织外侧移位：新鼓沟不够深、外侧明胶海绵固定不牢，或者移植膜没有放置在锤骨柄内侧，就容易出现此并发症。

（2）继发性胆脂瘤：术中鼓膜上皮未彻底分离或者遗留在中耳腔内，就容易形成继发性胆脂瘤。

（3）内陷囊袋形成：主要是由于咽鼓管功能不良所致。

3. 鼓膜外侧愈合及钝角愈合 移植鼓膜与锤骨柄脱离、鼓膜外侧愈合鼓膜使失去正常的锥形形态，影响鼓膜的传音功能，术中可采取将移植鼓膜放置于锤骨柄下方的措施来防止鼓膜外侧愈合。我们早期的做法是先在颞肌筋膜的上方做一裂口，将裂开处嵌入锤骨柄内侧，四周放置于残留鼓膜的外侧和外耳道壁上。多年来经过反复的临床实践，我们已不再做颞肌筋膜上方的裂口，而是直接将颞肌筋膜以一直角钩针置入锤骨柄内侧，双侧筋膜在锤骨柄上方合拢覆盖锤骨柄，其余部分同样置于残留鼓膜或鼓环的外侧和外耳道壁上。内植法术中分离鼓耳道角的鼓环以及外植法另外一个最常见的术后并发症为前方钝角愈合，其原因是前方移植筋膜未能与残余鼓膜、鼓环或鼓沟紧密贴合，因此，术中应当仔细将移植膜与残余鼓环或鼓膜压紧，并以明胶海绵固定，每一步操作均要充分考虑到如何保证前方锐角。此外，发生前方钝角愈合的一个重要原因是外耳道前壁凸出，影响移植鼓膜与残余鼓环或鼓膜以及外耳道前壁的紧密贴合，因此，在术中常规进行外耳道成形术有助于确保移植鼓膜时准确无误。

（夏 非）

第四节 听骨链重建术

听骨链重建术是使鼓膜和外淋巴液之间恢复稳定的传声连接，以达到恢复或改善中耳传声系统功能的手术。

虽然听骨链通过其杠杆作用在声能从锤骨柄到达前庭窗时仅可产生约 2.5dB 的增益（Wullstein，1959），但是，如果听骨链中断而鼓膜完整时，却可引起 60dB 的听力损失，这是因为只有当鼓膜和听骨链连成一个整体时，或者说只有当鼓膜和镫骨足板之间由听骨链连接起来的时候，鼓膜的有效振动面积和足板的面积比差（55∶3.2）方能发挥作用，而从中获得近 30dB 的增益，由蜗窗膜在传声中的缓冲作用而产生的 15dB 增益也方能体现（余下的 15dB 丢失于鼓膜对声压的衰减作用）。所以，听骨链重建术在治疗因化脓性中耳炎、中耳胆脂瘤、外伤性听骨链中断等疾病引起的传导性聋中具有重要的作用。

在受到弱的声刺激时，除了由于砧镫关节的作用而镫骨呈分离运动之外，锤砧关节并无运动，此时可以把锤骨和砧骨大致看成一个整体。因此，从这个意义上看，可以通过用一块听骨赝复物代替原来的锤、砧骨而恢复其功能。不过，如果要恢复听骨链的精细功能，还有待于重建整个传声系统，因为在强声刺激时，各听骨之间均会出现不同的运动。

听骨赝复物的首选材料是自体骨，如砧骨和锤骨。其中自体砧骨在听骨链重建术中已应用多年，术中将砧骨磨制后，可置于锤骨柄和镫骨头之间，也可作为全听骨链赝复物。自体骨在置入体内后，能长期保持其形状、大小及生理特性不变。软骨由于其稳定性不良，在体内留置时间长后容易吸收，可因供血不良而继发软骨炎，使其劲度下降，终致远期效果差。自体骨材料的缺点是：①病耳可能因骨质破坏而缺少可用的自体骨；②由于术中的磨制工作耗时而延长手术时间；③赝复骨也可能通过电钻的研磨而受损，并可能出现新骨形成等而影响其传音功能。除自体听骨外，目前应用得较多的是人工陶瓷等异质材料。同种异体骨由于具有传播疾病的潜在危险，采集和应用时应慎重。

一、手术适应证

（1）急性或慢性化脓性中耳炎静止期，鼓膜遗留穿孔，或穿孔已愈合；或外伤性听骨链中断。

（2）听力测试结果示传导性聋或混合性聋。

（3）贴片试验示听骨链中断或固定。

（4）蜗窗功能正常。

（5）咽鼓管功能正常。

（6）颞骨 CT 扫描示听小骨破坏，听骨链中断，或听骨周围有软组织阴影，疑为鼓室硬化或粘连。

（7）先天性听小骨畸形。

二、手术禁忌证

1. 绝对禁忌证

（1）急性上呼吸道感染期或痊愈不足 2 周。

（2）真菌性或细菌性外耳道炎。

（3）颞骨 CT 示上鼓室、乳突有胆脂瘤或肉芽，或鼓膜边缘性穿孔，病灶未彻底清除者。

（4）严重的全身性疾病，如糖尿病，活动性肝炎，重症心、脑、肾、血管及血液疾病而未得到控制者。

（5）已经证实的咽鼓管完全闭锁。

2. 相对禁忌证

（1）咽鼓管功能不良，术中须进一步探查，如咽鼓管病变经处理后其功能不恢复者，方属禁忌。

（2）变应性鼻炎、鼻窦炎、疑合并变应性中耳炎，未经系统治疗者。

（3）年龄非手术禁忌证，但 5 岁以下小儿为中耳炎的高发年龄，且术后护理困难，建议手术一般在 7 岁以后进行。身体健康的中、老年人手术是相对安全的。

（4）严重的耳蜗性聋，神经性聋，术后听功能不可能恢复至应用水平者。

（5）病耳过去曾多次手术，中耳广泛粘连，咽鼓管功能障碍，手术效果一般不佳。

三、手术方法

1. 切口 作山葆耳内切口，如有鼓膜穿孔，又位于鼓膜前部，则外耳道后壁的弧形切口可靠近鼓环些，距鼓环约 3～4mm。

2. 分离外耳道皮肤鼓膜瓣 先用较大的剥离子分离皮肤切口、皮下组织及骨膜，然后可用直角半圆形刀作为剥离子，或用微型扁平剥离子紧贴外耳道骨壁分离外耳道皮瓣，注意保持皮瓣的完整性，达鼓沟及鼓切迹处分出鼓膜后部的纤维鼓环，进入鼓室。将皮肤鼓膜瓣向前方翻转，暴露鼓室及上鼓室外侧骨壁。

3. 暴露鼓室及听骨链，清除病变组织 如果砧镫关节及镫骨暴露不良，须先凿（磨）去外耳道后上部分骨壁，充分暴露砧镫关节、镫骨、锥隆起、蜗窗龛及锤骨柄，如锤骨柄附近的鼓膜完整，不必将锤骨柄从鼓膜内分离。需要暴露砧骨体及锤骨头时，凿（磨）去部分上鼓室外侧骨壁，开放上鼓室。待3个听小骨及上、中、后鼓室均已暴露后，即仔细检查鼓室中的病变，细致、细心而认真地清除病变组织，包括听小骨上的鳞状上皮、胆脂瘤包囊、肉芽以及可能清除的粘连组织和硬化灶等。清理镫骨及其周围病变时要注意用左手执器械固定好镫骨，以免引起镫骨足板脱位，甚至骨片脱落于前庭池内。此外，还要避免损伤面神经及正常的鼓室黏膜。

4. 探查并准备重建听骨链　听骨链常见的病变可分为5种类型。

（1）锤骨及镫骨完整，砧骨病损。

（2）镫骨上结构和砧骨缺损，锤骨存在或缺损。

（3）镫骨完整、活动，锤骨和砧骨缺损。

（4）听骨全部损毁，足板固定。

（5）镫骨完整、活动，锤骨头和（或）砧骨体固定。

术中须根据不同的病变类型进行重建。

1）锤骨及镫骨完整，砧骨缺损：砧骨的病损以长脚缺损、砧、镫骨连接中断最常见。外伤引起的砧镫关节脱位可加以复位，或将一自体骨片置于砧骨长脚和镫骨头之间，并用组织黏合剂黏合，外用明胶海绵固定之。由胆脂瘤引起的破坏，须无条件地将残余砧骨全部取出弃之；在镫骨头和锤骨柄之间用库藏同种异体材料赝复物或自体乳突骨皮质连接之。在同种异体听小骨中，用得比较多的是砧骨。用这些作为修复材料时，对其形状的雕刻和连接方式因锤骨柄与镫骨头之间的距离不等和术者的经验不同而异。但无论采用何种连接方式，在和镫骨头连接的一端，均须用电钻磨出一比镫骨头略大的小窝，将其戴在镫骨头上，与锤骨柄连接的部位则可磨出一小沟槽，以便与锤骨柄形成稳固的连接（图33-18）。用陶瓷听骨赝复物时，应选用部分听骨赝复物（PORP），该赝复物一端有一圆形而扁平的头部，头部之一侧的上面有一沟槽，可容纳锤骨柄，其余部分与鼓膜相连接（图33-19），赝复物的另一端有一凹，可容纳镫骨头。安放赝复物时，可将锤骨柄轻轻向前转动，此时即可用一小钩将头部沟槽置于锤骨柄之下方。锤骨与镫骨头之间的距离为：前后约3~4mm，内外约2mm。如因锤骨柄明显内移，复位无效，锤骨柄与镫骨头之间无法连接，则可将部分听骨赝复物直接置于鼓膜和镫骨头之间。用同种异体骨或自体骨时，与镫骨头连接处须磨出一小窝，与鼓膜接触面要磨平整（图33-20）。因陶瓷材料上已具备小窝及平滑而有沟槽的鼓膜接触面，无须加工。

2）镫骨上结构和砧骨缺损，锤骨存在或缺损，足板活动：此时须在锤骨和镫骨足板之间建立声压传输装置。所选用的移植物种类及对其雕刻形状与锤骨柄存在与否、锤骨柄至镫骨足板间的距离等有关。如前庭窗较宽，鼓室较浅，锤骨柄存在，可将库藏砧骨短脚磨平后固定于足板上，砧骨体上的关节凹面正好置于靠近锤骨头附近的锤骨柄上，砧骨长脚则加以切除。如鼓室较深，则将砧骨长脚末端磨平而固定于足板中央，在砧骨体与短脚间磨一沟槽，镶嵌于锤骨柄后方（图33-21）。锤骨已损毁，则在鼓膜与足板间放置T形移植物，或陶瓷全听骨赝复物（TORP）（图33-22）。Jahnke（1985）主张足板上先铺放一层软骨膜，然后再安放骨移植物，以防足板穿孔。

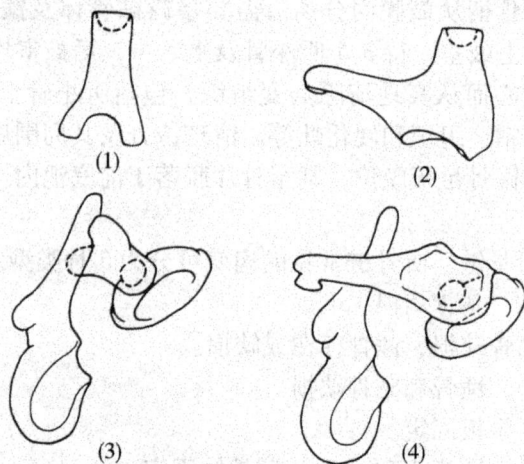

图 33 – 18　锤骨及镫骨完整时，用同种异体砧骨重建听骨链

（1）雕刻磨制的砧骨短脚；（2）雕刻磨制砧骨短脚；（3）砧骨短脚连接锤骨柄和镫骨
头；（4）同种异体砧骨连接砧骨连接锤骨柄和镫骨头

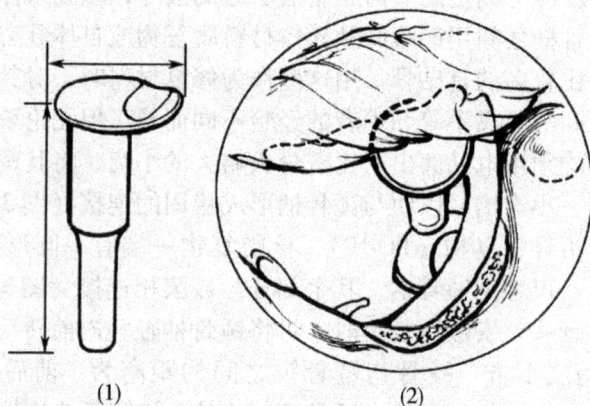

图 33 – 19　赝复物置入

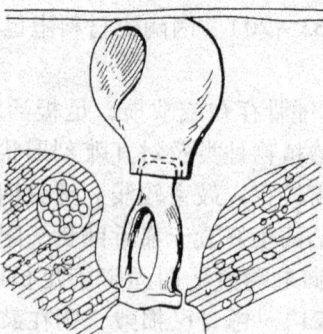

图 33 – 20　听骨赝复物置于镫骨头与鼓膜之间

（1）赝复物头部一侧上面的沟槽，可容纳锤骨柄；（2）赝复物一端与镫骨头相连，另
一端头部容纳锤骨柄，并与鼓膜相连接

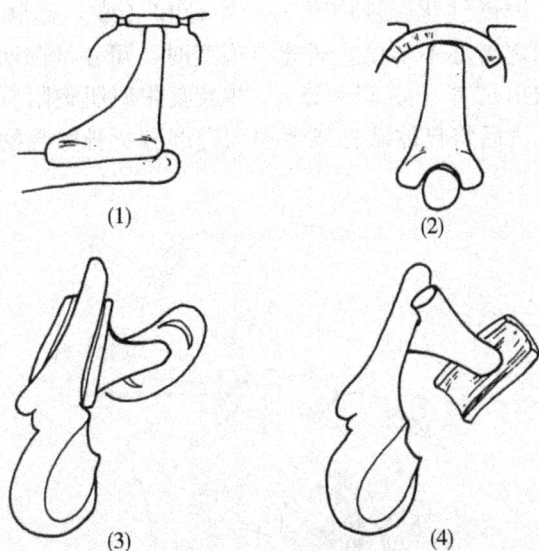

图 33 – 21　在锤骨和镫骨足板（活动）之间建立声压传输装置

（1）用砧骨短脚连接锤骨柄和镫骨足板（侧面观）；（2）用砧骨短脚连接锤骨柄和镫骨
足板（正面观）；（3）用砧骨长脚连接锤骨柄和镫骨足板（上面观）；（4）用砧骨长脚
连接锤骨柄和镫骨足板（侧面观）

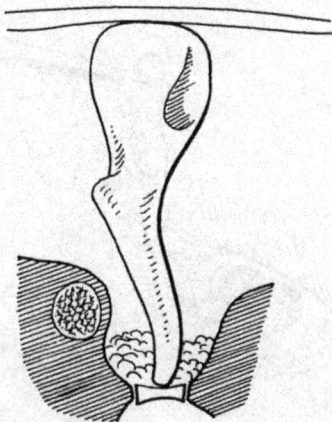

图 33 – 22　鼓膜与镫骨足板间放置同种异体锤骨（或其他赝复物）

3）镫骨完整、活动，锤、砧骨缺损：遇此情况，可在镫骨头上放置陶瓷部分听骨赝复
物，或将库藏听小骨、自体乳突骨皮质小柱等磨小窝，戴于镫骨头上使镫骨加高，另一端与
鼓膜连接。使镫骨头直接与鼓膜连接的 Wullstein 鼓室成形术第Ⅲ型，由于其新鼓室太浅，
鼓膜与鼓岬或面神经管之间容易发生粘连，目前已被其他方法取代。

4）听骨全毁，足板固定：此时鼓室黏膜大多有明显病变，如广泛的上皮化生，肉芽形
成，粘连等。如有条件，可于病灶清除后作鼓膜成形术，待次期切除足板或足板开窗，前庭
窗上覆盖颞肌筋膜或软骨膜，然后在前庭窗和鼓膜间放置全听骨赝复物。

5）镫骨完整、活动，锤骨头和（或）砧骨体固定：多见于先天畸形，鼓室硬化，外伤

后粘连，粘连性中耳炎，因慢性化脓性中耳炎后锤骨和（或）砧骨与上鼓室前壁或上、后壁之间有新骨形成而致固定者亦不罕见。遇此类病变时，可在清除听骨周围病灶后，将锤砧关节、砧镫关节脱位，取出砧骨（图33-23）。在鼓膜张肌肌腱附着处上方剪断锤骨颈，取出锤骨头（图33-24）。然后将自体砧骨或生物陶瓷部分听骨赝复物连接于镫骨头和锤骨柄之间。

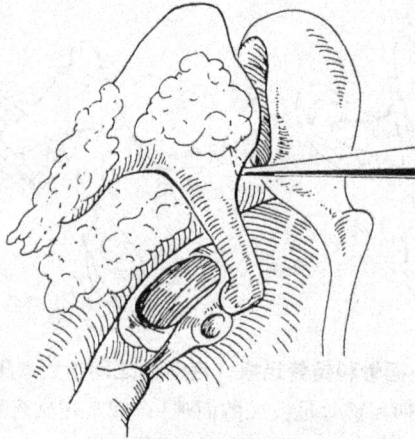

图33-23　将砧镫、锤砧关节脱位后，取出砧骨

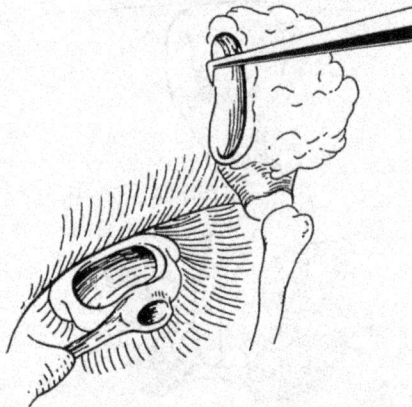

图33-24　剪断锤骨颈，取出锤骨头

6）听骨赝复物的放置方法：听骨赝复物宜于手术结束时放置，因为任何听骨重建材料均甚细小，极易粘附于组织上而随之移动，使位置不易固定。故术时宜先作好放置移植材料的一切准备工作，包括设计、修剪、钻磨材料，试放于移植位置，认为满意后再取出放置一旁备用。然后向鼓室内填放浸有抗生素溶液的明胶海绵碎块。如同期作鼓膜成形术，则铺放好鼓膜移植材料，固定鼓膜前半部及下部后，再将后上部鼓膜移植物和（或）鼓膜向前翻转，暴露镫骨或足板以及锤骨柄（存在时），再放置听骨赝复物，重建听骨链，周围用明胶海绵碎块固定后，将翻转的鼓膜移植物和（或）鼓膜轻轻复位，此时注意勿使听骨赝复物

移位。

四、术中注意事项

（1）在鼓膜和镫骨足板之间重建稳固的传声装置是手术成功的关键之一，移植材料上的小窝需略大于镫骨头，方能稳固地戴于镫骨头上，不致移位、滑脱及日后与鼓室壁粘连等（图33-25）。镫骨上结构破坏时，高柱需安放于足板中央，不与周围骨壁接触，因此，周围用明胶海绵碎块妥为固定（图33-26）。术后患者宜取术耳朝上的卧位，静卧10天左右。

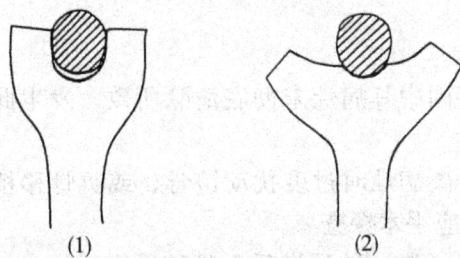

图33-25 赝复物上的小窝应略大于镫骨头
（1）正确；（2）错误

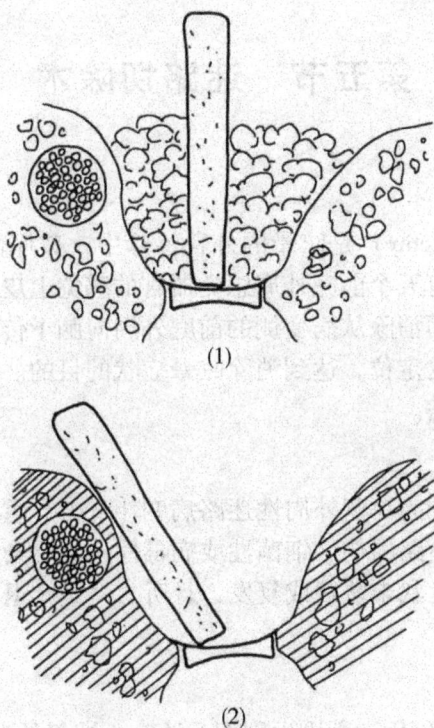

图33-26 高柱安放于足板中央
（1）正确；（2）错误

（2）为了保证鼓膜有足够的振动面积，新的听骨最好与鼓膜脐部连接。因此，如果锤骨柄存在，宜尽量利用之，将听骨移植物的一端与其连接。

（3）移植物与鼓膜连接时，为防止鼓膜局部穿破，移植物脱出，宜于两者之间放置一软骨片。我们将软骨片改为 2 小片颞肌筋膜，效果亦好。

（4）彻底清除病灶是鼓室成形术的先决条件，耳科医师在重建听骨链时宜牢记并严格遵循这一原则。

（5）术中可因赝复物太长或用力过猛，而致镫骨上结构骨折，底版或镫骨脱位，环状韧带撕裂而并发外淋巴瘘，感音神经性聋等。为避免这些并发症的发生，术中应选择大小、形状合适的赝复物，将其固定好，动作应轻柔，勿施暴力。

五、并发症

1. 鼓膜穿孔，流脓　多因中耳病灶未彻底清除所致。发生此并发症时，移植听骨亦会脱出。

2. 浆液性迷路炎　与分离病灶时过度扰动镫骨，或听骨移植物压迫镫骨过紧有关。如经保守治疗后眩晕无减轻，应手术探查。

3. 周围性面瘫　可于磨（凿）外耳道后上骨壁暴露镫骨时损伤面神经，或过度牵拉鼓索神经所致。

4. 鼓室粘连

（夏　非）

第五节　迷路切除术

一、概述

迷路切除术（labyrinthectomy）是眩晕的外科治疗中，破坏性手术的代表性手术。其手术原则是完全清除病变侧所有五个前庭外周感觉器官的感觉上皮以及支配这五个前庭外周感觉器官的外周神经纤维，从而消除从病变侧的前庭外周向脑干传入的神经冲动信号。通过中枢的代偿作用而获最大程度的定位，达到消除眩晕症状的目的。目前普遍采用的迷路切除术式有经鼓室和经乳突两种进路。

（一）适应证

迷路切除术的手术适应证为单侧外周性迷路病变伴听力严重或全部丧失。引起难治性眩晕的疾病有梅尼埃病、术后迷路损伤、细菌性或病毒性迷路感染后以及颞骨骨折等。梅尼埃病患者在内淋巴囊术后眩晕症状未缓解或复发，且听力严重减退已无实用听力时，可做迷路切除术。

（二）禁忌证

（1）患耳听阈提高 <50dBHL，言语识别率 >50%，即患耳尚有实用听力者。

（2）迷路病变：患侧为惟一的有听功能耳者，无论该耳听力损伤程度多大，都宜采用保护听力的治疗方法。

（三）手术疗效

迷路切除术治疗难治性眩晕的眩晕缓解率几为 100%（Gacek 1978；Hammerschlag 和

Schucknecht，1981）。一般患者在术后 2～6 天可获前庭代偿，其前庭代偿出现的时间和程度取决于：①患者术前前庭功能；②患者的年龄；③患者其他平衡感觉传入系统再定位的能力。仅在伴有其他平衡感觉传入系统障碍的患者，可有前庭代偿不全的症状，表现为术后平衡障碍。

（四）麻醉与体位

一般采用气管内插管全麻。因为在术中操作和破坏前庭感觉器官时，可引起严重的眩晕和迷走神经症状。若术前检查（如冷热试验）示前庭功能已极度减退，也可考虑局部麻醉。

二、经外耳道（鼓室）迷路切除术

经外耳道或鼓室进路迷路切除术（transcanal ortranstympanic labyrinthectomy）的手术步骤如下。

（1）按镫骨手术做耳道内切口，分离、掀起鼓膜耳道皮瓣，显露鼓室（图 33－27），需完全暴露前庭窗和蜗窗。

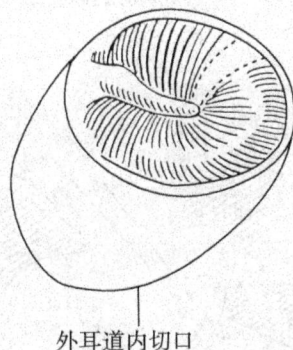

外耳道内切口

图 33－27　镫骨手术外耳道内切口

（2）取除镫骨分离砧镫关节，剪断镫骨肌腱，用钩针将镫骨自前庭窗取出。若砧骨长突妨碍操作，可先行砧骨切除，再处理镫骨。

（3）清除前庭感觉上皮将细吸引器头伸入前庭窗达前庭深处吸引前庭感觉上皮。为了彻底清除前庭外周神经感觉上皮，可将一长约 4～5 mm 的直角钩针伸入前庭窗，向前下至耳蜗底回、向上经椭圆囊至外半规管壶腹、向后下至后半规管壶腹处进行剔刮，旨在破坏并移除所有的前庭神经感觉上皮（图 33－28）。须注意的是，球囊隐窝骨壁很薄，用钩针剔刮前庭迷路时，切勿穿破前壁内壁的球囊隐窝，否则将发生脑脊液漏（图 33－29）。

为了确保彻底清除前庭神经感觉上皮，可用微型钻头磨开前庭窗和蜗窗之间的鼓岬，即用 1 mm 切削钻头在两窗的前、后部各磨沟，去除鼓岬。Cacek 的术式是在第 2 步切除镫骨前，先磨除鼓岬，再取除镫骨，广泛暴露前庭。用一直角钩针从上部伸入前庭，剔刮前庭外侧壁和上壁、清除前庭上神经支配的前庭感觉器官，再以 24 号吸引器头伸入前庭吸取剔除的神经感觉上皮。用小直角钩针将球囊斑自球囊隐窝剥离，再与耳蜗底周骨螺旋板相平行处暴露支配后壶腹的后壶腹神经，并予以钩除。亦可在切除鼓岬之前先行选择性的后壶腹神经切断。

（4）化学药物补充破坏迷路神经感觉上皮无水酒精滴入内耳，以便完全破坏迷路神经感觉上皮。将浸有硫酸链霉素或庆大霉素的明胶海绵填入迷路，其目的与滴入酒精相同。

（5）关闭术腔将鼓膜外耳道皮瓣复位，外耳道内置入抗生素明胶海绵，填塞碘仿纱条，包扎。

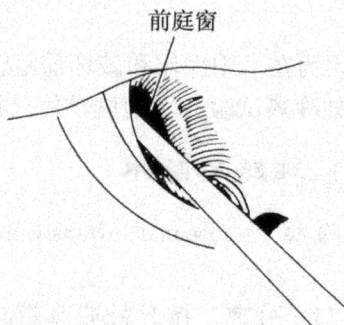

图 33 - 28　吸除前庭感觉上皮

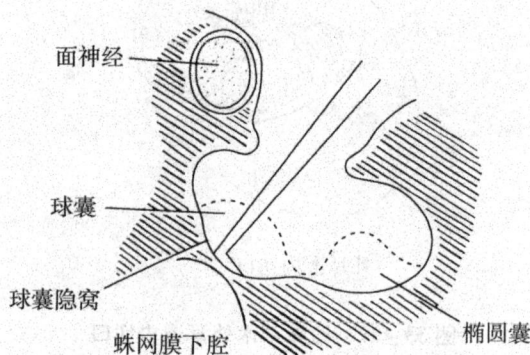

图 33 - 29　钩针剔刮前庭感觉上皮

三、经乳突及迷路进路迷路切除术

经乳突及迷路进路迷路切除术（transmastoid translabyrinthine labyrinthectomy）与经耳道进路迷路切除术的主要不同点是两者的手术进路不同，前者更间接。它常作耳后切口，并需先作乳突单纯切除术。此进路较适用于同时清除颞骨原发病变，如慢性化脓性中耳炎、颞骨骨折等，也适合于以前作过乳突手术者。

1. 耳后切口　按常规乳突根治手术步骤磨除乳突气房，达乳突轮廓化，即：使面神经骨管、骨性半规管、乙状窦、二腹肌嵴等结构外形以及颅中窝和颅后窝骨板轮廓化（或称骨骼化，skeletonization）。尤其是面神经骨管乳突段要充分暴露，保持外耳道后壁的完整性。

2. 切除砧骨　使砧镫及锤砧关节脱位，取除砧骨。

3. 切除半规管　用小切削钻头磨除三个半规管，按外半规管、后半规管和前半规管的顺序先后磨除半规管骨质后，清除半规管壶腹嵴。

4. 彻底清除前庭外周神经感觉上皮　经面神经管深面进入前庭，清除椭圆囊斑及球囊斑感觉上皮。经乳突及迷路进路迷路切除术难以直接观察到球囊隐窝，术中切除球囊斑时应予以注意。

5. 肌瓣填塞迷路乳突术腔　完全清除前庭神经感觉上皮后，取游离或带蒂颞肌瓣填塞前庭及乳突术腔。

6. 关闭术腔　仔细止血后，逐层缝合切口，包扎。

四、迷路切除术主要并发症及其预防和处理

1. 眩晕迷路切除术　前庭神经末梢感受器破坏不彻底、或形成外伤性神经瘤等，皆可引起眩晕，而术后早期因前庭末梢放电所致的严重眩晕常可在数日后逐渐恢复，应在眩晕减轻后尽早逐步增加行走，促进前庭代偿机制的建立。

2. 面神经损伤　经耳道进路做迷路切除时，鼓室段面神经易受损伤，而经乳突及迷路进路做迷路切除时，面神经鼓室段后部、锥曲段及乳突段上部均易受损伤。手术者除需熟悉面神经解剖外，术中在显微镜下操作，在接近面神经骨管时改用钻石钻头磨削等，可避免和减轻面神经的损伤。

3. 脑脊液漏　在球囊隐窝处刮除球囊斑时，应防止穿破该处的前庭内壁。经乳突及迷路进路作迷路切除时，应防止开放内耳道。一旦出现脑脊液漏，应采用结缔组织或肌肉组织等封闭瘘管。

4. 感染　术腔及伤口感染的预防及处理同内淋巴囊手术中所述。而脑膜炎一般在有脑脊液漏存在的情况下发生，严格消毒，清洁术腔（尤其在慢性化脓性中耳炎引起迷路感染的病例）以及术后足量广谱抗生素静脉滴注非常重要。

（夏 非）

第六节　迷路超声破坏术

迷路超声破坏术（ultrasound alteration of labyrinth）的原理是通过超声探头产生热能或其他形式的能量来破坏前庭迷路（Barnett 和 Kossoff，1977；Pennington 等，1980）。因此，不需手术进入骨迷路，仅将超声探头直接对着前庭感觉器官便可使之失去功能。Arslan（1954）最先应用迷路超声技术治疗梅尼埃病，但有少量耳蜗损害并发症。迷路超声技术可分为经蜗窗和经外半规管两种技术途径。

一、外半规管技术

外半规管技术（lateral canal technique）由 Arslan 最先提出。其适应证为膜迷路积水引起的难治性眩晕，伴有实用听力者。禁忌证为病侧为唯一有听力耳，或病耳已无实用听力者。

（一）手术步骤

（1）在局麻下按单纯乳突切除术步骤暴露外半规管。

（2）用电钻在外半规管上磨出一平台及蓝线，注意勿触动砧骨以免损伤听力（图33 – 30）。

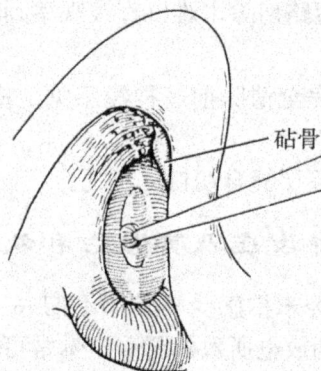

图 33 - 30   在外半规管处磨出平台

（3）将超声探头放在磨薄的外半规管上对准壶腹部（图 33 - 31），切勿将探头对着面神经以免损伤面神经（图 33 - 32），注意在探头顶端沾一滴水，以确保探头与磨平的外半规管骨面之间无空气，也不能有血液或其他液体积聚，以免传导超声能损伤面神经。

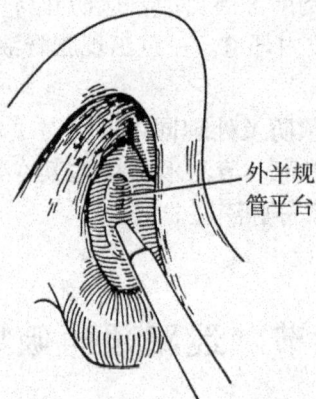

图 33 - 31   超声探头对准壶腹方向

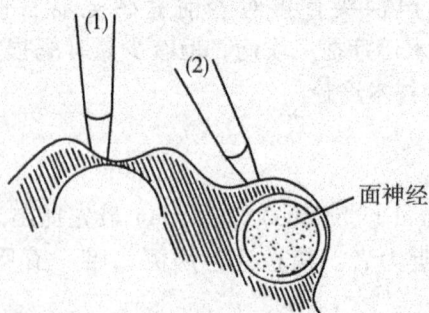

图 33 - 32   正确（1）与错误（2）的超声探头位置

（4）患者戴上 Frenzl 眼镜以观察患者眼震。在导入超声能期间，眼震呈 3 个阶段的变化：最初为刺激性眼震，眼震快相指向术侧；约 10 ~ 20 分钟后，刺激性眼震消失，出现不规则的中间相眼震，呈波浪样眼球运动；最后，出现麻痹性眼震，眼震快相指向对侧，提示术侧前庭已被破坏，此时停止导入超声能。可通过冷刺激试验来确认前庭感觉器官是否已被破坏：用浸泡氯仿的棉球直接放在已磨薄的外半规管骨壁上，若前庭眼反射消失，则证实前庭上支感觉器官已被破坏。

（5）分层缝合切口，包扎。

（二）主要并发症

外半规管技术的主要并发症是感音神经性听力下降，据保守估计，感音神经性聋的发生率低于25%。若术中不造成迷路瘘管，感音神经性聋的发生率可降低。

另一个主要并发症是面神经麻痹。面瘫常为暂时性，多可满意地恢复。术中患者感面部疼痛或耳痛常提示面神经受损，此时应减小超声能量以避免面神经麻痹的发生。

半规管技术治疗眩晕的短期疗效（1~1.5年）为80%~85%，但远期疗效仅50%~60%。

二、蜗窗技术

Tabb等（1978）采用蜗窗途径行迷路超声破坏术。蜗窗技术（round window technique）把超声能经耳蜗底周钩区导入前庭，破坏前庭感觉器官。这种技术虽可破坏耳蜗底周最远端的功能，但对耳蜗上部各周无明显破坏，故在言语频率范围不引起明显听力下降。

蜗窗技术采用镫骨手术进路暴露鼓室，磨除蜗窗龛上缘暴露蜗窗膜。用一特制的超声探头接触蜗窗膜导入超声能。观察前庭感觉器官破坏疗效的方法同外半规管技术，但不能用冷刺激试验来判断前庭功能是否已完全破坏。

（夏　非）

第七节　前庭神经切断术

一、概述

前庭神经切断术（vestibular nerve transection）的理论基础是：病变的前庭外周感觉器官或病变的前庭神经节所产生的异常信号经前庭神经传入前庭中枢。切断前庭神经则可中断或消除异常动作电位向前庭中枢的传递。而切除前庭神经节则可防止神经再生。因此，前庭神经切断术属于对症性治疗的手术。在理论上，前庭神经切断术的优点是既可消除眩晕症状，又可在很大程度上保存听力（仅经迷路前庭神经切除术除外）。

前庭神经切断术按切除的神经分为全前庭神经切断术和部分前庭神经切断术两种，术式按手术进路可分为以下5种。

（1）颅中窝进路前庭神经切断术。
（2）经乳突及迷路进路前庭神经切断术。
（3）经耳蜗进路前庭神经切断术。
（4）迷路后进路前庭神经切断术。
（5）乙状窦后进路前庭神经切断术。

二、经乳突及迷路进路前庭神经切断术

经乳突及迷路进路前庭神经切断术（transmastoid, translabyrinthine vestibular nerve transection）属于听功能破坏性手术。

（一）适应证

由前庭外周疾病引起的难治性或复发性眩晕，伴严重的感音神经性耳聋。如颞骨骨折或曾接受过不彻底的迷路切除术的患者。后者迷路内的纤维骨化组织常可残存局限的感觉上皮，而再次迷路切除术常不能确保破坏残存的前庭感觉上皮。此外，此术式可达内耳道，用以排除由对比性放射检查难以发现的前庭神经膜瘤以及蛛网膜囊肿。

（二）禁忌证

（1）患耳存在有用的听力。

（2）虽患耳听力差，但宜首选迷路切除术者。

（三）麻醉与体位

气管插管全麻。患者体位与乳突根治术体位相同。

（四）手术步骤

1. 切口　耳后切口，距耳后沟 1.5～2cm 弧形切开皮肤，皮下组织，作肌骨膜瓣。

2. 乳突切除　按单纯乳突切除术开放鼓窦及乳突，切除乳突气房，完成乙状窦、面神经锥曲段及乳突段、颅中窝及颅后窝骨板轮廓化。

3. 开放迷路　依次磨除外、后及前半规管，到达前庭。

4. 开放内耳道　沿前半规管壶腹追踪前庭上神经达筛状区，以筛状区为标志，用钻石钻头向内向前磨削，沿内耳道全长将内耳道上、后及下骨壁约内耳道一半周径的骨质逐渐磨薄。在前庭上方、内耳道基部前上为面神经迷路段，小心地磨开面神经迷路段骨管，沿面神经迷路段追寻至内耳道垂直嵴。用直角钩针挑除已磨成薄壳的内耳道骨壁，暴露内耳道脑膜，切开硬脑膜，即可看到垂直嵴（bill bar）。嵴的前方为面神经，嵴的外侧为前庭上神经。

5. 分离、切断前庭神经　仔细循面神经向内暴露至内耳门，尽量避免一切可能损伤面神经的操作（如直接吸引、电凝、误钩、误挑等）。用直钩针小心将面神经与前庭上神经分开，显微剪剪断前庭神经面神经吻合支，以防止牵拉损伤面神经。向下暴露横嵴和前庭下神经。Scarpa 神经节一般位于内耳道远侧端。用小直角钩针分别将前庭上、下神经钩起，用显微神经剪剪除包括前庭神经节在内的一段前庭上、下神经。剪除前庭神经时，注意保护面神经。蜗神经位于面神经下方，耳鸣严重者可同时切断蜗神经，但效果不太理想。此时可检查桥小脑角有无占位性病变。

6. 封闭硬脑膜缺损　用颞肌筋膜覆盖内耳道硬脑膜缺损后，用游离颞肌瓣或腹部脂肪组织填塞封闭乳突腔。

7. 关闭术腔　术腔一般不引流，或闭式负压引流。逐层缝合切口，包扎。

三、耳蜗进路前庭神经切断术

耳蜗进路前庭神经切断术（transcochlear vestibularnerve transection）实质上是扩大的外耳道进路迷路切除术。它在后者的基础上再进一步切除前庭内侧壁和耳蜗骨螺旋板，暴露内耳道远侧端，故可完全切除前庭神经和耳蜗神经的末梢分支。但正由于该术式的术野暴露限于内耳道的远侧端，故不能切除前庭神经节。与经乳突及迷路进路前庭神经切断术相比，该术式比较省时，术野小，脑脊液漏的预防措施比较简单。

（一）适应证

1. 同迷路切除术，即伴有深度耳聋的难治性眩晕。

2. 在迷路切除术术中发现迷路内有施万神经鞘瘤时，可探查内耳道以排除内耳道的肿瘤。

（二）禁忌证

与经乳突及迷路进路前庭神经切断术相同。

（三）麻醉与体位

气管插管全麻。患者体位与迷路切除术相同。

（四）手术步骤

1. 切口　耳后切口，亦可采用耳道内切口，作肌骨膜瓣及鼓膜外耳道皮瓣。用电钻磨削扩大外耳道。

2. 确认面神经鼓室段　显露面神经鼓室段，摘除砧骨，检查面神经鼓室段骨管有无裂隙或缺失，以防术中损伤面神经。

3. 开放前庭　用1mm切削钻头在前庭窗和蜗窗之间磨断、并去除鼓岬，使前庭窗与蜗窗相通并暴露前庭和耳蜗基底周。按经耳道迷路切除术的方法用直角钩针在面神经深部剔除椭圆囊及外半规管壶腹嵴。

4. 显露内耳道底　在蜗窗下方磨削暴露后壶腹神经，追踪后壶腹神经至内耳道底部。自球囊隐窝开始，用钻石钻头磨除前庭内侧壁，直达耳蜗筛板，显露蜗神经和前庭神经的远侧端。注意在内耳道远侧端轮廓磨出时，可见面神经迷路段自前上向后下进入内耳道，确认面神经后，有助于识别前庭神经和耳蜗神经。

5. 切断前庭神经和耳蜗神经　在内耳道远端分别切断球囊神经、后壶腹神经、前庭上神经及耳蜗神经。探查内耳道远侧端。

6. 封闭内耳道、关闭术腔　暴露的内耳道蛛网膜下腔用筋膜或脂肪组织填塞，以封闭内耳道底骨质缺损。鼓室腔用颞肌填塞不留腔隙。将鼓膜外耳道皮瓣覆盖在填塞的颞肌上面，用浸有抗生素溶液的明胶海绵填压鼓膜外耳道皮瓣表面，再填以碘仿纱条，缝合耳后切口，包扎。

四、颅中窝进路前庭神经切断术

颅中窝进路前庭神经切断术（vestibular nerve transection via middle cranial fossa approach）乃经颅中窝底之岩骨前面暴露内耳道，选择性地切断前庭神经而保存面神经和蜗神经的功能。House（1961）最先创用颅中窝进路选择性地切断前庭神经。到70年代以后，颅中窝进路前庭神经切断术得到推广（Fisch 1974；Glasscock等，1984）。

（一）应用解剖

颅中窝前界为蝶骨小翼和视神经沟前缘，后界为颞骨岩部骨嵴，中央部为蝶骨体（蝶鞍）。颅中窝进路前庭神经切断术的手术区域主要为颞骨岩部，岩部的重要手术标志有以下几个。

1. 弓状隆起 位于岩骨前面的后、外 1/3 处，该隆起为前半规管的重要标志。前半规管最高点实际上位于该隆起稍偏前内侧之斜坡处的岩骨中。

2. 岩浅大神经沟及面神经管裂孔 岩浅大神经沟位于弓状隆起的前内侧，与岩骨纵轴平行行走。其外端即为面神经管裂孔。岩大浅神经在同名之神经沟内行走，经面神经管裂孔达膝状神经节。

3. 岩浅小神经沟及鼓室小孔 岩浅小神经沟位于岩浅大神经沟之外前侧并与之平行，向外延伸达鼓室小孔。岩浅小神经沟在同名之神经沟内行走，经鼓室小孔进入鼓室，参与鼓室神经丛的组成。

4. 鼓室盖位 于弓状隆起之前外侧，呈一较平坦的骨面。

5. 棘孔 位于岩浅大神经之前约 0.5～1cm，向外侧距颞骨鳞部颅面约 3cm 处。脑膜中动脉由颅底穿过棘孔进入颅内。

6. 内耳道的定位方法 熟悉内耳道的解剖和定位，是掌握前庭神经切断术的关键。内耳道顶壁内侧段骨质较厚，其外侧段顶壁逐渐变薄。在颅中窝手术中可通过下述 3 种方法来定位内耳道。

（1）Fisch 内耳道定位法：磨出前半规管蓝线，自前半规管蓝线之前端向内划一条与蓝线长轴相交 60°角的假想线，该线即为内耳道的纵轴线。

（2）Cohadon Caster 内耳道定位法：磨出前半规管蓝线，在该蓝线的最高处划一条与岩上窦相平行的假想线，内耳道位于该假想线上距与蓝线相交点 8～12mm 的范围之内。

（3）Pialoux Freyes Narch 内耳道定位法：先作两外耳道口的假想联线 x－x′，在该线上距颞骨鳞部内面 28mm 处再作一条假想矢状线 b－b′，内耳道位于假想矢状线 b－b′之内侧的 x－x′假想线上。手术中不可达 b－b′线之外侧，以免损伤迷路。

（二）适应证

难治性眩晕但听力损伤不严重者。如反复发作的梅尼埃病和前庭神经炎患者，患耳纯音听阈提高不大于 20～30dB，言语识别率不低于 80%。对于纯音听阈提高 30～50dB，言语识别率为 50%～80%者，应根据具体情况而定。因为此手术并不能阻断膜迷路水肿的病变进展，患者在术后可因膜迷路水肿病变进展而听力进一步下降。当患者希望能保存现有的听力，且了解术后有听力进一步下降的可能性时，也可作颅中窝进路前庭神经切断术。

（三）禁忌证

因本手术需开颅，有一定的危险性，故 60 岁以上的患者一般属手术禁忌。

（四）麻醉与体位

气管插管全麻。患者仰卧位头向健侧转 90°，使颞骨鳞部平面与地面平行。术者位于患者头端。

（五）手术步骤

1. 切口 在耳屏前 1～2cm、自颧弓根平面开始作切口，垂直向上延伸约 7～8cm 切开皮肤。置自动牵开器，结扎颞浅动脉，电凝其他小动脉出血点。切开颞肌及颞骨鳞部骨膜。亦可作蒂在下部的带蒂颞肌筋膜－颞肌－骨膜瓣，从骨面将颞肌筋膜－颞肌－骨膜瓣一同掀起，置切口外用粗丝线牵引固定。重置自动牵开器暴露颞骨鳞部骨板并暴露颧弓根。彻底止血。

2. 作颅中窝骨窗　用切削电钻以颧弓根为前后轴向的中心、在颞骨鳞部作 4cm×4cm 的方形骨窗，骨窗 2/3 位于双侧外耳道假想线之前，1/3 位于该连线之后。骨窗下缘尽量靠近颧弓根及其延长线，以便与岩骨前面接近同一水平面。保存骨窗之游离骨板于生理盐水中。亦可在用骨钻钻孔后，再用咬骨钳扩大骨孔形成骨窗。若颧弓根气房已开放，则用骨蜡填塞封闭之。注意将骨窗边缘不整齐的棱角或骨棘修去。在作骨窗时开始静脉快速滴注 20% 甘露醇 250ml 以降低颅内压，利于牵开颞叶及颅内操作。

3. 掀起颞叶硬脑膜　用骨膜剥离子仔细将颅中窝底部硬脑膜由岩骨前面自外向内分开。除岩鳞缝处硬脑膜与岩骨连接较紧外，其余部分硬脑膜均易分离。作经典的颅中窝进路前庭神经切断术，在颅中窝底部应寻找识别三个重要标志：①棘孔；②岩大浅神经；以及③弓状隆起。棘孔内有脑膜中动脉穿过，自骨窗前部内侧约 3cm 处即可找到。若解剖不熟悉，亦可沿骨窗内硬脑膜上的脑膜中动脉支向内追踪直到颅底棘孔。但若无出血之虑，则暴露棘孔和脑膜中动脉常无必要。岩大浅神经呈淡红色，由面神经管裂孔穿出、向前向内在岩骨前面浅沟内行走，位于棘孔后方约 0.5~1cm。由于面神经裂一般偏前，掀起这部分硬脑膜易引起静脉性出血，故从内耳道手术的角度，岩大浅神经亦不是理想的定位标志。从骨窗向内，岩骨前面有 2 个较明显的隆起处，第 1 个较平坦的隆起为鼓室盖，第 2 个隆起为弓状隆起。随着岩骨气房发育的程度不同，弓状隆起的隆起程度亦有异。为了更好地暴露岩骨前面，亦可在无血管处切开硬脑膜约 1mm，放出少量脑脊液。双极电凝脑膜血管止血，或根据不同情况选用可吸收性明胶海绵或骨蜡止血。置放 House Urban 自动脑膜牵开器，调整脑板插入的深度及上抬脑膜的前后位置和角度，注意颞叶硬脑膜上抬的角度应尽可能的小，上抬颞叶硬脑膜与骨窗岩骨前面的距离不能大于 1.5cm（Fisch 1988）。

4. 磨开内耳道上壁　首先需作内耳道定位，House 的方法是沿岩大浅神经至面神经裂追溯面神经，通过面神经迷路段到内耳道。Fisch 的方法是先用钻石钻头磨薄前半规管骨管至显出透蓝的管腔一蓝线。作一条与前半规管成 60° 的假想线，内耳道即位于该假想线上。也可采用前面介绍的其他方法来定位内耳道。用钻石钻头磨除内耳道上壁全长的骨质，约呈 1cm×1cm 的骨窗。在内耳道上壁宜保留一层薄骨片，待拟进入内耳道时再除去。向外应磨至内耳道底部，显露 Bill 隔（垂直嵴）。将前壶腹与耳蜗底周和面神经迷路段之间（内耳道底部外侧）的骨质小心磨除，显露面神经迷路段、耳蜗底周及半规管的骨性标志。

5. 切开内耳道硬脑膜　用小钩针除去内耳道上壁残存的薄骨片，靠后部切开内耳道硬脑膜，即可有大量脑脊液流出，掀起硬脑膜辨认内耳道的神经和血管。内耳道外侧端的 Bill 隔将前上部的面神经与后上部的前庭上神经分隔，但两者之间有吻合支相连。内方粗大而富有血管的是前庭神经节。内耳道底部横嵴将前庭神经分为上下两支。蜗神经位于面神经深面、前庭神经前下方。注意伸入内耳道的血管袢及迷路动脉。

6. 切断前庭神经　用直角钩针绕入前庭上神经之下，分离、切断前庭上神经与面神经之间的吻合支，用显微神经剪靠外侧剪断前庭上神经。再以同法先后剪断前庭下神经及支配后壶腹神经的单孔神经。用小镊子提起前庭神经近侧端，仔细与前下方的蜗神经进行分离后，在粗大的前庭神经节内侧（前庭上、下神经在该处已经合并）用双极电凝后剪断前庭神经干。注意勿损伤迷路动脉及蜗神经。

7. 封闭内耳道顶壁缺损　用双极电凝仔细止血后，以颞肌筋膜填塞内耳道的硬脑膜缺损区，亦可用游离或带蒂颞肌瓣填塞内耳道顶壁缺损区，撤除硬脑膜牵开器，回复颞叶。

8. 关闭伤口　在近骨窗下缘用无损伤 33 - 0 或 10 - 0 尼龙缝线将颞叶硬脑膜与邻近颞肌缝合，辅助防止术后硬膜外血肿形成。若术中曾切开颞叶硬脑膜，此时可经硬脑膜切口注入温生理盐水，缝合颞叶硬脑膜切口。彻底止血后，将开颅时取下的骨板复位，缝合颞肌。皮下置负压引流管，缝合皮下组织及皮肤。引流管接一捏扁的橡皮冲洗球作负压吸引，包扎伤口。

（六）术后处理

（1）术后 24 小时内应在加强监护室（ICU）内观察，重点监护患者生命体征，若术后发生或疑有脑水肿，应及时防治脑水肿。注意控制液体入量及静滴速度，使用脱水药一般不超过 3 天。

（2）负压引流之负压不宜过大，容积为 60ml 的橡皮冲洗球即可。术后 24 ~ 36h，如无出血或脑脊液外流的情况，可撤除引流装置。

（3）术前 1 天开始应用抗生素，一般用至术后 7 天。

（七）主要并发症及其预防和治疗

1. 听神经及面神经损伤　术后感音神经性听力减退的发生率不超过 10%，但其恢复较难。可在伤口愈合后试用各种改善微循环及营养神经类药物。术后暂时性面瘫的发生率约为 25%，可用糖皮质激素等治疗。

2. 脑水肿　脑水肿可在术后 48h 之内发生。意识障碍和自主神经功能紊乱是发生脑水肿的征象。颅脑 CT 有助确诊。术中抬起颞叶脑膜勿过高，手术时间勿太长，术后适当脱水及糖皮质激素治疗可避免或减少脑水肿的发生。一旦出现脑水肿，应及时进行复苏及大剂量糖皮质激素和脱水治疗。

3. 颅内血肿　术中及术毕关闭伤口前彻底止血。将硬脑膜缝合固定于骨窗边或颞肌上，可避免硬膜外血肿的发生。一旦患者术后出现意识改变伴对侧肢体运动障碍，以及同侧瞳孔扩大时，应考虑到发生硬膜外血肿的可能性，颅脑 CT 可助诊断。确诊为硬膜外血肿则应立即手术清除血肿，彻底止血。

4. 脑脊液漏　由于内耳道开放而致蛛网膜下腔与硬膜外相通，但术毕用颞肌筋膜或颞肌封闭内耳道顶，故脑脊液漏发生率并不高。一旦出现脑脊液漏，采用半卧位、脱水、促进伤口愈合等方法，多可逐渐自然停止而愈。因严重脑脊液漏需再次手术封闭瘘口的情况极少发生。

5. 感染　脑膜炎多发生在有脑脊液漏时。在严格消毒和术后应用大剂量广谱抗生素的情况下，感染的发生已明显减少。彻底止血，负压引流以减少皮下血肿的发生，对减少伤口感染有重要的作用。

五、迷路后进路前庭神经切断术

迷路后进路前庭神经切断术（vestibular nerve transection via retrolabyrinthine approach）经乳突腔之迷路与乙状窦之间暴露颅后窝硬脑膜，切开硬脑膜暴露桥小脑角，在桥小脑角切断前庭神经。Silverstein（1982）和 House（1984）最早应用这一进路切断前庭神经。经迷路后进路作前庭神经切断术的优点是：①比颅中窝进路容易暴露前庭神经；②由于不必借助面神经来作定位标志，故面瘫发生率低。

但是，迷路后进路前庭神经切断术有如下缺点：①耳蜗神经与前庭神经之间的界面裂隙并不能精确地将耳蜗神经与前庭神经分开。故手术时易产生误差，在切断前庭神经时或是切断部分耳蜗神经纤维、或是遗留一些前庭神经纤维；②仅能切断前庭神经的近端轴索，保留了前庭神经节。故理论上可出现神经再生而连接被切断的前庭神经；③切断前庭神经时的牵拉等操作增加了机械损伤蜗神经的可能性；④在桥小脑角操作易损伤供应迷路的迷路动脉。与内耳道手术相比，供应耳蜗的末梢血管不在后者之内耳道的术野内；⑤颅后窝脑膜被切开翻起的硬脑膜瓣内含有内淋巴囊，在暴露桥小脑角的手术过程中增加了损伤内淋巴囊和内淋巴管的可能性。

（一）适应证

同颅中窝进路前庭神经切断术。

（二）禁忌证

（1）患耳听力极好，且为惟一的有听力耳。

（2）患耳听力极度损失亦无必要作此进路手术。

（三）麻醉与体位

气管内插管全麻。体位与乳突根治术同。

（四）手术步骤

1. 切口　耳后切口，按内淋巴囊引流术步骤完成乳突术腔轮廓化，显露面神经骨管、外半规管和后半规管、乙状窦、颅中窝及颅后窝骨板等重要结构。保留完整外耳道后壁，乙状窦轮廓化需达乙状窦后 1~2cm。

2. 暴露颅后窝硬脑膜　切除乙状窦骨板及颅后窝骨板，但在乙状窦前壁保留一薄层骨板（Bill 岛）以保护乙状窦。

3. 切开硬脑膜　在乙状窦前缘切开硬脑膜，上达窦脑膜角，下至颈静脉球之上，在切口的上、下端向前作短的水平切口，形 U 形硬脑膜瓣。将硬脑膜瓣向前掀起翻至后半规管之上。在切开硬脑膜前 30min，快速静脉滴注 20% 甘露醇 250ml，以减少脑组织体积。

4. 暴露桥小脑角　将小脑表面用明胶海绵或脑棉片保护后，用颅后窝自动牵开器或脑压板逐渐压迫小脑，暴露桥小脑角区。

5. 剪断前庭神经　在桥小脑角区，自后半规管向内前上方向约 3cm 即可发现听神经和面神经由桥脑根处并行进入内耳道口，在其前上方约 1.5cm 可见较粗大的三叉神经，在听神经和面神经的后下部 1~1.5cm 处可见较细的舌咽神经和多根神经束的迷走神经和副神经，在高倍显微镜下区别前庭神经与蜗神经，两者之间有一裂隙状界面。前庭神经居外上，蜗神经居内下。在前庭神经与蜗神经的界面用刀或钩将两者分开。通过术中面神经监测及听神经（ABR）监测来进一步确认前庭神经和蜗神经。刺激前庭神经时，其冲动可经前庭面吻合支传至面肌，引起面肌轻微运动。确认前庭神经后，用显微神经剪剪断前庭神经，为避免前庭神经再生，可剪除 5~10mm 的一段前庭神经。防止损伤小脑前下动脉。

6. 缝合硬脑膜　仔细检查颅内无活动性出血后，用眼科角膜缝合针缝或 7 号无创伤尼龙线间断缝合硬脑膜。用乳突骨片或骨蜡封闭鼓窦入口，颞筋膜或骨膜覆盖硬脑膜切口，用颞肌或腹部脂肪填塞乳突腔。亦可用凿下的乳突骨片填压在覆盖硬脑膜的筋膜上，再填入明胶海绵。

7. 关闭切口　分层缝合耳后切口，包扎。

六、乙状窦后进路前庭神经切断术

乙状窦后进路前庭神经切断术（vestibular nervetransection via retrosigmoid sinus approach）与迷路后进路前庭神经切断术相同，在桥小脑角区切断前庭神经的近端轴索，故不能切除前庭神经节。

（一）适应证

同迷路后进路前庭神经切断术，但特别适合于乳突气化不良、乙状窦前置而不易作迷路后进路前庭神经切断术者。

（二）禁忌证

同迷路后进路前庭神经切断术。

（三）麻醉与体位

气管插管全麻。患者取健侧卧位，或仰卧位头转向对侧并头前屈至少10°，使颏部接近胸骨。仰卧位转头角度不足时，调整手术台的角度。

（四）手术步骤

1. 切口　作旁正中弧形切口，上起自耳郭上缘平面，下止于乳突尖平面之发际之内，切口长约6cm。分层切开皮肤及颞肌达颅骨。分离骨膜暴露乳突区及上项线颞嵴至下项线之间的骨面。结扎并切断枕动脉，骨蜡填塞乳突导血管。置入牵开器。

2. 作骨　窗于乙状窦之后，上项线之下用电钻钻开—约3cm×3cm骨窗，骨片或骨屑保存于生理盐水中备用。骨窗上缘近横窦、前缘达乙状窦。同时静脉快速滴注20%甘露醇。

3. 切开硬脑膜　十字形或H形切开硬脑膜，用脑棉片保护小脑，一边吸引脑脊液，一边用脑压板逐渐轻压小脑，显露桥小脑角区。

4. 切断前庭神经　确认、切断前庭神经的方法与迷路后前庭神经切断术的方法相同。

5. 关闭术腔　确认颅内无活动性出血后，用无创伤尼龙线缝合硬脑膜，在完全闭合硬脑膜切口之前，向蛛网膜下腔注入温生理盐水以补充损失的脑脊液。在骨窗处填入钻颅时收集的骨屑，回复取下的骨瓣。仔细止血后，分层缝合肌肉及皮肤，包扎伤口，一般不作引流。

（张增光）

第三十四章

鼻部疾病常用治疗技术

第一节　鼻部常规治疗技术

一、鼻腔填塞

鼻腔填塞是使用填塞材料在出血部位直接加压一定时间，使破损血管重新闭合，达到止血目的的一种止血方法。包括前、后鼻孔填塞及定型材料填塞。

1. 前鼻孔填塞　是门诊最常用的有效止血方法，适用于出血较剧烈或出血部位不明时，通常使用凡士林纱条作为填塞材料。采用坐位，出血严重伴休克前期也可取半卧位。填塞前用加数滴1%麻黄碱（麻黄素）的1%～2%丁卡因棉片收缩鼻腔黏膜，便于看清出血部位和减轻填塞时的疼痛。将凡士林纱条制成6～8cm长、0.8～1cm宽的条块，用前鼻镜撑开前鼻孔，以枪状镊夹住凡士林纱条，从前鼻孔顺势送入鼻腔，纱条的一端在靠近后鼻孔处而另一端在靠近前鼻孔处，依次从鼻腔上方向下方逐条填塞，就像瓦片一样叠加起来。松紧适度。填妥后，用干棉球填入前鼻孔内，外用胶布固定，填塞完毕常规检查是否仍有血液自后鼻孔流入咽部，如仍有出血，则需抽出纱条重新填塞或改用后鼻孔填塞。填塞时间一般1～2d，如必须延长填塞时间，须使用足量的抗生素，以预防感染，一般不宜超过3～5d；否则，有可能引起局部压迫性坏死和感染。

2. 后鼻孔填塞　前鼻孔填塞未能奏效时，可采用后鼻孔填塞法。准备大小适宜的锥形纱布球（锥形栓子），咽部及鼻腔用1%～2%丁卡因喷雾麻醉，用小号导尿管沿患侧鼻底伸入鼻腔至鼻咽部，用镊子将其头拉出口外，与鼻孔纱球锥顶的粗丝线连接后自鼻孔向外回抽导尿管尾端，纱球经口腔借器械或手指的助力越过软腭被拉到后鼻孔处并稍用力嵌紧，鼻腔用凡士林纱条填紧，将抽出鼻外的引线固定在前鼻孔外。纱球锥底之丝线自口腔引出，松松固定在口角旁。注意无菌操作，填塞留置期间给予抗生素，填塞时间一般不超过3d，最多不超过5～6d。

取出方法：先抽出鼻腔内填塞的纱条，牵引留置口腔的丝线并借助血管钳将纱球经口取出。注意切勿将之坠入咽喉部。

3. 定型材料填塞　现在有许多厂家按照鼻腔的形状和大小，用特定的材料预制相应的鼻腔填塞物，使用起来简便快捷，减少二次创伤。使用的材料包括聚乙烯醇（PVA）/聚氟乙烯（PVF）材料、藻酸钙、胶原蛋白海绵、透明质酸钠以及聚醚酯 – 氨基甲酸乙酯（纳吸绵）等。

二、鼻腔冲洗

鼻腔冲洗主要用于治疗萎缩性鼻炎、干酪性鼻炎或鼻腔真菌性感染。现今此法已扩展到多种鼻腔疾病的治疗和鼻腔 – 鼻窦术后、放疗后常规护理等。其冲洗步骤如下：①将盛有500ml 消毒温盐水的灌肠器高悬，其底部与患者头顶等高；②患者直坐，头稍向前俯，一手托大弯盘，另一手拿橄榄头的橡皮管，将橄榄头塞入一侧鼻孔内；③嘱患者张口自然呼吸，慢慢打开流水阀，使水缓缓冲入鼻腔而至鼻咽部后，经口或从另侧鼻腔流至弯盘内；④两侧鼻腔可交替灌洗，原则上冲洗病变较重的一侧。

简易的鼻腔冲洗器可以让患者带回家使用。其方法是将冲洗器的橄榄头塞入一侧鼻孔内，而另一端的出口没入水中，挤压橡皮球可以将橡皮球内的水冲入鼻腔，放开橡皮球则可从另一端口将水吸入橡皮球内，如此反复。

三、鼻窦负压置换疗法

置换法系使用吸引器具，先将鼻腔 – 鼻窦内分泌物吸出，同时使鼻腔 – 鼻窦产生负压，使向鼻内滴入的药液停留在鼻窦内，达到治疗鼻窦炎的目的。最宜用于慢性化脓性全组鼻窦炎。若鼻腔 – 鼻窦有急性炎症、鼻出血、鼻部手术后伤口未愈则视为禁忌。具体方法如下：①用1% 麻黄碱收缩鼻腔，以利于窦口开放；②令患者仰卧，肩下垫枕，伸颈垂头，务使下颌颏部与外耳道口之连线与床面（水平线）垂直。此时，所有窦口均位于下方；③用滴管向鼻腔徐徐滴入含抗生素的麻黄碱滴鼻液，用量以淹没所有鼻窦自然开口为度；④调整吸引器，使负压不超过24kPa（180mmHg），操作者用右手将与吸引器相连的橄榄头塞入患侧鼻孔，用左手指捏鼻翼封闭另侧鼻孔；⑤嘱患者均匀有节奏地发出"开、开、开"的声音，使软腭断续上提，间断关闭鼻咽腔；同时开动吸引器，1～2s 后移去橄榄头，再重复上述操作6～8 次，鼻腔负压时鼻窦内分泌物被引流至鼻腔而被吸引掉，鼻腔正压时药液则流入鼻窦内，从而达到正负压置换治疗的目的；⑥同法治疗对侧，结束治疗后患者坐起，吐出口内和鼻内残留分泌物和药液，15min 内不要擤鼻及弯腰，使药液不致流出而停留在窦腔内发挥治疗作用；⑦此法可每2～4d 实施1 次，4～5 次为1 个疗程（图34 –1）。

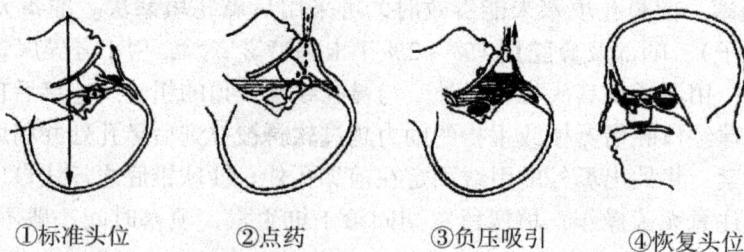

①标准头位　②点药　③负压吸引　④恢复头位

图34 –1　负压置换疗法示意图

四、上颌窦穿刺、冲洗术

经下鼻道外侧骨壁用穿刺针刺入上颌窦进行冲洗的方法，具有诊断和治疗价值。

1. 操作方法 ①患者坐位，用1%麻黄碱先收缩鼻腔，再用1%～2%丁卡因棉签麻醉下鼻道外侧壁；②置前鼻镜后，将上颌窦穿刺针置于下鼻道外侧壁，距下鼻甲前端1～1.5cm的下鼻甲附着处稍下的部位，该部位骨壁最薄，易于穿透，针尖斜面应朝向鼻中隔，针头紧贴下鼻甲根部，针尖指向同侧眼外眦角，取出前鼻镜，左手固定患者头部，右手拇指与示指持穿刺针，针尾抵住大鱼际，然后稍用力钻动，则进入上颌窦，有落空感觉后立即停止前进；③穿刺成功后，拔出针芯，抽吸无回血，有空气则证实穿刺针在上颌窦内，嘱患者低头并偏向健侧，双手托弯盘于颌下，缓缓注入无菌温生理盐水，即有脓液自中鼻道的上颌窦开口处冲出，直至洗净为止；④拔出穿刺针后塞入消毒棉片，用以压迫止血；⑤冲洗脓液较多者，可每周重复1次，窦内注入抗菌药物（图34-2）。

2. 并发症 ①穿刺针不稳或用力过大，则可能穿通上颌窦其他壁，如穿通侧壁，则可能发生面颊部软组织的气肿或感染，穿通上壁则可能引起眶内及下眼睑的气肿和炎症，穿通上颌窦后壁入翼腭窝可引起翼腭窝感染；②穿刺针刺破窦内较大的静脉，空气随之进入，经过面静脉、颈内静脉进入右心房，造成空气栓塞，重者危及生命；③患者因精神紧张可发生晕厥；④若鼻腔黏膜撕脱可引起出血。

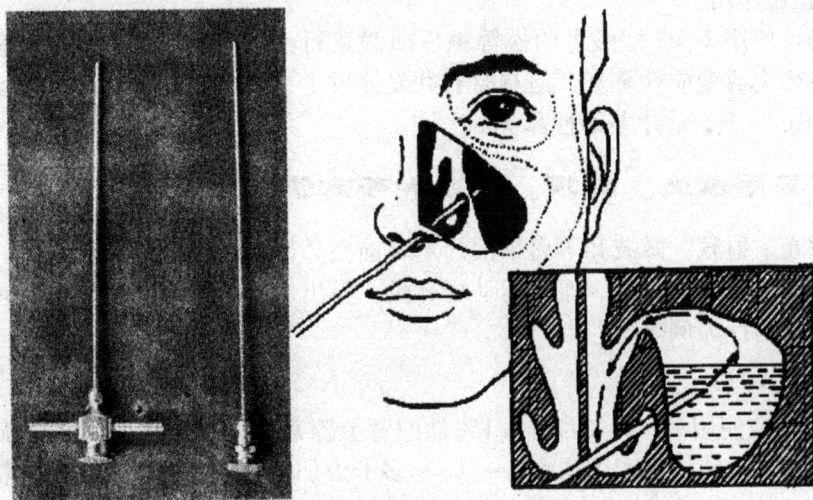

图34-2 上颌窦穿刺针及进针点示意图

3. 操作注意事项 ①进针部位和方向准确，用力要适中，一有落空感即停；②切忌注入空气；③注入生理盐水时如遇阻力，则说明生理盐水有可能不在窦内，或在窦壁黏膜中，此时应调整针尖位置和深度，再行试冲，如仍有较大阻力，应立即停止，有时窦口阻塞亦可产生冲洗阻力，如能判断针尖确在窦内，稍加力即可冲出，如仍有较大阻力，亦应停止；④冲洗时应密切观察患者眼球及面颊部，如患者述有眶内胀痛或眼球被挤压出的感觉时应立即停止冲洗，若发现面颊部肿起，亦应停止冲洗；⑤穿刺过程中患者出现晕厥等意外，应立即停止冲洗，拔除穿刺针让患者平卧，密切观察并给予必要的处理；⑥拔除穿刺针后若遇到出血不止，可在穿刺部位压迫止血；⑦若怀疑发生气栓，立即置患者于头低位或左侧卧位，避免气栓进入颅内血管和动脉系统、冠状动脉，并立即给氧及采取其他急救措施；⑧急性上颌窦炎不伴并发症时，须在全身症状及局部炎症基本控制，化脓病变已趋局限时，方可进行。

五、鼻腔黏膜下注射

在鼻腔不同部位的黏膜下，注射不同药物，用以治疗慢性肥厚性鼻炎、慢性单纯性鼻炎、变态反应性鼻炎、鼻出血等。鼻腔急性炎症、妇女妊娠与月经期勿用，其方法如下：患者坐位或半坐位，1%～2%丁卡因棉片贴于注射部位。根据治疗目的，采用不同用药与注射部位。

1. 下鼻甲黏膜下硬化剂注射　常用硬化剂有5%鱼肝油酸钠，50%葡萄糖。将7号针头沿下鼻甲下缘黏膜下刺入2～2.5cm，先回抽，如无血液抽出，即可缓缓注入硬化剂0.2～0.3ml。徐徐抽出针头。立即用棉球塞入止血。通常每隔1周注射1次，3次为1个疗程，可行2～3个疗程，每一疗程间隔2周。用以治疗慢性肥厚性鼻炎。

2. 下鼻甲黏膜下普鲁卡因注射　用0.5%普鲁卡因注射，每侧2ml，1周1次，2～4次为1个疗程。治疗慢性单纯性鼻炎和变态反应性鼻炎。也可用0.5%普鲁卡因每侧鼻丘黏膜下注射1ml，达同样的治疗目的。

3. 鼻中隔黏膜下普鲁卡因注射　用1%普鲁卡因注射于鼻中隔渗血区黏膜下，每次3～4ml，起压迫止血作用。

此外，尚可使用2.5%醋酸可的松等糖皮质激素行下鼻甲黏膜下注射，每侧0.2ml，治疗慢性肥厚性鼻炎或变应性鼻炎，但有时有并发症发生，如失明等。下鼻甲黏膜下注射维生素A 2.5万～10万U，治疗萎缩性鼻炎。

六、下鼻甲激光、射频、微波和等离子治疗术

下鼻甲激光、射频、微波和等离子治疗术目前在鼻部疾病中应用日益广泛，主要可用于慢性肥厚性鼻炎、变应性鼻炎、血管运动型鼻炎、鼻出血等的治疗。其方法大同小异，下面以微波和等离子治疗为例。

（一）微波治疗

1. 麻醉　多数使用1%丁卡因加0.1%盐酸肾上腺素少许喷雾病变局部或棉片贴敷病变表面，个别对疼痛敏感的患者用0.5%～1%利多卡因加少许0.1%盐酸肾上腺素浸润麻醉病变局部。

2. 手术操作　用微波辐射器探头接触或插入病变组织，输出功率20～40W，时间2～4s，包块大者可达5～6s，或分数点短时凝固，当即见治疗部位泛白收缩。

3. 术后处理　术后1周内滴用1%呋麻液每日3次，并每日换药防止术腔粘连。一般患者7～10d痊愈，假膜脱落不留痕迹。

4. 微波凝固的作用机制　是通过微波所引起的电场变化，使组织中的水分子高速旋转运动，组织发热，而生热的特点是被照射物体按组织物质的吸收特性就地生热，辐射场内的物体内外同时均匀受热，不需传热过程，当局部温度升到85～100℃时，即产生组织凝固，其边界清楚无焦痂，亦无即刻反应，同一组织的损伤是一致的，无轻重差别。由于治疗时是由黏膜下插入探头，加之微波剂量输出不受组织凝结的影响，肥厚的鼻甲组织在可视下缩

小，故术中有可视性优点，另外，术后肿胀轻，分泌物少，鼻腔无粘连几乎无出血，肥大的鼻甲均匀地缩小，黏膜损伤轻，总的来说是设备简单，操作简便，疗效高，安全性强，无明显不良反应。

微波治疗鼻出血，其热效应与功率大小、辐射时间成正比，损伤的深度与探头深度一致可达到深层黏膜，故可代替传统的中隔黏膜下分离和黏膜划痕术，此法更简便，而痛苦少，故易被患者接受，且配合内窥镜使用行鼻腔后端止血能达到准确而又少痛苦的效果，较传统后鼻孔填塞有显著的优越性。依据上述原理进行耳鼻咽喉科其他部位疾病的治疗，亦可以取得满意的疗效。

（二）等离子治疗

等离子治疗的麻醉、手术操作以及术后处理与微波相同。等离子手术系统相对于电外科器械或基于热切割的激光而言，能在较低的温度下（40～70℃），实现对软组织的切割、消融与止血。其"低温消融"技术是通过等离子电极与组织之间的物理间隙中导电液（通常用生理盐水）来实现。导电液在等离子刀进入组织之前发挥"媒介"的作用。当等离子刀进入组织后，靠血细胞就可以完成了。在一定射频能量作用下，等离子刀头与组织间产生足够的电压差时，导电液被转换成一层极薄的离子化气层，也称之为等离子体。等离子层中粒子在电场的作用下，产生足够的能量冲向组织，足以使分子键分离，使之由大分子变成小分子和惰性气体挥发掉，达到祛除组织的效果。由于依靠的是"电化学"的作用方式，而非"热切割"方式，整个工作温度才40～70℃，这是该手术系统最大的特点。另外，其还具备如下特点：①等离子刀对于消融区附近的小血管予以凝固和止血；②由于等离子与被加速粒子的距离短，分离组织局限于靶组织的表层，这使低温消除切割组织的精确可达100μm。

在应用等离子手术系统治疗慢性肥厚性鼻炎时，认为等离子体对于下鼻甲的消融效果好，在于其在黏膜下消融，最大限度地保护了鼻黏膜，相比微波治疗更具优势，更符合微创手术的理念。相较于微波治疗在术后1～3个月内有可能出现鼻塞加重、鼻腔干燥、下鼻甲重度萎缩甚至鼻咽腔粘连等，其优势更为明显。对于肥厚性鼻甲以黏膜下增生为主，即时消融量和最后消融量差别小便于术者掌握其消融量。有些学者认为等离子体手术系统配合鼻内窥镜治疗慢性肥厚性鼻炎，可以充分了解下鼻甲肥大的情况，更有效地处理下鼻甲尤其是后端肥大者。

七、鼻腔与鼻窦活组织检查术

用于获得鼻腔及鼻窦内新生物标本做病理检查以明确诊断。方法：①常规1%～2%丁卡因棉片行鼻腔黏膜表面麻醉；②用鼻腔活检钳对病变组织咬切1～2块，注意取材时应达新生物深部及包括病变的边缘；③上颌窦新生物活检的钳取方法有2种，一是行上颌窦穿刺，穿刺针刺入上颌窦腔，然后将针芯拔出针槽后转180°进入对侧针槽，此时针芯可刺入新生物，拔出针芯，可见少量组织嵌在针钩内以供诊断用，另一方法是用鼻内镜特制的上颌窦穿刺针，穿入上颌窦后，拔出针芯，放入鼻内镜观察并钳取病变组织；④取活检后创面有出血，可用麻黄碱或肾上腺素棉片止血，严重时可用填塞止血。

八、鼻腔物理治疗方法

物理治疗是很好的辅助治疗方法，既能促进局部血液循环，又能使白细胞增加，提高组织的抵抗力，加强杀菌作用，促进炎症和水肿的吸收。

1. 透热疗法　由于电流的发热作用引起深部动脉充血，故起镇痛、抗痉挛、消炎及灭菌等作用。方法：额电极置于额部，对向电极，置于颈枕部，电流强度 0.1~0.3A，每次 10~15min，隔日 1 次，10~15 次 1 个疗程。用于治疗急性额窦炎、上颌窦炎。

2. 超短波电疗法　鼻疖、鼻前庭炎用小号电极，患处单电极，无热量或微热量，每次 10~15min，每日 1 次，一般 2~3 次即可。治疗上颌窦炎、额窦炎用中号电极。

3. 红外线疗法　常用于治疗鼻疖，鼻前庭炎，急、慢性鼻炎，鼻窦炎。通常使用小型红外线灯，照射局部，每次 10~20min，每日 1 次，依病情缓解程度决定疗程，应注意恶性肿痛和有出血倾向者禁用。

4. 紫外线疗法　对于鼻疖、鼻前庭炎，使用冷光或水冷式体腔紫外线灯或普通紫外线灯进行局部照射。一般 1°~3° 红斑量，照射 1~3s。每日或隔日 1 次。5~10 次为 1 个疗程。对变态反应鼻炎及萎缩性鼻炎，用体腔紫外线灯腔内照射或全身照射。用 1° 红斑量，隔日 1 次，疗程同前。

5. 超声波疗法　临床治疗作用有溶解硬化、促进组织再生、抗痉挛、消炎、止痛。鼻疖，鼻前庭炎，急、慢性鼻炎，鼻窦炎可用此法。采用皮肤途径，以 4cm 的水柱作为传导，照射部直径 1cm，但计量不超过 $1W/cm^2$ 为原则，使患者只感到微热。照射时间 10min，每日 1 次。治疗额窦炎，照射于额骨隆突下部，上颌窦炎照射尖牙窝；前筛窦炎照射鼻骨上。一般不超过 $0.7W/cm^2$，每次 10min。超声波优点是无痛无出血。对恶性肿瘤、结核禁用。

6. 离子导入法　临床上用 0.5%~1% 硫酸锌液治疗变态反应性鼻炎，通过锌离子由阳极发出，与黏膜的蛋白质合成锌蛋白化合物，以至黏膜表面形成一层白膜，使渗透力和敏感度降低，症状减轻，采用电流量 1~3mA、每次 20min；对萎缩性鼻炎用 1%~2% 碘化钾连于阴极，使碘离子进入鼻腔；鼻窦炎则用抗生素导入，常用药物有 0.5%~1% 磺胺噻唑、0.5%~1% 链霉素、0.5% 新霉素、庆大霉素 4 万~8 万 U、2% 红霉素等。

7. 频谱疗法　生物频谱治疗仪，如 TDP 治疗仪。对肌体有改善血循环，促进炎症消除，调节神经系统，进行双向调节如止血和活血作用，增强免疫功能，对于鼻炎、鼻疖、鼻窦炎，用频谱仪对准治疗部位，照射 15min，通常 1~2d 一次，10 次为 1 个疗程。

（邢莲梅）

第二节　鼻中隔偏曲矫正术

一、概述

鼻中隔偏曲系指鼻中隔形态上向一侧或两侧偏斜或局部突起，影响鼻腔生理功能，并引起一系列病理变化，在发育过程中受某些因素影响所致的结构上的畸形。引起鼻中隔偏曲的因素较复杂，以外伤和发育异常为主。此病以成年人多见，新生儿及婴儿亦可有之。恒牙萌生后，其发病率随年龄而增长，男性比女性多，左侧较右侧多。因判断标准不同，报道的发病率亦甚悬殊。我国调查其发生率为 11.1%~12.7%。鼻中隔部分呈尖锐突起者称棘突或距状突；呈长条状隆起者称嵴突；若鼻中隔软骨突入鼻前庭，则称鼻中隔软骨前脱位。事实上鼻中隔正直者甚少，常有不同程度的偏斜且上述各种形态可同时存在。如无功能障碍，可不做任何处理。

手术适应证：鼻中隔偏曲引起持续性鼻塞者、鼻中隔偏曲妨碍鼻窦通气及引流者、鼻中隔嵴突或距状突压迫鼻甲引起反射性头痛者、鼻中隔偏曲引起反复鼻出血者、鼻中隔偏曲伴一侧鼻腔有萎缩者、鼻中隔偏曲影响咽鼓管功能而发生耳聋及耳鸣者、鼻中隔偏曲伴有歪鼻者、鼻中隔偏曲妨碍行鼻腔或鼻咽部手术或治疗等。

手术禁忌证：急性炎症期、合并全身性疾病、小儿时期鼻区发育未全者应慎重。

由于鼻中隔在新生儿时为软骨，以后犁骨与筛骨垂直板先后逐渐骨化，在生长发育过程中，受外界影响而使中隔的形态变异，可出现各种症状。可将各种类型分述如下。

1. 按部位分类

（1）软骨部偏曲：多为外伤所致，常引起鼻呼吸障碍。软骨部前端偏曲，向一侧鼻前庭突出，称鼻中隔软骨脱位，该处黏膜干燥，易致鼻出血。

（2）骨部偏曲：多因发育异常或肿块压迫所致。筛骨垂直板偏曲，常压迫中鼻甲，阻塞中鼻道，影响该侧呼吸和引流。犁骨偏曲则形成鼻中隔嵴突。

（3）混合型偏曲：多由于幼年鼻外伤。偏曲随生长而发展。其偏曲不仅累及鼻中隔各部分，且伴有鼻腔侧壁畸形，故严重影响鼻区生理功能，并成为耳鼻咽部并发症的重要病因。

2. 按形态分类

（1）C形偏曲：鼻中隔软骨与筛骨垂直板均向一侧偏曲，与该侧中、下鼻甲接触，阻碍鼻腔呼吸和引流。

（2）S形偏曲：筛骨垂直板向一侧偏斜，中隔软骨向另一侧偏斜。常致两侧鼻腔呼吸和引流障碍。

（3）嵴突（骨嵴）：鼻中隔的长条形突起，自前下向后上方倾斜。多为鼻中隔软骨、鼻嵴或犁骨上缘混合偏曲。有的为鼻中隔软骨边缘脱位与犁骨重叠所致。伸入中鼻道的嵴突，可阻塞上颌窦和筛窦开口，一般对呼吸的妨碍不大。位于前下方的嵴突常为鼻出血的局部原因。

（4）距状突（骨棘）：为局限性尖锐突起，常位于鼻中隔软骨的后端，或其与筛骨垂直板、犁骨交接处。其尖端压迫鼻甲黏膜，可引起反射性头面部神经痛。

3. 按高低分类 高位偏曲常阻塞中、上鼻道，压迫中鼻甲，常为鼻窦炎的病因。低位偏曲除阻碍分泌物引流外，影响较小。

4. 按偏斜方向分类 有纵偏、横偏及斜偏，除鼻中隔偏曲外，常伴有鼻外形歪斜。

二、术前提示

1. 术前检查 鼻中隔偏曲的诊断一般不难，但鼻中隔偏曲的诊断标准差异甚大，检查应注意：①矩状突或嵴突，是否压迫相对的鼻甲黏膜；②偏曲部分是否影响鼻道引流；③鼻腔侧壁的相应变化，如鼻甲肥大、黏膜增厚等；④注意后部的偏曲及高位偏曲。

2. 根据偏曲的程度及部位选择手术方式

（1）鼻中隔后段偏曲，即鼻中隔骨性偏曲，多采用经典的Killian鼻中隔黏膜下切除术。

（2）鼻中隔前段、高位偏曲主要是鼻中隔软骨部偏曲，适用于行鼻中隔黏膜下矫正术，即鼻中隔整形术或鼻中隔成形术。此手术可以克服鼻中隔黏膜下切除术切除鼻中隔软骨及骨过多而造成的鼻小柱收缩、鼻尖塌陷及鼻中隔黏膜松弛，呼吸时鼻中隔随气流而飘动，患者仍有鼻塞感等缺点。

（3）鼻中隔软骨段偏斜，合并有软骨段歪鼻及鼻中隔软骨前下缘脱位者，其特征是鼻中隔软骨本身尚平直，但偏离中线，并与鼻中隔后段相交成钝角，故影响鼻呼吸功能及鼻梁外形，可通过转门法（swing‑door method）手术同时矫正鼻中隔偏曲、鼻中隔软骨脱位及歪鼻。

（4）鼻中隔偏曲合并骨性歪鼻，宜采取鼻中隔鼻成形术。

三、手术技巧

（一）鼻中隔黏膜下切除术（Killian 手术）

1. 体位和麻醉　一般采用局部麻醉，鼻中隔手术以黏膜麻醉为主，切口处可应用黏‑软骨膜下浸润麻醉，特殊情况下可适当采用全身麻醉。局部浸润麻醉时，应准确地注射局部麻醉药物于黏‑软骨膜下，在安全范围内，注射越多越好，这样有利于剥离鼻中隔黏‑软骨膜，而且切口出血少。体位通常为坐位或半卧位。王连良等（1997）对鼻中隔黏膜下切除术进行了改进，其方法：患者取垂头仰卧位，垫肩、头后仰 35°左右，下垫头圈加以固定，常规消毒铺巾。术者位于患者头顶部，助手位于右侧，采用冷光源照明；其优点：①双目直视下操作有立体感，深度易于掌握；避免了调整额镜而造成的污染；②不易发生虚脱；③由于体位关系，术中出血及分泌物会自动流向右鼻孔，便于助手吸除，又可防止术后被口腔污染。

2. 切口和分离软骨膜　于鼻中隔左侧或偏曲凸侧面皮肤黏膜交界处做弧形切口，上起鼻中隔前端顶部，下至鼻中隔底部，并适当向鼻底部延长，切开同侧黏‑软骨膜及鼻腔底部的黏‑骨膜，将黏‑软骨膜向后推，看清楚在软骨膜下时方能平行分离同侧的黏‑软骨膜及黏‑骨膜，分离范围至少要超过偏曲部位 1cm，便于撑开黏‑软骨膜，使术野清楚而便于操作。黏膜刀可在原切口之后约 2mm 处自上而下斜形切开软骨，深 1/3～1/2，然后自一处切透软骨，剥离器挑开确认位于对侧黏‑软骨膜下，则伸入对侧，软骨即可顺切痕分开。分离对侧黏‑软骨膜及黏‑骨膜，分离过程中宜确保在黏‑软骨膜下分离，若在黏‑软骨膜及黏‑骨膜下，分离时轻松无阻力感，且不易出血。剥离器凹面朝鼻中隔软骨及骨面，并紧贴鼻中隔软骨与骨面，利用剥离器的两侧缘上下划动逐渐向后深入进行分离，而不是用剥离器的顶端去分离，否则易造成黏膜撕裂。

3. 分离鼻中隔软骨　分离鼻中隔软骨与上颌骨鼻嵴和犁骨连缝处，由于接缝处骨膜纤维反折到对侧并与对侧骨膜连接，不易分离且易撕破黏膜，可用刀刃纵行切开纤维粘连带再向深部分离。分离棘或嵴突时，可从四周向棘或嵴突的最突起处进行分离。如仍难以分离，将棘或嵴突的凹面黏‑骨膜分离，切除已游离的软骨，使两侧的黏‑软骨膜间的腔隙变宽，再分离棘或嵴突的最锐利部分，即使一侧黏膜受损，若对侧相对的黏膜正常也不至于造成鼻中隔穿孔。

4. 切除偏曲的软骨和骨　鼻中隔两侧的黏‑软骨膜及黏‑骨膜分离后则放入鼻中隔自动撑开器，撑开两侧黏膜，用鼻中隔旋转刀沿软骨切口上端与鼻梁平行向后上推进，达筛骨垂直板后转向后下达犁骨，沿犁骨前上缘转而向前，沿上颌骨鼻嵴上缘向前拉出，则可切除大部分鼻中隔软骨，咬骨钳咬除剩余的偏曲软骨及偏曲的筛骨垂直板和犁骨，凿除靠近鼻腔底部的骨性嵴突。

5. 缝合切口　清除鼻中隔两侧黏膜间的血液及碎骨片，复位黏膜，观察鼻中隔偏曲矫正是否满意，如有未尽之处，继续切除矫正，为防止鼻中隔穿孔，切除的鼻中隔软骨尽量塑形后重新放入黏膜瓣下，否则，切口间断缝合 2～3 针，或不缝合，双侧鼻腔凡士林纱条填塞，术毕。

6. 鼻内镜的应用　近年来鼻内镜在鼻中隔黏膜下切除术中的应用较为广泛，其优点包括：①有助于完全彻底地矫正偏曲的鼻中隔，对较深的偏曲软骨、筛骨垂直板、犁骨能直视追踪直至完全被矫正；②鼻内镜亮度强且具有放大作用，操作精细准确，在分离棘或嵴突时更能突出其优点，直视下操作，能确保在黏-骨膜下进行；③能同期行鼻窦炎、鼻息肉手术，免除了再次手术的痛苦。

（二）鼻中隔黏膜下矫正术

1. 切口和分离黏-软骨膜、黏-骨膜　于鼻中隔凹侧面做半贯通切口，用鼻中隔牵引钩将鼻小柱拉向凸侧面，沿鼻中隔软骨前侧自上而下切开直达上颌骨鼻嵴，分离鼻中隔凹面一侧的黏-软骨膜、黏-骨膜以及鼻底部黏-骨膜，对侧的黏-软骨膜不分离。怀德等（1998）对手术切口进行了改进，取鼻小柱前下水平横切口，切开后向内约 0.5cm 后近中隔软骨前缘垂直向上至鼻前庭顶，翻揭鼻小柱呈"象鼻样"，暴露鼻中隔软骨前缘及黏膜，钝行分离中隔两侧的黏膜。其优点为：①便于选择局部麻醉及全身麻醉；术野清楚，止血迅速，便于助手配合；切口位于鼻小柱前下、缝合后一般不留瘢痕，不影响美容；②特别适用于鼻外伤鼻梁塌陷后合并鼻中隔偏曲者，通过同一切口可一次手术完成。有人对鼻中隔成形术中的软骨切开进行了改良，在鼻中隔软骨的凹面做几个与鼻背相平行的全厚层切口，再做几个与之相垂直的切口，凸面做楔状切除；改良的软骨切开法对降低术后鼻腔阻力和防止术后鞍鼻的发生是一种安全有效的方法。

2. 分离软骨和骨　先将鼻中隔软骨下缘与上颌骨鼻嵴及腭骨鼻嵴连接处分离，再离断鼻中隔软骨后缘与筛骨垂直板及犁骨的连接处，分离筛骨垂直板、犁骨、上颌骨鼻嵴及腭骨鼻嵴对侧面的黏-骨膜，采取凿、咬、钳、扭等法去除偏曲的骨质，对偏曲的软骨做条形切除，矫正后保留的软骨呈现"田"字形，对构成鼻小柱的鼻中隔软骨和与筛骨垂直板最高处连接并与鼻梁平行的鼻中隔软骨均应保留，以防术后鼻尖塌陷和鼻梁中部凹陷。对高龄患者已骨化的鼻中隔软骨可以切除的稍多些。

3. 缝合切口　复位偏曲的鼻中隔、矫正的鼻中隔可用可吸收线褥式缝合，避免切开的软骨条错位偏曲，切口间断缝合，鼻腔凡士林纱条填塞。

4. 鼻内镜的应用　由于鼻内镜具有直视、准确、简单的特点，增加了手术的准确度，减少了术中并发症，易于掌握应用，便于教学；创伤小，减少了手术的盲目性，不仅可以满意地矫正偏曲的鼻中隔，而且可以一期完成鼻窦手术；其步骤为先做偏曲对侧鼻窦手术，然后行中隔矫正，再完成偏曲侧的鼻窦手术，从而可以减少手术次数和医疗费用，减轻患者的痛苦，值得推广。

5. 注意事项　此手术保留了大部分的鼻中隔软骨，术后鼻中隔较坚硬，不会随呼吸气流而扇动。并且不影响鼻及面部的发育，故亦适合于尚在生长发育的青少年。李佩忠等（1997）对鼻中隔偏曲与鼻腔阻力的关系进行了模拟试验和临床观察，发现不同位置、不同程度的鼻中隔偏曲对鼻腔阻力的影响，两种方法相吻合，提示在挑选鼻中隔偏曲手术患者时，应根据其部位、程度和复杂性综合考虑，尤其对位于鼻腔前部的偏曲，应引起足够的重视，术中应对此部位的偏曲彻底矫正，才能取得满意的手术效果，为防止鼻尖塌陷，对于鼻中隔前段的软骨应保留 5mm，或将其畸形修整后推到正中，在鼻小柱处贯穿缝合固定。

（三）转门法（swing–door method）手术

1. 切口　取左侧或右侧切口均可。如切口在偏曲的对侧（即鼻腔宽阔侧），当合并有鼻中隔软骨脱位时，切口宜在脱位的鼻中隔软骨的前下缘后 1~2mm 处，且与之平行切开黏–软骨膜。如切口在鼻中隔偏曲侧，沿鼻中隔软骨前下缘做切口，切开皮肤–软骨膜，不论何侧，切口应向下延向同侧鼻腔底。切口在鼻腔宽阔侧者，先自切口处向前方稍分离，使脱位的鼻中隔软骨前下缘完全暴露，然后将切口同侧的鼻中隔软组织从鼻中隔软骨及骨部分离，直达鼻腔底，切口对侧的鼻中隔软组织不加分离。

2. 鼻中隔的分离和矫正　切口在鼻腔狭窄侧则从切口处越过鼻中隔软骨前下缘分离对侧的鼻中隔软组织，切口同侧的鼻中隔软组织则完全不加分离。在鼻中隔软骨开始偏离中线处，即偏斜的鼻中隔软骨与平直的鼻中隔后段所成的交角处，垂直切除一窄条软骨，然后再沿鼻中隔软骨的鼻背缘和犁骨缘做切口，使鼻中隔软骨与侧鼻软骨及犁骨脱离联系，此时的鼻中隔软骨仍附着于鼻腔狭窄侧黏–软骨膜上，并可左右转动。如发现鼻腔宽阔侧的侧鼻软骨过宽而超越中线，可将鼻中隔软骨前下缘的切口向上外延长，经此分离过宽部分的前后两面，使之与皮下组织及黏–软骨膜游离，中鼻用剪将过宽部分剪去，如鼻中隔软骨除偏斜外尚伴有弯曲，可再切除一窄条软骨使之变平直，甚至可将弯曲的筛骨垂直扳或犁骨咬去一部分。将可以自由转动的鼻中隔软骨推回中线，鼻梁也随之回到中线。如鼻中隔软骨游离完全成功，整形后鼻中隔及鼻梁均不会弹回原来的偏斜位置。如因偏斜的一侧鼻腔黏膜面积较小，鼻中隔复位后觉张力较大，可将该侧犁骨及鼻腔底的黏–骨膜从骨面分离后纵形切开，以减轻张力，创面可不用特殊处理。用锐分离器或蚊式弯血管钳，自黏–软骨膜切口伸入，在两侧大翼软骨内侧脚之间进行分离，使成一凹槽，然后将脱位的鼻中隔软骨前下缘纳回此槽中，为防止其脱出，可在鼻小柱处加以贯穿缝合固定。

3. 切口的缝合和鼻腔填塞　鼻中隔手术切口是否缝合，一是取决于手术者的习惯，二要看手术中切口黏膜是否有撕裂和后移，如果切口整齐，复位后对合较好，则仅行鼻腔填塞即可。如果切口撕裂，或黏膜复位容易后移，则需要缝合切口 1~2 针，或妥善止血后，应用耳脑胶粘合固定。双侧鼻腔以均匀的压力填塞凡士林纱条或其他填塞物，外鼻固定至少 1 周。

4. 术式的改良　李国伟（1996）采用改良常规术式治疗鼻中隔偏曲与歪鼻。其方法为：在单侧中隔皮肤黏膜交界处做弧形切口，有歪鼻者则在歪鼻的对侧做切口，上起自中隔顶部，下止于鼻底与侧壁交界处，暴露出鼻中隔软骨的四个缘，且一侧黏–骨膜不剥离，并松解鼻中隔软骨的前后、下缘及鼻顶、鼻背，使一侧上缘与侧鼻软骨脱位，对偏曲的筛骨垂直板、犁骨及上颌骨鼻嵴采取凿、咬、钳、扭法等使之骨折、错位、松动，最后铺平移到正中位，少许患者凿除凸出明显的嵴（棘）突。此时，被松解的软骨变平、变直、变富余，对凸起的软骨，在其一侧做纵形板层划痕或楔形切除 1~2mm 宽骨条，歪鼻的矫正是在鼻中隔成形的基础上，把后上缘富余的软骨交替地卡在靠鼻顶的筛骨垂直板上缘及前鼻嵴处，术后一般不做外固定。

（四）鼻中隔鼻成形术

1. 麻醉 静脉复合全身麻醉或局部麻醉。以含 1/20 万肾上腺素的生理盐水外鼻皮下浸润。

2. 切口 沿一侧鼻前庭外下方，即大翼软骨外侧脚尾部前缘外下，向上向内沿鼻前孔缘稍内，切至大翼软骨穹窿部及内侧脚前缘，按同法再行对侧鼻前庭切口，两内侧脚前切口贯通切开，最后在鼻小柱中部水平做 ∧ 形切口，∧ 形切口与鼻前庭切口相接处加小横切口，并略上斜，上翻鼻小柱皮瓣。

该切口的优点有：①由于鼻前庭切口两侧向大翼软骨外侧脚尾缘外下延伸，切口加长，术野宽阔，鼻骨锥及软骨锥暴露完全，根据需要上颌骨额突亦可清楚暴露。鼻中隔各部均能清楚窥视，故各种偏曲直视下手术，操作十分方便，优于鼻前庭切口；②由于多数人鼻小柱较窄，将 ∧ 形切口下端相连的小横切口改在鼻孔缘内，并且略向上斜，使小横切口与大翼软骨内侧脚前缘切口相接处不易出现尖形皮瓣，切口所形成的五个角均大约呈 90°，避免了皮瓣的愈合不良或坏死；③小横切口改在鼻前庭内，切口更加隐蔽，瘢痕不明显；④采用鼻小柱内贯通切开，操作方便，切口对称，不容易损伤鼻小柱皮瓣及大翼软骨内侧脚。

3. 暴露软骨锥及骨锥 以锐利眼科钝头弯剪，沿外鼻软骨膜及骨膜浅面锐性分离，上达鼻根，两侧至上颌骨额突及鼻侧软骨外侧缘。以平板直角小拉钩或钝齿小拉钩牵拉切口，禁用镊或钳夹牵拉，以避免损伤鼻尖组织。

4. 鼻中隔成形 中线暴露鼻中隔软骨背缘，仅分离中隔凹面侧黏－软骨膜，达中隔软骨后缘时分离其与筛骨垂直板及犁骨两侧黏－骨膜，视偏曲情况进行矫正。软骨部偏曲矫正，采用鼓室成形器械行软骨水平、垂直或 X 形切开，或软骨 1mm 宽楔形条状切除，以达到彻底解除软骨的弹力。鼻中隔脱位可采用转门法手术，以可吸收线将中隔软骨前缘固定于前鼻棘。骨部偏曲采取骨折移位或部分切除，均保留筛犁角处的连接，否则外鼻及中隔支撑作用减弱可能形成鞍鼻。

采用鼓室成形器械行中隔软骨成形，器械细长，操作灵活，不遮挡视野。仅分离中隔软骨凹面黏－软骨膜，不仅术野较大便于操作，而且术后瘢痕形成有将软骨向凹面牵拉趋势。

5. 外鼻成形 骨锥偏斜塌陷者行骨凿开术，中线凿开鼻骨间缝，再凿开鼻骨鼻颌缝，必要时将上颌骨额突外侧缘凿开。以骨钳夹持鼻骨扭转使上端骨折，鼻外挤压复位。轻度驼鼻凿除其隆起，重度者行鼻骨凿开修整后重新复位；多数患者存在两侧鼻侧软骨或（和）大翼软骨外侧脚不对称，术中需将多余的软骨部分切除，可将多余部分移至对侧对位缝合。

鞍鼻须行矫正术者，采用横切大翼软骨外侧脚，使上部分上内旋转中线缝合矫治。或采用切除的中隔软骨条及骨片置入鞍形部分，可吸收线缝合固定。鼻尖裂者分离大翼软骨穹窿部及内侧脚，中线并拢缝合矫治。鼻尖扁宽圆钝者，将大翼软骨外侧脚上半部分切除，同时切断穹窿部中线缝合。鼻前孔不对称者，将大翼软骨三部分充分游离，修整并调整位置后可吸收线缝合。

鼻软骨锥由致密纤维结缔组织连接附着到骨锥，此两锥的连接区即为拱石区（keystonearea），它是鼻梁的重要支撑点之一，手术切开后应修复重建，避免形成阶梯样畸形。我们采取中线切开分离向两侧翻的操作，分离容易且便于对位缝合。鼻侧软骨与大翼软骨外侧脚之间形成的鼻尖上区，此处仅有中隔角支持，切开后应严密修复，避免术后出现鞍鼻畸形。

6. 缝合、鼻腔填塞及外鼻固定　切口以无创伤线缝合。鼻腔先以超薄无毒聚乙烯薄膜铺成袋状，再以凡士林细纱条对称性填塞。外鼻贴透气胶布。外加 T 形铅夹板固定，夹板横行部分在额区以胶布固定（铅夹板内面贴一层胶布）；或采用印膜胶塑形固定。2 周拆除外固定。鼻腔填塞 3~5d 逐渐分次抽出。

（五）小儿的鼻中隔手术

长期以来，人们一直认为鼻中隔在鼻及面部骨骼的发育中起重要作用，许多学者相信未成年小儿行鼻中隔手术会影响鼻及面部发育。Hayton（1948）曾仔细观察 31 例 6~14 岁小儿采用经典的鼻中隔黏膜下切除术，其中有 10 人发生鼻区变宽、鼻尖塌陷。从此建立 16 岁以下小儿勿施行鼻中隔手术的概念。近年来，一些学者通过动物实验对此观点发生了质疑。Bernstein（1973）用不满周岁的狗做鼻中隔黏膜下切除术，保留两侧的黏 - 软骨膜完整，部分动物将切下的软骨做移植瓣植入两侧黏 - 软骨膜中，经观察没有对任何一只狗鼻区及面部的骨骼发育发生影响；认为软骨膜在鼻中隔的生长过程中起重要作用，小儿如采用保守的鼻中隔成形术，并不影响鼻及面部的发育。目前认为，小儿如因鼻外伤或其他原因造成鼻骨骨折鼻中隔脱位偏曲时，应及时将鼻骨复位，鼻中隔偏曲可采用鼻中隔成形术，以避免以后骨折畸形愈合，瘢痕粘连造成手术困难。新生儿鼻中隔脱位的发生率为 1.9%~4%，应尽早手法复位，最好不要超过出生后 3 周。其复位方法为：左手拇指及食指牢固地捏住外鼻的软骨部，提起外鼻，与此同时用剥离器伸入脱位的鼻中隔软骨下缘，抬起鼻中隔软骨并向后推入中线，这时可听到一响声，即软骨已回到正中位。

（六）鼻中隔偏曲的二次手术

1. 手术时机的掌握　鼻中隔第一次手术时因种种原因手术矫正不足、症状未消除，应行第二次手术。第二次手术最好在第一次手术后 1~2 周内施行，此时鼻中隔腔粘连不牢固，可自原切口进入，分离两侧的黏 - 软骨膜再进行矫正。如在 1~2 个月以后，中隔腔已粘连牢固，分离困难，易造成穿孔。

2. 手术方法　用鼻中隔剥离器先仔细探查偏曲部位的软骨和骨存在情况。在原切口前有软骨处切口，切口上、下尽量大，向下可达鼻底，先将有骨质的鼻腔底面的黏 - 骨膜分离，从骨膜下做隧道式向后上分离，再从鼻中隔前上部沿残留软骨向后下分离，至骨部与下面分离相接，依法分离对侧，然后从四周向中央逐步用 12 号小圆刀锐性分离粘连的鼻中隔黏 - 软骨膜或黏 - 骨膜。如有穿破，可在穿破侧沿粘连边缘切开黏骨膜，保留岛状粘连。分离后，置入鼻中隔撑开器，除去偏曲部，达到矫正。

（七）鼻中隔偏曲的其他手术

对于鼻中隔软骨部锐利的骨棘，由于其比较薄而锐利，通常采用铲除法，即于鼻镜直视下，探明骨棘后部的伸延范围，然后用扁平钝型剥离器将棘突尖端向下压折，用锐利的鼻中隔椭圆形铲除刀越过棘突折裂处直达其后缘，使刀刃紧贴棘突中部，稍用力向前压并向外拉，将棘突连同小部分鼻中隔黏膜同时切除。也可以用弯形扁薄管剥离器剥离棘突折断的四周黏 - 软骨膜或骨膜，露出棘突根部，用锐利的小平凿铲除残余基部，至与鼻中隔软骨平面接近齐平为止，将棘突周围黏 - 软骨膜覆盖于创面上，用一片凡士林纱条压平创面防止黏 - 软骨膜翻起，鼻腔填塞。

对于鼻中隔嵴则采取切除法：小圆刀于鼻中隔嵴突的前外侧下方切开黏 - 软骨膜及骨

膜，分离嵴突表面的黏-软骨膜及黏-骨膜直达嵴突的基底部。若前端的嵴突影响后端的黏-骨膜剥离时，可用小平凿将前端嵴突铲除，再继续分离后端的黏-骨膜，凿除嵴突的后部，修平其边缘，将经过修剪的黏-软骨膜及黏-骨膜复位覆盖创面，鼻腔填塞。

遇到严重的鼻中隔偏曲且伴有鼻尖塌陷者，则可考虑采用 Joriumi（1994）介绍的鼻中隔次全重建术。其手术方法为在鼻小柱做反 V 形切口，向上分离鼻中隔背侧及鼻侧软骨皮肤，鼻中隔按整形法贯穿切口，分离鼻中隔两侧黏-软骨膜和黏-骨膜。从鼻中隔骨与软骨连接处到鼻中隔前缘都充分暴露，勿伤鼻中隔软骨，将鼻中隔软骨与犁骨及筛骨垂直板分离，切除鼻中隔软骨后下 L 形软骨片，其长度根据鼻尖高度和鼻小柱长度而定，约 1.5cm。切除偏曲的骨与软骨，前端软骨必须残留 0.5cm 与移植软骨重叠固定，将 L 形软骨移植到鼻尖及鼻小柱区，调整软骨位置，使鼻尖保持正中，外鼻挺拔，上端与残留软骨、下端与鼻嵴骨膜褥式缝合，鼻腔抗生素油纱条填塞固定，1 周后取出纱条。

四、术后处理

（1）手术填塞时注意力度要适当，避免过紧或过松，凡士林填塞时，最好先填于明胶海绵铺底，然后填塞。

（2）手术后换药时，取出填塞物，仅在鼻腔内喷入 1% 麻黄素滴鼻液即可，不要轻易取出假膜，不轻易触动鼻中隔组织或填塞支撑物。

（3）鼻腔填塞物如为凡士林纱条，一般在 48~72h 取出，如填塞时间过长，可应用碘仿纱条。

五、并发症及其防范

1. 鼻中隔血肿　止血不彻底，填塞过松，或有高血压、血液病等隐患，是手术后形成鼻中隔血肿的主要原因。防范手术后出血要注意以下几点：①术前辅助检查要全面。询问病史要详细，必要时请有关科室会诊，做好围手术期处理；②手术中止血要彻底，除了应用麻黄素、肾上腺素纱条止血外，还可以应用电凝止血，骨面出血可以用骨蜡止血；③填塞鼻腔时，力量要均匀，避免过松或者某一部位过松；④切口缝合勿过紧，以使渗血可经切口排除。

2. 鼻中隔穿孔　鼻中隔穿孔常见有 3 种情况：①手术中剥离黏-软骨膜损伤较重，而且撕裂的黏-软骨膜的部位两侧都在一个位置，手术中未能发现。或者发现后修补不得力重新穿孔；②手术后填塞过紧，鼻中隔黏膜受压缺血坏死而穿孔；③鼻中隔手术后感染而形成穿孔。

防范措施主要为：①手术中要仔细分离黏-软骨膜，一旦一侧黏-软骨膜破裂，则必须保证对侧黏-软骨膜的完整；一旦两侧相同部位破裂，可利用取下的软骨填于穿孔处，也可以切取游离组织膜填塞；②填塞时一定不能过紧，避免压迫坏死而穿孔；③手术后应用适当抗生素防止感染。

（安新山）

第三节　鼻中隔穿孔修补术

鼻中隔穿孔修补术（repair of nasal septal perforation）的方法较多，且较难统一术式，多根据其穿孔的大小、部位、黏膜状态等具体情况酌定。修补小穿孔较易成功，但若穿孔直径大于1cm时，修补颇为困难。位于鼻中隔前段的小穿孔，可取前鼻孔进路。若穿孔较大，部位偏后者，可考虑循鼻翼切开或面中部掀翻进路。

一、适应证

（1）若于鼻中隔矫正术中不慎撕裂对侧黏膜所致穿孔，可在术中当即予以修补。

（2）穿孔位于鼻中隔前端者，虽然孔径不大，但较易出血、结痂或每于呼吸时有哨声者。

（3）因鼻中隔脓肿所致的陈旧性小穿孔，亦可试行修补。

二、禁忌证

（1）由于其原发病因可为结核、梅毒或其他慢性传染性病，若原发病因不清或原发病尚未控制时，须弄清原发病因并待原发病控制后，再行修补术。

（2）若鼻腔或鼻窦内尚有炎症时亦不可施行修补术。

（3）穿孔过大且位于鼻中隔后部，筛骨垂直板已行切除术者，不宜修补。

（4）萎缩性鼻炎所致的鼻中隔穿孔，不宜施行修补术。

三、术前准备

（1）若穿孔边缘有肉芽组织，宜先以20%～30%硝酸银烧灼，愈合后方可进行修补术。

（2）术前数日应以抗生素溶液滴鼻；鼻黏膜干燥者，可滴用清鱼肝油、蜂蜜溶液等润滑剂。

（3）鼻腔结痂者，应用生理盐水、中药制剂或抗生素溶液冲洗鼻腔，每日1～2次；并滴用3%链霉素溶液，每日4次。直至结痂消失，鼻腔清洁后始可进行修补。

（4）术前需向患者充分说明手术的难度及可能出现的结果，以利配合。

四、体位与麻醉

体位及麻醉方法与鼻中隔黏膜下切除术或矫正术相同。行鼻腔黏膜表面麻醉加局部浸润；若取面正中揭翻进路，则以半卧位及行全麻为宜。

五、手术方法

随着新材料的出现及新技术的开展，修补的方法日益增多。仅介绍如下几种主要术式。

1. 减张缝合法　又名移位缝合法。适用于发生在鼻中隔前下方的小穿孔。方法是先将穿孔边缘切去少许（如系修补因鼻中隔手术术中所致的穿孔，则不必如此），以形成新鲜创缘；再于距穿孔前缘约10～15mm处的前上方作一弧形切口，向穿孔方向仔细分离开术侧黏-软骨膜、形成一后上及前下两端均带蒂的黏-软骨膜瓣；将该瓣向后下移位以覆盖穿孔，并将该瓣后下缘与穿孔下缘缝合数针。然后，在对侧鼻中隔同法作移位缝合，仅将减张性切口改在穿孔的后下方约 10～15mm 处，以便两侧的黏软骨膜片，相向移位，错位贴合。

2. 减张缝合植皮法　将穿孔边缘切去少许，造成新鲜创缘；在穿孔前方作一长形切口，下达鼻腔底，切穿一侧黏软骨膜及黏骨膜。该切口与穿孔缘的最小距离须大于穿孔直径，方可完全覆盖穿孔。以小号的鼻中隔分离器，将切口与穿孔之间以及穿孔周围的两层黏软骨膜仔细分开；分离时须注意不要造成新的软组织穿破。再将已分离好的黏软骨膜瓣向后移位，与穿孔后缘缝合，穿孔即完全封闭。取自体皮片植于对侧创面上。两侧鼻腔以凡士林纱条或其他填塞物如止血海绵等轻轻填塞；或仅以凡士林纱布块衬于鼻黏膜表面形成袋状，再用较短的碘仿纱条仔细填入袋中以固定移植物，2～3d 后抽除。

3. 下鼻甲黏膜瓣修补法　先将一侧穿孔的四周边缘形成新鲜创面。再将同侧下鼻甲向上翻转骨折。在下鼻甲原外侧面做成带蒂的黏骨膜瓣，将其向下翻折以遮盖穿孔。将两侧鼻腔妥善填塞。待黏骨膜瓣与穿孔边缘愈合后，平齐鼻中隔切断黏骨膜瓣蒂部，最后将下鼻甲复位。

4. 游离中鼻甲黏骨膜片修补法　先将穿孔边缘切除约 2mm，使之形成新鲜创缘。再将中鼻甲前端剪下一块，剥除其中骨片而保留骨片内外两面的黏骨膜，翻开并展平，使两面的黏骨膜内外延续成一片。展平后，该黏骨膜片的面积应大于穿孔。将该片覆盖于穿孔处，并在其四周的新鲜创缘上缝合 3～5 针。两侧鼻腔以凡士林纱条填塞。

5. 其他游离移植片修补法　亦可取下鼻甲黏膜，将其缝合固定于鼻中隔黏软骨膜及骨膜袋内，完全覆盖鼻中隔穿孔。此外，可用于修补鼻中隔穿孔的自体组织尚有，鼻中隔软骨片，颞骨的骨膜，耳后（大腿部或臀部）的中厚皮片，大腿肌（阔肌或颞肌）筋膜等。也有以异体鼻中隔软骨片为游离移植片，行鼻中隔穿孔修补术者。

6. 硅橡胶（或塑料）片置入法　从唇龈沟中部切口；经此处进入鼻中隔两侧的软组织之间，朝向鼻中隔穿孔的方向仔细分离；到达穿孔处之后，将围绕穿孔四周的鼻中隔软组织，仔细地向左右分开成袋状；置入一块大于穿孔的硅橡胶（或塑料）片。后者的边缘附近作有许多小孔；以便在愈合过程中，鼻中隔两侧的软组织"伸入"小孔内，使移植物固定不动。

7. 整形修补法　可从鼻中隔的某一侧，于穿孔的上下方各作一半贯通性切口，相向分离并翻转后将上下创缘予以缝合；亦可一侧在穿孔上方而对侧在穿孔下方各作一半贯通性切口，相向分离并翻转，使上下两黏膜片的创面彼此重叠后再缝合。此类方法适于穿孔边缘已全部为黏膜上皮所覆盖的较大的陈旧性鼻中隔穿孔。若加以上述的下鼻甲黏膜瓣修补法，覆盖其余的黏膜创面，则成功可能性更大。

（安新山）

第四节　血管结扎术

一、颈外动脉结扎术

颈外动脉结扎术（ligation of external carotid artery）是预防和治疗头面部严重出血的重要方法，也是采用得较多的方法。通常用作头面部大手术的前置手术或诸法未能制止的顽固性动脉性鼻出血。

（一）应用解剖

颈总动脉在相当于甲状软骨上缘水平分成颈内动脉和颈外动脉两支。两支的分叉处高低可有很大差异，高者可至舌骨平面，低者相当于甲状软骨中点平面。石义生（1965）测量成人尸体50具100侧，发现分叉处77%高于甲状软骨上缘，12%低于甲状软骨上缘，而平齐甲状软骨上缘者仅占11%。颈外动脉从颈总动脉分出后，开始位居颈内动脉内侧，继则绕过其前方而居其前外侧（图34-3）。

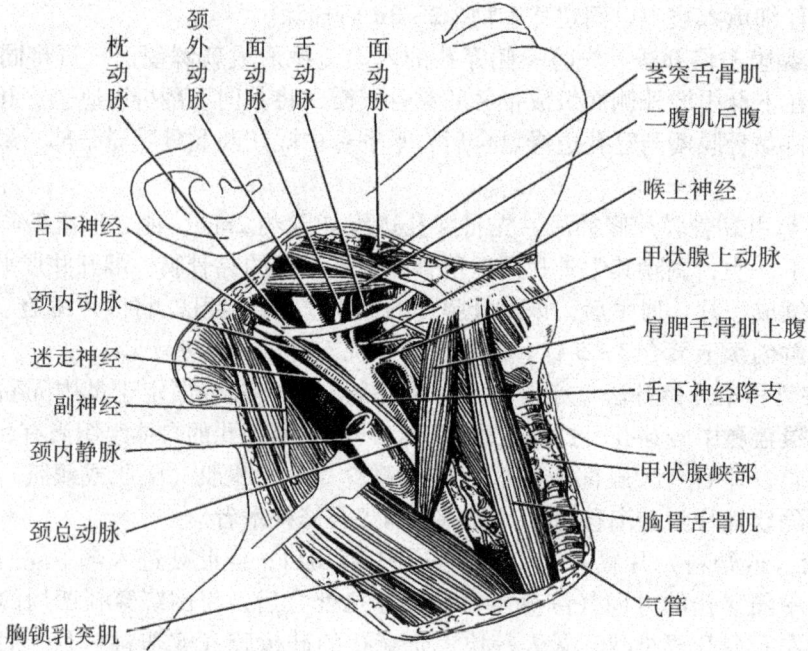

图34-3　颈外动脉的解剖

颈内动脉在颈部无分支。而颈外动脉由分叉处起自下而上依次有如下分支。

1. 甲状腺上动脉　自颈外动脉起始部前壁发出。

2. 咽升动脉　与甲状腺上动脉同一高度，起自颈外动脉起始部的后壁。

3. 舌动脉　平对舌骨大角处发自颈外动脉。

4. 面动脉（亦称颌外动脉）　在舌动脉稍上方起自颈外动脉前壁。

5. 枕动脉　与面动脉同一高度，起自颈外动脉后壁。

6. 耳后动脉　在枕动脉稍上方。

7. 颌内动脉（亦称上颌动脉）　颞浅动脉在下颌颈高度，颈外动脉在此分成两支终动脉。

颈外动脉位于颈动脉三角中，与颈内静脉、迷走神经共同被包于颈动脉鞘内。颈动脉三角的前上界为二腹肌后腹，前下界为肩胛舌骨肌上腹，后界为胸锁乳突肌前缘。颈外动脉的起始部刚好从胸锁乳突肌前缘露出，向上渐离开此前缘而贴近舌骨大角和下颌下腺的包膜，在二腹肌后腹和茎突舌骨肌下方向上前行入深部而离开颈动脉三角。在此三角内，颈外动的浅面有胸锁乳突肌的前缘、颈内静脉或面总静脉，以及舌下神经。后者约在舌骨大角平面与颈动脉交叉，并分出一降支位于颈动脉浅面，术中须加保护。

甲状腺上动脉是颈外动脉的第 1 个分支，通常在稍低于舌骨大角处从颈外动脉分出（我科曾遇个别病例，系从颈动脉分叉处或颈总动脉分出），因此舌骨大角为寻找甲状腺上动脉的重要标志。结扎颈外动脉的部位多选择在此动脉与舌动脉之间。其理由是：第一，甲状腺上动脉与下动脉之间有许多吻合支。若在甲状腺上动脉下方结扎，血液仍可经甲状腺下动脉→吻合支→甲状腺上动脉→颈外动脉，达不到止血目的；第二，在甲状腺上动脉上方结扎，颈外动脉血流继续进入甲状腺上动脉，在颈外动脉近心端不易形成血栓，无血栓脱落进入颈内动脉之虞。

（二）适应证

一切颈外动脉供血范围的动脉性出血和这些范围内严重出血的预防。

（1）严重的头面部大出血（除由颈内动脉供血者外），包括头皮、颅骨、外鼻、鼻腔下部、上颌窦、下颌骨、口腔及口咽部的大出血，用一般止血方法无效者。

（2）鼻腔、鼻窦或鼻咽部恶性肿瘤合并严重出血者。

（3）鼻腔、鼻窦及口咽部恶性肿瘤晚期，可考虑一侧或双侧颈外动脉结扎作为辅助治疗之一。结扎后不仅可减轻疼痛，还可减少肿瘤组织的营养，使瘤体缩小或生长缓慢。

（4）某些有严重出血的大手术之前置手术

1）上颌窦恶性肿瘤，拟行上颌骨切除者。

2）某些鼻咽部、口咽部或口腔恶性肿瘤及某些鼻咽纤维瘤或面部巨大肿瘤，拟行手术切除者。

3）来自颈外动脉的动脉瘤，拟行手术者。

（三）手术方法

1. 体位　仰卧，术侧肩下垫枕，头后仰并略偏向对侧。

2. 消毒　同一般外科手术。

3. 麻醉　一般采用局部浸润麻醉。如为其他手术的前置手术，则两种手术取同一麻醉方法。

4. 操作步骤

（1）切口：以舌骨大角为中点，沿胸锁乳突肌前缘作一长约6cm的斜行切口［图34－4（1）］，切开皮肤及皮下组织。此时可能见到颈外浅静脉，牵开或结扎切断之。

垂直切口（系我科改进切口）：头偏向对侧，在下颌角前方2cm处作定点，在此点下方1cm处起始，向下作垂直切口，长约6cm，止于胸锁乳突肌前缘［图34－4（2）］。此切口的优点在于比较容易暴露颈外动脉，缩短手术时间。

（2）暴露颈外动脉：沿切口切开颈浅筋膜及颈阔肌，暴露胸锁乳突肌前缘，用拉钩将其向后牵开，即可看到颈内静脉［图34－5（1）］，将其与胸锁乳突肌一道向后牵开；若取垂直切口，则首先看到面总静脉（颈内静脉的属支）［图34－5（2）］，将其牵开或结扎切断。在舌骨大角高度，以手指摸清颈动脉的搏动后，于该处用钝分离法纵行分开颈动脉鞘，暴露颈总动脉分叉、颈外动脉、甲状腺上动脉和舌动脉。在颈外动脉表面，有时可看到舌下神经或其降支，应将其牵开，妥加保护。

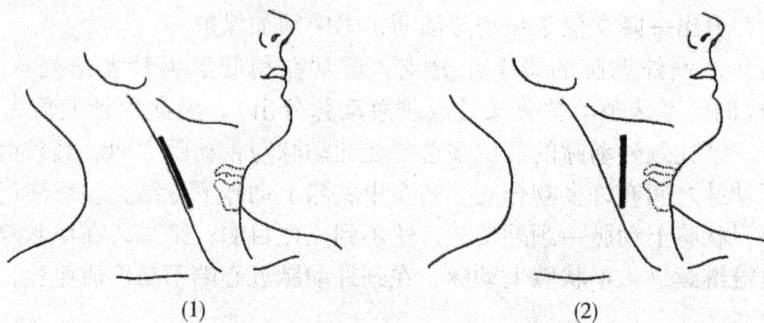

图 34 - 4　颈外动脉结扎术的两种切口
（1）斜切口；（2）直切口

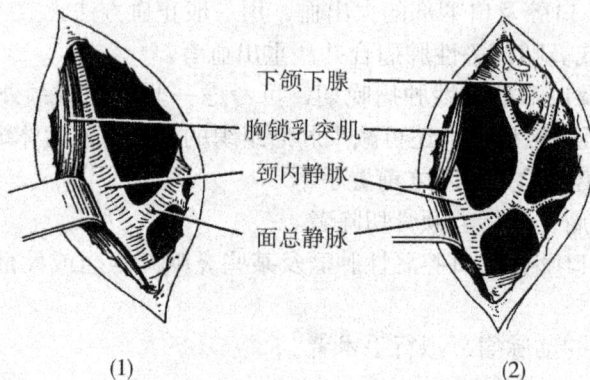

下颌下腺
胸锁乳突肌
颈内静脉
面总静脉

（1）　　　　　　　　　（2）

图 34 - 5　在颈动脉的浅面看到的血管
（1）斜切口：首先看到颈内静脉；（2）直切口：首先看到面总静脉

（3）判定颈外动脉的方法：①颈外动脉在颈部有分支，而颈内动脉在颈部无分支；②请台下一助手确实摸清颞浅动脉（耳屏前上方、颧骨颞突后上方）或面动脉（咬肌前缘、下颌骨下缘处）的搏动后，将颈外动脉压紧以暂时阻断血流，如上述搏动停止，则判定无误。

（4）结扎颈外动脉：用钝分离法小心谨慎将甲状腺上动脉和舌动脉的起始部及其上下一段颈外动脉沿圆周的管壁暴露（注意分开位于其后方的迷走神经），用动脉钩或小弯血管钳在甲状腺上动脉与舌动脉之间绕过颈外动脉内侧壁［图 34 - 6（1）］，用 7 号丝线将颈外动脉双重结扎，但不切断［图 34 - 6（2）］。此时可再触摸一次颞浅动脉或面动脉，以最后确认颈外动脉结扎无误。

（5）逐层缝合切口：注意勿留空腔。适当加压包扎。

（四）并发症的预防及处理

误结扎颈内动脉是最严重的手术并发症。因此失误可引起脑供血不足，导致对侧偏瘫，甚或脑软化而死亡。如能掌握颈内、外动脉的解剖特点，手术时小心从事，则完全可避免之。误结扎颈内动脉时，局麻患者将迅速出现眩晕、恶心、呕吐、神志不清及对侧偏瘫等一侧大脑半球缺血的症状。此时应立即剪除动脉壁上的结扎线，恢复血流。否则，一部分患者将随之出现呼吸变慢、抽搐、死亡。上述症状亦可发生在误结扎后的 10d 内。

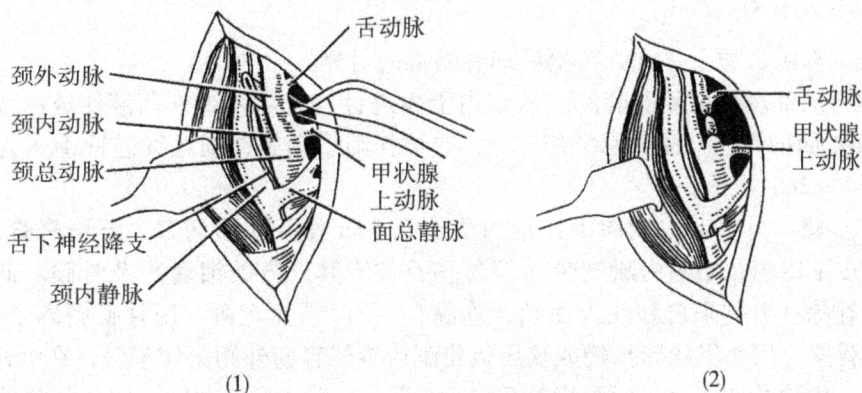

图 34 - 6　颈外动脉结扎
（1）用动脉钩将结扎线从甲状腺上动脉与舌动脉之间导入；（2）双重结扎

二、筛动脉结扎术

筛动脉结扎术（ligation of ethmoidal artery）是治疗筛前/筛后动脉供血区动脉性出血的手术。

（一）应用解剖

筛前及筛后动脉均来自颈内动脉的分支——眼动脉，分别经眶内侧壁纸样板上缘的筛前孔及筛后孔入鼻腔及鼻窦（图 34 - 7），前者供应鼻腔的前上部、额窦及前组筛窦，后者供应鼻腔的后上部、后组筛窦及蝶窦，并各有同名静脉和神经伴行而成束状。

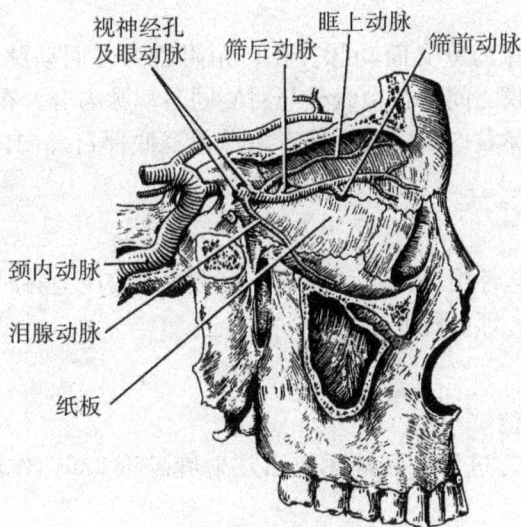

图 34 - 7　筛动脉的解剖

（二）适应证

位于中鼻甲下缘以上鼻腔和额窦、筛窦及蝶窦的动脉性出血，经反复施行鼻腔填塞不能制止者可行筛前/筛后动脉结扎。

（三）手术方法

1. 体位　仰卧，肩下垫枕，头稍后仰并略偏向对侧。

2. 麻醉　局部浸润加阻滞麻醉。从眶内上角进针，先注入少许药液使成一皮丘，再进针 1.5～2cm，回抽无血，注入麻醉液 2ml。如结扎筛后动脉，则继续进针 1cm 左右，如法注入麻醉液 1～2ml。

3. 操作步骤　自眉毛内端向下、距内眦约 0.5cm 作一弧形切口，下至鼻骨下缘水平，切开皮肤、皮下组织，切断内眦韧带（但勿伤及位于其下方的泪囊）及骨膜。此时常切断了内眦动、静脉（分别来自和注入面动、静脉），予以结扎止血。用骨膜剥离子分离骨膜，暴露眶内侧骨壁。用小甲状腺拉钩或脑压板将眶内容轻轻向外侧稍作牵引，在纸样板上缘找到筛前动脉、静脉及神经束（距眶缘约 2cm），不必亦不易分离动脉，取 1 号丝线一并予以结扎或用脑外科银夹将其挟闭。此时须小心操作，不可将动脉弄断，否则，血管将缩进骨管，无法止血。若结扎筛前动脉后出血仍未停止，可沿纸样板上缘继续向后约 1cm（距眶前缘约 3cm）处找到筛后动脉（静脉、神经束），取银夹挟闭。

（四）并发症

全部操作均须在眶骨膜下进行。如不慎撕破眶骨膜，则有引起眶内感染之虞。血管结扎或银夹挟闭均须牢靠，以免松脱产生眶内血肿。

三、上唇动脉结扎术

上唇动脉结扎术（ligation of superior labial artery）是针对鼻中隔利特尔区（Little area）动脉性出血而施行的手术。

（一）应用解剖

上唇动脉来自颈外动脉的分支面动脉。在口角附近离开面动脉沿上唇边缘背侧向内行走，居口轮匝肌与上唇黏膜之间，在中线处与对侧同名动脉吻合。在靠近前鼻孔处分为鼻翼支和鼻中隔支，前者供应鼻翼内侧皮肤，后者沿鼻前庭底部自外向内横行至鼻中隔前下部，继而转向后上方利特尔区。

（二）适应证

鼻中隔利特尔区的动脉性出血，经填塞法止血无效，按压上唇时出血停止或减少者，表示上唇动脉鼻中隔支出血，即可行此手术。

（三）手术方法

1. 体位　坐位或仰卧位。

2. 麻醉　在鼻前庭下方进针，回抽无血后注射麻醉液 2ml，作鼻前庭底部及上唇浸润麻醉。

3. 方法　取三角针、1 号丝线，自前鼻孔下方、人中外侧各 0.5cm 处刺入，针尖从鼻前庭底部靠近鼻中隔处穿出，两端打结。如出血完全停止，则不必填塞鼻腔。

另法（系我科采用）：仰卧，作术侧眶下神经阻滞麻醉（其优点是不会因上唇及鼻前庭浸润麻醉致软组织肿胀而影响缝扎止血效果）。将上唇翻起，在同侧口角内上方摸到上唇动脉的搏动，在此处作一长约 0.4cm 的黏膜垂直切口（不可过深，以免直接切断上唇动脉），切口下端距唇红前缘 0.1～0.2cm，沿切口两侧作黏膜下分离，在口轮匝肌表面找到上唇动脉，分离后结扎两点，中间切断。此时触摸该动脉结扎的近心端应仍有搏动，而结扎的远心端（人中侧）搏动消失。用 3－0 丝线缝合切口 3～4 针，5d 后拆线。

（四）手术效果分析

鼻中隔利特尔区由来自颈外动脉的上唇动脉、鼻后中隔动脉、腭大动脉，以及来自颈内动脉的筛动脉吻合成丛，结扎时仅属其中一支动脉，且还有相应的静脉丛（kiessel－bach plexus）并存，故有时难以收到"立竿见影"的效果，本法只能作为利特尔区动脉性出血的止血手段之一。

四、经上颌窦上颌动脉结扎术

经上颌窦的上颌动脉结扎术（ligation of maxillaryartery per maxillary sinus）是按Caldwell－Luc 术式进入上颌窦后凿开上颌窦后外壁内上方的骨质，找到上颌动脉予以结扎或用银夹将其挟闭的手术方法。

（一）应用解剖

颈外动脉上升至下颌骨颈部后方在腮腺实质内分为颞浅动脉和上颌动脉（亦称颌内动脉）2 支终末动脉（图 34－8）。

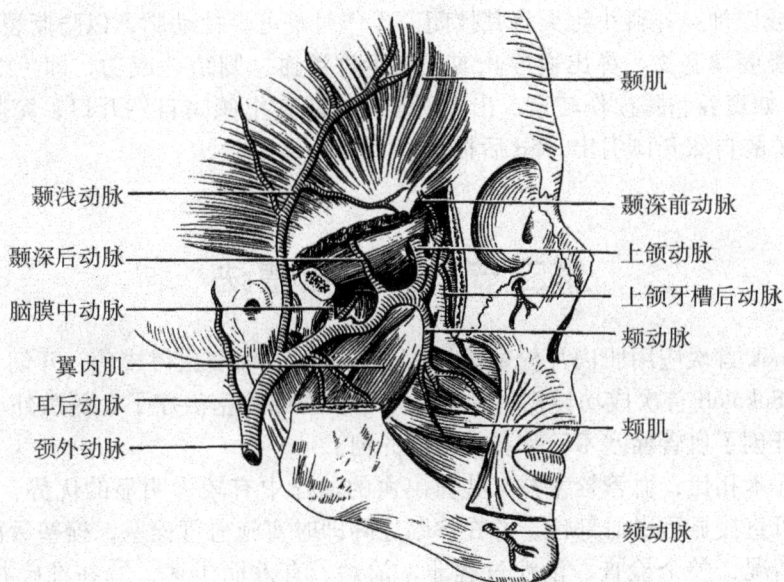

左侧标注（从上到下）：颞浅动脉、颞深后动脉、脑膜中动脉、翼内肌、耳后动脉、颈外动脉

右侧标注（从上到下）：颞肌、颞深前动脉、上颌动脉、上颌牙槽后动脉、颊动脉、颊肌、颏动脉

图 34－8 上颌动脉的解剖
（下颌骨升支、颧弓及翼外肌已切除）

上颌动脉继续向前内行进至颞下窝→翼腭窝，在此处形成一个动脉袢，并沿途发出许多小分支至颌面部及硬脑膜。其中蝶腭动脉供应鼻腔外侧壁及鼻中隔，眶下动脉及后上牙槽动脉供应上颌窦黏膜。

（二）适应证

位于中鼻甲下缘平面以下，尤其是鼻腔后段的动脉性出血，经各种填塞法无效、而压迫同侧颈动脉（于甲状软骨下缘外侧摸到搏动后，将动脉向后向内压迫于第6颈椎横突上），鼻出血减轻或停止者。

此法优点是不结扎颈外动脉，而只结扎靠近蝶腭动脉处的上颌动脉，可不影响其他分支的血液供应，效果也较可靠。缺点是手术难度较大。上颌窦有炎症时，为手术禁忌证。

（三）手术方法

1. 体位　半坐位。

2. 麻醉　多采用局部麻醉，方法同 Caldwell – Luc 手术。

3. 手术操作

（1）依 Caldwell – Luc 术式进入上颌窦，前壁骨孔宜稍大，以期暴露良好和操作方便。窦内黏膜不必刮除。用圆凿凿开后外壁内上方的骨质约 1.5cm×1.0cm 大小，除去骨片，进入翼腭窝。此时可见到翼腭窝内的结缔脂肪组织，上颌动脉即藏于其中，但看不到搏动。

（2）为避免分离时刺激上颌神经及蝶腭神经节引起疼痛，可于此处注射 1% 普鲁卡因或赛洛卡因（均加入少许 1‰肾上腺素）作浸润麻醉（注意回抽无血时始能注射）。

（3）以小弯止血钳向后上分离翼腭窝软组织，找到上颌动脉，小心操作，将其游离、暴露，然后用动脉钩或小弯止血钳越过动脉，用 3 号丝线在靠近翼突外板处将其双重结扎（但不切断），或以神经外科小银夹将其挟闭。操作时不可牵拉动脉，以防撕裂出血。

（4）撤除鼻腔填塞物，鼻出血停止或仅有少许渗血，则结扎成功，即可缝合切口（窦腔可不填塞）。如窦腔黏膜损伤较重、出血明显，可扩大上颌窦自然开口，窦腔内填以碘仿纱条并从扩大了的自然开口引出，5d 后抽除。

（安新山）

第五节　血管栓塞法

1930 年 Brook 首次应用肌肉片栓塞创伤性颈动脉 – 海绵窦获得成功，开创了栓塞治疗的历史。1974 年 Sokoloff 首次成功经皮内动脉应用明胶海绵栓塞治疗了 2 例颈外动脉供血的顽固性鼻出血，开创了血管栓塞术治疗鼻出血的先河。

与动脉结扎术相比，血管栓塞在某些鼻出血的治疗中有较为明显的优势，主要表现在：①应用造影术可直接显示出血部位，并在诊断之际即时实施血管栓塞，栓塞后再进行造影检查出血区血供情况，整个检查、治疗过程非常清楚、有效而迅速；②在准确判断出血血管后，可以超选择出血部位最远端动脉血管进行栓塞，可使创伤尽可能减小；③如有再次出血，可反复进行治疗。

尤其在 20 世纪 70 年代数字减影血管造影（DSA）应用于临床后，血管栓塞法的应用得到了更大的发展空间。因为传统的血管造影，因血管与骨骼及软组织影重叠，血管显影不清。过去一般采用光学减影技术来消除骨骼和软组织影，使血管显影清晰，但效果欠佳。DSA 则是应用计算机程序进行两次成像完成的。在注入造影剂之前，首先进行第一次成像，并用计算机将图像转换成数字信号储存起来。注入造影剂后，再次成像并转换成数字信号。

两次数字相减，消除相同的信号，得出一个只有造影剂的血管图像。这种图像较以往所用的常规脑血管造影所显示的图像，更清晰和直观，一些精细的血管结构亦能显示出来。

一、适应证和禁忌证

1. 血管栓塞法治疗鼻出血的适应证

（1）难以控制的原发性鼻出血或高血压性鼻出血。

（2）难以控制的外伤性鼻出血。

（3）鼻出血反复发作，出血量大，而患者拒绝行鼻腔填塞或血管结扎者。

（4）遗传性出血性毛细血管扩张症患者的严重鼻出血。

（5）颈内动脉－海绵窦瘘或颅内颈内动脉所致的严重鼻出血。

（6）鼻咽纤维血管瘤出血，将主要供血动脉栓塞后，不但可以控制出血，还可作为肿瘤切除术前准备。

2. 血管栓塞法的禁忌证

（1）股、髂和腹主动脉闭塞性疾病；髂动脉明显迂曲，导管无法前进；股动脉病变如动脉瘤。

（2）动脉粥样硬化。

（3）出血性素质或正在接受肝素治疗者。

（4）对造影剂过敏者。

（5）筛前动脉或筛后动脉等颈内动脉系统破裂性鼻出血者。

（6）造影显示颈内、外动脉系统或颈外动脉与椎动脉间存在异常血管吻合者。

（7）严重高血压患者。

二、器械与栓塞材料

DSA 下的血管栓塞术需要成套的血管造影设备，配套的穿刺针和各种类型的导管以及不同用途的栓塞材料。

1. 管　常由聚乙烯、硅胶和特氟隆等材料制成，要求具有适当硬度、弹性和可塑性，表面摩擦系数小。导管头端渐细，有 1 ~ 3 个弯曲和端孔，导管尾部可与注射器相接。导管周径以 French No 表示，有 3 ~ 14 号，各有一定的内径和外径，一般成人用 6.5 ~ 7.3F 导管，小儿用 5F 以下导管。

导管前端有锥尖型和钝头型。传统的钝头型导管因管腔较大适合于投送大栓子和可脱球囊。锥尖型导管则能挤入动脉腔以阻止栓塞材料从导管周围反流。目前临床上多用者为球囊导管，包括单腔球囊导管、双腔球囊导管、漂浮球囊导管等。单腔球囊导管较柔软，但球囊与导管分离时需待注入的材料固化后才能拔管。双腔球囊导管可用于任何情况，能防止栓子反流，拔管容易，但柔性差。漂浮球囊导管适用于栓塞细小的末梢血管，但因太细不能用颗粒性栓子和黏稠性液体。

2. 栓塞材料　根据栓塞材料能否被吸收而致栓塞血管是否再通，可分为可吸收性栓塞材料和非吸收性栓塞材料。

（1）可吸收性栓塞材料：用于暂时性的血管栓塞，最常用者为明胶海绵，常制成 1 ~ 2mm 颗粒，可栓塞较大血管分支，一般可在 1 ~ 3 周内被吸收，数月后血管再通。此外还有氧化纤维素、自体血凝块等，一般临床应用较少。

（2）非吸收性栓塞材料：用于永久性的血管栓塞，材料较多。如固体材料如埃氟隆、聚乙烯海绵、硅橡胶、白芨粉、不锈钢丝圈、尼龙丝、金属颗粒、塑料颗粒、可分离性球囊等，液体材料如无水乙醇、液态硅酮、氰丙烯酸异丁酯（IBCA）等可在血管内凝固形成铸模导致永久栓塞。

实际应用中应根据具体需要选用合适的栓塞材料，一般原则为：①根据栓塞目的：如为控制鼻出血可选择短效或中效栓塞物如明胶海绵；②根据被栓塞血管大小及侧支循环血流动力学：如栓塞较大血管可用不锈钢圈，栓塞小血管可用颗粒状栓子，栓塞动脉瘤可用脱离球囊等。

三、血管栓塞术治疗鼻出血的步骤

近年来多采用 DSA 时栓塞治疗。以股动脉途径最为常用。本节主要对该方法进行介绍。

1. 围手术期

（1）术前严格掌握适应证，排除凝血系统异常，严重心、肺、肝、肾功能不全，近期的心肌梗死、脑血管意外等均应慎重。

（2）术前 6 ~ 8h 不进食固体食物，但不禁流食。

（3）术前停用抗凝血药。

（4）穿刺处（双侧腹股沟）备皮。

（5）血管造影前给药：阿托品 0.5mg，安定 5 ~ 10mg 肌注。

2. 动脉穿刺

（1）常规消毒铺巾：注意消毒范围稍大，以防长的导丝导管外露接触污染。操作者穿着隔离防护衣。

（2）局部麻醉：1% 利多卡因 10 ~ 20ml 在穿刺点及附近作浸润麻醉，应注入股动脉内外侧及深部。良好的局麻可有防止血管痉挛的效果。

（3）穿刺入股动脉：股动脉位于股静脉外侧、腹股沟韧带之下。穿刺点可选在腹股沟韧带下两横指处，此处为股动脉搏动最强，亦即最表浅之处。

（4）导管插入：确认穿刺针进入动脉后，拔出针芯即将导丝放入。导丝放入应有一定深度（20cm 左右）。导丝插入前用肝素盐水擦拭以防其上产生小的凝血块。然后将导管沿导丝放入，在放置前亦应以肝素盐水冲洗。将导管逐渐推进到鼻出血侧颈总动脉。推进过程中可注入少量造影剂使之在透视下易于见到。操作中每 2 ~ 3 分钟以葡萄糖或盐水冲洗导管以防凝血。

3. DSA 检查及血管栓塞　将导管插入鼻出血侧的颈总动脉、颈内动脉处后，可行 DSA 检查以确定其位置。再将导管插入颈外动脉或上颌动脉起始处行 DSA 检查，了解颈外动脉及其主要分支如颌内动脉、咽升动脉等的解剖，了解颈外动脉与颈内动脉、眼动脉、椎动脉间有无危险的吻合支，以及鼻出血的部位等。然后将导管插入颌内动脉水平，注入栓塞剂进行血管栓塞。栓塞颈内动脉瘤破裂口时，可用可脱性同轴球囊管，附有球囊的导管插至病损部位，使之适当膨胀后脱落，起栓塞作用。

栓塞后再次行 DSA 检查，证实颌内动脉或颈内动脉血流基本被阻断后，将导管逐渐退出。在操作过程中应经常注意操作侧的远端脉搏，以防穿刺处小血块形成或血管痉挛。

4. 术后处理

（1）术后局部加压包扎6～12h，患者绝对平卧，以防穿刺部位出血形成血肿。

（2）避免咳嗽和打喷嚏，以免局部压力突然增高而出血。

（3）注意肢体的脉搏（尤其是足背动脉）、温度、颜色和运动，因动脉插管过程中易损伤血管内膜形成血栓。

四、并发症

血管栓塞术并发症发生率并不高，主要由于手术操作损伤、造影剂不良反应、误栓塞及栓塞后反应等引起。

1. 手术操作损伤 包括穿刺处出血所致局部血肿、血管痉挛、局部血栓、栓塞、血管穿破、穿刺处动脉瘤或动静脉瘘等。

2. 造影剂不良反应 多表现为造影剂所致全身性变应性或毒性反应，选用非离子型造影剂可减少此类并发症，然价格昂贵。

3. 误栓塞 栓塞时误栓塞脑、眼等重要器官的血管，出现偏瘫、失语、一过性失明甚至死亡等严重并发症。预防的关键在于充分了解血管变异、侧支循环情况，尤其是颈外、颈内动脉、眼动脉、椎动脉之间的危险吻合支情况。操作时动作应轻柔，以免损伤动脉内膜形成血栓等。

4. 栓塞后反应 颌内动脉栓塞后，极少数患者可出现面神经麻痹、张口困难、嚼肌疼痛、面颊部软组织肿胀等。可能与局部神经肌肉缺血有关，多数经数月后可自行恢复。

（安新山）

第三十五章

咽喉部常用治疗技术

第一节 气管切开术

气管切开术（tracheotomy）是一种急救手术，最初仅用于解除喉阻塞引起的呼吸困难。随着对呼吸道的病理生理功能的深入研究，其应用范围已有很大的扩展。对于下呼吸道分泌物潴留所引起的呼吸衰竭（如颅脑外伤，胸腹外伤及脊髓灰质炎等），气管切开术为重要的辅助性治疗手段。可经气管套管将下呼吸道分泌物吸出，从而改善肺内气体交换。

缺氧、碳酸过多及酸血症是引起窒息的三个要素。缺氧是肺泡气体交换减少的直接结果；碳酸过多乃由于血中二氧化碳潴留所致；酸血症是二氧化碳增多与缺氧时组织内产生大量乳酸的结果。酸血症又可发展为严重的酸中毒症。不少学者认为，即使患者的血氧饱和度无明显下降，二氧化碳在血液中的潴留也可达到致命的浓度。因此，在下呼吸道分泌物潴留、肺泡换气不足的情况下，即使大量给氧，二氧化碳仍会积存。换言之，此时单纯给氧并不能解决二氧化碳潴留的危害性，反而使呼吸更加受到抑制。所以现今都采用气管切开术以解除下呼吸道分泌物阻塞性呼吸困难，改善肺泡的气体交换。同时，对于减轻呼吸阻力，减小呼吸道解剖无效腔和减少呼吸次数，往往都有良好效果。为此，不仅耳鼻咽喉科医师应熟练地掌握气管切开术、内科、外科、神经内、外科、儿科、妇科等各科医师也需对气管切开术有所认识，加以重视。

一、应用解剖

颈段气管位于颈部正中，上接环状软骨下缘，相当于第6颈椎平面。其下端达胸部，相当于第4胸椎下缘。自环状软骨下缘至胸骨上窝之间，约有7~8个气管环（气管全长约有16~20个气管环）。颈段气管的位置较浅。头后仰时，气管自胸腔提向颈部，使颈段气管变长，位置亦较浅。头前屈时，气管缩入胸腔，颈段气管变短，位置亦变深。

颈部气管之前覆有皮肤、浅筋膜、深筋膜、结缔组织及气管前筋膜。浅筋膜层中常有较粗静脉，连接两侧颈前静脉。深筋膜下有胸骨舌骨肌及胸骨甲状肌覆于气管之两侧，至气管之正中部，两侧肌缘相接，形成一白色筋膜线，称之为"白线"。沿此"白线"切开筋膜，分离肌肉，使手术保持于中线，较易暴露气管，且不致损伤重要组织。甲状腺峡部一般位于第3、4气管环之前，为气管前筋膜所包绕，手术时可将其向上或向下推移。必要时可将之切断缝扎。儿童之胸腺位于胸骨舌骨肌及胸骨甲状肌下，并覆于气管前部及两侧，施行气管切开术时，应注意之。

颈总动脉、颈内静脉位于两侧胸锁乳突肌的深部，于环状软骨水平上述血管离颈中线较远，向下逐渐移近颈中线，于胸骨上窝处与气管靠近。故若以胸骨上窝为顶，两侧胸锁乳突肌前缘为边、环状软骨下缘水平为底的倒三角形区域为安全三角区。气管切开术应在该区内沿中线进行，可避免误伤颈部大血管。

气管环后壁无软骨，与食管前壁相连。当吸入性呼吸困难的吸气期，气管后壁可向前突，故进行气管切开时，万勿切入过深，以免伤及气管后壁及食管。在颈部气管前，有时可见位置偏高的无名动脉。两侧肺尖有时高出第 1 肋，向颈部膨出，尤以左侧为甚。故手术时不宜向下分离过深，气管切开也不宜低于第 5 环，以免损伤颈前根部大血管或损伤胸膜顶。

二、适应证

（1）咽部阻塞而有呼吸困难者，如咽部肿瘤及脓肿等。

（2）喉阻塞。

（3）各种原因所致的下呼吸道分泌物潴留

1）各种原因造成的昏迷，因咳嗽反射消失或呼吸瘫痪，分泌物积聚，阻塞下呼吸道，如尿中毒、肝昏迷、脑血管疾病、颅脑外伤、药物中毒、格林巴利（Guillain Barre）综合征、破伤风、脊髓灰质炎等。

2）胸部外伤后，胸廓活动或呼吸运动受影响，以致下呼吸道分泌物潴留，如多发性肋骨骨折，开放性气胸等。

3）胸腹部手术后，患者一般情况差，咳嗽无力，不能排除下呼吸道分泌物，如小儿体外循环心脏手术后。

4）各种原因造成的呼吸功能减退：如慢性支气管炎、肺心病、慢性肺气肿等患者，因咳嗽反射甚差，黏稠的分泌物阻塞下呼吸道，引起呼吸困难时，气管切开不仅可以减少呼吸道的解剖无效腔，吸出下呼吸道分泌物，而且可将药物直接送入下呼吸道内，故在一定情况下能提高单纯内科治疗的效果。

（4）其他手术的前置手术：如施行下颌、口腔、咽、喉部大手术时，为防止血液、分泌物或呕吐物下流，或术后局部组织肿胀阻碍呼吸，可先行气管切开术。

（5）某些下呼吸道异物可考虑施行气管切开术后加以取除。

三、术前准备

术前除准备手术器械外，宜备好氧气、吸引器、气管内麻醉插管、麻醉喉镜，以及抢救药物。

详细了解病情及颈部触诊，了解气管位置，颈前有无影响气管切开的肿块如甲状腺肿大等。必要时行颈部正、侧位 X 线片，了解气管位置及病变情况。

术前一般不宜使用吗啡及阿托品，因前者可抑制呼吸，后者使分泌物变为黏稠，将使呼吸困难加重。

手术器械：刀柄（3 号或 7 号）2，刀片 10 号、12 号各 1，剪刀弯、直各 1，敷料镊 1，组织镊 1，气管切口扩张器成人、儿童用者各 1（或用弯血管钳代替），气管拉钩 1，双齿或

3 齿钝（皮肤）拉钩大、小各 1 副，甲状腺拉钩 1 副，血管钳弯、直各 4，持针钳 1，帕巾钳 4，短金属吸引头 1，橡皮导尿管（附玻璃接头，吸引用）10 号、12 号各 1，气管套管 0~6 号各 1，注射器 1，以及缝针、丝线、消毒巾、纱布、药杯、纱带和手套等。有条件者，可加备直接喉镜（成人，儿童），麻醉用气管插管及支气管镜等。

气管套管的选择：患者术后必须佩戴气管套管，并依靠套管进行呼吸，故套管质量的好坏和大小、长短是否合适，非常重要。气管套管必须坚固耐用，不生锈，一般都采用银质合金制成。近年来亦有采用特种塑料或硅橡胶以及钛合金制成的，应用效果良好。

气管套管由底板、内管、外管、管芯四部分组成。另一种套管的外管上套有橡皮薄膜气囊，内管上端呈 Y 形，有两个开口，可以分别作给氧，吸痰和滴入药物之用。还有一种低压气管套管供长期使用，不致对气管有严重的压迫而引起软骨受损。

四、手术方法

气管切开术有常规、紧急、快速、永久性气管切开术及环甲膜切开术几种，以下分述之。

1. 常规气管切开术

（1）体位：一般采用仰卧位，头向后伸，肩部垫高，下颏、喉结及胸骨上切迹三点成一直线，严格保持在正中位上，便于气管的暴露。呼吸困难严重者，如头后伸太甚，将加重呼吸困难，可将头稍前屈，作切口后再使之后仰。不能仰卧的患者也可采用坐位或半坐位。

（2）麻醉：一般采用局部浸润麻醉。用含少量肾上腺素的 1% 普鲁卡因作颈前中线皮下浸润，起自甲状软骨下缘，下达胸骨上切迹，相当于皮肤切口的部位。气管两侧也可注射少量麻醉剂。

若情况紧急或已昏迷者，可不给麻醉。对儿童，为避免挣扎和消除恐惧，减少手术意外（如因缺氧加重，引起心跳骤停）的发生，可采用全麻经气管内插管后再行手术。

（3）操作步骤

1）切口：有纵横两种，纵切口操作方便，故目前多采用之；唯其愈合后，颈前正中遗有较明显的瘢痕，是其缺点。横切口最大优点是术后瘢痕不显著。

纵切口：在颈前正中，自环状软骨上缘至胸骨上切迹上一横指处，纵行切开皮肤、皮下组织及浅筋膜，此时常遇到两条怒张的表浅颈静脉，可向两侧牵开，必要时可结扎切断。

横切口：在颈前环状软骨下约 3cm 处，沿颈前皮肤横纹作 4~5cm 切口。切开皮肤、皮下组织及颈阔肌浅筋膜后，向上、下分离，即可见颈前诸肌覆于深筋膜上。

2）分离颈前组织：将颈深筋膜在两侧胸骨舌骨肌之间切开，用剪刀向上、下分离至与皮肤切口等长为止。胸骨舌骨肌及胸骨甲状肌自中线用血管钳作纵行钝分离，然后从两侧用相等力量牵开。保持气管位于切口正中，并经常用左手食指探触气管环，以防气管被牵拉移位。

3）牵开或切断甲状腺峡部：牵开肌肉后，即可看到气管前筋膜。甲状腺峡部一般遮蔽于第 2、3 气管环的前面，如妨碍气管的暴露，可在甲状腺前筋膜下缘与气管前筋膜之间稍加分离，然后向上或向下将峡部牵开（通常以向上牵开较方便），气管前壁即可清楚暴露。若牵开峡部有困难，可用血管钳将完全分离的峡部从两旁夹住，自中间切断，并加缝扎。

4）切开气管：在非紧急情况下，对成人及较大儿童，可于切开气管前，先用注射器刺入气管环间隙，注入1%丁卡因数滴于气管内，以免气管切开后发生剧烈咳嗽。用气管拉钩钩住第1、2气管环之间，将气管微向上方提起，用左手拇指及中指从两侧将气管固定，以12号刀片（镰刀形刀片）自正中切开（将刀尖于气管环之间伸入气管内，再向前上挑开第3～5气管环或第2～4气管环），有时切断2个环即够。在成人，也有主张将气管前壁切除椭圆形一小块，约相当于套管外径大小，认为其优点有三：①便于更换套管；②可少切断一个软骨环；③套管四周较严密，不致形成皮下气肿。切开气管时应注意勿损伤气管后壁，以防发生气管食管瘘。气管的第1环及环状软骨不可切断，以免后遗喉狭窄。如时间许可，在切开气管前应妥善止血。

5）安放气管套管：气管切开后，须迅速用扩张器或弯血管钳将气管切口撑开，若有分泌物自切口咳出，可用吸引器将之吸除，再插入合适的气管套管。插入套管前要取出内管，套入管芯，插入后，迅速取出管芯，当即有分泌物和气流自套管喷出，吸尽分泌物后将内管套上、固定。

6）固定套管及缝合切口：套管两侧系以纱带缚于颈部固定。如皮肤切口较长，可将套管上方的创口缝合1～2针，套管下方不予缝合，以免发生皮下气肿，并便于伤口引流。套管周围的伤口内放置碘仿纱条（1～2d后取出），用从中间剪开一半的纱布夹于套管两侧，覆盖伤口。最后将管芯系于套管的纱带上，以备套管脱出后重新插入时使用。

2. 紧急气管切开术（emergency tracheotomy）　对情况紧急的患者，一般可采用直接喉镜下插入支气管镜或麻醉用气管插管，使呼吸困难缓解，然后从容进行正规气管切开术。如严重的急性喉阻塞发生于旅途、战地、农村等地时，可用小刀、剪或剃刀片施行手术，也不必考虑消毒及麻醉。患者仰卧，头后伸，显露喉结，若有助手扶头最好。无人帮助时，手术者坐于患者右侧，将患者肩部放在手术者右膝上，使其头后仰，颈部伸直，显露喉及气管。术者以左腋窝压其前额使头固定。

将正规气管切开术一气呵成于一个步骤。为便于明了手术操作，分为7步叙述。

1）术者用左手拇指及中指固定喉及气管在颈前正中线上，并将其两旁大血管向后推至胸锁乳突肌之下。

2）循中线自甲状软骨切迹至胸骨上切迹处以刀切开皮肤及气管前软组织，此时出血较多，但妨碍不大。

3）术者用左手食指触摸气管环，如遇甲状腺峡可推之向上、向下，甚至可以将之切断。

4）刀尖随左手食指导引，沿气管环的正中仔细切开2～3个气管环。切开气管环时，为了避免用力过度，右手应固定于患者颈部。

5）气管切开后一般切口均紧闭，必须用张开器或血管钳将之撑开。如无，可将刀柄插入切口稍加转动，即可分开气管切口。此时患者必有咳嗽、出血和大量气体咳出，待空气流通片刻后，即可插入适合的套管。若无套管可用适当的代用品，如橡皮管、打断的茶壶嘴、竹管等插入气管内。

6）如患者呼吸停止，须立即施行人工呼吸。保持套管通畅。头放低位以免血液流入肺部，并以纱布紧填于创口及套管之间止血。

7）呼吸恢复后，速作止血处理。手术完毕，呼吸已暂时保持通畅，须设法转送医疗单位，按正规气管切开术继续进行处理。在转送过程中必须注意套管或代用品脱出或被咳出。

如遇颈部粗短，气管内插管困难，或颈前有肿瘤（如甲状腺肿瘤）致使环甲膜及气管暴露困难者，可作纵行切口，切开甲状舌骨膜，暴露会厌后，由喉前庭插入麻醉用气管插管或较长的气管套管，然后再作气管切开术。

3. 快速气管切开术（rapid tracheotomy）　我们自 1970 年 1 月起采用李宝实等改进的快速气管切开器，对破伤风引起的喉痉挛、咽后脓肿引起的急性呼吸道阻塞，以及脑外伤后昏迷、纵隔肿瘤、肺功能不全，胃底癌切除术后、截肢后败血症等引起的 20 余例成年呼吸困难患者，施行了快速气管切开术。绝大部分病例都在 1min 内，少数患者仅 20～30s 即可完成手术，皆在紧急情况下，使患者转危为安。

1）快速气管切开器：根据患者气管管径的不同，有大小不同的型号，每套共 5 件。

a. 弯形穿刺针：可插入针芯。针的凹面有一条纵行小槽，小槽柄端稍扩大呈圆形，以便切开刀的珠形尖端能通过此孔进入小槽内。柄端（近端）向凹面装有一马鞍形片，外套管紧贴鞍内向下滑行，即可导入气管。

b. 穿刺针针芯。

c. 切开刀及刀柄：刀柄远端装有活动的切开刀片，刀尖呈珠状，刀柄近端装有圆环，操作时将圆环向远端推进，刀片即张开。将圆环退回时，刀片收拢。刀柄与收拢的刀片可套入外套管内。

d. 外套管：系特制的外套管，与切开刀配套。其管径恰能容切开刀套入。弧度与刀柄形状一致。长度与刀柄圆环至切开刀片之间的长度相等。

c. 内套管。

2）手术方法

a. 患者仰卧，肩垫高，头后仰。如时间允许，局部消毒后用 1% 普鲁卡因 5ml 行浸润麻醉。

b. 手术者立于患者右侧，以左手拇指及中指固定颈部气管，食指置于环状软骨之下颈前正中线上，以指示穿刺针刺入部位。右手持套有针芯的弯形穿刺针在颈前正中线相当于第 2、3、4 气管环之间处，针尖正对皮肤刺入，穿过皮下组织及肌肉层，向气管方向穿进。

c. 穿刺针进入渐深，感觉稍有抵抗，表示已达气管前壁。再稍用力即有突然进入空腔的感觉，此时应立即使针尖顺势向下再推进少许。刺入气管时，不可用力过猛，以免刺伤气管后壁。左手固定针管，右手拔出针芯，若有空气吹出，表示穿刺针确已插入气管内。如无空气吹出，则示穿刺针尚未进入气管（多刺入气管前方的软组织内），需立即重行穿刺。

d. 右手持已装上外套管的切开刀，并撑开刀片，将珠形的刀尖经穿刺针近端的圆孔套入小槽内，将外套管紧贴穿刺针柄端的马鞍形片的槽内。

e. 用力将切开刀及外套管沿穿刺针的小槽与马鞍形片的轨道向气管内推进，当珠形的刀尖越出针槽远端时，外套管即已随切开刀片进入气管内。此时以左手固定外套管，右手将刀片收拢后从外套管内退出，拔出穿刺针，如气管内有分泌物或血液，需吸引干净。

f. 将套管的系带绕颈部打结固定，插入内套管，手术完成。

3）此种快速气管切开器的优、缺点

a. 优点：①手术可在极短时间内完成，无需其他设备，对突然发生严重呼吸困难的患者，如喉部或上呼吸道外伤或战伤引起呼吸困难的患者，在设备条件缺乏时进行抢救非常适宜。在医院进行紧急抢救时也可适当采用；②弯形穿刺针既可避免刺伤气管后壁，又可稍向前提起气管，有利于切开气管的操作；③切开刀与外套管在穿刺针的小槽与马鞍形片内推动，如在轨道内进行，较安全而顺利；④活页切开刀张开的程度可按圆周率计算，切口恰好适合外套管插入的长度，并利用外套管在切口内的张力，压迫切断的小血管，达到止血或减少出血的目的。

b. 缺点：①有时出血较剧，故对呼吸困难的患者进行气管切开术时，在医院内，除特殊紧急情况外，不宜用以代替正规气管切开术；②不适用于小儿，因儿童气管细软、管腔狭小，快速气管切开器难以准确插入气管内，并容易损伤气管或其周围组织而引起并发症。

4. 永久性气管切开术（permanent tracheotomy）　有些患者需长期带气管套管，将气管切口周围皮肤与气管切口内黏膜缝合，造成一个永久性瘘道。其作用可以减少切口感染、肉芽生长及瘢痕形成，并便于患者自己护理。

5. 环甲膜切开术（conicotomy）　遇喉阻塞的病情危急者，可先行环甲膜切开术，以使呼吸困难迅速得到缓解，但不适于小儿患者。手术方法如下：

体位：同气管切开术。

左手中指及拇指固定喉部，食指沿颈前中线摸清环甲间隙后，用中指及拇指将该处皮肤纵行挟起，以尖刀作横切口，切开皮肤。固定环状软骨，用锐头弯剪刀刺穿环甲膜，向下、向后伸入声门下腔。将剪刀撑开，插入合适的气管套管，或其他代用的空心管（如橡皮管、塑料管等）。气管套管需用纱带缚于颈部固定，代用的空心管也需设法固定，以免滑脱，或落入气管内。套管插入后，注意检查管中有无呼吸气流。防止喉腔黏膜未切开，将套管插在环甲膜与喉腔黏膜之间。

在最危急的情况下，可用刀、穿刺针或其他任何锐器，迅速从环甲膜处刺入，并使创口撑开，多可转危为安。如遇环甲动脉损伤，有较剧的出血者，需将创口扩大，以便结扎止血。当患者呼吸困难缓解，危急情况好转后，需再施行一次气管切开术。施行环甲膜切开术者，带管时间不宜超过48h，以免因发生感染和瘢痕组织形成而后遗喉狭窄。

五、术中注意要点

（1）婴幼儿，呼吸困难严重、烦躁不安者，或颈前有肿块压迫者，估计术中难度较大，最好与麻醉师协商，先插入气管内插管，既可保持呼吸道通畅，又可从容地进行手术。

（2）气管切开时需专人固定头部，尤其是烦躁不安的患者和小儿。体位不正，暴露气管较困难，头未固定好，气管偏斜，气管切口不正，易发生术后并发症。

（3）分离气管周围组织时不要偏离中线，不要分离太宽太深，以免损伤重要血管和神经。常用手指触摸气管定位，两侧拉钩力量要均衡，不要一侧用力过大，把气管拉向一侧，损伤食管。

（4）要认清解剖标志，特别是小儿气管细软，容易把环状软骨当作气管环切开。一般切开第2、3、4气管环，不得低于第5环。小儿不应作气管造口术（即切开气管前壁时，切除一小块软骨），以免后遗气管狭窄。

（5）气管切口大小要与气管套管相应，切口太长，气管套管容易活动，造成气管前壁损伤，引起继发性出血。切口太小，放置套管时压迫软骨环使之内翻，容易导致气管坏死，引起瘢痕狭窄和拔管困难。

（6）插入气管套管后要注意套管是否通畅，位置是否合适，套管长短、弯度是否合适，套管弯度不合适可损伤气管前壁而继发出血。

（7）术中突然出现窒息，呼吸停止，应以最快速度用左手指摸清气管，右手持刀立即切开气管，同时积极做人工呼吸，必要时作心脏按压。若气管切开后心跳尚好，做人工呼吸后，多可恢复自主呼吸。

（8）紧急时为了争取时间，尽快切开气管，多未很好地止血，气管切开后，应仔细止血。

六、术后并发症

1. 伤口出血　可分为原发性和继发性两种，前者较多见，多因术中止血不彻底，或术后患者剧烈咳嗽，局部小静脉扩张，使已止血的出血点再出血。如切断的甲状腺峡部未作贯穿缝扎，结扎线脱落，可发生较多出血。原发性出血一般局部用凡士林纱条或碘仿纱条压迫，并给予镇静、止咳、止血药物，多可止血。如不能止血，则需打开切口，找到出血血管予以结扎。继发性出血较少见。大血管糜烂破裂所致的继发性出血是极为严重的并发症，常在几分钟内导致死亡。其原因为：①伤口感染；②切口过低，有无名动脉暴露或近于暴露，被气管套管摩擦损伤出血；③切口过长，颈部活动时，气管下端容易磨损气管前血管。气管前筋膜分离过多，感染时使气管前壁坏死，以致套管容易脱出，增加损伤大血管之机会；④选用套管不合适或儿童头后仰过甚，套管末端向前抵于气管前壁，使气管前壁糜烂损伤累及大血管；⑤有些需要用呼吸机的患者，使用带气囊的气管套管，若使用时间过长且气囊内压力过大，可造成气管壁及周围组织缺血坏死，进而损伤无名动脉。

气管切开术后继发性大出血的治疗：继发性大出血的死亡率极高，死亡原因是气道阻塞和急性失血。所以首先应有效地止血和保持气道通畅，同时积极输血，输液，保证有效的循环血量。可先将带气囊的气管插管或套管插入并吹起气囊，这样既可保证气道通畅，又可有一定的压迫止血作用。如仍出血，可用敷料或手指压迫出血处，以暂时止血，并通知手术室及麻醉师，准备在全麻下劈开胸骨，暴露无名动脉，结扎其近心端和远心端，切净感染及坏死的无名动脉，必要时可切除全部的无名动脉。

2. 套管脱出　套管常因咳嗽、挣扎、皮下气肿、套管过短、套管系带过松或患者自行将套管拔出等原因而脱出，故应严密观察，及时重新插入。

经常检查套管位置，注意有无滑脱。方法非常简便，即将一小片棉花丝置于套管口，观察棉花丝是否随呼吸气流上下飘动；如棉花丝不动，多表示套管已经滑出气管。此外，术后患者突然呼喊或啼哭出声音，也表示套管滑脱，应立刻设法重新插入。一般可在床边进行（气管切开术未及 1 周而发生脱落者，如情况许可，须在手术室中重新插管），以弯血管钳将气管切口撑开，套管即可插入。有困难时，须将缝合的切口拆开，重新插入套管。因此，患者床旁应放有气管切开包一套，以备不时之需。

3. 皮下气肿　是气管切开术后常见的并发症，约占 14%。气管切开术后如气体进入皮下组织即产生皮下气肿。轻者仅限于颈部切口附近，重者可延及枕、颌、面、胸、背及腹等处，甚至可波及大腿。皮下气肿本身无生命危险。但严重时常合并有气胸，纵隔气肿，甚至心包内积气，可危及生命。故对皮下气肿应严密观察其发展，并注意有无其他处气肿存在。皮下气肿可发生于手术当时，也可在术后 1～2d 出现。约需 6～8d 可完全吸收。气肿严重者，应及时拆除切口缝线，以利气体逸出。

皮下气肿的原因是：①暴露气管时，分离气管前软组织过多；②气管切口过长，空气自切口两端进入皮下组织；③套管太短，容易从气管切口脱出，气体即进入软组织；④切开气管或插入套管后，引起剧咳，易促使气肿形成；⑤缝合皮肤切口过紧。单纯的皮下气肿，一般不需特殊处理。

4. 纵隔气肿和气胸　是气管切开术的严重并发症，小儿较多见，影响呼吸和循环。严重者可导致死亡。双侧气胸较单侧更为危险。发生原因如下：

（1）直接由颈部创口进入：吸入性呼吸困难者，吸气时负压加大，气体在负压作用下由切口处经颈深筋膜间隙进入纵隔，或手术时过多分离气管前筋膜，空气直接进入纵隔内。

（2）损伤胸膜顶：为小儿施行低位气管切开术时，因剧烈咳嗽，胸膜凸出于锁骨上方，易受到损伤。术中如见胸膜顶呈鱼泡状随呼吸气流在术野中上下活动者，可用一块湿纱布将之轻轻压下，以资保护。

（3）肺泡破裂：因患者极度呼吸困难，且有剧烈咳嗽；胸腔极度扩张，肺内气压很高，肺泡因极度膨胀而破裂。肺泡破裂后，空气外泄，首先发生肺间质气肿。由肺间质沿血管周围进入肺门，形成纵隔气肿和气胸。

（4）胸膜内径路：较少见。肺实质原有病变，脏层胸膜与胸廓胸膜有粘连，空气由肺实质穿过粘连胸膜的破口而逸出。当该粘连处破裂时，空气经此处泄入胸壁，形成纵隔气肿。

小量气体进入纵隔多无明显症状。气体量大时，因压迫心包和上下腔静脉，可影响血液循环。纵隔气肿的症状和体征有：①心前区或胸骨下疼痛，多因体位改变、呼吸、吞咽及颈部活动等加重；②呼吸困难；③心浊音界缩小或消失；④心音微弱遥远，心前区可听到暴烈音及气泡音；⑤常伴有颈部及较大范围的皮下气肿，也可伴有气胸；⑥X线检查见纵隔增宽及气体影像。

若气体量少，且无症状，可不予处理。若气体量逐渐增加，有明显症状时，应积极去除诱发因素，完全解除呼吸道阻塞，并请胸外科协助行放气手术。方法有：①气管切口放气法：用钝针头或塑料管，由气管前面伸入上纵隔，放出气体；②穿刺排气法：用 17～18 号针头，连接一段橡皮管及 50ml 空针，自锁骨中线第 2 肋间隙穿刺抽气；③闭式排气法：对强力性气胸者，用一钝针头或蘑菇头橡皮管插入患侧胸膜腔内，外接橡皮管，末端置于盛有 1：10 000 高锰酸钾溶液的瓶内，瓶低于胸部 45cm 即有气体逸出；④纵隔切开术：只适用于气体积聚在后纵隔时。

5. 急性肺水肿　多发生于呼吸困难较久的患者。气管切开后肺内压力骤降，毛细血管壁通透性增高，液体渗出血管外，形成肺水肿。表现为呼吸困难，胸部听诊明显水泡音。可用加压给氧法治疗，严重者可静脉输入利尿剂，或在套管上接一带单向活瓣的 Y 形管，一头作为吸气用，另一头接在装水的玻璃瓶上作呼气用，使呼吸时肺内保持一定压力，肺水肿可逐渐消失。

6. 肺部并发症　气管切开术后，经气管套管的非生理性呼吸不利于下呼吸道广阔的黏膜面，可引起支气管炎、支气管肺炎或肺炎等。上述并发症也可由原发于上呼吸道的炎性病灶发展而来。有时这些并发症是为分泌物或痂皮阻塞下呼吸道所引起的症状，而非一单纯炎性病变，这种情况并不少见。需自套管内伸入导尿管进行反复吸引，必要时还需反复施行支气管镜检查，直接吸引或钳除痂皮或脓痂，方能挽救患者生命。此时如仅用抗生素、蒸汽吸入、给氧或祛痰剂等以求缓解呼吸困难，则将延误抢救时机。

7. 呼吸骤停　长期呼吸道阻塞的患者，气管切开后可发生呼吸骤停，但并非常见。其原因乃长期呼吸道阻塞，二氧化碳蓄积和缺氧。血液中二氧化碳浓度增高时，开始是刺激呼吸中枢；但浓度继续增高后，反而对呼吸中枢起到抑制作用。此时呼吸的调节，主要靠颈动脉体的化学感受器接受缺氧的刺激。一旦切开气管，血氧含量增高，颈动脉体的刺激消除，而二氧化碳对呼吸中枢的抑制尚未解除，因而发生呼吸骤停，甚至影响心跳。此时应继续做人工呼吸，使肺泡气体交换继续进行，并注射呼吸兴奋剂，静脉注射碳酸氢钠溶液及高渗葡萄糖液紧急抢救。但此种呼吸骤停片刻后亦可自行恢复。

8. 气管瘘管　多发生于带管时间较久的患者，因伤口周围的皮肤向内卷入形成瘘管，以致拔管后颈部伤口不能愈合。应切除瘘管，进行修补缝合。

9. 气管食管瘘　表现为进食时呛咳，从气管套管中呛咳出食物。食管吞钡 X 线透视可见钡剂从食管流入气管。如瘘口不大，采用鼻饲，碘仿纱条填塞，可自行愈合。若瘘口较大，则需要手术修补。

10. 喉、气管狭窄　喉狭窄多因气管切开位置过高，损伤环状软骨或合并感染造成环状软骨坏死所致。根据狭窄程度，可进行喉扩张术或整形术。气管狭窄较少见，大多发生于气管切口处。狭窄较轻者，可无症状。若狭窄处直径小于 4mm，则出现呼吸困难及喘鸣。发生原因为：①气管切口小，套管大，插入后压迫气管前壁塌陷，生长肉芽并形成瘢痕狭窄；②手术时损伤气管环过多，或套管的弧度不当，或带气囊的气管套管充气压迫气管壁太久，使黏膜缺血，引起软骨坏死，后遗瘢痕狭窄。气管狭窄明显，有症状者，应行气管整形术。

11. 拔管困难（difficulty indecannulation）　拔管困难多见于幼儿，其原因为幼儿声门下黏膜组织比较疏松，淋巴组织丰富，极易发生肿胀；幼儿的喉腔和气管较细，易为分泌物阻塞；幼儿气管软骨较软，吸气时稍有阻塞，较易引起气管内陷。

拔管困难的原因有：①引起喉阻塞的原因尚未消除；②环状软骨或气管第 1 环损伤形成喉狭窄。或虽未损伤环状软骨及气管第 1 环，但气管切开从第 2 环开始，套管位置较高，与声门裂十分接近，因而堵管困难而不能拔管，需将套管位置下移后，方能拔管；③儿童因功能性呼吸困难而不能拔管；④喉气管炎症未消除，喉黏膜肿胀，气管内分泌物过多，影响拔管；⑤气管前壁塌陷，软骨坏死或气管内肉芽形成而致气管狭窄；⑥套管太粗。

处理方法：①查明喉、气管疾病，积极治疗，待炎症消退后，再予拔管；②如有喉、气管狭窄，可进行直接喉镜或支气管镜检查并施行扩张术或整形术；③如有肉芽组织，应予摘除或激光烧灼；④以精神因素为主者，应进行说服解释和练习用口鼻呼吸，切勿操之过急，招致意外；⑤如套管太粗，可换小一号套管，再行试堵管。

12. 其他并发症　少见并发症有纵隔炎，肺不张，喉返神经瘫痪，气管内溃疡等。如手术部位恰当，操作细致，套管选择适当，可避免此类并发症。

并发气栓虽少见，但十分危险，多致死亡。极度呼吸困难者，颈静脉怒张，在深吸气时可致颈部静脉内负压增高。如有破裂，将空气吸入，形成气栓。多由甲状腺下静脉或高位无名静脉破裂口吸入空气。故手术时应避免损伤上述静脉，并妥为结扎切断的静脉支，以预防此类严重并发症。

七、拔管

对因喉阻塞行气管切开术者，须先行直接喉镜检查，在引起喉阻塞的病因消除后方可考虑拔除套管，但至少应在气管切开术后5d，以免发生纵隔气肿。拔管前必须先行堵管，确定自然气道已通畅，方可拔管。有两种堵管法：①一次堵管法：2岁以上的幼儿，喉腔及气管较大，套管相对较细，可一次完全堵管。经24~48h，患者在活动、睡眠时呼吸均平稳，即可拔管；②分期堵管法：2岁以内或2岁以上不能一次堵管者，则用分期堵管法。先堵塞一半套管，24h后，再堵塞3/4或全堵塞，24~48h后无呼吸困难即可拔管。为了便于观察病情，拔管时间应选在上午。拔管后48h内应注意呼吸，并准备一套同型套管及气管切开术器械等，以便在发生呼吸困难时，将套管重新插入。

戴管时间甚长的患者，如喉狭窄患者，堵管时间也要长些，有时要达半年之久。其目的是经过各种气候和身体情况的考验，以确定能否拔管。

拔管后伤口不缝合，肉芽生长旺盛者须刮除，用蝶形胶布将两侧创缘向正中牵拉对拢（避免胶布直接贴于伤口表面），以纱布覆盖，伤口多能愈好。观察数日仍不能完全愈合的伤口，需刮除伤口肉芽或切开皮缘，缝合1~2针。拔管后应随时注意患者呼吸情况，若有呼吸困难出现，需立刻再插管或再切开气管。

（邢莲梅）

第二节　声带外移固定术

声带外移固定术（lateral cordopexy）系通过切除杓状软骨，使一侧声带外展，固定于适当位置，从而达到既改善呼吸，又不影响发声的目的。临床实践证明，术后如能保持杓状软骨间切迹宽达4~5mm，则效果最佳。若小于3mm，则呼吸不畅，大于6mm，则发声不良。

一、喉外径路声带外移固定术（Woodman operation）

（一）适应证

（1）两侧喉返神经不全麻痹，用各种保守治疗半年以上，无进展或进展甚微，不能解除呼吸困难者。

（2）两侧环杓关节固定，呼吸困难者。

（二）禁忌证

（1）喉结核或放疗后患者，因声带突周围有较坚韧的瘢痕组织或组织纤维化等，向外牵引声带比较困难，易导致手术失败。这类病例可采用喉裂开径路声带外移固定术（见后文）。

（2）伴有其他未经治疗的气道阻塞。

（三）术前准备

未行气管切开术者，术前先行气管切开术，以解除呼吸困难和便于麻醉。其余同其他喉部手术的术前准备。

（四）麻醉与体位

采用气管内插管全身麻醉较为适宜。如估计患者术中能较好合作，也可采用基础麻醉加局部浸润麻醉。

体位：先作气管切开者，仰卧位，肩下垫小枕。气管切开后，将头偏向非手术侧，并略微向后伸。

（五）手术侧的选择

首先宜选择发生麻痹较早且较严重的一侧施行手术。如此侧手术失败，尚可施行对侧手术。两侧施行手术者，术后呼吸较满意，但发声可能较差，均须事先对患者说明。

（六）手术方法

1. 切口　沿胸锁乳突肌前缘，从甲状软骨上角至环状软骨下缘高度作一斜行切口，切开皮肤及皮下组织。

2. 暴露甲状软骨后缘　将胸锁乳突肌向后、胸骨舌骨肌向前牵引，沿甲状软骨后缘切开咽下缩肌与软骨膜，下达环甲关节。将软骨膜与咽下缩肌一起向后分离，使甲状软骨板后缘完全暴露。

3. 分离环甲关节，暴露杓状软骨　绕甲状软骨后缘将甲状软骨板内侧面的软骨膜分离少许，使下角与环甲关节脱位，用钝齿拉钩将甲状软骨板后缘向前、向上牵引，即可见环状软骨的环甲关节面，在关节面上方垂直向上切开软骨膜，作黏膜下分离达环杓关节，暴露环杓关节与杓状软骨。

4. 游离并取出杓状软骨　在软骨膜下分离杓状软骨，并使其从环杓关节脱位。分离时注意勿损伤黏膜而进入喉腔。用一缝针绕过杓状软骨中部并牵拉缝线，使杓状软骨向外转动，以暴露声带突。在黏膜下用不吸收线在声带突处（包括一部分声带肌及甲杓肌纤维）缝一针，然后将杓状软骨在声带突处切断并取出。

5. 外移并固定声带　将缝线向外牵拉，绕过甲状软骨下角打结固定，或再缝于胸锁乳突肌前缘处以加强固定作用。当结扎固定时，需用直接喉镜测量声门裂后段的大小，以达 3～5mm 为度。

6. 缝合创口　声带外展固定后，依次缝合肌层与皮肤切口，皮下可不置引流条。

（七）术后处理

（1）术后 7～10d，每天应用广谱抗生素，以防感染。

（2）术后 10d 内暂不说话，以后如喉水肿消失，呼吸通畅，则可堵管。堵管 24h 无呼吸困难者，即可拔管。

（3）术后有吞咽困难者，可用鼻饲法。

（4）其余同喉部手术的术后护理。

（八）术后并发症

（1）术后局部感染：创口化脓，严重者可发生喉软骨膜炎，术后应用抗生素，可预防。

（2）喉内肉芽形成：如术中穿破喉腔黏膜，喉腔内常有肉芽组织形成，可在直接或间接喉镜下予以切除。

二、喉裂开径路声带外移固定术（lateral cordopexy by thyrotomy）

（一）手术步骤

（1）气管切开全身麻醉。

（2）喉裂开术。

（3）分离切除杓状软骨：在一侧杓状软骨内侧行切口，暴露该软骨并分离周围的黏膜和肌肉，断离环杓关节和附着的肌肉、韧带，取出杓状软骨。止血后缝合黏膜切口。

（4）置入喉扩张子：在声门间放置一大小合适的喉扩张子或硅胶管（外径约6mm）。扩张子上端缝线经鼻腔引出，在面部固定；下端缝线由气管瘘口处引出，固定于气管套管上。

（5）关闭喉腔及缝合切口。

（二）术后处理

（1）术后进流汁饮食或行鼻饲。

（2）术后10d拔除喉扩张子，堵管48h无呼吸困难后拔管。

（邢莲梅）

第三节　神经肌蒂移植术

神经肌蒂移植术（neuro-muscular-pedical grafting）系将自体神经肌蒂移植于麻痹的喉内肌，以恢复喉肌之功能。Tucker（1976）首先将此术用于临床，治疗双侧喉外展肌麻痹导致喉阻塞的患者，继之又成功地用于治疗单侧喉返神经麻痹引起发声障碍的患者。此手术的优点有：①有助于恢复喉功能，若成功，不仅改善呼吸，而且不加重损害发声功能；②不需吻合神经，可避免发生神经逆行性退化，神经运动单元减少，形成神经瘤，生长的神经纤维迷失方向等现象；③神经肌蒂与受植肌床愈合迅速，恢复功能的时间短，而且神经干不会从肌床上滑落；④有选择地移植于受累的麻痹喉肌群，避免发生神经吻合中的外展与内收神经纤维交错及功能失调；⑤不妨碍麻痹神经的自发恢复潜力；⑥手术操作较易。

近来研究表明：神经肌蒂移植术的原理并非是保留完整的运动终板，而是通过切断的神经末梢发芽而长入失神经支配的肌纤维中，形成新的运动终板，进而恢复功能。

Tucker（1989）报告了用神经肌蒂移植术治疗214例双侧声带麻痹的疗效。术后6个月内顺利拔管的180例（89%），并能耐受足够的运动量。术后2~5年内180例初期成功者中，31例再度出现呼吸困难，需进一步处理。其中16例为环杓关节固定或强直。远期疗效为74%。

一、适应证

（1）各种原因引起的双侧喉外展肌麻痹，声门裂狭小，有呼吸困难不能维持日常活动者（神经肌蒂移植于环杓后肌上）。

（2）喉返及喉上神经联合麻痹，发声时声门裂大于3~4mm，出现气息声，或吞咽时有不同程度的误吸者，观察、保守治疗半年喉功能未恢复或对侧声带代偿，可考虑手术。（神经肌蒂移植于环杓侧肌上）。

· 469 ·

二、禁忌证

（1）因双侧环杓关节僵直而引起的双侧声带固定。

（2）由于外伤或瘢痕致双侧舌下神经袢至各带状肌所需的神经支丧失。

（3）伴有其他未经治疗的气道阻塞。

（4）患者体质弱，不能耐受手术。

三、术前准备

（1）了解杓状软骨是否固定，观察声带有无被动运动。如杓状软骨固定，可行声带外移固定术。

（2）颈前备皮。

四、麻醉与体位

麻醉：气管插管全身麻醉。

体位：同喉外径路声带外移固定术。

五、手术步骤

（1）切口：同喉外径路声带外移固定术。

（2）制备神经肌蒂：分离皮下组织、颈阔肌、游离胸锁乳突肌前缘并向后牵引，在颈静脉外侧面仔细解剖舌下神经袢至肩胛舌骨肌前腹的分支，辨认方法有二：①舌下神经袢于颈静脉表面的筋膜穿过，分离筋膜，追踪至远端肩胛舌骨肌的分支；②翻起肩胛舌骨肌前腹的后缘，自肌肉处向后外追踪神经。注意勿损伤与其伴行的小动脉分支。用神经测定器刺激舌下神经袢分支，可见肩胛舌骨肌收缩。用 5-0 丝线缝于神经进入肌肉处的两侧，用以牵引肌肉，切取包括神经末梢在内的不大于 $2 \sim 3mm^2$ 的肌块，并用生理盐水纱布保护。

（3）暴露环杓后肌：用拉钩牵引甲状软骨翼后缘，使喉转向对侧。钝性分离咽下缩肌，仔细剖露环杓后肌纤维，该肌纤维从内下向外上行走，与咽下缩肌纤维走向成直角。

（4）植入神经肌蒂：在环杓后肌上切一个长约 $3 \sim 5mm$ 的切口，切开肌纤维。彻底止血，然后将已准备好的神经肌蒂置入切口内，缝合 $4 \sim 6$ 针。

（5）如暴露环杓侧肌，则于甲状软骨板后下部游离出一个基部向后的软骨膜，切除部分软骨板，保留后下方软骨缘，勿损伤里面软骨膜。然后将此软骨膜切开，暴露甲杓肌外侧之肌纤维及环杓侧肌，切开肌纤维，植入神经肌蒂，其外之软骨膜缝回原处。

六、术中注意要点

（1）舌下神经袢分支在分散为终板前，常在肌纤维间穿行若干毫米，所以应将神经向肌纤维内作适当分离，使切取之肌块真正在神经进入处。

（2）如舌下神经袢-肩胛舌骨肌蒂不能应用，可采用舌下神经袢。胸骨甲状肌蒂。亦可利用对侧神经肌蒂通过颈前带状肌下的隧道转移至患侧。

（3）肌蒂不宜过大，以免瘢痕形成，阻碍肌蒂中的神经长入失神经的肌纤维中。

（4）移植神经肌蒂时，要注意肌蒂肌束应与肌床肌纤维长轴一致，并防止肌床与肌蒂间积血，以免继发瘢痕组织，妨碍神经末梢发芽长入。

（5）如术中发现环杓后肌已萎缩或纤维化，则应改行杓状软骨切除，声带外移固定术。

七、术后处理

（1）术后 24~48h 拔除引流条。

（2）一般术后 6~8 周呼吸功能恢复。堵管无呼吸困难者可拔管。术后 3~4 个月仍无功能恢复迹象，应视为手术失败。失败者可行对侧手术或杓状软骨切除声带外移固定术。

（3）术后酌情应用抗生素 7~10d。

（王晓辉）

第三十六章

耳鼻咽喉头颈外科护理评估及诊断

第一节 护理评估

一、健康史

1. 了解患者此次患病的经历，主要症状，何时起病，严重程度如何，如何缓解的，有无明显诱因，患病后的诊断和治疗过程。

2. 了解患者过去的健康状况，有无高血压、血液病、营养不良等相关性疾病。有无家族史、外伤史、手术史、过敏史等。女性患者还应了解月经史和生育史。

3. 如果患者就诊或住院时，有严重的呼吸困难或疼痛等不适，护士应缩短询问病史的时间，只需采集最关键的问题，避免增加患者的不适和痛苦。

二、身体状况

身体状况的评估侧重于耳、鼻、面部、咽、喉、口腔、头颈部位结构和功能的异常表现，包括主观症状和客观体征，同时也要重视全身健康状况的评估。

（一）耳部常见症状和体征

1. 耳郭形状异常　多见于先天性耳郭畸形、外伤或耳郭疾病如耳郭化脓性软骨膜炎等。患者因形象有异常可能会产生自卑心理。

2. 耳痛　是指耳内或耳周疼痛，约95%为耳病所致，5%为牵涉性痛。耳痛的性质有钝痛、刺痛、抽痛等。根据发生机制可分为原发性耳痛和继发性耳痛。原发性耳痛多为耳部疾病所致，常见的原因有耳的各部分发生炎症、耳部外伤、耳部肿瘤等。继发性耳痛主要是因为邻近器官的疾病引起的神经反射性痛，如一些牙源性疾病、颞颌关节病变、急性扁桃体炎、茎突综合征等。耳痛会引起患者烦躁不安，无法正常学习和生活。小儿会哭吵不安，摇头，用手扯耳等。

3. 耳漏　指经外耳道流出或在外耳道积聚异常分泌物。黏液性或脓性耳漏多见于急慢性化脓性中耳炎，水样耳漏且有耳及颅脑外伤史或手术史要警惕脑脊液耳漏。耳道长期流脓且伴有臭味的患者可能不愿与人接触，自尊降低。

4. 耳聋　临床上将不同程度的听力下降称为耳聋，根据病变部位分为传导性聋、感音神经性聋和混合性聋。传导性聋即病变部位发生在外耳和中耳的传音装置，感音神经性聋即病变发生在耳蜗和耳蜗以后的各部位，混合性聋为兼有传导性聋和感音神经性聋。听觉是人们语言正常发展和与人交往的重要基础，失去听觉会导致小儿言语功能发育障碍，社交困难，日常工作和生活严重受影响，患者易产生焦虑、孤独、恐惧、自卑等各种心理问题。

5. 耳鸣 是听觉功能紊乱所致的常见症状。可分为主观性耳鸣和客观性耳鸣。前者多见，为患者主观感到耳内或颅内有鸣声，而周围环境并无相应的声源。传导性耳聋患者的耳鸣为低音调如机器轰鸣，感音神经性聋的耳鸣多为高音调如蝉鸣；原因尚不清楚，患者的精神心理状态可能有较大影响。客观性耳鸣少见，指患者和他人能听到耳鸣的声音，主要有血管的搏动声、咽鼓管异常开放的呼吸音或颞下颌关节紊乱发出的声音等。耳鸣常会使患者感到烦躁、失眠、头晕、情绪易激动等，而心理障碍又可加重耳鸣，形成恶性循环。临床上还应注意有些耳鸣可能是某种疾病的先兆，如注射链霉素后发生耳鸣，提示可能已发生药物耳毒性反应；高血压患者出现耳鸣，提示血压可能上升。

6. 眩晕 是自身与周围物体的位置关系发生改变的主观上的错觉，大多由外周前庭病变引起，表现为睁眼时周围物体旋转，闭眼时自身旋转，多伴有恶心、呕吐、出冷汗等自主神经功能紊乱现象。出现眩晕时，患者易发生跌倒，应注意安全防护。

7. 耳部常见的体征 ①鼓膜充血，多见于大疱性鼓膜炎、急性化脓性中耳炎早期、急性乳突炎等；②鼓膜穿孔，常见于鼓膜外伤、急性化脓性中耳炎未及时控制、慢性化脓性中耳炎等；③鼓室积液，多见于分泌性中耳炎。

（二）鼻部常见症状和体征

1. 鼻塞 指鼻通气不畅，常见于鼻及鼻窦疾病，如鼻炎、鼻窦炎、肿瘤、鼻中隔偏曲等。由于引起鼻塞的原因和病变程度不同，可表现为单侧或双侧鼻塞，持续性、间歇性、交替性鼻塞或进行性加重。鼻塞根据其严重程度可分为轻度鼻塞：仅在有意识吸气时感到呼吸不畅，中度鼻塞：感觉通气不畅明显，有时需张口呼吸，重度鼻塞：需完全张口呼吸。长期鼻塞会引起患者许多不适或不良后果，如口唇易干裂、口臭、慢性咽喉炎，小儿颌面发育畸形等，严重者会导致鼾症，影响心肺功能。

2. 鼻溢 是指鼻内分泌物过多从前鼻孔或后鼻孔流出。由于原因不同，分泌物性状各异，水样鼻漏多见急性鼻炎早期和变应性鼻炎发作期；脑脊液鼻漏多发生于外伤或手术后，可疑者测定其葡萄糖含量及蛋白定量可确诊；黏液性鼻漏见于慢性单纯性鼻炎；黏脓性鼻漏见于急性鼻炎恢复期、慢性鼻炎和鼻窦炎等；脓性鼻漏见于较重的鼻窦炎，有时伴有臭味；血性鼻漏即鼻分泌物中带有血液，见于鼻腔、鼻窦或鼻咽部肿瘤、鼻腔异物等。对鼻溢患者应仔细询问发生时间和诱因、鼻溢量、持续时间，观察鼻溢液的性状及伴随症状等，以便准确评估患者。

3. 喷嚏 是鼻内三叉神经末梢受到粉尘、异味、冷气等刺激时，通过神经反射，先发生明显的吸气相，然后产生强大的、突发气流将刺激物喷出。一般情况下打喷嚏是人体正常的鼻内保护性反射，但如果喷嚏每日次数过多，每次连续3～5个甚至更多，连续4d以上，则可视为异常。多见于变态反应性鼻炎、急性鼻炎、血管运动性鼻炎等。此外，临床上也可见因焦虑、抑郁等精神因素引起的顽固性喷嚏。因此，应注意评估患者喷嚏发作的时间、诱因、频率、程度、有无伴随症状等，以做出正确判断。

4. 嗅觉障碍 按原因可分为3种类型：呼吸性嗅觉减退和失嗅，如鼻腔阻塞、全喉或气管切开术后，呼吸气流不经鼻腔；感觉性嗅觉减退和失嗅，因嗅黏膜、嗅神经病变而不能感到嗅素存在；嗅觉官能症，因嗅中枢及嗅球受刺激或变性所致，患者可能会产生嗅觉过敏，嗅觉倒错，幻嗅等，多见于癔症、神经衰弱、精神病等患者。嗅觉障碍会引起患者食欲下降、精神不振等心理症状。

5. 鼻部常见体征　①鼻黏膜充血、肿胀，鼻甲充血、肿大，见于急慢性鼻炎、鼻窦炎、变应性鼻炎；②鼻黏膜干燥，鼻甲缩小，见于萎缩性鼻炎；③鼻窦面部投射点红肿和压痛，见于炎症较重的急性鼻窦炎患者。

（三）咽部常见症状和体征

1. 咽痛　为最常见的咽部症状。由咽部急慢性炎症、溃疡、异物或咽部邻近器官疾病引起，也可以是全身疾病的伴随症状。患者常因咽痛而不愿进食。

2. 咽部感觉异常　患者自觉咽部有异物感、堵塞、贴附、瘙痒、干燥等异常感觉，常用力"吭"以清除。常见的原因有咽部及其周围组织的器质性病变，如慢性咽炎、咽角化症、扁桃体肥大等，也可为神经官能症的一种表现，多与恐惧、焦虑等精神因素有关。

3. 吞咽困难　是指吞咽费力，食物通过口、咽和食管时有梗阻感，吞咽时间延长甚至不能咽下食物。大致可分为3种：功能障碍性，凡导致咽痛的疾病均可引起吞咽困难；梗阻性，因咽部肿瘤、食管狭窄、肿瘤、扁桃体过度肥大，妨碍食物下行；麻痹性，因中枢性病变或周围性神经炎引起咽肌麻痹。吞咽困难严重的患者常处于营养不良、饥饿消瘦状态。

4. 打鼾　睡眠时因软腭、悬雍垂、舌根等处软组织随呼吸气流颤动而产生节律性声音。各种病变造成的上呼吸道狭窄如肥胖等均可引起打鼾。鼾症患者常有注意力不集中，记忆力减退，工作效率低，鼾声影响他人，影响人际交往。

5. 咽部常见体征　①咽部黏膜充血肿胀，咽后壁淋巴滤泡增生，见于急慢性咽炎、急慢性扁桃体炎、扁桃体周围脓肿、咽后脓肿等；②腭扁桃体肥大，见于急慢性扁桃体炎、扁桃体生理性肥大、扁桃体肿瘤等。临床上常将腭扁桃体肥大分为3度：一度肥大扁桃体仍限于扁桃体窝内，二度肥大扁桃体超出扁桃体窝，但距中线尚有一定距离，三度肥大扁桃体肥大如核桃，达到或接近中线，甚至两侧扁桃体能相互触碰；③腺样体肿大，见于急性腺样体炎、腺样体肥大等；④鼻咽部隆起或新生物，见于鼻咽纤维血管瘤、鼻咽癌等。

（四）喉部常见症状和体征

1. 声音嘶哑　声带非周期性的振动产生声音嘶哑，是喉部疾病最常见的症状，表示病变累及声带。常见原因主要是声带病变如炎症、息肉、肿瘤以及支配声带运动的神经受损、癔症等。

2. 喉痛　为喉部常见的症状。常见原因主要有喉部急慢性炎症、恶性肿瘤、喉结核、外伤等。

3. 吸气性呼吸困难　主要表现为吸气费力，吸气时间延长，吸气时空气不易进入肺内，此时胸腔内负压增加，出现胸骨上窝、锁骨上窝、剑突下以及肋间隙软组织凹陷，临床上称之为"四凹征"。常见于喉部阻塞性病变者，如先天性喉畸形、喉部炎症、喉水肿、喉肿瘤等。

4. 喉喘鸣　是由于喉或气管发生阻塞，患者用力呼吸，气流通过喉或气管狭窄处发出的特殊声音。是喉部特有的症状之一。引起喉喘鸣的常见原因包括先天性喉喘鸣、喉部急性炎症、喉肌痉挛等。

作为耳鼻喉科护士应注意，在对患者进行护理身体状况评估时，除仔细评估上述耳鼻咽喉部的异常表现外，还应注意评估患者目前的不适主诉是否引起饮食、营养、排泄、睡眠、自理、活动等方面的改变，改变的程度如何等。

三、辅助检查

护士还应从患者近期的各种辅助检查结果报告中了解患者的阳性体征、病变范围、病变的性质和疾病的诊断等。耳鼻咽喉科患者常用的辅助检查包括听力检查、前庭功能检查、鼻内镜检查、喉窥镜检查、耳鼻咽喉颅底各部 X 线、CT 等。

四、心理－社会状况

患者的一般社会资料包括姓名、性别、年龄、民族、职业、婚姻状况、受教育水平、家庭住址、联系人等。

耳鼻咽喉科疾病均发生在头面部，疾病本身以及其治疗方式会引起头面部明显的结构和功能的改变，如上颌骨截除使面部严重塌陷，语音不清，全喉切除使患者失去发音功能且颈部留下终身性造口，耳聋给患者的生活和工作带来严重障碍等。这些改变都会严重影响患者的心理社会健康，需要患者重新调整和适应生活的改变。如果适应不良，会导致严重的心理和社会疾病如自我形象紊乱、自尊降低、抑郁、家庭关系受损、社会退缩，生活质量严重下降，有些患者还会导致自杀倾向。因此，护士应重视评估患者的自我观念、认知能力、情绪和情感、角色适应状态、压力水平和压力应对方式、家庭结构、家庭功能、家庭关系、教育水平、生活方式、社会关系等，通过对患者心理和社会状况的评估，可以发现和确定患者存在或可能发生的心理和社会问题，并根据每个患者的不同特点提供有针对性的护理措施。

耳鼻咽喉科疾病的发生和发展与环境因素有密切关系，长期接触环境中的有害因素，可以直接或间接导致耳鼻咽喉等器官的病变。环境中的有害因素大致分 3 类，即物理因素如高温、低温，高压、低气压、噪声等，化学因素包括有毒粉尘或气体，生物因素包括病毒、真菌、细菌等。职业用嗓者如教师、演员等如发音方法不当，用声过度，会引起职业性声带疾病。患者的生活习惯如长期吸烟、喝酒等与喉部疾病的发生和发展有密切关系。所以，护士评估患者时要注意评估患者的职业、工作和生活环境、生活习惯、特殊嗜好、自我保健知识水平等，以提供相关的预防疾病发生和发展的有关知识和技能。

（路　斌）

第二节　护理诊断

耳鼻咽喉科护士通过对耳鼻咽喉科患者的健康史、身体状况包括各项检查结果的了解以及心理社会状况的全面评估，掌握患者的主观资料和客观资料，然后对这些资料的逻辑分析判断，得出每个患者相应的个性化的护理诊断。耳鼻喉科患者常见的护理诊断包括：

1. 急性疼痛　与耳鼻咽喉各器官的急慢性炎症、外伤、手术等因素有关。
2. 感知障碍　嗅觉减退或听力下降与嗅觉、听力功能异常有关。
3. 语言沟通障碍与听力下降不能理解他人、气管切开、喉部病变或喉切除术后发音功能受损有关。

4. 体温过高　与耳鼻喉科各种炎症有关，如急性化脓性扁桃体炎、急性会厌炎、急性中耳炎、急性鼻窦炎、耳部病变引起的各种颅内外并发症等。

5. 有窒息的危险　与存在喉部或气管异物、喉部急性炎症、外伤或气管切开后痰液积聚阻塞呼吸道等因素有关。

6. 有感染的危险　与鼻腔通气障碍、耳鼻咽喉部异物存在、外伤、各种手术后切口易被污染等因素有关。

7. 清理呼吸道无效　与鼻腔、咽喉、气管的炎症引起分泌物增多且黏稠，不易排出，或气管切开或喉部手术后气道分泌物增多且黏稠，患者咳嗽排痰能力下降有关。

8. 有受伤的危险　与平衡功能失调、嗅觉障碍或听力障碍所致察觉环境危害能力降低有关。

9. 体液不足的危险　与鼻出血、手术后出血、摄入液体不足等因素有关。

10. 营养失调　低于机体需要量　与咽喉部炎症引起吞咽疼痛、喉部肿瘤引起进食梗阻等因素有关。

11. 口腔黏膜受损　与喉切除术后不能经口进食、鼻腔填塞后张口呼吸等因素有关。

12. 自理能力缺陷　与手术后或疾病因素引起的疲劳和疼痛有关。

13. 知识缺乏：缺乏疾病的治疗和预防、用药、并发症的控制和监测或自我护理的知识和技能等。

14. 焦虑　与担心疾病的治疗和预后结果，对环境不熟悉，担心疾病会影响自己的家庭、工作和生活，增加经济负担等因素有关。

15. 自我形象紊乱　与鼻部手术、喉部手术后面部结构和功能改变，鼻部、耳部先天畸形，或长期炎症引起分泌物过多，有异味等因素有关。

16. 社交隔离的危险　与听力障碍或喉部手术后语言交流能力受损，面部手术或先天畸形引起的自尊降低等因素有关。

17. 舒适受损　鼻塞、鼻痒、流涕、喷嚏、咽干、咽痒等与相关部位炎症反应或过敏反应有关。

只有正确对患者做出护理诊断或明确护理问题，才可能从常规护理措施中选取针对该患者的护理措施，为患者提供个性化的护理。

（路　斌）

第三十七章

耳部疾病护理

第一节 外耳道炎

外耳道炎（external otitis）可分为两类，一类为局限性外耳道炎，表现为外耳道疖；另一类为弥漫性外耳道炎，表现为外耳道皮肤的弥漫性炎症。

一、护理评估

1. 健康史 评估患者有无慢性化脓性中耳炎病史，一有无糖尿病等其他全身性疾病，是否有挖耳等不良习惯。

2. 身体状况

（1）外耳道疖：早期耳痛剧烈，张口、咀嚼时加重，可放射至同侧头部。疖肿堵塞外耳道时，可有耳鸣及耳闷。脓肿成熟破溃后，有脓血自外耳道流出，此时耳痛减轻。多有全身不适或发热等症状。

（2）弥漫性外耳道炎：急性者表现为耳痛、灼热，可有少量分泌物流出。检查有耳屏压痛及耳郭牵拉痛，耳周淋巴结肿痛，外耳道皮肤弥漫性红肿，外耳道壁上可积存分泌物，外耳道腔变窄。慢性者外耳道发痒，有少量渗出物。外耳道皮肤增厚、皲裂、脱屑，分泌物积聚，甚至可引起外耳道狭窄。

3. 心理－社会状况 因耳痛、发热等导致患者烦躁不安，若合并有糖尿病等其他全身性疾病，患者易产生焦虑心理。

4. 辅助检查 血常规检查白细胞可增高。

5. 诊断与治疗要点

（1）有耳郭牵拉痛及耳屏压痛，外耳道皮肤弥漫性红肿或外耳道壁积存有分泌物，伴全身不适或耳周淋巴结肿痛即可诊断。应注意与急性乳突炎鉴别。

（2）早期局部热敷或理疗，疖肿成熟后及时挑破脓头或切开引流。全身应用抗生素控制感染。积极治疗感染病灶。

二、护理问题

1. 疼痛 耳痛，与外耳道炎症有关。

2. 体温过高　与外耳道急性炎症引起全身反应有关。

3. 舒适改变　由耳部不适、耳痛引起。

4. 知识缺乏　缺乏外耳道炎的治疗与自我护理知识。

三、护理措施

1. 一般护理

（1）嘱患者注意休息，多饮水。

（2）进营养丰富、易消化饮食，忌辛辣刺激性食物。

2. 病情观察　观察外耳道皮肤红肿情况。高热者观察体温变化，并注意液体的补充。

3. 治疗配合

（1）应用抗生素控制感染，必要时遵医嘱使用止痛剂。

（2）早期局部热敷或理疗。局部尚未化脓者用10%鱼石脂甘油外敷，消炎止痛。疖肿成熟后及时挑破脓头或切开引流，用3%的过氧化氢溶液清洁外耳道。

（3）积极治疗感染病灶，如化脓性中耳炎、糖尿病等。

4. 心理护理　讲解疾病相关知识，以消除其焦虑心理。多关心、安慰患者，鼓励其积极配合治疗。

四、健康教育

（1）纠正挖耳等不良习惯，防止外耳道皮肤受损。

（2）游泳时宜戴耳塞，洗澡、洗头时若有污水进入应及时用棉签拭干。

（3）外耳道炎急性期和治疗恢复期均禁止游泳。

（周海燕）

第二节　鼓膜外伤

鼓膜外伤（tympanic membrane trauma）多因间接或直接的外力损伤所致。

一、护理评估

1. 健康史　评估患者是否有耳外伤史，近期是否挖耳、取耵聍等。

2. 身体状况　鼓膜外伤后突感耳痛，听力减退伴耳鸣和耳内闷塞感。单纯的鼓膜破裂，听力损失较轻。压力伤除引起鼓膜破裂外，还可由于镫骨强烈运动而致内耳受损，出现眩晕、恶心及混合性聋。检查可见穿孔边缘有少量血迹，耳聋属传导性或混合性。

3. 心理–社会状况　患者对突然出现的耳痛、听力下降及耳鸣等不适应，同时因担心预后表现出焦虑、恐惧心理。

4. 辅助检查　耳镜检查鼓膜多呈不规则状穿孔，外耳道可有血迹或血痂，穿孔边缘可见少量血迹。

5. 诊断与治疗要点

（1）耳镜检查可见穿孔，外耳道有血迹或血痂，即可诊断。

（2）保持外耳道清洁、干燥，必要时使用抗生素预防感染。穿孔较大不能自愈者需行鼓膜修补术。

（3）禁止耳内冲洗和滴药。

二、护理问题

1. 疼痛　耳痛，由外伤引起。

2. 有感染的危险　与鼓膜破裂有关。

3. 知识缺乏　缺乏鼓膜外伤的治疗与自我护理知识。

三、护理措施

1. 一般护理

（1）指导患者外伤后保持外耳道清洁、干燥，禁止滴药、进水、用力擤鼻，外耳道口用消毒干棉球堵塞并及时更换，以免发生中耳感染。

（2）进营养丰富、易消化饮食，避免辛辣、硬等刺激性食物。

2. 病情观察　观察患者耳痛情况及听力、耳鸣改善情况。

3. 治疗配合

（1）清除外耳道内存留的异物、泥土等，用75%酒精消毒外耳道及耳郭。

（2）必要时遵医嘱使用抗生素预防感染。

（3）外伤性穿孔可于3～4周内自愈，穿孔较大不能自愈者可行鼓膜修补术。

（4）需手术者做好术前准备，术后指导患者保持外耳道清洁、干燥，避免用力擤鼻、咳嗽等，以免用于修补穿孔处的筋膜脱落，导致手术失败。

4. 心理护理　讲解疾病相关知识及自我护理知识，以消除其焦虑、恐惧心理。多关心、安慰患者，鼓励其积极配合治疗，争取早日康复。

四、健康教育

1. 禁用锐器挖耳。如可预知爆破应戴防护耳塞，紧急情况下可用手指塞耳。跳水或潜水时可戴耳塞保护双耳。

2. 预防感冒，增强机体抵抗力，促进穿孔鼓膜自愈。

3. 行鼓膜修补术者，术后应注意避免上呼吸道感染，以免感染中耳影响手术效果。

（周海燕）

第三节　分泌性中耳炎

分泌性中耳炎（secretory otitis media）是以传导性聋及鼓室积液为主要特征的中耳非化脓性炎性疾病。多发于冬春季，是成人和儿童常见的听力下降原因之一。本病可分为急性和慢性两种，急性分泌性中耳炎病程延续6～8周未愈者，可称为慢性分泌性中耳炎。慢性分泌性中耳炎也可缓慢起病或由急性分泌性中耳炎反复发作，迁延转化而来。如鼓室积液呈胶冻状，则称为胶耳。

一、护理评估

1. 健康史　询问患者发病前有无感冒史，是否过度劳累，有无腺样体肥大、鼻炎、鼻窦炎等病史。

2. 身体状况

（1）听力减退：听力下降伴自听增强，头偏向健侧或前倾位时，因积液离开蜗窗，听力可暂时改善，积液黏稠时，听力可不因头位变动而改变。

（2）耳痛：急性者可有隐隐耳痛，慢性者耳痛不明显。

（3）耳鸣：多为低调间歇性，如"嗡嗡"声，当头部运动、打呵欠或擤鼻鼓气时，耳内可出现气过水声。

（4）耳闷：耳内闭塞或闷胀感，按压耳屏后可暂时减轻。

3. 心理–社会状况　因耳鸣、听力减退、耳闷胀感等导致患者产生焦虑心理，慢性者因病程长、易反复而表现为烦躁不安等。

4. 辅助检查

（1）耳镜检查：鼓膜内陷，失去正常光泽，呈琥珀或淡黄色。

（2）听力检查：纯音听阈测试及音叉试验示传导性聋。

（3）CT 扫描：可见中耳系统气腔有不同程度密度增高。

（4）成人应进行行鼻咽部检查，注意排除鼻咽癌。

5. 诊断与治疗要点

（1）根据病史和临床表现，结合听力检查可诊断。诊断性鼓膜穿刺术可明确诊断。

（2）清除积液，改善中耳通气引流，针对病因治疗。

二、护理问题

1. 感知改变　听力下降，与中耳积液有关。
2. 舒适改变　与鼓室积液引起耳鸣、耳痛、耳闷塞感有关。
3. 知识缺乏　缺乏分泌性中耳炎的预防及手术后的自我护理知识。

三、护理措施

1. 一般护理

（1）指导患者注意休息，防感冒。

（2）需手术者，术后保持术耳清洁、干燥，以免引起中耳感染。

（3）进营养丰富、易消化软食，忌辛辣刺激性食物。

2. 病情观察　观察患者听力恢复及耳闷改善情况。

3. 治疗配合

（1）遵医嘱正确使用滴鼻液，选用合适的抗生素控制感染，稀化黏素类药物有利于纤毛的排除功能，糖皮质激素类药物可减轻炎性渗出。

（2）配合医生行鼓膜穿刺抽液，若积液黏稠可根据病情行鼓膜切开或鼓室置管术。

（3）需手术治疗者，做好术前准备及术后护理。

（4）积极治疗咽部或鼻腔疾病，如扁桃体炎、腺样体肥大、鼻息肉等。

4. 心理护理　讲解疾病相关知识及自我防护知识，以消除其焦虑心理。多关心安慰患者，鼓励其积极配合治疗护理，力求彻底治愈。

四、健康教育

1. 指导患者正确滴鼻、擤鼻，鼓膜置管未脱落前禁忌游泳。
2. 加强锻炼，增强机体抵抗力，防止感冒。
3. 本病儿童易被忽视。应加强卫生宣教，提高家长及老师对本病的认识。10 岁以下儿童应定期进行筛选性声导抗检测。

（周海燕）

第四节　急性化脓性中耳炎

急性化脓性中耳炎（acute suppurative otitis media）是中耳黏膜的急性化脓性炎症，病变主要位于鼓室。好发于儿童，冬春季多见，常继发于上呼吸道感染。

一、护理评估

1. 健康史　评估患者是否有上呼吸道感染、传染病等病史，近期是否进行过鼓膜穿刺、咽鼓管吹张等治疗，擤鼻方法、哺乳姿势是否正确。

2. 身体状况

（1）耳痛：多数患者鼓膜穿孔前疼痛剧烈，表现为搏动性跳痛或刺痛，可向同侧头部或牙齿放射，鼓膜穿孔流脓后症状减轻。少数患者可无明显耳痛症状。

（2）听力减退、耳鸣及耳流脓：初期患者常感明显耳闷、低调耳鸣和听力减退。当鼓膜穿孔后，影响鼓膜及听骨链活动的脓液流出，初为脓血样，后为脓性分泌物，此时，耳聋反而减轻。

（3）全身症状：可有畏寒、发热、纳差等。小儿症状较重，常伴呕吐、腹泻等症状。一旦鼓膜穿孔，全身症状明显减轻，体温恢复正常。

3. 心理 - 社会状况　因剧烈耳痛、听力下降及发热等致患者烦躁不安，小儿常哭闹不止。

4. 辅助检查

（1）耳镜检查：鼓膜弥漫性充血、肿胀、向外膨出，正常标志难以辨别。

（2）耳部触诊：乳突部可有轻微压痛，小儿乳突区皮肤轻度红肿。

（3）听力检查：多为传导性聋，少数患者可因耳蜗受累出现感音神经性聋或混合性聋。

（4）血液检查：白细胞总数增多，中性粒细胞增加，鼓膜穿孔后血象逐渐正常。

（5）X 线检查：乳突部呈云雾状模糊，但无骨质破坏。

5. 诊断与治疗要点

（1）根据病史和临床表现，即可明确诊断。

（2）及早应用足量抗生素以控制感染，建立良好引流，鼓膜穿孔长期不愈者可行鼓膜修补术。

二、护理问题

1. 急性疼痛　与中耳急性化脓性炎症有关。
2. 体温过高　与炎症引起全身反应有关。
3. 潜在并发症　急性乳突炎、耳源性脑脓肿等。
4. 知识缺乏　缺乏急性化脓性中耳炎的治疗和防护知识。

三、护理措施

1. 一般护理
（1）指导患者注意休息，高热者应卧床休息。
（2）摄入营养丰富、易消化饮食，保持大便通畅。
2. 病情观察　观察体温变化，耳道分泌物的量、性质、气味等。如出现恶心、呕吐、剧烈头痛等症状，应及时通知医生，警惕耳源性颅内并发症的发生。
3. 治疗配合
（1）及早应用足量抗生素，一般可用青霉素、头孢菌素类药物，抗生素一般需使用 10d 左右，或外耳道、中耳干燥后继续用药 1 周，力求彻底治愈。全身症状重者给予补液等支持疗法。
（2）用 1% 麻黄碱液滴鼻，以利咽鼓管引流，减轻局部炎症。如症状较重，鼓膜膨出明显，经一般治疗无明显改善或穿孔太小引流不畅者，应在无菌操作下行鼓膜切开术，以利引流。
（3）鼓膜穿孔后先用 3% 过氧化氢溶液彻底清洗外耳道脓液并拭干，再用水剂滴耳液滴耳，如 0.3% 氧氟沙星滴耳液等。禁止使用粉剂，以免与脓液结块，影响引流。
（4）炎症完全消退后，部分患者鼓膜穿孔可自愈，长期不愈者可行鼓膜修补术。
4. 心理护理　讲解疾病相关知识及自我护理知识，以消除其焦虑心理。多关心、安慰患者，鼓励其积极配合治疗、护理，力求彻底治愈。

四、健康教育

1. 指导患者正确滴鼻、滴耳，及时彻底治疗，防止迁延为慢性化脓性中耳炎。
2. 行鼓膜修补术者避免用力擤鼻、咳嗽等，以免修补穿孔鼓膜的筋膜脱落，导致手术失败。
3. 加强锻炼，增强机体抵抗力，防止感冒。
4. 宣传有关积极防治传染病、正确擤鼻及哺乳的卫生知识。

（周海燕）

第五节　慢性化脓性中耳炎

慢性化脓性中耳炎（chronic suppurative otitis media）是指急性化脓性中耳炎病程超过 6~8 周，病变侵及中耳黏膜、骨膜或深达骨质，常与慢性乳突炎合并存在。主要临床特点为反复耳流脓，鼓膜穿孔及听力下降。严重者可引起颅内、外并发症。

一、护理评估

1. 健康史　评估患者既往是否有急性化脓性中耳炎病史，有无鼻咽部慢性疾患，机体抵抗力是否低下等情况。

2. 身体状况　根据临床表现将本病分为三型，即单纯型、骨疡型或胆脂瘤型，骨疡型和胆脂瘤型可合并存在。

（1）单纯型：最多见。病变主要局限于中耳鼓室黏膜，一般无肉芽形成。表现为间歇性耳流脓，量多少不等。脓液呈黏液性或黏脓性，一般不臭，鼓膜多呈中央性穿孔。听力减退一般为轻度传导性聋。

（2）骨疡型：病变超出黏膜组织，多有不同程度的听小骨坏死，伴鼓窦或鼓室区域骨质破坏。鼓室内有肉芽形成。表现为持续性耳流脓，脓液黏稠，常有臭味，鼓膜呈边缘性穿孔。患者多有较重的传导性聋。此型中耳炎可发生各种并发症。

（3）胆脂瘤型：胆脂瘤是由于鼓膜、外耳道的复层鳞状上皮经穿孔向中耳腔生长堆积成团块，其外层由纤维组织包围，内含脱落坏死上皮，角化物和胆固醇结晶，故称为胆脂瘤，非真性肿瘤。炎症可由骨质破坏处向周围扩散，导致一系列颅内、外并发症。表现为长期耳流脓，量多少不等，有恶臭。鼓膜松弛部穿孔或紧张部后上方有边缘性穿孔。听力检查有不同程度的传导性聋，病变波及耳蜗，可引起感音神经性耳聋或混合性耳聋。

3. 心理－社会状况　部分患者因知识缺乏，不知其严重后果而不予重视。部分患者因耳流脓、听力下降且伴有臭味，而产生自卑心理。

4. 辅助检查

（1）耳镜检查：可见鼓膜穿孔大小不等，穿孔处可见鼓室内壁黏膜充血、肿胀、增厚，或有肉芽，鼓室内或肉芽周围及外耳道内有脓性分泌物。

（2）听力检查：纯音听力测试显示传导性聋或混合性聋，程度轻重不一。少数可为重度感音神经性听力损失。

（3）乳突 X 线片和颞骨 CT 扫描有助于诊断。

5. 诊断与治疗要点

（1）根据病史和临床表现，结合影像学检查，即可明确诊断。

（2）单纯型中耳炎和骨疡型中耳炎引流通畅者，以局部用药为主。胆脂瘤型中耳炎及骨疡型中耳炎引流不畅或疑有并发症者，须行乳突根治术，尽可能重建中耳传音结构，保留或改善听力。积极病因治疗。

二、护理问题

1. 舒适改变　耳流脓，与慢性化脓性中耳炎有关。
2. 感知改变　听力下降，与鼓膜穿孔，鼓室肉芽或胆脂瘤破坏听小骨有关。
3. 潜在并发症　颅内、外感染。
4. 知识缺乏　缺乏慢性化脓性中耳炎的治疗和自我护理知识。

三、护理措施

1. 一般护理

（1）指导患者注意休息。

（2）需手术者，术前完善检查及准备工作，术后取平卧位或健侧卧位，起卧宜缓慢，防止意外跌倒。

（3）忌辛辣、硬等刺激性食物。

2. 病情观察 术后密切观察患者有无面瘫、眩晕、恶心、呕吐、剧烈头痛及平衡障碍等情况，若出现上述症状，应及时向医生反馈，警惕耳源性并发症的发生。观察创面有无渗血，渗血明显者应及时换药。

3. 治疗配合

（1）根据中耳脓液的细菌培养及药物敏感试验，选择合适的抗生素。

（2）单纯型以局部用药为主。用3%过氧化氢溶液洗耳，棉签拭干后再滴入抗生素滴耳液，如0.3%氧氟沙星滴耳液。穿孔不愈合者，应及时行鼓室成形术。

（3）骨疡型引流不畅、疑有耳源性并发症者或胆脂瘤型应尽早行乳突根治术。

4. 心理护理 术前介绍手术的目的、意义及术中配合，使其有充分的心理准备，减轻焦虑感。术后多关心、安慰患者，并讲解疾病相关知识及自我护理知识，鼓励其积极配合治疗、护理。

四、健康教育

1. 宣传慢性化脓性中耳炎的危害，特别是骨疡型和胆脂瘤型有引起颅内、外并发症的危险。及时治疗急性化脓性中耳炎。

2. 指导患者正确洗耳、滴耳：用3%过氧化氢溶液彻底清洗耳道及鼓室内脓液，并用棉签拭干后，方可滴药；局部忌用氨基糖苷类抗生素，如庆大霉素，以免引起耳中毒；忌用粉剂，以免堵塞鼓膜穿孔处，影响引流，导致并发症；避免滴用有色药物，以免妨碍局部观察；注意滴入药液的温度，尽可能与体温接近，以免引起眩晕。

3. 鼓室成形术后3月内，耳内会有少量渗出，属正常现象。注意保持外耳道清洁，防止感染。短期内不宜游泳，淋浴、洗头时可用干棉球堵塞外耳道口。

4. 加强锻炼，提高机体抵抗力，防止感冒。

（周海燕）

第六节　耳源性并发症

急慢性中耳乳突炎极易向邻近或远处扩散，由此引起的各种并发症，称为耳源性并发症（otogenic complications）。根据并发症出现的部位分为颅内和颅外两类，最危险的是颅内并发症，常危及患者生命，是耳鼻咽喉科急危重症之一。

一、护理评估

1. 健康史 评估患者既往是否有急慢性化脓性中耳炎病史，机体抵抗力是否低下，近日有无发热、头痛等症状。

2. 身体状况　常见颅内并发症有：乙状窦血栓性静脉炎、耳源性脑膜炎、耳源性脑脓肿等。常见颅外并发症有：耳后骨膜下脓肿、迷路炎、耳源性面瘫等。各类临床特点为：

（1）乙状窦血栓性静脉炎：典型病例出现明显的脓毒血症，表现为寒战后高热，体温可达40℃，剧烈头痛、恶心和全身不适，2~3h后体温骤退。出现病侧耳痛、枕后及颈部疼痛。检查可出现病侧视盘水肿。

（2）耳源性脑膜炎：表现为高热，体温可达39℃~40℃。剧烈头痛，喷射状呕吐，烦躁不安、抽搐。重症者嗜睡、谵妄、昏迷。可因脑疝导致呼吸循环衰竭死亡。检查脑膜刺激征阳性，脑脊液压力增高。

（3）耳源性脑脓肿：为化脓性中耳炎的严重并发症。脓肿多位于大脑颞叶，小脑次之，亦可两者同时存在。典型病例临床表现可分为4期。初期历时数天，有轻度脑膜刺激征。潜伏期历时10d至数周，可有轻度不规则头痛、乏力、反应迟钝等。显症期历时长短不一，此期为脑脓肿扩大期，颅内压随之增高，表现为持续性头痛，喷射状呕吐，脉搏迟缓，与体温不一致等。终末期患者突然或逐渐陷入深度昏迷，出现呼吸、心跳停止而死亡。

（4）耳后骨膜下脓肿：患者除中耳炎表现外，有高热、全身不适和耳痛等症状，儿童尤为明显。检查见耳后红肿，明显隆起，触之有波动。脓肿诊断性穿刺，可抽出脓液。

（5）迷路炎：表现为阵发性或继发性眩晕，偶伴恶心呕吐。听力减退初期为传导性聋，病程长及瘘管位于鼓岬者可呈混合性聋。病变侧前庭功能亢进或减弱。瘘管试验阳性。

（6）耳源性面瘫：表现为患侧面部表情运动丧失，额纹消失，不能皱眉与闭目，鼻唇沟变浅，鼓腮漏气等。

3. 心理－社会状况　初期因耳痛、发热、头痛等表现为焦虑、恐惧。随着病情的进展，表现为表情淡漠、抑郁、嗜睡甚至出现昏迷。

4. 辅助检查

（1）实验室检查：血白细胞明显增多。寒战、高热时抽血可培养出致病菌。

（2）眼底检查：可出现病侧视盘水肿。

（3）颅脑CT或MRI检查：可显示脓肿的大小、位置等情况。

（4）耳后骨膜下脓肿可行脓肿诊断性穿刺。

5. 诊断与治疗要点

（1）根据病史和临床表现，再结合各项检查，即可诊断。

（2）使用足量抗生素，行支持、对症治疗。颅内压高者行脱水、降颅内压治疗。必要时行乳突探查术。

二、护理问题

1. 疼痛　头痛，与耳源性颅内并发症有关。

2. 体温过高　与耳源性并发症有关。

3. 自理能力缺陷　与颅内外并发症致眩晕、神志异常有关。

三、护理措施

1. 一般护理

（1）将患者安置在单人房间，环境安静、舒适。嘱其绝对卧床休息，由专人陪护。

（2）备好抢救药品及器械。

（3）根据病情给予高热量、高蛋白、富含维生素易消化的流质、半流质饮食。

2. 病情观察　严密观察生命体征、神志、瞳孔变化及头痛的部位、性质，并做好记录。若出现表情淡漠、嗜睡等症状，应及时通知医生，加强巡视，根据病情变化对症处理。

3. 治疗配合

（1）遵医嘱给予足量、有效的抗生素。必要时行脱水、降颅内压治疗。需急诊手术者做好术前准备。

（2）疑有颅内并发症时，禁用镇静、止痛剂，以免掩盖症状，延误诊断。

（3）发热者按发热常规治疗护理，昏迷者按昏迷常规治疗护理。

4. 心理护理　讲解疾病相关知识及手术治疗的目的、意义，消除患者的焦虑、恐惧心理，鼓励其积极配合治疗、护理。

四、健康教育

1. 积极治疗急、慢性化脓性中耳炎。

2. 慢性化脓性中耳炎患者若出现耳流脓突然增多或减少，伴耳痛、发热、头痛等症状，应及时到医院就诊，警惕耳源性并发症的发生。

3. 加强锻炼，增强体质，防治并发症。

（周海燕）

第七节　梅尼埃病

梅尼埃病（Meniere's disease）是以膜迷路积水为基本病理基础，反复发作性眩晕、听觉障碍、耳鸣和耳胀满感为典型特征的特发性内耳疾病。首次发病年龄以 30～50 岁居多。单耳患病者约占 85%，累及双侧者常在 3 年内先后患病。

一、护理评估

1. 健康史　评估患者既往有无眩晕、耳鸣和听力障碍病史，发病前有无轻微耳胀满感、耳痒等情况。

2. 身体状况

（1）眩晕：患者常感自身或周围物体沿一定方向与平面旋转，持续数分钟至数小时，长者可达数日甚至数周，常伴恶心、呕吐、出冷汗、面色苍白及血压下降等自主神经反射症状。发作间歇期长短不一。

（2）耳鸣：多与眩晕同时出现。发作过后，耳鸣逐渐减轻或消失。多次发作可使耳鸣转为永久性，并于眩晕发作时加重。

（3）耳聋：初次眩晕发作即可伴有单侧或双侧耳聋，发作间歇期听力常能部分或完全恢复。随发作次数增多，听力损失逐渐加重，并可转化为不可逆的永久性感音神经性聋。

（4）其他症状发作时有患耳闷胀感、头胀满感或头重脚轻感。发作期可见自发性眼球震颤。发作过后，眼震逐渐消失。

3. 心理－社会状况　当眩晕发作期间，患者双目紧闭，异常恐惧。因眩晕反复发作且伴有耳鸣，患者常表现为烦躁不安。

4. 辅助检查

（1）耳镜检查鼓膜多无异常发现。

（2）音叉测试 Rinne 试验阳性。

（3）前庭功能检查在初次发作间歇期，眼震电图检查可能正常，多次发作者可能出现前庭功能减退或丧失。

（4）影像学检查：内耳道及桥小脑角 CT 或 MRI 检查有助于本病的鉴别诊断。

5. 诊断与治疗要点

（1）对患者主诉眩晕进行综合分析，排除类似眩晕的非眩晕症状如头晕、头昏等，排除中枢性眩晕，排除非耳性疾病引起的眩晕如颈部疾病、中枢神经系统疾病等，排除耳蜗、前庭系统疾病，最后确诊。

（2）发作期可使用脱水剂、镇静剂或自主神经调整药物。间歇期可使用血管扩张剂、维生素类、钙离子拮抗剂等。对于症状较重，病程较长，频繁发作，对工作、生活有明显影响者，可考虑手术治疗。

二、护理问题

1. 感知改变　听力下降，与膜迷路积水有关。
2. 舒适改变　与眩晕、耳鸣及恶心呕吐有关。
3. 有外伤的危险　与眩晕发作时平衡失调有关。
4. 知识缺乏　缺乏梅尼埃病的治疗和防护知识。

三、护理措施

1. 一般护理

（1）指导患者安静休息。发作期严格卧床，专人看护。

（2）起卧及体位改变时应缓慢，并注意搀扶，防止意外跌倒。

（3）低盐饮食，适当限制水分的摄入，忌烟、酒辛辣刺激性食物。

2. 病情观察　观察眩晕发作的频次、持续的时间及伴随症状，若出现恶心、呕吐、出冷汗、面色苍白及血压下降等情况，应及时通知医生，并配合处理。注意观察耳鸣及听力改善情况。

3. 治疗配合

（1）发作期可遵医嘱使用脱水剂、镇静剂、抗组胺药或自主神经调整药物。间歇期可使用血管扩张剂、维生素类、钙离子拮抗剂等。

（2）对于症状较重，病程较长，频繁发作，对工作、生活有明显影响者，可考虑手术治疗。如内淋巴囊减压术，前庭神经切断术等。

4. 心理护理　关心、安慰患者，讲解疾病相关知识，解释本病经安静休息和治疗后症状可得到控制，应放松心情，积极配合治疗、护理。

四、健康教育

1. 曾反复发作眩晕者，勿骑车、驾车、登高等，以免发生危险。
2. 日常生活有规律，睡眠充足，注意劳逸结合。
3. 加强锻炼，增强体质。

（周海燕）

第八节　突发性耳聋

突发性耳聋（idiopathic sudden sensorineural hearing loss）是指突然发生的原因不明的感音神经性聋，多在 3d 内听力急剧下降。单耳发病居多，亦可双侧同时或先后受累，双侧耳聋多以一侧为重。约有 2% 的患者可在发病后 2 周内出现听力自然、显著或部分恢复。

一、护理评估

1. 健康史　评估患者近期是否有过度紧张、劳累、受凉、烟酒过度及情绪不稳定等情况。

2. 身体状况　表现为突然发生的，原因不明的感音神经性听力损失，常为中或重度。可伴耳鸣，可伴眩晕、恶心呕吐，但不反复发作。

3. 心理 – 社会状况　因起病急，加之听力下降、耳鸣、眩晕等影响正常的工作、学习和生活，患者常表现为烦躁不安。

4. 辅助检查

（1）听力检查属感音神经性耳聋。常规检查包括音叉试验、纯音测听、声阻抗、耳声发射等。

（2）行内耳道及颅脑 MRI 检查，以排除听神经瘤。

5. 诊断与治疗要点

（1）根据患者的主诉和临床表现，结合听力学相关检查，排除梅尼埃病、听神经瘤等，可明确诊断。

（2）使用血管扩张剂、降低血液黏稠度药物、营养神经药物等，眩晕、呕吐者给予对症治疗，配合高压氧疗。经规范治疗，听力不能恢复者可选配助听器。

二、护理问题

1. 感知改变　听力下降，由突发性听力损失所致。
2. 舒适改变　与耳鸣、眩晕、恶心、呕吐有关。
3. 焦虑　与病情进展迅速，耳鸣、眩晕等有关。
4. 知识缺乏　缺乏突发性耳聋的治疗和自我护理知识。

三、护理措施

1. 一般护理

（1）指导患者安静休息，睡眠充足，情绪稳定。

（2）摄入营养丰富、易消化的饮食，忌烟酒、辛辣刺激性食物。

2. 病情观察　观察患者听力改善情况，是否伴有眩晕、恶心呕吐等。眩晕者应专人陪护，防止意外跌倒。

3. 治疗配合

（1）遵医嘱使用血管扩张剂，降低血液黏稠度和血栓溶解药物，营养神经药物及能量制剂等。禁用各种耳毒性药物。眩晕、呕吐者给予对症治疗。

（2）根据患者的情况给予鼻导管吸氧或行高压氧疗。

（3）经规范治疗，听力不能恢复者可选配助听器。

4. 心理护理　讲解疾病相关知识，让患者了解在心境良好的情况下接受治疗，有利于提高疗效，应放松心情，积极配合治疗、护理。

四、健康教育

1. 本病应尽早诊断、治疗，切忌延误治疗时机。

2. 讲解本病有自愈的可能性，应保持良好心境，积极配合治疗。

3. 眩晕者，应加强防护，防止意外跌倒。

4. 日常生活有规律，注意劳逸结合，加强锻炼，增强体质。

（周海燕）

第三十八章

鼻部疾病护理

第一节　慢性鼻炎

慢性鼻炎（chronic thinitis）是鼻腔黏膜和黏膜下层的慢性炎症性疾病。临床表现以鼻腔黏膜肿胀、分泌物增多、无明确致病微生物感染、病程持续数月以上或反复发作为特点。可分为慢性单纯性鼻炎和慢性肥厚性鼻炎两型，后者多由前者发展、转化而来。

一、护理评估

1. **健康史**　评估患者有无烟酒嗜好，有无导致本病的全身、局部因素，询问患者的职业及其工作、生活环境。

2. **身体状况**

（1）**慢性单纯性鼻炎**

1）鼻塞：表现为间隙性：白天、运动或夏季减轻，夜间、静坐或寒冷时加重；交替性：变换侧卧方位时，两侧鼻腔阻塞随之交替。

2）多涕：一般为黏液涕，继发感染时可有脓涕，可有头痛、头昏、咽干、咽痛等症状。

（2）**慢性肥厚性鼻炎**：鼻塞，表现为持续性，无交替。鼻涕不多，黏液性或黏脓性，不易擤出。常有闭塞性鼻音、耳鸣和耳闭塞感以及头昏、头痛、咽干、咽痛等症状。少数患者可有嗅觉减退。

3. **心理－社会状况**　因病程长，且鼻塞、流涕影响正常的工作、学习、生活及社交，患者易产生焦虑心理。

4. **辅助检查**

（1）慢性单纯性鼻炎鼻镜检查：鼻腔黏膜充血，下鼻甲肿胀，表面光滑、柔软、富有弹性，对血管收缩剂敏感。

（2）慢性肥厚性鼻炎鼻镜检查：下鼻甲黏膜肥厚，鼻甲骨肥大，黏膜表面不平，呈结节状或桑葚样，对血管收缩剂不敏感。

5. **诊断与治疗要点**

（1）根据病史和临床表现，结合鼻镜检查，可明确诊断。

（2）用生理盐水清洗鼻腔，鼻内使用糖皮质激素、血管收缩剂，慢性肥厚性鼻炎黏膜肥厚或对血管收缩剂不敏感者，可根据情况选择手术治疗。

二、护理问题

1. 舒适改变　鼻塞、头昏、头痛，与鼻黏黏膜充血、肿胀、肥厚及分泌物增多有关。
2. 潜在并发症　鼻窦炎、中耳炎等。
3. 知识缺乏　缺乏慢性鼻炎的防治知识。

三、护理措施

1. 一般护理
（1）指导患者注意休息。
（2）局麻术后取半卧位，全麻患者去枕平卧，清醒后改为半卧位。
（3）协助患者漱口，行超声雾化吸入，以保持口腔清洁湿润。
（4）鼓励患者多饮水，进营养丰富易消化饮食，忌辛辣、硬、热等刺激性食物。
2. 病情观察　术后注意观察鼻腔渗血及前、后鼻孔纱条松动情况，若有异常，及时通知医生处理。观察头痛情况，术后24h内，可用冰袋冷敷额部，以减轻疼痛。
3. 治疗配合
（1）用生理盐水清洗鼻腔，以清除鼻内分泌物，改善通气。
（2）鼻内使用糖皮质激素，抗炎、减轻充血。使用血管收缩剂，如麻黄碱，应注意连续使用不宜超过7d，禁用萘甲唑啉。
（3）慢性肥厚性鼻炎黏黏肥厚、对血管收缩剂不敏感者，可行下鼻甲黏膜下部分切除术（切除范围以不超过下鼻甲的1/3为宜）、下鼻甲黏骨膜下切除术或下鼻甲骨折外移术等。
（4）术后遵医嘱使用抗生素及止血剂。
4. 心理护理　需手术者，介绍手术的目的、意义及术中配合，使其有充分的心理准备，以减轻焦虑感。讲解疾病相关知识及自我护理知识，鼓励患者积极配合治疗、护理。

四、健康教育

1. 指导患者正确滴鼻、擤鼻，遵医嘱合理选择、使用滴鼻剂，防止药物性鼻炎。
2. 生活有规律，注意劳逸结合，忌烟、酒辛辣刺激性食物。
3. 加强锻炼，增强机体抵抗力，防止感冒。注意改善工作和生活环境。
4. 急性鼻炎需彻底治愈，及时治疗全身和局部病因。

（周海燕）

第二节　变应性鼻炎

变应性鼻炎（allergic rhinitis，AR）是发生在鼻黏膜的变态反应性疾病，普通人群患病率为10%～30%，以鼻痒、喷嚏、鼻分泌亢进、鼻黏膜肿胀等为主要特点。分为常年性变应性鼻炎（perennial allergic thinitis，PAR）和季节性变应性鼻炎（seasonal allergic rhinitis，

SAR），后者又称"花粉症"。

一、护理评估

1. 健康史 评估患者是否长期处于空气污染较重的环境中，是否为特异性体质，是否有接触某种变应原的病史。

2. 身体状况 以鼻痒、阵发性喷嚏、大量水样鼻涕和鼻塞为主要症状，部分患者尚有嗅觉减退，季节性鼻炎尚有眼痒和结膜充血。

3. 心理－社会状况 因鼻痒、鼻塞、阵发性喷嚏和大量水样鼻涕，影响正常的工作、学习、生活及社交，易产生焦虑心理。

4. 辅助检查

（1）鼻镜检查：常年性者鼻黏膜为苍白、充血或浅蓝色，季节性者在花粉播散期鼻黏膜明显水肿，这些变化以下鼻甲最为明显。

（2）查找致敏变应原：疑为常年性变态反应性鼻炎的患者可做特异性皮肤试验，鼻黏膜激发试验和体外特异性 IgE 检测。疑为花粉症者应以花粉浸液做特异性皮肤试验。

5. 诊断与治疗要点

（1）常年性变应性鼻炎者常年发病，有典型的临床症状和体征，病程超过 1 年，有个人和（或）家族过敏性疾病史。季节性变应性鼻炎者每年发病季节基本一致，发作期有典型的临床症状和体征。

（2）非特异性治疗：使用糖皮质激素、抗组胺药、肥大细胞稳定剂、血管收缩剂等。特异性治疗：避免与变应原接触，行变应原特异性免疫治疗。

二、护理问题

1. 舒适改变 鼻痒、鼻塞、喷嚏和大量清水样鼻涕与变态反应有关。
2. 感知改变 鼻塞、嗅觉减退与变应性鼻炎，鼻黏膜充血肿胀有关。
3. 知识缺乏 缺乏变应性鼻炎的防治及自我护理知识。

三、护理措施

1. 一般护理

（1）指导患者经常开窗通风，勤洗衣物、勤晒被褥、勤做卫生（做卫生时戴口罩），保持室内清洁，勿养宠物。

（2）忌烟、酒辛辣刺激性食物。

2. 病情观察 观察患者鼻塞、鼻痒、阵发性喷嚏等症状改善情况。

3. 治疗配合

（1）遵医嘱使用糖皮质激素、抗组胺药、肥大细胞稳定剂、血管收缩剂治疗等。

（2）避免与变应原接触：避免暴露于致敏物是最有效的治疗方法，花粉症患者在致敏花粉播散季节可离开花粉播散区，但常年性变应性鼻炎的致敏物大多为常年存在的吸入性致敏物，常难以避免，因此，特异性免疫治疗至关重要。

（3）变应原特异性免疫治疗：主要用于治疗吸入变应原所致的 I 型变态反应。治疗过程中要严密观察，备好抢救药品和器械，警惕不良反应的发生。

4. 心理护理 关心、安慰患者，讲解疾病相关知识及自我防护知识，鼓励患者坚持治疗。

四、健康教育

1. "花粉症"者避免接触致敏物，常年性变应性鼻炎者积极查找致敏变应原并避免接触。
2. 介绍抗组胺药物的作用、副作用，指导正确使用鼻喷雾剂或滴鼻剂。
3. 免疫治疗疗程较长，指导患者应遵医嘱坚持治疗。
4. 生活有规律，注意劳逸结合，忌烟、酒辛辣刺激性食物。
5. 若在空气污染较严重的环境中工作，应注意改善工作环境或调整工种。

（周海燕）

第三节 慢性鼻窦炎

慢性鼻窦炎（chronic sinusitis）多因急性鼻窦炎反复发作未彻底治愈迁延所致，可单侧或单窦发病，也可双侧或多窦发病。

一、护理评估

1. 健康史 评估患者有无急性鼻窦炎反复发作史或牙源性上颌窦炎病史，是否为特应性体质。

2. 身体状况

（1）全身症状：常表现为精神不振、易倦、头昏头痛、记忆力减退、注意力不集中等。

（2）局部症状

1）流脓涕：为主要症状之一。涕多，黏脓性或脓性，牙源性上颌窦炎的鼻涕常有腐臭味。

2）鼻塞：是慢性鼻窦炎的另一主要症状。由于鼻黏膜肿胀、鼻内分泌物较多或稠厚所致。

3）头痛：一般无此症状，或轻于急性鼻窦炎者。常表现为钝痛或闷痛，头痛多有时间性或固定部位，经鼻内用血管收缩剂、蒸汽吸入等治疗后头痛缓解。

4）嗅觉减退或消失：多数为暂时性，少数为永久性。

5）视功能障碍：是本病的眶并发症之一。主要表现为视力减退或失明，也有表现为其他视功能障碍如眼球移位、复视和眶尖综合征等。

3. 心理-社会状况 因病程长且反复发作，鼻塞、流脓涕、头痛、记忆力减退等影响正常的工作、生活，且导致患者学习成绩下降或工作效率低下，易产生焦虑心理，对治疗失去信心。

4. 辅助检查

（1）前鼻镜检查：鼻黏膜慢性充血、肿胀或肥厚，中鼻甲肥大或息肉样变，中鼻道变窄、黏膜水肿或有息肉。

（2）鼻内镜检查：可准确判断上述各种病变及其部位，并可发现前鼻镜不能窥视到的其他病变。

（3）口腔和咽部检查：牙源性上颌窦炎者可见牙齿病变。后组鼻窦炎者咽后壁可见到脓液或干痂附着。

（4）影像学检查：鼻窦CT扫描，可显示窦腔大小、形态及窦内黏膜不同程度增厚等，鼻窦 CT 冠状位对于精确判断各窦病变范围，鉴别鼻窦占位性或破坏性病变有重要价值。

5. 诊断与治疗要点

（1）根据病史和临床表现，结合检查，可明确诊断。

（2）可行鼻腔冲洗、负压置换法，全身使用抗生素，鼻腔内使用血管收缩剂和糖皮质激素，经保守治疗无效后选择鼻窦手术。

二、护理问题

1. 舒适改变　鼻塞、头痛与分泌物多、脓液刺激及鼻腔填塞有关。

2. 潜在并发症　手术后出血、感染、眶蜂窝组织炎、脑脊液漏、球后视神经炎等。

3. 知识缺乏　缺乏慢性鼻窦炎的治疗与自我护理知识。

三、护理措施

1. 一般护理

（1）指导患者注意休息，情绪稳定。

（2）需手术者，做好术前准备。

（3）术后鼓励患者摄入营养丰富、易消化的软食。

（4）进食前后协助患者漱口，以保持口腔清洁、湿润。

2. 病情观察　术后观察患者体温变化，有无剧烈头痛、恶心、呕吐，有无视力障碍或眼球运动障碍等，警惕并发症的发生。

3. 治疗配合

（1）鼻腔冲洗，1~2d。负压置换法，用负压吸引的作用吸净鼻腔分泌物，同时使药液进入鼻窦，达到治疗的目的。

（2）遵医嘱使用抗生素，鼻腔内使用血管收缩剂和糖皮质激素，改善鼻腔通气和引流。

（3）鼻窦手术：经规范的保守治疗无效后选择鼻窦手术。手术方式有传统手术和鼻内镜手术。手术的关键是解除鼻腔和鼻窦口的引流和通气障碍，尽可能地保留鼻腔和鼻窦的基本结构。目前，功能性内镜鼻窦手术（functional endoscope sinus surgery，FESS），已成为慢性鼻窦炎治疗的主要手术方式。

4. 心理护理　讲解疾病相关知识及自我护理知识，指导合理减压。关心、安慰患者，鼓励患者积极配合治疗、护理。

四、健康教育

1. 指导患者正确滴鼻、鼻腔冲洗、体位引流及正确的擤鼻方法。

2. 出院后遵医嘱坚持用药，冲洗鼻腔，定期随访，1月内避免重体力劳动。

3. 加强锻炼，增强机体抵抗力，生活有规律，注意劳逸结合。

4. 忌烟、酒辛辣刺激性食物。注意工作、生活环境的洁净，加强室内通风。

（周海燕）

第四节 鼻出血

鼻出血（nose bleed）是临床常见症状之一，可单纯由鼻腔、鼻窦疾病引起，也可由某些全身性疾病所致，但以前者多见。

一、护理评估

1. 健康史 评估患者有无引起鼻出血的局部或全身性疾病，有无接触风沙或干燥气候生活史，有无鼻出血病史及发病后的诊治情况。

2. 身体状况

（1）局部病因引起出血者多表现为单侧鼻腔出血，全身性疾病引起者多表现为双侧或交替性出血。可呈间歇性反复出血或持续性出血。

（2）出血量多少不一，可表现为涕中带血、滴血、流血或血流如注。重者在短时间内失血量达数百毫升，可出现面色苍白、出汗、血压下降、脉速而无力等。一次大量出血可致休克，反复多次少量出血则可导致贫血。

（3）儿童、青少年出血部位多在鼻中隔前下方的易出血区（即利特尔区）。中老年鼻出血部位多在鼻腔后段的鼻－鼻咽静脉丛或鼻中隔后部的动脉，出血量相对较多，较凶猛，不易止血。

3. 心理－社会状况 患者及家属常因出血量大或反复出血，就诊时表现出紧张、恐惧心理，后因担心疾病愈后表现为焦虑不安。

4. 辅助检查

（1）鼻腔检查：了解鼻出血的部位，进而选择适宜的止血方法。

（2）鼻咽部检查：待病情相对稳定后，可行鼻内镜检查，以了解鼻咽部有无病变。

（3）实验室检查：包括全血细胞计数、出血和凝血时间、凝血酶原时间、凝血因子等，以了解患者的全身情况。

5. 诊断与治疗要点

（1）根据病史和临床表现，可明确诊断。

（2）局部采用简易止血方法、烧灼法、填塞法及鼻内镜下止血法等止血。对于出血量大或行前后鼻孔填塞的患者应视病情使用镇静剂、止血剂、抗生素等药物，必要时补液、输血、氧疗。因全身性疾病引起鼻出血者应积极治疗原发病。

二、护理问题

1. 恐惧 与出血量大、反复鼻出血及担心疾病的预后有关。

2. 舒适改变 与鼻腔填塞致头痛及张口呼吸有关。

3. 潜在并发症 感染、出血性休克。

4. 自理能力下降 与大量出血后体弱、病情要求减少活动有关。

5. 知识缺乏 缺乏与鼻出血相关的自我保健和预防知识。

三、护理措施

1. 一般护理

（1）创造安静环境，嘱患者卧床休息。协助取半卧位，监测生命体征。

（2）保持口腔清洁湿润，协助患者漱口或行口腔护理，配合超声雾化吸入。

（3）鼓励患者多饮水，进营养丰富易消化饮食，忌辛辣、硬、热等刺激性食物。

2. 病情观察

（1）观察鼻腔、口咽渗血情况，观察填塞纱条和后鼻孔纱球有无松动、脱落，发现异常及时处理。

（2）鼻腔填塞可致血氧分压降低和二氧化碳分压升高，老年及体型肥胖者注意监测血氧饱和度，并根据情况给予氧气吸入。

3. 治疗配合

（1）儿童及青少年鼻出血多在鼻中隔前下部（易出血区），一般出血量较少，可采用简易止血法。反复少量出血，且出血点明确者可选用烧灼法。对于出血较剧、渗血面较大或出血部位不明者，可进行鼻腔填塞，材料有吸收性明胶海绵、胶原蛋白海绵、凡士林油纱条、碘仿纱条等。经前鼻孔纱条填塞未能奏效者，可行后鼻孔填塞。必要时可行鼻内镜下止血法，该方法目前在临床已广泛应用。

（2）遵医嘱使用抗生素及止血剂，必要时使用镇静剂，补液，输血。

4. 心理护理　关心、安慰患者，讲解疾病相关知识，使患者及家属情绪稳定，积极配合治疗、护理。

四、健康教育

（1）日常生活有规律，合理饮食，高血压者应坚持按时服用降压药。

（2）教会患者或家属简易止血法。若院外再次出血，应保持镇静，可先自行采取简易止血法处理，再到院就诊。

（周海燕）

第五节　鼻腔、鼻窦恶性肿瘤

鼻腔恶性肿瘤大多继发于鼻窦、外鼻、眼眶、鼻咽等处恶性肿瘤的直接扩散，原发性鼻腔恶性肿瘤少见。鼻窦因解剖位置隐蔽，早期症状少，肿瘤不易早期确诊。鼻腔、鼻窦恶性肿瘤常合并出现。

一、护理评估

1. 健康史　评估患者既往健康状况、居住环境，有无家族史，有无慢性鼻炎、慢性鼻窦炎、鼻良性肿瘤病史。

2. 身体状况

（1）鼻腔恶性肿瘤早期仅有单侧鼻塞、鼻出血等症状，以后可出现鼻、面部麻木感，胀满感及顽固性头痛，进行性单侧鼻塞，反复少量鼻出血，嗅觉减退或丧失。

（2）上颌窦恶性肿瘤：早期肿瘤较小，局限于窦腔某一部位，常无明显症状。随着肿瘤的发展，先后出现下列症状：单侧脓血涕、面颊部疼痛或麻木感，单侧进行性鼻塞，单侧上颌磨牙疼痛或松动。晚期肿瘤破坏窦壁，向邻近组织扩展，可出现面颊部隆起、流泪、眼球向上移位、硬腭隆起、张口困难、头痛、耳痛、颈淋巴结转移等症状。

（3）筛窦恶性肿瘤：早期肿瘤局限于筛房可无症状。当肿瘤侵入鼻腔时，则出现单侧鼻塞、血性鼻涕、头痛和嗅觉障碍。晚期肿瘤向各方向扩展，侵犯纸样板进入眼眶，使眼球向外、前、下或上方移位，并有复视，若累及硬脑膜或侵入颅内，则有剧烈头痛。

（4）额窦恶性肿瘤：原发于额窦恶性肿瘤极少见。

（5）蝶窦恶性肿瘤：原发于蝶窦恶性肿瘤极为罕见。

3. 心理 - 社会状况　因疾病危及生命，患者及家属感到恐惧、焦虑，易产生消极情绪，甚至对治疗失去信心。

4. 辅助检查

（1）影像学检查：CT 或 MRI 可明确肿瘤大小和侵犯范围。

（2）肿瘤组织及鼻腔、鼻窦穿刺细胞涂片病理学检查是最终确诊的依据。

5. 诊断与治疗要点

（1）根据病史和临床表现，结合检查可诊断。肿瘤组织及鼻腔、鼻窦穿刺细胞涂片病理学检查可确诊。

（2）根据肿瘤的病理类型、原发部位、侵犯范围及患者的全身情况，选择手术、放疗、化疗等治疗方案。放射治疗只适用于对放射线敏感的恶性肿瘤，如恶性淋巴瘤、未分化癌等。手术治疗为多数鼻窦恶性肿瘤首选的治疗手段，尤其是早期、肿瘤范围较局限者。

二、护理问题

1. 恐惧　与担心预后及治疗后面部容貌改变有关肿。

2. 有感染的危险　与口腔鼻腔结构功能改变，营养摄入不足，抵抗力降低有关。

3. 潜在并发症　术后出血。

4. 自我形象紊乱　与上颌骨切除致面部塌陷、部分硬腭和牙齿切除导致咀嚼功能改变等有关。

5. 知识缺乏　缺乏疾病相关知识及自我护理知识。

三、护理措施

1. 一般护理

（1）嘱患者卧床休息，鼓励患者少量多餐，摄入富含维生素、蛋白质类流质或半流质食物。保持口腔清洁，进餐后及时漱口。必要时行口腔护理。

（2）需手术者，术前 1d 备皮，用漱口水漱口，剃除手术范围的毛发，男性患者剃胡须。做眶内容物剜除术者须剃去术侧眉毛，备血。

2. 病情观察　术后专人看护，严密监测生命体征，注意切口渗血情况。

3. 治疗配合

（1）防止伤口感染，遵医嘱使用抗生素。

（2）待术腔内填塞物取出后，每天用生理盐水或抗生素盐水冲洗，保持术腔清洁，保持鼻侧切口部位清洁、干燥。

4. 心理护理　关心、安慰、鼓励患者，增强其战胜疾病的信心和生活的勇气。对于术后面容有改变的患者，术前应配合医生向患者及家属讲明，使其有充分的心理准备。

四、健康教育

1. 指导患者正确清洁牙托和口腔。
2. 指导患者张口训练，以防止翼腭窝瘢痕增生挛缩，致张口困难。
3. 指导合理饮食，适当锻炼，保持情绪稳定。
4. 鼓励患者克服放、化疗副作用，坚持治疗，定期随访。

（周海燕）

第六节　鼻外伤

一、鼻腔异物

鼻腔异物（nasal foreign body）有内源性和外源性两大类。内源性异物如死骨、凝血块、鼻石、痂皮等。外源性异物有植物性、动物性和非生物性，以植物性异物多见，动物性异物较为罕见。非生物性异物则多因战伤、工伤或误伤所致，异物多为弹片、弹丸、碎石、木块等，破坏性较大，病情也较复杂。本病多见于儿童。

（一）病因

1. 豆类、果核、玻璃球、橡皮球、纸卷、纽扣等，多因儿童玩耍时塞入鼻孔内所致。
2. 水蛭和昆虫爬入鼻内，多因露宿或野外游泳时发生。
3. 碎石、木块、弹片、弹丸等经鼻面部射入鼻腔、鼻窦等处。
4. 死骨、凝血块、痂皮、干酪样分泌物、结石等潴留鼻内，或纱条、棉片、器械断端等遗留在鼻腔内。

（二）护理评估

1. 健康史　评估患者既往是否有鼻出血、结核等产生内源性异物的病史。注意评估有无异物进入史，如飞虫误入鼻腔，儿童玩耍时将橡皮球、纸卷、纽扣等塞入鼻内，成人工作中误吸粉尘等。

2. 身体状况　根据异物的性质、大小、形状、所在部位、刺激性强弱和滞留时间的长短而表现出不同的症状。

（1）儿童鼻腔异物表现为单侧鼻阻塞、流黏脓涕、鼻出血或涕中带血以及呼气有臭味等。

（2）因战伤、工伤或误伤引起者，除面部有外伤，其他临床表现则要视异物性质、大小、所在位置和滞留时间而不同。若损伤视神经则表现为视力障碍，若伤及血管则有较大量出血。

（3）活的动物性异物（如水蛭）常有虫爬感。医源性异物则有异物滞留侧鼻塞、脓涕（有臭味）和头痛等。

3. 辅助检查 鼻腔检查可见异物。对透光性差的异物，可借助 X 线检查，必要时行 CT 检查定位。

4. 心理－社会状况 幼儿常因异物塞入史不明确而耽误治疗，家长易产生自责心理。

（三）治疗要点

根据异物大小、形状、部位和性质的不同，采用不同的取出方法。

1. 儿童鼻腔异物，切勿用镊子夹取，尤其是圆滑的异物，夹取有使异物滑脱和误吸的危险。可用前端是钩状或环状的器械，从前鼻孔进入，绕至异物后方再向前钩出。

2. 动物性异物须先用 1% 丁卡因麻醉鼻腔黏膜，再用鼻钳取出。

3. 对鼻腔以外部位的异物，明确定位后，选择相应的手术进路和方法。

4. 若异物较大且位于大血管附近，须先行相关血管阻断，再实施手术取出异物。

5. 无症状的细小金属异物若不处在危险部位，可定期观察，不必急于取出。

（四）常见护理诊断/护理问题

1. 潜在并发症 鼻炎、鼻窦炎、破伤风。

2. 知识缺乏 缺乏鼻腔异物相关防治知识。

（五）护理目标

对鼻腔异物患者的护理目标为，患者能够：①未出现并发症；②患者或其家属知晓鼻腔异物的预防与保健知识。

（六）护理措施

1. 配合医生取出鼻腔异物，并遵医嘱正确使用抗生素。

2. 观察鼻腔通气及鼻腔分泌物的颜色、性状等。

3. 观察异物是否移位，防止异物滑脱引起误吸。

4. 需手术者配合医生做好手术前的准备及手术后的护理。

5. 健康指导

（1）患儿家长应加强看护，避免小儿将异物塞入鼻内。

（2）儿童若出现单侧鼻流涕或涕中带血且伴异臭者，应警惕鼻腔异物，及时就诊。

（3）成人应加强自我防护，避免异物误入鼻内。

（七）护理评价

通过治疗和护理计划的实施，评价患者是否能够达到：①未出现并发症；②患者或其家属知晓鼻腔异物的预防与保健知识。

二、鼻骨骨折

鼻骨位于梨状孔的上方，与周围诸骨连接，受暴力作用易发生鼻骨骨折（nasal bone fracture）。临床可见单纯鼻骨骨折，或合并颌面骨和颅底骨的骨折。

（一）病因

常由外伤、直接暴力、间接暴力等引起。

（二）护理评估

1. 健康史 评估患者是否有外伤史，鼻面部是否遭受暴力袭击。

2. 身体状况　局部疼痛、肿胀、鼻出血、鼻及鼻骨周围畸形（鼻梁变宽、鞍鼻）等属常见的症状和体征。根据所受暴力的方向、强度等不同，可出现鼻中隔偏曲、脱位导致鼻塞等症状。

3. 辅助检查　鼻骨正侧位 X 片或 CT 检查，有助于判断鼻骨骨折的位置。

4. 心理－社会状况　患者因担心预后不理想，害怕对外形有影响，易产生焦虑心理。护士应注意评估患者的心理状态，以了解其对疾病的认知和期望。

（三）治疗要点

鼻骨骨折应在外伤后 2～3 小时内尽早处理，因此时组织尚未肿胀。一般不宜超过 10 天，以免发生畸形愈合。

1. 闭合性鼻骨骨折　无错位性骨折无需复位。错位性骨折可在鼻腔表面麻醉（必要时做筛前神经麻醉）行鼻内或鼻外法复位，注意进入鼻腔用于鼻骨复位的器械不能超过两侧内眦连线，以免损伤筛板。

2. 开放性鼻骨骨折　应争取一期完成清创缝合与鼻骨骨折的复位。鼻中隔出现偏曲、脱位等情况时，应做开放复位。

3. 鼻骨粉碎性骨折　应根据具体情况做缝合固定、鼻腔填塞等。

4. 鼻额筛眶复合体骨折　多合并严重的颅脑损伤，以开放复位为宜。使用多个金属板分别对鼻骨及其周围断离的骨进行缝合固定。

（四）常见护理诊断/护理问题

1. 急性疼痛　与外伤和骨折有关。
2. 有感染的危险　与鼻腔黏膜损伤有关。
3. 舒适改变　鼻骨复位术后，鼻腔填塞致张口呼吸、口腔黏膜干燥等有关。
4. 知识缺乏　缺乏鼻骨复位术后的自我护理知识。

（五）护理目标

对鼻骨骨折患者的护理目标为，患者能够：①疼痛减轻或消失；②创面愈合好，无感染发生；③鼻腔通气改善，口腔黏膜湿润；④患者知晓鼻骨复位术后的自我护理知识。

（六）护理措施

1. 配合医生进行鼻骨复位术，局部用麻醉药浸润，以减轻疼痛。
2. 遵医嘱正确使用抗生素。
3. 鼓励患者多饮水，注意口腔卫生。
4. 健康指导

（1）指导患者术后注意防护，勿触碰鼻部，以免引起复位失败。

（2）鼻腔填塞纱条抽取后，短期内避免用力擤鼻、打喷嚏，并注意保护鼻面部，以免影响手术效果。

（3）鼻腔通气不畅者，指导患者正确使用滴鼻剂。

（七）护理评价

通过治疗和护理计划的实施，评价患者是否能够达到：①疼痛减轻或消失；②创面愈合好，无感染发生；③鼻腔通气改善，口腔黏膜湿润；④患者知晓鼻骨复位术后的自我护理知识。

三、脑脊液鼻漏

脑脊液鼻漏（cerebrospinal thinorrhea）为脑脊液经颅前窝底、颅中窝底或其他部位的先天性或外伤性骨质缺损、破裂或变薄处，流入鼻腔。

（一）病因和发病机制

1. 以外伤性最多见　筛骨筛板和额窦后壁骨板甚薄，并与硬脑膜紧密相连，外伤时若骨板与硬脑膜同时破裂，则发生脑脊液鼻漏。颅中窝底骨折可损伤较大蝶窦之上壁而致脑脊液鼻漏。

2. 医源性脑脊液鼻漏系因手术损伤所致，如中鼻甲切除术或筛窦切除术使筛骨筛板损伤，经蝶窦垂体瘤切除术等。

3. 非外伤性脑脊液鼻漏较少见，常因肿瘤或脑积水等因素所引起。

4. 自发性脑脊液鼻漏，又名原发性脑脊液鼻漏，最为罕见。

（二）护理评估

1. 健康史　评估患者是否有外伤史、近期手术史及肿瘤等病史。

2. 身体状况　无色澄清液体自鼻腔流出，在低头用力、压迫颈静脉等情况下流量增加。可伴嗅觉丧失，视力障碍等。长期不愈，可能导致细菌性脑膜炎发作。

3. 辅助检查

（1）流出液进行葡萄糖定量分析，其含量在 1.7mmol/L（30mg%）以上即可确诊。

（2）鼻内镜检查、X 线平片、CT 脑池造影法、椎管内注药法等可进行脑脊液瘘孔定位。

4. 心理－社会状况　患者因担心疾病预后，易产生焦虑心理。护士应注意评估患者的心理状态，以了解其对疾病的认知和期望。

（三）治疗要点

1. 保守治疗　外伤性脑脊液鼻漏大都可以通过保守治疗而愈。

（1）降低颅压和预防感染。

（2）鼻内药物腐蚀疗法适用于瘘孔位于筛板且流量较少者，用 20% 硝酸银涂擦瘘孔边缘的黏膜，造成创面以促使愈合。

2. 保守治疗无效者应行手术治疗　手术方法分颅内法与颅外法。颅内法是由神经外科行开颅术修补瘘孔。颅外法又可分为鼻内法和鼻外法。

（四）常见护理诊断/护理问题

（1）潜在并发症：细菌性脑膜炎。

（2）知识缺乏：缺乏疾病相关知识。

（五）护理目标

对脑脊液鼻漏患者的护理目标为，患者能够：①未出现并发症；②患者知晓脑脊液鼻漏的自我护理知识。

（六）护理措施

1. 遵医嘱正确使用抗生素和降颅压药物。

2. 取头高卧位，避免用力咳嗽和擤鼻，限制饮水量和食盐摄入量，保持大便通畅。

3. 需手术者，配合医生做好术前准备及术后护理。

4. 注意观察生命体征变化，观察有无嗜睡，有无颅内压增高的表现，发现异常及时通知医生。

（七）护理评价

通过治疗和护理计划的实施，评价患者是否能够达到：①未出现并发症；②患者知晓脑脊液鼻漏的自我护理知识。

（周海燕）

第三十九章

咽喉部疾病护理

第一节 慢性咽炎

慢性咽炎 (chronic pharyngitis) 为咽部黏膜、黏膜下及淋巴组织的慢性炎症，常为上呼吸道慢性炎症的一部分，多发生于成年人。病程长，症状顽固，较难治愈。

一、护理评估

1. **健康史** 询问患者发病前是否有各种慢性病史，如鼻病、牙病、全身慢性疾病等。
2. **身体状况** 患者有咽部异物感、痒感、灼热感、干燥感或微痛感。咽后壁黏稠分泌物刺激患者，晨起时出现频繁的刺激性干咳伴恶心。无痰或仅有颗粒状藕粉样分泌物咳出。一般无明显全身症状。

（1）慢性单纯性咽炎：咽部检查可见黏膜慢性充血，血管扩张，呈暗红色，咽后壁有散在的淋巴滤泡，常有少量黏稠分泌物附着在黏膜表面。

（2）慢性肥厚性咽炎：咽部检查可见黏膜充血肥厚，咽后壁淋巴滤泡显著增生，多个散在突起或融合成块。双侧咽侧索亦充血肥厚。

（3）慢性萎缩性咽炎：咽部检查可见黏膜干燥，萎缩变薄，颜色苍白，多附有黏稠分泌物或黄褐色痂皮，有臭味。

3. **心理－社会状况** 患者因咽部不适、咳嗽、异物感迁延不愈和症状顽固而产生紧张、焦虑、恐惧等不良心理。

4. **辅助检查**
（1）血常规检查白细胞数正常或稍高。
（2）食管钡餐透视、喉镜、食管镜检查可排除喉部、颈段食管的隐匿性疾病。

5. **诊断与治疗要点**
（1）根据健康史、症状和咽部检查可以诊断，但要排除食管、颈段食管的早期占位性病变。
（2）治疗要点消除致病因素、增强体质、配合中药和局部治疗、预防复发。

二、护理问题

1. **舒适改变** 咽干、咽痒、咽痛，与咽部慢性炎症有关。

2. 焦虑　与长期咽部不适、迁延不愈有关。

3. 知识缺乏　缺乏慢性咽炎防治常识。

三、护理措施

1. 一般护理

（1）注意休息，多饮水，进食清淡富含营养的饮食。

（2）避免烟酒、辛辣食物的刺激。

2. 病情观察　观察咽部疼痛及咽部不适感。使用抗生素者，应注意观察药物的副作用。

3. 治疗配合

（1）慢性单纯性咽炎可用复方硼砂溶液、呋喃西林溶液含漱，含漱时头后仰、张口发"啊"音，使含漱液能清洁咽后壁，但注意勿将药液吞入。也可含服西瓜霜、碘喉片、薄荷喉片或金银花、菊花、麦冬、胖大海等中药代茶饮。服用维生素 A、B_2、C、E，可促进黏膜上皮生长。必要时，遵医嘱给予抗生素治疗。

（2）慢性肥厚性咽炎可用激光、微波、冷冻、电凝等方法，对增生淋巴滤泡、咽侧索进行分次治疗。

（3）慢性萎缩性咽炎可给予2%碘甘油涂抹局部，以刺激腺体分泌，改善局部微循环，减轻症状。

4. 心理护理　耐心向患者介绍疾病的发生、发展以及转归过程，使其树立信心，坚持治疗，减轻焦虑心理，促进疾病康复。

四、健康教育

（1）积极治疗全身及邻近局部慢性疾病，戒除烟酒，忌辛辣、油煎等刺激性食物。

（2）改善生活和工作环境，保持室内空气清新，避免接触有害气体和用嗓过度。

（3）坚持户外活动，以增强体质，提高机体抗病能力。

（周海燕）

第二节　扁桃体炎

扁桃体炎（tonsillitis）为腭扁桃体的非特异性炎症，常伴有不同程度的咽黏膜和淋巴组织炎症，是一种很常见的咽部疾病。多发生于儿童及青少年，在春秋两季气温变化时最易患病。临床上分为急性扁桃体炎和慢性扁桃体炎两种。

一、护理评估

1. 健康史　询问患者发病前是否有受凉、劳累、过度烟酒、有害气体刺激以及上呼吸道慢性病等存在。

2. 身体状况

（1）急性扁桃体炎：可分为两种类型：

1）急性卡他性扁桃体炎：扁桃体表面黏膜充血、扁桃体无显著肿大，一般无脓性渗出物。患者有咽痛、低热及轻度全身症状。

2）急性化脓性扁桃体炎：咽痛剧烈，吞咽困难，有颌下淋巴结肿大。扁桃体明显肿胀，重者可出现多发性小脓肿，隐窝口有黄色脓点，并可融合成片。可伴有高热、寒战、关节酸痛及周身不适等全身症状。

并发症有扁桃体周围脓肿、急性中耳炎、急性鼻炎及鼻窦炎、急性喉炎、急性淋巴结炎、咽旁脓肿、急性风湿热、急性肾炎、急性心肌炎、急性心内膜炎等。

（2）慢性扁桃体炎：自觉症状不明显，仅有咽干、发痒、异物感、口臭等；若扁桃体过度肥大，可出现呼吸、吞咽或语言共鸣障碍。检查见扁桃体表面瘢痕粘连、凹凸不平，常与周围组织有粘连，下颌角淋巴结肿大。

并发症有风湿热、风湿性关节炎、风湿性心脏病、肾炎等。

3. 心理-社会状况　扁桃体急性炎症期，因起病急骤，症状明显，容易引起患者和家属重视，大部分能得到及时治疗，少数因忽视而延误治疗。一旦发生并发症，患者常感到痛苦、烦躁不安。

4. 辅助检查

（1）血常规检查：急性扁桃体炎时白细胞总数增高和中性粒细胞增多。

（2）血沉、抗链球菌溶血素"O"、尿液分析、心电图等出现异常时，应警惕并发症的出现。

5. 诊断与治疗要点

（1）根据健康史、临床表现和肿大的扁桃体可以诊断。

（2）急性扁桃体炎以抗炎对症处理为主，预防并发症的发生。对反复发作的慢性扁桃体炎且无手术禁忌证者可行扁桃体切除术，也可采用隐窝冲洗、理疗、免疫等方法治疗。

二、护理问题

1. 疼痛　与扁桃体急性炎症有关。
2. 体温过高　与扁桃体炎症有关。
3. 恐惧　与慢性扁桃体炎引起的并发症和扁桃体切除术有关。
4. 吞咽障碍　与扁桃体过度肿大，手术有关。

三、护理措施

1. 一般护理

（1）注意休息，鼓励患者多饮水，保持大便通畅。

（2）进营养丰富易消化的流食或半流质饮食。

2. 病情观察　观察体温变化，急性扁桃体炎者若体温持续不退并升高，伴有一侧咽痛加剧、吞咽困难、张口困难等，应警惕并发扁桃体周围脓肿。若出现胸闷、疲乏无力、心悸、腰痛、血尿等，立即报告医生并协助处理。

3. 治疗配合

（1）急性扁桃体炎：遵医嘱给予抗生素、抗病毒等药物，高热者给予物理降温或药物降温，咽痛者给予含漱剂、润喉片、止痛药物等对症治疗措施。如反复发生急性扁桃体炎，特别是有并发症史的患者，应待急性炎症消退2~3周后施行扁桃体切除术。

（2）慢性扁桃体炎：需做好扁桃体切除术的术前准备和术后护理。应严格掌握扁桃体切除的手术适应证，正确认识扁桃体的免疫作用，特别是儿童期咽部淋巴组织具有比成人更为重要的防御功能，任意切除这些组织将削弱局部的免疫作用，降低呼吸道抵抗感染的能力，出现免疫监视障碍。

4. 心理护理　耐心向患者解释本病的发生及转归，消除其焦虑情绪，使其树立信心，以利于疾病的康复。

四、健康教育

1. 戒除烟、酒等不良刺激，加强锻炼，增强体质。
2. 改善工作环境及防护条件，控制有害物质在空气中的浓度。
3. 季节更换时及时增减衣服，预防呼吸道感染的发生。
4. 积极治疗鼻及鼻咽部慢性炎症性疾病。

（周海燕）

第三节　鼻咽癌

鼻咽癌（carcinoma of nasopharynx）是我国常见恶性肿瘤之一，好发于我国南方。从流行病学调查资料显示，广东、广西、湖南、福建、江西等省发病率高，居世界首位；男性发病率为女性的 2～3 倍，40～50 岁为高发年龄组。

一、护理评估

1. 健康史　询问患者发病前的健康情况，有无 EB 病毒感染史，是否经常食用腌制、腊味食品，是否经常接触污染空气及饮用水情况，有无家族史等。

2. 身体状况　鼻咽癌多发生于鼻咽顶前壁和咽隐窝，位置隐蔽，因此早期症状不典型。鼻咽癌98%属低分化鳞癌。高分化鳞癌、腺癌、泡状核细胞癌等少见。

（1）鼻部症状：本病早期有易出血倾向，常出现晨起回缩涕血，或擤出血性涕，量少且会自行停止，故容易被忽视。晚期则出血量较多。肿瘤阻塞后鼻孔，出现单侧鼻塞。当瘤体增大时，则出现双侧鼻塞。

（2）耳部症状：肿瘤阻塞或压迫咽鼓管咽口，可引起该侧耳鸣、耳闷塞感及听力减退或伴有鼓室积液，临床上易误诊为分泌性中耳炎。

（3）颈部出现无痛性肿块：鼻咽癌早期即可向颈淋巴结转移，这是本病重要临床特征之一。颈部出现转移性肿块为其首发症状者占60%，常发生在颈内静脉淋巴结上群，位于乳突尖部的下方。肿大淋巴结质硬，界限不清，表面不平，活动度差，无压痛且进行性增大，始为单侧，继之发展为双侧。

（4）头痛及脑神经症状：肿瘤经咽隐窝的破裂孔侵入颅内。侵犯第Ⅱ－Ⅶ、Ⅸ、Ⅹ脑神经而产生头痛、面部麻木、眼球外展受限、上睑下垂、复视、软腭麻痹、反呛、声嘶、伸舌偏斜等脑神经症状。

（5）鼻咽癌早期可出现颈淋巴结转移，晚期可出现远处转移，常见部位为骨、肺、肝等，出现相应症状和体征。

3. 心理－社会状况　鼻咽癌所在部位深而隐蔽，早期症状较轻，患者常不予重视，早期诊断率低。当出现头痛、脑神经侵犯症状时，疾病已达晚期。反复多次活检，给患者造成极大的痛苦和精神压力。一旦确诊，患者对放疗、化疗均有不同程度的恐惧心理。疗效不佳时患者可有悲观绝望心理。

4. 辅助检查

（1）鼻咽部检查：间接鼻咽镜、纤维鼻咽镜检查可见肿瘤呈菜花状、结节状或溃疡状，常位于鼻咽顶前壁或咽隐窝，易出血。

（2）EB 病毒血清学检查：可作为鼻咽癌的辅助指标。病毒壳抗原—免疫球蛋白 A 抗体测定是鼻咽癌诊断、普查、随访监视的重要手段。

（3）影像学检查：颅底 X 线片、CT 和 MRI 检查，可了解肿瘤大小、范围、颅底破坏及颈部转移等情况。

（4）病理检查：如细胞学检查、活组织切片检查等，是本病确诊的手段之一。

5. 诊断与治疗要点

（1）根据健康史、鼻咽部检查、辅助检查，可明确诊断。

（2）以放射治疗为主，一旦确诊应尽早给予放疗。化学药物、中医辨证治疗、免疫治疗等可提高疗效。

二、护理问题

1. 疼痛　与肿瘤侵犯脑神经和脑实质有关。
2. 口腔黏膜受损　与放射治疗损伤黏膜及唾液腺有关。
3. 恐惧　与担忧肿瘤危及生命有关。
4. 知识缺乏　缺乏有关鼻咽癌早期症状的认知及防治知识。

三、护理措施

1. 一般护理

（1）进食高蛋白、高热量、高维生素饮食，以改善营养状态，增强机体免疫功能和抵抗力。

（2）每天进行口腔护理，指导患者饭前、饭后、睡前漱口。黏膜破溃者，可采用杀菌、抑菌、促进组织修复的漱口液含漱。

2. 病情观察　密切观察患者鼻塞、耳部症状是否加重；鼻腔有无大出血；是否出现眼部症状和视力改变；有无声音嘶哑及吞咽困难；放疗的患者应注意骨髓抑制、消化道及皮肤反应、唾液腺萎缩、放疗性肺炎、出血等并发症，发现异常及时报告医生并协助处理。

3. 治疗配合　小量出血只需使用药物保守治疗；大量出血者应遵医嘱给予止血剂或实施鼻腔填塞、血管结扎或血管栓塞等措施；失血严重者进行血型鉴定，做好输血准备。头痛严重者遵医嘱给予镇静药或止痛药，以减轻患者痛苦。鼓励患者尽可能完成放疗及化疗的正规疗程，放疗后鼻腔若有痂皮者，可行鼻腔冲洗，鼓室积液者应穿刺抽出积液，以改善听力。

4. 心理护理　由于对病情和预后的顾虑，患者会产生恐惧、忧郁心理，应关心体贴患者，引导患者说出内心感受；鼓励其树立战胜疾病的信心，积极主动配合治疗。

四、健康教育

1. 做好科普宣传，使患者了解鼻咽癌的相关知识，如出现颈部肿块、剧烈头痛、回吸血涕、耳鸣耳聋等症状之一者，应及早到耳鼻咽喉科就诊，以免误诊误治。

2. 有家族遗传史者，应定期进行有关鼻咽癌的筛查，如免疫学检查、鼻咽部检查等。

3. 放射治疗中，要定期检查血常规，防止感染，注意口腔卫生，适当中药调理等。

4. 定期复查，建议随访时间分别为3个月、半年、1年。

（周海燕）

第四节　阻塞性睡眠呼吸暂停低通气综合征

阻塞性睡眠呼吸暂停低通气综合征（obstructive sleep apnea – hypopnea syndrome, OS-AHS）是指睡眠时上呼吸道阻塞引起的呼吸暂停和通气不足，伴有打鼾、睡眠结构紊乱，频繁发生血氧饱和度下降以及白天嗜睡等症状。一般指成人于7h的夜间睡眠时间内，至少有30次呼吸暂停，每次呼吸暂停时间至少10s以上；睡眠过程中呼吸气流强度较基础水平降低50%以上，并伴动脉血氧饱和度下降≥4%；或呼吸暂停低通气指数（即平均每小时睡眠中呼吸暂停和低通气的次数）＞5。

一、护理评估

1. 健康史　询问患者有无上呼吸道狭窄或堵塞、鼻腔鼻咽部狭窄或闭锁、鼻中隔偏曲、腺样体及扁桃体肥大、鼻咽肿瘤等病变。是否有甲状腺功能低下、糖尿病等全身性疾病。家族中是否有肥胖、鼾症患者。

2. 身体状况　打鼾与呼吸暂停交替出现。夜间不能安静入睡、有躁动、多梦、遗尿、呼吸暂停等症状，患者憋醒后常感心慌、胸闷或胸前区不适。白天可出现晨起头痛、倦怠、嗜睡、记忆力下降、注意力不集中、性格改变等。病程长者可有高血压、心律失常、心绞痛等。严重者可并发缺血性脑中风、猝死、心肌梗死、呼吸衰竭等。

3. 心理 – 社会状况　尽管OSAHS对患者有很大危害，但起病初期往往被忽视，直到引起严重并发症才引起重视。一旦确诊，患者及家属因为缺乏相关知识及担心预后而产生恐惧和焦虑的心理。应多与患者交流，评估患者焦虑程度，以缓解焦虑、恐惧等心理反应。

4. 辅助检查

（1）多导睡眠描记术（PSG），对患者进行整夜连续的睡眠观察和监测，是诊断OS-AHS的金标准。

（2）声级计和频谱仪测量鼾声，可用于比较治疗效果。

（3）鼻咽镜、纤维喉镜、CT、MRI检查，有助于明确上呼吸道阻塞的部位，进一步确诊病变的性质及范围。

5. 诊断与治疗要点

（1）根据症状、体征和辅助检查，可以做出诊断。

（2）应采用综合治疗的方法，包括调整睡姿、减肥、鼻腔持续正压通气等。若病因明确，可进行病因治疗，如选择鼻息肉摘除术、鼻中隔偏曲矫正术、扁桃体摘除术、腭咽成形术等。

二、护理问题

1. 气体交换受损　与扁桃体肥大等影响通气有关。
2. 睡眠形态紊乱　与呼吸道阻塞引起打鼾、憋气等有关。
3. 潜在并发症　脑卒中、心肌梗死、呼吸衰竭、睡眠中猝死等。
4. 知识缺乏　缺乏本病相关知识。

三、护理措施

1. 一般护理
（1）尽量安排患者住单人病室，保证睡眠环境安静，同时减少对其他人的影响。
（2）指导患者睡眠时采取半坐卧位或侧卧位，以防止软腭及舌根下塌，阻塞呼吸道。
（3）睡前不用安眠药，睡前 3～4h 内不饮含酒精的饮料。
（4）肥胖者，调整饮食并制订减肥计划。
2. 病情观察　密切观察患者的生命体征，特别是呼吸情况，夜间应加强巡视，特别是凌晨 4～6 点呼吸、血压的变化，因此段时间内最易发生呼吸暂停或猝死。
3. 治疗配合　遵医嘱给予患者持续低流量吸氧或使用正压通气治疗，以纠正患者的缺氧状况。手术者做好术前、术后护理。
（1）正压通气治疗患者的护理
1）通气前准备：初次通气治疗上机前向患者解释通气目的及方法，消除患者顾虑及紧张情绪。训练患者呼吸，使其很快能与呼吸机同步。准备好必要的抢救药品及器械，如吸引器、气管切开包或气管插管用物。
2）根据病情及患者的耐受情况选择鼻罩或面罩。对轻症呼吸阻塞患者应首选鼻罩通气，无效时换用面罩。
3）治疗时患者可取半卧位或坐位，但要使头、颈、肩在同一平面上，头略向后仰，保持气道通畅，防止枕头过高，使呼吸道狭窄，影响气流通过，降低疗效。四头带或软帽固定带的松紧度以无明显漏气的最小张力为宜，过松造成漏气，过紧影响面部血液循环，被压皮肤缺血，而造成坏死。
4）气道的管理：将呼吸机管道同湿化器连接，湿化器内加入并维持适量的灭菌蒸馏水。指导患者进行有效的咳嗽、排痰，协助翻身、拍背，在病情允许的情况下鼓励多饮水。如患者无力咳嗽或出现意识障碍不能自行排痰，应卸除面罩吸痰，必要时行气管插管。
5）避免擅自应用镇静安眠等中枢神经系统抑制药，以免直接导致睡眠窒息的发生。
6）对使用口器治疗者，睡前可用舌保护器置于口中，使舌保持轻度前置位，增加喉腔前后距离，从而减轻上呼吸道阻塞症状。
（2）手术治疗患者的护理：应积极完善术前准备，尽快进行手术治疗并做好术后护理。具体可参考扁桃体切除术的护理。
4. 心理护理　同情和关心患者，让患者表达自己的感受，并给予安慰和疏导。做好对本病病因及治疗护理方面的解释工作，使其配合正压通气治疗，消除其对手术的紧张恐惧心理及对预后的担心。

四、健康教育

1. 指导患者控制饮食，戒除烟酒，多做健身运动，避免肥胖。
2. 定期随访，监测心脏功能、血压等，防止并发症的发生。
3. 患者不宜从事驾驶、高空作业等有潜在危险的工作，以免发生意外。

（周海燕）

第五节　急性会厌炎

急性会厌炎（acute epiglottitis）又称急性声门上喉炎，是发生在会厌黏膜的急性炎症。起病突然，发展迅速，易造成上呼吸道阻塞，导致窒息、死亡。成人、儿童均可发病，冬春季节多见。

一、护理评估

1. 健康史　评估患者身体状况，有无急性鼻炎、咽炎反复发作史，了解有无声音嘶哑、呼吸困难。
2. 身体状况　起病急骤，有畏寒、发热、乏力，体温多在38℃以上，多数患者有剧烈的咽喉痛，吞咽时加重，致咽下困难，流涎。说话时含糊不清似口中含物。因会厌高度肿胀引起吸入性呼吸困难，严重者发生窒息。因声带多未受累，很少发生声音嘶哑。
3. 心理-社会状况　本病发病急骤，患者因咽喉部剧烈疼痛，严重者出现呼吸困难，产生不同程度的心理压力，表现为焦虑、恐惧、角色依赖等。
4. 辅助检查　喉部X线侧位片可见肿胀的会厌，界限清楚。血常规检查白细胞数明显增高。
5. 诊断与治疗要点
（1）对主诉有剧烈咽喉痛伴吞咽困难，间接喉镜下可见充血、肿胀的会厌，即可诊断。
（2）积极控制感染，应用足量的抗生素和糖皮质激素，脓肿形成时可切开排脓。喉阻塞严重时，紧急行气管切开术以缓解呼吸困难。

二、护理问题

1. 疼痛　喉痛，与会厌黏膜充血、肿胀有关。
2. 吞咽困难　与会厌明显肿胀、剧烈咽痛有关。
3. 有窒息的危险　与会厌高度肿胀，阻塞呼吸道有关。

三、护理措施

1. 一般护理
（1）嘱患者安静休息，禁声。
（2）给予清淡、易消化的全流或半流食，禁食辛辣食物。
（3）保持口腔清洁，给予漱口液漱口。

2. 病情观察 密切观察患者呼吸情况，遵医嘱给予超声雾化吸入以减轻症状，呼吸困难者给予氧气吸入，体温过高时给予对症处理。

3. 治疗配合

（1）及时足量的抗生素和糖皮质激素的联合应用，是治疗本病的关键。对用药后呼吸困难无改善者，应做好气管切开术的准备，配合医生进行抢救。

（2）脓肿切开排脓时应及时吸除脓液，以防窒息。

（3）局部以抗生素、激素等药物进行雾化吸入，促进炎症消退。

4. 心理护理 做好患者的心理疏导，消除其恐惧，焦虑心理。关心体贴患者，使其积极配合治疗。

四、健康教育

1. 加强户外活动及身体锻炼，提高机体抵抗力，积极预防和治疗鼻咽部炎症。

2. 注意保护嗓音，避免用声过度。

3. 向患者宣传急性会厌炎的相关知识及发展与转归过程，提高患者及家属对本病的认识，一旦出现症状立即到专科就诊，以免误诊。

（周海燕）

第六节 急性喉炎

急性喉炎（acute laryngitis）为喉黏膜的急性炎症，常为上呼吸道感染的一部分，好发于冬、春季节。

一、护理评估

1. 健康史 评估患者有无上呼吸道感染；有无鼻部、咽部的炎性症状；有无烟酒过度，用声过度，发音不当，声音嘶哑，呼吸困难的表现；有无粉尘及有害物质长期接触史。

2. 身体状况

（1）成人急性喉炎：声音嘶哑是主要症状，声音开始时粗糙低沉，逐渐加重，严重者只能做耳语甚至失音。因喉黏膜发炎时分泌物较多，可有咳嗽咳痰，喉部不适或疼痛。

（2）小儿急性喉炎：好发于6个月至3岁的幼儿，起病急、进展快，以声嘶、犬吠样咳嗽为主要特征。症状较重者可出现吸气性喉喘鸣，吸气性呼吸困难（三凹征），夜间加重，可伴有全身症状。

3. 心理-社会状况 急性喉炎出现声音嘶哑或失声，影响正常交流，患者易产生焦虑、恐惧心理。部分患者缺乏卫生保健知识，不积极求治，反复发作导致慢性喉炎。

4. 辅助检查 间接喉镜检查，可见喉黏膜肿胀、充血，由于患儿不合作，一般不做间接喉镜检查。

5. 诊断与治疗要点

（1）根据典型的临床症状，喉镜检查为声带和喉黏膜充血水肿，可以诊断。但需与小儿气管异物，喉痉挛等疾病鉴别。

（2）足量的糖皮质激素和抗生素，配合局部雾化吸入，对症支持治疗。如喉梗阻严重，经药物治疗未缓解者，应考虑行气管切开术。

二、护理问题

1. 有窒息的危险　与喉黏膜肿胀充血，阻塞呼吸道有关。
2. 语言沟通障碍　声音嘶哑或失音，与喉部炎症有关。
3. 疼痛　喉痛，与喉部炎症有关。

三、护理措施

1. 一般护理
（1）禁声使声带有效休息。
（2）充分卧床休息，尽量使患儿保持安静，避免哭闹，以减轻呼吸困难。
2. 病情观察　严密观察病情变化，监测患者的生命体征，尤其是呼吸，脉搏变化。
3. 治疗配合
（1）使用足量的糖皮质激素及有效的抗生素可减轻喉黏膜水肿，缓解呼吸困难，控制局部感染。
（2）行超声雾化吸入，常用药物为庆大霉素和地塞米松，每天 1~2 次。
（3）重度喉阻塞药物治疗无好转者，应及时配合医生行气管切开术。
（4）注意补充液体，维持水电解质平衡，吸氧，镇静，密切观察有无心力衰竭的发生。
4. 心理护理　因急性喉炎出现声音嘶哑或失声，导致语言沟通障碍，患者易出现焦虑、烦躁，应指导患者调整心态，做好心理疏导。

四、健康教育

1. 加强户外活动及身体锻炼，提高机体抵抗力，积极预防和治疗鼻咽部炎症。
2. 注意保护嗓音，避免用声过度。
3. 保持口腔卫生，戒烟酒，避免刺激性的食物。
4. 改善工作环境，在粉尘环境中作业者应加强职业防护。
5. 介绍本病相关知识，对出现急性喉炎的患儿，应及时就诊治疗，以防不测。
6. 适当摄入增强咽喉保养的水果，如梨、萝卜等。

（周海燕）

第七节　喉阻塞

喉阻塞（laryngeal obstruction）是指喉部或临近组织的病变，致喉部通道发生阻塞，导致呼吸困难。

一、护理评估

1. 健康史　了解患者有无喉部炎症、过敏、外伤、异物史，有无声音嘶哑或有害粉尘物质接触史，并注意患者声音嘶哑，呼吸困难的程度及特征。
2. 身体状况　吸气性呼吸困难是喉阻塞的主要症状，表现为吸气运动加强，深而慢，吸气费力；吸气性喉喘鸣，为吸入的气流超过狭窄的声门裂时，形成气流漩涡反击声带，声带颤动发出的一种尖锐的喘鸣声；吸气性软组织凹陷，因吸气困难，胸腔内负压增加，使胸壁及其周围组织如胸骨上窝、锁骨上窝、剑突下或上腹部，吸气时向内凹陷，称此为三凹症。因儿童肌张力软弱，此凹陷更为明显；声嘶，若病变位于声带，出现声音嘶哑，甚至失声；因缺氧而表现呼吸快而浅、心率快、脉无力、面色青紫、发绀、吸气时头后仰，重者可出现心、脑、肺、肾等重要脏器衰竭的表现，最终发生昏迷而死亡。

临床上为了便于病情评估，将喉阻塞分为四度：

一度：安静时无呼吸困难。活动或哭闹时有轻度吸气性呼吸困难，无缺氧表现。

二度：安静时也有轻度呼吸困难，吸气期喉喘鸣和胸廓周围软组织凹陷，活动时加重，但不影响睡眠和进食，无烦躁不安等缺氧症状，脉搏正常。

三度：安静时有明显的呼吸困难，喉喘鸣声较响，吸气期胸廓周围软组织凹陷显著，并出现发绀，烦躁不安，不易入睡，脉搏加快等缺氧症状。

四度：呼吸极度困难。患者坐卧不安，手足乱动，极度烦躁，出冷汗，面色苍白、发绀、定向力丧失、心律不齐、脉搏细弱、昏迷、大小便失禁等。若不及时抢救，可因窒息及心力衰竭而死亡。

3. 心理-社会状况　患者因喉阻塞导致呼吸困难，产生恐惧，焦虑及烦躁心理。多数人因求生欲望迫切，能积极就医，但少数人因缺乏相关知识，对早期症状多不重视，耽误了治疗时机。此外，家属对患者的关心、支持程度和经济能力也影响着患者的心理状态。

4. 辅助检查　喉部X线侧位片、喉部CT、直接喉镜或纤维喉镜检查、血液生化检查可协助诊断。

5. 诊断与治疗要点

（1）影像学检查：纤维喉镜检查或直接喉镜检查，结合喉阻塞临床表现，可以诊断。

（2）病情轻者：可做有关检查确诊后对症治疗，喉阻塞严重者可行气管切开术。

二、护理问题

1. 有窒息的危险　与喉阻塞有关。
2. 低效型呼吸形态　与吸气性呼吸困难有关。
3. 语言沟通障碍　声嘶或失声，与喉阻塞或气管切开术有关。
4. 恐惧　与病情危急，害怕气管切开有关。

三、护理措施

1. 一般护理

（1）创造安静环境，绝对卧床休息，减少刺激。

（2）必要时进行氧气或雾化吸入，以减轻喉头水肿，改善呼吸。

2. 病情观察　严密监测呼吸变化，及时记录患者生命体征，尤其是呼吸及血氧饱和度变化。结合病史，根据患者呼吸困难的程度，及时做出病因判断。

3. 治疗配合

（1）做好急救准备，备好气管插管和气管切开包等急救用物。根据患者情况，一旦需行气管插管、气管切开时，则迅速配合医生在最短时间内完成。

（2）根据喉阻塞程度，选择治疗方案。一度、二度呼吸困难者，积极进行病因治疗，使用足量抗生素和糖皮质激素，大多可避免气管切开术，若为异物应迅速取出，并给予氧气吸入及时改善缺氧状况；三度呼吸困难者，因炎症引起的喉阻塞，在应用足量抗生素和糖皮质激素后无效者应及早手术，因肿瘤引起的喉阻塞应先行气管切开，再进行相应的病因治疗；四度呼吸困难者，应迅速解除呼吸困难，立即行气管切开，畅通气道，以免造成窒息或心力衰竭。

4. 心理护理　有针对性的与患者及家属交谈，消除其恐惧心理，既要告知患者及家属此病的危险性及治疗的重要性，同时还要注意安抚患者及家属保持镇静，积极配合治疗。

四、健康教育

1. 指导患者加强身体锻炼，提高机体抵抗力，预防上呼吸道感染。
2. 介绍喉阻塞的常见病因和预防知识，避免喉外伤及呼吸道异物。
3. 注意职业防护，避免吸入和接触有害粉尘等物质。

（周海燕）

第八节　喉癌

喉癌（carcinoma of larynx）是喉部最常见的恶性肿瘤，其发病率目前有明显增长趋势，我国北方地区为高发区，城市高于农村，其发病年龄多为 50 ~ 70 岁。男性高于女性。喉癌发病率占耳鼻喉恶性肿瘤的 7.9% ~ 35%，鳞状细胞癌占全部喉癌的 93% ~ 99%。

一、护理评估

1. 健康史　评估患者的心理状态，了解患者及家属对本病的认知程度；询问患者有无吸烟、酗酒、长期吸入有害物质的经历；了解患者有无进行性声嘶、喉部不适感、异物感、呼吸困难等。

2. 身体状况　根据癌变的部位可分为声门上型、声门型、声门下型和声门旁型。

（1）声门上型：原发部位在会厌、室带、喉室、会厌壁等。本病进展快，分化较差，早期症状不明显，可有咽部不适及异物感。肿瘤增大后上述症状可加重，侵及声带时可出现声嘶，晚期可引起呼吸困难，易向颈淋巴结转移。

（2）声门型：癌肿好发于声带前中 1/3 处，分化较好，发病较慢，早期症状为声嘶，肿物增大时，可出现喉喘鸣和呼吸困难，不易向颈部淋巴结转移。

（3）声门下型：位于声带以下，环状软骨下缘以上部位的癌肿。早期症状不明显，随肿物增大可发生咳嗽、痰中带血、呼吸困难。该区癌肿常有气管前或气管旁淋巴结转移。

（4）声门旁型：原发部位多位于喉室。该型早期不易发现，声嘶为首发症状，晚期可有刺激性干咳，癌肿向声门旁间隙扩大，浸润和破坏喉软骨时可有咽喉痛。

检查：年龄超过 40 岁，有不明原因声嘶或喉部不适，异物感等典型症状，均应行喉镜检查。喉镜下见声门上或声门下有结节状、菜花样溃疡等新生物或肿块，声带运动受限固定，可疑为喉癌，应及时做病理组织活检。

3. 心理 - 社会状况　当患者确诊为喉癌时，会产生恐惧、忧虑、绝望等心理变化。同时面对手术及其他治疗带来的不良反应和高额费用而感到忧郁、无助，担心术后失去发音能力，无法与他人沟通。应注意评估患者对诊断的心理承受能力，家属对患者的关心程度及家庭经济承受能力，患者和家属对本病的治疗、发展和愈后的了解程度。

4. 辅助检查

（1）影像学检查：喉部 X 线片、CT 或 MRI 检查。

（2）喉镜检查：纤维喉镜检查，可在喉镜下取病检，最后诊断以病理诊断为准。

5. 诊断与治疗要点

（1）对于年龄大于 40 岁，症状持续四周以上患者，借助 X 线，CT，喉镜检查，细胞病理学检查等，一般可明确诊断。

（2）根据喉癌的分型及肿瘤侵犯的范围，选择合适的治疗方案，即手术、放疗、化疗、免疫、中药治疗等。

二、护理问题

（1）有窒息的危险：与癌肿逐渐扩大，或并发出血感染引起喉阻塞有关。

（2）语言沟通障碍：声音嘶哑或失音与喉部恶性肿瘤侵及声带及喉切除有关。

（3）进食自理缺陷：与喉切除术后短期需经鼻饲管进食有关。

（4）自我形态紊乱：与术后佩戴气管套管及失声有关。

三、护理措施

1. 一般护理

（1）体位护理：全麻未清醒前，去枕平卧，头偏侧位。麻醉清醒后，床头抬高 30°～45°有利于患者呼吸。头前倾 30°～40°，以减轻颈部皮肤切口的张力，24～48h 后改为半坐卧位，术后一周内颈部不宜过度活动。

（2）口腔护理：保持口腔清洁，行口腔护理，每天 2～3 次，7～10d 内嘱患者勿做吞咽动作，严禁由口进食水，避免将口内分泌物咽下污染喉部伤口，预防吻合口瘘的发生。

（3）鼻饲护理：指导患者及家属了解合理的饮食搭配及每天需要量，以保证足够的营养支持，促进伤口愈合。胃肠功能恢复正常后鼻饲，每天 5～6 次，每次约 200ml。若伤口愈合好，未发生咽瘘，术后 10d 可拔出鼻饲管，若发生咽瘘，鼻饲管应保留到咽瘘愈合。拔管前应进行饮水试验，在记录无呛咳、无咽瘘的情况下方能拔管。

2. 病情观察

（1）密切观察患者生命体征，进行血氧饱和度检测，重视血压和血氧饱和度的变化，并做好记录，发现异常及时处理。

（2）观察切口有无出血，敷料是否脱落，若有应及时更换。并注意观察创面局部红、肿、热、痛情况。

（3）观察负压引流是否通畅，及时记录引流液的量、色、质。若发现伤口出血、肿胀、出现乳白色的引流液等，应及时通知医生予以处理。

3. 治疗配合

（1）喉癌的治疗以手术、放疗或手术与放疗的结合为主，其次还应包括化疗、免疫治疗、生物学治疗等多种方法。手术方式为部分喉切除术和全喉切除术。可根据肿瘤的病理分型，侵犯范围，扩散情况，患者的身体情况，选择合适的治疗方案，其原则为彻底清除癌肿的前提下尽可能保留喉的功能，以提高患者的生存质量。

（2）呼吸道护理：定时清洗气管内管，保持气管套管通畅，及时吸出气管内分泌物，注意记录气管内分泌物的量、颜色、气味及黏稠度等，参照气管切开术后护理。一般术后2~6个月，患者呼吸平稳，确认无喉狭窄和吞咽功能障碍后可考虑拔管。

（3）吞咽训练的护理：施行部分喉切除术的患者，术后两周左右可嘱患者进行吞咽功能练习，初次经口进食时，应给予黏稠度高的食物，少食多餐，忌食过硬、过大的食物，以防呛咳、窒息。

（4）喉发音和呼吸功能恢复的护理：喉癌术后10d左右开始训练发音，可先用手指堵住气管套管，同时练习发音。训练发音时，应采用较规范的发音训练程序，先发简单的元音字母，再训练生活用语，使患者尽快学会食管发音或应用人口喉发音，以解决术后语言交流，使手术达到预期效果。

（5）放疗患者的护理：放疗配合手术治疗可降低癌肿复发率。应鼓励患者克服放疗反应，坚持完成治疗。放疗期间若颈部皮肤红肿，糜烂，可涂抗生素软膏加以保护，治疗期间应加强局部清洁，如口腔、鼻咽等。已做气管切开术的患者放疗前需更换非金属套管。

4. 心理护理　喉癌患者以老年为多，心理情感十分复杂，癌症和失音的双重压力使他们存在恐惧、悲观、抑郁等心理，护士应同情关心患者，教会他们用表情、手势、笔纸表达感受，尽可能满足患者要求，并重视患者的社会支持系统，针对个性特征进行心理疏导，训练其心理应对方式，提高患者的自我价值感，满足其情感需要。

四、健康教育

1. 指导患者加强身体锻炼，增强机体免疫力。尽量减少公共场合活动，禁止游泳，防止感冒。

2. 指导患者养成良好的卫生及生活习惯，戒烟酒，忌辛辣及油炸食品。嘱患者防止便秘，保持大便通畅。并注意呼吸情况，若有异常及时来院就诊。

3. 教育患者树立正确的自我价值观，学会新的自我照顾方法，坚持自理训练及全喉切除发音功能恢复训练，尽早恢复独立生活能力。

4. 向患者及家属介绍喉癌有关知识，出院前教会患者及家属吸痰，套管护理和意外脱管的紧急处理方法等；指导患者出院后及放疗期间的注意事项；定期到医院更换气管套管，并做好创口护理，洗澡时勿进水勿吸入灰尘等。如有异常及时就诊。

（周海燕）

第四十章

其他疾病护理

第一节　甲状腺肿瘤

一、病因与发病机制

甲状腺肿瘤分良性和恶性两类。良性肿瘤最常见的是甲状腺腺瘤，病理形态学表现上分为滤泡状和乳头状囊性腺瘤两种，腺瘤周围有完整的包膜，多见于40岁以下的妇女。恶性肿瘤最常见的是甲状腺癌，约占全身恶性肿瘤1%，按病理类型可分为以下几种。

1. 乳头状腺癌　约占成年人甲状腺癌的60%和儿童甲状腺癌的全部，多见于年轻人，常为女性，恶性程度低，生长较缓慢，较早便出现颈部淋巴结转移，但预后较好。

2. 滤泡状腺癌　多见于中年人，中度恶性，发展较迅速，主要经血液循环转移至肺、肝和骨及中枢神经系统，预后不如乳头状癌。

3. 未分化癌　多见于老年人，高度恶性，发展迅速，早期即可发生颈部淋巴结转移，并经血液转移至肺、骨等处。

4. 髓样癌　较少见，恶性程度中等，可兼有颈淋巴结侵犯和血行转移，预后不如乳头状腺癌，但较未分化癌好。

在儿童时期出现的甲状腺结节50%为恶性，发生于男性，特别是年轻男性的单个结节，应警惕恶性的可能。判断甲状腺肿瘤是良性还是恶性，关系到治疗方案及手术方式的选择。

二、临床表现

1. 甲状腺腺瘤　大部分患者无任何不适症状，无意中或体检时发现颈部肿块。多为单发，呈圆形或椭圆形局限在一侧腺体内，位置常靠近甲状腺峡部，质地较软但较周围甲状腺组织硬，表面光滑，边界清楚，无压痛，能随吞咽上下移动。若乳头状囊性腺瘤因囊壁血管破裂而发生囊内出血，此时肿瘤体积可在短期内迅速增大，局部出现胀痛。

2. 甲状腺癌　发病初期多无明显症状，在甲状腺组织内出现单个、固定、质硬而凹凸不平的肿块。肿块逐渐增大，吞咽时肿块上下移动速减低。晚期常压迫喉返神经、气管、食管，出现声嘶、呼吸困难或吞咽困难。如压迫颈交感神节，可产生 Horner 综合征，颈丛浅支受侵时可有耳、枕、肩等处疼痛。局部转移常在颈部出现硬而固定的淋巴结，远处转移多见于扁骨（颅骨、胸骨、盆骨等）和肺。

有些人的甲状腺肿块并不明显，而以颈、肺、骨骼的转移癌为突出症状。髓样癌由于肿瘤本身可产生激素样活性物质如 5 - 羟色胺和降钙素，患者可出现腹泻、心悸、颜面潮红和血钙降低等症状。还可伴有其他内分泌腺体的增生。

三、辅助检查

1. 颈部 B 超　用来测定甲状腺肿物的大小及其与周围组织的关系。
2. 放射性核素扫描　多为"冷或凉"结节。
3. CT/MRI 检查　能更清楚地定位病变范围及淋巴结转移灶。
4. 穿刺细胞学检查　用以明确甲状腺肿块的性质。

四、治疗原则

甲状腺多发结节一般多属良性病变，但多发结节可有继发功能亢进或癌变，故仍以手术治疗为妥。甲状腺单发结节，尤硬而有弹性者，B 超为囊性的，可用甲状腺素治疗，如肿块消失不须行手术。对发展快，质地硬的实质性肿块，特别伴有颈部淋巴结肿大的，或在小儿，青少年及男性患者的单发结节，恶性可能性极大须即时手术治疗。

五、护理评估

评估患者性别、年龄、甲状腺肿物增长速度。评估患者有无压迫症状：呼吸困难、吞咽困难、声音嘶哑、面部瘀血、青紫、水肿，浅表静脉怒张等。

六、护理措施

（一）术前护理

1. 一般护理　按普通外科疾病术前一般护理常规。
2. 全面评估患者身体情况　包括健康史及其相关因素、身体状况、生命体征，以及神志、精神状态、行动能力等。
3. 皮肤的准备　男性患者刮胡子，女性患者发髻低需要理发。
4. 胃肠道的准备　术前1d晚22：00禁食水。
5. 体位训练　术前指导患者进行头颈过伸位的训练。
6. 心理护理　通过交流和沟通，了解患者及其家属情绪和心理变化，采取诱导方法逐渐使其接受并正视现实；医护人员应热情、耐心、服务周到，对患者给予同情、理解、关心、帮助，告诉患者不良的心理状态会降低机体的抵抗力，不利于疾病的康复。解除患者的紧张情绪，更好地配合治疗和护理。
7. 术前准备　常规在床旁准备气管切开包和抢救药品。

（二）术后护理

1. 一般护理　按普通外科术后一般护理常规。
2. 观察生命体征变化　术后密切观察患者血压、脉搏、氧饱和度等变化，注意观察患者的主诉，及时发现可能发生的内出血。

3. 体位 患者术后清醒返回病房后，给予去枕平卧位，头偏向一侧；麻醉完全清醒后若病情允许，可取半卧位，减轻术后颈部切口张力，以利呼吸和引流。为防止术后伤口出血，避免剧烈咳嗽。术后6h内持续低流量吸氧。

4. 甲状腺引流管的护理 术后患者留置甲状腺切口引流管，活动、翻身时要避免引流管打折、受压、扭曲、脱出等。保持引流通畅，定时挤压引流管，避免因引流不畅而造成皮下血肿，甲状腺切口引流管引流的血性液应每日更换引流袋以防感染。

5. 引流液的观察 术后引流液的观察是重点，每日记录和观察引流液的颜色、性质和量，如在短时间内引流出大量血性液体，应警惕发生继发性大出血的可能，同时密切观察血压和脉搏的变化，发现异常及时报告医师给予处理。

6. 手术伤口护理 密切观察伤口有无渗血，一旦发现，应观察出血量、速度、血压、脉搏，如有呼吸困难等征象，应及时报告医师进行处理。除药物止血外，必要时准备手术止血。

7. 并发症的观察和护理

（1）出血：多发生在术后48h内。表现：颈部迅速肿大、呼吸困难、烦躁不安、窒息。伤口渗血或出血的护理如下。

1）预防术后出血：适当加压包扎伤口敷料。予半坐卧位，减轻术后颈部切口张力。避免大声说话、剧烈咳嗽，以免伤口裂开出血。术后6h内进食温凉流质、半流质饮食，避免进过热饮食，减少伤口部位充血。

2）观察伤口：观察伤口渗血情况及颈后有无渗血；患者呼吸情况，有无呼吸困难；观察患者颈部情况，有无颈部肿大。如发生出血应立即剪开缝线，消除积血，必要时送手术室止血。

3）观察伤口引流液颜色、性质、量，并准确记录。如有异常及时通知医师。

（2）呼吸困难和窒息：表现为颈部压迫感、紧缩感或梗阻感，还可表现为进行性呼吸困难、呼吸费力、烦躁、发绀及气管内痰鸣音。

1）观察病情：术后24～48h，严密观察病情变化，每2h测量血压、脉搏、呼吸1次，观察伤口敷料及引流管引流液的情况，尤应注意颈部敷料有无渗血。

2）预防术后出血：适当加压包扎伤口敷料。予半坐卧位，减轻术后颈部切口张力。避免大声说话、剧烈咳嗽，以免伤口裂开出血。术后6h内进食温凉流质、半流质饮食，避免进过热饮食，减少伤口部位充血。

3）保持呼吸道通畅：术前指导患者有效咳嗽排痰的方法，术后督促、强化并示范，即先深吸一口气，然后用手按压伤口处，快速用力将痰咳出，但避免剧烈咳嗽，以免伤口裂开。痰液黏稠不易排出时，给予雾化吸入，每天2～3次，并协助患者翻身拍背，促进痰液排出。

4）及时处理：发现患者有颈部紧缩感和压迫感、呼吸费力、烦躁不安、心动加速、发绀时，应立即检查伤口。如果是出血引起，立即就地松开敷料，剪开缝线，敞开切口，迅速除去血肿；如血肿清除后患者呼吸仍无改善，则应立即施行气管切开，并予吸氧；待患者情况好转后，再送手术室进一步检查止血和其他处理。

5）手术后如近期出现呼吸困难，宜先试行插管，插管失败后再做气管切开。

（3）喉返神经损伤：可分暂时性（2/3以上的患者是暂时性损伤）和持久性损伤两种。一侧喉返神经损伤，多引起声音嘶哑，可由健侧声带代偿性地向患侧过度内收而恢复发音；

两侧喉返神经损伤可导致两侧声带麻痹，引起失声、呼吸困难，甚至窒息，多需立即做气管切开。评估患者有无声音嘶哑、失声，如果症状出现，注意给予安慰和解释，减轻其恐惧和焦虑，使其积极配合治疗。同时应用促进神经功能恢复的药物，结合理疗、针灸，促进声带功能的恢复（暂时性损伤可在术后几周内恢复功能）。注意声带的休息，避免不必要的谈话。在后期要多与患者交流，并要求患者尽量用简短的语言回答或点头，亦可使用写字板，鼓励患者自己说出来，提高其自信心，促进声带功能的恢复。

（4）喉上神经损伤：喉上神经外支损伤可引起环甲肌瘫痪，使声带松弛，患者发音产生变化，常感到发音弱、音调低、无力、缺乏共振，最大音量降低。喉上神经内支损伤，可使咽喉黏膜的感觉丧失，易引起误咽，尤其是喝水时呛咳。要指导患者进食，或进半固体饮食，一般理疗后可恢复。

（5）手足抽搐：手术时甲状旁腺被误切、挫伤或其血液供应受累，都可引起甲状旁腺功能低下。随着血钙浓度下降，神经肌肉的应激性显著提高，引起手足抽搐。症状多在术后1~2d出现。多数患者症状轻且短暂，仅有面部，唇或手足部的针刺、麻木或强直感；经2~3周后，未受损伤的甲状旁腺增生、代偿，症状消失。严重者可出现面肌和手足有疼痛感觉的持续性痉挛，每天发作多次，每次持续10~20min或更长，甚至可发生喉和膈肌痉挛，引起窒息死亡。预防的关键在于切除甲状腺时，注意保留位于腺体背面的甲状旁腺。饮食适当限制肉类、乳品和蛋类等食品，因其含磷较高，影响钙的吸收。指导患者口服葡萄糖酸钙或乳酸钙2~4g，每日3次，症状较重或长期不能恢复者，可加服维生素D_3，以促进钙在肠道内的吸收。最有效的治疗是口服双氢速甾醇油剂，有提高血钙含量的特殊作用。抽搐发作时，遵医嘱立即静脉注射10%葡萄糖酸钙或氯化钙10~20ml。

七、健康教育

（1）保持心情舒畅，维持充足的睡眠，避免劳累。

（2）拆线后指导患者加强颈部功能锻炼，做抬头、左右转颈活动，防止瘢痕挛缩所致的功能异常。2周后可淋浴，避免反复摩擦导致伤口裂开。

（3）衣着应注意勿穿高领及颈部过紧的毛衣，以防摩擦伤口，天气过冷外出时可围围巾以保护伤口。

（4）学会自我检查、自我保健，经常用自己的示指、中指、环指的指尖平摸颈部，若发现有凹凸不平、肿块等，应立即就诊。

（5）如有声嘶、音调变低者出院后需继续坚持进行理疗、针灸。

（6）出院后要继续服用甲状腺素片，应指导患者用药方法，长期服用易造成蓄积中毒，注意肝、肾、心的功能，一旦出现心律不齐、头晕、呕吐、腹泻等应及时就诊。

（7）如术后出现的症状与体征同术前一样，应马上复查TSH、T_3、T_4及B超等检查，进行药物控制，再考虑手术问题。

（8）甲状腺癌患者术后1个月应复查，如行放疗者，注意保护局部皮肤，瘙痒等切勿用手抓，防止抓破皮肤引起感染。

（周海燕）

第二节　呼吸困难

耳鼻咽喉科的呼吸困难可由各种原因引起。呼吸道（包括鼻、咽、喉、气管、支气管）阻塞所引起者，特称阻塞性呼吸困难。根据病变部位和表现形式又可分为吸气性呼吸困难和呼气性呼吸困难两类，与耳鼻咽喉科有关者多为前者。

（1）取半卧或平卧位。专人护理。尽量减少患者的一切活动，使其得到安静休息，以减少氧的消耗，必要时给予镇静剂。周围环境宜安静，以免患者惊骇烦躁，最好能住单人间，小儿以有父母陪伴为好，可以减少哭闹，因为任何惊骇和活动都能增加心脏负担，加重呼吸困难。

（2）给药和注射时，先向患儿做好说服劝导工作，以免其哭闹。肌肉注射时宜采取抱坐哺乳位，注意头、颈、胸的位置不可扭转或过度前俯后仰。由于小儿的气管软而细，易受挤压而加重呼吸困难。曾有取俯卧位强行固定做臀部注射，致患儿呼吸困难加重造成死亡的报告；也有因哭闹引起咳嗽，使活动性异物卡于声门裂，致声带痉挛发生窒息的报告，须引以为戒。

（3）注意呼吸、咳嗽及全身情况。如发生呼吸急促、烦躁不安、三凹征、面唇发绀、出汗等情况，则表示呼吸困难已进入第3度，须立即报告医师，进行抢救。犬吠状咳嗽是急性喉炎或白喉的典型症状；咳嗽而伴有拍击声，为气管异物随气流活动撞击声带发出的声音，示异物在气管内活动，此刻为直接喉镜下"守株待兔"取异物的最好时机，应立即报告医师。

（4）室内空气、温度和湿度的要求。同气管切开术后护理，并保障患者足够饮水。

（5）氧气吸入：对呼吸困难者是急救与治疗的重要措施。因此，呼吸困难的患者床边须常备氧气。给氧方法有鼻导管法、氧罩法、氧帐法等，根据不同情况采用。开始给氧时速度不可过快，因突然大量的氧气使血中含氧量骤增，二氧化碳骤减而达不到对呼吸中枢的刺激阈值，也可导致呼吸停止。

（6）急性喉炎患儿入院后常规准备输液（高渗葡萄糖、广谱抗生素及糖皮质激素）。

（7）已行气管切开者，按气管切开术后护理。

（周海燕）

第三节　呼吸道及食管腐蚀伤

呼吸道和食管腐蚀伤分为物理性和化学性两种，其原因多因误咽或有意吞服沸水、滚汤及强酸、强碱或吸入高热、化学气体等引起。护理重点是：

（一）观察呼吸

呼吸困难乃因咽、喉黏膜水肿所致，呼吸困难的高峰一般出现在伤后8~10小时（化学腐蚀伤者出现更早）。因此，须密切注意呼吸，给予氧气吸入；如呼吸困难发展较快，须尽早行气管切开术，紧急情况下，可用15号粗针头刺入环甲膜，暂时缓解呼吸困难，并立即行气管切开术。

（二）防止食管狭窄

小心放入鼻胃管，不但可以防止食管闭锁，有利于以后进行扩张治疗，且可经其注入高热量、高蛋白的流质饮食以保证患者的营养，还可经鼻胃管灌注药物。鼻胃管放置 1～2 周后拔除，自行进食 1 周，此后为度过狭窄期（伤后 1 个月左右），可再放置鼻胃管 1～2 周。

（三）全身情况的观察和护理

注意体温、血压、脉搏的变化，观察大便颜色（有无黑便）。每天记录出入量。注意呕吐物是否带血，有无坏死脱落的食管黏膜吐出或气管黏膜咳出（约在伤后 5～7 天），已行气管切开术者，则应及时经套管吸出分泌物，防止窒息。保持安静，给予镇静剂或镇痛剂。服毒者须防止再度自杀。注意有无腹痛或背部疼痛的症状，必要时进行胸部或腹部透视，了解有无并发症（肺水肿、肺炎、食管穿孔并发纵隔炎或脓肿及胃穿孔等）。注意口腔清洁，给予含漱剂。鼻腔有灼伤者给予 1%～3% 链霉素溶液和 0.5%～1% 麻黄碱生理盐水等减充血剂滴鼻，鼻腔干燥、有烧灼感者，给予复方薄荷滴鼻剂、石蜡油、清鱼肝油等润滑剂滴鼻。

（四）中和毒素

1. 输液　高渗葡萄糖、大量广谱抗生素和糖皮质激素（有穿孔可疑者不宜使用激素），以维持营养、消炎消肿、利尿以加速毒物排泄、减少瘢痕形成。对呼吸道腐蚀伤者输液不可过多、过快，应保持负平衡状态，以防肺水肿或肺炎发生，尿量维持在每小时 20～25 ml 左右。

2. 中和物质的使用（中和疗法）　仅适用于伤后最初几小时。

（1）强酸腐蚀伤：口服蛋清、豆浆、牛奶、橄榄油、氧化镁乳剂、肥皂水等，但不可服用碳酸氢钠（小苏打），因两者相遇可产生胃胀气以至穿孔，也不可洗胃。

（2）强碱腐蚀伤：口服弱酸、食醋等。

（3）中和前先饮大量清水对酸或碱进行稀释，否则可产生中和热而加重烧伤。

（周海燕）

第四十一章

耳鼻喉头颈外科技术护理

第一节　一般技术操作常规

一、鼻滴药法

1. 滴药前先分别轻轻擤出每一侧鼻内分泌物。

2. 体位及方法

（1）仰卧垂头位：适用于鼻炎及后组鼻窦炎患者。仰卧，肩下垫枕（或坐位，紧靠椅背），颈伸直，头后仰，颏尖朝上，使颏隆凸与外耳道口的连线与台面（或地面）垂直（图41－1（1）），每侧（或患侧）滴入药液3~4滴。

（2）侧头位：适用于前组鼻窦炎患者。患侧朝下，肩下垫枕，头略下垂（图41－1（2）），将药液滴入患侧鼻腔3~4滴。或取仰卧垂头位，滴入药液后再改成侧头位，侧卧3~5分钟。

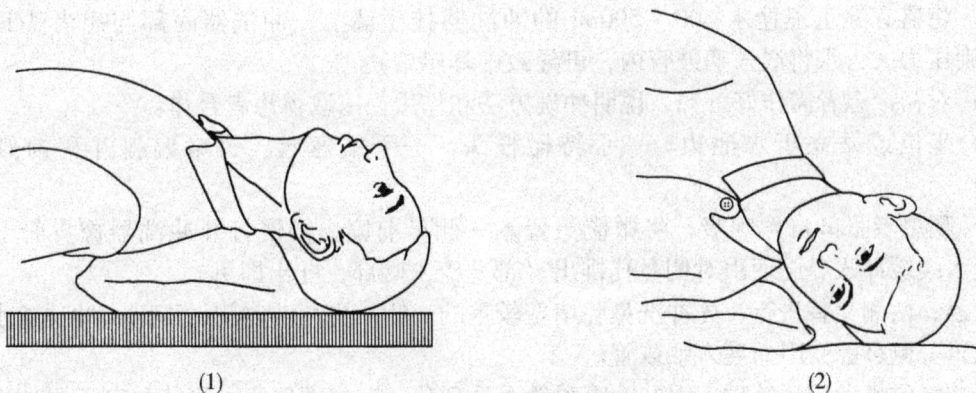

(1)　　　　　　　　　　　　　　　　(2)

图41－1　鼻滴药法的体位
（1）仰卧垂头位　（2）侧头位

二、鼻喷雾法

1. 目的

（1）鼻腔疾病治疗。

（2）鼻腔取材活体组织检查。

（3）鼻内镜检查。

（4）经鼻的纤维镜检查。

2. 方法

（1）喷药前排除鼻内分泌物。

（2）将喷雾器头用 75% 酒精擦拭消毒后对准前鼻孔，趁患者吸气时用力挤捏橡皮球，即有雾状药液喷出。

（3）喷雾器用后，应将喷雾器头取下洗涤，煮沸消毒，或至少用酒精纱布将喷雾器头擦拭，再在酒精灯上烧一下，才可给下一个患者再用（咽喉部喷雾相同）。

注意：鼻喷剂使用法。第 1 次喷药前需上下摇动药瓶，然后同时上下按压瓶颈和瓶底，直至能顺利喷出药雾。以后每次使用前均需将药液摇匀，将喷嘴伸入前鼻孔对准鼻腔外侧壁（或用右手喷左侧，用左手喷右侧），趁吸气时将药液喷出。剂量及次数参照每个药物的使用说明书。

上述方法较鼻滴药法好，因喷出的药液颗粒细小，分布均匀，与鼻黏膜接触面积大。另注意每次喷药前宜将鼻腔分泌物擤出，以利药液与黏膜更好的接触。

三、鼻腔冲洗法

1. 目的　多用于冲洗鼻腔内脓痂以治疗萎缩性鼻炎。

2. 方法

（1）冲洗器悬挂冲洗法。

1）将盛有温生理盐水 300～500ml 的冲洗器挂于墙上，冲洗器底部与患者头顶等高（太高则压力大，水将灌入咽鼓管内，可导致中耳感染）。

2）对初诊患者需作好解释，说明冲洗方法和作用，以取得患者合作。

3）坐位或站立于水池边。一手持橄榄头，一手端弯盘。头略偏斜并稍前倾（图 41-2）。

4）嘱患者张口自然呼吸，将橄榄头置入一侧鼻前庭，慢慢打开冲洗器橡皮管上的活塞，使水缓缓冲入鼻腔而由对侧鼻孔排出（部分流入咽部，吐出即可）。

注意：两侧交替进行，先冲洗鼻腔堵塞较重的一侧，再冲洗对侧。否则，冲洗盐水可因堵塞较重一侧鼻腔受阻而灌入咽鼓管。

若冲洗时患者出现咳嗽、呕吐、喷嚏等不适现象，应立即停止，稍待片刻后再冲洗。

5）洗毕，头向前倾，让鼻腔内残余冲洗液排出，然后分侧轻轻擤鼻，以助排净。擤鼻切忌过急过猛，或紧捏两侧鼻孔同时用力擤鼻，而导致中耳感染。

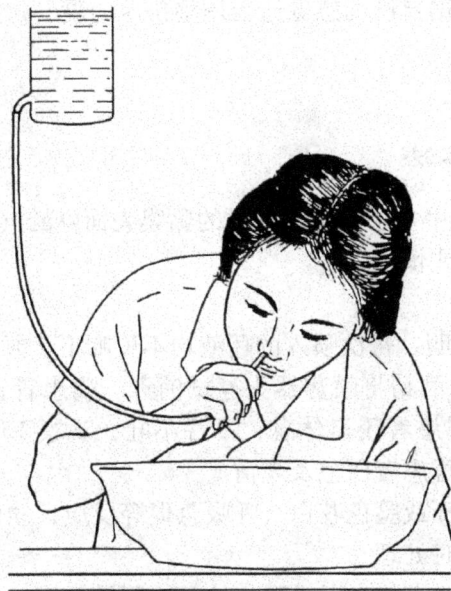

图 41－2　鼻腔冲洗法

（2）自控压力鼻腔冲洗器冲洗法。

1）将配置好的冲洗液放于桌上。

2）患者坐于桌旁，将鼻腔冲洗器（如图 41－3（1））的橄榄头端塞入鼻前庭，吸引器末端放入冲洗液中。

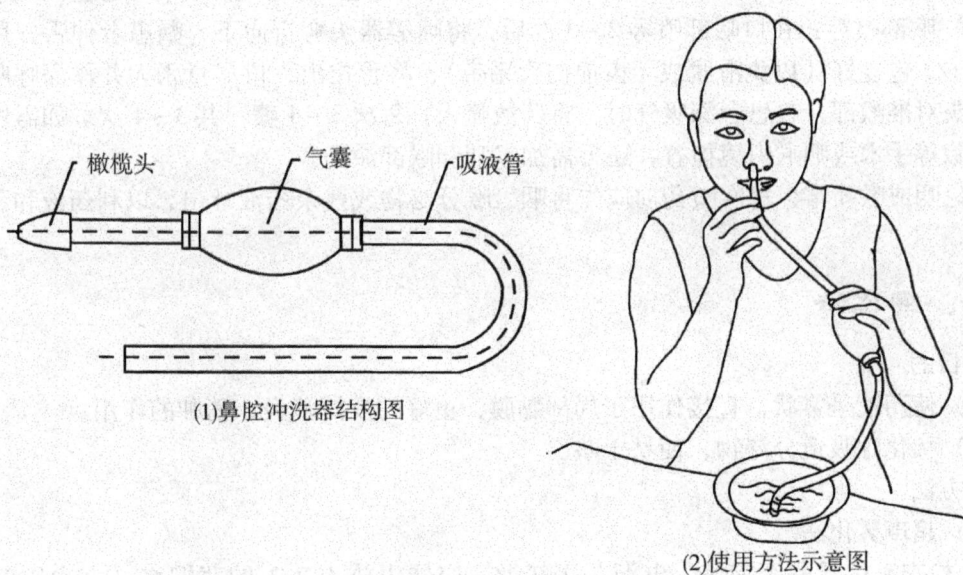

橄榄头　气囊　吸液管

(1)鼻腔冲洗器结构图

(2)使用方法示意图

图 41－3　鼻腔冲洗器及使用方法

3）将一空盆放于患者的颏下，头微低（如图 41－3（2））手持冲洗器的球部（气囊），有规律地反复挤压球部，将冲洗液压入被冲洗的鼻腔，冲洗液大部分从另一侧鼻孔流出或从口中吐出。冲洗的压力可根据自己的感觉适当调整挤压力度。

4）同冲洗器悬挂冲洗法。

5）同悬挂冲洗器冲洗法。

四、咽、喉部喷雾法

1. 目的　多用于咽喉部手术、内镜检查时的黏膜表面麻醉（3 岁以下幼儿禁用，5 岁以下及不合作小儿，一般不用或慎用）。

2. 方法

（1）喷药前先向患者说明，每次喷入的药液均不可咽下，须含 3～4min 后再吐出。

（2）过敏试验：用 75% 酒精将喷雾器头擦拭消毒。嘱患者舌尖上抬，露出口底。将麻醉药液喷入舌下 2～3 喷，嘱患者闭口休息，不吞不吐，观察 15～20min，此期间应不断询问患者的主观感受、密切注意患者面色及表情。

如出现头昏、心悸、出汗或脸色苍白、呼吸急促等反应，立即令其吐出口中药液，并用清水含漱，同时报告医师及时处理。

医师到达前的一般处理：①将患者平卧，给氧；测量脉搏、血压；②输液，以建立静脉通道；③注意呼吸道通畅，吸出口腔及咽部分泌物或呕吐物；④无论成人或儿童，可肌注地塞米松 10mg，异丙嗪 12.5～25mg。

（3）口咽部喷雾：嘱患者将舌自然平放口底并张口发"啊——"长音，自上而下对准悬雍垂、软腭、咽后壁、舌根、再从右至左或从左至右对准扁桃体及咽腭弓和舌腭弓，反复喷药 3～4 次，每次 3～4 喷（每喷约 0.05ml，相当于丁卡因 1mg。极量不超过 3ml，即 60 喷，相当于 60mg，此为我科测量数据。各家建议的用量悬殊，少者 20mg，多者 80mg）。

（4）喉部喷雾：在口咽部喷雾 2～3 次后，将喷雾器头弯折向下，嘱患者伸舌并用纱布将舌前 1/3 包裹好（以免滑脱或牙齿损伤舌系带），将舌拉出，口尽量张大并作深呼吸，将喷雾器头对准喉部，趁患者深吸气时，将药液喷入。每次 3～4 喷，共 3～4 次。如需做声带息肉摘除等手术或咽喉内镜检查，还另需加喉咽和喉部涂药。

无论咽或喉喷雾，每次喷药前应先将咽、喉分泌物或残余药液吐出，以利药液和黏膜直接接触。

五、雾化法

1. 目的

（1）使药液呈雾状，直接作用于局部黏膜，更好的发挥消炎、消肿的作用。

（2）稀化呼吸道分泌物，使易于咳出。

2. 方法

（1）超声雾化法。

1）检查雾化器是否完好，电源是否接通。容器内放入 2/3 的蒸馏水（太少则气雾不足，太多则溢出容器，损坏机件），加入所需药物（如庆大霉素、地塞米松、糜蛋白酶等），然后打开开关，定好时间（15～20min）。

2）患者胸前围好治疗巾，以免喷湿衣服。

3）待有气雾喷出，嘱患者手持喷雾头，对准患部（相距约 5～10cm）作均匀深呼吸

（治疗鼻腔疾病者用鼻呼吸；治疗咽、喉或下呼吸道疾病者用口呼吸；气管切开者，对准气管套管自然呼吸）。15～20min后，即自动关机。

4）治疗完毕，擦干面部和颈部。

5）取下喷雾头，用水冲洗干净，擦干后放入消毒液中浸泡30min备用；用前须以无菌水冲洗干净。

附：简易蒸气吸入法。无条件行超声雾化者，可将药液加入一杯沸水中，将杯口置入口鼻之下，并用一块厚毛巾罩住杯口及患部，以免蒸气散失过快。每次吸入15～20min，每天1～2次。

（2）氧气雾化法。

1）将处方药液注入喷雾器下半部中，注入量须在2～8ml之间（以喷雾器外测所刻"MAX"标志为限）。

2）将喷雾器上半部插回（插入时注意上半部的扇形圆片要对准口含器的方向，反向安装将导致喷雾器无法使用）。

3）用导管将雾化器和氧气湿化瓶连接，调节流量表至5～6L（如雾不大可加大流量）。

4）含住口含器，缓慢地吸气、呼气；如使用面罩，要将面罩罩住口鼻，再缓慢地吸气、呼气。重复此步骤直至药液全部雾化完毕。

5）治疗完毕，分离导管，取下湿化瓶，将湿化瓶和雾化器放入消毒液中进行浸泡消毒，然后用清水冲洗干净，自然晾干。

呼吸过慢或过快时可能导致眩晕，此时可将喷雾器拿开，放松地呼吸几次，待不适感觉消失后再继续进行吸入治疗。

每个喷雾器仅供一位患者使用，不得与他人共用。

六、耳滴药法

1. 目的
（1）治疗中耳炎及外耳道炎。
（2）软化耵聍。
（3）麻醉或杀死外耳道昆虫类异物。

2. 方法
（1）侧卧：患耳向上。先用卷绵子或专用细棉签蘸3%双氧水并拭净外耳道分泌物（如系门诊患者，可教会其自理办法：头偏向一侧，患耳朝上，用对侧手从头后将患耳耳郭牵向后上方，另一手向外耳道滴入）然后擦干。

（2）顺外耳道后壁缓缓滴入药液3～5滴（药液温度不可太低，否则可因刺激内耳发生眩晕），然后轻轻按压耳屏数次，以造成外耳道空气压力的变化，驱使药液进入中耳腔。

（3）保持侧卧数分钟，使药液与中耳腔充分接触。然后塞1个消毒棉球于外耳道口，坐起。

（4）如遇耵聍栓塞，可直接滴入药液，每次药量可稍多（以不溢出外耳道口为度），每日5～6次，3d后行外耳道冲洗（有中耳炎病史者不宜冲洗）或取除。

（5）遇外耳道昆虫类异物，可滴入乙醚、酒精或氯仿（有鼓膜穿孔者均不宜用）使其麻醉，或滴入植物油类，使其窒息，然后冲出或取出。

七、外耳道冲洗法

1. 目的　冲洗出外耳道已软化的耵聍栓塞或不易取出的碎软耵聍、微小异物等。但已知有鼓膜穿孔或有中耳流脓史者不用；鼓膜及外耳道炎症期间慎用。

2. 方法

（1）取坐位，头略偏向对侧，患耳稍向上，同侧颈部及肩部围以治疗巾，患者手托弯盘紧贴耳垂下方颈部皮肤，以便冲洗时水可流入弯盘（图41－4（1））。

（2）左手将耳郭向后上牵拉（如系婴幼儿则向后上牵拉），使外耳道成一直线。右手持耳注洗器（50ml空针），将温生理盐水（过冷、过热均可引起眩晕）朝外耳道上壁方向注入（图41－4（2）），用力不可过猛，亦不可将注洗器紧塞外耳道内，以致水不能流出，更不可正对鼓膜冲击，以免引起鼓膜损伤。

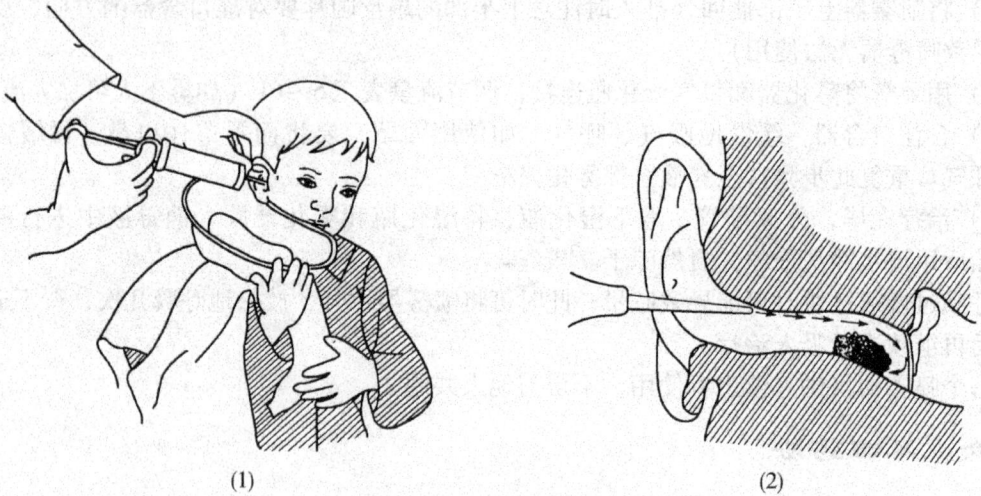

（1）　　　　　　　　　　　（2）

图41－4　外耳道冲洗法
（1）冲洗时体位　　（2）外耳道与冲洗器的关系

（3）冲洗后用干棉签拭净，并用75％酒精棉签消毒外耳道，检查外耳道及鼓膜有无损伤，有则请医师处理。

如耵聍一次冲洗不净，需继续滴药，软化后再冲洗，至洗净为止。

（路　斌）

第二节　鼻部手术的护理

一、鼻部手术的术前准备

（1）备皮：剃须、剪鼻毛。拟行颈外动脉结扎者，准备同侧颈部皮肤。

剪鼻毛法：目的在于使视野清楚，便于手术操作。①患者取坐位，头后仰，鼻孔朝向光源或操作者的额镜反光；②涂红霉素眼膏于眼科钝头弯剪的刀刃上，以便剪下的鼻毛粘在其上，不致被吸入鼻腔，又可直接涂于局部以防止划破鼻前庭皮肤而造成感染；③一手拇指将患者鼻尖轻轻向上抬起，暴露鼻前庭，其余手指固定于患者额部；另一手持剪，凸面贴近鼻前庭皮肤，沿鼻毛根部剪断鼻毛。注意勿损伤皮肤及黏膜；④用红霉素眼膏棉签将剪下的鼻毛全部黏出，并检查是否剪尽。

（2）行萎缩性鼻炎手术者，术前 2~3d 每天鼻腔冲洗 1~2 次；伴有化脓性上颌窦炎者术前 1d 需做上颌窦穿刺冲洗。

（3）口腔进路（如唇龈沟切口、硬腭切口等）手术者，术前教会患者仰头含漱方法并给予含漱剂。

（4）术前 1d 晚睡前酌情给予镇静剂；术前半小时口服或肌注镇静剂。

（5）进入手术室前，嘱患者排空大、小便（各手术相同）。

（6）全麻者术前 4h 禁食。

二、一般鼻部手术的术后护理

1. 取半卧位　以减轻头部充血和便于吐出分泌物。如有头晕或虚脱则改为平卧位。全麻者取平卧侧头位，并按全麻术后护理。

2. 面部肿胀明显者　早期（术后 24h 内）给予冷敷，兼可止痛、止血；后期（术后 24h 后）热敷，促其吸收。疼痛时可给镇痛药。口腔进路者给予含漱液。因鼻腔或鼻咽填塞须经口呼吸而致口腔咽喉干燥者，给喉片含服或于唇部涂抹药膏、润滑油等。

3. 饮食　口腔进路者进流质饮食，以后酌情改为半流质；非口腔进路者给予半流质。口腔伤口完全愈合前不刷患侧牙。

4. 注意出血　尽量避免打喷嚏，可嘱患者张口深呼吸以抑制之，否则张口打出。取除鼻腔填塞物后 2h 内宜限制活动，24h 内不擤鼻，分泌物可轻轻吸鼻后吐出。上颌窦根治术后，可用四头带压迫术侧颊部 1~2d，以减少肿胀、出血和疼痛。

（路　斌）

第三节　扁桃体手术的护理

一、术前准备

（1）清洁口腔，给予含漱剂。

（2）术前 4h 开始禁食。

（3）术前 1d 晚睡前酌情给予镇静剂，术前半小时肌注安定和阿托品，以消除紧张和减少唾液腺分泌，便于手术操作。

二、术后护理

1. 体位　局麻者，儿童取侧卧位，成人取平卧位或半卧位；全麻者，完全清醒前取半俯卧位（图 41-5），头稍低，必要时可采头低脚高位，以免血液流入下呼吸道而便于从口角流出。

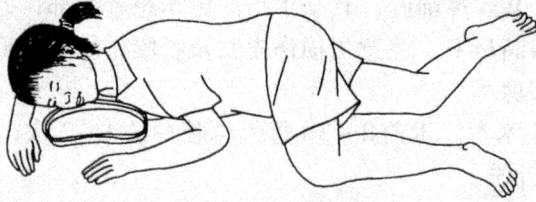

图 41 – 5　全麻术后体位

2. 局麻者　嘱尽量将分泌物吐出（入痰杯），以便及时发现出血情况（唾液中带少许血丝为正常现象）。对全麻者，在完全清醒前必须经常巡视，如发现常做吞咽动作（观察喉结活动）或脉搏变快者即有伤口出血可能，应及时检查处理。

3. 手术当日　嘱患者安静休息，少说话，尽量避免咳嗽。

4. 如系门诊患者，嘱次日复查，并嘱如有出血（整口鲜血或有凝血块）则随时来院急诊，并交代术后饮食及注意事项。

（1）术后 3h，无出血者可开始进流质，以后视情况改为半流质和软食。7～10d 内不宜吃硬食和油炸食物，以免损伤伤口；水果及果汁因含果酸，刺激伤口可能引起疼痛和影响伤口愈合，少吃或不吃为宜。

（2）注意保暖，防止感冒、咳嗽引起伤口感染，以致继发性出血。

（3）观察伤口：术后 4～6h 伤口开始生长白膜，24h 后覆盖两侧扁桃体窝；7～10d 内白膜逐渐脱落。白膜色白、薄而光洁。如有凝血块，应予清除；伤口疼痛加重或白膜厚而污秽者，表示伤口可能感染，应给予抗生素，加强口腔含漱。

（4）术后第 2 天开始注意"三多"（多讲话、多漱口、多进饮食），以增强体力、防止伤口粘连、瘢痕挛缩、后遗咽异物感症。

（5）术后疼痛一般不用水杨酸类止痛药（因为可抑制凝血酶原的产生而致伤口出血）。疼痛难忍时（以致不能进食和讲话），针刺合谷、颊车和少商等穴位有显效；或颈部两侧冰敷或饮冰牛奶等有助止痛和止血。

（6）术后 48h 内，患者可有低热，此为正常反应（吸收热）；如有高热则应注意有无局部或全身并发症。

（路　斌）

第四节　气管切开术后护理

气管切开术是挽救患者生命的手术，但如术后观察护理不周，仍可随时发生窒息等危及生命的并发症。气管切开术的术后护理属基础护理，所有医护人员均应熟悉，专科护士必须掌握。

1. 体位　取半坐或半卧位，去枕，使颈部舒展以利呼吸和咳痰。

2. 专人护理　床边应常规备有吸引器、氧气和气管切开包。如由患者家属护理，必须将注意事项交代清楚。

（1）初戴套管时多有不适，决不可自行拔管；对小儿、精神病患者以及全麻术后患者，尤须防止自行拔管，必要时需约束其双手。

（2）保持套管通常，勿将被褥、衣领等盖住套管；随时擦去咳出套管口的分泌物。

（3）气管内定时滴入 1% 碘化钾溶液以稀释痰液、防止干燥、软化痂皮。

（4）若气管内分泌物黏稠或干燥结痂不易咳出，则给予蒸汽或雾化吸入、祛痰剂和痰稀化剂；用消毒生理盐水浸湿的单层纱布遮盖套管口，干后及时更换，可增加吸入空气的湿度。

（5）凡呼吸时套管内传出响声，则表示套管内有黏稠不易咳出的分泌物，须随时经套管吸出（图 41 - 6）。

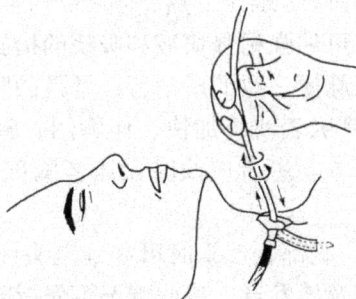

图 41 - 6　经套管吸痰法

3. 术后失声　术后患者暂时失去发声能力，应体会患者心情，护理要周到，解释要耐心。患者可书面表示意见或用手指自行堵住套管口进行短时简单交谈。

4. 术后体位　手术当日不宜过多变换体位，以免套管脱出。以后则应该经常变换体位，尽可能早日下床活动，以防发生肺部并发症。

5. 换药　术后 48h 抽除伤口内填塞的纱条。1 周后拆除切口缝线。套管敷料每日更换 1～2 次，如分泌物多，尚需增加每日换药次数。先取下敷料（注意动作轻巧，勿将套管一并带出），用酒精棉球将套管周围皮肤擦洗干净后，换上新的消毒纱布垫，同时检查调整套管系带松紧（以在系带与皮肤之间恰能插进 1 指为度，过松，则易脱管），再贴好胶布固定纱布垫。

6. 注意呼吸　气管切开术后呼吸的观察极为重要。如遇术后再次出现呼吸困难必须刻不容缓检查处理：

（1）首先拔出内套管，如呼吸困难不改善，则采取第 2 步骤。

（2）立即用导尿管通入外套管并吸痰，如外管远端受阻，则边扶正患者头位，边调整外管位置。如呼吸困难仍不缓解，则采取第 3 步措施。

（3）取一棉花丝或薄软棉片，置于套管口，如棉片或纸片不随呼吸上下飘动，则示下呼吸道有堵塞，或纵隔障气肿、气胸等并发症及脱管可能，须由医师立即检查处理。

以上 3 个步骤可概括为"拔、吸、试"3 个字，在急救时须迅速完成，每一步均不可拖延太久，更不可乱试，以免患者呼吸困难加重以至窒息死亡。

气管切开术后再度呼吸困难的原因、表现和处理办法：

1）脱管：完全脱管（即气管套管完全或大部分脱出于颈部）显而易见；部分脱管或称为不完全脱管常不易发现，仅表现外套管已部分露出皮肤或方向、位置改变。患者呼吸困难伴烦躁不安，或急躁、恐惧，面色紫红或发绀，出汗，患者突然能够出声呼喊或啼哭，用棉片或纸片检查套管无气体或只有微弱的气体流出;导尿管通过套管远端时受阻。如系喉阻塞患者,呼吸可顷刻停止。此时必须设法立即重新将套管(外套管+管芯一并同时)插入气管(此步一般需要重新打开伤口、撑开气管切口)。

2)患者头部过度后仰或套管选择不当,以至套管远端与气管前壁抵触。扶正患者头部以纠正过度后仰,呼吸困难无改善,套管位置亦无变动,而导尿管通过外套管远端受阻,则可能是套管远端与气管前壁有抵触,此时可握住外管的双耳,将外管远端朝颈椎方向推移,可使呼吸困难改善。此种情况多属套管过长或弯曲度过大所致,须更换合适之套管。

3)下呼吸道阻塞:表现为呼吸困难伴发热、咳嗽、气管中有痰音或同时伴有伤口出血者,常表示下呼吸道可能阻塞,可加强稀释痰液和吸痰的措施:如经套管呛出血液,系由于血液流入气管之故。套管发生与脉搏一致的搏动者,常是凶险的术后大出血的先兆。

4)纵隔气肿和气胸:表现呼吸表浅、加快、伴胸闷、胸痛、心率加快及脉搏频弱,面色苍白或发绀,出汗、血压下降等。患者应及时做床旁胸部 X 线透视或拍片检查,以明确诊断决定处理方法。

5)皮下气肿:多发生于颈、胸部,严重时可蔓延至头面部、外阴部及四肢、亦可发展为纵隔气肿,按压皮肤有握雪感及捻发音。遇此情况可先拆除伤口缝线,抽除伤口内填塞的纱条,如伴有呼吸困难,须做胸部 X 线透视或拍片,了解有无纵隔气肿或气胸,密切观察,并防止因颈部皮下气肿而发生脱管。

7. 套管清洗和消毒

(1)内套管(内管):应每隔4h清洗、煮沸消毒1次。分泌物多或黏稠,应增加清洗消毒次数。从拔出内管到重新放回,每次间隔时间不宜超过半小时(先将水烧开,再投入清洗好的内管,可缩短时间),否则,外管管腔将因分泌物干燥结痂而堵塞,致内管无法重新插入。一般应先清洗再煮沸。如先煮沸再清洗则分泌物中的蛋白质遇热凝固而不易清洗干净。或在煮沸时加入少量小苏打,则易于清洗。取内管时,应一手按住外管的内耳,另一手旋开外管口上的活瓣,再将管取出。操作要轻,否则有将外管一并带出之危险。

(2)外套管:如大小、长短、弯曲度均适宜,一般不必更换。长期带管者,以 2~3 周更换 1 次为宜。带管不及 1 周即需换管时,不可大意!因伤口尚未形成瘘道,软组织收缩(喉阻塞患者更甚)以至外管不能重新插入而致患者窒息死亡。故首次换药时须准备好气管切开包,吸引器和充足的照明,并应有助手协同操作,或在手术室进行更为安全,小儿换管须有 2 名助手分别固定头部和四肢。

8. 室内应保持一定的温度(约18~20℃)和湿度(相对湿度70%以上)。干燥时应多洒水或在室内保持一定的水蒸气。空气宜新鲜,但不宜有过强的对流。给氧时不可将氧气管直接插入内套管内,应用弯针头或氧罩给氧。

9. 术后禁用吗啡、可待因、阿托品等镇咳剂及麻醉剂:因这类药物可抑制咳嗽,使气管内分泌物不易咳出。如咳嗽剧烈,影响睡眠和休息,或有促致皮下气肿扩展、伤口出血时,则应给予祛痰药和缓和性镇咳药。

10. 拔管 呼吸困难已解除,可予拔管,但必须先行试堵管。堵管最好能逐步进行,即先堵1/3,观察48h无呼吸困难,再堵1/2,再观察48h,无呼吸困难堵2/3,依次类推至全堵并观察48h呼吸正常方可拔管。堵管栓子固定一定要牢靠,否则有吸入气管内的危险或有咳出之可能。堵管期间交接班要清楚,须密切观察患者的呼吸。如出现呼吸困难,应及时

（连同堵管栓子）拔出内管，再取出栓子放回内管。拔管后伤口用蝶型胶布或创可贴拉拢，不必缝合，1 周左右伤口即可自行愈合。

11. 需长期带管或暂不能拔管者 出院时应交代患者或家属掌握以下处理办法：①内管拔出法和放入法；②内套管清洗煮沸消毒法；③敷料更换法；④气管内滴药法；⑤观察要点。

（路　斌）

第五节　喉部手术的护理

喉部手术，常用者有喉裂开术和喉切除术。前者是喉自正中裂开的手术，用于某些肿瘤的切除、喉成形和特殊情况下的活检等，后者多用于恶性肿瘤的切除。根据病变范围大小，又分为喉全切除术（切除整个喉部，甚至连同第 1、2 气管环）和喉部分切除术（保留喉结构的一部分），或喉全切除加颈清扫术。手术方法及范围虽有不同，但护理方法基本相同。

一、术前准备

（1）备皮、剃须：喉裂开者准备颈前上起下颌骨、下至胸骨切迹皮肤；喉切除术者上起下唇、下至第 3 肋骨、左右至肩部皮肤。

（2）患者术后将暂时或永久失去发声能力，或有不同程度的声嘶，因此，术前需交待术后有关注意事项，取得患者理解与合作。

（3）给予含漱剂漱口，鼻部及口腔有炎症者给予必要的治疗，以防术后伤口感染。

（4）手术当日早晨禁食。术前给予安定和阿托品分别肌注及皮下注射。

二、术后护理

除与气管切开术相同外，尚需做如下护理：

（1）全麻者按全麻术后护理。

（2）注意出血：如伤口出血，在不妨碍呼吸的原则下可用纱布压迫止血，并立即通知医师。喉部手术后大出血者可窒息死亡。

（3）鼻饲高热量流质：2 周后撤除鼻饲管，逐渐由流质改为半流质以至软食，但切忌一旦"解放"便暴饮暴食。如伤口愈合不良或有感染，鼻饲管放置时间尚需相应延长，但须更换新的消毒鼻饲管，喉裂开手术者，术后数小时可进流质，吞咽困难者，可用鼻饲法2～3d。

（4）注意口腔卫生，常刷牙，含漱剂含漱。

（5）早日下床活动，预防肺部并发症和褥疮。

（路　斌）

第六节　乳突手术的护理

一、术前准备

1. 备皮

（1）术前 1d（急诊则于手术前）剃净手术侧耳郭周围 5～7cm 范围内的头发。女患者还应将手术侧头发结成小辫倒向对侧或戴手术帽，以免妨碍手术操作。

（2）局部用碘酒、酒精消毒后，用消毒敷料包扎好。

（3）植皮者准备左大腿内侧皮肤：刮净皮毛、用酒精（不用碘酒）消毒后，以消毒敷料包扎好。

（4）小儿不能合作者，备皮工作可在手术全麻后进行。

2. 全麻者　术前 4～6h 开始禁食。术前半小时肌注安定，术前 15min 皮下注射阿托品；局麻者只需术前半小时肌注安定。

二、术后护理

（1）平卧或侧卧，术耳朝上。

（2）注意出血，如敷料为血液浸湿应检查出血原因并予以更换。

（3）半流质饮食 3～5d。

（4）观察有无面瘫、眩晕、呕吐和眼震以及头痛、意识障碍、昏迷等颅内并发症的症状出现。

（5）伤口疼痛可给予镇痛剂，但对头痛而有颅内并发症可疑者，止痛剂慎用，以免掩盖症状，延误诊断。

（6）大腿内侧取皮处一般不必换药，待其自然修复，创面修复后敷料多在 10d 左右自行与创面脱离。如出血较多，应解开敷料，更换后重新包扎；如局部疼痛或有脓性分泌物渗透敷料或伴有发热者，示创面有感染，须每日换药。

（7）耳外敷料每日更换 1 次，必要时随时更换。

（路　斌）

第七节　耳神经手术护理

一、术前护理

1. 呼吸道准备　避免上感，禁烟酒，因耳与口腔、咽部经咽鼓管与鼻相通，若上感可蔓延到耳部，致手术伤口感染。

2. 皮肤准备　术前 1d，剃除耳周 5～7cm 头发，并洗头，行开颅手术者剃光头发。术前晚淋浴、更衣。

3. 用药准备　根据医嘱，做好用药准备工作，如皮试等。

4. 术前 30min 肌注安定、阿托品，起到镇静、减少术中分泌物的作用。

5. 心理护理 做好心理疏导，解除思想顾虑，树立战胜疾病的信心。

6. 协助完成各项常规检查。

7. 全麻患者 术前4h通知患者禁食、禁饮，保证足够的睡眠。

二、术后护理

1. 体位 全麻患者按全麻常规进行护理，即平卧位，头偏向健侧，术耳向上，防止受压。

2. 严密观察病情变化 特别是开颅手术，如听神经瘤位于桥小脑角区，手术中容易出现脑干损伤，须密切观察意识、瞳孔及生命体征的变化。

3. 术后并发症的观察及护理

（1）颅内血肿：是术后发生的严重并发症，如患者术后意识清醒，1～2d出现血压升高，心率、呼吸改变，烦躁不安，须及时通知医师，明确诊断，并作好手术准备工作。

（2）脑水肿：密切观察颅内压增高症状（如头痛、呕吐、意识障碍等）的变化，根据病情使用降颅内压药物，如20%甘露醇、甘油果糖等，降低颅内压保护脑细胞。

（3）脑脊液耳漏：听神经瘤位于颅后窝，术中易损伤骨板而引起耳漏，须绝对卧床休息，禁止使用滴耳药或冲洗外耳道。

（4）眩晕、面瘫：对术后眩晕患者必须提供支持，使其宽心，并注意其行动安全。如可排除严重问题，则可告知患者，眩晕并不影响生命，是可以治好的。对伴有呕吐者应加强相应护理。对术后出现的面瘫，应每天观察其变化、记录并报告医师，同时辅以心理治疗。

（5）注意观察：耳部周围或大腿取皮区创面敷料渗血情况，及时换药，保持伤口干燥。

（6）术后勿感冒，禁止擤鼻，尽量避免打喷嚏，必要时张口呼吸。

（路　斌）

第八节　人工耳蜗植入术的护理

一、术前护理

1. 心理护理 聋哑患儿多数性格孤僻、偏执，对手术恐惧心理严重，护理人员应多与患儿接触，取得他们的信任；通过不断的口型交流，使其能以良好的心理状态接受手术和治疗，培养健康的心理状态是治疗成功的关键。

2. 术前准备 完善手术前的各项检查；皮肤准备无论男女均须剃光头发；手术前6～10h禁食。

二、术后护理

1. 术后患者 绝对卧床4d，固定好电极，防止脱落。采取舒适的卧位，术耳朝上，以免压迫伤口而引起疼痛或出血；保证病室安静，细致周到地做好生活护理。

2. 饮食护理 术后无恶心呕吐者可给流质、半流质1～2d，以减少头部及下颌骨的运动，以后改为软食或普食。恶心、呕吐剧烈者可静脉给营养液，一般2d后恶心、呕吐可自行好转。

3. 护理观察 ①密切观察患者的生命体征、意识和瞳孔的情况，检查是否有颈项强直、头痛、恶心、呕吐等颅内并发症的症状；②仔细观察有无面部抽搐、眼睑闭合不全、进食时味觉消失等面神经受损的症状。如发现以上症状及时向医师反映。

4. 伤口护理 切口较大，伤口护理尤为重要，术后两天伤口部位加压包扎，绷带拆除后伤口每天换药 1 次，防止伤口感染。

5. 健康宣教 鼓励患者出院后做长期的康复训练，家属要督促患者在日常生活中尽可能多使用人工耳蜗装置进行训练，如听广播、看电视等。

（路　斌）

第九节　经鼻内镜垂体瘤切除术的护理

经鼻内镜垂体瘤切除术体表无伤口、创伤小、痛苦少，但不能因此而忽视了护理的重要。其重点在于护理观察。

一、术前护理

（1）心理护理：垂体瘤患者病情复杂，家属及患者心理矛盾、恐惧，应向患者及家属耐心讲解此种手术方法的优点，取得合作，增强其对手术的信心。

（2）协助患者做好各项术前常规检查及 CT、MRI 及垂体分泌激素水平测定。

（3）术前 3d 开始用生理盐水冲洗鼻腔，每天 1 次。

（4）术前 1 天备皮，剃须、剪鼻毛，注意勿损伤鼻前庭，颞部备皮以便取颞肌及筋膜。

二、术后护理

同一般鼻部手术的术后护理外要重视并发症的观察护理。

1. 颅内出血的观察观察 患者神志、瞳孔、生命体征及出入量的变化，并注意有无头痛、恶心、呕吐等症状，随时观察瞳孔是否等大等圆，对光反射是否存在，每小时测量一次并记录。若发现异常须及时通知医师并协助处理。

2. 眶内血肿及视神经损伤的观察 注意观察眶内有无瘀血、肿胀，球结膜有无充血水肿，眼球有无突出及活动受限，视力有无下降等情况。如怀疑眶内血肿及视神经损伤应配合医师抽出鼻腔填塞纱条，选用甘露醇降低颅内压，应用广谱抗生素预防感染。

3. 脑脊液鼻漏的观察 观察有无较多水样分泌物流出，若有持续性水样分泌物流出，考虑有脑脊液鼻漏可能。另外还应观察患者有无发热、头痛等不适，以协助判断有无颅底损伤。

三、出院指导

（1）加强营养，多食新鲜、高蛋白的食物，增强体质，使病后机体早日康复。

（2）注意休息，避免突然用力，以免颅内压增高，引起脑脊液鼻漏。

（3）预防感冒，以防引起颅内感染。

（路　斌）

第十节　食管异物及食管镜检查的护理

一、喉咽与食管异物的护理

儿童和成人可发生喉咽及食管异物。多由于疏忽或仓促进食，将未嚼碎的食物或夹杂于食物中的异物误咽所致。

（1）了解异物的种类、大小、形状、清洁情况、存留时间长短、疼痛的部位和程度等，均与损伤程度的估计、手术前的准备、预后等有密切关系。

（2）静卧休息，禁食、输液及使用广谱抗生素、防止并发症，并准备异物取除术。

（3）异物已取出，但食管黏膜有损伤或感染者，如系门诊患者则应收院观察，给予抗生素输液，禁食，干咽 BCS 粉（铋钙磺胺粉），每小时 1 包，连服 6~8 包，以遮盖、保护黏膜创面。

（4）疑有食管穿孔者，应严格卧床休息，禁食或鼻饲饮食，输液、给予大量广谱抗生素。胸透以除外纵隔炎。2~3d 后根据情况撤除鼻胃管由口进食，先流质，然后半流质渐至软食。如检查时发现食管已穿孔，应请胸外科会诊处理，禁用吞钡检查，以免钡剂流入纵隔。

（5）如检查时异物被推入或自行滑进胃内（圆形光滑金属异物临至手术前应再透视 1 次，以确认异物是否仍在食管内），此时患者因未见异物取出，情绪仍紧张，必须做好解释工作，消除其思想顾虑。

（6）各种异物进入胃内，大都可以安然由大便排出。如异物尖锐或锋利，则需：

1）观察大便：异物入胃后，5d 内须将每次大便全部留于便盆中用水冲洗，检查异物是否排出。

2）对金属异物宜每日进行 X 线腹部透视，以观察其移动情况。注意有无腹痛及疼痛部位。

3）异物进入胃肠道后，忌服泻药或钡棉检查，以免引起并发症。

二、食管镜检查的护理

食管镜检查是诊断和治疗食管疾病的方法。

1. 术前禁食　至少 4h。术前半小时肌注安定，术前 15min 皮下注射阿托品。

2. 检查顺利，食管无损伤者　术后 1~2h 内不进饮食，此后可进流质或半流质，次日视症状轻重改食软饭或继续流质，并尽早转为普食，但切不可暴饮暴食，以至引起食管穿孔。

（路　斌）

第十一节 气管支气管异物及支气管镜检查的护理

一、气管支气管异物的护理

呼吸道异物通常指发生于气管和支气管（即下呼吸道）的异物，多见于小儿。主要表现为发作性、持续性和渐进性呼吸困难，可窒息或并发心衰而死亡等。

（1）了解异物的种类、大小、形状、清洁情况、存留时间的长短、院外处理情况以及呼吸困难的发作情况等。

（2）密切注意呼吸发生呼吸困难时，按呼吸困难的护理执行（见呼吸困难的护理），并立即报告医师。

（3）门诊、病房均应备有氧气、麻醉插管、吸引器及气管切开包等设备，以便对突发窒息的患者进行抢救。

（4）手术后，立即向手术者了解手术经过并写好交班记录。对手术时间较长、异物未取出或未完全取出者，尤须注意观察有无因喉水肿或异物移位而引起的呼吸困难。

（5）已行气管切开术者，加气管切开术后护理（见气管切开术后护理）。

（6）异物取出之前或以后，均须密切注意有无并发症（如纵隔气肿、气胸、支气管肺炎、呼吸循环衰竭、失水等）发生。

二、支气管镜检查的护理

支气管镜检查是诊断及治疗下呼吸道（即气管和支气管）疾病的方法之一，在某些危急的情况下也作为抢救的主要措施，在耳鼻咽喉科更是取除下呼吸道异物的常规途径。

（1）术前禁食4h。术前半小时肌注安定，术前15min皮下注射阿托品以减少分泌物，便于检查操作，同时尚有减少迷走神经反射的作用。

（2）黏膜表面麻醉术后1h内不进饮食，以免因咽喉反射迟钝致食物呛入气管。小儿易伴发喉水肿，须密切观察呼吸。

（3）术后咳嗽加重并伴有发热者，须查明原因，同时给予抗炎和祛痰药物。

（4）如系门诊患者，应有家属陪同。

（路　斌）

参考文献

[1] 吴玉坤. 耳鼻咽喉-头颈外科疾病诊断与治疗. 长春: 吉林科学技术出版社, 2009.

[2] 郑虹, 戴晴晴. 听力重建术失败的原因分析及处理对策. 听力学及言语疾病杂志, 2010, 18 (3): 220-221.

[3] 潘耀平, 戴春富, 王正敏. 慢性中耳炎术后听力改善的临床分析. 中国眼耳鼻喉科杂志, 2010, 10 (3): 144-147.

[4] 田勇泉, 韩德民, 孙爱华. 耳鼻咽喉头颈外科学. 北京: 人民卫生出版社, 2008.

[5] 黄选兆, 汪吉宝, 孔维佳. 实用耳鼻咽喉头颈外科学. 2版. 北京: 人民卫生出版社, 2014.

[6] 孙爱华. 耳鸣的诊断与治疗. 中国眼耳鼻喉科杂志, 2007, 7 (4): 208-210.

[7] 孔维佳, 周梁, 许庚. 耳鼻咽喉头颈外科学. 北京: 人民卫生出版社, 2010.

[8] 许庚. 耳鼻咽喉科疾病临床诊断与治疗方案. 北京: 科学技术文献出版社, 2011.

[9] 迟放鲁. 耳影像学与临床. 中国眼耳鼻喉科杂志, 2010, 10 (1): 66.

[10] 李艳青, 梁辉. 耳鸣的手术治疗现状. 听力学及言语疾病杂志, 2009, 17 (5): 507-509.

[11] 吴敏曼, 周家璇, 尹文艳, 等. 耳鸣的治疗进展. 现代中西医结合杂志, 2009, 18 (18): 2215-2216.

[12] 邹坚定, 熊华. 咽鼓管功能对鼓室成形术疗效的影响. 中国眼耳鼻喉科杂志, 2010, 10 (1): 21-22.

[13] 李凡成, 翦新春. 实用眼耳鼻咽喉口腔科手册. 2版. 长沙: 湖南科学技术出版社, 2010.

[14] 毋桂花. 耳鼻咽喉及口腔科病. 北京: 科学出版社, 2010.

[15] 王玉明, 卫俊英, 单瑞英, 等. 五官科常见疾病诊疗与护理. 上海: 第二军医大学出版社, 2010.

[16] 郭玉德. 现代耳鼻咽喉实用手术学. 武汉: 湖北科学技术出版社, 2009.

[17] 王跃建. 鼻咽癌诊断和治疗. 北京: 人民卫生出版社, 2012.

[18] 张挽时. 耳鼻咽喉影像诊断学. 北京: 人民军医出版社, 2008.

[19] 王正敏. 慢性中耳炎功能性根治. 中国眼耳鼻喉科杂志, 2010, 10 (3): 137-141.

[20] 刘景传, 汤志伟, 王崇谦等. 误诊为感音性耳聋及颈动静脉瘘的硬脑膜动静脉瘘 [J]. 临床误诊误治, 2014, 27 (7): 52-53.

[21] 临床路径在耳鼻咽喉头颈外科中的应用研究 [J]. 中国耳鼻咽喉头颈外科.

2013. 20（3）：156－158.

［22］李湘医，黄见平. 甲硝唑联合氟哌酸治疗慢性化脓性中耳炎临床疗效观察［J］. 吉林医学. 2014. 33（16）：3455－3456.

［23］顾陆健. 肋软骨、鼻中隔软骨、耳软骨对于鼻中隔鼻小柱延长体会［J］. 中国医疗美容，2014.

［24］涂厚义，倪红丽. 42例慢性化脓性中耳炎手术治疗失败的原因分析［J］. 吉林医学，2014，35（12）：2608－2609.

［25］王浩，张晓斌，刘芳芳. 耳鼻咽喉真菌感染50例诊治分析［J］. 中国中西医结合耳鼻咽喉科杂志，2013，（6）：457－459.

［26］荣芳. 慢性化脓性中耳炎患者围手术期的护理［J］. 吉林医学，2013，34（33）：7061.

［27］洪海填，刘海楼. 地塞米松不同给药途径治疗突发性耳聋的疗效观察［J］. 吉林医学，2013，34（27）：5607－5607.

［28］ANGELO TC，BEVILACQUA MC，MORET A L. Speech perception in pre－lingual deaf users of cochlear implant. Pro Fono. 2010，22（3）：275－280.

现代耳鼻咽喉综合治疗学

（上）

孟纲要等◎主编

吉林科学技术出版社

图书在版编目（CIP）数据

现代耳鼻咽喉综合治疗学/ 孟纲要等主编. -- 长春 ：
吉林科学技术出版社，2016.9
ISBN 978-7-5578-1080-1

Ⅰ．①现… Ⅱ．①孟… Ⅲ．①耳鼻咽喉病—治疗学
Ⅳ．①R760.5

中国版本图书馆CIP数据核字(2016) 第168068号

现代耳鼻咽喉综合治疗学
Xiandai er bi yanhou zonghe zhiliaoxue

主　　编　孟纲要　王晓辉　芦二永　李付国　周海燕　江继贤
副 主 编　张增光　董瑞英　夏　非　路　斌
　　　　　安新山　邢莲梅　田　浩
出 版 人　李　梁
责任编辑　张　凌　张　卓
封面设计　长春创意广告图文制作有限责任公司
制　　版　长春创意广告图文制作有限责任公司
开　　本　787mm×1092mm　1/16
字　　数　842千字
印　　张　34.5
版　　次　2016年9月第1版
印　　次　2017年6月第1版第2次印刷

出　　版　吉林科学技术出版社
发　　行　吉林科学技术出版社
地　　址　长春市人民大街4646号
邮　　编　130021
发行部电话/传真　0431-85635177　85651759　85651628
　　　　　　　　　　　　　　85652585　85635176
储运部电话　0431-86059116
编辑部电话　0431-86037565
网　　址　www.jlstp.net
印　　刷　虎彩印艺股份有限公司

书　　号　ISBN 978-7-5578-1080-1
定　　价　135.00元
如有印装质量问题　可寄出版社调换
因本书作者较多，联系未果，如作者看到此声明，请尽快来电或来函与编辑
部联系，以便商洽相应稿酬支付事宜。
版权所有　翻印必究　举报电话：0431-86037565

主编简介

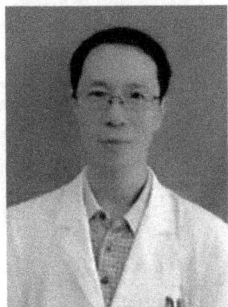

孟纲要

　　1971年出生，安徽省淮北矿工总医院耳鼻咽喉科，科副主任，副主任医师。安徽省医学会耳鼻咽喉-头颈外科分会青年委员，淮北市医学会耳鼻咽喉-头颈外科分会常务委员、秘书，淮北市医学会嗓音病分会副主任委员，淮北市睡眠障碍研究会董事。1997年毕业于蚌埠医学院临床医学系，学士学位，从事耳鼻咽喉科临床工作20年，2005年—2006年在复旦大学附属眼耳鼻喉科医院进修学习1年，2008年—2010年在安徽医科大学研究生课程进修班学习。擅长阻塞性睡眠呼吸暂停低通气综合征（OSAHS）、耳鼻咽喉肿瘤及眩晕、耳聋的诊治，鼻内镜手术、喉显微手术及耳显微手术等。发表论文7篇。

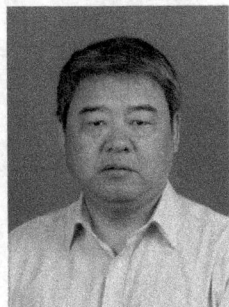

王晓辉

　　1964年出生，南阳市中医院耳鼻咽喉-头颈外科主任，副主任医师，大学本科学历。从事本专业临床工作30余年，熟练掌握耳鼻咽喉-头颈外科常见病、多发病、疑难病，大部分罕见病及耳鼻咽喉头颈外科急危重症的诊断治疗。曾在中山医科大学第三附属医院耳鼻咽喉头颈外科和同仁医院耳鼻咽喉头颈外科进修学习。积极学习本专业的新技术、新理论，并应用于临床，更好地为病人服务。在国内省级以上医学学术期刊上发表本专业学术论文15余篇，参编著作2部。

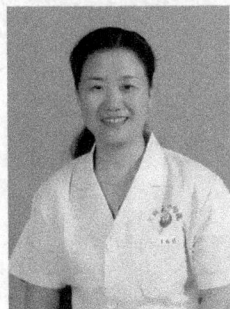

芦二永

　　1971年出生，1994年毕业于河南医科大学，河南科技大学第一附属医院耳鼻喉科副主任，副主任医师，洛阳市耳鼻咽喉学会委员，擅长应用鼻窦内窥镜对各型慢性鼻窦炎、鼻息肉、儿童鼾症、分泌性中耳炎进行微创手术治疗，对中耳炎、气管异物、鼻窦及咽喉部良恶性肿瘤及嗓音疾病诊治经验丰富，对突发性耳聋、梅尼埃病及良性阵发性位置性眩晕治疗效果良好。发表论文20余篇，耳鼻喉专著3部，省科研成果3项。

编　委　会

PREFACE

前　言

　　我国耳鼻咽喉学的发展尤为迅速，多种诊断方法和治疗手段相继应用到临床工作中来，极大地丰富了耳鼻咽喉学的内容。为适应耳鼻喉学的快速发展，满足耳鼻喉科临床工作者的实际需求，我们组织了长期从事临床一线的医务工作者，参阅了大量国内外文献，并结合丰富的临床经验，着手撰写了此书。

　　本书首先介绍了耳鼻咽喉科的临床解剖学、临床常见症状及常规检查，然后详细论述了最常见、最多发疾病的病因、临床表现、诊断、治疗原则及相关疾病的临床护理等内容。资料新颖，覆盖面广，紧扣临床，科学实用，着重介绍了一些新的理论、新的观念，期望能给阅读者提供一点新思路，以便换个角度去归纳、总结、分析临床上出现的问题，找出恰当的解决办法。

　　本书在编写过程中参阅了许多相关专业的书籍，但由于编者较多，文笔不一，加之时间和篇幅有限，虽尽力而为，不妥与错误之处在所难免，望广大读者批评指正。

编　者
2016 年 9 月

CONTENTS

目　　录

第一章

耳的临床解剖学

耳是司听觉及平衡觉的外周器官。按其解剖部位可分为外耳、中耳与内耳三部分（图 1-1）。从听觉的角度来看，外耳和中耳具有传导声音作用，故合称为导音系。内耳有听觉和位觉（平衡觉）的感受装置。

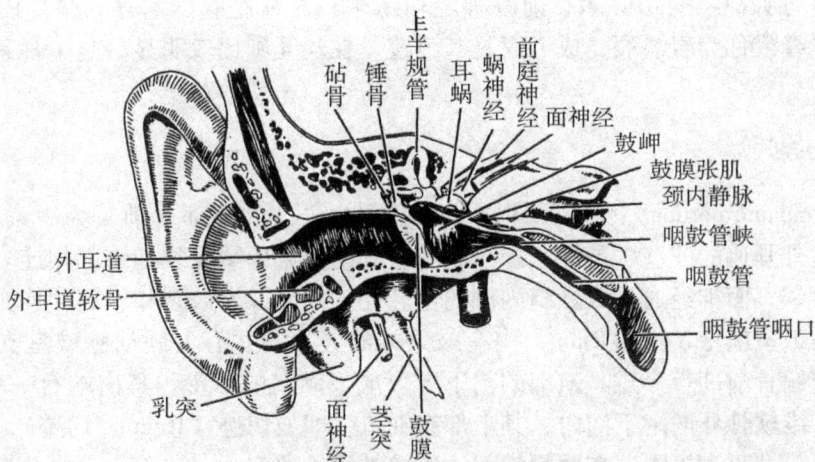

图 1-1 耳的解剖

第一节　颞骨

颞骨（temporal bone）位于头颅两侧，为颅骨底部和侧壁的一部分，其上方与顶骨、前方与蝶骨及颧骨、后方与枕骨相接，参与组成颅中窝和颅后窝，故与大脑、小脑紧密相邻。颞骨为一复合骨块，由鳞部、鼓部、乳突部、岩部和茎突所组成。外耳道骨部、中耳、内耳和内耳道均包含在颞骨内。若以骨性外耳道为参照点，鳞部位于外耳道上方，乳突部位于外耳道后方，鼓部及茎突位于外耳道下方，岩部位于外耳道内侧。

顶切迹：颞骨鳞部上缘的后上与乳突部上缘相接处有一切迹，称为顶切迹，内嵌顶骨后下角，临床上经乙状窦后径路听神经瘤切除术或面神经血管减压术时，常以顶切迹作为解剖标志。

一、鳞部

鳞部（squamous portion）又称颞鳞，居颞骨的前上部，前接蝶骨大翼，上为顶骨，后连乳突，内连岩部，形似鳞片。有内、外两面及后上、前下两个缘。外面光滑略外凸，有颞肌附着，表面有浅细的颞中动脉沟。内面呈凹面，即大脑面，有大脑沟回的压迹与脑膜中动脉沟。鳞部前下有颧突及其前后根，颧突向前伸出与颧骨颞突相连接，呈弓形，称颧弓。颧突前根连接颧突的下缘，向内有关节结节和下颌关节窝，此与下颌骨形成颞下颌关节。颞下颌关节紊乱或器质性病变可以引起颞下颌关节综合征（Coston 综合征）。后根从颧突上缘经过外耳门上方向后延伸形成一条略微隆起的弧形骨线，称为颞线，颞肌下缘即止于此，临床上施行中耳乳突手术时，不应超过颞线，否则有损伤颅中窝硬脑膜之虞。颞线之下，骨部外耳道口的后上缘处有一骨性小棘，称外耳道上棘，它向深部的投影，由浅而深依次可遇鼓窦、外半规管、后半规管和内淋巴囊。棘之后方，外耳道后壁向上延伸与颞线相交所成之三角形区域，称道上三角区，此处骨面含有许多小血管穿通的小孔，故又名筛区。道上棘与筛区皆为乳突手术时寻找鼓窦的重要标志。颧弓根上缘与岩部上面约在同一平面。经颅中窝径路手术时，就是以颧弓根为中心，在颞骨鳞部作一个 3cm×4cm 的骨窗，以暴露颅中窝。经颅中窝径路可行听神经瘤切除术、前庭神经切断术、面神经减压术等。鳞部内面与岩部相接，形成岩鳞缝或称为岩鳞裂，成人仅见其痕迹，在幼儿则比较明显，是中耳感染向颅内侵犯的途径之一。

二、鼓部

鼓部（tympanic portion）位于鳞部之下、岩部之外、乳突部之前，为一扁曲的 U 形骨板，构成骨性外耳道的前壁、下壁和部分后壁。其前上方以鳞鼓裂和鳞部相连。后方以鼓乳裂和乳突部毗邻，面神经通过鼓乳缝内侧的茎乳孔。内侧以岩鼓裂和岩部相连，岩鼓裂位于下颌窝中，在鼓室前壁，长约 2mm，内有鼓索神经穿出，并有上颌动脉鼓室支经此进入鼓室，此外还有锤骨前韧带穿过。鼓部的前下方形成下颌窝的后壁，其内端有一窄沟名鼓沟，鼓膜边缘的纤维软骨环嵌附于沟内，其上部有缺口，即鼓切迹（Rivinus 切迹），此处无鼓沟及纤维软骨环，鼓膜直接附着在颞骨鳞部，形成鼓膜松弛部。

此外，王荣光等（1991）报道，约 6.7% 的成人在鼓部的前下部有胡施克孔残存，此有可能引起颞下颌关节软组织疝和外耳道唾液液瘘等疾病。

三、乳突部

乳突部（mastoid portion）位于颞骨的后下方，呈锥状突起，故名乳突。乳突外面粗糙，有枕肌及耳后肌附着，外下方有胸锁乳突肌、头夹肌和头最长肌附着。其后方近枕乳缝处有乳突孔（mastiod foramen），此孔的位置和大小变异较大，乳突导血管穿过此孔，使耳后静脉或枕静脉与乙状窦相沟通。乳突尖部的内侧面有一前后走行的深沟名乳突切迹（mastiod notch），有二腹肌后腹附着，与二腹肌沟相对应的呈弧形隆起的骨嵴，名二腹肌嵴，假想将此弧形骨嵴分为内外各半的正中切面向前延伸的一平面，必与骨性外耳道后壁相交成一线，此线即为面神经垂直部的投影，因此磨去相交线以外的外耳道骨段比较安全。乳突的内侧面形成颅后窝的前下方，为小脑所在处。有一弯曲的深沟，称乙状沟，乙状窦位于其中，乙状沟的深浅、宽窄及骨壁厚薄因乳突气房发育程度不同而各异，在正常情况下，乙状沟距外耳道后壁的距离为 10～14mm。乳突气房发育良好者，乙状窦骨板较薄且位置偏后，其与外耳道后壁间的距离较大；乳突气房发育较差者，则乙状窦骨板坚实、位置前移，其与外耳道后壁间的距离较小，或甚为接近。后者在乳突手术时易造成乙状窦损伤而引起严重出血；或可发生气栓，导致生命危险。

从顶切迹至乳突尖作一假想直线，可以大致标出乙状窦在颅内的走向。

依乳突气房的发育程度分为 3 型：气化型、板障型和硬化型，以及上述任何 2 型或 3 型俱存的混合型。据文献报道，急性乳突炎多发生在气化型乳突，慢性乳突炎多发生于硬化型乳突。

乳突在新生儿时并未发育，尔后才渐渐气化。在整个婴幼儿时期气化继续加速进行。2 岁的幼儿，乳突仅具雏形，故 2 岁前的婴幼儿茎乳孔处无乳突作为屏障，面神经位置表浅，施行耳后切口时，切勿贸然向下延伸，以免伤及面神经。

在颞骨发育过程中鳞部过分地向乳突方向伸展，以至将乳突的气房分隔为内、外两部分，此即所谓克氏隔（Komer 隔），是岩鳞缝的残余。此隔骨质致密，常在磨开乳突刮除气房后与它相遇。如不注意，常易误认为已达乳突内壁，则病灶不能彻底清除。

四、岩部

岩部（petrous portion）形似一横卧的三棱锥体，故又名岩锥。位于颅底，介于枕部与蝶骨之间，内藏听觉和平衡终器。有一底、一尖、三个面和三个缘。底朝外，与鳞部和乳突部融合；尖端粗糙，朝向内前面且微向上，嵌于蝶骨大翼与枕骨底部之间，且共同围成一孔，称为破裂孔。破裂孔距鼻咽部的咽隐窝约 1.0cm，鼻咽癌时，癌组织可以经破裂孔向颅内蔓延。岩尖前下方有颈动脉管内口，也参与组成破裂孔的后外界。其 3 个面为：

前面：组成颅中窝的后部，并与鳞部的内面相连。从内向外有以下 3 个重要标志：近岩尖处有三叉神经压迹，容纳三叉神经半月神经节；压迹的后外侧有两条与岩锥长轴平行的小沟，内侧者为岩浅大神经沟，外侧者为岩浅小神经沟，此二沟各通过同名神经；岩浅大神经沟外侧末端为面神经管裂孔，岩浅大神经经此与面神经膝状神经节相连，岩浅大神经是经颅中窝面神经减压和开放内耳道的重要标志；舌咽神经鼓室支经鼓室小管上口穿入颅底，称为岩浅小神经，走行在岩浅小神经沟内，经蝶骨大翼无名孔入耳神经节内。自三叉神经压迹向后，锥体的前面依次构成内耳道顶壁、迷路盖、鼓室盖、弓状隆起和鼓窦盖。弓状隆起是锥体前面最突出的部分，前（上）半规管即在其下方，如弓状隆起骨质缺损致前半规管裂隙，可引起前半规管裂隙综合征。鼓室盖为一浅凹形的薄骨片，将颅中窝和其下的鼓室分隔。

后面：组成颅后窝的前界，和乳突部的内侧面相连；它是被三个静脉窦（岩上窦、岩下窦和乙状窦）围成的三角形骨面，后面中部偏内为内耳门，内耳门之后外有一为薄骨板遮盖的裂隙（内淋巴囊裂），其内有前庭水管外口，呈扁平裂隙状，平均宽度 3.2（0.65～4.55）mm，为内淋巴管和内淋巴囊通过的孔道。正常人前庭水管平均长度为 8.5（6.1～12.6）mm。内耳门和上述裂隙之间的上方有一小凹，名弓形下窝，有细小血管经过。

内耳门约呈扁圆形，位于岩部后面中央微偏内，后缘较锐而突起，前缘较平而无明显边缘。向外通入内耳道，内耳道长约 1cm，其外端以一垂直而有筛状小孔的骨板所封闭，此骨板即为内耳道底。它构成内耳的前庭和耳蜗内侧壁的大部分。内耳道底由一横嵴分为大小不等的上、下两区。上区较小，又被一垂直骨嵴分为前、后两部；前部有一凹陷名面神经管区，即面神经管入口处，面神经自此进入骨管即为迷路段，向外达膝状神经节；后端之凹陷名前庭上区，内有数小孔，穿过前庭神经上终末支。下区较大，其前方为蜗区，有许多呈螺旋状排列的小孔，为蜗神经纤维所通过；蜗区的后方为前庭下区，有数个小孔，为前庭神经下终末支的球囊神经所通过。前庭下区的后下方有一单孔，有前庭神经下终末支的后壶腹神经通过。内耳道内含有面神经、位听神经及迷路动、静脉。

内淋巴囊裂，为一倾斜的骨性裂隙，开口向外下方。裂底有一小孔（前庭水管外口），裂孔的形态变异很大，多为弧形，距内耳道口约1cm，该裂口的外侧与乙状窦的内侧即迷路后进路的手术通道。前庭水管中有内淋巴管和同名小静脉通过，内淋巴管是沟通内淋巴囊与球囊、椭圆囊的管道。

下面：粗糙凸凹不平，组成颅底底面的一部分。在鼓部内侧，有前内和后外紧邻的两个深窝，前内者为颈动脉管外口，有颈内动脉和颈动脉神经丛经过；后外者为颈静脉窝，内容纳颈静脉球的顶部，颈静脉球有内移、外移、高位等解剖变异。在颈动脉管外口和颈静脉窝之间的薄骨嵴上，有鼓室小管下口，有舌咽神经的鼓室支即鼓室神经通过。在颈动脉管外口的内前方，接近岩尖的粗糙骨面上，有腭帆提肌和咽鼓管软骨附着。在颈静脉窝的前内方，紧靠颈静脉间嵴有一个三角形的小窝，窝内有蜗水管外口，向外上略偏前方通到骨迷路耳蜗基底近蜗窗处，名为蜗水管，又称外淋巴管，是蛛网膜下腔与耳蜗鼓阶间的通路，外淋巴经此管流至蛛网膜下腔。有人认为，蜗水管是内耳与脑脊液之间感染传播的通道之一。此外，蜗水管可能有压力传导作用，与压力创伤引起的内耳损伤和外淋巴漏有关。还有人认为，镫井喷可能是由于蜗水管过度宽大，使脑脊液与外淋巴直接相通引起。颈静脉窝的外侧骨壁上有乳突小管的开口，为迷走神经耳支（Arnold 神经）的通路。

蜗水管外口（耳蜗开口）直径约 0.5 ~ 1.0mm，内口呈漏斗形，直径约 2 ~ 4mm，蜗水管的平均长度为 11.5（10.0 ~ 14.0）mm。由于蜗水管内口直径变异很大，故单纯内口宽大，不能诊断为蜗水管病理性宽大，应根据高分辨 CT 扫描，蜗水管全长（从颅后窝至前庭）的直径超过 2mm，方可诊断为蜗水管宽大。

岩部上缘最长，有岩上沟容纳岩上窦，沟缘有小脑幕附着；内端有一切迹，内含三叉神经半月神经节的后部。上缘尖端借岩蝶韧带和蝶骨连接并形成小管，内有外展神经和岩下窦通过，故在岩尖炎症时可出现三叉神经痛和外展神经麻痹症状。后缘的内侧段有岩下沟，内纳岩下窦；其外侧段和枕骨的颈静脉切迹形成颈静脉孔，乙状窦经颈静脉孔外侧下行至颈静脉球窝形成颈静脉球，再向下称为颈内静脉。舌咽神经、迷走神经、副神经及岩下窦经颈静脉孔内侧通过。前缘的内侧部分与蝶骨大翼连接形成蝶岩裂，外侧部分构成岩鳞裂和岩鼓裂；在岩部与鳞部之间，有上下并列的二管通入鼓室，居上者为鼓膜张肌半管，居下者为咽鼓管半管。

五、茎突

茎突起于颞骨鼓部的下面，伸向前下方，呈细长形，长短不一，平均长度约 2.5（0.2 ~ 5.2）cm；近端前、外侧为颞骨鼓部的鞘突包绕，远端有茎突咽肌、茎突舌肌、茎突舌骨肌、茎突舌骨韧带和茎突下颌韧带附着。若因茎突舌骨韧带部分骨化而使茎突过长或位置不当可引起咽痛、舌咽疼痛、咽异物感、颈部转动不适、肩背疼痛等症状者，称为茎突综合征或 Eagle 综合征。在茎突后方与乳突之间有茎乳孔，为面神经管的下口，面神经由此出颞骨。婴儿时期乳突尚未发育，茎乳孔位置甚浅，此时施行乳突手术若作耳后切口，不宜过于向下延伸，以免损伤面神经。

（马庆华）

第二节 外耳

一、耳郭

耳郭（auricle）借韧带、肌肉、软骨和皮肤附丽于头颅侧面，一般与头颅约成30°夹角，分前（外）面和后（内）面，前面凸凹不平，外缘略卷曲而突起名耳轮（helis），它起自外耳道口上方的耳轮脚，后上部有小结节名耳郭结节。耳轮前方有一与其大致相平行的弧形隆起称对耳轮，其上端分叉成为对耳轮上、下脚，二脚间的凹陷部分名三角窝。耳轮与对耳轮之间的凹沟名舟状窝或耳舟。对耳轮前方的深窝名耳甲，被耳轮脚分为上下两部，上部名耳甲艇，下部名耳甲腔，其前方即外耳道口。外耳道口前方的突起名耳屏。对耳轮前下端与耳屏相对的突起称对耳屏。耳屏与对耳屏之间的凹陷名屏间切迹。耳屏与耳轮脚之间的凹陷名耳前切迹，因此处无软骨连接，故在其间作切口可直达外耳道和乳突的骨膜，而不损伤软骨。对耳屏下方的无软骨的部分名耳垂。耳郭的后面较平整，但稍膨隆。

耳郭除耳垂为脂肪与结缔组织构成而无软骨外，其余均为软骨组织，外覆软骨膜和皮肤。耳郭皮肤和软骨与外耳道的皮肤与软骨相连，外耳道发炎时，牵拉耳郭或压迫耳屏可以使耳痛加剧。耳郭前面的皮肤与软骨膜粘连较后面为紧，且皮下组织少，若因炎症等发生肿胀时，感觉神经易受压迫而致剧烈疼痛；若因外伤或耳部手术，则可引起软骨膜炎，甚至发生软骨坏死；而且外伤所致的出血不易吸收而形成血肿；如不及时抽吸处理，即易感染或机化而致耳郭畸形。耳郭血管位置表浅，皮肤菲薄，故易发生冻伤。

二、外耳道

外耳道为起自耳甲腔的外耳门，止于鼓膜的一条伸入颞骨的盲管，长约 2.5 ~ 3.5cm，由软骨部和骨部组成（见图 1 – 1）。软骨部约占其外 1/3，骨部约占其内 2/3。外耳道非一直管，略呈 S 形弯曲，外段向内、向前而微向上，中段向内、向后，内段向内、向前而微向下。故在检查外耳道深部或鼓膜时，需将耳郭向后上提起，使外耳道呈一直线方易窥见。婴幼儿外耳道方向系向内、向前、向下，故检查其鼓膜时应将其耳郭向下拉，同时将耳屏向前牵引。由于鼓膜向前下方倾斜，因而外耳道前下壁较后上壁约长 6mm。外耳道有两处较狭窄，一为骨部与软骨部交界处，另一为骨部距鼓膜约 0.5cm 处，后者称为外耳道峡。婴儿的外耳道软骨部与骨部尚未完全发育，故较狭窄，1 岁以下婴儿外耳道几乎全部为软骨所组成。

外耳道软骨的后上方呈一缺口，为结缔组织所代替。外耳道软骨在前下方常有 2 ~ 3 个垂直的、由结缔组织充填的裂隙，称外耳道软骨切迹（santorini 裂）。它可增加耳郭的可动性，外耳道炎症时偶可经此切迹侵及腮腺和下颌关节，腮腺脓肿时，脓液也可经此流入外耳道。

外耳道骨部的后上方由颞骨鳞部组成，其深部与颅中窝仅隔一层骨板，故外耳道骨折时可累及颅中窝。外耳道骨部后壁由于乳突的发育而与之紧密相邻，乳突病变（如急性炎症、胆脂瘤形成等），骨部外耳道后上壁可出现隆起或下塌。在外耳道骨部后上缘，道上棘是乳突手术时寻找鼓窦的重要标志。

外耳道的皮肤较薄，与软骨膜和骨膜粘连较紧，所以当外耳道皮肤肿胀时，疼痛较剧。软骨部皮肤含有类似汗腺构造的耵聍腺，大约有 1 000～2 000 个，能分泌耵聍，并富有毛囊和皮脂腺。骨部皮肤菲薄，既无毛囊也无腺体，仅有皮下的颞骨骨膜，故疖肿只发生在外耳道软骨部。

三、外耳的神经、血管及淋巴

外耳的神经来源主要有：一为来自三叉神经下颌支的耳颞神经，分布于外耳道等前半部，故口腔或颞颌关节疾病的疼痛可传至外耳道。二为迷走神经的耳支（Arnold 神经）自颈静脉神经节（即上神经节）分出后，随即有来自岩神经节的舌咽神经纤维加入，然后进入颈静脉窝内的乳突小管，横过面神经管，穿出鼓乳裂后分为二支供给外耳，一支分布于耳郭后面；一支穿过外耳道软骨，分布于耳甲艇、耳甲腔、耳轮脚、三角窝、外耳道后半部与鼓膜外面的后部，故外耳道皮肤受刺激，可引起反射性咳嗽。另有来自颈丛的耳大神经和枕小神经，以及来自面神经和舌咽神经的分支，分布于耳郭和外耳道的皮肤，并有小分支分布于乳突部皮肤。

外耳血液由颈外动脉的颞浅动脉、耳后动脉和上颌动脉供应，后者只供应外耳道。

耳郭的血液供应丰富，前后面主要分别由颞浅动脉和耳后动脉供给，且两者之间有细小分支相吻合。此外，尚有上颌动脉的耳深动脉经外耳道骨部与软骨部交界处供应外耳道及鼓膜外面。与动脉同名的静脉汇流至颈外静脉，部分血液可回流至颈内静脉。耳后静脉可经乳突导血管与乙状窦相通。

外耳的淋巴引流至耳郭周围的淋巴结。耳郭前面的淋巴汇流入耳前淋巴结。耳郭后面的淋巴汇流入耳后淋巴结。耳郭下部及外耳道下壁的淋巴汇流入耳下淋巴结（属颈浅淋巴结上群）、颈浅淋巴结及颈深淋巴结上群。

（芦二永）

第三节　中耳

中耳（middle ear）介于外耳与内耳之间，是位于颞骨中的不规则含气腔和通道，包括鼓室、咽鼓管、鼓窦及乳突 4 部分。中耳的主要功能为将外界的声音传递到内耳，如果中耳发生病变而引起传音功能障碍，则出现传导性聋。

一、鼓室

鼓室（tympanic cavity）是颞骨内最大的不规则含气腔，由颞骨岩部、鳞部、鼓部及鼓膜围绕形成。鼓室外侧借鼓膜与外耳道相隔，内侧借鼓岬、前庭窗、蜗窗与内耳相邻，向前借咽鼓管与鼻咽部相通，向后借鼓窦入口与鼓窦及乳突气房相通。鼓室内含有听骨、肌肉、韧带和神经。腔内有黏膜覆盖，向前与咽鼓管黏膜相连，向后与鼓窦黏膜相连。位于鼓膜、鼓岬和听骨表面的黏膜为无纤毛的扁平上皮，其他部分为纤毛柱状上皮。以鼓膜紧张部的上下边缘为界，将鼓室分为 3 部：①上鼓室，也称鼓室上隐窝，为位于鼓膜紧张部上缘平面以上的鼓室腔；②中鼓室，位于鼓膜紧张部上、下缘之间，即鼓膜与鼓室内壁之间的鼓室腔；③下鼓室位于鼓膜紧张部下缘平面以下，下达鼓室底。鼓室的上下径约 15mm，前后径约 13mm；内外径在上鼓室约 6mm，下鼓室约 4mm，中鼓室于鼓膜脐部与鼓岬之间的距离为最短，仅约 2mm。当施行鼓膜切开术时，刀尖不宜进入鼓室过深，以免损伤鼓岬或鼓室内侧壁其他重要组织。鼓室容积约 1 ~ 2ml。

临床上将鼓室在鼓膜紧张部后缘以后的部分称为后鼓室，后鼓室为现代耳外科手术的重要部位之一。

(一) 鼓室 6 壁

鼓室似一个竖立的小火柴盒，有外、内、前、后、顶、底 6 个壁。

1. 外壁　由骨部及膜部组成。骨部较小，即鼓膜以上的上鼓室外侧壁；膜部较大，即鼓膜。

鼓膜：介于鼓室与外耳道之间，中心微向内凹入、椭圆形、半透明的薄膜，高约 9mm、宽约 8mm、厚约 0.1mm。经测量，鼓膜的总面积为 85mm^2，有效振动面积为 55mm^2。鼓膜的前下方朝内倾斜，与外耳道底约成 45° ~ 50°角，故外耳道的前下壁较后上壁为长。新生儿鼓膜的倾斜度尤为明显，与外耳道约成 35°角。鼓膜边缘略厚，大部分借纤维软骨环嵌附于鼓沟内，名紧张部。在其上方的鼓切迹处，鼓膜直接附丽于颞鳞部，较松弛，名松弛部。

鼓膜紧张部由 3 层组织组成。外为上皮层，系与外耳道皮肤连续的复层鳞状上皮；中间为固有层，即纤维组织层，又可分为两层：浅层为放射状纤维，从锤骨柄向周围放射，深层为环状纤维，近鼓膜边缘较丰富，中央较稀少，松弛部无此层，故较松弛；内为黏膜层，与鼓室黏膜相连续，系单层扁平上皮，其游离面有大量微绒毛。鼓膜松弛部也由上皮层、固有层和黏膜层构成。其固有层由大量不规则排列的胶原和弹性纤维、毛细血管和有髓鞘及无髓鞘神经纤维组成。以前普遍认为松弛部缺少中层纤维，仅少量疏松结缔组织，故薄而松弛。但 Lim (1968) 提出，松弛部实际上比紧张部稍厚。正常鼓膜借以下标志可以识别（图 1 - 2）：①中心最凹点为锤骨柄的尖端，称为脐；②自脐向上稍向前达紧张部上缘处有一灰白色小突起名锤凸，即锤骨短突隆起的部位；③在脐与锤凸之间，有一白色条纹称锤纹，为锤骨柄透过鼓膜表面的映影；④自脐向前下达鼓膜边缘，有一三角形反光区，名光锥，婴儿鼓膜的角度近乎水平位，故检查时见不到光锥；⑤自锤凸向前至鼓切迹前端有锤骨前襞，向后至鼓切迹后端有锤骨后襞为紧张部与松弛部的分界线。为了便于描述，临床上常将鼓膜分为 4 个象限（图 1 - 3），即：沿锤骨柄作一假想直线，另经鼓膜脐部作一与其垂直相交的直线，便可将鼓膜分为前上、前下、后上、后下 4 个象限。鼓膜变薄时，有时可通过后上象限见到砧骨长突和砧镫关节。

鼓室盾板 (scutum) 为上鼓室的骨性外侧壁，是由颞骨鳞部形成的骨板，将骨性外耳道内端的上部与上鼓室隔开。

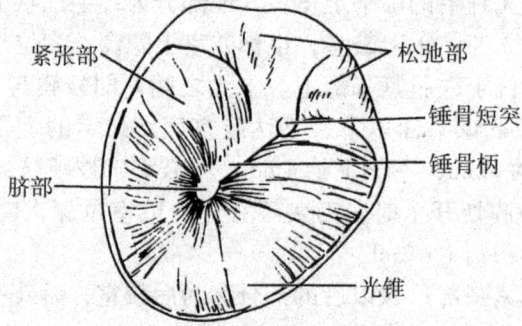

图1-2　右耳正常鼓膜像

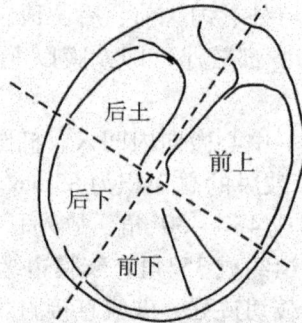

图1-3　鼓膜的4个象限

2. 内壁　即内耳的外壁，表面凸凹不平，有如下结构，为便于记忆，下文以鼓岬为中心进行描述。

（1）鼓岬：鼓岬为内壁中央较大的膨凸，系耳蜗基底转的起始部向外隆起所形成，其表面有鼓室神经丛。

（2）前庭窗：前庭窗又名卵圆窗（oval window），呈椭圆形，面积约 $3.2mm^2$，位于鼓岬后上方之小凹内，为镫骨底板及其周围的环韧带所封闭，向内通内耳的前庭。

（3）蜗窗：蜗窗又名圆窗，呈圆形，面积约 $2mm^2$，在鼓岬后下方的小凹内，此窗为表面覆有黏膜的膜状纤维结构所封闭，称为蜗窗膜或圆窗膜，也称第二鼓膜。向内通耳蜗鼓阶的起始部。蜗窗膜往往为窗缘所遮蔽，不易看到。它的平面几与前庭窗成直角，并略向鼓室突出。蜗窗膜是骨迷路与中耳间的惟一膜性间隔，在声能传递至内耳的过程中起重要作用，使内耳淋巴液能够随镫骨底板的活动而运动。同时它是某些毒形物质如细菌毒素、化学药物等进入内耳的途径。蜗窗膜破裂引起外淋巴瘘是突发性耳聋的原因之一。蜗窗龛为后壶腹神经切断术时寻找该神经的重要手术标志，治疗梅尼埃病的耳蜗球囊造瘘术是从蜗窗膜进行，施行人工耳蜗埋植术时电极也经蜗窗插入。因此，蜗窗区是跨屏障内耳给药治疗以及现代耳外科与耳神经外科手术的重要区域。

（4）面神经管凸（面神经管鼓室部）：也称面神经嵴，位于前庭窗上方，管内有面神经通过。面神经沿前庭窗的后上方向后抵达鼓室窦入口的内侧及底部，向下转入外耳道后壁（此段称面神经垂直部或称乳突部）而出茎乳孔。在小儿，可因管壁不全致面神经水平段暴露于中耳腔内，故小儿急性中耳炎在早期即可能引起面神经麻痹。面神经管缺裂和移位也是先天性中耳畸形时易见的两种解剖异常，故手术时应熟悉面神经的位置，不可伤及。

（5）外半规管凸位于面神经管凸的后上方，乃迷路瘘管的好发部位。外半规管凸与面神经鼓室段之间的距离为 0.5～1.5mm，是寻找面神经的重要标志之一。

（6）匙突：匙突位于前庭窗之前稍上方，为鼓膜张肌管的鼓室端弯曲向外而形成，其作用似滑车，鼓膜张肌的肌腱经过匙突向外达锤骨柄上部之内侧。

3. 前壁　即颈动脉管壁的部分。下部以极薄的骨板与颈内动脉相隔；上部有二口：上为鼓膜张肌半管的开口，下为咽鼓管半管的鼓室口。有研究称，国人颈内动脉位于前壁与内壁交界处。前壁较薄，下部的薄骨板有时不完整，可成为感染向外传播的途径之一。

4. 后壁　又名乳突壁；上宽下窄，面神经乳突段通过此壁之内侧。后壁上段相当于上鼓室的后壁有一小孔，为鼓窦入口，上鼓室借此与鼓窦相通。鼓窦入口之内侧有外半规管凸，鼓窦入口之底部，适在面神经管鼓室段与乳突段相交处之后方，有一容纳砧骨短脚的小窝，名砧骨窝，为中耳手术的一重要标志。后壁下内方，相当于前庭窗的高度，有一小锥状突起，称锥隆起，内有小管，镫骨肌腱由此发出附丽于镫骨颈后面。后壁与外壁相交处，鼓沟后上端的内侧，有鼓索小管的鼓室口，鼓索自此进入鼓室。相当于鼓膜后缘以后的鼓室腔常称后鼓室，内有鼓室窦和面神经隐窝。

鼓室窦：又名锥隐窝、后鼓室隐窝或鼓面隐窝，为鼓室后部的一骨性隐窝。在中鼓室后方，是介于前庭窗、蜗窗和鼓室后壁之间的空隙；位于后鼓室的下半部、锥隆起之下，其后方与面神经骨管的乳突段、后半规管相邻，外侧以锥隆起和镫骨肌腱为界。鼓室窦的形状与大小随颞骨气化的程度而异，其深度难以直接窥见。

面神经隐窝（简称面隐窝）：外界为深部外耳道后壁与鼓索神经，内侧为面神经乳突段，其顶为砧骨窝。从后鼓室的横切面观察，鼓室窦位于锥隆起内侧，面神经隐窝位于锥隆起外侧，二者常为病灶的隐匿的部位。面隐窝是现代耳外科的重要手术部位，所谓后鼓室进路手术即为经乳突开放磨去介于面神经和鼓索神经之间的骨质而达面隐窝，经面隐窝而进入鼓室，可以观察到锥隆起、镫骨上结构、前庭窗、蜗窗、砧骨和锤骨以及咽鼓管鼓口等，是现代耳外科的重要手术路径，如鼓室成形术、人工耳蜗植入、鼓室球体瘤手术以及面神经减压手术等。

5. 上壁　即鼓室盖或称鼓室天盖，厚约 3～4mm，也有薄如纸者，由颞骨岩部前面组成，后连鼓窦盖，前与鼓膜张肌之顶相连续。鼓室借此壁和颅中窝的大脑颞叶相隔。位于此壁的岩鳞裂在婴幼儿时常未闭合，硬脑膜的细小血管可经此裂与鼓室相通，成为中耳感染进入颅内的途径之一。故小儿患急性中耳炎可出现脑膜刺激症状。

6. 下壁　也称颈静脉壁，为一较上壁狭小的薄骨板将鼓骨与颈静脉球分隔，其前方即为颈动脉管的后壁。颈静脉球位于下鼓室底部的偏内侧。此壁若有缺损，颈静脉球的蓝色即可透过鼓膜下部隐约可见。下壁内侧有一小孔，有舌咽神经鼓室支通过。在颈静脉球顶部的外膜内，有颈静脉球体分布，为颈静脉球体瘤的原发组织。

（二）鼓室的内容物

1. 听骨　为人体最小而互相连接的一组小骨（听小骨），由锤骨、砧骨和镫骨连接成听骨链。

（1）锤骨：为三个听骨中的最大者，有头、颈、短突（外侧突）、长突（前突）和柄。锤骨头位于上鼓室的前段，后部有凹面，与砧骨体形成关节；锤骨头的下方稍细，即锤骨颈；锤骨柄自颈向下延伸，位于鼓膜黏膜层与纤维层之间。

（2）砧骨：形如前磨牙，分为体、长脚和短脚。砧骨体位于上鼓室的后方，其前与锤骨头形成砧锤关节，短脚位于鼓窦入口底部的砧骨窝内，长脚位于锤骨柄之后，末端向内侧稍膨大名豆状突，以此与镫骨头形成砧镫关节。

（3）镫骨：如马镫状，分为头、颈、前脚、后脚和足板。镫骨头与砧骨长脚的豆状突相关节；颈甚短，其后有镫骨肌腱附着。底板呈椭圆形，中央较边缘为薄，借环韧带连接于前庭窗。

当外界声波引起鼓膜振动时，其振动即通过听骨链传递到内耳，引起外淋巴的液波振动，最终刺激基底膜上的 Corti 器而产生听觉。此外，听骨链还具有杠杆作用，由于锤骨柄与砧骨长脚的长度比为 1.31 : 1，此杠杆作用可使声压从锤骨柄传导到前庭窗时增加 1.31 倍。当 3 个听小骨中任何一个破坏或缺失时，听骨链则中断，出现传导性聋。因此，听骨链的正常对于维持正常听力有重要意义。

2. 听骨韧带　听骨借如下韧带固定于鼓室内。

（1）锤骨上韧带（锤骨头上韧带）：连接锤骨头与鼓室盖。

（2）锤骨前韧带：起自锤骨长突至鼓室前壁经岩鼓裂止于蝶骨角棘，甚至终止于蝶下颌韧带。

（3）锤骨外侧韧带：连接锤骨颈与鼓切迹。

（4）砧骨上韧带：连接砧骨体上部与鼓室盖。

（5）砧骨后韧带：连接砧骨短脚与砧骨窝。

（6）镫骨底环韧带：连接镫骨底边缘与前庭窗缘。

（7）锤骨头和砧骨体互相连接成一鞍状滑动关节，砧骨长突和镫骨头互相连接成一杵臼关节，一个关节都有关节囊包围。三个听骨就如此形成听骨链。

3. 鼓室肌肉　①鼓膜张肌位于鼓室前壁的鼓膜张肌管中，起自咽鼓管软骨部、蝶骨大翼和鼓膜张肌管壁等处，其肌腱绕过匙突呈直角向外止于锤骨下方。支配此肌的神经为三叉神经下颌支的鼓膜张肌神经。此肌收缩时，将锤骨柄向内牵引，增加鼓膜张力，以免鼓膜震破或伤及内耳；②镫骨肌起自鼓室后壁的锥隆起中，其肌腱自锥隆起穿出后，向前下止于镫骨颈后方。支配该肌的神经为面神经分支镫骨肌支。此肌收缩时可牵拉镫骨头向后，使镫骨底板以后缘为支点，前缘向外跷起，以减少内耳压力。

（三）鼓室隔与鼓室隐窝

1. 鼓室隔　在中、上鼓室之间，除了通过两个小孔互相贯通外，几乎全被听骨和黏膜皱襞等所分隔。这个间隔称鼓室隔，两个小孔分别称鼓前峡及鼓后峡。鼓前峡位于鼓膜张肌腱之后，镫骨及砧骨长脚之前，内侧为骨迷路，外侧砧骨体。鼓后峡的后界为鼓室后壁及锥隆起，前界为砧骨内侧皱襞，外侧为砧骨短脚及砧骨后韧带。内侧为镫骨及其肌腱。

2. 鼓室隐窝　覆盖听骨和韧带的鼓室黏膜，形成下列小的黏膜隐窝，均开口于鼓室。

（1）鼓膜上隐窝：位于黏膜松弛部与锤骨颈之间，上界为锤骨外侧韧带，下界为锤骨短突。

（2）锤骨前隐窝：位于锤骨头、鼓室前壁和前、上锤骨韧带之间。

（3）砧骨上、下隐窝：位于砧骨短脚之上、下方。

（4）鼓膜前、后隐窝：分别位于鼓膜与锤前皱襞之间；前者较浅少，后者居于中鼓室的后上部，较深大。

由于上述间隔及诸隐窝的存在，使中、上鼓室之间通道狭小，黏膜肿胀时易被堵塞而导致各种病理变化，如前、后鼓峡被堵塞可致上鼓室负压而引起分泌性中耳炎，胆固醇肉芽肿或胆脂瘤，因此有些患者的分泌性中耳炎不一定是咽鼓管阻塞造成的。另一方面，由于鼓室存在着这些间隔，可使感染或胆脂瘤可暂时性局限。

二、咽鼓管

咽鼓管为沟通鼓室与鼻咽的管道，成人全长约35mm。由骨部与软骨部组成。外1/3为骨部，位于颞骨鼓部与岩部交界处，适在颈内动脉的外侧。上方仅有薄骨与鼓膜张肌相隔，下壁常有气化；其鼓室口位于鼓室前壁上部。内2/3为软骨部，其内侧端的咽口位于鼻咽侧壁，适在下鼻甲后端的后下方。软骨部在静止状态时闭合成一裂隙。它位于颅底颞骨岩部与蝶骨大翼之间的骨沟中，其内壁、上壁和外壁上方的部分系由3或4小块弹性软骨板所组成。每块软骨板之间存在滑动接缝，因此，软骨部咽口能随吞咽而移动；其下壁及外壁则由纤维结缔组织膜所组成。自鼓室口向内、前、下达咽口，故咽鼓管与水平面约成40°角，与矢状面约成45°角，骨部管腔为开放性的，鼓室口约高于咽口2~2.5cm，骨部内径最宽处为鼓室口（呈漏斗状），约4.5mm，越向内越窄。骨与软骨部交界处最窄，称为峡，内径1~2mm，自峡向咽口又逐渐增宽，达咽口（呈三角形或椭圆形）处为最宽，长径（上、下径）约9mm。由腭帆张肌、腭帆提肌、咽鼓管咽肌起于软骨部或结缔组织膜部，前二肌止于软腭，后者止于咽后壁，故当张口、吞咽、呵欠、歌唱时借助上述3肌的收缩，可使咽口开放，以调节鼓室气压，从而保持鼓室内、外压力的平衡。咽鼓管黏膜为假复层纤毛柱状上皮，纤毛运动的方向朝向鼻咽部。可使鼓室的分泌物得以排出；又因软骨部黏膜呈皱襞样，具有活瓣作用，故能防止咽部液体进入鼓室。

小儿的咽鼓管接近水平位，且管腔较短，内径较宽。故小儿的咽部感染易经此管传入鼓室（图1-4）。

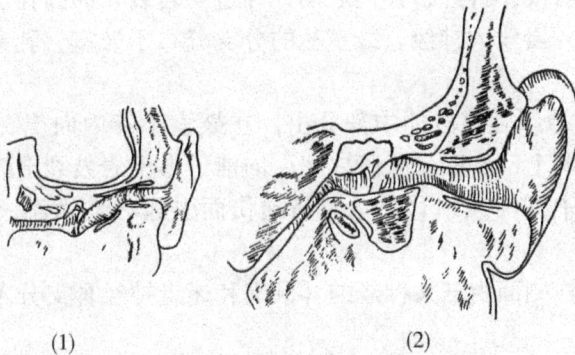

（1）　　　　　　　　　（2）

图1-4　成人和婴幼儿的咽鼓管比较
（1）小儿；（2）成人

三、鼓窦

鼓窦为鼓室后上的含气腔，是鼓室和乳突气房相互交通的枢纽要道，是中耳乳突手术时的重要解剖标志。鼓窦在出生时即存在，但幼儿鼓窦的位置较浅较高，随着乳突的发育而逐渐向下移位。鼓窦向前经鼓窦入口与上鼓室相通，鼓窦入口下壁有内容砧骨短脚的砧骨窝，向后下通乳突气房，后壁借乳突气房及乙状窦骨板与颅后窝相隔，上方以鼓窦盖与颅中窝相隔，内壁前部有外半规管凸及面神经管凸，外壁为乳突皮层，相当于外耳道上三角（Macewen 三角）区，在幼儿厚 2～4mm，在成人则为 10～15mm，其表面有许多小孔供血管经过，故又名筛区。鼓窦内覆有纤毛黏膜上皮，前与上鼓室相连，后与乳突气房相连。

四、乳突

乳突出生时乳突尚未发育，多自 2 岁后由鼓窦部向乳突部逐渐发展，6 岁左右气房已有较广泛的延伸，最后形成为大小不等、形状不一、相互连通的气房，内有无纤毛的黏膜上皮覆盖。乳突气房范围因人而异，发育良好者，向上达颞鳞，向前经外耳道上部至颧突根内，向内伸向岩尖，向后伸至乙状窦后方，向下可伸入茎突。根据气房发育程度，乳突可分为 4 种类型。

1. 气化型　乳突全部气化，气房较大而间隔的骨壁较薄；此型约占 80%。
2. 板障型　乳突气化不良，气房小而多，形如头颅的板障。
3. 硬化型　乳突未气化，骨质致密，多由于婴儿时期鼓室受羊水刺激、细菌感染或局部营养不良所致。
4. 混合型　上述 3 型中有任何 2 型同时存在或 3 型俱存者。

五、中耳的神经及血管

（一）神经

1. 鼓室丛　鼓室的神经主要为鼓室神经丛。位于鼓岬表面的浅沟内，由舌咽神经的鼓室支（即鼓室神经或 Jacobson 神经）沿鼓岬中央的岬沟上行，与颈内动脉交感神经丛的上、下颈鼓支，以及起自膝神经节的面神经鼓室神经交通支等相吻合所组成。舌咽神经的鼓支分出一支沿岬沟上行，称岩浅小神经，经同名沟并穿过蝶岩裂、卵圆孔加入耳神经节。又由鼓室丛发出一分支上行加入岩浅大神经。鼓室丛的分支分布于鼓室、乳突气房及咽鼓管，主司黏膜的感觉。

2. 鼓索神经　自面神经乳突段的中部分出，在鼓索小管内向上、向前，约于锥隆起的外侧进入鼓室。经锤骨柄上部和砧骨长脚之间，向前下方由岩鼓裂出鼓室。鼓索神经经过鼓室，但不支配鼓室，在中耳炎或中耳手术时易损伤而引起味觉障碍，但多为暂时性，可被代偿。

鼓膜的神经支配：外侧面由三叉神经的耳颞支和迷走神经耳支分布，内侧面则由鼓室神经丛所支配。

（二）中耳的血液供应

动脉血液主要来自颈外动脉。供应中耳的动脉分支有：上颌动脉的鼓室前动脉，供应鼓室前部及鼓膜；耳后动脉的茎乳动脉供应鼓室后部及乳突；脑膜中动脉的鼓室上动脉及岩浅动脉供应鼓室盖及内侧壁，咽升动脉的鼓室下动脉供应鼓室下部及鼓室肌肉；颈内动脉的颈鼓支供应鼓室前壁。鼓膜外层由上颌动脉耳深支供给，鼓膜内层由上颌动脉鼓前支和茎乳动脉分支供给。鼓膜的血管主要分布在松弛部、锤骨柄和紧张部的周围。静脉回流入翼丛与岩上窦。

（芦二永）

第四节　内耳

内耳（inner ear）又称迷路，位于颞骨岩部，结构复杂而微小，内含听觉及位觉感受装置。内耳分骨迷路与膜迷路，二者形状相似，膜迷路借纤维束固定于骨迷路内。膜迷路内含有内淋巴。膜迷路与骨迷路之间充满外淋巴。内、外淋巴系统互不相通。

一、骨迷路

骨迷路由致密的骨质构成，厚约 2 ~ 3mm，包括前庭、半规管和耳蜗。

在组织学上，骨壁分 3 层：外侧为较薄的骨外膜层，中层为内生软骨层，内层为骨内膜层。骨迷路骨质坚如象牙，呈淡青色，无血管分布，新生儿的骨迷路与成人的大小一样。内生软骨层为耳硬化症的始发部位。

1. 前庭（vestibule）　略呈椭圆形，位于耳蜗及半规管之间，容纳椭圆囊及球囊，前下部较窄，有一椭圆孔通入耳蜗的前庭阶；后上部较宽，有 3 个骨半规管的 5 个开口通入，其外壁即为鼓室内壁，上有前庭窗及蜗窗。内壁构成内耳道底。上壁骨质中有面神经迷路段穿过，前庭腔内面有从前上向后下弯曲的斜形骨嵴，称前庭嵴。嵴的前方为球囊隐窝，内含球囊；窝壁有数小孔称中筛斑（球囊筛区）。嵴的后方有椭圆囊隐窝容纳椭圆囊；此窝壁及前庭嵴前上端有多数小孔，称上筛斑（椭圆囊壶腹筛区）。椭圆囊隐窝下方有前庭水管内口，其外口（颅内开口）位于岩部后面的内淋巴囊裂底部，即内耳门的外下方，前庭水管内有内淋巴管与内淋巴囊相通。前庭嵴的后下端呈分叉状，其间有小窝，名蜗隐窝，蜗隐窝与后骨半规管壶腹之间的有孔区称下筛斑（壶腹筛区）。上、中筛斑区的小孔为前庭神经纤维的通道、下筛斑区的小孔则有支配前庭端蜗管的耳蜗神经纤维通过。

2. 骨半规管　位于前庭的后上方，为 3 个相互垂直的 2/3 环形的小骨管，依其所在位置，分别称外（水平）、前（上垂直）、后（垂直）半规管。两侧外半规管在同一平面上，当头前倾30°时，外半规管平面与地面平行。两侧前半规管所在平面向后延长互相垂直；一侧的前半规管和另侧的后半规管所在平面则互相平行。每个半规管的两端均开口于前庭，其一端稍膨大名壶腹。内径约为管腔的 2 倍，前、后半规管的另一端组成一总脚，外半规管内端为单脚，故 3 个半规管共有 5 孔通入前庭。

3. 耳蜗（cochlea）　位于前庭的前面，形似蜗牛壳。主要由中央的蜗轴（modiolus）和周围的骨蜗管组成。骨蜗管（蜗螺旋管）旋绕蜗轴 2¾ ~ 2⅝ 周，全长约 30 ~ 32mm，分别称底转、中转及顶转，蜗底至蜗顶高约 5mm。蜗底突出于鼓室内壁，相当于鼓岬。蜗底向后内方构成内耳道底。蜗顶向前外方，靠近咽鼓管鼓室口。蜗轴呈圆锥形。从蜗轴伸出的骨螺旋板在骨蜗管中同样旋绕，由基底膜自骨螺旋板连续至骨蜗管外壁，骨蜗管即完整地被分为上、下 2 腔（为便于记忆耳蜗内部结构，故将耳蜗自其自然解剖位置向上旋转约90°，使蜗底向下，蜗顶向上，进行描述）。上腔又由前庭膜（Reissner 膜）分成 2 腔，故骨蜗管内共有 3 个管腔：上方者名前庭阶，自前庭开始，中间者名蜗管，又称中阶，属膜迷路；下方者名鼓阶，起自蜗窗，为蜗窗膜所封闭。骨螺旋板顶端形成螺旋板沟，蜗轴顶端形成蜗轴板；螺旋板沟、蜗轴板和膜蜗管顶盲端共围成蜗孔。前庭阶和鼓阶的外淋巴经蜗孔相通。由于蜗螺旋板的宽度不同，近底周者宽，约占蜗螺旋管内径的一半，向中周及蜗顶逐渐变窄，因此底周的基底膜较中周者为窄。中周的基底膜又较蜗顶者为窄；换言之，基底膜自底周至蜗顶逐渐变宽，蜗神经纤维通过蜗轴和骨螺旋板相接处的许多小孔到达螺旋神经节。

在骨蜗底周的最下部，蜗窗附近有蜗水管内口，其外口在岩部下面颈静脉窝内和颈内动脉管之间的三角凹内，鼓阶的外淋巴经蜗水管与蛛网膜下腔相通。

二、膜迷路

膜迷路（membranous labyrinth）由膜管和膜囊组成，借纤维束固定于骨迷路内，悬浮于外淋巴中，膜迷路内充满内淋巴，膜迷路相应地分为 3 部分：椭圆囊及球囊、膜半规管及膜蜗管各部互相沟通。并包含司理平衡觉与听觉的主要结构——位觉斑、壶腹嵴和螺旋器。

1. 椭圆囊（utricle）　位于前庭后上部的椭圆囊隐窝中。借结缔组织纤维、微血管和前庭神经的椭圆囊支紧密连于骨壁。其底部的前外侧有椭圆形、较厚的感觉上皮区，即椭圆囊斑，分布有前庭神经椭圆囊支纤维，感受位觉，亦称位觉斑。后壁有 5 孔，与 3 个半规管相通。前壁内侧有椭圆球囊管，连接球囊与内淋巴管，后者经前庭水管止于岩部后面硬脑膜内的内淋巴囊。内淋巴管至椭圆囊处有一瓣膜，可防止逆流。

2. 球囊（saccule）　位于前庭下方的球囊隐窝中，较椭圆囊小，其前壁有球囊斑，亦名位觉斑，呈匙状，有前庭神经球囊支的纤维分布。后下部接内淋巴管及椭圆球囊管，球囊下端经连合管与蜗管相通。

椭圆囊斑和球囊斑为椭圆囊神经和球囊神经的终器，椭圆囊斑位于椭圆囊的外侧壁，球囊斑位于球囊的前壁，两斑互相垂直且构造相同，由支持细胞和毛细胞组成。人椭圆囊斑的毛细胞数为 33 100 个，球囊斑为 18 800 个，分别由 5 952 和 4 050 根神经纤维支配（Ades，1973）。毛细胞的纤毛上方覆有一层胶体膜名耳石膜；此膜系由多层以碳酸钙结晶为主的颗粒即耳石和蛋白凝合而成。

3. 膜半规管（membranous semicircular canals）　附着于骨半规管的外侧壁，借 5 孔与椭圆囊相通，约占骨半规管腔隙的 1/4。但膜壶腹几乎充满骨壶腹的大部空间，膜壶腹内有一横位的镰状隆起名壶腹嵴。

壶腹嵴上有高度分化的感觉上皮，有前庭神经壶腹支的纤维分布，系重要的平衡觉感受器，此感觉上皮亦为支持细胞和毛细胞所组成，毛细胞的纤毛较长，常相互黏集成束，插入圆顶形的胶体层，后者称终顶或嵴帽。超微结构研究表明，囊斑及壶腹嵴的感觉毛细胞有Ⅱ型：Ⅰ型细胞形似烧瓶，与耳蜗的内毛细胞相似；Ⅱ型细胞近于圆柱形，与耳蜗外毛细胞相似。

位觉纤毛较听觉纤毛为粗且长。每个位觉毛细胞顶端有一根动纤毛及 50～110 根静纤毛。动纤毛位于一侧边缘，最长，较易弯曲；静纤毛以动纤毛为排头，按长短排列，距动纤毛愈远则愈短。外半规管壶腹嵴所有位觉毛细胞的动纤毛皆位于管侧（背离椭圆囊）。当纤毛因内淋巴流动而朝动纤毛方向倾斜时，则使该半规管处于刺激状态，若朝静纤毛方向倾斜时，则使其处于抑制状态。

4. 膜蜗管（membranous cochlear duct） 又名中阶，位于蜗螺旋管内的骨螺旋板与外壁之间，亦在前庭阶及鼓阶之间，内含内淋巴。膜蜗管乃一螺旋形的膜性盲管，两端均为盲端，顶端称顶盲端，终于螺旋板沟处，参与共同围成蜗孔；前庭部称前庭盲端，近前庭盲端处有一小孔接连合管。借此与球囊相通。膜蜗管的横切面呈三角形，有上、下、外3壁：上壁为前庭膜，起自骨螺旋板，向外上止于骨蜗管的外侧壁，厚 $1.7 \sim 5.1 \mu m$，有两层细胞组成，面对内淋巴管的一层是上皮细胞，面对前庭阶的一层类似内皮细胞。两层细胞之间有薄层分隔。外壁为螺旋韧带，上覆单层立方上皮，内含丰富的血管，名血管纹，血管纹由边缘细胞、中间细胞和基底细胞等3种细胞组成；下壁由骨螺旋板上面的骨膜增厚形成的螺旋缘和基底膜组成。螺旋器位于基底膜上。骨螺旋板分上下两层。上层骨板的上面有螺旋缘，后者的外侧成一凹沟名螺旋沟。螺旋沟上方的突起称前庭唇，其外下缘称鼓唇。前庭唇向外延伸形成盖膜。上下两层骨板之间有许多细小孔隙，名蜗轴螺旋管，耳蜗神经纤维通过这些管道，并在鼓唇处的开口穿出达螺旋器的感觉细胞。

基底膜起自骨螺旋板的游离缘，向外止于骨蜗管外壁的基底膜嵴，是蜗管下壁的主要部分。分为两部，内侧部名弓状带，起自鼓唇至螺旋器的外柱细胞基底部，由交织成网的结缔组织组成。外侧部名梳状带，其内端起自弓状带，外端止于基底膜嵴。有许多并行的条纹状纤维，其排列类似钢琴的钢弦称听弦，据估计，人耳的基底膜约有 24 000 条听弦，从蜗底到蜗顶听弦长度逐渐增宽。而骨螺旋板及其相对的基底膜嵴则逐渐变窄，这与基底膜的不同部位具有不同的固有频率有关。

螺旋器（Corti 器）位于基底膜上，由各种感觉毛细胞、支持细胞及盖膜等构成，是听觉感受器。

（1）毛细胞：在弓状带上内、外两排互相倾斜的柱细胞，构成一个三角形间隙，称螺旋遂道（cortitunnel）。在其内侧有单排内毛细胞，外侧有 3 排外毛细胞，这些细胞是听觉的感觉细胞。内毛细胞约有 3 500 个；外毛细胞有 12 000 个以上，在蜗底有 3 排，愈近蜗底愈密，于蜗顶区则有 4 ~ 5 排之多。内毛细胞呈烧瓶状，而外毛细胞形似试管，基底部有传入、传出神经末梢。内毛细胞约有 50 根静纤毛，排成笔直的两排。外毛细胞的静纤毛较多，排成 W 型的 3 排。

（2）支持细胞：内、外毛细胞的两侧有各种支持细胞，分述如下。

1）柱细胞：内柱细胞约 6 000 个，接近内螺旋沟的鼓唇，内柱细胞体向外倾斜，与基底膜成 60°角。外柱细胞约 4 000 个，较内柱细胞长，向内倾斜，与基底膜成 40°角。内、外柱细胞基底较宽，相互分开，头部则相互衔接，故在弓状带上面形成一个三角形隧道样间隙（螺旋隧道），有蜗神经纤维在其内、外通过。自蜗底到蜗顶，隧道逐渐增宽。

外柱细胞和外毛细胞的间隙为 Nuel 间隙。

2）Deiter 细胞：细胞体较大，基底部附于基底膜上，顶端似杵状，名指突，穿插在外毛细胞之间。

3）Hensen 细胞：在 Deiter 细胞的外侧，约有 5 ~ 6 行。此种细胞呈高柱状，内侧的 Hensen 细胞与外侧的 Deiter 细胞共同构成外隧道。

4）Claudius 细胞：位于 Hensen 细胞的外侧直至基底膜嵴的梳状带区，此种细胞呈低柱状或立方状。

5）内指细胞：位于内柱细胞的内侧，其底部与耳蜗神经的内螺旋束连接。

6）缘细胞：位于内指细胞的内侧。

（3）盖膜：为螺旋缘的前庭唇向外延伸的纤维和胶状的基质构成。其似一自前庭唇伸出的舌。它是具有弹性的膜，漂浮于内淋巴液内，分为内区、中间区和外区，覆盖内螺旋沟和螺旋器，与前庭唇连接的内端较细薄，相当于 Corti 隧道上方的部分最厚，外缘最薄，自蜗底到蜗顶，盖膜逐渐增宽变厚。

在盖膜下和螺旋器中有许多间隙，其中主要有内螺旋沟、螺旋隧道（内隧道）、Nuel 间隙和外隧道。这些间隙均充满性质和外淋巴液相仿的液体，称 Corti 淋巴液。鼓阶中的外淋巴是通过骨螺旋板下层中的小孔进入骨螺旋板两层中间，再沿耳蜗神经所通过的僵孔与淋巴交通。膜迷路的其他腔隙均充满内淋巴液。螺旋器听毛细胞的营养来自 Corti 淋巴液，而壶腹嵴、椭圆囊斑和球囊斑感觉细胞的营养均来自内淋巴。

5. 内淋巴管和内淋巴囊　内淋巴管和内淋巴囊一半位于前庭水管内，囊的另一半位于两层硬脑膜之间。内淋巴管上皮为单层扁平或立方形。内淋巴囊分近侧部、中间部及远侧部，其中间部壁上皮为立方–柱状，顶端有吞饮小泡和空泡，上皮下含有大量小血管及结缔组织，远侧部为立方–扁平上皮。远侧部位于颞骨岩部后面，乙状窦内侧，后半规管后下方，居颅后窝硬脑膜之间，该处囊壁光滑，名光滑部，是内淋巴囊手术部位。行乙状窦轮廓化和尽可能修薄乙状窦内侧的后颅窝脑板，就很容易找到内淋巴囊。内淋巴囊区的界限是：前方为面后区域，后方偏外侧是乙状窦，上方为后半规管，下方为颈静脉球。

研究表明，内淋巴囊是内淋巴的主要吸收部位，中间部亮细胞具有活跃的离子转运功能，暗细胞具有吞噬作用，囊周的吞噬细胞可穿出上皮吞噬并消化可能进入内淋巴液中的碎屑和异物。此外，内淋巴囊在内耳免疫应答及自身免疫性内耳病的发生、发展过程中起着非常重要的作用。

三、内耳的血管及神经

（一）内耳的血管

内耳的血液主要由迷路动脉（labyrinthine artery 或称为内听动脉）所供给，间有耳后动脉的茎乳动脉分支分布于半规管。迷路动脉可来自椎动脉、小脑下后动脉、基底动脉或小脑下前动脉（以来自小脑下前动脉或基底动脉者为多），随第Ⅶ、Ⅷ对脑神经进入内耳道后分出前庭前动脉和耳蜗总动脉。耳蜗总动脉分出耳蜗主（固有）动脉和前庭耳蜗动脉。前庭耳蜗动脉再分出前庭后动脉和耳蜗支。前庭前动脉供应椭圆囊斑，小部分球囊斑，前、外膜半规管和壶腹嵴以及球囊和椭圆囊上部。耳蜗主动脉则供应包括蜗轴在内的 3/4 耳蜗。前庭耳蜗动脉的耳蜗支供应耳蜗底部 1/4 耳蜗及邻近的蜗轴；前庭后动脉供应球囊斑，后膜半规管及其壶腹嵴以及球囊和椭圆囊的下部。供应耳蜗的动脉小分支穿过蜗轴的小孔形成动脉网，供给鼓阶骨壁、螺旋神经节、骨螺旋板、基底膜和螺旋韧带。此诸动脉支皆为终末支，无侧支循环，因此发生阻塞时，不能由其他动脉的供血加以补偿。

耳蜗的主要引流是前、后螺旋静脉，两者在耳蜗基底部汇合形成蜗轴总静脉。蜗轴总静脉与前庭耳蜗静脉汇合，共同形成蜗水管静脉（耳蜗下静脉）。蜗水管静脉在蜗水管附近进入骨管，最终汇入岩下窦。前庭的静脉回流主要有前庭前静脉和前庭后静脉，两者汇合处与加入的蜗窗静脉一起，共同形成前庭耳蜗静脉。半规管的引流静脉向椭圆囊末端走行，形成前庭水管静脉，其与内淋巴管伴行，汇入侧窦。

（二）内耳的神经

第Ⅷ对脑神经，又名位听神经，为感觉神经，二者合为一束，经内耳门于延髓和脑桥之间进入脑干内相应核团。位听神经在内耳道内分为耳蜗神经和前庭神经，分布至相应终器。

四、前庭系的血液供应

前庭系的血液供应，为椎-基底动脉系统。

1. 椎动脉 源于颈外动脉之锁骨下动脉，它可分为四段，通常两侧椎动脉大小相等者仅占8%，多为双侧粗细不等。

（1）椎外段（软组织段）：椎动脉从锁骨下动脉发出后，向上向后走行，于第6颈椎横突孔处，进入椎孔内，此段无分支。

（2）椎内段：在颈椎横突孔内垂直上行，至第1颈椎处突然向外出横突孔。此段有小分支提供前、后脊髓动脉之侧支循环。

（3）水平段：从枢椎横突孔出来，向后向内侧走行于枢椎后弓上表面椎动脉沟内，然后进入枕骨大孔。

（4）颅内段：从枕大骨孔处进入颅内，向内于延髓前表面桥脑后缘，两侧椎动脉汇合成基底动脉。其分支有：

1）前脊髓动脉：在颅内段两侧椎动脉有一小分支，融合而成，供应脊髓的前2/3部分。

2）小脑下后动脉（PICA）：是椎动脉的最大分支，经脑干的腹侧面，向外向后，经延髓外侧到达小脑下面，供应小脑外侧部、前庭外侧核、脊髓小脑束、脊髓丘脑束、三叉神经脊束、第Ⅸ及Ⅹ对脑神经等。

2. 基底动脉（BA） 行走于桥脑前面，终止于桥脑中脑联合处，并有重要分支。

（1）小脑前下动脉（AICA）：为小脑动脉中最小的一支，是基底动脉的第1分支，向外向下行走于桥脑腹侧，发出许多穿通支，供应桥脑下2/3部分及延髓的上部，在小脑桥脑脚处，分为喙侧及尾侧两支，喙侧支于内耳道外向后至小脑中脚表面，供应小脑岩侧面，尾侧枝供应桥脑下部、Ⅳ与Ⅹ对脑神经及小脑岩侧面的小部分。

（2）小脑上动脉（SCA）：于近大脑后动脉处发自基底动脉，分为喙侧及尾侧支，行走于脑干外侧面及小脑上表面，且有一些分支如穿通动脉，供应桥脑上表面及腹外侧面；小脑前动脉供应深部小脑核、下丘、上髓帆；皮层动脉供应小脑蚓部及半球。

（3）大脑后动脉（PCA）为基底动脉终末支：分左右走行，围绕着中脑，其分支可分三类：①中央支包括P1、P2节段及短长卷曲动脉，供应脑干；②室支，包括内后脉络膜动脉、外后脉络膜动脉；③皮层支，其下颞动脉供应海马及颞叶。两支终末支、顶枕动脉及距状动脉，供应内侧枕叶及顶叶，大脑半球后部；丘脑、中脑、脉络膜丛、侧脑室及第三脑室壁等处。

（4）后穿通动脉：包括后交通动脉（Pcom A）前交通节段（P1）及脉络膜动脉等，供应间脑及中脑，包括视径、外膝状体、内侧丘系、丘脑内囊、大脑脚、乳头体、中脑核、前、后下丘、中脑网状结构等处。总之，基底动脉及其分支供应了颅后窝内的大部分脑组织，以及脑干上部、丘脑、小脑、枕叶、内下颞区等的血循环。

（5）内听动脉（迷路动脉）：多来自小脑前下动脉或为基底动脉终末支，也可来自小脑后下动脉或椎动脉，进入内耳道后分成两支，为前庭动脉和耳蜗总动脉。后者又分为耳蜗固有动脉及前庭耳蜗动脉。前庭动脉供应前庭神经、椭圆囊、球囊以及上、外半规管的一部分。耳蜗固有动脉，分成许多小支，供应骨螺旋板、基底膜及血管纹。前庭耳蜗动脉供应半规管大部及椭圆囊、球囊、后半规管大部分的耳蜗底回等处。

（芦二永）

第二章

鼻的临床解剖学

鼻部（nose）分为外鼻、鼻腔和鼻窦三部分；外鼻和鼻腔常可统称为鼻，故亦可将鼻部分为鼻及鼻窦两部分。

在鼻腔的上方、上后方和两旁，由左右成对的四对鼻窦环绕。鼻和鼻窦共同占据大部分面颅和一小部分脑颅。鼻腔和鼻窦以及各鼻窦之间，鼻窦与眼眶、颅前窝和颅中窝之间，仅由一层菲薄的骨板相隔（图2-1）；因此，鼻腔或鼻窦病变可波及眼眶或颅内，反之亦然。

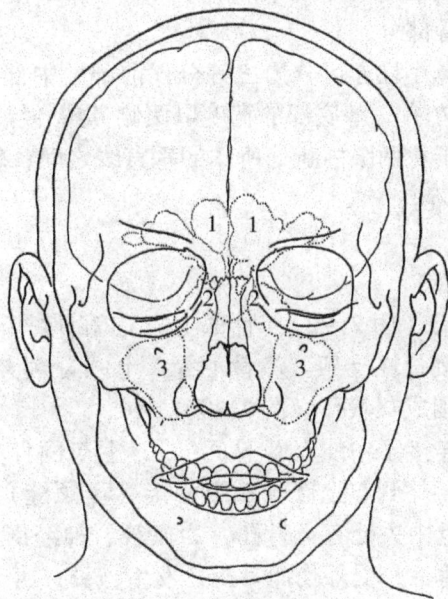

图2-1　头部前面观

示颅、面骨及鼻窦（虚线表示者）的相对位置

1. 额窦；2. 筛窦；3. 上颌窦

临床上，可将鼻腔、鼻窦、鼻咽和中耳腔看成一个相互密切相关的单位。鼻窦除由窦口经鼻腔得到通气、引流外，其黏膜又相互连续；因此，一方罹病如炎症，可影响另一方。中耳腔亦可理解为通气、引流于上呼吸道的旁系伸展空间，因此中耳炎常起因于鼻和鼻咽部病变。

第一节　外鼻

外鼻（extemal nose）呈锥体形，故有鼻锥体之称，由骨和软骨构成支架，外覆皮肤及软组织。

一、外鼻形状

外鼻形似一个基底向下的三棱锥体，上窄下宽。前棱上端位于两眶之间，与额部相连，称为鼻根；下端向前突起，称为鼻尖；两者之间为鼻梁，鼻梁两侧为鼻背。鼻背向下逐渐增宽，呈半圆形膨隆而具弹性，称鼻翼。锥体的底部有一前后向的分隔，为鼻中隔前下方的游离缘，称为鼻小柱；借此分成左右两个前鼻孔。鼻翼与面颊交界处有鼻唇沟；正常时两侧鼻唇沟深度对称，若一侧面神经麻痹，则该侧鼻唇沟变浅或消失。

外鼻的形状随着人种或种族的不同而各异，其外形与高低的均衡对于一个人的面容有着极为重要的影响。一般可将面部分为三等分，上三分之一介于发际中点与眉间隆起点之间，下三分之一位于鼻中隔下点与颏最低点之间，中三分之一即为外鼻的长度。鼻与面部的角度约为35°，而以36°较为理想，大多介于30°～40°之间，最少不能小于30°。鼻小柱与上唇相交处构成鼻唇角，从美容观点来看，此角度以90°～110°为宜。

介于鼻根点和鼻中隔下点之间的鼻锥体，可分为三个大致相等的部分：上1/3为骨性部分，中1/3和下1/3均为软骨部分。

与面部和鼻锥体相仿，鼻小柱亦可分为三等分：前部、中部和基底部。从美容观点看，前部应占基底部宽度的75%左右，基底部的宽度以两侧鼻翼外缘的间距为准。根据Albrecht等的观测，鼻的基底部应介于从两眼内眦处所作的垂直线之间；较理想者，其宽度约占从鼻根点到鼻尖的鼻之长度的70%。

二、骨部支架

外鼻由骨和软骨构成支架（图2－2）。骨部上方有额骨鼻部和鼻骨，两侧有上颌骨额突；筛骨正中板为外鼻的间接骨性支架。鼻骨下缘、上颌骨额突内缘和上颌骨腭突（前方与切牙骨融合）游离缘共同围成梨状孔（图2－3）。

鼻骨：左右各一，相互连接于中线（鼻骨间缝），上与额骨鼻部相接（鼻额缝），后面以鼻骨嵴与筛骨正中板相接，外侧与上颌骨额突相接（鼻颌缝），下缘游离于梨状孔上方，亦即为梨状孔的最高部位。近中央处有鼻骨孔，为血管、神经出入之处。鼻骨上端窄而厚，有良好保护作用；下端宽而薄，易受外伤而骨折，发生鞍鼻；由于血管丰富，骨折复位后容易愈合。

额骨鼻部与鼻骨相接，使鼻骨能支撑外鼻。其鼻棘为一小骨突，位于筛骨正中板的前上缘与鼻骨之间，有增强鼻骨的支架作用。

上颌骨额突与鼻骨相接成为梨状孔的边缘，此边缘即为外鼻与鼻腔的分界线。上颌骨额突的上部向前，促成鼻梁的高度；下部向后，以容纳上侧鼻软骨及大、小鼻翼软骨等，使外鼻成为三棱锥体形。

额骨

眶上孔

鼻骨

筛前孔

上颌骨额窦

泪骨

上侧鼻软骨
（隔背软骨鼻背板）

颧骨

鼻中隔软骨
（隔背软骨鼻隔板）

眶下孔

侧鼻软骨（大翼软骨）

小翼软骨

上颌骨

鼻翼结缔脂肪组织

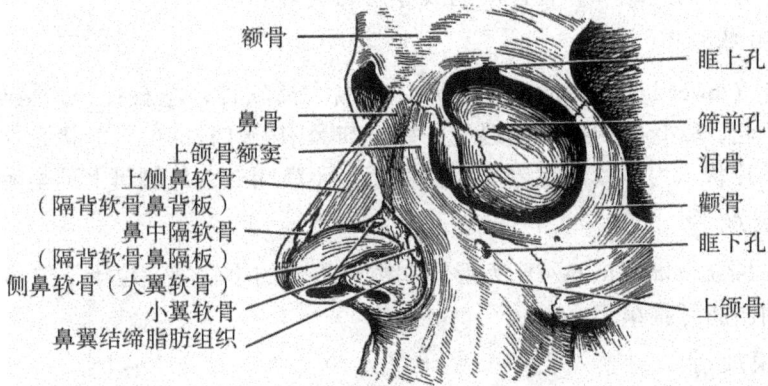

图2-2　外鼻的骨和软骨支架

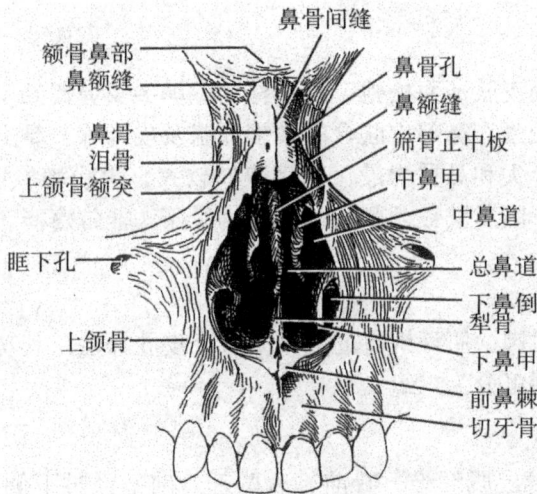

鼻骨间缝

额骨鼻部

鼻骨孔

鼻额缝

鼻额缝

鼻骨

筛骨正中板

泪骨

中鼻甲

上颌骨额突

中鼻道

眶下孔

总鼻道

下鼻倒

犁骨

上颌骨

下鼻甲

前鼻棘

切牙骨

图2-3　梨状孔及其周围骨质前面观

三、软骨支架

为透明软骨，有软骨膜，依靠致密的结缔组织附着于梨状孔边缘。各软骨之间也为结缔组织所联系，因此外鼻软骨支架弹性很大，若非鼻中隔的软骨发生断裂、脱位或弯折，可经强度弯曲而不后遗畸形。因软骨的形状、大小及其结构不同，致使人类各有其种族的鼻形特点。鼻支架各部的组合及变异与面容密切相关。外鼻由下列软骨构成支架（图2-2）。

（一）上侧鼻软骨

上侧鼻软骨又名侧鼻软骨或隔背软骨鼻背板，左右各一，呈三角形。其上缘与鼻骨下缘和上颌骨额突相连；内侧缘在中线会合并连接鼻中隔软骨的前上缘；下缘依靠籽状软骨固着于下侧鼻软骨（大翼软骨）上缘。

（二）鼻中隔软骨

鼻中隔软骨（septal cartilage）又名四方软骨或隔背软骨鼻隔板，单个，是构成软骨部鼻中隔的主要部分。前上缘和鼻骨共同构成鼻梁的支架。

（三）下侧鼻软骨

下侧鼻软骨（lower lateral nasal cartilage）又名大翼软骨，左右各一，呈马蹄形，有内、外两脚。两侧下侧鼻软骨的内侧脚相遇于中线，与鼻中隔软骨的前下缘接合而构成鼻小柱的支架。外侧脚呈片状，为鼻翼的主要支架。在相当于鼻阈处，外侧脚上部呈嵴状突入鼻腔。

（四）小翼软骨

小翼软骨（lesser alar cartilage）为形状和数目不一的小软骨，位于下侧鼻软骨与上颌骨梨状孔缘之间的脂肪纤维组织之内。

（五）籽状软骨

籽状软骨（sesamoid cartilage）位于上侧鼻软骨和下侧鼻软骨间的脂肪纤维组织内，其形状、数目不一，较小翼软骨为小。小翼软骨和籽状软骨可统称为鼻副软骨。

四、表浅组织

鼻根、鼻梁及鼻背处皮肤薄而松弛，易于移动。鼻尖及鼻翼处皮肤较厚，与其下的脂肪结缔组织及软骨膜黏着较紧。鼻部皮肤含有较多汗腺及皮脂腺，鼻上部皮肤含汗腺较多，下部含皮脂腺较多，尤以鼻尖和鼻翼为最，并且腺口较大，为粉刺、痤疮及酒渣鼻好发部位；发生炎症时，稍有肿胀，因皮肤被绷紧，神经末梢受压，非常疼痛。

五、肌肉

鼻部皮下有纤细的肌肉，肌纤维有的直接附着于皮肤深层。其功能为司理鼻孔处运动和参与面部表情。按其作用可分为二组。

（一）鼻孔扩大肌

1. 鼻孔扩大肌　为薄层肌纤维，有前、后两部。前部经过下侧鼻软骨表面至前鼻孔下缘，附着于后部肌肉之前。后部起于上颌骨梨状孔边缘与小翼软骨，于提上唇鼻翼肌之下、在近前鼻孔边缘处附着于皮肤深部。

2. 降眉间肌　起于鼻骨下缘和侧鼻软骨上缘的筋膜，止于额下的眉间皮肤深层。

3. 提上唇鼻翼肌　此肌肉薄而较宽，其内眦头起自上颌骨额突之上方，向外下斜行并分为两束。其一束附着于下侧鼻软骨和皮肤深层，另一束终止于上唇。

4. 鼻肌翼部　翼部起自上颌骨尖牙窝及尖牙牙槽轭，向上附着于鼻翼及其皮肤，有扩大鼻孔的作用。

（二）鼻孔缩小肌

1. 鼻肌横部　鼻肌包括横部和翼部。翼部已如上述。横部起自上颌骨尖牙窝，肌纤维向上、向内伸展成为薄的腱膜，与对侧同名肌的腱膜会合于鼻梁处，有缩小鼻孔的作用。

2. 降鼻中隔肌　起于上颌骨的切牙窝，肌纤维向上附着于鼻翼及鼻中隔。

另有口轮匝肌的一束纤维，向上附着于鼻翼及其皮肤，亦有压降鼻翼和收缩鼻孔的作用。

六、神经

外鼻有感觉神经与运动神经。

（一）运动神经

鼻部肌肉运动主要为面神经颊支所支配。缺氧和悲伤等感情冲动所引起的鼻翼扇动，均系通过面神经的反射作用所致。

（二）感觉神经

为三叉神经第1支（眼神经）和第2支（上颌神经）所司，以后者为主。

1. 筛前神经　为眼神经的分支。有鼻外支与筛前动脉的外支伴行，分布于鼻尖。另有小支，穿出鼻骨孔至鼻背前下部及鼻尖。

2. 滑车上神经　为眼神经的额神经之分支，分布于鼻根。

3. 滑车下神经　为眼神经的鼻睫神经的分支，分布于鼻根。

4. 眶下神经　为上颌神经的分支，随眶下动脉伴行，经眶下孔至面部，司鼻翼及鼻前庭的感觉。

七、血管和淋巴

（一）动脉

1. 鼻背动脉　为颈内动脉的眼动脉的终支，经内眦韧带出眼眶，与内眦动脉吻合，分布于鼻背。临床上作鼻侧切口时，此处较易出血。

2. 筛前动脉的外支　亦来自眼动脉，沿着鼻骨背面下行，经鼻骨与侧鼻软骨交界处穿出，供应鼻尖。

3. 额动脉　亦称滑车上动脉，为眼动脉的终支，经眼眶内上角出眼眶，供应鼻根及鼻背。

4. 内眦动脉　为颈外动脉的面动脉的终支，供给鼻翼及鼻背，末梢与鼻背动脉吻合。

5. 面动脉的鼻翼支　供给鼻窦。

6. 上唇动脉　起自面动脉。在上唇的黏膜层与口轮匝肌之间和对侧吻合，供应上唇、外鼻下段、鼻前庭和鼻中隔前段。有时为鼻中隔前下方鼻出血的主要来源，严重者须行上唇动脉结扎术。

7. 眶下动脉的外鼻支　眶下动脉为颈外动脉的上颌动脉的分支，经眶下管出眶下孔，供给面颊及外鼻。

（二）静脉

外鼻的静脉分别经内眦静脉、筛静脉、蝶腭静脉、面前静脉而汇入颈内静脉和颈外静脉。

值得注意的是：鼻面部的静脉可经内眦静脉和眼上、眼下静脉而与海绵窦相通；静脉管内又无瓣膜，血液可上下流通；故当鼻、面部感染和疖肿时，若治疗不当或用力挤压，则可引起海绵窦栓塞或其他颅内并发症。

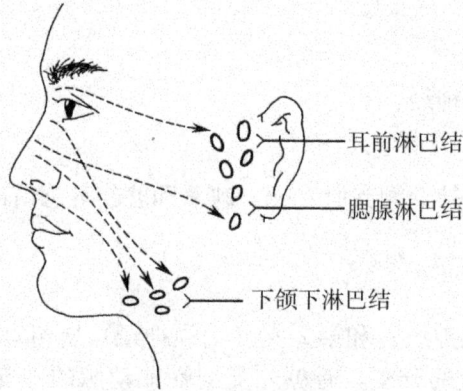

图 2-4 外鼻的淋巴引流

（三）淋巴

外鼻的淋巴管多伴随面前静脉而汇集于下颌下淋巴结。鼻根部和鼻侧面淋巴汇入耳前淋巴结和腮腺淋巴结（图 2-4）。

（芦二永）

第二节 鼻腔

鼻腔（nasal cavity）由鼻中隔分为左右各一，每侧鼻腔为一前后开放的狭长腔隙，顶部较窄，底部较宽，前起于前鼻孔，后止于后鼻孔。鼻腔的顶部与底部大致平行。根据各人测量，鼻腔前后径的平均值：上部最大者为 35mm，下部为 75mm；内外径的平均值：顶部为 3.5~5mm，底部为 12~23mm。每侧鼻腔分为鼻前庭和固有鼻腔两部分。

一、鼻前庭

鼻前庭为介于前鼻孔和固有鼻腔之间的一个小空腔，位于鼻腔最前段，起于鼻缘，止于内孔区。鼻前庭的外侧为鼻翼包围，其形状视下侧鼻软骨的内面而定，内侧为鼻小柱，表面由皮肤覆盖。在鼻前庭的皮肤与固有鼻腔之黏膜交界处的外侧部分，相当于下侧鼻软骨外侧脚的上缘处，有一弧形隆起，称为鼻阈；与鼻阈相对应的内侧之鼻中隔和外下方的鼻腔底部也呈皱襞样隆起，共同围成鼻内孔即内孔区。内孔区较前鼻孔为小，为鼻前庭的内界和最狭窄处，对鼻的呼吸功能有重要影响。

鼻前庭的皮肤部分为复层鳞状上皮，并有角化层细胞，但于鼻前庭壁的上半部，则为无角化的复层鳞状上皮，其下为薄层结缔组织及软骨膜。鼻前庭皮肤富于皮脂腺和汗腺，并生有鼻毛；男性的鼻毛更为丰富，且较粗硬，较易发生疖肿。鼻前庭的前部，相当于下侧鼻软骨内侧脚和外侧脚交角处或鼻尖内角处，有一向前外方膨出的隐窝，称为鼻前庭隐窝或鼻尖隐窝，更为疖肿、痤疮及皲裂的好发之处；有挖鼻习惯者，可使此处发生真菌感染或鼻前庭炎，如未注意隐窝内病变的治疗，则可经久不愈。

鼻瓣区是鼻腔气道最狭窄的部分，亦即鼻阻力最大的部位，它对吸入和呼出的气流可起到类似闸门样的限流节制作用。Dishoeck（1965）通过测量发现鼻腔气道最狭窄处位于上、下侧鼻软骨连接处，即鼻阈或内孔区。故 Lanza 等（1991）称其位于鼻前庭内（即鼻前庭的最后处）。一般可概括为：鼻瓣区位于通过上侧鼻软骨与下侧鼻软骨（大翼软骨）相连接处及（两侧）下鼻甲前端所作的横切平面的区域。其周界是：内侧即鼻中隔，上外侧为上侧鼻软骨下缘与下侧鼻软骨（大翼软骨）外侧脚上缘的连接处，下方为梨状孔的底部以及下鼻甲的前端。

一些研究表明：鼻瓣的部位和鼻腔黏膜的舒缩状态及鼻腔的开放程度密切相关，即鼻腔黏膜处于不同状态下的鼻瓣位置可有不同。如李佩忠、黄选兆等（1995）报告：正常情况下，两侧鼻腔黏膜在交替的收缩和舒张，因而两侧鼻腔阻力在不断的变化，而以下鼻甲黏膜的舒缩状态起主要作用。当鼻黏膜处于充血状态时，对鼻腔气流产生最大阻力的部位在梨状孔和下鼻甲前端，亦即此处为鼻瓣部位；而当鼻黏膜处于减充血时，则内孔区产生通气流量的节制作用，此时鼻瓣的位置即从梨状孔前移到内孔区。

二、固有鼻腔

通常将固有鼻腔简称为鼻腔。起于内孔区，经后鼻孔通向鼻咽部，有内、外、顶和底四壁。

（一）内壁

内壁即鼻中隔，由骨部和软骨部组成。

骨部鼻中隔以筛骨正中板和犁骨为主体；另有鼻中隔周围的颅骨，各以嵴状骨片，即上颌骨鼻嵴、腭骨鼻嵴、蝶嘴和蝶嵴、额骨鼻棘及鼻骨嵴等，亦为鼻中隔骨部的组成部分。

1. 筛骨正中板　亦称筛骨垂直板。为一个约似四角形骨板，位于鼻中隔上部，上接筛骨筛状板；其前上缘与额骨鼻棘及鼻骨嵴相接；前下缘稍厚，与鼻中隔软骨的上缘相接；后缘与蝶嵴和蝶嘴相连；后下与犁骨连接。

2. 犁骨　形状如犁而得名，居鼻中隔后下部。前缘上有一个沟，筛骨正中板及鼻中隔软骨嵌入其内。上缘最厚，向两侧分为犁骨翼，有蝶嘴或合并蝶嵴嵌入；当施行鼻中隔黏膜下切除术时，此沟与翼有时可清楚看到。下缘呈锯齿形，连接于上颌骨鼻嵴及腭骨鼻嵴之上。后缘游离，较薄而光滑，其两旁即为两侧后鼻孔。

软骨部鼻中隔主要由鼻中隔软骨构成，另有犁鼻软骨及下侧鼻软骨之内侧脚。

（1）鼻中隔软骨：居鼻中隔前下部，为不规则的四角形，又称为四方软骨或隔背软骨鼻隔板。后部介于筛骨正中板与犁骨之间；下缘与上颌骨鼻嵴相连；前上缘上部接于鼻骨间缝，下部则介于两侧上侧鼻软骨之间；前下缘为游离缘，与两侧下侧鼻软骨之内侧脚相近。

（2）犁鼻软骨：在鼻中隔软骨下缘的两侧，前鼻嵴的后方左右各有一块薄软骨片，称为犁鼻软骨；为种族发生学上的残留产物。在鼻中隔手术中，常被误认为断折的软骨片。

（3）下侧鼻软骨内侧脚：两侧下侧鼻软骨内侧脚于鼻中部相互接合，构成鼻中隔之最前下部分，覆有皮肤及皮下组织，称为膜性鼻中隔即鼻小柱。因可左右移动，故又名可动鼻中隔，亦即鼻前庭内壁。

骨膜及软骨膜外覆有黏膜。在鼻中隔最前下部分的黏膜内血管会聚成丛，称利特尔区即利氏动脉区或称克氏静脉丛。此处黏膜常发生上皮化生，并呈现小血管扩张和表皮脱落，因此最易出血，大多数的鼻出血均发源于此，故亦称鼻中隔易出血区。

（二）外侧壁

鼻腔外侧壁是鼻部解剖结构中最为复杂的区域，也是最具生理和病理意义的部位，亦即鼻窦炎发病的关键之处，结构极不平整。由鼻骨、上颌骨额突、泪骨、上颌窦内侧壁、筛骨、腭骨垂直部、下鼻甲和蝶骨翼突的内侧板等构成。在翼突和腭骨垂直部相接处的前上方近蝶突底处有蝶腭孔，向外通翼腭窝，为蝶腭神经及血管进出鼻腔之处。外侧壁的外上部分经筛窦与眼眶相隔，外下侧毗连大部上颌窦。

外侧壁上有突出于鼻腔中的三个骨质鼻甲，呈梯形排列，游离缘皆向内下方悬垂，分别称为上鼻甲、中鼻甲和下鼻甲。上鼻甲与中鼻甲为筛骨的一部分。下鼻甲为一独立骨片，以三个突起即筛突、上颌突和泪突附着于上颌窦内侧壁和腭骨垂直部，位于上颌窦口之下。下、中、上三个鼻甲大小皆递次缩小 1/3，前端的位置又递次后退 1/3。各鼻甲的外下方均有一裂隙样空间，称为鼻道，故有上、中、下三个鼻道。有时在上鼻甲的后上方尚有一最小鼻甲，称为最上鼻甲（supreme turbinate），其外下方的间隙称最上鼻道。各鼻甲与鼻中隔之间的共同狭长腔隙称总鼻道。在中鼻甲游离缘平面以上的总鼻道，即相当于上、中两鼻甲与鼻中隔之间的腔隙称为嗅裂，亦称嗅沟。在三个鼻甲的后方，即鼻腔外侧壁与鼻咽外侧壁交界处有后鼻沟。在各鼻甲后端之后与咽前侧之间的腔隙称鼻咽道。

由于有鼻甲及鼻道的形成，缩小了鼻腔空间，增加了鼻腔黏膜的表面面积，在鼻腔的生理功能上有着非常重要的意义。

1. 上鼻甲　发育自筛骨，位于鼻腔外侧壁后上方，为各鼻甲中最小者，有时仅为一黏膜皱襞。上鼻甲后上方有一凹陷，称蝶筛隐窝，蝶窦开口于此。上鼻甲及其附近区域解剖位置隐蔽，作前鼻镜检查时，因其为下、中鼻甲所遮蔽而不能看到。若用不同角度的鼻内镜沿着中鼻甲下缘至中鼻甲后端，将镜面不断的转动方向，即可观察到上鼻甲、上鼻道、蝶筛隐窝和后组筛窦的开口。此区域毗邻的筛板极薄，因此，较易损伤筛板导致脑脊液鼻漏。

2. 中鼻甲　亦属筛骨结构，前段垂直向下，后段的游离缘逐渐外卷，几乎与鼻腔底平行。从形态上亦可将中鼻甲分为垂直部和水平部：垂直部悬挂在鼻腔外侧壁中部，上起颅前底筛板，下至鼻腔中部，可在前鼻镜下观察；水平部附丽于筛骨主体，是筛窦上界和颅前底的重要标志。水平部前段附丽于筛板外缘和筛顶内缘之间的连接处，该处筛板有诸多小孔，为嗅神经所穿过，乃鼻腔手术易损伤之部位；水平部向后（即后段）逐渐下降，位于筛窦下方，向外延续到中鼻甲基板，该基板横贯筛窦止于纸样板，成为前、后筛房的骨性间隔，其前下为前组筛窦，后上为后组筛窦。气化良好的筛窦气房常延伸到中鼻甲骨内形成筛甲气房，额隐窝的过度发育常致中鼻甲前端明显气化而膨大，以及中鼻甲骨弯曲不当而突向中鼻道方向，均可导致中鼻道狭窄或阻塞，影响鼻窦的通气和引流。中鼻甲腋即为中鼻甲前端位于鼻腔外侧壁的附着处。

中鼻甲是重要的解剖标志，手术操作时应严格保持在中鼻甲的外侧进行，可防止损伤筛板。

鼻甲泡：又称泡状鼻甲，实为气化的中鼻甲，可为一侧或两侧。少数情况下，上鼻甲也可气化，但下鼻甲气化者则罕见。中鼻甲的鼻甲泡可增大，以致阻塞中鼻道或筛漏斗。在泡状鼻甲内的含气腔被覆着和鼻腔相同的上皮。这些气房可以罹患与鼻窦相同的炎性疾患。鼻甲泡引流受阻可导致黏膜囊肿形成。

鼻丘：亦称鼻堤，位于中鼻甲前端外上方的鼻腔外侧壁上，呈一小丘状隆起。绝大多数的鼻丘都含有 1~4 个气房，其前方为泪骨、上颌骨额突及鼻骨，后方为筛漏斗，上部为额隐窝和额窦底，内侧下方是钩突，外侧与最前组筛房连成一片，因此鼻丘气房是前组筛房的一部分。

3. 下鼻甲 为一独立骨片。上缘附着于上颌骨和腭骨垂直部的鼻甲嵴上，是各鼻甲中最大者。下鼻甲在鼻腔外侧壁的附着线呈一向上隆起的弧线，隆起的最高点在前、中 1/3 交界处。故下鼻道顶部也呈类似的弧形隆起。下鼻甲下缘呈游离状，较厚，多气房，尤以中部为明显。

下鼻甲前端距离前鼻孔约 2cm，后端距离咽鼓管咽口约 1cm，故下鼻甲肿大或肥大时，鼻塞明显，并可影响咽鼓管咽口引起耳部症状。

4. 上鼻道 居上鼻甲之下，较狭小，约占鼻腔外侧面后 1/3 部，仅为中鼻道长度的一半。在其外侧壁上有后组筛窦的开口。

5. 中鼻道 位于中鼻甲之下外侧，约占鼻腔外侧面后方的 2/3。其外侧壁解剖结构复杂，是内镜鼻窦手术进路中最为重要的区域，亦即为前、中组筛窦的内侧壁。

中鼻道外侧壁上有两个隆起，后上者名为筛泡，位于中鼻道的中前部，内含 1~4 个较大气房，属中筛房。在筛泡前下方有一弧形嵴状隆起，名为钩突，亦为筛骨的一部分，构成筛漏斗内侧壁的上部。在筛泡和钩突之间，有一长 10~20mm、宽 2~3mm 的半月形裂隙，名为半月裂孔。半月裂孔向前下和外上延伸并逐渐扩大形成的漏斗状沟槽，名为筛漏斗，深约 0.5~10mm；而半月裂孔实际上是筛漏斗在中鼻道外侧壁上的开口，是前组鼻窦和中鼻道之间通气引流的裂孔。筛漏斗的外侧壁主要为筛骨纸样板和上颌骨额突，内侧壁以钩突为主，钩突骨板前缘与筛漏斗外侧壁融合成锐角，形成筛漏斗前方的盲端；筛漏斗的后缘大部为筛泡前表面；筛漏斗最上部为额隐窝。额窦有时直接开口于额隐窝，但多经额鼻管开口于筛漏斗的前上端，其后为前组筛窦开口，再后为上颌窦开口；上颌窦副口或位于筛漏斗最后下部，或位于漏斗下中鼻道外侧壁。

窦口鼻道复合体（OMC）：鼻和鼻窦炎性疾病的发病机制和病理生理学的现代概念认为：中鼻甲、中鼻道及其附近区域解剖结构的生理异常和病理改变最为关键，特将此区域称为窦口鼻道复合体。它是指以筛漏斗为中心的附近区域，包括：筛漏斗、钩突、筛泡、半月裂孔、中鼻甲、中鼻道、前组和中组筛房、额窦开口和上颌窦自然开口等一系列结构。功能性内镜鼻窦外科将窦口鼻道复合体作为一个整体来对待，认为是治疗鼻窦炎的症结所在。鼻内镜筛窦手术亦以中鼻甲、钩突和筛泡作为手术标志和进路。

6. 下鼻道 下鼻甲之下外侧和鼻腔外侧壁之间为下鼻道，是各鼻道中之最宽、长者，其外侧壁常向上颌窦内膨隆。下鼻甲附着部呈一向上隆起的弧形，隆起的最高点位于前中 1/3 的交界处。下鼻道前上方有鼻泪管开口，位于下鼻甲附着处之下，约相当于弧形顶部的最高处，距离前鼻孔约 3~3.5cm。此开口呈漏斗形，或为活瓣样黏膜皱襞覆盖，称为泪襞。鼻腔炎症可经此导致泪道及结膜发生感染。当鼻泪管狭窄时，可用细弯探针沿下鼻道顶部循着前下向后上探入鼻泪管施行扩张术。

在发生学上，鼻甲的生长速度超过鼻腔高度的生长速度。初生儿的下鼻甲抵达鼻腔底部，以致中鼻道成为主要的呼吸通道；儿童的下鼻甲与成人者相比相对较大，故在儿童患鼻炎时鼻塞较著。

（三）顶壁

顶壁呈穹隆形，非常狭小，前部仅约 1mm，后部较宽约 5mm。可分为三段：前段倾斜上升，为额骨鼻部及鼻骨的背侧面。中段是分隔颅前窝与鼻腔的筛骨水平板，板上有多数细孔即筛孔，又称筛板，从鼻腔嗅区黏膜有嗅丝穿过筛孔到达颅内。筛板薄而脆，受外伤时易发生骨折，为鼻部手术的危险区。后段倾斜向下，主要由蝶窦前壁构成。

（四）底壁

底壁即硬腭，与口腔相隔。前 3/4 为上颌骨腭突，后 1/4 为腭骨水平部构成。底壁呈水平位，但至后部则稍向下倾斜。鼻腔底壁宽度与上颌窦大小有关；上颌窦较小者，鼻腔底壁常常较宽；上颌窦窦腔较大者，鼻腔底壁相对较窄。距离鼻腔底前缘约 1cm 近鼻中隔处，左右各有一切牙管或称鼻腭管的开口，腭大动脉（终支）、静脉及腭前神经等由此通过。

（五）前鼻孔

前鼻孔由鼻翼的游离缘、鼻小柱和上唇围绕而成，鼻腔以此和外界相通。

（六）后鼻孔

后鼻孔左右各一。由骨质构成，上覆黏膜，在成人呈椭圆形，为鼻腔和鼻咽部之通道，较前鼻孔为大。上缘为蝶骨体及犁骨翼，下缘为腭骨水平部的后缘，外缘为蝶骨翼突的内侧板，内缘为犁骨后缘。各鼻甲之后端止于后鼻孔前约 1cm 处，如鼻甲肥大，则可抵达后鼻孔处。

三、鼻腔黏膜

前起鼻前庭内鳞状上皮和柱状上皮的过渡区，向鼻腔内延伸，广布于鼻腔各壁及各个鼻道，与鼻咽部、鼻泪管和鼻窦的黏膜连续。按其部位、组织学构造和生理功能的不同，分为嗅区黏膜和呼吸区黏膜两部分。

（一）嗅区黏膜

此区黏膜亦称嗅膜。在成人，大多数仅占鼻腔上部的一小部分，分布于上鼻甲内侧面及与其相对应的鼻中隔部位。儿童嗅膜分布范围较广，可包括一小部分中鼻甲内侧面和与之相对应的鼻中隔表面。嗅区黏膜为无纤毛假复层柱状上皮，是由嗅细胞、支持细胞和基底细胞构成的一种特异性感觉上皮。其固有层中含有一种管泡状腺体，名嗅腺即 Bowman 腺，具有多数短管，开口于嗅膜表面；其分泌出的浆液性液体能溶解到达该处的气流中含气味物质微粒，刺激嗅毛产生嗅觉。如嗅裂阻塞、嗅膜萎缩、颅前窝骨折或病变累及嗅觉径路，均可导致嗅觉减退或丧失。

超微结构显示：嗅细胞为双极神经细胞，有胞体、周围突和中央突，均匀分布于支持细胞之间。周围突的轴长为 20～90μm，富于线粒体、微管及囊泡，其末端呈球形膨大，直径约 2μm，名嗅泡，突出于嗅膜表面。每个嗅泡表面有 1～20 根嗅毛，其内含有许多中心粒，一般认为具有感受嗅觉的功能。嗅细胞的中央突在黏膜下汇集成多数细微嗅丝，穿过筛板的筛孔和硬脑膜进入嗅球。支持细胞较嗅细胞粗大，胞核的位置较表浅，其远端表面呈细绒毛状，绒毛相互融合如网状结构，并常超出嗅毛。嗅腺位于基底膜之下，由暗、亮两种细胞组成。嗅色素颗粒分布于支持细胞和嗅腺内，呈淡棕黄色，由脂类及其自身氧化产物组成。

（二）呼吸区黏膜

此种黏膜占鼻腔的绝大部分。邻近鼻前庭处为鳞状上皮和变异上皮，中鼻甲和下鼻甲前端及鼻中隔下部的前 1/3 左右为假复层柱状上皮，其他部位均系假复层柱状纤毛上皮。故呼吸区大部分黏膜上皮乃由柱状纤毛细胞、柱状细胞、杯状细胞和基底细胞组成。上皮细胞表面有从纤毛细胞生长出来的纤毛，每个柱状纤毛细胞大约有 250～300 根纤毛，大部分纤毛的长度为 4～6μm，根部略粗，尖端稍细，平均直径 0.3μm。除前下方很少一部分纤毛向前运动外，纤毛的运动方向皆自前向后，将鼻腔内尘埃、细菌等异物随着分泌物排至鼻咽部。在柱状纤毛细胞之间散在有少量无纤毛柱状细胞，其表面有丰富的微绒毛，借以保持黏膜的湿度。黏膜中含有丰富的黏液腺、浆液腺、混合型腺体及杯状细胞，能产生大量分泌物，在黏膜表面形成一层随纤毛运动而不断向后移动的黏液毯；其主要成分为水、无机盐、黏多糖、黏蛋白和溶菌酶，此类物质有助于纤毛的运动，并且具有保护纤毛的作用。黏膜下层有丰富的毛细血管，其与小动脉之壁薄而富于小孔，借以进行物质交换；小动脉壁缺乏内弹力膜层，故对组胺等化学介质的反应非常敏感，能迅速舒缩。在黏膜固有层和黏膜下层有较多与免疫机制密切相关的浆细胞、淋巴细胞、肥大细胞、产生溶菌酶的组织细胞、吞噬和溶解细胞的白细胞、巨噬细胞以及具有修复功能的成肌细胞。在腺体周围尚有篮状细胞。

呼吸区黏膜与其下方的骨膜或软骨膜黏着很紧，构成一层难以移动的黏骨膜或黏软骨膜。由于固有层的厚薄不一，以致黏膜的厚度极不均匀。鼻腔外侧壁黏膜最薄，不及 1mm；在某些主要突起部位，如中鼻甲与下鼻甲的游离缘和前、后端，鼻窦的窦口周围，鼻中隔的中、下段和后缘两侧，则黏膜较厚，可达 5mm。黏膜厚处含有丰富的、由静脉血管构成的海绵状组织；如在下鼻甲游离缘后端，毛细血管和小静脉之间形成海绵状血窦，内有丰富的含血腔隙。海绵状血窦在正常情况下呈收缩状态，遇有冷空气刺激时即扩张，借以调节吸入空气的温度。黏膜深层的血液可不经过毛细血管，而从小动脉直接流入小静脉，此即为动静脉吻合。

鼻黏膜血管各段有其不同作用。毛细血管主司血液与组织液间的物质交换，称为交换血管或营养血管；小静脉和海绵状血窦的张力则决定局部血容量，进而影响鼻的通气程度，称为容量血管；动脉小支、小动脉和动、静脉吻合调节血液的流量，称为阻力血管。

罹患急性（感染性）鼻炎时，鼻黏膜呈红肿状态，即为阻力血管和容量血管均扩张所致；变应性鼻炎时，鼻黏膜呈水肿或肿胀状态，即为阻力血管收缩，容量血管扩张所致；应用减充血剂后，鼻黏膜呈贫血状态，即为阻力血管和容量血管均收缩之故。

四、鼻腔（包括鼻窦）的血管及淋巴

（一）动脉

鼻腔的动脉主要来自颈内动脉的眼动脉和颈外动脉的上颌动脉。

1. 眼动脉的分支　眼动脉伴视神经由视神经孔入眶后，有分支经筛前孔及筛后孔入鼻腔。

（1）筛前动脉：入筛前孔后，经眶颅管迂回颅内，再经鸡冠前端两旁小孔进入鼻腔。供应鼻腔外侧壁的前上部、鼻中隔的前上部、额窦及前组筛窦。

（2）筛后动脉：经筛后孔入鼻腔。供应鼻腔外侧壁的后上部、鼻中隔的后上部以及后组筛窦，并与蝶腭动脉吻合成丛。

2. 上颌动脉的分支　上颌动脉是颈外动脉较粗的终支。在腮腺内于下颌骨颈的后下方，从颈外动脉几乎呈直角分出后，水平纡曲向前，居下颌骨颈与蝶下颌韧带之间，即入翼外肌与颞肌之间，穿过翼外肌的两肌头而达翼腭窝，分出与鼻部有关的下列各终支。

（1）蝶腭动脉：为供应鼻腔血运的主要动脉，经蝶腭孔入鼻腔后，分为：

1）鼻后外侧动脉：供应鼻腔外侧壁的大部分（后部和下部）、鼻腔底、额窦、筛窦及上颌窦。有分支与筛后动脉吻合。另有较粗的分支隐行于下鼻道外侧壁上，在下鼻甲手术或上颌窦鼻内开窗术中如被损伤，则出血剧烈。也往往是某些所谓"出血位置不明"或"鼻腔后段出血"的来源处。

2）鼻后中隔动脉：又称鼻后内侧动脉横过蝶窦前、下壁交界处到达鼻中隔，供应鼻中隔的大部分（后部及下部）。其较粗的一支称鼻腭动脉。在鼻中隔前下部分与筛前和筛后动脉的鼻中隔支、上唇动脉鼻中隔支和腭大动脉吻合，在黏膜下层构成网状血管丛，动脉丛称为利特尔区，静脉丛称为克氏丛，为鼻出血最常见的发生部位。

（2）上颌牙槽后动脉：行经上颌骨后外壁上的牙槽管，有小分支入上颌窦。

（3）眶下动脉：经眶下管出眶下孔，有分支供应鼻腔外侧壁前段和上颌窦。

（4）腭大动脉：从翼腭管内的腭降动脉分出，出腭大孔后，向前进入切牙管，在鼻中隔前下部分与鼻后中隔动脉吻合。

此外，由颈外动脉直接分出咽升动脉，其咽支供应蝶窦前壁、底壁及鼻腔后上一小部分；由颈外动脉的面动脉分出的上唇动脉，也有分支供应鼻前庭及鼻中隔前下部分。

（二）静脉

静脉大致与动脉伴行而同名。

（1）鼻腔静脉

1）鼻腔前部→面前静脉→面总静脉→颈内静脉。

2）鼻腔下部及后部→蝶腭静脉→翼丛→上颌静脉→颈内、外静脉。
　　　　　　　　　　　　　　└→海绵窦

3）鼻腔上部→筛前静脉及筛后静脉→眼上静脉→海绵窦。

（2）上颌窦的静脉→蝶腭静脉。
　　　　　└→眼下静脉。

（3）筛窦的静脉→筛前静脉、筛后静脉。
　　　　　└→硬脑膜的静脉、嗅球及额叶的静脉丛。

（4）额窦的静脉→筛静脉。
　　　　　└→板障静脉 → 硬脑膜的静脉 → 上矢状窦。

（5）蝶窦的静脉→蝶腭静脉。
　　　　　└→海绵窦。

老年人在下鼻道外侧壁后方邻近鼻咽处有表浅扩张的鼻后侧静脉丛，称鼻－鼻咽静脉丛，为鼻腔后部出血的好发部位。

由于鼻腔和鼻窦的静脉均可直接或间接与颅内大静脉相交通，故为炎性感染向颅内传播的途径。同样，鼻腔或鼻窦感染亦可波及邻近的眼眶组织。

（三）淋巴

鼻腔上部淋巴管较少。鼻腔前 1/3 的淋巴管穿过鼻之骨部和软骨部间隙而与外鼻淋巴管相联系，汇入耳前淋巴结、腮腺淋巴结和下颌下淋巴结。鼻腔后 2/3 的淋巴管及鼻窦的淋巴管，汇入舌骨大角附近的颈深淋巴结上群及第 2 颈椎前的咽后淋巴结，并在咽鼓管咽口周围构成淋巴管丛。鼻部恶性肿瘤可循上述淋巴引流途径发生转移。

五、鼻腔（包括鼻窦）的神经

包括嗅神经、感觉神经和自主神经三部分。

（一）嗅神经

嗅膜组织结构已如前述。嗅神经由多数嗅丝组成，每侧约 20 余支，通过筛板的筛孔进入嗅球。在嗅球处更换第 2 神经元，经嗅束至嗅三角及前穿质嗅觉皮质下中枢，更换第 3 神经元而达（颞叶）海马回及钩处的大脑皮层嗅觉中枢。嗅神经的鞘膜系硬脑膜的延续部分，其周围间隙与硬脑膜下腔相沟通，故手术损伤嗅区黏膜或继发感染，可循此入颅，引起严重的鼻源性颅内并发症。

（二）感觉神经

主要来自三叉神经第 1 支（眼神经）和第 2 支（上颌神经）。

1. 来自眼神经者

（1）鼻睫神经分支

1）筛前神经：经筛前孔进入鼻腔。除鼻外支分布于鼻前庭、鼻尖、鼻背外，鼻内支又分为鼻内侧支和鼻外侧支。鼻内侧支分布于鼻中隔前上部；鼻外侧支分布于鼻腔外侧壁前、上部，下鼻甲前段，筛窦及额窦。

2）筛后神经：经筛后孔分布于蝶窦及后组筛窦，以及接近上鼻甲的鼻腔外侧壁小范围的黏膜和鼻中隔的相应区域。

（2）额神经分支：有眶上神经的分支分布到额窦。

2. 来自上颌神经者

（1）蝶腭神经：其感觉神经纤维穿过或绕过蝶腭神经节，通过蝶腭孔入鼻腔后又分为：

1）鼻后上外侧支：分布于中鼻甲以上鼻腔外侧壁后段、后组筛窦、蝶窦。

2）鼻后上内侧支：自鼻中隔后上向前下斜行，分布于鼻顶及鼻中隔，其较大分支称鼻腭神经。

3）腭前神经：亦称腭大神经。为蝶腭神经的腭神经之分支，在翼腭管内分出鼻后下神经入鼻腔，分布于中鼻道、下鼻甲及下鼻道。腭前神经终支经腭大孔进入口腔，沿硬腭向前经切牙孔与鼻腭神经吻合。

4）眶支：分布于后组筛窦及蝶窦。

（2）上颌牙槽后支：分布于上颌窦。

（3）眶下神经：有分支分布于鼻前庭、上颌窦、鼻腔底及下鼻道前段。

（三）自主神经

自主神经主要司理鼻黏膜的血管舒缩和腺体分泌。交感神经及副交感神经的纤维，均经蝶腭神经节入鼻腔。

1. 交感神经　节前纤维来自脊髓第 1 和第 2 胸节的灰质侧角的交感神经节前连接细胞，经颈交感干上行至颈上神经节，在此交换神经元；节后纤维则通过颈内动脉丛、岩深神经和翼管神经，到达蝶腭神经节。神经纤维在神经节内不交换神经元，随蝶腭神经及腭前神经入鼻腔，分布于鼻黏膜。

2. 副交感神经　副交感神经细胞位于脑桥上的上涎核与泪核，其节前纤维离脑桥后，在中间神经内随面神经到达膝神经节，再离开面神经而分出岩浅大神经和含有交感神经纤维的岩深神经，在破裂孔处会合，然后共行于翼管中，称翼管神经，通过翼管到达蝶腭神经节。在神经节中交换神经元，其节后纤维随蝶腭神经到达鼻腔黏膜；另一部分节后纤维经三叉神经第 2 支的颧神经之颧颞支和泪腺神经而达泪腺。

蝶腭神经节的位置非常靠近蝶腭孔，仅在鼻黏膜下 1~2mm，与蝶窦、后组筛窦及鼻腔外侧壁关系密切，故易受鼻病的影响。因含有感觉、交感和副交感等神经纤维，一旦受累，对神经系统影响较大。

在正常情况下，分布于鼻腔的交感神经与副交感神经的作用保持平衡；交感神经兴奋时，鼻黏膜血管收缩；副交感神经兴奋时鼻黏膜血管扩张，腺体分泌增多。

（孟纲要）

第三节　鼻窦

鼻窦为鼻腔周围颅骨中的一些含气空腔，一般两侧对称排列，共有 4 对，依其所在颅骨命名，称为上颌窦、筛窦、额窦和蝶窦。筛窦中有为数不等的骨隔，形似蜂房，称气房（cells）；几个气房共合一个窦口，按窦口所在部位不同，一般将其所属气房分为两部分，即前组筛窦和后组筛窦。

在临床上，因上颌窦、前组筛窦及额窦均开口于中鼻道，故将其合称为前组鼻窦；后组筛窦和蝶窦合称为后组鼻窦，前者开口于上鼻道，蝶窦开口于蝶筛隐窝。

蝶窦、筛窦及额窦因均位于鼻腔上部，又合称上组鼻窦；似为一组整体的气房群，额窦似一位于前部的最大气房，蝶窦则是位于后部的最大气房。上组鼻窦与颅内组织仅隔一层菲薄骨板，因此，这些鼻窦的疾病、外伤或手术并发症均可导致颅内并发症。上颌窦位居下方，称下组鼻窦，不易引起颅内并发症。此外，各鼻窦与眼眶关系亦甚密切。

鼻窦的黏膜与鼻腔黏膜相连续，亦为假复层柱状纤毛上皮，但较菲薄脆弱，仅在窦口附近者因富黏液腺和海绵体，因此较厚。黏膜内血管和腺体较少，色较苍白。窦内黏膜纤毛运动方向均朝向窦口。若窦内骨壁有先天性缺裂，则于该处之窦内黏膜直接与毗邻软组织接连。黏膜的最深层构造紧密，富有弹性，代替骨膜，又名黏骨膜层；具有分支伸入骨髓的间隙，因此，黏膜炎症可诱发骨炎或骨髓炎。

一、上颌窦

上颌窦（maxillary sinus）居于上颌骨体内，为鼻窦中最大者。出生时位于眼眶内侧，窦腔甚小，体积约为 7mm×3mm×3mm。1 岁时达于眶下管处。以后窦腔随上颌骨的发展而扩大。出生时，上颌窦底部相当于下鼻甲附着处平面；9 岁以后，窦腔已接近下鼻道；15~18 岁时，则已接近成人的形状。

上颌窦呈不规则的三角锥体形，锥底为鼻腔外侧壁，锥尖指向上颌骨颧突。窦腔的容积个体差异甚大，可为 2～30ml，平均为 15ml。其平均大小：前后径 34mm，横径 25mm，高度 33mm。谭子环测得国人上颌窦容积平均为 14.69ml；陈昌富等测量结果为 2～20.5ml，上颌窦平均容量为（11.5＋0.765）ml。

窦内可有一些方向不同、大小不等的骨性或膜性分隔，若阻碍窦腔积液引流，则具有临床重要性。窦腔若有垂直骨隔分为前、后两部者，其前腔开口于中鼻道，后腔则多开口于上鼻道。由水平骨隔将窦腔分为上、下两部者较少见，上部多为后组筛房伸入所致。窦腔甚大者，则向邻近骨质，如腭骨水平部、垂直部、牙槽突、上颌骨颧突、眶下及上颌骨额突等处伸展，形成隐窝，造成上颌窦根治术中的困难。窦腔不发育者极少。窦腔越小，则骨壁越厚。窦腔缩小系发育时骨质吸收不够及气化不良所致，可表现为面部陷入。上颌窦前壁陷入或鼻腔侧壁外凸或两者兼有时，可致窦壁靠近；甚者，前、内两壁完全接触，牙槽骨向上陷入，面部外形亦显凹陷。鼻腔侧壁外凸，可为下鼻道外侧壁凸入窦腔，致使窦腔前下部呈裂隙状；亦可为中鼻道外侧壁凸入窦腔，导致鼻腔外侧壁与眶下管融合。以上各种变异，皆可影响上颌窦手术的进行，应注意。

（一）前壁

前壁又称面壁，向外下倾斜，在尖牙嵴之外有一略为凹陷的部位，骨壁甚薄，称尖牙窝（canine fossa），行上颌窦手术时常经此凿入窦腔。在尖牙窝上方，眶下缘之下有一孔，称眶下孔（suborbital foramen），为眶下神经及血管通过之处。

（二）后外壁

后外壁与翼腭窝（pterygopalatine fossa）及颞下窝（infratemporal fossa）毗邻。上颌窦肿瘤破坏此壁时，可侵犯翼肌，导致下颌骨运动受限，引起张口困难。

（三）内壁

内壁即中鼻道和下鼻道外侧壁的大部分，仅在接近鼻腔底处骨质较厚，越向上越薄，在下鼻甲附着处最薄，是经下鼻道进行上颌窦穿刺的良好部位。内壁的后上方邻接后组筛窦，为经上颌窦途径行筛窦刮除术的传统手术进路。

上颌窦的骨性窦口或称上颌窦裂孔，范围较大，其界限为：前界是下鼻甲的泪突和泪骨下端，后界为腭骨垂直板，上界是与筛窦连接的上颌窦顶壁，下界为下鼻甲附着部。由于钩突和下鼻甲的筛突呈十字形连接，故可将上颌窦骨性窦口划分为前上、前下、后上和后下 4 个象限。上颌窦开口位于前上象限，其余 3 个象限则由窦内与鼻腔侧壁双层黏膜和致密结缔组织形成的膜性结构所封闭；此膜性封闭部分称为鼻囟门，是鼻内镜下施行上颌窦自然开口扩大术或开窗术的常用径路。

上颌窦开口为上颌窦自然出口，位于上颌窦内侧壁前上部，多呈椭圆形、圆形，也有呈肾形或横裂状者；口径大小不一，小者仅 0.15cm，开口呈裂缝状，大者达 0.58cm，平均口径为（0.28±0.01）cm；80.95% 的上颌窦开口位于半月裂孔中后部，23% 有上颌窦副口，副口多位于下鼻甲附着缘上方、中鼻道中部。报告有上颌窦副口者占 25%～30%；副口或开口于筛漏斗内，或直接开口于下鼻甲上缘上方 5～10mm 的中鼻道壁上。

（四）上壁

为眼眶的底壁，眶下神经和血管穿过此壁内的眶下管（infraorbital canal）出眶下孔至尖牙窝。如眶下管有先天性裂隙，则眶下神经直接在上颌窦黏膜下通过，手术时易被伤及。一侧面颊麻木，为上颌窦恶性肿瘤早期症状之一，此即眶下神经受累所致。

（五）底壁

底壁相当于上颌骨牙槽突，为上颌窦各骨壁中最厚者，常低于鼻腔底部，此壁与上列的第2前磨牙及第1、第2磨牙的根部有密切关系。窦腔极大者，甚至尖牙根也位于窦腔底部。这些牙齿的根部通常与窦腔仅由一层菲薄骨质相隔，有时直接埋藏于窦内黏膜之下，导致牙根感染容易侵入窦内，引起牙源性上颌窦炎。鼻内镜上颌窦手术，尤其是上颌窦根治术后或上颌窦恶性肿瘤侵犯牙根或牙槽神经，均可引起牙齿酸痛，甚者可致牙齿脱落。

二、额窦

额窦（frontal sinus）位于额骨内、外两层骨板之间，筛窦的前上方，左右各一。出生时，额窦尚未形成；6个月至2岁时开始向额骨中气化，4岁时已有豌豆大小；6~7岁时，额窦向上发展更快，10~12岁时已具有临床重要性；20岁时已发展至成人形态。20岁以后，额窦尚可有进一步扩大。

额窦形似一底在下方、尖向上方的三棱锥体，但大小、形状极不一致。有时一侧或两侧均未发育；或一侧大，另一侧小；或发育很大，伸延入颧突、眶顶。

发育良好的额窦，常有骨隔自内壁长出，使窦腔形成不完全的多房状。在个别情况下，窦腔被骨隔分为互不相通的两房，使该侧成为双额窦。

过度发育的筛气房，可突入额窦腔内，称额泡。额泡发生在额窦内侧者，可推压额鼻管使之狭窄。此时，额窦因引流不良而易罹患炎症；施行额窦手术或作额窦冲洗而插管时，都会发生困难。

额窦开口位于额窦底部的后内方，通常是在窦底的最低点，凭借额鼻管而通到中鼻道或无额鼻管而直接开口于中鼻道。杜百廉等观察国人结果：额窦开口于筛漏斗者49.5%，开口于额隐窝区者26.2%，开口于筛漏斗之上而未入其中者20.5%，开口于筛泡者占3.8%。个别尚有开口于前筛窦或上颌窦内者。额鼻管弯曲而狭窄，稍有黏膜肿胀即易发生阻塞，影响额窦的通气引流，使窦内分泌物潴留而产生症状。

（一）前壁

前壁为额骨外板，正居于前额部，最坚厚，含有骨髓，故当额窦炎时有发生骨髓炎之虞。

（二）后壁

后壁为额骨内板，后对颅前窝，较薄。其上部呈垂直状，下部向后倾斜。额窦黏膜的静脉常通过此壁与硬脑膜静脉通连，故额窦炎时，有发生颅内并发症之可能。

（三）底壁

底壁外侧3/4为眼眶顶部，其余靠内侧部分为前组筛房之顶。此壁最薄，尤以眶内上角处为甚。额窦炎引起的眶壁骨膜下脓肿，多发生于此；急性额窦炎时，此处压痛最为明显；施行额窦手术时常选此处作为进路。

（四）内壁

内壁即分开两侧额窦的中隔，故又称额窦中隔。下部垂直，常位于中线；上部常偏曲，以致两侧额窦大小不一。中隔上如有缺裂，则该处呈膜性，即骨质缺裂处之两侧有黏膜覆盖。

三、筛窦

筛窦（ethmoid sinuses）位于鼻腔外上方筛骨内，位于鼻腔外侧壁上部与眼眶之间、蝶窦之前、前颅底之下的蜂窝状气房结构。在各鼻窦中，初生婴儿尚无额窦和蝶窦，只有上颌窦和筛窦；但出生时筛窦甚小，仅有 2~3 个气房存在，较难用放射学检查显示出来；1 岁时就可用影像学检查显示了；4~5 岁时逐渐发育，12 岁时筛窦已达成人大小。

成人筛窦每侧约含 4~17 个气房，多数为 7~11 个气房；发育良好的筛窦可达 18~30 个气房，并可伸展入额窦底部、蝶窦上方或侧方、上颌窦后上方及额骨眶部等处；个别情况下，尚可通过鼻中隔到达对侧鼻腔或向上伸入鸡冠。筛窦气房的大小、排列及伸展范围极不规则，两侧常不对称，故又有筛迷路之名。筛窦气房变异虽多，但绝无未发育者。筛窦解剖变异中，尤以后组筛房差异最大。

临床上，常以中鼻甲附着缘（即以近似横贯筛窦的中鼻甲基板）为界将筛窦分为前、后两组；位于其前下者为前组筛窦，位于其后上者为后组筛窦。此种分界并不准确代表筛房的实际解剖位置，因前组筛窦的气房可伸至蝶窦，而后组筛窦气房亦有伸达中鼻甲前端者。因此，以窦口所在部位划分前、后组筛窦为宜，即前组筛窦开口于中鼻道，后组筛窦开口于上鼻道。两组筛窦的气房互不相通。近年来，由于鼻窦炎发病机制和病理生理研究的进展以及功能性鼻内镜鼻窦外科的建立，又以横行于筛顶壁的筛前动脉为界，将前组筛窦气房划分为前筛房和中筛房两部分。还有将位于额隐窝处的气房和鼻丘气房统称为前上组筛房者，以引起对此一区域的重视；因其位置隐蔽，病变较难清理殆尽。

从整体看，筛窦如筛骨的两翼，左右各一，约如一前窄后宽、上窄下宽的长立方体。筛窦的前后径大于上下径，上下径又大于内外径。成人筛窦的前后径约 4~5cm；上下径约 2.5~3cm；内外径则前后不同，前部往往不到 1cm，后部则宽约 2cm。筛房间的骨隔极薄而易碎，有利于筛窦手术的进行。

（一）前界

前界为额骨的筛切迹、鼻骨嵴和上颌骨额突。其重要结构为额隐窝，即额窦开口的部位。筛窦前方与额窦相接而不相通。

（二）后界

后界与蝶窦前壁的外侧部分相接；但有时后筛房可扩展到蝶窦外侧和上方，甚至越达蝶窦后界，此时筛窦后界为蝶鞍前壁。筛窦手术时，如从前鼻孔深达 8cm 以上仍未发现蝶窦前壁，便应考虑此种情况。筛窦后界外上方仅借一菲薄骨壁与视神经孔相隔。

（三）上界

上界是筛顶壁为额骨眶板内侧部，即额骨的筛小凹，是颅前窝底的一部分。筛顶的外侧为额骨眶板外侧部，内侧与筛板连接。筛板常较筛顶略低。据李源、许庚对国人 100 具头颅观察发现，筛顶与筛板有两种连接方式：①水平式或倾斜式，即筛顶的内、外两侧与筛板几乎在同一水平，或筛顶略高，其内缘逐渐倾斜下降与筛板连接；②高台式，即筛顶位置较高，其内缘陡直下降与筛板连接，有的甚至整个鸡冠都在筛顶水平以下。高台式连接必在筛顶形成筛凹，其内侧壁薄脆，系手术时容易造成颅底损伤和脑脊液鼻漏之处。据统计，100具颅骨中筛顶与筛板的连接属双侧高台式者 56 具（56%），双侧水平式者 32 具（32%），一侧高台式、另侧水平式者 12 具（12%）。

（四）下界

下界即中鼻道外侧壁结构，如筛泡、钩突及筛漏斗等。

（五）外界

外界为泪骨和筛骨纸板构成外侧壁的大部分，与眼眶内容物相隔。纸板呈正长方形，前缘连接泪骨，后缘连接蝶骨，上缘连接额骨眶板，下缘全部与上颌骨的眶壁相连接。纸板与额骨眶板接缝处，有筛前孔与筛后孔，有同名的血管和神经通过。据胡懋廉等（1957）统计，筛前孔距眶内侧为 1.98cm，筛后孔约在筛前孔之后 1.3cm。

（六）内界

内界是鼻腔外侧壁上部，以上鼻甲和中鼻甲为界。

Haller 气房：是由前组筛房沿着眶内侧壁向上颌窦内侧顶部延伸的筛窦气房，亦称颌筛气房或颌眶气房。位于筛泡下方，属于解剖变异。根据张武守等报告，经鼻窦高分辨率 CT 冠状位扫描及鼻内镜等检查，252 例疑似慢性鼻窦炎者中，存在 Haller 气房者 89 例，总发生率为 35%，其中单例 58 例，发生率为 23%，双侧 31 例，发生率为 12%。Haller 气房的位置在眶下上颌窦上壁及其内上角，气房为 1 ~ 2 个，大小不一，约 3 ~ 10mm，气房壁薄，壁厚者少见。一般认为：Haller 气房发育良好，体积相对较大者可压迫钩突，影响筛漏斗和上颌窦引流，往往是鼻窦炎的致病因素之一；而一些体积较小的 Haller 气房并不影响鼻窦引流，就不一定是鼻窦炎的致病因素了。如为 Haller 气房较大的鼻窦炎患者，鼻内镜手术时应细心予以切除。

Onodi 气房：Onodi 气房又称蝶上气房，是后组筛房向外后伸展而形成的，较为少见。Onodi 气房存在时，可使后组筛窦窦腔扩展到十分靠近视神经的部位，就像其在眼眶一样。这些气房可围绕视神经束，以致在施行邻近部位的鼻窦手术时误伤视神经的可能性增大，必须加以注意。

四、蝶窦

蝶窦（sphenoid sinus）位于蝶骨体内，位于鼻腔最后上方。出生后仅见蝶窦原基，3 岁前其容积尚小，7 ~ 9 岁时发育较快，至青春期已完全发育。

蝶窦左右各一，成人两侧蝶窦的形状和大小常不对称，平均上下径为 20mm，内外径 18mm，前后径为 12mm；容量约 6 ~ 8ml。窦腔大小及骨壁的厚薄，个体差异较大；窦腔愈大，骨壁愈薄。大者常将垂体包在窦内，或窦腔延伸入枕骨底部或蝶骨大翼等处。毗邻的骨管，如视神经管、圆孔管、翼管等也可突入窦腔内。一侧或两侧蝶窦完全未发育者罕见。窦腔内壁光滑或被突起的骨隔分成为多房。

蝶窦位居颅底深部，与颅中窝的蝶鞍、颈内动脉、海绵窦、视神经管、视交叉以及第 Ⅲ ~ Ⅵ 对脑神经等的关系极为密切。由于蝶窦的气化变异较多，以及其与最后组筛房的解剖关系亦常有变异，致其与上述诸多结构的毗邻关系并不十分恒定，造成蝶窦区域的手术难度很高，风险甚大。术前详细的影像学检查极有助益。

（一）前壁

前壁稍向前下倾斜，形成鼻腔顶的后段及筛窦后壁。上部骨质较薄，与颅底骨质相接。前壁下部骨质较厚，逐渐向下向后移行形成蝶窦下壁。前壁外侧为最后筛房之后壁，内侧界为蝶骨嵴，连接鼻中隔后上缘。

蝶窦开口位于前壁上方近鼻中隔处，两侧基本对称，引流入蝶筛隐窝的后部。此开口一般高于窦底 3 ~ 20mm，平均为 14mm，不利于窦腔分泌物引流。蝶窦骨性窦口的直径约为 10mm，由于窦内外黏膜在骨孔处相遇吻合，使骨性窦口缩小成为一个直径仅 2 ~ 3mm 的黏膜孔。据昌光宇、陆书昌观察，蝶窦开口以椭圆形（34.91%）、圆形或肾形（31.89%）为多见，也有月牙形和弓弦形（17.24%）或三角形、梭形和裂隙者（15.94%）。施行蝶窦开口扩大术时，不仅须切除窦口处黏膜，还需将前壁骨质咬除一部分，以防新的窦口在术后缩小。

翼管开口于蝶窦前壁的外下方。

（二）后壁

后壁甚厚，其后为颅后窝的脑桥及基底动脉。但发育极佳的枕鞍型蝶窦之后壁较薄，手术时应避免损伤此壁，以防遭致严重后果。术前 CT 检查若经发现，即应予以注意。

（三）上壁

上壁是颅中窝底的一部分，上有蝶鞍，承托垂体。气化良好的蝶窦，其上壁与整个鞍底毗邻，上壁即为鞍底。上壁前方有视交叉，视神经孔位于上壁和外壁的交界处。

（四）下壁

下壁为后鼻孔上缘及鼻咽顶部。与前壁交界处有蝶腭动脉的鼻后中隔动脉经此到鼻中隔；与外壁交界处，有颈外动脉的腭升动脉经过。在下壁外侧部分，有一个骨管即翼管，其中有翼管神经通过。开放蝶窦前壁的手术中，扩大开口的下界至少应距后鼻孔后缘 10mm，以免损伤蝶腭动脉。

（五）内壁

内壁即骨性蝶窦中隔，常偏向一侧，可致一侧窦腔容积超出对侧数倍；也可位于中间，使两侧窦腔基本相等。有时蝶窦中隔亦可缺如，使两窦合而为一，窦口也仅一个，但极为罕见。

（六）外壁

外壁亦为颅中窝底的一部分，与海绵窦，颈内动脉，眼动脉及第 Ⅱ、Ⅲ、Ⅳ、Ⅴ、Ⅵ 对脑神经关系极为密切。外侧壁亦很薄，有时可出现先天性缺损，并有众多小孔，有小静脉经此与海绵窦通连，因此蝶窦感染可沿此传入颅内，引起海绵窦栓塞或脑膜炎等并发症。

（孟纲要）

第三章

咽的临床解剖学

咽（pharynx）是一漏斗形肌性管道，前后扁平，位于第 1~6 颈椎前方，为呼吸道与消化道的共同通道。成人长约 12cm，上起颅底，向下于环状软骨下缘与食管口连接。咽的后壁及侧壁完整，前壁与鼻腔、口腔和喉腔相通。

第一节 咽的分部

咽分为 3 部：颅底以下、软腭游离缘以上称为鼻咽；介于软腭与会厌上缘平面之间称口咽；口咽以下、食管入口以上称喉咽。

一、鼻咽

鼻咽（nasopharynx）也称上咽。前以后鼻孔为界，与鼻腔相通；顶为蝶骨体及枕骨底部；后壁相当于第 1~2 颈椎；前下为软腭；下方与口咽相通。吞咽时软腭与咽后壁接触使鼻咽与口咽完全隔开。在侧壁距下鼻甲后端之后约 1cm 处，左右各有一个咽鼓管咽口，其附近黏膜内的淋巴组织称咽鼓管扁桃体。新生儿的咽鼓管咽口与鼻腔底在同一高度，成人的则略高于下鼻甲后端。咽口前、后各有唇状隆起围绕，此隆起由弯成为钩状的咽鼓管软骨支撑，两唇向后上融合，形成隆起，称咽鼓管圆枕。圆枕向前下分为前后两唇：从咽鼓管前唇有一黏膜襞向下延续至软腭，称咽鼓管腭襞；咽鼓管咽襞则从咽鼓管后唇延续至咽侧，内有咽鼓管咽肌。在咽鼓管咽口下方有一隆起，称提肌隆起。咽鼓管圆枕后方与咽后壁之间有一凹陷，称咽隐窝，为鼻咽癌好发部位。因与颅底破裂孔相邻，故鼻咽癌易经此孔侵入颅内。鼻咽顶部和后壁互相移行相连，呈倾斜的圆拱形，常合称为顶后壁。此壁的黏膜下有丰富的淋巴组织，呈桔瓣状，称咽扁桃体，即腺样体，在婴幼儿较为发达，6~7 岁时最大，一般10 岁以后逐渐萎缩。

二、口咽

口咽也称中咽。顶为软腭，下界为会厌上缘，前方经咽峡与口腔相通。所谓咽峡，是指上为悬雍垂与软腭游离缘、下为舌根、两侧为腭舌弓与腭咽弓共同构成的一个环状狭窄部分。

侧壁由软腭向下分出两腭弓：居前方者伸展至舌根，称腭舌弓，内有腭舌肌；居后方者伸展至咽侧壁下方，称腭咽弓，内有腭咽肌。两腭弓之间有一个三角形深凹，称扁桃体窝，内有腭扁桃体。腭咽弓后方有纵行条索状淋巴组织构成的咽侧索。口咽后壁相当于第 3 颈椎的前面。当软腭上举，口咽扩大时，可包括枢椎的一部分。在口咽黏膜部位常有散在的淋巴滤泡。舌根和其上的舌扁桃体以及两会厌谷构成不完整的口咽前壁。会厌谷位于前方，左右各一，居舌会厌外侧襞和舌会厌正中襞之间，异物易停留此处。

三、喉咽

喉咽也称下咽。位于会厌上缘至环状软骨板下缘之间，向下连接食管，向前经喉入口与口咽腔相通。

喉咽的两侧和甲状软骨板内侧面之间，黏膜下陷形成梨状窝，左右各一，此处亦是异物易停留处。两侧梨状隐窝之间与环状软骨板后方的间隙称环后隙，下方即为食管入口，此处有环咽肌环绕。

（孟纲要）

第二节 咽壁的构造

咽壁从内向外有 4 层，即黏膜层、纤维层、肌肉层和外膜层。

一、黏膜层

鼻咽部黏膜为假复层纤毛柱状上皮，内有杯状细胞，固有层中有混合腺体。口咽部和喉咽部的黏膜为复层鳞状上皮，黏膜下层有黏液腺，分泌的液体用以湿润咽部黏膜。此外，在上皮层下有大量淋巴组织聚积，与咽部的其他淋巴组织共同构成咽淋巴环的内环。

二、纤维层

即腱膜层，位于肌肉层与黏膜层之间，由结缔组织构成，上厚下薄，上方附着于枕骨底部、颞骨岩部及蝶骨后缘。在颅底与咽上缩肌上缘之间者特厚，称颅咽腱膜。在咽后壁中线部分特别坚韧，形成咽缝，为咽缩肌的附着处。

三、肌肉层

按其功能可分为 3 组。

1. 咽缩肌组　居内层，分咽上、咽中、咽下三缩肌。此三肌由下而上呈叠瓦状环行排列。咽缩肌收缩时使咽腔缩小。

2. 提咽肌组　居外层，以茎突咽肌、腭咽肌与咽鼓管咽肌为主，茎突舌肌与茎突舌骨肌为辅，均为纵行。诸肌收缩时，提起咽喉部，协助完成吞咽动作。

3. 腭帆肌组　包括腭帆提肌、腭帆张肌、腭咽肌、腭舌肌和悬雍垂肌。其中除腭舌肌具有缩小咽峡作用，腭咽肌具有提咽、降腭及使两侧腭咽弓靠拢以关闭鼻咽的作用外，其余 3 组肌肉皆使软腭紧张和提起，鼻咽与口咽分隔，可防止逆咽，且利于发声。

四、外膜层

即筋膜层，为颊咽筋膜的延续，覆盖于咽部肌肉的外层，上薄下厚。鼻咽侧壁的顶与咽上缩肌的上凹缘之间有一间隙，也由颊咽筋膜覆盖。颊咽筋膜的前方附于翼突内侧板的后缘，上方附于枕骨底部及颞骨岩部的尖端。此间隙称为莫干尼窦，其下界平齐鼻腔底，前界相当于鼻中隔后缘前方约 6mm 处，外侧上方与卵圆孔相邻，自卵圆孔穿出的下颌神经即居于间隙的外侧。

（孟纲要）

第三节　咽的血管、淋巴及神经

一、血管

1. 动脉　主要由颈外动脉发出的咽升动脉支配。来自面动脉的腭升动脉和扁桃体动脉，上颌动脉的腭降动脉及舌动脉的舌背支亦为咽部的供血动脉。

2. 静脉　咽部的静脉血经咽静脉丛与翼丛，流经面静脉，汇入颈内静脉。

二、淋巴

1. 鼻咽部　淋巴先汇入位于咽后间隙内的咽后淋巴结，再注入颈外侧上深淋巴结，然后注入颈外侧下深淋巴结或直接注入颈干。咽扁桃体所属淋巴结，位于乳突与下颌骨升支之间的深处（鼻咽癌患者，此处淋巴结常首先肿大）。

2. 口咽部　腭扁桃体及腭舌弓和腭咽弓、软腭、咽侧壁、舌根和舌扁桃体的淋巴向外侧汇入：①下颌角淋巴结，属颈外侧上深淋巴结，位于二腹肌后腹下方、面静脉注入颈内静脉交角处，故称为颈内静脉二腹肌淋巴结，临床上又称角淋巴结。此淋巴结除接受口咽部淋巴外，还收纳鼻咽部淋巴，故腭扁桃体肿瘤、炎症或鼻咽癌时，此淋巴结亦常首先肿大；②上述淋巴汇流入颈外侧下深淋巴结。其中位于颈内静脉与肩胛舌骨肌交角处的淋巴结，称为颈内静脉肩胛舌骨肌淋巴结。舌尖部肿瘤首先转移至该淋巴结；③舌根、舌扁桃体和会厌谷的淋巴还可注入同侧或对侧的颈外侧深淋巴结的椎前淋巴结。该淋巴结位于深部椎前肌群之前，介于胸锁乳突肌及斜方肌之间的枕三角内。

3. 喉咽部　淋巴管穿过甲状舌骨膜进入颈深淋巴结。梨状窝及一部分喉咽部淋巴管则经喉前淋巴结，注入颈外侧上深淋巴结。

颈部淋巴结可分为颈前、颈外侧两组，其中以颈外侧淋巴结较为重要。颈外侧淋巴结又以颈筋膜浅层为界分为颈外侧浅淋巴结和颈外侧深淋巴结。淋巴流向是从沿颈外静脉排列的颈外侧浅淋巴结注入沿颈内静脉排列的颈外侧深淋巴结。颈外侧深淋巴结，又以肩胛舌骨肌下腹为界分为颈外侧上深淋巴结和颈外侧下深淋巴结两群。锁骨上淋巴结为颈外侧下深淋巴结的最低处。各群淋巴结之间联系复杂。有时改向，但基本传导通路如上。

三、神经

咽的感觉神经和运动神经主要来自由舌咽神经咽支、迷走神经咽支、副神经及交感神经构成的咽丛（pharyngeal plexus），位于咽后壁外膜层内。其中运动神经主要来自副神经（支配咽喉肌）。鼻咽上部、软腭及扁桃体上端的感觉为三叉神经的上颌神经所支配，且后两个部位为上颌神经的腭后神经所支配。扁桃体下端的感觉直接由舌咽神经未经咽丛的分支所支配。由于上述解剖因素，咽部疾病或手术常可因刺激咽丛而出现相应的临床症状。如：咽部、扁桃体、颈外侧上深淋巴结及喉入口等处的炎症、肿胀及肿瘤，均可通过迷走神经耳支引起外耳道深部疼痛；扁桃体切除术时或切除术后的创口疼痛及咽峡炎、扁桃体周炎、舌扁桃体炎等，皆可由舌咽神经通过鼓室神经引起放射性耳痛。

（田　浩）

第四节　咽淋巴环

咽部有丰富的淋巴组织，如淋巴滤泡、扁桃体及淋巴结。在咽部黏膜中，大量的淋巴细胞聚集成团形成淋巴滤泡，而无数的淋巴滤泡在某些部位汇聚形成团块状的淋巴组织，称扁桃体。由淋巴细胞和网状组织构成淋巴结。

上述淋巴组织在咽部形成咽淋巴环，分内环和外环。内环由扁桃体及淋巴滤泡等淋巴组织成环状排列在呼吸道及消化道的进口处构成，即①咽扁桃体（腺样体）；②鼻咽部的咽鼓管扁桃体；③腭扁桃体；④舌扁桃体；⑤咽侧索；⑥咽后壁淋巴滤泡；⑦咽部黏膜层散在的淋巴组织。内环的淋巴组织在儿童期发育旺盛，各淋巴组织体积较大，3～10岁时特别显著。青春期后开始退化。

外环由咽后淋巴结、下颌角淋巴结、下颌下淋巴结、颏下淋巴结组成。内、外环各自内部的淋巴组织相互通连，且内环淋巴流向外环，互相之间均以淋巴管相通。外环的淋巴又流向颈外侧上深淋巴结及颈外侧下深淋巴结。因椎前淋巴结与所有咽部淋巴径路间接相通，在临床上特别和舌根及喉咽部肿瘤关系紧密。另外，舌根部、软腭及鼻咽部的淋巴管可通向双侧，故这些部位的恶性肿瘤可能出现对侧淋巴结转移。

了解咽淋巴环的组成、交通，对咽部疾病的诊断、治疗和预后具有重要意义。

扁桃体与淋巴结不同之处在于前者缺乏淋巴窦和输入管。

一、咽扁桃体

咽扁桃体又称腺样体。位于鼻咽顶部与后壁交界处，外形似半个剥皮桔子，表面不平，且有5～6条纵槽，居中的槽最深，形成中央隐窝。在其下端有时可见胚胎期的颅颊囊残余的凹陷，临床上称为咽囊。此处易存留细菌，有炎症时称咽囊炎。从其上皮尚可发生颅咽管瘤。咽扁桃体黏膜上皮为假复层纤毛柱状上皮，间以复层鳞状上皮岛，基质与腭扁桃体及咽鼓管扁桃体相同，均为淋巴网状结构。咽扁桃体的纵槽中有大量黏液腺的开口，其黏液有清洁纵槽的作用。咽扁桃体与咽壁之间无纤维组织包膜，故行咽扁桃体切除术时不易彻底。若咽扁桃体过大，则可能与两侧的咽鼓管扁桃体不易分开。咽扁桃体自出生后即已发育，6～7岁时最大，一般10岁以后逐渐萎缩。成年后完全消失或仅有少许残余。

二、腭扁桃体

腭扁桃体习称扁桃体，左右各一。位于口咽两侧腭舌弓和腭咽弓之间的三角形扁桃体窝内。为咽淋巴组织中最大者。此窝前界为腭舌弓，后界为腭咽弓，外侧则隔扁桃体周围隙以咽上缩肌为界。

1. 腭扁桃体的结构　腭扁桃体分内侧面（游离部）和外侧面。外侧面较大，为一结缔组织包膜所包绕，此包膜与咽上缩肌相邻，且附着不紧密，形成一潜在间隙，称扁桃体周围隙。在其上部，仅有少许疏松组织充填其间，称为扁桃体上窝（在包膜之外），手术时较易分离，但也为扁桃体周脓肿的好发部位。腭扁桃体内侧游离面黏膜上皮为鳞状上皮，且上皮向扁桃体实质陷入形成 6～20 个隐窝，均为盲管，呈分支状。深浅不一，称扁桃体隐窝。其中有一最大而位置最高的隐窝，开口于半月襞之下，称扁桃体上隐窝，常为扁桃体周脓肿的发源地，炎症由此可穿过包膜蔓延至扁桃体上窝而形成扁桃体周脓肿。扁桃体隐窝内无黏液腺，此不同于咽扁桃体和舌扁桃体。故当腭扁桃体发生炎症时，脱落上皮、淋巴细胞、白细胞和各种细菌，可堆积于隐窝开口处，此时表现为扁桃体表面有点状豆渣样物附着，即所谓隐窝栓塞。但在扁桃体上窝内有 Weber 腺，这是一组管状黏液腺，由 20～25 个黏液腺样结构组成。共用导管分布至扁桃体包膜，开口于扁桃体表面，其分泌物被认为有助于扁桃体窝内食物残渣的消化。Passy（1994）认为扁桃体周脓肿是由于 Weber 腺化脓性炎症而引起的。目前认为：扁桃体切除术后，患者出现咽干症状可能与切除了该腺体有关；此腺的化脓性炎症亦是扁桃体周脓肿的原因之一。

扁桃体上、下均有黏膜皱襞。上端称为半月襞，位于腭舌弓与腭咽弓相交处，覆盖扁桃体上端，扁桃体上隐窝开口于其下方。下端为三角襞，由腭舌弓向下延伸，以广基止于舌根，包绕扁桃体下段。成人可无此襞。在三角襞中有淋巴组织，在施行扁桃体切除术时应将其尽量切除，以免其中的淋巴组织术后增生肥大而出现类似扁桃体残体的症状。

扁桃体由 3 种组织构成：结缔组织支架、淋巴滤泡及滤泡间组织（间质）。扁桃体包膜的结缔组织伸入扁桃体组织内，形成支架或称梁。在小梁之间为许多淋巴滤泡，滤泡中有生发中心。滤泡间组织为发育期的淋巴细胞。

2. 扁桃体的血管　动脉血主要来自颈外动脉的分支（5 支）：①腭降动脉，为上颌动脉的分支，分布于扁桃体上端及软腭；②腭升动脉，为面动脉的分支；③面动脉扁桃体支；④咽升动脉扁桃体支，来自颈外动脉。以上 4 支均分布于扁桃体及两弓；⑤舌背动脉的扁桃体支，分布于扁桃体下端。另外，颈外动脉偶以分支直接供应扁桃体。

扁桃体静脉血先流入扁桃体包膜外的扁桃体周围静脉丛，经咽静脉丛汇入颈内静脉。扁桃体的静脉血尚可流入翼丛，间接与海绵窦相通，故当扁桃体有较严重感染时，有引起海绵窦血栓性静脉炎的可能。

三、舌扁桃体

位于舌根部，呈颗粒状，大小因人而异。组织学特点与腭扁桃体相似。但有丰富的黏液腺，隐窝较短，每个隐窝及其周围的淋巴网状组织形成一个滤泡，许多这种滤泡组织构成了舌扁桃体。

（田　浩）

第四章

喉的临床解剖学

喉（larynx）居颈前正中，舌骨之下，上通喉咽，下接气管。喉上端为会厌上缘，在成人约相当于第3颈椎上缘或下缘平面。下端为环状软骨下缘。约相当于第6颈椎下缘平面。喉是由软骨、肌肉、韧带、纤维组织及黏膜等构成的一个锥形管腔状器官。

第一节　喉的软骨

构成喉支架的软骨共有11块。单个而较大的有甲状软骨，环状软骨及会厌软骨；成对而较小的有杓状软骨，小角软骨，楔状软骨及麦粒软骨。

1. 会厌软骨　位于舌骨及舌根后面，在喉入口之前，上宽下窄形如树叶；窄段称之为会厌软骨茎（柄），其下端借甲状会厌韧带连接于甲状软骨交角内面，切迹下方。会厌结节是会厌黏膜及其下的结缔组织形成的隆起，位于会厌喉面的根部，紧接室襞在甲状软骨附着处的上方。

2. 甲状软骨　为喉部最大软骨，由左右对称的四方形甲状软骨板组成。板的前缘在正中线上互相融合，后缘彼此分开。在正中融合处的上方呈 V 形切迹，称甲状软骨切迹，为颈部手术的一个重要标志。两个甲状软骨板在前缘会合形成一定的角度，此角度男性较小，上端向前突出，称为喉结，为成年男性的特征；在女性近似钝角，因此喉结不明显。板的外侧面自后上向前下有一斜线，为甲舌骨肌、胸骨甲状肌及咽下缩肌的附丽处。斜线上端名为甲状上结节，下端名为甲状下结节。后缘有甲状软骨上角及甲状软骨下角。上角借舌骨甲状侧韧带与舌骨大角连接。下角内侧面有关节面与环状软骨形成环甲关节。

3. 环状软骨　是喉部惟一呈完整环形的软骨，对于保持呼吸道的通畅特别重要。如被损伤，常后遗喉狭窄。环状软骨前部细窄，名弓；后方高而成方形的部分为板；板的上缘两侧各有一长圆形关节面，与杓状软骨构成环杓关节。每侧板弓相接处的外侧各有一关节面，与甲状软骨下角形成环甲关节。环状软骨弓的上缘与甲状软骨下缘之间为环甲膜，膜前皮下有一淋巴结，称喉前淋巴结，可因喉癌转移而肿大。环状软骨弓也为手术的重要标志，有助于数清楚气管环的数序。3 个月的婴儿其高度约相当于第 4 颈椎下缘平面。6 岁时降至第 5 颈椎以下，青春期降至第 6 颈椎平面。

4. 杓状软骨　形如三棱锥体，骑跨于环状软骨板上缘的外侧，两者之间构成环杓关节。

杓状软骨的基底呈三角形，前角名声带突，是声韧带及声带肌的附丽处；外侧角名肌突，环杓侧肌及部分甲杓肌外侧部的肌纤维附丽于其前方，环杓后肌附丽于肌突的后方。

杓状软骨功能复合体：是指杓状软骨及其附着结构的功能复合体。杓状软骨是其附丽肌肉活动的载体。各方向肌肉收缩导致杓状软骨不同的运动，将杓状软骨及其附丽的软组织理解为一功能复合体有助于改变传统的手术观念。

5. 小角软骨　系细小的软骨，位于杓状软骨顶端，居杓会厌襞后端。

6. 楔状软骨　位于杓会厌襞内，小角软骨之前。可能缺如。

7. 麦粒软骨　为纤维软骨。包裹于舌骨甲状侧韧带内。

喉软骨的关节活动：喉软骨有两对关节，即一对环甲关节和一对环杓关节。

环甲关节：由甲状软骨下角内侧面的关节面与环状软骨弓板相接处外侧的关节面构成。此对关节是甲状软骨和环状软骨之间的两个共同支点，如两个软骨前部的距离缩短，则后部的距离就有所增加，从而使环状软骨板后仰，附着于背板上的杓状软骨也随之后仰，使声带的张力增加，配合了声门的闭合。如环甲关节活动障碍，必将影响声带的弛张，使发声时，声门裂不能紧闭，出现梭形缝隙。若一侧环甲关节活动障碍或两侧活动不对称，在发声时，声门出现偏斜，后部偏向患侧或活动较差一侧。

环杓关节：由环状软骨板上部的关节面与杓状软骨底部的关节面构成。环杓关节是一对更为灵活的关节，对声门的开闭起重要作用，对环杓关节的活动形式有两种看法：一种认为杓状软骨在环状软骨上活动，主要以其垂直轴为中心，向外或向内转动以开闭声门。另一种认为杓状软骨是沿着环状软骨背板两肩上的关节面呈上下、内外、前后滑动，两侧杓状软骨互相远离或接近以开闭声门。与此同时，杓状软骨还有一定程度的向内或向外偏跨的配合活动。

（王晓辉）

第二节　喉的韧带及膜

喉体的各软骨之间有纤维状韧带组织相连接。

1. 甲状舌骨膜　为连接舌骨与甲状软骨上缘的弹性薄膜，膜的中央部分增厚，名舌骨甲状中韧带，两侧较薄，有喉上神经内支及喉上动脉、静脉经此穿膜入喉。膜的后外侧缘名舌骨甲状侧韧带。

2. 喉弹性膜　为一宽阔展开的弹性纤维组织，属喉黏膜固有层的一部分，分上、下两部。自喉入口以下至声韧带以上者为上部，较薄弱；在室襞边缘增厚的部分，名室韧带。室韧带前端附着于甲状软骨交角内面、声韧带附着处的上方，后端附着于杓状软骨前外侧面的中部。

下部名喉弹性圆锥，为一层坚韧而具弹性的结缔组织薄膜，其下缘分为两层，内层附着于环状软骨的下缘，外层附着于环状软骨的上缘。向上，此膜前方附于甲状软骨交角内面的近中间处，后附着于杓状软骨声带突，其上缘两侧各形成一游离缘，名声韧带。在甲状软骨下缘与环状软骨弓上缘之间，弹性圆锥前部的、可伸缩的、裸露在两侧环甲肌之间的部分，名环甲膜，其中央增厚而坚韧的部分称环甲中韧带，为环甲膜切开术入喉之处。

3. 甲状会厌韧带　连接会厌下端与甲状软骨，由弹性纤维组成，厚而坚实。

4. 舌会厌正中襞 系自会厌舌面中央连接舌根的黏膜襞。其两侧各有舌会厌外侧襞。在舌会厌正中襞与外侧襞之间，左右各有一凹陷，称会厌谷。吞咽时流质及半流质食物常将其充满。也为易藏异物之处。

5. 杓会厌襞 自会厌两侧连向杓状软骨，构成喉入口的两侧缘。在此襞后外下方，每侧有一凹隙，名梨状隐窝，尖锐异物也易停留此处。喉上神经经此窝的前襞和底部，在黏膜下形成一斜向内下行走的襞，称喉上神经襞，然后分出细支到达喉上部。于梨状隐窝内涂抹表面麻醉剂可麻醉喉上神经，临床上常用之。

6. 环杓后韧带 为环杓关节后面的纤维束。

7. 环气管韧带 为连接环状软骨下缘与第 1 气管环的纤维膜。

（王晓辉）

第三节 喉的肌肉

分为喉外肌及喉内肌两类。

1. 喉外肌 喉外肌将喉与周围结构相连，包括附丽于颅底，舌骨、下颌骨、喉及胸骨的肌肉。其作用是使喉体上升或下降，同时使喉固定。二腹肌、下颌舌骨肌、颏舌骨肌、茎突舌骨肌、咽中缩肌等舌骨上方的肌肉可使喉随舌骨上升而上升。发声时，则在胸骨甲状肌的共同作用下，当舌骨固定时，使甲状软骨向前、下方倾斜，从而增加声带的张力。

2. 喉内肌 起点及止点均在喉部，收缩时使喉的有关软骨发生运动。依其功能分成以下 4 组。

（1）使声门张开：主要为环杓后肌。该肌起于环状软骨背面之浅凹，止于杓状软骨肌突之后部。环杓后肌收缩使杓状软骨的声带突向外转动，两侧声带的后端分开，使声门开大。环杓后肌为喉内肌中惟一的外展肌，如两侧同时麻痹，则有窒息的危险。

（2）使声门关闭：有环杓侧肌和杓肌。环杓侧肌起于环状软骨弓两侧的上缘，向上、向后止于杓状软骨肌突的前面。收缩时，声带突内转，向中央会合，使声带内收、声门裂的膜间部关闭，声门裂的后 1/3 软骨间部，则呈三角形张开。杓肌为杓横肌和杓斜肌的合称。杓横肌起于一侧杓状软骨后外侧缘，止于对侧杓状软骨后外侧缘；杓斜肌成 X 形位于杓横肌后方，起于一侧杓状软骨肌突，止于对侧杓状软骨顶端。杓肌收缩时使两块杓状软骨靠拢，以闭合声门裂后部。

（3）使声带紧张和松弛：有环甲肌和甲杓肌。环甲肌起于环状软骨弓的前外侧，向上止于甲状软骨下缘。该肌收缩时甲状软骨和环状软骨弓接近，以环甲关节为支点，增加杓状软骨和甲状软骨之间的距离，并将甲杓肌拉紧，使声带紧张度增加，并略有使声带内收的作用。也有人认为：当发声时，环咽肌收缩，使环状软骨在脊柱前固定不动，而甲状软骨下缘向环状软骨弓接近；当吞咽时，环状软骨弓向甲状软骨下缘靠近。甲杓肌起自甲状软骨板交角的内面及环甲中韧带，止于两处：其一止于声韧带及声带突的部分，名甲杓肌内侧部或声带部（也称声带肌或甲杓内肌）；其二止于杓状软骨外侧缘和肌突前内侧的部分，名甲杓肌外侧部，也称甲杓侧肌。甲杓肌收缩时使杓状软骨内转，以缩短声带（使声带松弛）及兼使声门裂关闭。

（4）使会厌活动肌群：主要有杓会厌肌和甲状会厌肌。杓会厌肌为一部分杓斜肌绕

· 45 ·

杓状软骨顶部延展至杓会厌襞而成。该肌收缩使喉入口收狭。甲状会厌肌为甲杓肌一部分延展于声带突及杓状软骨之外侧缘达杓会厌襞及会厌软骨外侧缘而成，收缩使喉入口扩大。

（王晓辉）

第四节　喉的黏膜

喉黏膜由上皮层和固有层二层组成，喉弹性膜是固有层的一部分。

喉黏膜上接喉咽，下连气管黏膜。在会厌喉面、小角软骨、楔状软骨及声带表面的黏膜表层与深层附着甚紧，其他各处附着较松，特别是杓会厌襞及声门下腔最松，故易发生肿胀或水肿。在声带、杓状软骨间切迹、会厌的舌面及部分喉面、部分的杓会厌襞以及室襞的游离缘等处属复层鳞状上皮，其余各处属纤毛柱状上皮，与气管黏膜相同。

除声带游离缘外，喉黏膜内有大量混合性腺体，特别在会厌根部的舌面，杓会厌襞的前缘和喉室小囊等处更为丰富。

（王晓辉）

第五节　喉腔

喉腔是由喉支架围成的管状空腔，上与喉咽腔相通，下与气管相连。以声带为界，将喉腔分为声门上区，声门部和声门下区三部。

1. 声门上区　位于声带上缘以上，其上口呈三角形，称喉入口，由会厌游离缘，杓会厌襞和位于此襞内的楔状软骨，小角结节及杓状软骨间切迹所围成。声门上区之前襞为会厌软骨，二侧襞为杓会厌襞，后襞为杓状软骨。介于喉入口与室带之间者，又称喉前庭，上宽下窄，前壁较后壁长。

（1）室带：亦称假声带，左右各一，位于声带上方，与声带平行，由黏膜、室韧带及少量肌纤维组成，外观呈淡红色。前端起于甲状软骨板交角内面，后端止于杓状软骨前面。发声时边缘呈凸面向上的弧形，喉入口开大，黏液流出，使声带润滑；呼吸时边缘展直，喉室入口成窄隙状。

（2）喉室：位于声带和室带之间，开口呈椭圆形的腔隙，其前端向上向外延展成一小憩室，名喉室小囊或喉室附部，此处有黏液腺，分泌黏液，润滑声带。

2. 声门区　位于声带之间，包括两侧声带，前联合和后联合。

声带（vocal cords）：位于室带下方，左右各一，由声韧带、声带肌、黏膜组成。在间接喉镜下声带呈白色带状，边缘整齐。前端位于甲状软骨板交角的内面，两侧声带在此融合成声带腱称前联合。声带后端附着于杓状软骨的声带突，故可随声带突的运动而张开或闭合。声带张开时，出现一个等腰三角形的裂隙，称为声门裂，简称声门。空气由此进出，为喉最狭窄处。声门裂的前2/3介于两侧声韧带之间者称膜间部，后1/3介于两侧杓状软骨声带突之间者称为软骨间部，此部亦即所谓后联合。男性声带较女性长。魏能润等（1961）曾用X线片法测量声带的生理长度，成年男性的声带平均长度约为20mm，成年女性声带长度约为15mm。日本平野实对尸体声带测量结果：新生儿声带全长为2.5~3mm，膜部长

1.3~2mm，软骨部长 10~1.4mm，无性别差异。变声期声带因喉部迅速增大而被拉长，此时增长较多，并出现男＞女的差异。到 20 岁时，声带基本停止增长，男性全长 17~21mm，女性为 11~15mm；膜部男性长 14.5~18mm，女性为 8.5~12mm。软骨部男性长 2.5~3.5mm，女性为 2.0~3.0mm。

　　声带的显微结构：从显微结构上，可将声带分为 5 层，由浅入深依次为：第 1 层系上皮层，为多层鳞状上皮；第 2 层任克层，为疏松结缔组织；第 3 层为弹力纤维层；第 4 层是胶原纤维层；第 3、4 层构成声韧带；第 5 层为肌肉层，即声带肌。声带肌的肌束纤维走行与人体其他部位肌束纤维走行不同，它有纵、横、斜三向走行。声带 5 层组织，各层有不同的物理特性；外四层本身由喉肌被动控制拉紧、松弛，第 5 层声带肌除本身能主动收缩、放松外，同时还被环甲肌被动拉紧。因此，声带在发声运动时构成分层结构振动体。平野实（1981）将 5 层结构分为 3 部：第 1、2 层组成包膜部；第 3、4 层组成过渡部；第 5 层为本体部。声带在发声运动时，因环甲肌，声带肌的不同作用，各部由于不同声高，不同声强而产生不同形式的运动。发胸声时，声带肌收缩比环甲肌有力，声带本体部变硬及弹性增高，包膜松弛和弹性变小，黏膜波明显。发假声时，声带肌不收缩或轻微收缩，而环甲肌用力收缩，因此声带本体部和包膜都被动拉紧，保持同样张力，声带振动时黏膜波消失，上述现象在喉动态镜下可清楚观察到。

　　3. 声门下区　为声带下缘以下至环状软骨下缘以上的喉腔，该腔上小下大。幼儿期此区黏膜下组织疏松，炎症时容易发生水肿，常引起喉阻塞。

（王晓辉）

第六节　喉的神经、血管及淋巴

　　1. 神经　喉的神经有二：喉上神经和喉返神经，均为迷走神经的分支。

　　（1）喉上神经：在相当于舌骨大角高度分为内、外两支。外支主要为运动神经，支配环甲肌及咽下缩肌，但也有感觉支穿过环甲膜分布至声带及声门下区前部的黏膜。内支主要为感觉神经，在喉上动脉的后方穿入甲状舌骨膜，分布于会厌谷、会厌、声门后部的声门裂上、下方，口咽，小部分喉咽及杓状软骨前面等处的黏膜。也可能有运动神经纤维支配杓肌。北京市耳鼻咽喉科研究所解剖组（1971）观察喉神经 100 例，喉上神经内支的后支 100% 有小分支至杓肌的深部。内支有分支与喉返神经的后支吻合。

　　喉上神经封闭或酒精注射时，最好在舌骨大角和甲状软骨上结节连线的中点偏内侧 1cm 处刺入。

　　（2）喉返神经：迷走神经下行后分出喉返神经，两侧径路不同。右侧在锁骨下动脉之前离开迷走神经，绕经该动脉的前、下、后，再折向上行，沿气管食管沟的前方上升，在环甲关节后方进入喉内；左侧径路较长，在迷走神经经过主动脉弓时离开迷走神经，绕主动脉弓部之前、下、后，然后沿气管食管沟上行，取与右侧相似的途径入喉。喉返神经主要为运动神经，但也有感觉支分布于声门下腔、气管、食管及一部分喉咽的黏膜。

　　喉返神经分支变异甚多，一般在环甲关节后面或内面分为前、后两支，但也常在环状软骨以下处进行喉外分支者。据北京市耳鼻咽喉科研究所解剖组的观察，喉返神经绝大多数在喉外即开始分支，但真正入喉者均为两支。后支进入环杓后肌，支配环杓后肌及杓肌，与喉上神经内支的分支吻合；前支在环甲关节后面上行进入环杓侧肌，支配除环甲肌、环杓后肌及杓肌以外的喉内各肌。总之，喉返神经（包括前、后支）乃支配除环甲肌以外的喉内各肌。或云，喉返神经也由运动神经纤维支配环甲肌。

喉返神经左侧径路较右侧为长，故临床上受累机会也较多。

2. 血管　喉的血管来源有二：一为甲状腺上动脉（来自颈外动脉）的喉上动脉和环甲动脉（喉中动脉）；一为甲状腺下动脉（来自锁骨下动脉）的喉下动脉。喉上动脉在喉上神经的前下方穿过甲状舌骨膜进入喉内。环甲动脉自环甲膜上部穿入喉内。喉下动脉随喉返神经于环甲关节后方进入喉内。静脉与动脉伴行，汇入甲状腺上、中、下静脉。

3. 淋巴　喉的淋巴引流，与喉癌的局部扩展以及向颈部转移有密切关系。

喉的淋巴分成两个高度分隔的系统，即浅层和深层淋巴系统。

（1）浅层淋巴系统：为喉的黏膜内系统，左右互相交通。

（2）深层淋巴系统：为喉的黏膜下系统，左右互不交通。声门区几乎没有深层淋巴组织，故将声门上区和声门下区的淋巴系统隔开，又因左右彼此互不交通，故喉的深层淋巴系统可分成4个互相分隔的区域：即左声门上，左声门下，右声门上及右声门下。婴儿和儿童的淋巴管更发达，既稠密又粗大。随着年龄的增长，喉的淋巴组织有某种程度的退化。喉腔各区的淋巴分布引流情况。

1）声门上区：淋巴组织最丰富，淋巴管稠密而粗大。除喉室外，此区的毛细淋巴管在杓会厌襞的前部集合成一束淋巴管，穿过梨状窝前壁，向前向外穿行，伴随喉上血管束穿过甲状舌骨膜离喉；多数（约98%）引流至颈总动脉分叉部的颈深上淋巴结群，少数（约2%）引流入较低的淋巴结链和副神经淋巴结链。喉室的淋巴管穿过同侧的环甲膜、甲状腺进入颈深中淋巴结群（喉前、气管旁、气管前和甲状腺前淋巴结）和颈深下淋巴结群。

2）声门区：声带几乎无深层淋巴系统，只有在声带游离缘有稀少纤细的淋巴管，故声带癌的转移率极低。

3）声门下区：较声门上区稀少，亦较纤细。可分为两部分：一部分通过环甲膜中部进入气管前淋巴结（常在甲状腺峡部附近），然后汇入颈深中淋巴结群；另一部分在甲状软骨下角附近穿过环气管韧带和膜汇入颈深下淋巴结群、锁骨下、气管旁和气管食管淋巴结群。环状软骨附近的声门下淋巴系统收集来自左右两侧的淋巴管，然后汇入两侧颈深淋巴结群。故声门下癌有向对侧转移的倾向。

（王晓辉）

第七节　喉的间隙

喉有三个间隙，即会厌前间隙、声门旁间隙和任克间隙。这些间隙与喉癌的扩展有密切关系。

1. 会厌前间隙　此间隙形如倒置的锥体，上宽下窄，位于会厌之前，可分为上、前和后界。

上界：舌骨会厌韧带，此韧带表面有黏膜被覆，构成会厌谷之底部。

前界：舌骨甲状膜和甲状软骨翼板前上部。

后界：舌骨平面以下的会厌软骨。

会厌前间隙内充满脂肪组织。会厌软骨下部有多个穿行血管和神经的小孔和会厌前间隙相通，故会厌癌易循这些小孔向该间隙扩展。Maguire 认为：由于会厌软骨下部和会厌柄甚窄，故会厌前间隙的后界不仅有会厌软骨（构成后界的中部），且有左右两侧之方形膜构成后界之两侧部分。因此，会厌前间隙不仅在会厌之前，亦包绕在会厌之两侧，故该氏建议此间隙应称为会厌周围间隙，更为确切。

2. 声门旁间隙 左右各一，位于甲状软骨翼板内膜和甲杓肌之间，上和会厌前间隙相通。有前外、内、内下和后界。

前外界：甲状软骨翼板前部内膜。

内界：喉弹性膜之上部、喉室、甲杓肌。

内下界：弹力圆锥。

后界：梨状窝内壁黏膜转折处。

该间隙狭长，上通会厌前间隙，下达三角形膜。韩德民通过 100 例的整喉连续切片，观察了该间隙特点，建议以喉室外下角水平假想线为界，将该间隙分为上、下两个部分。上部属声门上区，下部属声门区。声门上癌常通过会厌前间隙发展到声门旁间隙，再经声门旁间隙发展至声门区。贯声门癌亦易向深层浸润侵及此间隙；由于此间隙位处喉的深层，故临床不易诊断。该间隙受侵犯常是喉部分切除术失败的原因。

3. 任克间隙 是潜在性的微小间隙，左右各一。位于声带游离上皮下层和声韧带之间，占声带游离缘之全长。正常时该间隙难以辨认，炎症时上皮下层水肿，声带息肉即形成于此。

（王晓辉）

第五章

耳鼻喉临床常见症状

第一节　耳部症状

症状是患者机体或精神方面的感觉和表现。耳部症状或其邻近组织器官和全身病变的局部表现，主要有耳痛、耳聋、耳鸣、耳溢液等。分述如下。

一、耳痛

耳痛是临床上常见的症状。耳痛的程度轻重不一，与疾病的性质和患者对疼痛的敏感性有关。按耳痛的病因可分为 2 类：①属耳部病变，称耳源性耳痛，耳部检查时必有异常发现；②耳部没有病变，称反射性耳痛，是耳部邻近或远处病变所引起的耳痛，耳部检查多无异常发现。据估计有半数的成年人属反射性耳痛，这是因为分布于耳部的感觉神经较多，如三叉神经、舌咽神经、迷走神经和颈神经。

耳痛常被患者描述为烧灼痛、跳痛或阵发性刺痛，持续时间可为短暂性、间歇性或持久性。不同的病因耳痛常有其特点，分述如下。

（一）耳源性耳痛

（1）各种耳外伤：外力使耳郭造成血肿或裂伤；异物进入外耳道引起皮肤损伤或鼓膜穿孔。根据损伤的情况，都会有不同程度的耳痛。中耳损伤，多数仅损伤鼓膜，如直接戳伤、取异物机械伤。外耳道压力突然增高，如打耳光、冲击波、跳水、腐蚀性液体等，都可使鼓膜损伤；如挤伤鼓室可造成颅底骨折可致鼓室积血等。中耳损伤耳痛较重，常伴随耳鸣、头晕。耳痛及耳聋的程度与鼓膜损伤的大小及耳蜗受损有关。

（2）耳带状疱疹：又称为疱疹性膝状神经炎，是病毒感染所致。按病情不同分为 3 型：耳郭疱疹、耳郭疱疹并发面瘫、耳郭疱疹并发面瘫及听神经症状。发病初期耳部不适、灼热或僵硬感、低热、轻度头疼等。继之耳部出现阵发性疼痛，逐渐加重，有的患者耳痛无法忍受。此时耳郭、外耳道甚至鼓膜可出现红肿，数日后局部皮肤出现疱疹，面瘫多在 1 个月内恢复。如累及听神经，则可发生耳鸣、耳聋或伴有眩晕、恶心、呕吐等前庭神经症状。

（3）外耳道疖：又称局限性外耳道炎，疖肿发生于外耳道软骨部，因该处有毛囊、皮脂腺、耵聍腺，皮肤损伤后，常为葡萄球菌侵入而发病。主要的症状是跳动性耳痛，张口、咀嚼、打哈欠时耳痛加重，常放射到头部，因痛影响睡眠。婴儿因不会讲话，常表现为哭闹不安，如触动耳部，疼痛更甚。疖肿位于外耳道后壁者，炎症可向耳后扩散而肿胀，使耳后沟消失，或耳后乳突皮肤红肿，可被误诊为急性乳突炎。一般发病 5~6d 后，疖肿溃破，外耳道流出少量血脓，耳痛随之减轻。

（4）化脓性耳郭软骨膜炎：是严重的外耳疾病。常在耳郭外伤后，发生细菌感染，以绿脓杆菌及葡萄球菌居多。早期耳郭灼热感，继而局部肿胀、疼痛，并迅速加剧，呈持续性的耳痛，用一般的止痛药物也难制止。且有全身不适，并有发热。耳郭红肿、增厚、触之坚硬，而缺乏弹性，触之疼痛更甚。脓肿形成时，耳郭表面呈暗红色，或有局限性隆起，或有波动感。脓肿破溃后，疼痛减轻，可形成瘘管长期不愈。

（5）疱性鼓膜炎：是病毒感染引起的鼓膜急性炎症，病变限于鼓膜及外耳道近鼓膜处的皮肤。常发于感冒、流感或麻疹之后。多为突然耳深部疼痛，呈持续性刺痛或胀痛，可有同侧头痛，小儿可有哭闹不安。大疱破裂后，外耳道流出血性或浆液性分泌物后，此时疼痛缓解。

（6）耵聍腺瘤：也称外耳道腺瘤、外耳道圆柱瘤等。该瘤包括良性和恶性肿瘤。恶性变早期，有疼痛是其特点，且局部有触痛。肿瘤发生继发感染时，耳痛加重，并放散到患侧头部。因此，外耳道肿瘤，尤其伴有疼痛者，应引起高度重视。

（7）急性化脓性中耳炎：患者多有上呼吸道感染，细菌经咽鼓管进入中耳。因鼓室积脓或黏膜肿胀，刺激神经末梢而产生剧烈耳疼痛。在鼓膜没有发生穿孔前，耳深部锐痛，或跳动性疼痛，在打喷嚏、咳嗽、吞咽时耳痛加重。其疼痛可放散至患耳同侧颈部、头顶部、牙齿或整个半侧头痛。如为婴儿，可出现哭闹不安、拒食。当鼓膜自行穿孔或切开鼓膜，脓液排出后，耳疼痛骤减，全身的症状也随之改善。

（8）急性化脓性乳突炎：是乳突气房化脓性炎症，主要发生于儿童，现很少见。为急性化脓性中耳炎的并发症，鼓室炎症经鼓窦而致乳突气房积脓。耳痛的特点为急性中耳炎后，耳痛持续不减，并呈跳动性疼痛。有明显的耳后（乳突区）红肿、压痛。

（9）中耳癌：一般早期耳胀痛，可能为肿瘤的压迫，或骨质破坏所致。主要是跳动性疼痛，可向面、颞、乳突、枕部放散性疼痛，有时剧烈疼痛使患者难忍受，夜间更甚。耳痛的程度与局部检查所见不相称，是本病的特点。

（二）反射性耳痛

耳部有丰富的感觉神经末梢，如三叉神经第 3 支的耳颞支分布在耳屏、外耳道前、上壁外部分的耳轮皮肤；迷走神经耳支和舌咽神经、面神经分支相接，并共同分布于耳甲腔、外耳道后壁、耳郭后、内方及附近的乳突皮肤；耳大神经后支分布在耳郭的前后部，并有枕小神经分布在耳郭皮肤；鼓膜外层的神经分布与外耳道相应的区域相同，鼓膜内层和鼓室的感觉均受鼓室神经丛支配。由于耳部有丰富神经的分布，而这些神经同时支配其他部位的感觉，所以远处的病变可引起反射性耳痛。

（1）鼻与口腔疾病：如鼻窦炎、高位鼻中隔偏曲、上颌窦肿瘤、急性鼻咽部炎症、龋牙、阻生牙、牙周病、口腔溃疡、牙根脓肿、口腔肿瘤及下颌关节病等，均可通过三叉神经引起反射性耳痛。

（2）咽部疾病：如急性咽炎、急性扁桃体炎、扁桃体周围脓肿、咽旁及咽后脓肿、扁桃体手术后、茎突过长、咽部溃疡或咽部肿瘤等，因舌咽神经受累，传至鼓室神经丛引起反射性耳痛。

（3）喉部疾病：如急性会厌炎、喉软骨膜炎、喉脓肿、喉结核、喉癌、下咽癌等，通过喉上神经迷走神经耳支引起反射性耳痛。甚至肺、支气管疾病经迷走神经分支的反射，也可引起耳痛。

（4）颈部疾病：如颈关节盘病、颈椎关节炎、胸锁乳突肌纤维组织炎，通过第 2 和第 3 颈神经，引起反射性耳痛。

再者耳部的感觉神经的炎症、神经痛等，均可引起耳部疼痛。

临床上，若患者主诉耳痛，而耳部正常，应仔细检查咽、喉、口腔等处，寻找病因。

二、耳溢液

耳溢液又称耳漏，是指外耳道有异常的液体存积或外流，其液体可来自外耳道、耳部周围组织、中耳、迷路或颅内，这是耳病常见的症状。应分清楚耳溶液性质、色泽、气味。

正常的外耳道有少量的皮脂腺、耵聍腺分泌出一些物质及上皮脱屑，而有些人的耵聍生物化学成分有变异，分泌出黄色的油状物，这也属于正常。单纯外耳道病变引起耳溢液是没有黏液成分的，任何黏液或混杂有黏液成分的分泌物必然来自中耳，这是因为外耳道只有复层鳞状上皮，而无分泌上皮。

（一）耳溢液的性质

耳溢液的性质有浆液性、黏液性、脓性、血性、混合性或脑脊液性。实际上，大多数患者耳溢液有 2 种以上的性质，或在某些病变发展过程中，由一种变为另一种。

（1）浆液性：为淡黄色，微混浊，含有蛋白质、少量的白细胞及脱落细胞，可凝结成块状，常见于外耳道湿疹、急性中耳炎的早期；疱性鼓膜炎，在大疱破溃后，流出的液体呈血性浆液或浆液性；中耳炎有过敏性改变时，中耳的黏膜呈苍白水肿，浆液性分泌物增多，外溢，含有嗜酸性白细胞。

（2）黏液性：由于中耳炎和腺体的化生，黏液腺分泌亢进，耳溢液中含有大量黏液，可拉长呈丝状，随着炎症的好转，黏液成分逐渐减少，多见于无混合感染的慢性单纯性中耳炎；因外伤或感染的腮腺炎症，有瘘管通向外耳道时，亦有黏液性分泌物。

（3）脓性：是化脓性炎症的产物，分泌物含有大量的脓细胞和组织崩解物。纯脓性，常见于外耳道疖、外耳道炎；化脓性中耳炎急性期，从鼓膜穿孔处流出黏液脓，常有搏动性；中耳炎合并硬脑膜脓肿、侧窦脓肿或脑脓肿，有较多的脓或臭脓；耳周淋巴结、囊肿化脓或腮腺化脓，向外耳道破溃时，可流出大量脓液。

（4）血性：多见于耳外伤、外耳道乳头状瘤、中耳癌及颈静脉体瘤糜烂溃破时，出现血性物；外耳道或中耳黏膜损伤可发生纯血性耳溢液。

（5）混合性及水样性：颞骨骨折伴脑膜损伤时，若脑脊液混有血液则耳溢液呈红色水样液体，而无血液混入时呈水样液体。

（二）耳溢液色泽、气味和量

（1）耳溢液色泽：因细菌感染的种类不同而异，如绿脓杆菌感染，其脓呈铜绿色；金黄色葡萄球菌或肺炎球菌感染，其脓呈黄色，较黏稠；溶血性链球菌或嗜血杆菌感染，其分泌物呈淡红色，较稀；真菌感染，常因菌种不同而脓的颜色也不一样，如呈黑色、黑褐色、黄褐色，在耳分泌物中可出现霉膜。

（2）耳溢液气味：浆液性或黏液性耳溢液一般无臭味。慢性单纯性化脓性中耳炎的分泌物，可有轻微的臭味，但经清理治疗后，多减轻或消失；臭味多因为脱落细胞上皮和细菌腐败所致，如胆脂瘤性中耳炎有特殊的臭味；中耳癌因有渗血及组织坏死，脓液有恶臭；如死骨形成或有骨坏死溃疡，也有臭味。

（3）耳溢液的量：常因病因及其性质不同而有区别，如急性化脓性中耳炎，鼓膜自行穿孔或切开鼓膜排脓，其数量较多，在穿孔处可见到搏动性溢脓；也见于中耳炎合并硬脑膜外脓肿、侧窦脓肿的患者有大量的脓液，呈搏动性溢出。在临床上应特别注意，凡耳流脓突然减少或突然增多，并伴有头痛、发热、白细胞增多或有颅内压增高的体征时，应考虑到颅内并发症的发生；外耳道疖，脓头破溃后可有少量的脓栓，脓量不多；腮腺化脓感染，溃破到外耳道时，可流出大量的脓液；胆脂瘤中耳炎如局限于上鼓室者，可见到少量干酪物，如为鼓膜松弛部穿孔，而又被干痂覆盖时，若不仔细清除极易漏诊，须引起注意。

三、耳聋

听觉系统的传音或感音部分发生病变时，都可发生听力障碍，其所致的听力减退，统称耳聋。在耳聋较轻时，声音增强可听到声音者，为听力减退或重听；耳聋严重时，甚至完全丧失听力，称为全聋。小儿自幼全聋，丧失了学习语言的机会，因聋致哑，而成为聋哑人。

耳聋按性质可分为器质性和功能性2大类。器质性耳聋，根据病变的部位，可分为传导性聋、感觉神经性聋和混合性聋3种。传导性聋病变在外耳、中耳或少数的耳蜗损害，使声波传入内耳受到障碍，常见的疾病如外耳道闭锁，耵聍栓塞，外耳道异物，急、慢性中耳炎，鼓室硬化症等；感觉神经性聋病变部位在耳蜗、听神经或听中枢，常见的疾病如突发性聋、噪音性聋、中毒性聋、老年性聋等；混合性聋，是由于传音系统和感音系统均受损害，根据病变部位及侵犯的程度不同，有传导为主或感音为主的混合性聋。功能性耳聋如癔症性聋、精神性聋和伪聋。

四、耳鸣

耳鸣是指外界无响声，而感觉耳内有声音，它是听觉紊乱的一种现象。患者感耳内或颅内有响声，如铃声、哨声、汽笛声、轰鸣声、嗡嗡声、蟋蟀叫声、蝉鸣声等。耳鸣多属噪声，有间歇性或持续性，一耳或双耳，轻者患者毫不在意，重者扰人不安影响睡眠或使人难以忍受。耳鸣仅是一种表现，可由多数耳的疾病及许多全身疾病所引起。在极安静的环境中注意留心细听，几乎每个人都有耳鸣。但有些生理性的动作，如咀嚼、呼吸及吞咽时都会感到有声音。只是人们习以为常，不应叫作耳鸣。

根据耳鸣的性质，可分为主观性耳鸣和客观性耳鸣2大类。前者常见，约占耳鸣总数的95%以上，其耳鸣仅为患者本人能听到响声；后者少见，患者和检查者都能听到响声，因此称为他觉性耳鸣。

（王晓辉）

第二节　鼻部症状

鼻部疾病可发生多种症状，常见有鼻阻塞、鼻溢、嗅觉障碍、鼻源性头痛、共鸣障碍等。分述如下。

一、鼻阻塞

鼻腔发生机械性阻塞或因鼻腔、鼻咽部有病变时，阻碍了气体流通，患者自觉有鼻呼吸不通畅时，称为鼻阻塞。

鼻阻塞是鼻部疾病常见的症状之一。由于病因、病变部位和程度的关系，可为一侧性或两侧性，短暂性或持续性，交替性或阵发性，部分性或完全性，突然发生或逐渐加重的鼻阻塞等。

鼻阻塞的原因，多由于病变使鼻腔的通道变窄所致。

（1）鼻黏膜病变：黏膜水肿、黏膜肿胀，有黏稠的分泌物或痂皮以及瘢痕的粘连等引起的鼻阻塞。有的虽无机械性的狭窄，如萎缩性鼻炎，因为鼻腔通道变为直管形，而不是正常的抛物线形，并有鼻黏膜纤毛运动功能的减退或消失，使患者有鼻阻塞的感觉，即使清除鼻腔的痂皮，患者仍感觉有鼻阻塞。

（2）鼻腔结构改变：如鼻中隔偏曲、畸形、血肿、脓肿、鼻甲肥大、鼻息肉及鼻肿瘤等疾病引起的鼻阻塞。

（3）鼻腔静脉压增高：当侧卧时，位于下方一侧鼻阻塞，其原因是下方一侧鼻静脉压增高，鼻甲被动充血、肿胀。当恢复为仰卧时，鼻阻塞症状消失，称为位置性鼻阻塞。也有的当仰卧时，出现双侧鼻阻塞者，这提示鼻黏膜的静脉压增高，如头位抬高或坐起时，鼻阻塞缓解或消失。

新生婴幼儿鼻阻塞虽不多见，其后果严重，除可引起呼吸困难或窒息外，还可以因吮奶困难，发生营养不良，而影响正常发育。儿童鼻阻塞长期用口呼吸，呼吸道阻力明显减少，可影响胸廓的发育，可出现扁平胸或鸡胸，有的可发生硬腭上拱，牙列不整齐，睡眠打鼾等表现。如果双侧鼻阻塞，成人或儿童其言语声可呈现闭塞性鼻音。

由于鼻阻塞长期张口呼吸，吸入的干燥或过冷的空气，未经鼻腔的调节，常会引起口唇、口腔、咽喉、气管和下呼吸道的急性或慢性炎症，并出现相应的症状。

鼻阻塞常伴有鼻溢液和鼻黏膜纤毛的运动障碍，容易发生继发性感染，或经鼻咽侧壁的咽鼓管累及中耳时，可出现耳鸣、耳闷和传导性听力减退。长期鼻阻塞的患者常有头昏、头痛、记忆力减退、失眠、多梦、注意力不能集中等全身症状。由于张口呼吸的阻力明显减小，在胸内不能形成足够的负压，肺活量也减少，不利于肺泡的气体交换，会出现慢性缺氧，使心脏负担加重，对老年或虚弱的患者，可引起低氧血症和诱发心脏病的可能性。

除以上各种病因外，如鼻腔异物、结石、腺样体肥大及鼻咽部肿瘤等，均可发生鼻阻塞。因此，对鼻阻塞的患者要认真对待，针对病因，采用不同的治疗方法，设法恢复正常的经鼻呼吸。

二、鼻溢液

鼻溢液是鼻部疾病常见的症状之一，在正常情况下，鼻黏膜的腺体，如浆液腺、黏液腺、浆黏液腺、杯状细胞和嗅腺，都会产生少量黏液，以维持鼻腔黏膜纤毛运动，调节吸入的空气的温度和湿度以及辅助嗅觉的功能。一般成年人每日从鼻腔分泌物中排出水分 500 ~ 1 000ml，部分水分随呼吸气流而蒸发，另一部分则由鼻黏膜纤毛运动，屏往鼻咽部咽下或咯出。当鼻有病变时，分泌物的量和性质也发生变化，根据溢液的状态可判断出何种鼻病及其程度，按其性状可分为水样、浆液性、黏液性、黏脓性、血性、脑脊液等数种。

（1）水样溢液：呈透明清水样，为血管渗出液及黏液混合分泌物，内含有脱落的上皮细胞、白细胞、少量的红细胞及黏蛋白。多见于急性鼻炎的早期、血管运动性鼻炎及过敏性鼻炎的发作期，均有大量的水样分泌物，但后者分泌物中含多量的嗜酸性白细胞。

（2）黏液性溢液：在正常鼻腔仅有少量分泌物覆盖黏膜表面，呈半透明状，内含有黏蛋白。当感情冲动，或受到物理性及化学性刺激时，可分泌大量的黏液。鼻腔有慢性炎症如慢性鼻炎或急、慢性鼻窦炎等时，也可使黏液性分泌物增加。

（3）黏脓性溢液：为黏液和脓的混合物，常见于慢性鼻炎、慢性鼻窦炎或急性鼻炎的恢复期。

（4）脓性溢液：有的分泌物呈绿黄色、混浊，有臭味，内含大量的坏死白细胞。多见于炎症侵及骨质，如齿源性上颌窦炎、额骨骨髓炎、上颌骨骨髓炎、鼻腔异物及恶性肿瘤伴部分坏死时常伴有恶臭脓性分泌物。

（5）血性溢液：是指鼻分泌物中带血，表现为鼻涕中有血丝或血涕，常见于鼻腔异物、鼻腔结石、溃疡、急性鼻炎、萎缩性鼻炎、鼻腔鼻窦或鼻咽部肿瘤等。鼻涕有血性物，可为鼻腔后部、鼻窦及鼻咽部恶性肿瘤的早期症状，应提高警惕，以免漏诊。

（6）脑脊液鼻溢液：脑脊液经额窦、筛窦或筛板的瘘孔流入鼻腔，再经鼻前孔流出时称为脑脊液鼻溢，又称脑脊液鼻漏。脑脊液无色透明、呈水样，内含葡萄糖，不含黏蛋白，久置后不会自行凝结，可经化验方法鉴别。脑脊液鼻漏常见于颅底骨折、鼻窦外伤、先天性脑膜脑膨出症等，有时可为鼻部手术的并发症。

（7）鼻痂皮、血痂或脓痂：常由于鼻分泌物干燥形成的。慢性鼻前庭炎常有表皮结痂；慢性干燥性鼻炎鼻腔前部常见有薄干痂；小儿鼻窦炎黏液脓性分泌物常存积在鼻腔前部，或在鼻前庭处结成脓痂；干酪性鼻炎和鼻窦炎可经常排出干酪性物质，并有臭味；萎缩性鼻炎鼻腔宽大，并附有干痂，有臭味，用力擤鼻时可排出大块筒状痂皮，常伴有少量鼻血。特异性感染，如麻风、鼻硬结症等，鼻黏膜呈萎缩性变或有结痂现象。

三、嗅觉障碍和恶臭

人的嗅觉不如其他哺乳动物敏感，而且人的嗅觉阈值因人、因时、因环境不同而有差异，一般人可分辨出2 000～4 000种不同的气味。女性的嗅觉，对某些气味来说，比男性敏感。女性在月经周期不同的阶段，常有嗅觉方面的变化，妊娠早期嗅觉敏感性增强，妊娠末期敏感性降低，这可能与神经内分泌系统有关。在饥饿时，室内温度、湿度增加时，嗅觉敏感度提高；吃饱时嗅觉敏感度降低。

嗅觉障碍，包括完全缺失，即不能嗅出任何气味；部分缺失，有些气味可以嗅出来；嗅觉减退；嗅觉过敏，即对气味敏感性提高；幻嗅，无特殊气味时也可嗅到不快的气味。其原因有以下几种。

（1）鼻黏膜短暂性的肿胀、充血，如急性鼻炎、过敏性鼻炎、血管运动性鼻炎的急性发作期所引起的鼻阻塞，常有暂时性嗅觉减退或缺失。

（2）鼻腔慢性疾病：如鼻息肉、鼻甲肥大、鼻中隔偏曲等，可直接或间接地影响嗅区的通气，可使嗅觉逐渐减退或缺失。

（3）鼻黏膜萎缩变性：其病变累及嗅区时，可致嗅觉减退或缺失，如链霉素或其他药物中毒、头颈部放疗后、老年性鼻黏膜萎缩等。

（4）颅内病变或外伤：如颅底骨折、脑肿瘤、垂体瘤、脑膜瘤等，使嗅球、嗅索、嗅通路和嗅皮质中枢受到损害时，出现嗅觉障碍。

（5）鼻黏膜长期接触有害气体：如溴气、氯气或吸烟，可致嗅觉减退或缺失。流行性感冒病毒感染，可致嗅神经末梢损害，有的出现永久性失嗅。

（6）大脑皮质疾病引起幻嗅：多发生在神经性精神性疾病，如精神分裂症、抑郁症、癔症或慢性乙醇中毒等。

另外一种恶臭嗅觉，是由于体内某种原因产生实际存在的恶臭味。这种恶臭嗅觉的患者和他人都觉得有臭气味，有时可仅为他觉性的臭味，而患者自己不感觉有恶臭味。常见有以下几种病。

（1）萎缩性鼻炎：晚期为臭鼻症，常有他觉性恶臭，尤其是夏季更为严重，与其接近者极易察觉。但患者本人多不自觉有恶臭味。这是因为鼻腔嗅区黏膜的损害，而丧失嗅觉功能所致。

（2）干酪性鼻炎：又称干酪性臭鼻症，其特点是鼻腔或鼻窦内充满有奇臭干酪样或豆腐乳状的腐败物质，并有头痛、牙痛、脓血性鼻液，其嗅觉减退。晚期可破坏骨质，造成面部畸形。

（3）鼻腔异物：多见于儿童，一侧鼻腔流出血脓臭味分泌物，可伴有黏膜感染故有臭味。患儿多不自诉，常被他人察觉，才到医院就诊。

（4）骨髓炎：婴幼儿上颌骨骨髓炎，常在眶下缘或上颌牙槽处发生瘘管，分泌物有臭味；额骨骨髓炎，有时眼眶内上角发生瘘管，排出臭脓。

（5）牙源性上颌窦炎：成年人化脓性上颌窦炎可因牙根感染所致，排出的分泌物多有臭味。

四、鼻源性头痛

因外鼻、鼻腔、鼻窦疾病引起的头痛，称为鼻源性头痛。其疼痛多为鼻根、前额、眼眶或面部的隐痛、钝痛或胀痛，但很少引起全头痛。

（一）鼻源性头痛的特点

头痛与鼻部疾病有关，并伴有鼻部症状，如鼻阻塞、流脓涕、嗅觉障碍等；头痛可有时间性，如急性上颌窦炎引起的头痛，早晨轻，下午重，而急性额窦炎上午头痛严重，下午减轻；头痛有一定部位，如急性上颌窦炎引起的头痛，位于同侧面颊部或上列牙齿疼痛，而急性蝶窦炎引起的头痛，位于头顶部或眼球深部钝痛；在低头、弯腰、咳嗽、过劳、愤怒、饮酒等受到刺激时，引起头部静脉压增高，可使头痛加重；鼻腔应用血管收缩剂或黏膜表面麻醉后，鼻腔通气或引流改善时，头痛减轻或消失。

（二）性质与程度

浅表而有烧灼感的头痛，一般为浅表软组织损害；深部而呈钝性的头痛，多为深部病变；血管舒缩功能失调，引起头颅动脉异常扩张，可发生跳动性头痛；发作性、闪电样、尖锐而剧烈头痛或面痛，多属于神经性疼痛。常见的鼻源性头痛有以下几种疾病。

1. 鼻疖 多发于鼻前庭，常见于局部外伤，糖尿病或抵抗力低下的患者。发病初期感到鼻部灼热及胀痛，继而局部有剧烈跳痛。还常伴有畏寒、发热、头痛，全身不适等症状。病情较重者，感染可向周围扩散，此时可见鼻翼、鼻尖、上唇明显肿胀热痛。严重者可并发海绵窦血栓性静脉炎。

2. 急性鼻窦炎 除牙源性与外伤性鼻窦炎外，所有的鼻窦炎都是鼻炎的并发症。其所致的头痛系因黏膜充血、肿胀和窦口引流受阻而引起阻塞性头痛；鼻窦开口被阻塞，窦内空气逐渐被吸收，窦腔造成负压时，可引起真空性头痛；窦内负压过久，黏膜血管扩张，血浆渗出，窦内充满液体压力增高时，可出现张力性头痛。各急性鼻窦炎的头痛有以下的特点。

（1）急性额窦炎：其疼痛在患侧额窦部、眼眶内上方。头痛有周期性，早晨起床后数小时有严重的头痛，下午减轻，傍晚缓解或消失，如炎症不消退，第2d重复同样发作。头痛的周期性与额窦的特点有关。坐、立位时脓液向下移动，阻塞了额窦开口，窦腔内空气被吸收而出现真空性头痛。待窦口开放脓液排出，空气进入窦腔后头痛缓解或消失。

（2）急性上颌窦炎：由于炎症黏膜的肿胀和分泌物的增多，窦口被阻塞，早期出现上颌窦区疼痛，可累及眼眶、额部、上列牙处疼痛。其头痛并不严重，常为隐痛、钝痛或胀痛，以午后为重，夜间缓解。

（3）急性筛窦炎：有重度急性鼻炎的症状，头痛位于鼻根深部及眉间处，常在患侧内眦角有闷痛，眶内有胀感等，有时疼痛放射到颞部或头顶部。

（4）急性蝶窦炎：常和筛窦炎同时发生，故称为急性筛蝶窦炎。因蝶窦位置较深，如发炎时常表现为眼球后方或枕部钝痛，有时可放射到头顶、额或颞部。

（5）慢性化脓性鼻窦炎：一般无明显头痛，如有头痛，常表现为钝痛或头部沉重感。前组鼻窦炎多表现前额部和鼻根部胀痛或闷痛，而后组鼻窦炎的头痛在头顶部、颞部或后枕部。牙源性上颌窦炎者，常伴有同侧上列牙痛。

（6）航空性鼻窦炎：也称气压创伤性鼻窦炎，主要的症状是在乘飞机下降时，突然感到头痛或面部的鼻窦区疼痛，可伴有鼻出血。额窦的鼻额管细长而弯曲，故容易受损害，上颌窦次之，其他的鼻窦很少受影响。

（7）鼻中隔偏曲：中隔高位偏曲、嵴突或伴有一侧鼻甲肥大，持续压迫鼻黏膜，刺激了三叉神经，可致反射性头痛。

（8）鼻肿瘤：因肿瘤阻碍鼻窦排脓，造成真空性的头痛；肿瘤本身向周围浸润扩大，直接侵犯感觉神经，如上颌窦恶性肿瘤，可引起牙痛。肿瘤一旦侵及破坏颅底，可引起难以忍受的剧烈头痛。

五、共鸣障碍

人的共鸣器官有鼻腔、鼻窦、鼻咽腔、口腔、喉腔、咽腔和胸腔等。其中口腔和咽腔由于肌肉运动，可以改变其形状，称为可调共鸣腔，而鼻腔、鼻窦、鼻咽腔比较固定，称为固定共鸣腔。凡共鸣腔不论肌肉运动障碍、神经肌肉麻痹、肌肉痉挛、结构异常、先天畸形、占位病变、炎症肿胀等，都可影响共鸣。有以下原因可引起共鸣障碍。

（1）闭塞性鼻音：正常发育时，鼻腔、鼻窦因疾病可影响正常的共鸣作用，如果所发出的声音不能通过两侧鼻腔时，仅从口腔发出的声音，称为闭塞性鼻音。常见疾病如伤风感冒、多发性鼻息肉、肥厚性鼻炎、小儿增殖体肥大、先天性鼻后孔闭锁、鼻及鼻咽肿瘤、软腭与咽后粘连等，使鼻腔闭塞，而失去共鸣作用。

（2）开放性鼻音：鼻和咽部的共鸣作用是否正常，取决于腭咽闭合功能，如腭咽在发音时不能闭合，则出现开放性鼻音。常见疾病如腭裂、软硬腭穿孔、软腭缩短、软腭麻痹等。

口腔、咽腔、下咽部有病变时，也会影响发音，如常见的扁桃体周围脓肿，因影响软腭的运动，在发音时出现口中含物的声音。

（董瑞英）

第三节　咽部症状

咽部疾病的症状，主要由咽部疾病所引起，也可由咽部邻近器官或组织病变所致或为全身疾病的局部表现。咽部疾病的主要症状有咽痛、吞咽困难及咽部异物感等。

一、咽痛

咽痛为咽部常见的症状，多因局部感染或为全身疾病在咽部的表现。咽是极为敏感的器官，其感觉神经纤维来自舌咽神经、三叉神经、副神经及迷走神经。其中，鼻咽部和口咽部的痛觉，系由舌咽神经咽支、三叉神经上颌支及蝶腭神经的分支、副神经和颈交感神经节的分支等所组成的咽丛支配的。喉咽部的痛觉由迷走神经的分支——喉上神经所支配。口腔的痛觉主要由三叉神经分支所支配。食管的感觉有迷走神经和交感神经支配。

任何局部或全身因素刺激痛觉神经末梢时，其冲动传入岩神经节，再经延髓、丘脑和大脑皮质的痛觉中枢而产生咽痛。其疼痛的程度，取决于疾病的部位、性质及范围，并与患者对疼痛的敏感性有关。由于与邻近器官间的神经联系，邻近器官的疾病也可引发反射性的咽部疼痛。其疼痛有刺痛、钝痛、烧灼痛、隐痛、胀痛、撕裂样痛或搏动性跳痛等，可为阵发性或持续性疼痛。一种是自发性咽痛，即在无吞咽动作时感到疼痛，吞咽时加重；另一种称激发性咽痛，即在吞咽时才产生疼痛。自发性咽痛，多能指出疼痛的部位，而咽喉部疾病多属此类。

（一）可引起咽痛的咽部疾病

（1）急性咽炎：轻者咽部微痛，重者可剧痛，尤其在进食吞咽时疼痛明显。

（2）急性扁桃体炎：初感咽喉干燥不适，继而有咽痛，吞咽或咳嗽时加重，常引起反射性耳痛。化脓性扁桃体炎，多为溶血性链球菌感染所致。常伴有发热、头痛等，腭扁桃体陷窝有脓性渗出物，可有颌下淋巴结肿大，并有压痛。

（3）扁桃体周围脓肿：全身症状较重，发冷发热，咽痛多在一侧，吞咽、咳嗽时加重，张口困难，口臭，说话时似口中含物。可见患侧软腭及舌腭弓上部明显红肿、隆起，晚期穿刺有脓。

（4）咽后脓肿：为咽后壁与颈椎之间的化脓性炎症，多见于幼儿，畏寒、高热、颈活动受限。因剧烈咽痛而拒食，吞咽困难，口涎外溢，婴儿吮奶时，易呛入鼻内或吸入呼吸道，引起咳嗽，甚至出现窒息。成人主诉吞咽时疼痛加重，常引起反射性耳痛。咽后壁向前隆起，穿刺有脓，X线颈侧位片可显示脓肿腔。

· 58 ·

（5）咽旁脓肿：是咽间隙化脓性炎症，多发生于咽异物、外伤或咽急性炎症之后，有咽痛，患侧颈痛及头痛，伴有明显吞咽困难，若炎症波及翼内肌时，可引起张口困难。在咽侧肿胀处穿刺抽脓，可明确诊断。

（6）病毒性疱疹性咽炎：主要发生于儿童，起病急，发热、咳嗽、流涕、咽痛、头痛。见咽后壁、软腭黏膜和扁桃体表面有小疱疹，溃破后形成小的溃疡。吞咽时咽疼痛更重。

（7）咽白喉：为白喉杆菌感染，多见于儿童，起病慢，发热、疲乏、咽痛。扁桃体及咽黏膜表面有浅灰色或黄色伪膜，黏着较紧，用力除去易出血。

（8）奋森咽峡炎：为螺旋体与梭状杆菌感染引起，常发生于抵抗力低的小儿或口腔卫生差的人。主要咽部和口腔处疼痛，溃疡处覆盖灰色伪膜，有臭味，涂片可找到病原体。

（9）急性传染病：如猩红热、麻疹、水痘等，并发咽炎，可致咽痛。

（10）咽真菌病：如念珠菌、放线菌、隐球菌属，发生咽部感染而致的咽痛。

（11）咽肿瘤：咽或声门上部良性肿瘤，一般不引起咽痛，如发生咽痛者，几乎都是恶性肿瘤。咽癌或喉咽癌以咽痛为主要症状，但早期咽痛不明显，或为一侧性轻度咽痛。如感染溃烂或深部浸润时，咽痛逐渐加重，可放射到同侧面部或颈部。

（12）咽外伤：食物粗糙、过热、过硬所致的咽黏膜损伤，常发生于舌腭弓、软腭、悬雍垂或会厌等处，引起不同程度的咽痛。咽的热灼伤或化学腐蚀伤虽不多见，但可引起剧烈的咽痛。如发生感染化脓或溃疡其疼痛更甚，可出现吞咽困难或呼吸困难或其他全身症状。

（13）咽异物：一般都有明确的异物病史，异物引起的咽痛程度，取决于异物的大小、形状、部位、组织损伤的程度及有无感染等。

（14）咽结核：多继发于肺结核，咽黏膜散在结核性浸润病灶或溃疡，咽痛剧烈，有明显的吞咽困难。

（二）引起咽痛的咽邻近及全身疾病

（1）口腔疾病：智齿冠周炎，常发生于 20 岁左右的青年人，第三磨牙阻生或冠周炎症，如向舌侧或咽部扩展，可引起咽痛。如翼下颌间隙（其位置在智齿的下方）的感染，咽痛加剧，伴吞咽、张口困难。口底蜂窝织炎，也称卢德维颈炎，因下颌牙齿的感染，其病变在颈前部，下颌骨和舌骨之间，常有吞咽疼痛及吞咽障碍。

（2）鼻部疾病：其疼痛不严重，常因鼻炎、鼻窦炎所致的鼻阻塞，使患者张口呼吸或鼻分泌物后流刺激咽部，常致咽部于痛。

（3）喉部疾病：如晚期喉结核、喉癌，病变侵及喉黏膜或杓部，在吞咽时，可发生剧烈咽痛。如环杓关节炎，可发生吞咽时疼痛。急性会厌炎或会厌脓肿，也可引起咽痛。

（4）颈部疾病：如颈动脉鞘炎、颈部纤维组织炎、颈淋巴结炎、颈椎病等，也可引起咽痛。

（5）食管疾病：食管异物，外伤性食管炎、食管化学腐蚀伤等，都可引起不同程度咽痛。

（6）血液疾病：如急性白血病、粒性白细胞缺乏症，常因咽峡炎和咽部溃疡，可有明显咽痛。血象检查可确诊。

（7）急性传染病：如麻疹、猩红热、水痘、流行性脑膜炎、伤寒等，早期发生咽峡炎或溃疡，可致咽痛。

（8）舌咽神经痛：以阵发性咽痛为主，常在谈话、饮食、咳嗽时，可诱发剧烈的咽痛，持续时间短暂。

（9）茎突过长综合征：由于茎突过长或角度异常，刺激了邻近的血管或神经，引起咽痛，可伴有耳痛或颈部痛。X线摄片有助于诊断。

二、吞咽困难

吞咽困难是指正常吞咽功能发生障碍，其程度视病变的性质和轻重而不同，轻者仅感吞咽不畅或饭团难咽下去，须用汤水才能咽下，而重者可滴水难进，口涎外流。短期的或轻度的吞咽困难，对身体无明显影响，而长期严重的吞咽困难，将使患者缺乏营养极度消瘦和饥饿等。

吞咽是很复杂的动作，可分为三期，但三期并无任何停顿，只要第一期开始，其余两期自然连续，成为连锁运动。

（1）口腔期：食物经过咀嚼滑润，由颊、腭、咽、舌诸肌协调动作，将食物团送到舌背达到咽部。

（2）咽期：食物到咽部，此时声门关闭、呼吸暂停、舌骨及喉上提，会厌下垂到水平位，食管入口环咽肌松弛开放，咽缩肌收缩，食物进入食管。

（3）食管期：食物团通过食管肌的蠕动，到达贲门，而贲门括约肌松弛，使食物入胃。食管上 1/3 段为横纹肌，中 1/3 段为混合肌，下 1/3 段为平滑肌，横纹肌运动快速有力，故食物在食管上段通过的速度较下段快些。

吞咽反射：除第一期外，其余两期都是通过反射机制来完成。食物通过口腔、咽部和食管时，刺激各部的感受器，使传入冲动，经三叉神经第 2 支、舌咽神经及迷走神经的咽支，分别进入延髓。传出的冲动主要通过迷走神经、副神经和舌神经，分别支配舌、咽、喉及食管上段的肌肉。此外，吞咽中枢与呼吸中枢在延髓内的位置相互靠近。它们之间的密切联系，可以保证每次吞咽动作时，都能准确地关闭声门和暂停呼吸，因此正常的吞咽过程毫无紊乱现象，不会出现困难。发生吞咽困难有以下的原因。

（1）痛性吞咽困难：吞咽困难可为咽痛所引起，任何有咽痛的疾病，多少都有吞咽困难的现象。咽痛剧烈，其吞咽困难也越严重。咽痛的疾病，都可发生程度不同的吞咽困难。如口腔急性炎症、黏膜溃疡、牙周炎、舌炎、口底蜂窝织炎、口腔癌等。咽和喉的疾病如急性咽炎、急性扁桃体炎、急性会厌炎、疱疹性咽炎、各种咽部溃疡和脓肿等，都有明显吞咽困难，也称为炎症性吞咽困难。其中扁桃体周围脓肿、咽旁脓肿、咽后脓肿、会厌脓肿，吞咽困难更为严重。此外，喉软骨膜炎、急性环杓关节炎、喉结核等，也都会引起吞咽困难。

（2）梗阻性吞咽困难：咽、喉、食管及纵隔障的良性或恶性肿瘤，无论腔内阻塞或从腔外压迫食管到一定的程度时，均可引起吞咽困难。食管内梗阻，见于食管异物、食管癌、食管烧灼伤、食管炎、食管瘢痕狭窄、食管下咽憩室、严重食管静脉曲张、贲门痉挛、先天性食管蹼或狭窄等，均可引起吞咽困难。食管外压迫引起的吞咽困难，如甲状腺瘤、巨大的咽旁肿瘤、颈部大的淋巴结转移癌、纵隔障肿瘤、主动脉瘤、肺门肿瘤、颈椎骨增生等。

（3）吞咽神经、肌肉失调性吞咽困难：其原因可为肌肉与神经的病变所致。软腭在吞咽功能中起到重要作用，在吞咽时软腭上提运动以关闭鼻腔，使食物不致向鼻腔反流。当炎症肿胀影响软腭运动或软腭瘫痪时，鼻咽腔不能关闭，使吞咽压力减弱和食物向鼻腔反流，而引起吞咽困难。当咽部和软腭感觉丧失、软腭前方感觉障碍，应当考虑三叉神经有损害；舌腭弓、咽腭弓和扁桃体的感觉由舌咽神经支配；咽侧壁、咽后壁由舌咽神经或迷走神经支配。当支配这些部位的神经因白喉毒素、脊髓痨、颅底肿瘤等而受伤害时，可影响吞咽反射，出现吞咽困难。中枢性病变，如延髓瘫痪、脑动脉硬化、脑出血、脑栓塞等症，也可致吞咽困难。

三、咽部异物感

咽异物感，是患者诉述咽部有多种多样异常感觉的总称，如诉述梅核样异物阻塞感，咽之不下，咳之不出，或上下移动，或固定不动。咽各种异常感觉可为间歇性，也可呈持续性，或时有时无，常在疲劳后加重。

咽异物感部位，可在咽喉中央或两旁或某一侧，以在甲状软骨和环状软骨的平面上居多，位于胸骨区次之，位于舌骨平面者极少见。

咽位于消化道的上端，神经末梢极为丰富，因此，咽部感觉非常敏感。无形的异常感，如烧灼、干燥、瘙痒、紧缩、闭塞、憋胀、压迫、脖子发紧等。有形的异常感，如片状：枣片、稻壳、树叶、纸片、药片等；条索状：毛线、小草、火柴棒等；颗粒状：大米、豆类、玉米等；球状：棉球、团块、水泡、乒乓球等。患者常用力"吭"、"咯"或频频做吞咽动作，希望能清除之。多在吞咽动作时明显，尤其在空咽唾液时有明显的异物感，吞咽食物时反而不明显或异物感消失。咽异物感，中医称为梅核气，西医称为癔球症、咽球症、咽神经官能症等。一般认为并无咽喉器质性病变存在，属于一种神经官能症。但患有咽异物感者，并非都是神经官能症。尚可有以下疾病引起：

（1）咽部疾病：慢性咽炎、咽部角化症、扁桃体炎、扁桃体瘢痕或结石或脓肿、悬雍垂过长、咽部异物、舌扁桃体肥大、咽部良性或恶性肿瘤等。

（2）鼻部疾病：慢性化脓性鼻窦炎，因脓性分泌物流向鼻后孔，长期刺激咽部，或鼻部炎症引起鼻阻塞而张口呼吸致咽部干燥，都可引起咽异物感。

（3）喉部疾病：早期声门上癌、咽喉癌、风湿性环杓关节炎、喉上神经炎、会厌囊肿、喉软骨膜炎、血管神经性喉水肿等，都会引起咽异物感。

（4）食管疾病：咽食管憩室、外伤性食管炎、反流性食管炎、食管痉挛或食管弛缓症等。早期食管癌的症状常呈进行性逐渐加重，特别进食时咽异物感明显，而空咽时可无症状，这是与功能性疾病所致的咽异物感鉴别的重要依据。

（5）颈椎疾病：颈椎关节炎、颈椎骨质增生症、颈椎间盘脱出症，可压迫颈神经致咽异物感。甲状腺肿、茎突综合征，也可引起咽异物感。

（6）远处器官疾病：如心脏扩大、高血压性心脏病、心包积液、肺肿瘤、肺脓肿、主动脉硬化、胃十二指肠溃疡、慢性肝胆病等，也可引起咽异物感。

（7）其他：如全身因素引起的疾病，甲状腺功能亢进或减退、变态反应性疾病、消化不良、烟酒过度、风湿病、严重缺铁性贫血、自主神经功能失调，更年期综合征等，均可能引起咽异物感。

（李付国）

第四节　喉部症状

喉部以软骨作支架，由软骨、肌肉、韧带和黏膜构成精细的器官，有发声、呼吸等多种功能。当发生病变时，这些功能受到影响而出现障碍，如声嘶、呼吸困难、语言障碍、喉鸣等。

一、声嘶

声嘶症状的出现，无论是全身或局部的病因，都提示声带组织形态或运动功能异常，轻者仅有声调变低、变粗糙，重者发音嘶哑，严重者仅能耳语，甚至完全失声。喉部有病变未累及声带时，则无声嘶症状，但如有声嘶症状则必有喉病。

喉的正常发声必须具备以下条件，如在喉内肌群的协调作用下，声带具有一定的紧张度，并可随意调节；声带具有一定的弹性，随呼吸动作而自由颤动；声带边缘光滑整齐，发声时两侧声带向中线靠拢，也应密切配合；喉的发声功能之所以能精细而协调地完成，还必须有正常的神经支配。如果喉黏膜或神经肌肉有轻微的病变或功能失调，都影响声带的紧张度、弹性、活动性或边缘光洁度，都可发生不同程度的声嘶。

声嘶的程度依声带病变的部位和范围而有所不同，如声音发毛、发沙、嘶哑等，但声嘶的程度并不表示病变损害的性质和严重的程度。声调明显变低的声嘶，常提示声带有组织块增大或声带紧张度变小，见于声带麻痹、炎症性或增生性病变，也见于某些内分泌障碍。声调异常增高的声嘶，可能与精神情绪有关。声量减弱可能为精神性或神经肌病变所引起，当喉阻塞时，由于胸腔负压的影响，呼气压力较小，其声量也明显减弱。

声嘶起病急速者常为神经性喉水肿；在上呼吸道感染后出现的声嘶，并迅速加重，则多为急性喉炎；声嘶进行性加重，常见于喉肿瘤；如出现永久性声嘶，则多为喉瘢痕所引起。

声嘶可能是唯一的症状，也可有伴随症状如咳嗽、咳痰、咽喉异常感、咽喉痛、呼吸困难、吞咽困难、发热等，这些症状都是重要的诊断线索。喉内的任何病变都可影响呼吸、保护和发声功能而出现症状，但呼吸和保护功能在病变相当严重时才受到影响，而发声功能在有轻微病变时就会受到影响。因此声嘶的早期出现可促使患者较早的求医。声嘶有时可能为严重病变的早期表现，必须进行仔细检查与严密的观察。声嘶常见的疾病与病因如下。

（1）喉急性炎症：如急性喉炎、喉水肿、喉软骨膜炎、喉脓肿等，都可引起声嘶。常见的为急性喉炎，小儿急性喉炎较成人的症状为重，除声嘶外，并有发热、咳嗽、呼吸作响，吸气有时喘鸣，可发生喉梗阻的各种症状。白天症状较轻，夜间较重，有时出现呼吸困难。喉白喉，多继发于咽白喉，多见于儿童，发病初期时，发音粗糙，逐渐加重，咳嗽呈哮吼声。如喉黏膜肿胀或有伪膜形成，即可出现喉梗阻的各种症状，发音常软弱无力，甚至失声等。

（2）喉慢性炎症：如慢性单纯性喉炎、声带小结、萎缩性喉炎等。特异性感染，如喉结核、喉梅毒、喉狼疮、喉硬结症、喉麻风等，多无全身症状，但声嘶持续较久。以单纯性喉炎多见，其发音粗糙，音调较正常为低，初为间歇性，渐变为永久性，声嘶常于晨起时较重，患者常感喉部微痛不适及干燥感，有时出现刺激性咳嗽。检查时见喉黏膜慢性充血，两侧对称，轻者声带呈淡红色，重者呈弥漫性暗红色，边缘增厚，有时杓间隙黏膜也出现增厚。声带小结以声嘶为其主要的症状，常见于教师、歌唱者及用嗓子多者。发音在一定范围内走调，常为低音调。早期患者易发破音（发毛），或间歇声嘶，如不及时休息，继续用声，最后只能发出粗糙低音。检查时可见两侧声带前1/3与中1/3交界处有对称性小结，呈灰白色，表面光滑。

（3）急性传染病：如麻疹、猩红热、伤寒、天花、流感等，属全身性疾病。常伴有急性喉炎，其炎症明显，声嘶较重，常发生在儿童，有发热、恶寒、不适等全身中毒症状，并伴喘鸣及呼吸困难等。

（4）喉外伤：如挫伤、切割伤、爆炸伤、穿通伤、刺伤、挤压伤等，破坏了喉内结构，引起声嘶或其他症状。另外毒气体伤，如氯气、芥子气、高温气等，引起喉、气管黏膜水肿，影响呼吸及发音。

（5）喉良性肿瘤：包括非真性肿瘤的增生组织，如声带息肉、囊肿、黏膜肥厚、淀粉样变等，可直接影响声带的运动，并致声嘶，可能与局部慢性炎症、变态反应或创伤有关。真性肿瘤，如喉乳头状瘤、纤维瘤、血管瘤、脂肪瘤、神经鞘膜瘤、软骨瘤等。声带息肉，是引起声嘶的常见病，多发生于用声过度或发声不当，与职业有关，小学教员、营业员发病较多。声嘶的程度与息肉生长的位置、大小有关。一般呈持续性声嘶，进行缓慢。间接喉镜下可见灰白色和表面光滑，多呈圆形带蒂的肿物，附着在声带游离缘。

（6）喉恶性肿瘤：声嘶是喉内癌最早出现的症状，为进行性，逐渐加重，最后可完全失声，如有浸润水肿，可有呼吸困难。但喉外癌出现声嘶，则病变多属晚期。喉癌前期病变，如黏膜白斑、喉角化症、成人喉乳头状瘤容易发生癌变。喉恶性肿瘤以鳞癌最常见，腺癌及肉瘤少见。

（7）声带麻痹：喉中枢性麻痹引起的声嘶，比周围性麻痹为少，其比率约1：10。由于左侧喉返神经的行径长，其发病率比右侧约高3倍。喉肌运动神经，来自迷走神经的喉返神经与喉上神经，起源于延髓神经疑核。核上性喉麻痹的疾病，有脑外伤、脑血管意外、脑脓肿、脑肿瘤等；核性喉麻痹，因脑干的两疑核相距较近，病变常可致双侧声带麻痹；周围性神经损害致声带麻痹，有迷走神经干、喉上神经、喉返神经的病变或损害，如颅底外伤、颈外伤、甲状腺手术、颈部恶性肿瘤、甲状腺癌等；纵隔疾病损伤喉返神经，如纵隔肿瘤、食管癌、先天性心脏病、高血压性心脏病、心室肥大、心包炎等；肌源性损害，如重症肌无力、皮肌炎等；严重的感染，化学物的中毒等。凡声带麻痹均影响发音。耳鼻咽喉应详细检查，常可找到病因的线索。

（8）喉先天畸形：如喉蹼，声嘶的程度根据其范围及位置而定，范围大者出生后在啼哭时出现声嘶、发声微弱或失声，可伴有呼吸困难或喘鸣。喉含气囊肿，也称喉膨出，其声嘶多发生于咳嗽或喉内增加压力后，当用力呼吸时，囊内充气多时，阻塞了喉部，可出现呼吸困难。

（9）其他原因：如喉异物、喉水肿、喉室脱垂、环杓关节炎、喉损伤性肉芽肿、癔症性声嘶等疾病，都可引起声嘶。

二、呼吸困难

呼吸困难是指患者呼吸时很吃力、空气不足及窒息的感觉，并有呼吸频率、深度和节律的变化，可伴有呼吸辅助肌的加强和循环功能的变化，严重者出现的缺氧、发绀等症状。

呼吸困难根据临床上的表现，可分为吸气性呼吸困难、呼气性呼吸困难及混合性呼吸困难 3 种类型。

（1）吸气性呼吸困难：主要表现为吸气困难，吸气时费力，呼吸频率变化不大或稍减慢，吸气阶段延长，吸气动作加强，肺换气量并不增加。吸气时由于空气不易进入肺内，使胸腔内负压加大，胸廓周围软组织出现凹陷，胸骨上窝、锁骨上窝及剑突下发生凹陷，称为三凹征。严重者，吸气时出现肋间隙凹陷。主要因为口腔、咽部、喉部及颈段气管发生狭窄或阻塞的疾病所引起。

（2）呼气性呼吸困难：主要表现为气体呼出困难、费力，呼吸动作加强，呼气时间延长，呼气动作由被动性变为主动性的动作，呼吸速率缓慢，呼气时可有哮鸣声，严重时出现缺氧。主要因为细小支气管狭窄，或阻塞或痉挛以及声门下阻塞的疾病，如支气管哮喘、肺气肿及某些支气管炎等。

（3）混合性呼吸困难：主要表现为吸气及呼气均困难、费力，气体进出都困难，呼吸表浅，呼吸频率加快，呼吸时一般不发出声音及三凹征。但如以吸气性呼吸困难为主者，则可出现凹陷。主要因为肺泡面积缩小，呼吸运动受限或上下呼吸道均有狭窄或阻塞的疾病所致。

为了对这 3 种呼吸困难有个明确认识，并判断其严重程度，将其分为四度。一度，患者在安静时无明显呼吸困难，在活动或哭闹时，出现呼吸困难，有吸气延长、喘鸣现象；二度，无论安静与否都有呼吸困难，活动时加重，尚能入睡，无烦躁不安，缺氧症状不明显；三度，除有二度呼吸困难表现外，出现烦躁不安，不能入睡，常被憋醒，吸气时喉鸣，三凹征明显，缺氧严重；四度，呼吸极度困难，由于缺氧，面色发绀、苍白、出冷汗，甚至昏迷，如不及时抢救，可因窒息及心力衰竭而死亡。

呼吸困难原因很多，本科疾病引起的呼吸困难，大多属吸气性呼吸困难。现将各种疾病所致的临床表现分述如下。

（1）小儿急性喉炎：多发生在学龄前的儿童，常继发于上呼吸道感染之后，首先出现声嘶、咳嗽，呼吸有响声，哭闹喉鸣。重者有吸气性呼吸困难，鼻翼扇动，如不及时治疗，则可出现烦躁不安、脉快，面色苍白，发绀等缺氧症状。

（2）急性喉气管支气管炎：多发生于 1~3 岁抵抗力差的幼儿，或继发于麻疹、流感等急性传染病。常夜间突然发病，病情迅速加重，初为上感症状，有高热，继而出现声嘶、喘鸣、哮吼性咳嗽，呼吸困难，吸气时出现三凹征。晚期中毒症状明显，呼吸极度困难，表现烦躁不安，面色苍白，冷汗，呼吸浅而快，心率快，此时若不积极治疗，可因缺氧，呼吸心力衰竭而危及生命。

（3）急性喉水肿：喉水肿是指声门上区及声门下区的喉黏膜水肿，由多种原因引起的一个体征。以喉变态反应或血管神经性喉水肿引起的，病情发展甚速，有呼吸困难、喘鸣、声嘶，较重者则有喉梗阻的症状。喉水肿主要应尽快查明病因，根据喉梗阻的程度，采取适当处理。

（4）喉外伤：颈部外伤常波及喉部，如挫伤、刺伤、割伤、喉部骨折、烧灼伤、化学腐蚀伤，可引起呼吸困难、喘鸣、声嘶等症状。除血流入呼吸道引起的呼吸困难外，也可因为喉软骨移位、黏膜血肿及水肿等所致的呼吸困难。

（5）喉异物：喉部异物过大，嵌入声门，常可立即窒息而亡。若异物未完全阻塞喉腔，可发生吸气性呼吸困难，并有咳嗽与喘鸣。

（6）喉肿瘤：包括恶性、良性肿瘤，如纤维瘤、软骨瘤、巨大息肉、乳头状瘤、喉癌等，待肿瘤逐渐增大阻塞声门时，则出现进行性呼吸困难等症状。

（7）喉咽脓肿：如咽后脓肿、咽侧脓肿、会厌脓肿等，首先出现吞咽困难，发音含糊不清、咽喉疼痛，待病情加重时，则可出现呼吸困难等症状。

（8）气管阻塞压迫性疾病：如颈部、纵隔、食管的肿瘤，气管异物或肿瘤等。影响呼吸时，都会出现不同程度的呼吸困难。病变越靠近喉部，呼吸时喘鸣和喉的上下移动越明显。

（9）肺受压性疾病：如血胸、气胸、渗出性胸膜炎等，所致的呼吸困难，呼吸表浅、快速，因辅助呼吸肌须充分作用以扩张胸腔，增加呼吸深度，使肺泡易于充气，故吸气性呼吸困难明显。

（10）心源性呼吸困难：左心衰竭引起的呼吸困难，常在平卧时加重，直坐或半卧位减轻或消失；右心衰竭引起的呼吸困难，除了有呼吸困难表现外，常有下肢浮肿等。

（11）中毒性呼吸困难：如糖尿病酮中毒和尿中毒，常出现呼吸深长的呼吸困难，呼吸有特殊的气味，严重者可有昏迷。

（12）其他：官能性、神经性的呼吸困难等。

三、语言障碍

语言，即说话，是人类思维活动的反映。从皮层中枢，耳、鼻、咽、喉、口腔等，组成一个完整的语言系统，缺一不可。多数的语言障碍，是神经系统疾病在其周围器官的反映。

语言的形成必须具备以下解剖、生理条件作为基础，要有正常的听觉及视觉，能正确反映信号；大脑半球一侧有良好语言中枢；神经核联络通畅；小脑协调功能正常；语言器官发育正常。

语言障碍见于临床各科，发病年龄和快慢各不相同。如听觉、学语、精神、协调功能、口腔发育、喉功能、呼吸和其他诸因素，对语言障碍均有一定的作用。语言障碍常见于神经系统疾病，因常累及语言中枢。外周神经疾病，常造成呼吸肌、喉肌麻痹，而影响发音。

（一）学语滞后

学语滞后，是指儿童学语能力明显落后于相应年龄正常儿童，严重者有语言困难。儿童语言的发展年龄还没有统一的标准，一般认为，出生后即有啼哭，说明发音器官正常，但只是简单的声音；3~4个月时，对外界声音有语言反应，能发出"咿""呀"声；6个月时，开始摹仿单词；1岁，开始说简单的词，叫出最熟悉的物件或人称，如"妈妈"，但含糊不清；2岁时，能说的词汇增多，能说出2个以上各词连接起来的词组或短句，学说话的积极性特别高；3~4岁时，说话相当清楚了，每个幼儿的具体情况也不相同。一般女孩语言的发展比男孩早而快。

儿童学语滞后有以下几种原因：智力发育不全，常伴有学习困难；听力丧失，一般要延迟至3~4岁，才发现听力有问题；环境因素，小儿听力、智力都正常，而与外界接触少，缺少语言刺激；脑器质性病变；语言器官异常，如唇裂、腭裂等。

（二）失语症

失语症常由于大脑皮质语言中枢受损害，以左侧大脑半球为多。如脑血管疾病、脑肿瘤、传染病、脑外伤及退行性病变等。

（1）感觉性失语症：患者不了解、不认识说话和文字的意义，但听觉正常。患者经常答非所问，并说话很多，但听者不了解其内容，也有的患者说话很流利，有语法，但语句中常用词不当，或语无伦次等。

（2）运动性失语症：也称表达性失语症，患者内心明白，但说不出来，即能理解他人语言内容，但不能用语言表达自己的意思，其发音器官正常。

运动性失语症，可伴有失写症，手写不出文字，或失用症，不能穿衣服、刷牙、梳头等，也有呈混合性失语，即感觉和运动性失语同时存在，完全不能诵读或书写。

（三）构语困难

构语困难，也称语声失常或构语障碍。构语活动，主要接受脑神经支配，若神经核以上、神经核或神经末梢受损害，其所支配的肌肉出现运动障碍，而致构语困难，可出现语言声模糊、咬字不准、说话不清楚等。但患者一般听力与理解能力均正常。

（1）核以上病变：多数脑神经核通过锥体束接受两侧大脑皮质的支配，故一侧的锥体束病不会引起语言障碍，因此只有双侧的损害才有明显的构语障碍。病因为皮质退变、缺血，中年后的双侧内囊病变或血管病变引起构音器官肌内麻痹。其临床表现，说话缓慢、吃力，语言含糊生硬，有暴发音，常有吞咽困难、气哽、流涎及步态迟缓等。

（2）核性、核以下肌性病变：主要是Ⅶ、Ⅹ、Ⅻ脑神经损害，这些神经与说话有关，如有损害可出现语声失常。面神经麻痹，尤其是双侧麻痹，严重影响唇音和唇齿音，造成语言不清。迷走神经损害，如发生在高位常引起双侧软腭麻痹，致软腭不能关闭鼻咽，而出现开放性鼻音。舌下神经损害，如单侧损害，引起同侧舌肌麻痹，症状较轻，并可逐渐代偿，而双侧损害，可致永久性语言失常，表现为说话缓慢而不清晰，常伴有吞咽困难。肌源性构语困难，如重症肌无力，说话多易疲劳，可出现发音模糊、低哑、甚至说不出声。

（3）锥体系病变：如帕金森病，若累及语言肌，可产生语言失常症状，说话缓慢、语声单调，咬字不清，尤其唇音及唇齿音更明显。语言分节不良，有时语声发抖或急促暴发音。

（4）小脑病变：小脑及其神经通路对随意运动有协调作用，如小脑受损害，失去小脑的控制，而致发音模糊、韵律不合、语言拖长、音强不均匀、时有暴发音、时高时低快慢不均。其原因是语言肌群的共济失调。见于小脑变性、多发性硬化症、小脑肿瘤和退行性病变等。

（四）发声失常

发声失常，也称发声困难，多以喉部病变所致的声音改变，如气息声、漏气，轻者可为声嘶，重者为声哑，也可表现为失声。

（1）功能性失声：也称癔症性失声，常因急性或长期精神压抑而发生，一般起病突然。其表现患者虽不发声，但咳嗽、哼、呵或无意发笑时却有声音。对身心健康人，碰到突然事件时，也会有瞬间瞠目结舌现象，但能很快恢复正常。

（2）生理性变声：进入青春期除体重身高迅速增长外，第二性征开始出现，男性表现为喉迅速发育，声带逐渐增长，再加上咽腔、口腔、鼻腔等共鸣器官体积增大，声音也随之变化。男性变化比女性明显，其声调变低、变粗，逐渐由童声变为成人声音。也有变成男声女调者声音。

（3）老人语言：由于老年人声带肌纤维的减少，声带松弛，弹性减低，使发出的音声变小，发声无力，语言微弱而有颤抖。

（4）滥用嗓音：是指过度喊叫、说、唱等，可引起发声失常，出现不同程度的嘶哑。如大喊、大叫，声带受到较强气流的冲击而损伤。有的人患声带小结或声带上皮增生都与滥用嗓音有关。

（5）喉病变：声带各种病变，是引起发声失常的常见病因，如炎症、畸形、血肿、水肿、息肉、结节、肿瘤、声带麻痹等。

（五）口吃

口吃，俗称结巴子或结巴，属于语言功能障碍，但无任何器质性病变，是由于大脑对发音器官的支配与调节失去相应协调的关系。其原因有模仿、惊吓、教育不当、年龄、精神刺激等有关。儿童常因模仿他人的口吃而造成；打骂受惊吓，可促使幼儿的口吃；过分的严厉、叱责可引起口吃；成年人的口吃，多有神经质。也有人认为，习惯用左手的人，若强制改为右手易发生口吃。

其表现为语言节律失调，字词部分重复、字词分裂、发声延长。往往在谈话开始时延迟、阻断、紧张、重复或延长声调。还常伴有面肌或手指抽搐动作，在情绪紧张时发生或加剧。由于口吃者恐惧、不安、羞耻等心理活动影响下，有时出现心跳加快、肌肉紧张、出汗，有的人甚至在严寒季节，说起话来也会满头大汗、出现唾沫四溅、手脚发抖、全身肌肉紧张现象。口吃者智力并不低下，在独自一人时不论说话、朗诵、唱歌等均完全正常。本病易诊断，可进行语言治疗。

四、喉鸣

喉鸣也称喉喘鸣，是由于多种病因引起的喉或气管腔发生狭窄，在用力呼吸时，气流通过狭窄的管腔，使管壁震动而发生的喉鸣声。此种症状多见于儿童。特别是婴幼儿，因其喉腔相对窄小，组织松软，易发生水肿；更因为婴幼儿神经系统发育尚不健全等因素，更易引起喉部梗阻而发生喉鸣。

喉鸣的原因，由于病变的部位而不同。一般声门或声门上的狭窄，引起吸气性喉鸣，声门以下的狭窄，则引起呼气性喉鸣或双重性喉鸣。喉鸣的患者，常伴有不同程度的呼吸困难。

（1）先天性喉鸣：亦称喉软化症或喉软骨软化症。可在出生后即出现，或在出生后不久，出现间歇性吸气性喉鸣，仰卧时明显，安静或睡眠后，可缓解或消失。严重者呈持续性喉鸣，哭闹或惊动后症状加重。喘鸣声以吸气时明显，而呼气时声音较小，或无喘鸣声。啼哭声、咳嗽声正常，发声无嘶哑。一般多在2岁左右喉鸣消失。如先天性喉蹼、喉软骨畸形、先天性小喉、先天性舌骨囊肿或巨舌症等。这些先天性畸形等咽喉疾病，其特点多在出生后或出生后不久出现喉鸣，症状轻重不一，随着年龄的增长，喉鸣减轻或消失。

（2）小儿急性喉炎：起病较急，多有不同程度的发热、咳嗽，呼吸时有响声，哭闹时喉鸣，多在夜间症状加重，严重者有吸气性呼吸困难。如患急性会厌炎或喉软骨膜炎，都可出现喉鸣。

（3）喉狭窄：多发生于喉外伤。婴儿由于产钳伤，成人多为挫伤、切伤、刺伤、喉软骨感染坏死，以及放疗后，都可引起喉瘢痕收缩，而致喉鸣。

（4）喉特异性炎症：如喉白喉、喉结核、喉麻风、喉硬结症等，其病情严重时，一般都会发生喉鸣。

（5）喉肿瘤：儿童多发生喉乳头状瘤，有时可引起喉鸣。喉癌晚期喉腔被阻塞时，才出现吸气性喉鸣。

（6）声带麻痹：如双侧喉返神经麻痹发病急者，有明显吸气性喉鸣；逐渐发生者，平静时不一定出现吸气性喉鸣。

（7）喉痉挛，喉鸣为其主要症状，系由于喉内肌痉挛性收缩所致，常发生于血钙过低，维生素 D 缺乏，或营养不良的佝偻病儿童。

（8）喉异物：喉内异物、声门下异物，或气管异物，都会出现喉喘鸣。

（9）其他：如咽后脓肿或大的食管异物压迫气管，也可引起喉鸣。

（李付国）

第五节　气管、食管部症状

一、气管、支气管的症状

气管、支气管疾病的症状，除急性感染性症状与一般感染性疾病相同，有畏寒、发热、乏力等全身症状外，主要症状有咳嗽、咳痰、咯血、气促、哮喘、胸痛与呼吸困难等。

（一）咳嗽

咳嗽是气管、支气管疾病最早出现而又最晚消失的特征性症状。咳嗽是呼吸道的重要保护机制，其作用为排出误吸入气道内的食物、微粒或异物；以及排出呼吸道内过多的分泌物或渗出液。气道黏膜上皮的纤毛运动有效保持呼吸道的清洁，气道的黏液毯持续将分泌物或异物扫向声门，排至下咽，经吞咽或咳出。若纤毛因炎症或其他病变而受到损害或破坏，气道内分泌物将被潴积。

咳嗽的性质有时可以说明病变的部位，一般来说，比较响而粗糙的咳嗽，常见于气管与支气管的疾病；带有金属声的咳嗽，常为气管被纵隔肿瘤等压迫所致；比较短而深，并有疼痛的咳嗽，常见于肺实质部与胸膜的疾病；阵发性咳嗽，常见于支气管哮喘、百日咳、支气管堵塞与支气管扩张等；突发剧烈阵咳，常因气管、支气管异物所致；高音调的阻塞性咳嗽，常因气管、支气管狭窄或异物阻塞所致；持久性和晨起或平卧时加重的咳嗽，多因慢性气管、支气管疾病所致。若同时伴有一侧性哮鸣，应怀疑有支气管肿瘤、异物以及支气管内其他原因所致管腔狭窄或气管外压迫。

（二）咳痰

咳嗽之后常有痰，咳痰后咳嗽常能减轻。咳痰是支气管及肺部病变的一个典型表现，是支气管黏膜上皮细胞的纤毛运动以及咳嗽反射将呼吸道内分泌物咳至口腔而排出的过程。在支气管黏膜炎性病变的过程可产生大量的黏液或黏脓液。痰量及黏度因病种不同而异，同一种疾病的不同过程中也不一样。痰量多少与支气管引流状况相关，也与病变的活动程度、发病季节和患者体位有关。

痰液的量、性质、颜色与臭味对诊断有重要临床意义。

1. **痰量**　大量排黏痰以上午为重者，支气管扩张症多见。如大量臭脓痰，要考虑肺脓肿。肺上叶有空洞病变者，每日痰量很少有变化，因上叶引流较畅；下中叶的病变则痰量早晚不一致，而且与体位有关。直立位引流不畅，痰量减少，在躺平或侧卧时，则痰量增加。

2. **性质**　痰可以呈黏液性、黏脓性、脓性、浆液性或血浆性。气管支气管的黏膜卡他性炎症有稀黏痰，比较深层的炎症则有稠脓性痰，支气管哮喘、百日咳多见。脓痰产生于气管、支气管及比较深层的炎症或肺部感染如支气管扩张、急性支气管炎或肺脓肿等疾病。泡沫状痰或泡沫状血性痰见于支气管哮喘或肺水肿。

3. **颜色**　黄脓痰多见于急性呼吸道感染；铁锈色痰见于肺炎球菌性肺炎；红或棕红色表示痰内含血及血红蛋白，可见于支气管扩张、肺结核等；泡状粉红色血性痰见于肺水肿；铜绿假单胞菌感染的肺炎，痰液可呈蓝绿色；痰中带血，可能是气管、支气管结核或支气管肺癌。长期咳黏脓性痰，尤其是痰中带血，应做 X 线胸片检查与纤维支气管镜检查。

4. **臭味**　臭味的痰见于肺化脓性疾病如肺脓肿等。

（三）咯血

咯血是喉及下呼吸道出血经口腔咯出，急性与慢性气管炎、支气管及肺的肿瘤、寄生虫病、外伤、结核、肺脓肿、异物、结石、支气管扩张、肺真菌病、支气管镜手术的损伤、心血管疾病、肝脏病、血液病等皆可引起咯血。咯血先有喉瘙痒感，然后咯出血或夹杂有血的痰液。咯血量多少不等，量少则痰中带血，量不多时血中常有泡沫或痰液，血为鲜红色，量大时可致呼吸道急性梗阻，若不及时救治可发生窒息。

咯血为多种疾病的症状之一，故鉴别诊断尤为重要。鼻腔、鼻窦、鼻咽部、口腔以下咽部等的出血可沿咽后壁流下，而呛入气管又咯出。气管、支气管疾病引起咯血的特征常是先有咳嗽而后咯血。食管及胃的出血为呕血。其他一些疾病如心血管疾病、血液病等也可引起咯血。应详细询问病史如咯血的动作及仔细检查，多能发现出血的部位，胸部 X 线片、CT、支气管镜检查等可进行鉴别诊断。

（四）胸痛

胸痛并非是一个重要症状，肺与脏层胸膜无痛觉，但壁层胸膜对疼痛却极为敏感，临床上很多严重的肺部疾病常无疼痛，当病变累及壁层胸膜时，才出现胸痛症状，可以说胸痛是肺支气管疾病的后期症状。而急性气管、支气管炎常有胸骨后烧灼感或刺痛，咳嗽时加重，结核性胸膜炎时也可引起胸痛，气管、支气管晚期病变，如恶性肿瘤侵入软骨或胸膜，可出现严重持续性胸痛。长时间剧烈咳嗽，肋间肌强制性收缩也可致胸痛。

胸痛鉴别要点如下。

1. **胸膜痛**　急性胸膜炎症有特殊明显的症状，胸痛有一定部位，弥散性较少，多为一侧，且沿肋间神经分布。最大特点为疼痛与胸部运动关系密切，以致病者不敢呼吸和咳嗽。

2. **肋间神经痛**　与胸膜炎疼痛近似。比如在带状疱疹肋间神经炎时，在疱疹出现前，很难与胸膜炎鉴别，通常其疼痛较浅表为刺痛。

3. **肋软骨痛**　由肋软骨炎引起，疼痛部累及一或多个肋骨，局部有压痛。可扪及肿大的软骨，常见的肋软骨为第 2、第 3、第 4 肋软骨，左侧多于右侧。

4. **心源性胸痛、肌肉痛等**　在鉴别诊断时应对痛的性质、部位和呼吸的关系加以分析，才能鉴别出胸痛的各种原因。

（五）呼吸困难

呼吸困难是气管、支气管疾病的重要症状，也是呼吸衰竭的重要体征。呼吸困难是机体对缺氧的一种努力表现，系由于血液中氧浓度降低、CO_2 浓度升高，引起神经－体液调节功能失常所致。气管、支气管因炎症、肿瘤、异物、分泌物潴留等原因使其管腔变窄或阻塞时，呼吸道的阻力增加，患者常用力呼吸以克服阻力，增加气体交换，而表现为呼吸困难，轻者感呼吸不畅，重者可窒息。

呼吸困难是由各种原因引起呼吸频率、强度和节律的改变，并伴以代偿性有辅助呼吸肌参加的呼吸运动。后者表现为吸气时锁骨上窝、胸骨上下窝及肋间隙软组织凹陷，伴鼻翼扇动、张口呼吸、点头呼吸等，严重时有发绀、烦躁不安、昏迷等。

根据气管、支气管病变部位及程度不同，临床上可分吸气性呼吸困难、呼气性呼吸困难与混合型呼吸困难 3 型。呼吸困难在小儿较成人为多见，因为小儿喉腔尚在发育中，其面积较小，由炎症引起局部肿胀，极易引起喉阻塞；同时小儿喉软骨支架柔弱易塌陷，且喉黏膜及黏膜下组织疏松，淋巴组织丰富，局部易水肿、肿胀，使喉腔阻塞；小儿会厌卷曲形如"Ω"，气流通过时有阻挡，易产生喉阻塞；小儿神经类型不稳定，易受激惹，动辄哭闹，易出现喉痉挛，引起呼吸困难。

（六）喘鸣与哮喘

气管、支气管炎性水肿、异物或肿瘤均可使管腔变窄，呼吸时空气通过狭窄的气道可发生喘鸣音。支气管痉挛可产生哮鸣音，出现在呼气期，常见于支气管哮喘、哮喘性支气管炎或气管、支气管异物等疾病。弥漫性小支气管痉挛可引起呼气延长与哮喘。

二、食管疾病症状

食管疾病可引起消化系统、呼吸系统及心血管系统症状，而以消化系统症状为主。

（一）吞咽困难

吞咽困难是指吞咽食物时费力，有阻塞感，吞咽过程延长。吞咽困难为食管疾病中最主要表现，轻重程度不一。轻者表现为食物下行缓慢感或哽噎感，常由于食管炎症、水肿或痉挛等病因所致，但也可能是食管癌的早期症状；严重的咽下困难，初为咽干硬食物困难，继而半流质，甚至流质也不易通过，常为较大食管异物、食管狭窄或晚期食管癌所致。吞咽困难可以单独发生，或合并疼痛、呛咳及反呕等症状。

根据症状特点可分为 3 种。

1. 进行性吞咽困难　多为机械性梗阻的狭窄病变，如食管良性狭窄、肿瘤。

2. 完全性吞咽困难（吞咽固体和流体食物时均有障碍）　提示有食管神经肌肉性病变，如食管痉挛、括约肌失弛缓症、食管闭锁等。

3. 固定性吞咽困难　指吞咽障碍仅发生于固定大小的食物或丸剂，多因食管瘢痕所致。

除食管本身疾病与食管周的器质性疾病引起吞咽困难外，延髓病变累及第Ⅸ、第Ⅹ、第Ⅻ脑神经，发生咽缩肌、环咽肌、食管蠕动肌及贲门肌瘫痪，也可引起吞咽困难。

疼痛发生于咽部或食管，常提示有炎症或溃疡存在；摄入酸性食物后立即引起疼痛与咽下困难者，多为食管炎或溃疡；咽下困难伴有呛咳常是食管上端阻塞或环咽肌失弛缓所造成，也可因中段食管癌阻塞或伴有食管气管瘘所致；咽下困难有餐后反胃者，多系食管下端有梗阻；咽下困难伴声嘶者，常是环后癌向喉内发展或食管癌侵入纵隔或压迫喉返神经所致；咽下困难前已有声嘶则提示癌肿位于喉内已发展到喉外梨状窝喉咽部，咽下困难伴呼吸困难及哮鸣时多为纵隔占位性病变压迫支气管所致。

（二）反呕

反呕指食物由食管或胃反流至口腔，但不成为呕吐，也无恶心感，可以是自觉或不自觉的。贲门麻痹、脑部肿瘤、胆结石、肾结石、妊娠、食物过敏、反流性食管炎及某些精神因素等，都可引起反呕。餐后较久才有反流者，多系食管梗阻上段扩张处，或食管憩室内食物潴留所致。食管贲门失弛缓症者，反流最为多见，量也较多，并有臭味，可在夜间平卧时出现，并引起呛咳。晚期食管癌反流也较常见，多为血性黏液或食物，常见于早晨。

（三）呕血

呕血系指上消化道出血，是上消化道出血引起的主要表现。呕血前常有上腹部不适、疼痛、恶心。呕吐的血呈暗红色或咖啡样，多混有食物残渣。常见原因有食管炎、表层脱落性食管炎、食管损伤与穿孔、食管癌、腐蚀性食管炎、食管异物、食管静脉曲张、食管结核、胃炎、手术创伤引起的应激性溃疡、小肠疾病、肝硬化、门静脉梗阻等。每日或一次出血量在 50ml 以上，即可出现黑粪。血中的铁质在肠道内经硫化作用变为硫化铁，呈黑色黏稠发亮似柏油状，俗称"柏油样便"。

呕血的血量多少不等，少量呕吐血性液体，可见于强酸、强碱或其他化学制剂引起急性腐蚀性食管炎，严重消化道烧伤坏死时有大量出血；反流性食管炎常有少量慢性呕血；食管异物如尖锐异物刺入主动脉，穿破时可有致死性呕血；食管癌晚期溃疡型可有小量出血，表现为黑粪，食管静脉曲张破裂多为大量呕血或呈喷涌状呕血。

（四）胸骨后灼热感及疼痛

急慢性食管炎、食管溃疡、食管憩室、食管外伤或化学刺激作用于食管黏膜皆可有胸骨后灼热感及疼痛，灼热感可为持续性，但多为间歇性，饮食后尤以因刺激性或酸性食物而加重。疼痛的性质可为灼痛、钝痛、针刺样或牵扯样痛，尤以吞咽粗糙、灼热或有刺激性食物时疼痛加剧。疼痛可累及颈部、肩胛区或肩臂处。与饮食有关之疼痛一般表示是食管疾病所引起。应注意食管癌也可有上述疼痛症状，初期呈间歇性，晚期侵及邻近组织时疼痛剧烈而持续。原因不明胸骨后与剑突后疼痛，一般治疗无效时，应进行钡餐或食管镜检查。

（李付国）

第六节　头颈症状

一、颈部肿块

颈部肿块应注意其发展的快慢、发生的位置、原因、大小、硬度、移动度、有无压痛、对生理功能的影响以及有无全身症状。详细做颈部、口腔、鼻、鼻咽、咽和喉咽部检查。根据颈部解剖，除中央部分的颈椎、食管、喉和气管外，尚有皮肤、颈深筋膜、颈前诸肌、甲状腺、涎腺、颈动脉鞘及其临近的淋巴结群与穿过的神经。疾病的种类除先天性畸形外，尚有急性炎症、慢性炎症和肿瘤。关于病程 Skandalakis 总结了 3 个 7 规律，即 7d 者多为炎症，7 个月者多为肿瘤，7 年者多为先天性疾病。

常见病因如下。

1. 先天性肿物

（1）先天性血管瘤：较常见的血管瘤有毛细血管瘤、海绵状血管瘤和混合性血管瘤等。

（2）淋巴管瘤：淋巴管瘤有单纯性、海绵状或淋巴管扩张呈水囊状又称囊性水瘤。淋巴管瘤 80% 发生在头颈部，可累及唇、舌和口底，肿瘤增大可影响吞咽和呼吸。

（3）鳃裂囊肿：鳃裂囊肿系胚胎鳃裂和鳃囊之间的残余组织形成，好发于颈部耳与锁骨之间。

（4）甲状舌囊肿或瘘：胚胎时甲状腺发生自舌根盲孔，腺体逐渐下降，形成甲状舌导管，正常导管消失，若导管残留上皮，即可形成囊肿称为甲状舌囊肿。常发在颈前正中环甲膜前，呈囊性，随吞咽动作上下移动，瘘管向上经舌骨前或后，达舌根，受感染化脓后破溃，形成瘘管。

（5）畸胎瘤：起源于胚胎三层胚叶，囊内可含有神经、毛发、皮脂腺、牙齿、柱状上皮、腺体和中胚叶的脂肪、软骨或肌肉等。若囊肿发源于外胚叶表皮上皮，则称为皮样囊肿。

（6）喉气囊肿：胚胎时，喉室顶有囊向外膨出，后渐消失。若残存并扩大，则形成含气囊肿，可限于喉内或穿过甲状舌骨膜至喉外、颈部皮下。啼哭或吹奏乐器时喉内加压，使膨胀，颈部形成柔软肿块。

（7）舌骨下黏液囊肿：位于舌骨与甲状舌骨膜之间，扩大形成囊肿，在甲状舌骨膜之中央。

2. 炎性肿物

（1）咽旁脓肿：属颈深部感染，累及咽旁间隙颈动脉鞘，有咽部感染史，颈侧深部疼痛、肿胀、发热。

（2）口底蜂窝组织炎：感染多来自口底、牙齿，侵及口底下颌间隙，有全身中毒症状，局部肿胀如板状硬，有张口困难和吞咽困难。

（3）耳源性颈部脓肿：有中耳炎乳突炎史，感染在乳突尖端于二腹肌下扩散，形成颈深部脓肿。

（4）急性淋巴结炎：感染原发灶多来自扁桃体、咽、牙齿等，引起颈淋巴结发炎、化脓，常发生在下颌角颈深淋巴结，局部红肿、疼痛，有压痛，白细胞增多。

（5）传染性单核细胞增多症：多发生在小儿，有咽痛、一侧扁桃体有灰白色渗出、发热、肝脾大、颈淋巴结肿大，血白细胞单核增多高达 40% ~ 80% 。

（6）慢性淋巴结炎：结核性淋巴结炎多发生在青年，淋巴结肿大，有淋巴结周围炎，多个淋巴结粘连，有波动感，破溃后成脓瘘及瘢痕形成。

（7）梅毒：患者有梅毒史，全身淋巴结肿大，可累及颈部，血清反应阳性。

（8）甲状腺炎：急性化脓性甲状腺炎，亚急性甲状腺炎等。

3. 良性肿物

（1）皮脂腺囊肿：多发生在耳垂后下方。

（2）神经源肿瘤：颈部神经源肿瘤以神经鞘瘤常见，可能来自交感神经、舌下神经、迷走神经或颈丛膈神经的鞘膜细胞，发生在咽旁颈侧，呈单发、无痛肿块，较硬。

（3）颈动脉体瘤：发生自颈总动脉分叉处后面的颈动脉体，肿瘤可压迫神经，如迷走神经、交感神经等。肿瘤质较软，血管丰富，可听到杂音。

（4）涎腺肿瘤：涎腺肿瘤以混合瘤最多见，来自腮腺或颌下腺，质地较硬，呈结节状无痛肿块。亦可为乳头状囊性腺瘤、嗜酸性细胞瘤或淋巴乳头状囊性腺瘤。

（5）甲状腺肥大或肿瘤：地方性甲状腺肿、妇女青春期和妊娠期甲状腺肿等。

（6）甲状旁腺肿瘤：甲状旁腺肿瘤多属腺瘤，甲状旁腺内分泌素增多，人体钙磷代谢紊乱，引起高血钙、骨病和尿系结石症。

（7）其他：如脂肪瘤、纤维瘤、喉软骨瘤等。

4. 恶性肿瘤

（1）鳃裂癌：原发自胚胎鳃裂囊肿上皮。

（2）涎腺恶性瘤：如囊性腺癌、恶性混合瘤、黏液表皮样腺癌、乳头状囊性腺癌和腺泡细胞癌等。

（3）甲状腺癌：患者女性多于男性，分乳头状、滤泡型和髓样癌。肿瘤较硬、不规则、境界不清、活动性差，可累及喉返神经引起喉麻痹。

（4）口底恶性肿瘤：口底恶性肿瘤可原发自口底、舌、舌下腺、颌下腺及其导管，肿瘤以鳞癌为主。

（5）下咽癌及喉癌颈淋巴结转移。

（6）恶性淋巴瘤：主要累及淋巴结、扁桃体、肝及消化道黏膜下淋巴组织。常见有3种类型：淋巴肉瘤、网状细胞肉瘤、霍奇金病。

（7）其他：如纤维肉瘤、横纹肌肉瘤、脂肪肉瘤等，均可累及颈部，患者多为儿童或青年，肿瘤生长迅速，易发生远隔转移。

5. 转移肿瘤　颈部淋巴结丰富，接受来自头颈诸器官的淋巴引流，应详查原发病灶，可以是炎症，但更重要的是肿瘤。转移瘤可来源于鼻咽癌，口及咽肿瘤，下咽、舌根和会厌肿瘤，喉癌，胸腹肿瘤等。

二、颈僵硬

常伴局部疼痛和在某方向的运动受限，因病因不明可以是暂时性或永久性的。常由下列原因引起。

1. 肌肉痉挛　其原因包括急、慢性肌肉劳损，肌肉过度牵拉，对脊柱其他某部位过度屈曲的一种代偿，视力差或职业关系使头部处于一种异常位置，脑膜炎、脊髓灰质炎、蛛网膜下隙出血、颅后窝肿瘤等所致脑膜刺激，帕金森综合征、破伤风、先天性斜颈、软组织炎症、脓肿（如 Bezold 脓肿）等。

2. 颈椎疾病或颈部外伤　如颈椎椎体或椎间盘的半脱位或骨折，肿瘤、结核或其他传染性或破坏性疾病，关节炎。使颈向各方向运动，看局部疼痛有无改变，如有改变，提示病变部位在颈椎的关节部分，须用 X 线检查以做鉴别。

3. 颅脑疾病　如脑膜炎、脑外伤等。

三、颈痛

引起颈痛的常见原因如下。

1. 发生于颈部的炎症、脓肿　包括软组织、筋膜间隙的感染，尤其是急性炎症、颈动脉炎等。

2. 颈部恶性肿瘤　压迫颈部或侵犯颅内、外神经引起，如鼻咽癌或鼻咽部脊索瘤，肿瘤在黏膜下向颅底及上部颈椎广泛浸润。颈神经丛的原发性或继发性恶性肿瘤。

3. 颈椎疾病　颈椎关节炎或外伤，将颈旋至左侧或右侧，并前倾或后仰，如出现某些运动受限或疼痛加剧，提示为颈椎关节炎或外伤，可通过 X 线检查以证实。臂丛神经受颈椎关节钙化灶或脱位的颈椎椎间盘压迫，头颈急伸屈伤（挥鞭伤）使其过度牵拉而发生水肿，或因颈神经根炎而出现疼痛。

4. 甲状腺疾病　甲状腺炎等。

5. 其他　如颈肋、前斜角肌综合征、肋锁综合征等。

四、颈部瘘管

颈部瘘管可分为先天性瘘管和后天性瘘管。

（一）先天性瘘管

1. 甲状舌管瘘　位于颈正中瘘道，随吞咽上下运动，应检查舌根部有无未闭的舌盲孔、有无舌根甲状腺。

2. 鳃裂瘘　位于从耳上至锁骨的颈部前外侧，可分为 3 组：上组从耳上至下颌角；中组位于下颌角及甲状软骨之间；下组从甲状软骨至锁骨。大多开口于胸锁乳突肌前缘，偶开口于其后缘。

（二）后天性瘘

1. 腮腺瘘管　有外伤或手术史。

2. 胸导管瘘　位于锁骨上胸锁交界处，有外伤、手术史（特别是颈廓清术），分泌物呈淘米水样或牛奶状，用显微镜检查可看出脂肪细胞。

3. 颈淋巴结结核所致瘘　在相应部位伴肿大的淋巴结。

4. 气管颈瘘　有外伤或手术史。撸鼻闭嘴鼓气时，瘘口可见气泡或可闻空气的溢出声。

5. 颌下区瘘管

（1）牙源性囊肿、肿瘤或牙根脓肿所致窦道，可通过颌骨 X 线检查进行诊断。

（2）口内唾液瘘，病史有穿透性外伤或伸入口腔手术的瘢痕。

6. 下咽或食管颈瘘　有异物梗死、外伤或手术史。也可能是憩室穿破合并感染所致。

7. 放线菌病　有多发性窦道，脓内有硫黄颗粒。局部呈腌肉样硬结，应检查口腔，并进行颌骨的 X 线检查。

五、斜颈

正常人头颈部处于中立位，当头颈部处于不正常位置时，如头颈部向一侧倾斜，面部及下颌旋向健侧时即称为斜颈。

斜颈按其发病原因可分为先天性斜颈与后天性斜颈 2 类。先天性斜颈系因胎儿颈部病变而引起的，如一侧胸锁乳突肌发生肌挛缩或颈椎先天性畸形等。后天性斜颈系生后因各种不同的原因而引起的斜颈。一般说来，小儿及儿童期出现的斜颈多为先天性疾病，如在少年或成人出现斜颈则系后天性斜颈。

（一）先天性斜颈

包括先天性肌性斜颈和先天性骨性斜颈。

1. 先天性肌性斜颈　较多见于胸锁乳突肌挛缩性疾病。婴儿出生时并无畸形，10 ~ 14d 胸锁乳突肌内出现肿块，肿块消退后局部纤维化，使胸锁乳突肌挛缩出现斜颈。X 线检查，颈椎正、侧位片未见器质性病变。

2. 先天性骨性斜颈　先天性骨性斜颈为颈椎先天性畸形所致。包括颈椎半椎体、颈椎不对称融合、棘突间融合和颈椎关节不对称等。其中最常见者为颈椎半椎体。半椎体可为单个或多个，多为一侧性，以致颈椎两侧不对称，造成颈椎侧弯，逐渐形成倾斜。

本病患者多数生后即有，外观颈部粗而短，活动度减少，无疼痛，无肿块，胸锁乳突肌无挛缩。颈部 X 线片可以明确诊断。

（二）后天性斜颈

1. 麻痹性斜颈　常发生在小儿麻痹症或神经损伤后。由于一侧颈肌麻痹而头被拉向健侧，头颈偏于前位。本病两侧颈肌张力不相等，患侧颈肌松弛乏力，患者无疼痛。小儿麻痹性斜颈患者，还可同时有躯干或四肢肌肉的瘫痪。

2. 反射性斜颈　当颈部淋巴结发生结核性炎症或化脓性炎症时，可因疼痛或胸锁乳突肌受炎症刺激而发生反射性痉挛，因而头颈向患侧倾斜。本病多见于较大的儿童，患儿常有发热，颈部活动受限，可触到肿大的淋巴结并有压痛，经抗感染治疗后斜颈逐渐消失。

3. 眼病性斜颈　最常见的原因为后天性眼外肌麻痹所致的麻痹性斜视。患者可出现复视及定向、定位错误。为了克服复视，患者常出现代偿性头位，即将头倾向改变复视的位置而发生斜颈，称为眼性斜颈。

4. 痉挛性斜颈　为颈肌的阵发性不自主痉挛所致的斜颈。常为神经源性。

5. 外伤性斜颈　颈部软组织急性损伤所致斜颈（俗称落枕）。

6. 炎性斜颈　由胸锁乳突肌外伤、感染和胸锁乳突肌痉挛所引起的斜颈。

7. 代偿性斜颈　由于胸椎或腰椎侧凸所引起的斜颈。患者颈部活动正常。

8. 颈椎自发性半脱位　本病多发生在 10 岁以下的小儿，病因尚不十分清楚，但患儿多有上呼吸道感染或颈部感染的病史。外伤往往不明显，多发生在第 1、第 2 节颈椎。发病急骤，胸锁乳突肌可有痉挛现象。颈椎正侧位 X 线片及张口正位片可明确诊断。

六、颈肌乏力

当颈部运动受到限制，其原因是颈部肌肉运动乏力所致称颈肌乏力。可由下列原因引起。

（1）严重消耗性疾病。

（2）舞蹈病。

（3）重症肌无力。

（4）脊髓灰质炎、进行性肌萎缩及其他神经科疾病。

（李付国）

第六章

耳鼻喉一般检查

第一节 听力学检查

临床常用的听力学检查法可分为主观测听法和客观测听法两大类。二者适用范围不同，互为补充。主观测听法依受检者对声刺激信号的行为反应为基础，又称行为测听法。其主要内容有音叉试验、纯音听阈及阈上功能测试和言语测听。

儿童测听还用到声场测听。客观测听法指不受受试者意识影响的检查方法，临床常用的有声导抗测试、电反应测听和耳声发射。其中声导抗主要用于测试中耳功能，耳声发射反映了耳蜗外毛细胞的功能状态。为了对听力损失进行定性、定量和定位诊断，往往需要通过全面的听力学检查，结合病史和其他阳性发现，进行全面听力学评估。

一、音叉试验

音叉试验是门诊常用的一项简单而实用的听力初步检查方法，主要用于判断听力损失性质。由于每次敲击音叉的强弱不可能完全一致，故音叉试验不能用作定量试验。

音叉由优质钢或镁铝合金制成，通常由 5 个频率不同的音叉组成一套，即 C128、C256、C512、C1024、C2048，一般多选用 C256 和 C512 检查骨导。音叉试验应在静室内进行，检查者手持叉柄，将叉柄撞击于检查者的膝盖或肘部使音叉振动、发音。敲击点应选在音叉叉柄上、中 1/3 交界处。击力大小以能使音叉产生最大振动为度。作气导（air conduction，AC）测试时，应将叉支上端与外耳道口保持在同一平面，并距外耳道口 1cm。作骨导（bone condution，BC）测验时，应将音叉底端置于乳突部鼓窦区或颅骨中线部位。放置音叉的力度要适中，以免引起痛觉，影响测试结果。

（一）任内试验（Rinne's test，RT）

此法系将被测耳的气导和骨导听音时间进行比较。将敲响之音柄底端先压置于受试耳的鼓窦区，测其骨导听力，待听不到声音时，立即将叉臂放到同侧外耳道口（图 6 – 1），测其气导听力。此时若受试耳仍听到音叉声，说明气导大于骨导（AC > BC），为阳性（ + ）。若测气导时受试耳已听不见音叉声，应再敲击音叉，先查气导听力，待听不到声音时，立即将叉柄置于同侧鼓窦区测骨导听力，若骨导仍可听到，说明骨导大于气导（BC > AC），为阴性（ – ）。若气、骨导听力相等（AC = BC），以（ ± ）表示。听力正常者，C256 和 C512 的气导时间均较骨导时间大2倍左右。若任内试验阳性（AC > BC）说明该耳传音功能正常，可为正常耳或感音神经性听力损失。若为阴性（BC > AC），说明该耳传音机构有障碍，为传音性听力损失。若气、骨导相等（AC = BC），示轻度传音性或某些混合性听力损失。当一耳全聋或重度感音神经性听力损失，另一耳正常或基本正常时，在检查患耳时要注意排除假阴性的可能。由于骨导声音从颅骨的一侧传输到对侧仅耗失2.5 ~ 10dB（因不同频率的音叉而异），因此当检查患侧骨导时，患者往往会把传输到健耳的声音错误判断为患耳的听觉。为消除这种影响，对双耳不对称听力者行骨导检查时，都应对健耳或相对健耳施以掩蔽。最简易的掩蔽方法是用纸片轻轻地摩擦耳郭。

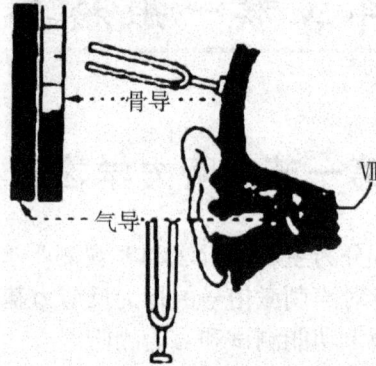

图6-1　任内试验

阳性：AC > BC，正常

（二）韦伯试验（Weber's test，WT）

此法系比较受检者两耳的骨导听力，又称"骨导偏向试验"。取C256或C512音叉，将敲响之音叉柄底端压于颅面中线上某一点（多为颅顶，前额或第一上切牙间），请受检者仔细辨别声音有无偏向，偏向何侧，并以手指表示声音所在方向（图6-2）。记录时以"→"表示偏向，"="表示声音在中间。若听力正常或两耳骨导听力相等，则声音在中间；若为传音性聋，则声音偏向患侧或耳聋较重侧；若为感音神经性聋，则偏向健侧。

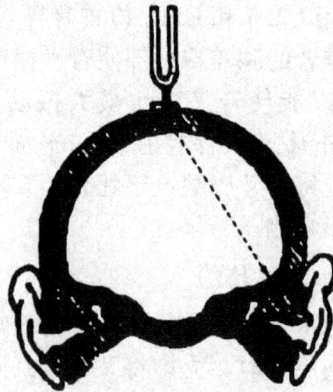

图6-2　韦伯试验

偏向骨导较强侧耳

（三） 施瓦巴赫试验（Schwabach's test，ST）

此法系比较受检者与正常人的骨导听力，又称"骨导对比试验"。将敲响的音叉先置于正常人的鼓窦区，试其骨导听力，待听不到声音时，立即将音叉移于受检者鼓窦区，试受检者能否听到。接着以同样的方法先试受检者，再移于正常人。若受检者骨导延长，以"＋"表示；缩短以"－"表示，两者相似以"±"表示。传导性聋骨导较正常人延长（＋），感音神经性聋骨导缩短（－）。

（四） 盖来试验（Gelle's test，GT）

用于检查鼓膜完整者的镫骨是否活动。将鼓气耳镜置于外耳道，不使漏气。用橡皮球向外耳道内交替加、减压力，同时将振动的音叉置于鼓窦区。若镫骨活动正常，患者感到声音有强弱波动，为阳性，以"＋"表示。若患者无声音波动感，为阴性，以"↓"表示。耳硬化症或听骨链固定时，盖来试验为阴性。

二、纯音听阈测试

纯音听阈测试又称纯音测听。所谓听阈，即指受试者对某一给特定频率的声音，可听到50％的声强分贝数。听阈提高是听力下降的同义词。

（一） 测试条件和方法

纯音测听主要测试受试者对单一频率声信号的辨别能力，临床应用于判断听力损失的类型、确定听阈提高的程度、观察治疗效果及治疗过程中的听阈变化。关于纯音测听的测试条件和方法，GB/T17696－1999 给出了明确规定。

纯音测听给声频率一般为 125Hz、250Hz、500Hz、750kHz、1kHz、1.5kHz、2kHz、3kHz、4kHz、6kHz、8kHz。根据受试者的年龄不同，纯音测听的正常值也不一样。对于成人，各频率气导听阈 ≤25dBHL，气骨导差 ≤10dBHL。即为正常，儿童则各频率气导 ≤20dBHL，气骨导差 ≤10dBHL 为正常。

世界卫生组织（worldhealthorganization，WHO）2002 年根据 500Hz、1kHz、2kHz、4kHz 气导平均阈值，将听力损失分为以下几级。①轻度听力损失：26～40dBHL；②中度听力损失：21～60dBHL；③重度听力损失：60～90dBHL；④极重度听力损失：＞91dBHL。

（二） 听力图分析

听力图上横坐标为测试频率（Hz），纵坐标示听力损失分贝数。用符号将受试耳的听阈值记录在空白听力图上，将相邻频率的气、骨导听阈值分别连成一线，此即纯音听力图（audiogram）。

分析听力图时，主要注意：各频率气导、骨导的听力损失及气导与骨导之间的关系，进而判断听力损失的性质和程度。

1. 传音性听力损失　骨导正常或接近正常，气导下降，气、骨导之间有 20～60dBHL。气导曲线一般较平坦。若病变主要影响传音机构劲度，以低频听力损失为主，呈上升型曲线（图 6－3），若病变主要影响传音机构的质量或比重，以高频听力损失为主，呈下降型曲线。

2. 感音神经性听力损失　气、骨导曲线呈一致性下降，一般先影响高频，常呈下降型听力曲线（图 6－4）。

3. 混合性听力损失　兼有以上两种听力曲线的特点。低频以传音性听力损失为主，气、骨导有较明显的差异；高频以感音神经性听力损失为主，气、骨导均明显下降，其差减小或消失（图6-5）。

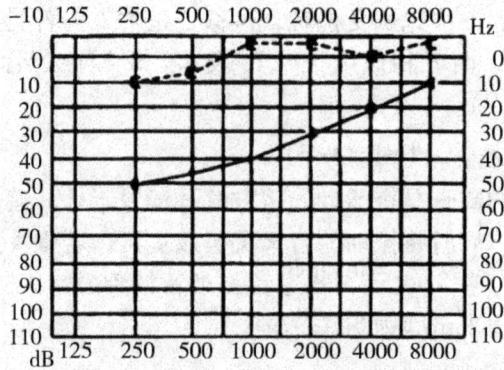

图6-3　纯音测听示传音性听力损失

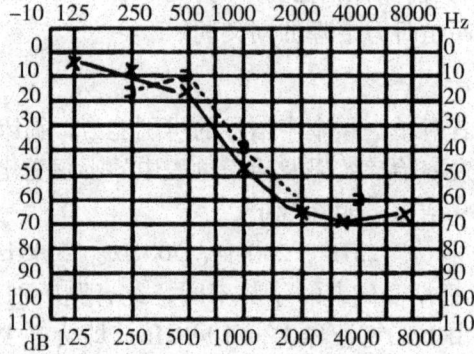

图6-4　纯音测听示感音神经性听力损失

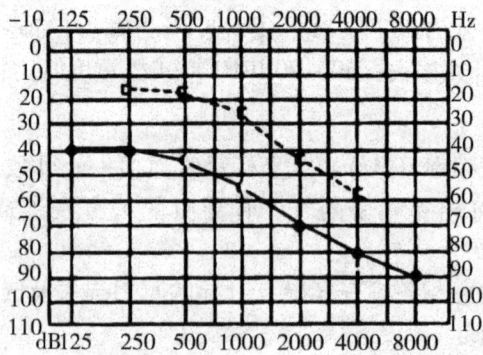

图6-5　纯音测听示混合性听力损失

三、阈上功能测试

　　阈上功能测试是用听阈以上的声强来测验听功能，和纯音听阈测试联合使用，可较全面地进行听力损失的定性、定位和定量诊断。阈上听力测验包括重振测验及听觉疲劳和病理性适应测验两部分，后者主要指音衰减测验（tonedecay test，TD）。

（一）重振测验

1. 双耳（交替）响度平衡试验（alternate binaural loudness balance，ABLB） 适用于一侧听力损失或双侧听力损失但一耳较轻者。方法：在纯音听阈测试后，选一两耳气导差值大于 20dBHL 的中频音进行气导比较测试。测验时，在健耳或较佳耳逐次增加声强，每次10～20dBHL，继之调节病耳或较差耳的阈上刺激声强度，直到两耳感到响度相等为止。于听力表上分别记录两耳响度感一致时表示有重振（图 6 - 6）。若两耳不能在同一听力级上达到响度一致，表示无重振。

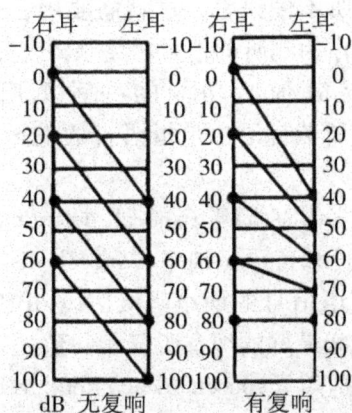

图 6 - 6 双耳响度平衡试验

2. 不适响度级测验（uncomfortableloudness，UCL） 此为最简易的重振测验法，亦可称为耐受阈测验。方法：测定纯音听阈后，逐渐增加纯音强度，直到患者开始感到刺耳和不能耐受，此强度即不适响度级。连续各测试频率的不适响度级即成不适响度阈曲线。听阈和不适响度阈之间称动态范围（dynamicrange）。正常听力者中频的不适响度级为 85～95dBHL，有重振现象者动态范围明显缩小。

3. 短增量敏感指数测验（short increment sensit ivityindex，SISI） 是测试受试耳对阈上 20dB 强度的连续声信号中出现的强度微弱变化（1dB）的敏感性，计算其在 20 次声强微增变化中的正确辨别率，即敏感指数。通常选用 1kHz 和 4kHz 测试。小于 35% 为阴性，表示正常、传音性或蜗后听力损失。大于 70% 为阳性，表示为蜗内病变，有重振。

（二）音衰减测验

测试时选 1～4kHz 间的 1～2 个频率测试。先以听阈强度的延续声刺激受试耳 1min，若始终能听到刺激声，则表示无适应现象，该频率的测验即告结束。若受试耳感到刺激声在不到 1min 内消失，依上法再次提高刺激声强度，直至受试耳可听满 1min。计算测试结束时刺激声的强度和该频率听阈值的差值。正常耳和传音性听力损失为 0～10dB，耳蜗性听力损失一般为 15～25dB，30dB 以上属蜗后病变。

四、高频测听

一些致聋因素首先会影响耳蜗基底回的功能，因此在疾病的早期通常表现为高频听阈提高，因此需要采用 8～16kHz 频率段纯音进行测听，称为高频测听。高频测听主要用于噪声性耳聋、老年性聋和药物中毒性耳聋的早期诊断、疗效评估，以及为耳鸣患者提供早期听力受损的证据，主要提示耳蜗可能存在以基底部受损为表现的早期损害。高频测听测试方法与纯音测听基本相同，但测试信号的频率共有 7 个，分别为 8kHz、9kHz、10kHz、11.2kHz、12.5kHz、14kHz、16kHz，其中 8kHz、10kHz、12.5kHz、16kHz 为必测频率。此外，高频测听对仪器和耳机也有相应的硬件要求。

五、言语测听

纯音测听只能说明受试耳对各种频率纯音的听敏度和阈上反应，并不能反映听功能的全貌。有的患者纯音听力尚好，却听不懂语言，这就需要用言语测听（speech audiometry）来评估。言语测听法是指应用言语作为测听的信号，将录入磁带或唱片上的标准词汇通过听力计，测定受检者的言语听阈及其他听功能的一种测听法。言语（speech）和语言（language）是两个不同的概念。所谓言语，是指语言的发声形式；而语言是沟通信息用的符号系统，不一定用言语表达。

言语测听的测试项目主要有言语察觉阈（speech detection threshold，SDT）、言语接受阈（speech reception threshold，SRT）和言语识别率（speech discrimination score，SDS）。

言语察觉阈为能听见 50% 言语信号的最小听级，以 dBHL 或 dBSPL 表示，测试对象多为儿童。其值与 250Hz～4kHz 之间最好的纯音听阈相一致。

言语接受阈：又称为言语识别阈（speech recognitionthre shold，SRS）。为受试耳能听懂并复诵 50% 言语测试材料的听级强度，通常高于 SDT 8～9dB。言语识别率是指受试耳听瞳测试词汇的百分率。将不同声强级的 SDS 绘成曲线，即成言语听力图（speech audiogram），可鉴别听力损失的种类。

六、鼓室声导抗

声导抗测试（acousticimmit tancemea surements）是通过测量中耳传音机构的声阻抗 - 导纳来客观地评判中耳和脑干听觉传导通路功能的方法，是目前广泛使用的客观测听方法之一，它可提供中耳传音功能、咽鼓管功能和鼓室压力等客观资料，对蜗前、蜗内、蜗后和脑干病变引起的听力损失进行鉴别诊断。

声波在介质内传播需克服介质分子位移所遇到的阻力称声阻抗（acousticimpedance），被介质接纳传递的声能称声导纳（acousticadmittance）。声强不变，介质的声阻抗取决于它的摩擦（阻力）、质量（惰性）与劲度（弹性）。摩擦产生声阻（resistance），质量与劲度产生声抗（reactance）。与此相反，克服声阻后所传导的声能称为声导（conductance）。克服声抗后所传导的声能称为声呐（susceptance），其中克服劲度后所传导的声能称声顺（compliance）。

成人中耳传音机构的质量（鼓膜与听骨的重量）比较恒定，听骨链由韧带悬挂，摩擦阻力较小，这些对声阻抗的变异均无重要影响。然而，中耳传音机构的劲度（鼓膜、听骨链和中耳气垫的弹性）则易受各种病理因素影响，变化较大。250Hz 以下声波进入耳内的阻抗主要受劲度的影响，此时质量和摩擦力可不计。故临床多用 226Hz 低频探测音来测成人劲度声抗，并用其倒数声顺来表示（单位为当量毫升）。

6 个月以下婴幼儿及新生儿中耳质量变化较大，主要影响高频声波进入耳内的阻抗，此时，劲度和摩擦力可不计，故对此类受试者，多采用 668kHz、1kHz 等高频探测音声导抗进行测试。

声导抗检查的基本测试项目有鼓室声导抗（tympanogram）、声反射以及咽鼓管功能测试。

（一）低频探测音鼓室声导抗测试

低频探测音声导抗多适用于 7 个月以上人群的中耳功能测试。选用 226Hz 探测音，将耳塞探头密封于受试者外耳道，压力由 +200mmH$_2$O 逐渐向 -200mmH$_2$O 转变。在此过程中鼓膜先被推向内移，随着压力递减逐渐恢复到自然位置，当负压时，鼓膜被吸引向外突出。鼓膜和听骨链随外耳道内压力连续变化所引起的声顺动态变化，可由监视荧光屏幕或记录仪显示鼓室声导抗图形。根据曲线的形状、声顺峰与压力轴的对应位置、峰的高度、曲线的坡度和光滑度可客观地反映鼓室内的病变情况，提供诊断的客观资料。若将鼓室功能测量和捏鼻吞咽法结合，可客观地判断咽鼓管的功能状态。

1. 鼓室声导抗分型　可采用 Merger 分类标准对 226Hz 鼓室声导抗进行分类，主要分为图 6-7 所示的几类图形。

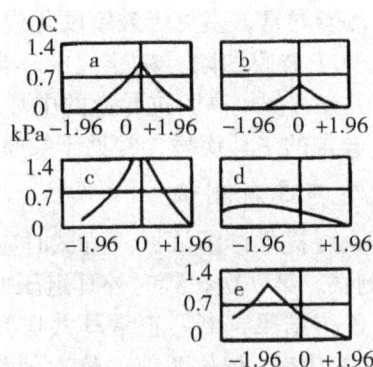

图 6-7　鼓室声导抗分型

a. A 型，正常型；b. As 型，低峰型；c. Ad 型，高峰型（超限型）；d. B 型，平坦型；
e. C 型（鼓室负压型）（1. 96kPa = 200mmH$_2$O）

外耳道与鼓室压力相等时的最大声顺为静态声顺值（staticcompliance），即鼓室功能曲线峰顶与基线之间差距。它代表了中耳传音机构的活动度。正常中耳静态声顺值为 0.3 ~ 1.65ml，中数值 0.67ml。声顺减低提示中耳劲度增大，如鼓膜增厚、耳硬化症等。声顺增高提示中耳劲度减小，如鼓膜松弛、萎缩、听骨链中断等。在鼓膜 - 听骨链传音机构中若有两种病变同时存在，对声顺的影响以最外侧的病变为主。

2. 鼓室导抗图结果分析　分析鼓室导抗图时，要注意以下几点。①鼓室导抗图仅反映鼓膜的功能状态，因此如果鼓膜和听骨链同时存在病变时，后者可能被前者所掩盖；②鼓室导抗图只是从一个方面反映了中耳功能，因此鼓室导抗图正常或异常不能完全等同于中耳功能的正常或异常。

分析鼓室导抗图，主要从峰压、幅度和曲线形态等方面考虑：

（1）与峰压有关的病变：①负压（C 型），咽鼓管功能障碍或分泌性中耳炎；②正压，中耳炎早期；③平坦型（B 型），中耳渗出、鼓膜开放、耵聍栓塞和伪迹；④峰压正常（A 型），听骨链固定、粘连、中断和中耳肿瘤，注意是否合并咽鼓管功能障碍。

（2）与幅度有关的病变：①增大，鼓膜异常、听骨链中断；②减小，听骨链固定或粘连、分泌性中耳炎、胆脂瘤、息肉或肉芽肿性颈静脉球瘤；③幅度正常，咽鼓管功能障碍、中耳炎早期。

（3）与曲线形态有关的病变：主要表现为曲线不平滑，临床常见于鼓膜异常、听骨链中断、血管异常和咽鼓管异常开放等。

（二）高频探测音鼓室声导抗测试

高频探测音声导抗多适用于 6 个月以下婴幼儿及新生儿的中耳功能测试。所选探测音频率为 668Hz 和 1kHz，测试方法同低频探测音鼓室声导抗。

1. 正常图形

（1）单峰型：声导和声呐仅有 1 个极值（1B1G），类似于 226Hz 声导抗的 A 型图。

（2）双峰型：声呐有 3～5 个极值，声导有 1 个或 3 个极值（3B1G、3B3G、5B3G）。

2. 高频探测音鼓室声导抗异常结果分析　注意事项同 226Hz 低频探测音声导抗。

（1）宽切迹鼓室图：如果 226Hz 探测音正常，多为小块耵聍附着或外耳道炎时小块脓痂附着于鼓膜上。如果 226Hz 探测音异常，多见于鼓室硬化或愈合性穿孔之鼓膜。

（2）平坦型鼓室图：临床常见于鼓膜凹陷、粘连性中耳炎、分泌性中耳炎、鼓膜穿孔但中耳黏膜及乳突正常。以上两类异常都属高阻抗异常的中耳疾病。

（3）多峰图形：属于低阻抗异常的中耳疾病，常见于鼓膜穿孔后愈合和听骨链中断。

（三）多频探测音扫频鼓室声导抗测试

主要用于对鼓膜完整的中耳病变提供诊断依据。测试时应用频率为 250～2 000Hz 的探测音，以 50Hz 为一档自动扫频测试。第一次扫频时外耳道压力为 +200daPa，第二次扫频在峰压时，根据共振频率和相位角进行结果判断。正常耳共振频率为 650～1 400Hz，耳硬化症时，共振频率增加，为 850～1 650Hz，相位角值的绝对值降低。听骨链中断时，共振频率减少，为 500～900Hz。

七、声反射

（一）反射弧

外界一定强度（70～100dB）的声刺激转化为神经冲动后，可诱发中耳肌肉的反射性收缩，由声刺激引起的该反射活动称为中耳肌肉的声反射（acoustic stapediusreflex）。后者习惯上在人体常仅指镫骨肌反射。

正常时，一侧声刺激可引起两耳的镫骨肌收缩，由探头内发出刺激声引出的反射称同侧声反射，由耳机发出刺激声引出的反射称对侧声反射。镫骨肌收缩后鼓膜及听骨链的劲度增加，声顺减小。测量镫骨肌声反射的有无、阈值、潜伏期、衰减和比较同侧和对侧声反射的情况，可客观地推断该反射径路上的各种病变。

（二）测试内容及其临床意义

1. 声反射阈（acousticreflexthreshold）　指能重复引起声反射的最小声音强度，正常值为 70～95dBHL，同侧比对侧低 2～16dB。声反射阈值减小，如果和纯音听阈之差 <60dB，即为重振，提示蜗性病变。如果和纯音听阈之差 <15dB，则要注意是否存在伪聋。声反射消失见于：①重度听力损失；②听神经病变；③传导性听力损失；④面神经病变；⑤镫骨肌腱缺失。面神经病变时，如果声反射存在，提示病变位于镫骨肌支以下，反之则提示病变位于镫骨肌支以上。因为声反射的重新出现早于面神经功能恢复，所以声反射测试还可用于面

神经病变的预后判断。

此外，由于声反射阈接近于不舒适阈，借此可以评估助听器的增益和最大声输出。具体方法是：以普通的语声为刺激声，对侧耳为指示耳，如果出现声反射，说明助听器增益过大，大声喊话时出现声反射，说明最大输出过大。

2. 声反射衰减（acoustic reflexdecay） 指较长时间的持续声刺激使声反射幅度明显减小的现象。测试时选用 500Hz、1kHz 纯音，声强为声反射阈上 10dB，刺激时程 10 秒，于 5 秒内声反射振幅减少 50% 者为阳性，多提示蜗后病变。

3. 声反射潜伏期 为刺激声开始至声反射出现的时间间隔。测试时选用 1kHz 和 2kHz 纯音，声强为声反射阈上 10dB，以基线偏移为开始点，计算时间。潜伏期正常值为 90 ~ 129ms，平均为 105ms，耳间潜伏期差值为 11.4ms（1kHz）、14.68ms（2kHz）。潜伏期缩短见于内耳病变伴重振，潜伏期延长见于蜗后病变及服用巴比妥类药物。

八、听觉诱发电位

声波经外耳和中耳到达内耳后，由毛细胞转换为电能，循听觉神经通路传达大脑皮层，使中枢神经系统产生与外界刺激相关的生物电变化，通过计算机平均技术，将这种电活动从脑电背景中提取出来，称为诱发电位（evoked potential，EP）。由听觉系统的刺激引起中枢神经系统的生物电反应就称为听觉诱发电位（auditory evoked potentials，AEP）。

虽然在人的听觉径路中，不同平面的神经结构的听觉诱发电位形式有所不同，但其记录的基本原理是一样的。测试一般应在隔声和电屏蔽室内进行。脉冲发生器发生脉冲的同时触发声刺激发生器和叠加仪，使声刺激与叠加仪的扫描同步。声刺激发生器发出宽频带短声（click）、短音（tonepip）和短纯音（toneburst）。用耳机或扬声器将声刺激输送到受检耳。记录电极引出的微弱听觉诱发电位经放大器放大后，输入到叠加仪进行叠加处理。叠加后的信号即在显示屏上以稳定的图像显示出来，并由打印机将图像记录下来。

（一）耳蜗电图

1. 图形记录和识别 耳蜗电图（electrocochleo gram，EcochG）是以针状电极经鼓膜刺到鼓岬部近圆窗处，或用微小银球电极置外耳道底部近鼓环处，用短声刺激诱发的图形（图6-8）。

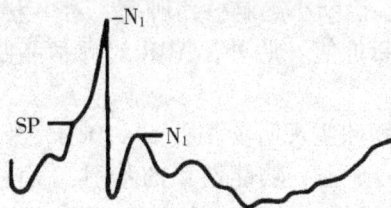

图6-8 耳蜗电图

耳蜗电图由 3 种生物电位组成，即耳蜗微音电位（cochlear microphonicpotential，CM）、总和电位（summating potential，SP）和蜗神经的复合动作电位（compoundaction potential，AP）。CM 为交流电位，无潜伏期和不应期，能可靠地重复刺激声的频率特性。此电位大部分由外毛细胞产生，小部分来自内毛细胞，是末梢感受器电位。SP 也是末梢感受器电位，亦无潜伏期和不应期。和 CM 不同的是 SP 是直流电位。正常时 SP 只是很小的负电位，当膜迷路积水使基底膜负荷增加时，可出现较大之SP。AP主要由一组负波（N1 N2）组成，其潜伏期随刺激强度增加而缩短，振幅则随之增大。AP是蜗神经复合动作电位，是耳蜗电位中反映末梢听系功能的最敏感电位，是耳蜗电图中的主要测试项目。由于CM对AP有严重的干扰，临床上用相位正负交替变换的声刺激将CM消除，使AP清晰，也可见SP。同样可经技术处理消除AP，使CM清晰。

测量耳蜗电图中各波的潜伏期、振幅和波宽（时程）、计算SP/AP振幅之比值，画出刺激强度与AP振幅和潜伏期的函数曲线，以此为指标可对各种听力损失进行鉴别诊断和客观听阈测定。如CM消失，则示耳蜗病变。如CM正常而无AP，则示病变在神经。如AP反应阈明显小于主观纯音听阈，示病变在脑干或更高中枢。

2. 临床应用

（1）梅尼埃病的诊断：SP振幅增大，SP/AP振幅比值 >0.45，或 SP-AP 复合波增大，是梅尼埃病早期诊断的唯一电生理学依据。

（2）外淋巴瘘的诊断：正常SP幅值相对很小，外淋巴瘘时，体位改变对AP与SP幅值影响较大，SP/AP比值多变。

（3）听神经瘤的早期诊断：AP波形异常增宽，振幅减小。

（4）术中耳蜗和听神经功能监护：可用于后颅窝手术、内淋巴囊减压术等。

（二）听性脑干反应

1. 图形记录和识别　将银-氯化银圆盘电极置于前额正中发际和双侧乳突，可将短声（click）诱发的听性脑干反应（auditory brainstem response，ABR）以远场记录的方式引出。ABR出现在声刺激后的10ms内，由6~7个波组成，依次用罗马数字台名。

Ⅰ波潜伏期1.5~2ms，其余各波的相隔1ms。各波潜伏期均随刺激声强减弱而延长。在高声强测试时，Ⅰ~Ⅴ波均能出现，随着声强减弱，Ⅰ~Ⅳ波逐渐消失，Ⅴ波仍清晰可见，直至阈值水平。由于Ⅱ、Ⅳ波的波形多变，故ABR的主要检测波是Ⅰ、Ⅲ、Ⅴ波，其中尤以Ⅴ波最为重要。评判ABR的主要依据是：①Ⅰ、Ⅲ、Ⅴ波的波形分化；②Ⅰ、Ⅲ、Ⅴ波潜伏期以及Ⅰ~Ⅲ、Ⅲ~Ⅴ、Ⅰ~Ⅴ波间期；③Ⅴ波反应阈；④左右耳各波潜伏期差；⑤波形的可重复性。

2. 临床应用　ABR已在临床广泛应用，可用来推断听阈、新生儿和婴幼儿听力筛选、鉴别器质性或功能性听力损失、诊断小脑脑桥角肿瘤，对多发性硬化、基底动脉供血不足影响脑干和脑干胶质瘤等也有诊断价值。此外，ABR对评估颅脑损伤的严重性和转归、诊断脑死亡等也有重要参考价值。

（1）阈值测试：Ⅴ波反应阈和主观听阈相差5~10dB，故可用做主观听阈的推断指标，临床多用于新生儿及婴幼儿听力筛查、功能性聋的鉴别、司法鉴定。但要注意由于ABR采用的是Click声刺激，故其反应阈与1~4kHz的纯音听阈相关性较好，而与低频区纯音听阈相关性较差。

（2）听觉传导通路病变的定位诊断。听神经颅外段病变时Ⅰ波分化差，潜伏期延长。如果Ⅴ波分化差或潜伏期延长，示同侧脑干病变，多为桥小脑角肿瘤（多见于听神经瘤）。Ⅰ~Ⅴ波间期表示中枢传导时间，正常为4ms，若大于4.6ms，示有蜗后病变之可能。此指标较单纯判读Ⅴ波潜伏期更有意义。另一指标是计算两耳Ⅴ波潜伏期差（interaural latenay difference，ILD），若ILD >0.4ms，示潜伏期较长的一侧可能有蜗后病变。

（3）昏迷患者预后判断。V波分化好，潜伏期接近正常的昏迷患者，其预后好于没有V波分化者。

（4）脑死亡。ABR各波波形消失，是诊断脑死亡的电生理学指标。

（三）中潜伏期反应

1. 图形记录和识别　中潜伏期反应（middlelatencyresponse，MLR）是声刺激后8～50ms内记录到的一组听觉诱发电位，由NO、PO、Na、Pa、Nb、Pb、Nc、Pc等一组反应波组成（图6-9）。

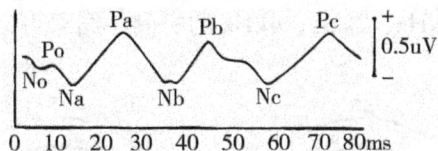

图6-9　中潜伏期反应

2. 临床应用

（1）阈值测试：由于MLR可以由短纯音、短音等具有频率特性的信号诱发并且能以较低频率引出，因此可用于评估纯音听阈。一般认为，MLR的反应阈在纯音听阈的20dB以内。但要注意，由于受中枢神经系统发育的影响，4～5岁以上时MLR才较为稳定。

（2）诊断脑干以上中枢神经系统病变：和ABR测试相结合，为多发性硬化、听神经瘤等病变合并脑干以上平面听觉传导通路病变提供诊断信息。

（四）40Hz听相关电位

Galagos首次描述以刺激率为40c/s的交替声刺激，可诱发出类似40Hz正弦波的电位，命名为40Hz听相关电位，如图6-10所示。

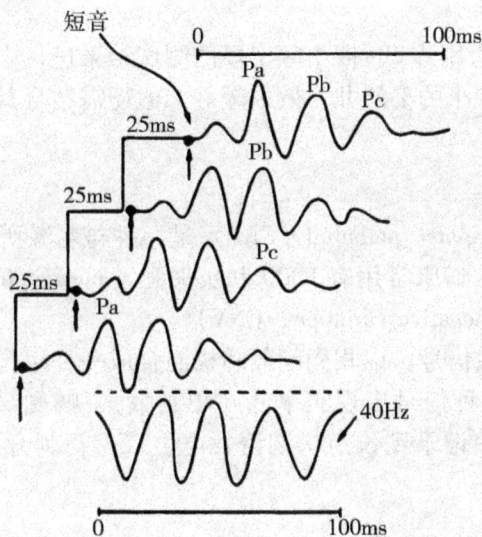

图6-10　40Hz听相关电位标准图形

40Hz听相关电位主要用于客观听阈尤其是1kHz以下的阈值评估。此外，脑干上部病变、中脑及丘脑、颞叶皮层损坏，均能导致40Hz听相关电位阈值升高、潜伏期延长或波形消失。由于刺激声频率和 MLR 反应三个主峰间隔时间一致因此连续刺激使这些波相互叠加，波幅增大。

（五）多频听觉稳态诱发电位

多频听觉稳态诱发电位（multiple frequency auditory steady – state response，MFASSR）简称多频稳态（auditory steady – state response，ASSR）。其主要原理是利用诱发电位与刺激声的"锁相"特性，将多个调幅调制（80～110Hz）声信号混合在一起，双耳同时给声。根据每一个刺激声的调制频率不同，将其反应提取出来加以叠加，由计算机自动完成结果判定。最终同时得到双耳 500Hz、1kHz、2kHz、4kHz 的听阈，结果可以用极坐标图（图6－11）或频谱图的形式表示。

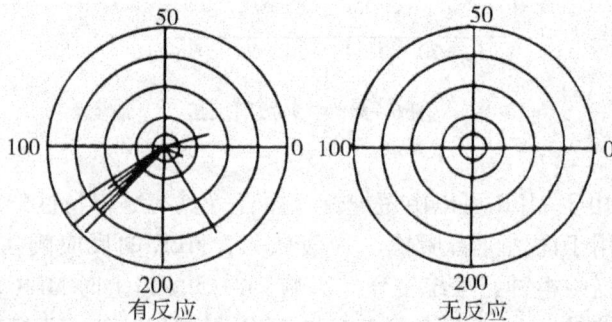

图 6－11　AASR 极坐标图

AASR 临床主要用于。

1. 婴幼儿行为听阈预估　AASR 频率特异性较好，与行为听阈相关性好（相差为 10～20dB），高调制频率 ASSR 不受觉醒状态和年龄影响，因此可以根据 ASSR 的值预估婴幼儿的行为听阈。

2. 助听器选配　有报道用 ASSR 四个频率段的测试结果进行中重度以上听力损失患者的助听器验配，尤其对年龄较小的婴幼儿，效果较好，但还需结合其他听力学检查结果，如行为测听结果进行综合判断。

（六）事件相关电位

事件相关电位（event related potential，ERP）是一种与刺激所含意义及受试者心理状态有关的长潜伏期诱发电位，临床常用有 P300 和负失配（mismatchnegtivity，MMN），此外还有伴发负变异（contingent negative variation，CNV）。

采用两种不同的声刺激信号，以相同间隔随机混合成一种组合刺激，其中一种信号出现频率高（非靶刺激），另一种信号出现频率低（靶刺激），嘱受试者只对靶刺激做出反应，如进行计数，此时可在颅顶记录到长潜伏期诱发电位，为靶刺激后 300ms 左右的正波，故命名为 P300。

九、耳声发射

耳声发射（otoacoustic emissions，OAE）是在听觉正常者的外耳道记录到的耳蜗外毛细胞生理活动的音频能量。这是当代听力学中最令人鼓舞的发现之一。传统的观点一直认为耳蜗是机械－生物电换能器，被动地将声能换成生物电能，形成神经冲动向中枢传导，引起听觉。然而人耳的灵敏度、精确的频率分辨和极大的动态范围等特性则无法以耳蜗简单的"被动工作"进行解释。Gold 认为在内耳存在着一种增强基膜运动的机械性正反馈机制，并预见将来可在外耳测出耳声发射。Rhode 报告了基膜运动的非线性特点，第一次为耳蜗内存在主动活动提供了实验依据。

Kemp 发表了从人耳记录到耳声发射，证实了耳蜗内存在着主动释能活动，此过程为生物电向机械（音频）能量的转换。此发现革新了人们对耳蜗机制的认识，确立了耳蜗具有双向换能器作用的学说，在听觉生理领域里激起了再思考，并且可用于临床。近 10 年来已有较多耳声发射用于临床听力测试的报告。耳声发射有自发性和诱发性两种。

自发性耳声发射（spontane ousoto acoustlc emlssions，SOAE）是在没有外来声刺激的情况下，在外耳道测量到的窄带信号。此种信号一般为 10 ~ 20dBSPL 的纯音。Kemp 报告40% ~ 60% 正常耳可测得 SOAE。Bonfils 测量 148 正常耳的 SOAE，其发生率和年龄有关：18 个月以下发生率为 68.8%，50 岁以下为 35%，50 岁以上低于 20%，70 岁以上未能测得 soars。在 136 耳感音神经性听力损失组中，SOAE 的发生率随短声听阈或诱发性耳声发射探察阈（detectionthreshold of evoked otoacoustice missions）的增高而线性递减。SOAE 的发生率与性别有关，女性高于男性；与有无耳鸣无统计学关系。SOAE 存在表明内耳正常，主观听阈小于 20 dBnHL。诱发性耳声发射（evoked otoacoustic emission，EOAE）是在有外来声刺激情况下与外耳道测得的耳声发射信号。EOAE 既不存在于仿真耳耦合，也不出现于聋耳，故可排除刺激或鼓膜 – 中耳所引起的伪迹。研究表明，健康人外毛细胞有产生振动的能力，它犹如一个"耳蜗放大器"，对不同输入信号给予非线性增益，以增强行波的特性。在此过程中能量的泄漏即为耳声发射。目前用得较多的是瞬态诱发耳声发射（transient evoked emissions，TEOAE），也称迟发性耳声发射（delayed otoacoustic emissions）、kemp 回声（kempechoes）、耳蜗回声（cochlearechoes）、短声诱发耳声发射（click – evoked otoacoustic emissions，COAE）或短音诱发耳声发射（tonepip evokedotoacoustic enussions，TOAE）。此种发射发生在短暂的声刺激之后，人类的潜伏期为 5 ~ 15ms。TEOAE 稳定性、重复性好。阈值和短声听阈或 1kHz、2kHz、4kHz 平均听阈一致或稍低。60 岁以下的正常耳 TEOAE 引出率为 100%，若消失，表明耳蜗外毛细胞功能异常。60 岁以上的引出为 35%（Bonfils）。

若用两个有一定频率比关系的纯音（$f2/f1 = 1.1 \sim 1.5$）同时作用于测试耳，由于耳蜗主动机制为非线性系统，此时发射的频率中除有刺激率 f1 和 f2 外，还出现声畸变产物（acousticdis – tortionproduct，ADPs），也称畸变产物发射（distortionproductotoacousticemissions，DPOAE），如 $2f1 – f2$、$f2 – f1$ 等。在人类以 $2f1 – f2$ 最为明显和稳定，为研究的观察指标。

耳声发射测试简单、快速、敏感、可靠，为一种无损伤性客观检测听力的方法，目前已用于临床，主要用于婴幼儿听力筛选。若有 EOAE 出现，说明耳蜗外毛细胞功能正常。OAE 较 ABR 快速，且反映了中频。但它只能定性判断临床听力，不能作细的分级量化诊断。又因它测量的是耳蜗声发射，所以不能反映中枢性听力损失。

十、儿童听力检查法

及早发现儿童的听觉障碍，对耳康复和言语的发育有决定性作用。诊断儿童听力损失，应从病史调查、听、语发育观察和听力检查三方面着手。在病史调查中应对家族史、胎儿期、出生期、新生儿期和婴幼儿、儿童期分项详细询问。在观察听、语发育时应注意下列几点：①新生儿对突然出现的大声应有惊跳（moro 反射）或眨眼反应；②3～6个月婴儿听到声音时会停止哭闹或运动；③9～12个月婴儿会将头转向说话者；④2岁儿童应会讲短句。若无以上反应，则极有可能有听觉障碍，应作进一步检查。

（一）行为观察测听

1. 粗声测听（grosssound audiometry）　常以 Ewing 测验（Ewing's test）为代表。在被测试儿的背侧敲碗、击鼓、吹哨或叫喊，观察儿童有无可重复的行为变化，如停止游戏、注意力最大限度地转移出来。粗声测听虽较粗糙，但在仔细观察中仍可得到近于听阈的信息。方法简单、无需特殊器械，可分别测试两耳是其优点。

2. 声场测听（soundfield audiometry）　幼儿和家长在一扩散场规范的隔声室内，给儿童玩搭积木等简单游戏。检查者在操纵室内按动不同频率纯音和强度的键钮，声源由隔声室内的音箱发出。观察幼儿对不同频率和强度刺激音的反应，如注视家长、寻找声源、指向音箱等，由此可得出听阈曲线。因是在声场内听取音箱的声音，故所得为双耳听力图。如用啭音或窄带噪声可有助于消除驻波的影响，效果更好。两次声信号之间最少应有30秒的间隔，以便幼儿回复到自然状态。在声信号出现的同时可用光刺激协同强化。

3. 条件定向反应测听（conditioned orientation response audiometry，CORA）　在幼儿的前侧方各有一音箱，音箱是有一暗盒，盒内有玩具熊。随着声信号出现，暗盒照明，玩具熊活动，以增强幼儿的注意力，通过不同频率和强度测试，得出听阈曲线。

（二）操作性条件反射测听

1. 改良标准纯音测听（modified standard pretone audiometry）　由于儿童不能耐心地做完标准纯音测听得所有频率，此时可仅做500Hz、1kHz和2kHz三个频率，甚至只做1kHz一个频率。又因儿童多不愿戴耳机，应将耳机改装成电话听筒模样，或装在摩托车头盔内做成玩具形式。先由家长示范，然后测试。做完气导测试后，应尽量争取做骨导测试，即使做一耳也好。

2. 游戏测听（playaudiometry）

（1）实物强化测听（tangible reinforcementin operant conditiorung audiometry，TROCA）：当幼儿听到声音后，按下键钮，面前的小窗内即有可口的食物出现作为奖励。也可用小玩具等代替食物作为奖励，以引起幼儿对测听的兴趣。

（2）视觉强化测听（visual reinforcementin operant conditioning audiometry，VROCA）：当幼儿听到声音按下键钮后，面前的玩具熊即开始跳舞和敲鼓。由于聋儿地高频损失常大于低频，故首选500Hz检查为宜。TROCA 和 VROCA 可用于精神迟钝儿童的测听。

除以上方法外，还可进行儿童言语测听、心率测听、周围血管反应测听、呼吸测听、非营养性吸吮反应测听和皮肤电测听等。声导抗和电反应测听广泛用于婴幼儿，诱发性耳声发射也用于新生儿听力筛选。

（江继贤）

第二节　助听器及其选配

广义地说，凡能有效帮助听力损失者听清楚声音的各种装置都可称为助听器（hearin-gaids）。本节介绍的是可根据患者不同听力损失进行补偿的高级电声放大装置。

一、分类

1. 根据形态分类　常见的助听器有盒式（bodyworn）、耳背式（behindtheear，BTE）、耳内式（intheear，ITE）、耳道式（intheearcanal，ITC）和全耳道式（completelyintheearca-nal，CIC）。此外还有眼镜式（eyeglass）、信号对传（contralateralroutingofsignal，CROS）、双侧信号对传（bilateral contralateral routing of signal，BICROS）和骨导（boneconduction）助听器等。

2. 根据信号处理技术分类

（1）模拟信号处理（analog signal processing，ASP）：使用传统的信号处理技术，音质如录音磁带。其主要结构如框图所示（图6－12）。

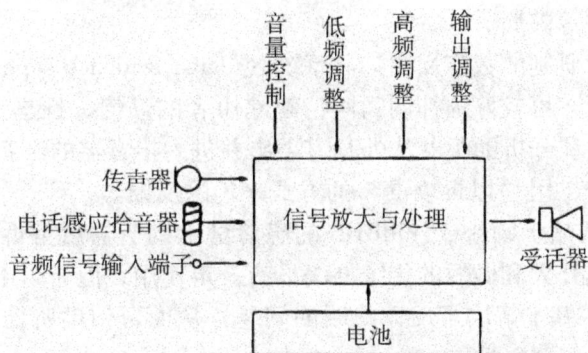

图6－12　模拟线路助听器结构框图

（2）数字信号处理（digital signal processing，DSP）：经模拟－信号（AD）转换后用数字技术处理信号（DSP），有更好调节，再经信号－模拟（DA）转换得到如同 CD 的高保真放大声。此外，该种助听器还有多程序选择、多通道处理、更精细调节和广泛的适用性等优点。

二、助听器新技术

1. 压缩与放大技术　感音性听力损失者因有重振现象，其动态范围（听阈和不适响度级的分贝差，dynamicrange，DR）变小，助听器只有将声音压缩和放大在个体的 DR 之内才会给患者带来较好的聆听效果。理想的压缩与放大应尽可能模仿正常耳蜗的功能，现在多用多通道滤波技术和快速傅立叶转换（FFT）来实现。

宽动态范围压缩（wide dynamic rangecom pression，WDRC）是于低阈值启动，压缩比持续均匀变化的一种算法，可使外界宽范围声音压缩到窄小的动态范围中。WDRC 适合于轻、中度听力损失者。对重度患者，联合使用 WDRC 和压缩限幅或削峰效果更好。对习惯于线性放大和削峰技术助听器的患者，改用 WDRC 助听器时会有一个适应过程。

2. 降噪技术　环境噪声是影响助听器效果的一大因素，目前公认提高信噪比是在噪声中提高言语清晰度的有效办法。用高通滤波或在低频处改变压缩的传统办法，未能取得理想效果。在这方面的革新技术有。

（1）方向性技术：假设佩戴助听器者对感兴趣的言语信号总是位于其前方，若用方向性拾音系统可有选择地放大前方的声音，相应地限制侧、后方的声音，从而排除干扰，听清前方的语音。现在多用两个或三个拾音器，并有实境自适应方向系统和智能转换等功能。方向性技术主要用于在噪声中聆听患者前方的谈话，若背景声也是有用信号，如圆桌会议讨论或驾车等情况则不宜使用。听障儿童需要适应全方位的声环境，亦不宜长期使用带方向性技术的助听器。

（2）净噪系统：在信号调制基础上研制的降噪新技术。该系统将全部信号分割为 17 个频段，在每个频段内对言语信号和噪声信号进行调节，"剥离"噪声，保留言语信号和维持动态的时间常量，从而达到较好的降噪目的。

3. 反馈抑制技术　反馈（啸叫）声严重影响助听器效果，甚至使患者畏惧。传统的反馈抑制技术，如削峰、降低高频增益、密封耳模和缩小或堵塞气孔等办法均有佩戴不适、声音失真和言语辨别率差等弊病。

利用相位消除技术研制的数字反馈抑制系统（digital feedback suppression system，DFS），在不降低增益的前提下，可较好地抑制啸叫，解除患者的烦恼，且享受到开放耳的舒适性。DFS 的基本原理是收集和分析助听器从外耳道溢出并进入拾音器的声音，自动产生除相位相反外其余均相同的信号，用"以毒攻毒"的方式来消除反馈。

4. 开放耳技术　低频听阈小于 40dBHL 的患者戴上助听器后常诉听声音如在桶里，有很闷的堵塞感。将气孔开大和做短的传统办法虽有一定作用，但啸叫声也常随之而来。随看 WDRC 和 DFS 的推广，基本解决了反馈啸叫的问题，从而可使助听器的耳模或耳塞从闭合式转为开放式，使患者佩戴舒适。

5. 移频技术　有研究表明当高频听力损失大于 60dB 时，放大这些频段的声音不但不改善言语识别，甚至反而有负面影响。如果采用移频技术（frequency shifting techniques，FST）将关键的高频言语信息进行实时动态言语重新编码（dynamic speech recoding，DSRC），动态辅音推动（dynamic consonant boost，DCB）和按比例压缩（proportional frequency compression，PFC）等处理，则可将有用信息移到具有较好残余听力的区域。这是一种介于助听器和人工耳蜗之间的方法，目前已有专门产品面市。

三、适应证与禁忌证

1. 适应证　助听器可使大多数听力损失者得益。世界卫生组织（WHO）向发展中国家推荐的适用范围如下。①儿童：0.5、1、2、4kHz 四个频率平均听阈 31~80dBHL；②成人：0.5、1、2、4kHz 四个频率平均听阈 41~80dBHL。

2. 禁忌证　先天性内耳未发育或无残余听力者为助听器的禁忌证。外耳道闭锁或耳漏者不适合用气导助听器，但可用骨导助听器。

四、选配技术

1. 选配流程 助听器是特殊商品，必须正规就医，科学选配，不可随意购买。选配流程如下。①在耳鼻咽喉科门诊就诊，作规范的耳科学和听力学检查，明确听力损失的原因、性质、程度和病程，确定是否为助听器的适应证；②咨询助听器服务中心，结合具体情况，就单耳或双耳助听、助听器种类、性能、价格等获取信息，认为合适者，可初试助听器；③初试合适，取耳印，制作耳模；④验配；⑤适应和康复训练；⑥保养、维修和随访服务。

2. 验配方法

（1）比较法：根据患者听力损失的性质、类型和程度，预选几只助听器给其试听，比较不同助听器的效果，选用最优者。此法费时、粗糙，且受心理因素影响大。有实验表明，用3只同型号同参数的助听器单盲测试听损者的助听效果，大多数患者反映第二只助听器最好。由于这些缺点，现已很少使用此法。

（2）处方法：Lybarger 提出"半增益定律"（halfgain rule），即感音神经性听力损失者（尤其是轻和中度）助听器的增益量为患者 0.5kHz、1kHz 和 2kHz 纯音听阈平均值的一半。如三个频率听阈的均值为 60dB，则助听器需要 30dB 的增益。用这种"处方"可大致框定助听器的范围，使选配简化。在半增益定律的基础上又衍生出许多公式，如适用于线性放大的频率响应公式有 LIBBY、LYBARGER、SKINNER、POGOII、BERGER、NAL 和 DSL 等，适用于非线性放大的频率响应公式有 NAL-NL1、FIG6、DSL（i/o）、LGOB 和 IHAFF 等。现在绝大多数都在电脑上编程选配，我们无需强记每一公式的算法，但应熟悉每一公式的适用对象。要注意的是处方法仅提供一般规律，实践中应根据患者具体情况灵活应用。另外，处方法提供的是插入增益（insertion gain，IG），而助听器手册提供的是 2CC 耦合腔的参数，使用中要注意两者的转换。

3. 电脑编程 近年来随着数字信号处理助听器的普及，验配和调试都在电脑上操作。11 家著名助听器厂商联合开发了"Hi-Pro"编程器和"Noah"编程软件，使数字助听器既有共同平台，又可容纳各厂商的程序和数据，为推广数字助听器做出了重要贡献。

4. 功能性增益和"香蕉图" 功能性增益（functionalgain）为非助听听阈和助听听阈之差，反映了该助听器在不同频率的放大功能。正常人长时间平均了言语声谱（average speech spectrum，ASS）用 HL 表达时呈香蕉形，俗称言语香蕉图（speechbanana）。测量助听后各频率的听阈若都在香蕉图内，说明该助听器调试得比较理想，否则应调整助听器和（或）耳模，使功能性增益在香蕉图内。

5. 真耳测试 患者佩戴预选的助听器后在真耳测试（realearmeasurement）仪上调试和测量外耳道深部近鼓膜处的插入增益，使其尽可能达到目标增益。这种方法使助听器选配真正做到了"因耳制宜"，是较理想的技术。真耳测试仪通常还具备助听器分析功能，可分析助听器在 2CC 耦合腔内的电声性能。

五、选配的常见问题

1. 单耳或双耳选配 只有双耳聆听才是自然的听觉方式。双耳听力损失者应尽可能双耳选配助听器。其优点是：双耳整合效应至少可增加 3dB 的增益，对重度听力损失者尤其重要。由于克服了头影效应，不但听声清晰而且恢复了立体定位能力。此外，对抑制耳鸣和避免迟发性听觉剥夺等方面也有明显好处。

如果由于种种原因只能单耳配助听器时，应做如下考虑。①一耳轻度，另耳中度听损；或一耳中度另耳重度听损或全聋，配中度听损耳或用 BICROS 助听器；②一耳全聋，另耳正常或轻度听损，用 CROS 或 BICROS 助听器；③两耳平均听力损失不大时，在残余听力较多、听阈曲线较平坦侧选配助听器。

2. 形式选择　年迈、手运动不便者宜用盒式助听器，儿童或重度听损者宜用耳背式。

3. 信号处理方式选择　传导性听力损失或听阈曲线较平坦者，可选模拟信号处理助听器，感音神经性听力损失或听阈曲线起伏较大者，宜选数字信号处理助听器。

4. 儿童选配　由于听力损失影响言语和认知发育，一旦明确为永久性听力损失，应尽早选配助听器并进行康复训练。若经新生儿听力筛查并明确诊断的婴儿，应在 6 月龄内选配助听器。听障儿童不会表述或表述能力差，选配常处于被动状态。尽可能收集多种资料，综合评估患儿听阈（最小反应阈）进行科学验配和观察助听后反应非常重要。

5. 老人选配　老年性听力损失属感音神经性，动态范围小，多有重振现象，应选用非线性放大的助听器。有条件时最好选用数字信号处理助听器。老年聋的言语识别率降低不仅是外周听力减退所致，同时受中枢影响。单靠助听器补偿减退的外周听力往往效果不理想，必须强调助听后的综合康复训练。

6. 价格　一般而言，助听器的性能和价格是呈正比的。由于患者听力损失的性质、程度和形式不同，要求助听器的性能也不同，价格也会呈现多样性。选购助听器首先应考虑其性能是否能很好地补偿该患者的听力损失。如能，就是好的助听器。如听阈呈平坦型的传导性听力损失患者，用较便宜的模拟线性助听器就会达到较好效果。从这个意义上说，好的助听器不一定是最贵的；最贵的助听器如果调节不当，也不会是适合的。

7. 适应和康复　佩戴助听器有一个逐步适应过程，切忌一曝十寒。一般第一周每天戴 2~3h，第二周每天 4~6h，第三周每天 8h 左右。开始只限于在室内较安静的环境下使用，最好是一对一的交谈，以后再逐渐过渡到人较多的场合。不要急着听懂每一句话，抓住主题，懂得主要意思就是成功。

与人交往时不但要注意听，而且要着眼看着对方，这对理解是非常有益的。应当相信经过科学选配的助听器会随着康复的进展越戴越好，但不可能一蹴而就。

（孟纲要）

第三节　嗓音功能评价法

一、喉动态镜检查

喉动态镜是利用频闪光源照射来观察声带振动特征的检查仪器。Stamper 首先发明了机械式喉动态镜。Kaller 利用电子闪光管原理研制了电子喉动态镜。钟子良在国内首次应用电子喉动态镜。近年喉动态镜有很大发展，将其与支撑喉镜、手术显微镜连接，在进行喉显微外科手术时能同步观察声带振动状况，更有利于提高手术效果；将喉动态镜与摄像系统及电子计算机连接，可在检查的同时将声带振动情况摄像、显示并存储、打印。

（一）检查原理

正常发声时声带振动非常迅速，为 100～250 次/s，而人的视觉只能辨别每秒不超过 16 次的振动，故用肉眼无法观察高速的声带振动，因此，必须借助于某种方法使声带这种快速振动相对减慢。喉动态镜即是利用快速闪烁的光源照射使声带形成一种似乎静止或缓慢活动的光学幻影，当光源闪烁频率与声带振动频率同步时，声带则好像不运动（静相）；当闪光频率与声带振动频率有差别时，则可看到声带似乎缓慢振动（动相），所见到的振动频率是声带实际振动频率与闪光频率之差。

喉动态镜由频闪光源系统、接触麦克风、脚踏开关、喉内镜、摄像系统及显示器等构成。工作时声带振动频率通过接触麦克风、声频放大器传至差频产生器，由差频产生器根据声带振动频率调节频闪光源的频率（脚踏开关亦可调节频闪光源的频率），频闪光源通过硬管或软管喉镜照射在声带上，使肉眼观察到的声带振动速度相对变慢或静止。

（二）检查方法

检查前用 1% 丁卡因液行咽部黏膜表面麻醉。检查时受试者取坐位，将接触麦克风固定于颈前喉体部，头稍后仰，张口伸舌，检查者一手用纱布包裹舌前部向外轻轻牵拉，另一手将喉镜伸入口咽，嘱受试者发"i"音，脚踏开关控制闪光频率，观察不同音调（高音、低音）、音强（强音、弱音）、声区（真声、假声）的声带振动情况（静相或动相）。

（三）观察内容

1. 基频 声带振动固有频率可白喉动态镜仪器上显示出。基频与年龄、性别有关，声带病理情况下基频可下降或升高。

2. 声带振动对称性 观察两侧声带振动是否同步。正常情况下双侧声带应呈对称性振动，当一侧声带病变时可与对侧声带振动不同步，表现为患侧振动慢或不振动。

3. 声带振动周期性 观察声带振动是否规则。正常声带振动周期规则，声带病变时可出现非周期性振动，显示声带振动不规则，或部分振动、部分停止振动。

4. 声带振动幅度 观察声带振动幅度大小，双侧是否相同。正常声带振幅有一标准范围，左右相等。当声带张力下降时，可出现振幅增大，甚至呈帆状起伏，而声带张力上升时振幅可变小。

5. 声带黏膜波 观察黏膜波大小、有无及形态。黏膜波反映了声带表层组织结构功能状态。声带黏膜病变时黏膜波可减弱，声带黏膜与深层组织粘连、声带手术损伤深层、声带闭合不全或张力下降等均可致黏膜波减弱甚至消失。

6. 声门闭合形态 观察发声时声门是完全闭合、部分闭合还是完全不闭合。正常发声时，声门可完全闭合或部分闭合；发弱声或假声时，声门闭合程度降低；声带麻痹、沟状声带、声带小结、息肉、囊肿及肿瘤等可导致声门闭合不全。

（四）临床应用

1. 初步鉴别声带病变性质 一般认为，良性声带病变多限于黏膜层，故声带振动多正常。黏膜波可表现为正常、减弱或增大。声带恶性病变可由黏膜向深层浸润，黏膜波消失，声带振动减弱或消失。声带麻痹时其张力下降，弹性减弱，声带振动不规则、振幅增大呈帆状起伏或振动消失，黏膜波减弱或消失。

2. 判断声带麻痹类型和程度 完全性麻痹时，患侧声带振动及黏膜波均消失。部分麻痹时，患侧声带仍有振动，但振动不对称、不规则，振幅增大，黏膜波减弱。

3. 区别器质性与功能性发声障碍　器质性声带病变可出现患侧声带振动及黏膜波异常，而功能性病变声带振动及黏膜波均正常。

4. 评估声带病变预后　如黏膜波从有到无，则反映黏膜表层病变逐渐加重或向深层侵犯。如声带振动出现异常，则表明深层开始病变，振动逐渐减弱或消失提示深层病变加重。如黏膜波或振动从无到有，则表示声带病变开始恢复。

二、电声门图检查

电声门图（EGG）是一种通过监测声带振动时声阻抗变化，而将声门开放关闭运动描记为声门波图形的非侵入性检测技术，通过观察分析声门图形特征来间接判断声带的振动特点及变化规律。

（一）检查原理

电声门图检查是将两个金属电极置于颈部甲状软骨两侧表面皮肤上，电极连接声频发生器、放大器及测量仪，测试时在电极之间施加一高频恒压信号（电压或电流），然后测量受声带振动调制的电极间阻抗（或导纳）的变化。这种阻抗的变化反映了声门横向接触面积，双声带接触面积越大，阻抗越小；反之，阻抗越大。声门开放时阻抗增加，描记曲线上升，声门关闭时阻抗减小，描记曲线下降，由此而记录反映声门不断开放关闭振动过程的声门图波形。因声门图输出信号在声带接触时产生，故电声门图主要反映了声门闭合情况。

电声门图观察指标包括：①振幅大小；②波形特征；③速度商（SQ）：SQ＝开放期/闭合期；④开放期（OQ）：OQ＝开放相/振动周期。

（二）正常电声门图特征

正常电声门图波形呈现随时间而变化的有规律的弧形光滑曲线，每一振动周期声门波可分为：①关闭相：显示声门自开始闭合至完全闭合的时间；②完全闭合相：表示声门完全闭合的时间，又称平台期；③开放相：为声门自开始开放到完全开放的时间。

正常声门图显示关闭与开放周期有一定规律性，开放相一般比闭合相长；关闭相上升边坡度大，开放相下降边坡度小，有一定弧度，表明声门闭合速度大于开放速度；关闭相坡峰平台期较长，表明声带接触面积大，耗气量小，发声效率高。

声门图波形能反映声带解剖结构及生理功能随年龄而变化的特征：①成年人声门波曲线光滑，闭合相上升边较开放相下降边陡峭；②老年人声门图曲线不光滑，振幅降低，上升及下降边均变缓，表明声门闭合及开放速度均下降；③儿童声门闭合速度小于开放速度，闭合相较开放相长。

声门图可反映声区的变化：①在低的吱嘎声时声带松弛，关闭相较快，开放相减慢，波形失去规则，声门波可呈双相，周期不规则，幅度大小不均，完全关闭相延长；②胸声时完全关闭相较长，波形较圆滑；③假声时完全关闭相缩短，没有一个平坦期或平坦期很短，开放相与闭合相接近，波形变尖，表明声门闭合程度降低；④气息音（耳语）时，声带不能完全接触，振动减弱，波峰低矮。

（三）异常电声门图特征

声带器质性病变时声带张力、声门开闭速度、声带接触面积和时间、声门开放大小等变化均可在声门图上反映出来。声带充血肥厚时组织体积增大，则可表现闭合相延长，开放相缩短。当声带病变（如声带结节、息肉、水肿、肿瘤等）导致声门闭合障碍时，声门图可出现关闭相延长。声带结节时声门图 SQ 值可降低。声带带蒂息肉表现声门图开放相切迹；广基息肉主要变化为开放相陡峭；声带下缘息肉出现关闭相切迹。痉挛性发音障碍可出现声门图波形改变及周期不规则。声带麻痹时声门不能有效关闭，声门波呈锐角形，SQ 值减小，发强声时 OQ 值比弱声大。

三、嗓音的声学测试

嗓音声学测试技术采用物理声学检测手段收集、处理嗓音信号，获取有关声学特征并进行声学分析，为嗓音质量提供定量依据，以客观评价嗓音功能。

（一）测试仪器

1. 语图仪　由录音装置、外差式频率分析装置及显示装置三部分构成，显示的语图为时间、频率、强度的三维图形，横轴代表时间，纵轴代表频率，声强以灰度表示。

2. 声谱仪　仪器组成基本同语图仪，显示的声谱图为在某一时间断面上的频率、强度二维图形。声谱仪可自动进行快速的数模（A/D）转换和快速傅里叶变换，使图形数据化并显示。

3. 电子计算机声学测试系统　硬件部分包括电子计算机、声卡、音箱、话筒、前置放大器及打印系统，计算机内设有声学分析软件程序，工作时嗓音信号输入话筒，经前置放大器信号放大，A/D 转换显示声波图形，信号采样进行软件分析，获取声学数据、语图，进行嗓音质量评估。

（二）测试方法

最常采用的方法是检测口腔输出的嗓音信号，测试在隔音条件下（环境噪声 45dB 以下）进行，受试者口距麦克风 5~10cm，发元音（a 或 i），持续 3~5s，声音信号经话筒输入声学测试仪器，再经 A/D 转换实时显示声波图形。选取中间平稳段声样进行声学分析，获取有关声学数据，并对嗓音质量作客观评价。

口腔声音信号易受喉部以上共鸣及吐字结构的影响，故可应用颈前接触麦克风拾取发声时声带振动信号，获得直接声门声学信号，减少声门上结构对声音信号的影响。测试时受试者将接触麦克风戴于颈部，同上发持续元音，声带振动信号经颈前软组织传至接触麦克风，然后输入测试仪器内处理分析。

（三）观察指标

1. 声学参数　包括：①基频（FO）。为声带振动的最低固有频率，表示声带每秒钟振动的次数，以 Hz 为单位；②基频标准偏差（sFO）。为一个基频偏差量的测定值；③基频微扰（jitter）。用来描述相邻周期之间声波的微小变化，又称音调扰动；④振幅微扰（shimmer）。用来描述相邻周期之间声波幅度的微小变化；⑤谐噪比（H/N）。反映嗓音信号中谐音与噪音成分的比例；⑥声门噪声能量（NNE）。因声门非完全闭合、气流泄漏所产生的噪声能量。

2. 语图　主要观察指标有：①基频（FO）。为声带振动的最低固有频率，既第一谐波频率，声图中可借谐波波纹宽度进行估算；②谐波（harmonicwave）。为正常声音信号中有一定规律、波形及频率的声波曲线，包括基频及与基频成整倍数频率的正弦波；③元音共振峰（formant）。特殊元音频谱中由共振而形成的一些声能较集中、幅值较大的谐波成分。一般有三个共振峰；④噪声成分（noise）。系由很多紊乱、断续、不协调的基音和它们的谐音形成的声音信号，在声图上显示为点状图形特征。

（四）临床应用

嗓音声学参数检测技术可客观、定量反映嗓音质量，评价喉部功能状态。

1. 区别正常与病态嗓音　正常嗓音各声学参数值在正常范围内，语图谐波呈正弦、均匀、规律的波纹状，图形整齐、清晰，共振峰处声能较强，峰带明显而清楚，集中于和处，噪音成分极少。嘶哑嗓音可表现各项声学参数值不同程度升高或下降，语图显示谐波不规则、断裂甚至缺失，共振峰不同程度破坏或消失，噪声成分增加等。音调异常嗓音则可出现基频异常（或高或低）。

2. 判断嗓音损害程度　嗓音声学特征可客观反映嗓音嘶哑的程度。轻度嘶哑各声学参数值略高于正常0.5～1倍，语图中、高频区谐波及2、3共振峰不规则或断裂，波纹间混有噪声成分。中度嘶哑声学参数值高于正常1～2倍，语图表现中、高频区谐波及共振峰损害程度加重，低频区谐波及1共振峰亦出现不规则、断裂及噪声成分。重度嘶哑声学参数值增高2～4倍，语图中、高频区谐波及共振峰基本消失，代之以噪声成分，低频区仅残存少量不规则、断裂的谐波。

3. 初步推测喉病性质　良性声带病变各声学参数值略高于正常0.5～1.5倍，语图表现轻、中度损害。声带麻痹或恶性喉疾病则各声学参数值可高于正常2～4.5倍，语图多为重度损害。

4. 发现早期嗓音疾病　嗓音声学检测可发现早期嗓音疾病的声学参数 shimmer、SDFO 及 NNE 略高于正常，语图表现中、高频区谐波稍不规则，偶有断裂，并有少量增生的噪声成分。

5. 鉴别功能性及器质性喉病　器质性喉病嗓音声学特征为声学参数值升高或下降，语图表现谐波不规则，断裂甚至消失，共振峰声能减弱或消失，噪声成分增多等。功能性发声障碍嗓音也可出现病理性嗓音的声学特征，但多数功能性发声障碍者在一次元音信号中可搜寻到正常声学特征，此时声学参数及声谱图特征均显示正常。

6. 评价疗效及预后　嗓音声学检测可客观评价治疗效果，如治疗后声学参数及语图改善，表明治疗有效，病情好转。如治疗后各参数值及语图完全恢复正常，表明痊愈。治疗后声学特征无明显改善，表明治疗效果不佳；治疗后声学参数及语图损害更明显，则表明病情加重。

四、喉空气动力学测试

发声时呼吸活动提供声音产生及维持的气流动力，因此，测试机体发声时气流动力学（aerodynamics）改变，并进行有关参数分析，可为喉功能评价提供定量的客观依据。

（一）原理及方法

1. 气流率及口腔内压力测试　气流率（airflowrate）指发声时单位时间内通过声门的气流量，通常用 ml/s 表示。简单的气流率测试方法是应用呼吸速度描记器或恒温热线气流计进行，测试时受试者发持续元音（a 或 i），气流信号经圆筒形接管输入上述测试仪器记录并显示。气流率也可经下列公式计算获得：平均气流率 = 肺活量/最大声时。

近年国外多采用"逆滤波技术"进行发声时气流率及口腔内压力测试，这种方法可消除因声道共振作用所产生的声波高频成分，从而更精确获得声门气流信息。该测试系统由通气面罩、呼吸气流速度描记仪、声压传感器、前置放大器、逆滤波装置及计算机组成。气流率测试时受试者将面罩紧贴面部，罩住口鼻，发持续性元音，气流信号经通气面罩、呼吸气流速度描记仪传至气压传感器，再经放大、滤波处理输入计算机，经数模（A/D）转换显示为随时间而变化的气流声门图（flowglottalgram，FGG），其观察参数包括：①峰值气流率；②变动气流率；③稳定气流率；④最小气流率等。变动气流率与稳定气流率的比值可更佳反映声带功能状态，称声门效率。口腔内压力测试是将一硅胶管置于面罩内，受试者发间断音节（pi 或 pa），气压信号经气压传感器放大后输入计算机，经数模转换描记为口腔气体压力图，并计算出压力数值。

2. 声门下压力测试 声门下压力是声音产生及维持的一个重要因素，用单位 kPa（cmH$_2$O）表示。

声门下压力测试技术较为复杂，目前，主要有 3 种测试途径：①经颈前皮肤测试：此方法为侵入性技术，对组织有一定损伤；②经声门测试：该方法缺点是操作较困难，将硅胶管置于声门下时易发生移位，引起咳嗽反射，而且测试时影响发声活动；③经食管测试：是通过测量食管内压间接推测声门下压的方法，该方法较前两种方法操作简单，痛苦小，易于接受。测量声门下压力较困难，故而现多采用测量口腔压力的方法间接推测声门下压力。

3. 声门阻力测试 声门阻力不能直接测量，可通过声门下压及平均气流率计算得到数值：声门阻力 = 声门下压/平均气流率，常用单位为 kPa（cmH$_2$O）/LPS。因声门下压力测试较困难，可用口腔内压力代替声门下压进行计算：声门阻力 = 口腔压力、气流率。

（二）临床应用

1. 气流率及气流声门图 正常男性平均气流率为 90～175ml/s，女性为 80～160ml/s。气流率与声音强度有关，声强增大时，平均气流率亦增加。峰值气流量、变动气流量随声音强度增大而升高，而闭合相最小气流量则下降，表明发声强度增加时耗气量亦增加。气流率与声区也有关，假声时气流率较胸声明显，可能是因为假声时声门关闭程度降低，耗气量增加所致。

气流率与声门闭合程度明显相关，发声时如声门闭合程度降低则气流率明显增高，气流声门图闭合相由扁平变圆。声带麻痹造成声门关闭不全时，稳定气流率升高，变动气流率与稳定气流率比值下降。气流率与声带质量、张力也有关，声带炎症或良性增生病变时，声带体积增加，振动下降，此时变动气流率降低，变动气流率与稳定气流率比值也降低；声带张力增加时（如痉挛性发音障碍），气流率则明显下降。气流率可反映喉部疾病严重程度，急性喉炎变动气流率与稳定气流率较慢性喉炎降低；T$_2$、T$_3$ 期喉癌变动气流率与稳定气流率比值较 T$_1$ 峰期下降。气流率在临床疗效评价中也具一定价值，声带良性疾病显微手术后平均气流率明显降低，声门效率提高。

2. 声门下压及口腔内压 正常发声时，当深吸气后紧闭声门用力呼气，声门下压力可达 9.8kPa（100cmH$_2$O）。但一般发声时，声门下压仅需 0.49～0.98kPa（5～10cmH$_2$O）；发强音时声门下压力也不超过 2.94kPa（30cmH$_2$O）。声门下压力与声门强度有关，声门下压力大，声带振动幅度大，则声强大；反之声强则小。声门下压力与声音频率亦有一定关系，声门下压随发音频率的上升而增加。发声时空气力压变化与声区也有关，假声时口腔内压力较胸声高，可能与维持声带张力及振动有关。

（孟纲要）

第四节　鼻及鼻窦检查

一、外鼻及鼻腔的一般检查法

（一）视诊

1. 鼻梁的形状　鼻梁有凹陷、歪斜者，除发育异常外，应想到外伤、萎缩性鼻炎及梅毒的后遗症；高度鼻中隔偏曲者，鼻梁也可能显著歪斜。鼻梁对称性增宽、变饱满，常常是鼻息肉的体征，被称为"蛙鼻"。若整个外鼻肥大，则可能是鼻赘或某些全身性疾病如肢端肥大症、黏液性水肿等的表现。

2. 鼻翼　检查鼻翼有无塌陷性畸形和缺损。鼻翼缺损多为外伤或梅毒后遗症；在儿童出现呼吸困难时，吸气期鼻翼可向外异常扩张，若吸气时鼻翼异常凹陷，则可能是鼻翼萎陷症。

3. 皮肤　注意外鼻、面颊及上唇等处皮肤有无红肿、破溃及新生物，鼻梁上有无瘘管开口。患有酒渣鼻者，其鼻尖及鼻翼处皮肤弥漫性充血、发亮或有片状红斑，可伴有痤疮形成。鼻疖者除出现红肿外，可伴有显著疼痛，红肿中心还可出现脓点。患急性上颌窦炎时，有时可出现面颊部皮肤红肿；患急性筛窦炎时，眼眶内角近内眦部皮肤可能红肿；急性额窦炎可引起同侧眉根部及眶内上角皮肤红肿。鼻唇间皮肤皲裂或糜烂多为长期流涕或变应性鼻炎所致。外鼻的皮肤癌可呈斑样隆起或赘疣状小硬结节，常伴有溃疡形成。

4. 前鼻孔的形状　患腺样体肥大的儿童，前鼻孔常呈窄隙状；鼻烫伤或鼻硬结病可引起前鼻孔完全或不完全闭锁。

5. 外鼻周围　注意检查面颊部左右是否对称，表面有无局限性隆起；眼球有无移位以及眼球运动有无异常等。

（二）触诊

患鼻疖或鼻前庭炎时，鼻翼变硬，触痛明显；患鼻硬结病时，鼻翼变硬而无触痛；鼻中隔脓肿者，鼻尖可有触痛或按压痛；鼻骨骨折错位时，鼻梁有触痛，并可感觉到下陷、鼻骨移位等畸形；如果形成了皮下气肿，触之有捻发感。急性额窦炎在眶内上角可有触痛或按压痛；急性上颌窦炎时在面颊部可有触痛或按压痛。鼻窦囊肿有颜面部隆起者，按压时有如按压乒乓球之感。

（三）叩诊

可用单指直接叩击或双指间接叩击患处，以了解有无疼痛。急性上颌窦炎在面颊部可有叩痛；急性额窦炎时，额窦前壁可有叩痛，并且叩痛区常与额窦本身大小相当。

（四）听诊

注意听患者发声或小儿哭声，可推知其鼻腔有无阻塞性病变。鼻腔阻塞时，可出现闭塞性鼻音；而患腭裂或软腭麻痹者，可出现开放性鼻音。

（五）嗅诊

患臭鼻症或牙源性上颌窦炎，可嗅到特殊腥臭味；恶性肿瘤患者则可出现特有的"癌肿气味"。

（六）前鼻镜检查

前鼻镜检查（anterior thinoscopy）执窥鼻器时，以右手或左手拇指和食指末节捏住窥鼻器的关节，将窥鼻器柄的一脚贴掌心，其余三指附另一柄脚上，以司窥鼻器的关闭。检查时，手腕屈曲，将窥鼻器两叶合拢，与鼻底平行，伸入前鼻孔，轻轻捏紧窥鼻器的两柄，使两叶上下张开而抬起鼻翼，压倒鼻毛，扩大鼻孔，使光线与视线得以进入。窥鼻器的两叶不应超越鼻阈，否则不易充分扩大鼻孔，且可损伤鼻腔黏膜引起出血或疼痛。当窥鼻器伸入鼻前庭后，将其余手指或另一手贴于受检者面部及颏部以期固定，并视检查需要变动受检者头位。检查顺序如下。

1. 下鼻甲及下鼻道　受检者头微低，则可看清鼻腔底、下鼻道与下鼻甲的一部分。头微仰，可看清全部下鼻甲及总鼻道的下段。

2. 中鼻甲及中鼻道　被检查者头部进一步后仰，可检查中鼻甲和中鼻道。若因下鼻甲过大不能看清时，可用1%麻黄碱生理盐水棉片贴附下鼻甲上，3~5分钟后取出棉片再行检查。正常鼻黏膜呈淡红色、湿润而有光泽。中鼻甲的颜色较下鼻甲稍淡。在中鼻道内有时可见筛泡的一部分，中鼻甲内侧即嗅裂。如见脓液，可从其来自中鼻甲内侧或外侧判明来自何组鼻窦。此外，注意各鼻甲有无充血、贫血、肿胀、肥厚及萎缩等情况，必要时用探针或血管收缩剂鉴别之。还须注意检查鼻道中有无新生物。

3. 鼻中隔　在上述各头位中，将受检者面部向检查的对侧转动，可自下而上分别看清鼻中隔各部分。鼻中隔完全垂直者很少，轻度偏曲而无骨嵴或距状突者一般均非病态，可称之为生理性偏曲。如偏曲较明显，其凸面正对中鼻道、中鼻甲，或有距状突刺入下鼻甲，对鼻的呼吸与引流有妨碍者，应记录之。此外，还需注意易出血区（利特尔区）有无出血点、血痂、糜烂或小血管曲张，鼻中隔有无穿孔及穿孔部位，有无坏死骨片、黏膜肥厚、充血、出血、两侧对称性肿胀（脓肿、血肿）、溃疡及肿瘤等。

（七）后鼻镜检查法

后鼻镜检查法（posterior rhinoscopy）也称间接鼻咽镜检查法，可同时检查鼻咽部及后鼻孔。操作较难，在小儿不易成功。检查前应先向患者解释检查步骤与要求，以得到尽可能好的配合。检查时，右手持小号间接喉镜或后鼻镜，先在酒精灯或加热器上烤热，不使镜面生雾，再将镜背置于检查者手背上测试其温度，直至温而不烫方可用于检查。然后将额镜的反射光线照到咽后壁。左手持压舌板将舌前2/3压下，并稍向前轻按使之固定于口底，右手以执钢笔姿势将镜从左侧口角（镜面向上）送到软腭与咽后壁之间，调整镜面呈45°倾斜，对好光，此时镜中反映出后鼻孔的一部分，先找到鼻中隔后缘，并以之为据，分别检查其他各处。因镜面过小，不能一次反映出后鼻孔和鼻咽部的全部情况，还须适当转动和倾斜镜面分别观察各部，各部形象相互补充，便知后鼻孔全貌。须记住，镜中所成图像与实体位置左右相反。检查次序如下：

（1）鼻咽顶：较易看清，注意有无新生物、溃疡、出血点、痂皮、腺样体残余或咽囊裂隙等。

（2）后鼻孔区域：观察有无畸形。后组筛窦与蝶窦发炎时，常见其附近黏膜有充血、萎缩和脓痂附着，若有后鼻孔息肉或鼻咽纤维血管瘤，则后鼻孔边缘常被遮蔽而不能看到。

（3）渐渐将镜面垂直，观察上、中鼻甲与上、中鼻道的后段，再将镜柄下移，可见下鼻甲后端及下鼻道，注意各鼻道中有无脓液。

（4）镜面稍向两侧倾斜，观察鼻咽两侧可见侧后方被咽鼓管圆枕包围的咽鼓管咽口，该处色淡红而有反光。咽鼓管圆枕的后上有狭长形深凹，即咽隐窝，为鼻咽癌好发部位之一。有时可见咽鼓管咽口后上方有淋巴组织包绕，即所谓咽鼓管扁桃体。

（5）软腭背面如有脓液，可能来自上、中鼻道。

后鼻镜检查的难点有：①最常遇到的困难是舌背过高，为舌不自主地反抗所致，故压舌时应轻轻加压，不可突然用力；②软腭常常不自主地提高而贴近咽后壁，以致无容镜之处，多因受检者精神紧张、软腭痉挛或张口过大所致。如为前者，应耐心解释，嘱咽部放松，平静用鼻呼吸，也可让其对镜练习用鼻呼吸，务使舌位最低而软腭离咽后壁最远；③受检者恶心：为避免之，检查时不要把压舌板伸入太深，并尽量不要触及周围组织；也可用1%~2%丁卡因溶液作咽部喷雾；④有些受检者在检查中不会用鼻呼吸，可任其由口呼吸，但嘱其不可用力，以免软腭高举，影响检查；⑤受检者频繁做吞咽动作，嘱其尽力克制之；⑥有时受检者一张口或镜一入口，软腭即不自主地抬高，可嘱其闭眼或掩其目，然后操作。

如以上诸法无效，而又必须详查后鼻孔及鼻咽部或拟在该处作活检时，可在施行咽黏膜表面麻醉后，加用软腭拉钩进行检查。也可试用下法：将橡皮导尿管从一侧前鼻孔插入，沿鼻腔底、鼻咽而达口咽，并从口中拉出，首尾两端挽成一个结；对侧鼻孔也依同法伸入一根导尿管从口中引出后打结，这样可使软腭与咽后壁的距离扩大，增大检查视野。

二、鼻窦的一般检查法

前述之视、触、叩、听、嗅及前、后鼻镜检查亦为鼻窦检查法之重要组成部分。而今，CT，MRI及鼻内镜等的广泛应用，已使鼻窦疾病的诊断变得容易，但下述方法仍常被用于鼻窦的检查。

（一）头位引流法

头位引流法为先将鼻腔脓液拭净，用1%麻黄碱棉片收缩中鼻道及嗅裂黏膜，以利窦口畅通。然后嘱受检者将头部倾倒在一定位置上约15分钟，以便脓液流出，再行前、后鼻镜检查，判断脓液的来源。检查一侧上颌窦时，将头向对侧偏倒而使受检侧上颌窦居于上方，如果发现中鼻道内又有脓流出，表示由上颌窦而来；若未见脓液，尚须作后鼻镜检查，因由上颌窦流出的脓液也可流入鼻腔后部。如果前、后鼻孔均未见脓液，但受检者闻到有臭味，说明上颌窦中可能积脓，但量少不够流出。检查前组筛窦则头需稍向后仰；检查后组筛窦则应稍向前俯；检查额窦，则头直立；检查蝶窦则须低头，面向下将额部或鼻尖抵在桌面上。

（二）上颌窦穿刺冲洗法

上颌窦穿刺冲洗法是临床上诊断和治疗上颌窦疾病，特别是上颌窦炎的常用方法。

1. 操作方法　先用浸有 2% 丁卡因或 4% 可卡因溶液的卷棉子置放于下鼻道前段顶部，约 10～15 分钟后取出（上述麻醉药物中加少许 1‰ 肾上腺素液，可大大减少穿刺时的出血；若术前先行解释，操作熟练，则不施任何麻醉也可顺利进行穿刺，尤其对久经穿刺的患者更易成功）。穿刺时，检查者一手持特制的穿刺针，针尖斜面朝向鼻中隔，由前鼻孔伸入下鼻道，针尖落于距下鼻甲前端约 1.5cm 处（因该处骨壁最薄，易于刺破），并使其紧靠下鼻甲根部，方向指向上、外，并稍向后，即斜对患者同侧眼外眦。另一手固定患者枕部，以防头向后移动，然后用拇指和食指固定针管的后 2/3 处，掌心抵住针柄，将针慢慢紧压刺穿骨壁以进入窦腔。穿刺时用力不可过猛，并以其余手指抵住患者唇部，有落空感觉时立即停止前进，以防刺入过深。倘若位置准确，只因骨壁过厚不能刺透，可使患者头后仰，术者站立，用臂力将针慢慢压入。如仍不成功，则可用小锤轻敲针尾刺入。若针已进入窦内，骨壁薄者，则轻摇针柄，可觉针尖在窦腔内自由活动。穿刺成功后，拔出针芯，抽吸无回血时，再以温热无菌生理盐水冲洗，此时应嘱患者低头并张口自然呼吸，观察有无脓液、脓块随水流出，有时脓液混于冲洗液中可使水变得混浊。必要时须收集洗出液离心后作脱落细胞检查。如事先拟收集脓液作特殊检验，可先用注射器将窦内脓液抽出送检。洗出液澄清后，确定针尖全部位于窦内者，可缓缓注入空气，将窦内剩余盐水冲出。

2. 并发症及注意事项　上颌窦穿刺冲洗若操作不当，可出现较多并发症。

（1）晕厥：多因患者精神紧张、疼痛或空腹之故。一般在平卧片刻后即可恢复，但应注意观察有无其他意外情况，如麻醉药物中毒、反射性休克、气栓形成等。

（2）刺入鼻黏膜下造成黏膜撕裂：因针刺方向与骨壁过于平行，因此刺入黏膜后向后滑行于下鼻道外侧骨壁与黏膜之间，造成黏膜撕裂伤。故操作时，针尖应对准同侧眼外眦，针柄尽量压向鼻小柱，穿刺针也不可过钝。

（3）刺入面部软组织：乃因针未进入下鼻道即行穿刺或因上颌窦小而深居骨面深处所致。刺入上颌窦前软组织下时如贸然注水，面部会立即肿起，患者也感胀痛，此时应立即拔针，重行穿刺。

（4）刺破眶下壁：为针尖方向过高或穿刺时患者头部偏斜或摆动所致。注水时，下睑立即肿起或眼球突出而不能运动，此时应立即拔针停止冲洗，并使用抗生素防止感染，严密观察。

（5）窦内黏膜未穿破：因窦内黏膜过厚或呈息肉样变，窦腔过小，仅仅刺穿骨壁，未穿破窦内黏膜。注水时，患者感觉胀痛，注入的水也不能流出。此时可将针轻轻再往窦内推进，刺破黏膜进入窦腔后再行冲洗。

（6）刺入对侧壁黏膜下层：穿刺时用力过猛，不能控制而误刺入对侧窦壁的黏膜下。注水时觉阻力甚大而无水流出或仅有少许水流出，患者也感胀痛。此时应将针稍向外撤，务使冲洗时不感觉有阻力，水流通畅，且患者不觉疼痛。

（7）刺破上颌窦后外壁：也因穿刺时用力过猛所致。注水时水进入颞下窝，面颊立即肿起，此种意外可引起颞下窝、翼腭窝或其他颈深部感染、脑膜炎等严重后果。若不幸发生，应立即撤针停止冲洗，以大量强效抗生素控制感染，并密切观察病情进展。

（8）窦内有息肉或窦口已封闭：穿刺针刺入窦腔后，觉进入实质组织，注水时阻力甚大，水也无从流出，应将针拔出。如感知针尖确在窦腔内，也可不拔针而在附近加刺一针，冲洗时水即可由另一针管流出。我单位遇此情况曾利用双腔管上颌窦穿刺针进行穿刺，可避免患者多受一针之苦。

（9）气栓形成：冲洗前后，如无必要，一般不可注入空气。若将空气注入血管，空气可循上颌窦的静脉经面静脉、颈内静脉而进入心脏或延髓呼吸中枢血管，引起突然死亡；或气栓进入视网膜中央动脉，发生暂时性盲。这种并发症虽极罕见，但非常危险，应严加防范。

气栓的症状：当空气进入血管时，患者自觉有物或水泡从颈部或咽部下流，迅觉心慌、头昏，继则视气栓所在部位不同，很快发生下述不同症状：呼吸抑制或不规则，偏瘫，癫痫样痉挛，昏迷，视力障碍；刺激性干咳，胸闷，胸痛；皮肤青紫或呈大理石色。检查见血压下降，脉细弱，心脏听诊有磨轮样杂音。迅速发生死亡者约 15% ~ 50%。患者如能度过开始的 10~15 分钟，一般可免于死亡。

急救：立即将患者置于头低位，以防气栓进入动脉系统后进入脑血管，同时让患者左侧卧，可以防止空气进入心冠状动脉或阻塞右心室出口（即肺动脉起点）。此外应给氧、用中枢兴奋剂，做好人工呼吸准备。

预防：严格按照正规操作进行上颌窦穿刺术。冲洗前，将注射器中预先盛满冲洗液，不使空气有进入血管的机会；并于注水前先行抽吸，如有回血，立即停止操作。冲洗中，应随时观察患者反应，不可用力注水，如觉有阻力，应立即寻找原因并作调整。冲洗完毕，如非确知针尖全部处于窦腔内，不可注入空气。

（10）急性上颌骨骨髓炎、大出血，也是上颌窦穿刺术的罕见并发症。

（王晓辉）

第五节　咽鼓功能检查

咽鼓管具有调节鼓室内的气压，使之与外界气压保持平衡的功能、引流功能、防声功能和防止逆行性感染等功能。咽鼓管功能的检查方法，目前主要集中于其调节鼓室内气压的功能，以及引流功能。

咽鼓管功能的测定方法很多，繁简不一，其中有定性检查法，也有定量检查法。临床常用的瓦尔萨尔法，波利策法，导管吹张法等，均属定性检查法，这种方法简单易行，无需特殊设备条件，惟精确度较差。定量检查法虽能较准确地检测咽鼓管的通畅度，但需一定的仪器设备，其中有些技术操作比较复杂。此外，咽鼓管检查法还因鼓膜是否完整而有所不同，如鼓室滴药法和咽鼓管造影术一般只适用于鼓膜穿孔者。

一、吞咽试验法

1. 听诊管法　取一听诊管，将其两端的橄榄头分别塞于受试者和检查者的外耳道口内，然后请受试者做吞咽动作，检查者从听诊管中注意倾听有无空气进入中耳的"嘘嘘"声。若无此声，表示咽鼓管可能阻塞。

2. 鼓膜观察法　检查者以电耳镜观察受试者之鼓膜时，请受试者做吞咽动作，此时若鼓膜可随吞咽动作而向外鼓动，示其通畅。

二、咽鼓管吹张法

咽鼓管吹张法（eustachian tube inflation）是受试者或其家属在医务人员的指导下，通过规定的动作，或医务人员用简单的器械，将空气从鼻咽部的咽口经咽鼓管吹入中耳的方法，可粗略评估咽鼓管的通畅情况。主要适用于鼓膜完整者，鼓膜穿孔者亦非禁忌。咽鼓管吹张还是一种常用的治疗操作。

常用的咽鼓管吹张法有以下 3 种：

1. 瓦尔萨尔法（Valsalva method）亦称捏鼻闭口鼓气法　受试者以拇指和食指将自己的两鼻翼向内压紧，同时紧闭双唇，用力屏气。咽鼓管通畅者，此时呼出的气体经鼻咽部循咽鼓管冲入鼓室，检查者用听诊管可从受试者的耳道口听到鼓膜的振动声；也可从电耳镜中观察到鼓膜向外的鼓动。受试者自己亦可感到鼓膜向外膨出。若咽鼓管不通畅，则无上述现象。

2. 波利策法（Politzer method）亦称饮水通气法　主要适用于小儿。嘱受试者含水一口，检查者将波氏球（Politzer bag）前端的橄榄头塞于受试者一侧的前鼻孔［图 6 - 13（1）］，并以手指压紧另一侧前鼻孔。告受试者将口中所含之水吞下，于受试者吞水之际，迅速捏紧橡皮球，向鼻腔内吹气。咽鼓管功能正常者，在此软腭上举、鼻咽腔关闭，同时咽鼓管开放的瞬间，从波氏球内压入鼻腔中的空气即可从咽鼓管逸入鼓室［图 6 - 13（2）］，检查者从听诊管内可听到鼓膜的振动声。此法不致引起咽鼓管咽口的外伤，患者亦无痛苦。

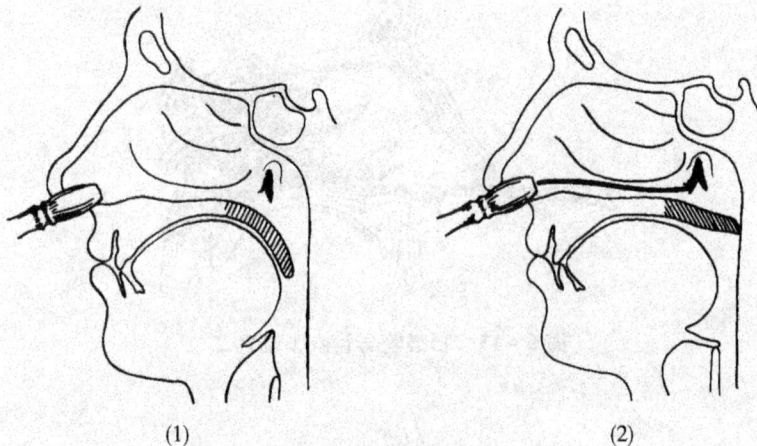

| (1) | (2) |

图 6 - 13　波利策法
（1）准备动作；（2）吞咽时用橡皮球向鼻内注气，箭头示空气被驱入咽鼓管

3. 导管吹张法（catheterization）　导管吹张法是通过一插入咽鼓管咽口的咽鼓管导管（earcatheter），直接向咽鼓管吹气，并通过一连接于受试耳和检查耳之间的听诊管，听空气通过咽鼓管时的吹风声，由此来判断咽鼓管通畅度的方法。咽鼓管导管由金属制成，前端略弯曲，末端开口稍膨大，呈喇叭状。末端开口外侧有一小环，其位置恰与导管前端的弯曲方向相反，可指示前端开口的方向。

（1）操作方法：常用的操作法有两种。

1）咽鼓管圆枕法：此法最常用。操作前先清除受试者鼻腔内和鼻咽部的分泌物，鼻腔以 1% 麻黄碱和 1% 丁卡因收缩、麻醉 15 分钟。操作时，先将听诊管一端之橄榄头塞于受试耳之外耳道口，另一端橄榄头塞于检查者之外耳道口。检查者右手持导管末端，前端开口朝下，插入前鼻孔后，沿鼻腔底部缓缓伸达鼻咽部。当导管前端抵达鼻咽后壁时（图 6-14），将导管向受试侧旋转90°（图 6-15），并向后略退出少许，此时导管前端离开咽隐窝，越过咽鼓管圆枕，落入咽鼓管咽口处（图6-16）。然后再将导管向外上方旋转约45°，使导管插入咽口内。检查者即换用左手固定导管，右手拿橡皮球，对准导管末端开口吹气数次，同时注意通过听诊管仔细倾听气流通过咽鼓管的声音。吹张完毕，将导管前端向下方旋转，并顺势缓缓退出鼻腔。

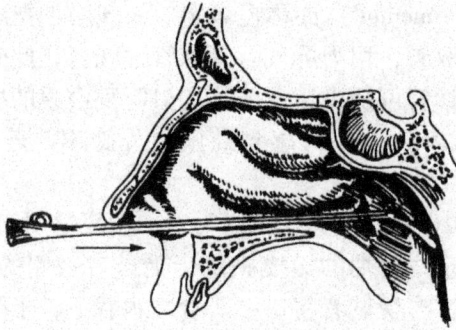
图 6-14　咽鼓管导管吹张法之一

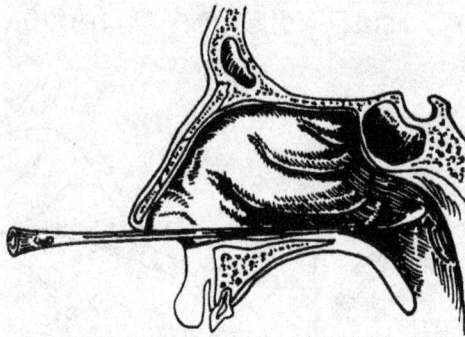
图 6-15　咽鼓管导管吹张法之二

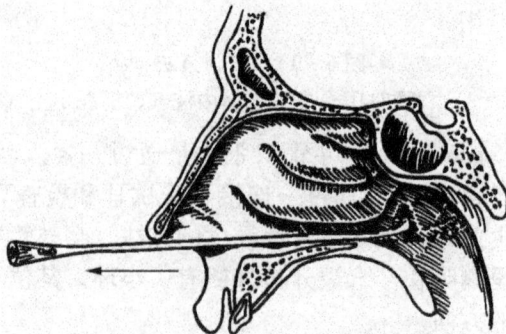
图 6-16　咽鼓管导管吹张法之三

2）鼻中隔法：鼻腔麻醉同咽鼓管圆枕法。

a. 同侧法：按上法将导管插入同侧鼻腔，导管前端抵达鼻咽后壁后，将导管向对侧耳之方向旋转 90°，并稍稍退出少许，至有阻力感时，示已抵达鼻中隔后缘。然后再将导管按向下、然后再向受检侧之顺序旋转 180°，其前端即进入咽鼓管咽口（图 6-17）。即可按上法固定导管、打气吹张。

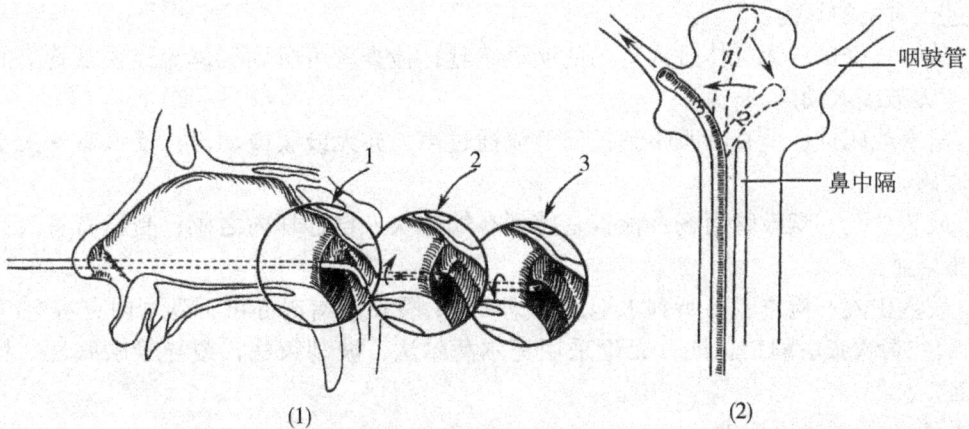

图 6-17 鼻中隔法之一
（1）矢状面示意图；（2）横剖面示意图

b. 对侧法：当受试侧之鼻腔因各种原因而狭窄（如鼻甲肥大，鼻中隔偏曲，鼻中隔嵴等），咽鼓管导管不能或不易由此通过时，可用对侧法试之。将导管从对侧鼻腔插入，抵达鼻咽后壁后，向受试侧旋转 90°，然后慢慢向后退出，不久即感有阻力，示已达鼻中隔后缘，此时继续向上旋转 45°，并使导管前端尽量指向并伸抵受试侧，进入咽口（图 6-18）。

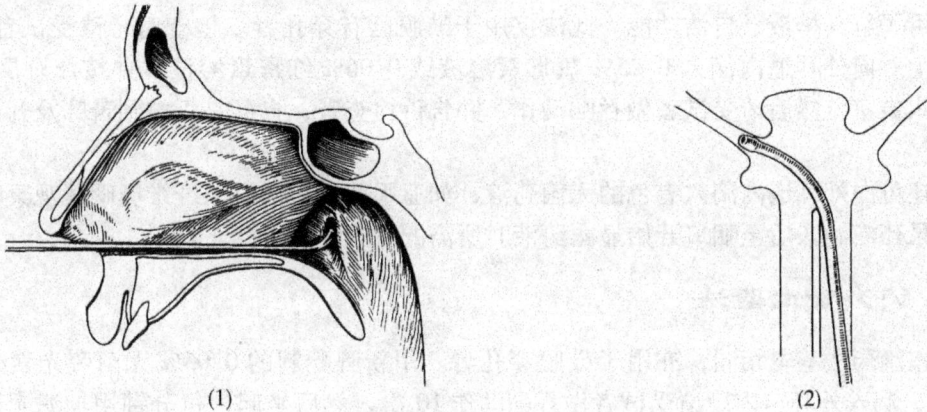

图 6-18 鼻中隔法之二
（1）矢状剖面示意图；（2）横剖面示意图

（2）注意事项

1）导管插入和退出时，动作要轻柔，顺势送进或退出，切忌施用暴力，以免损伤鼻腔和咽鼓管口的黏膜。

2）吹气时用力要适当，用力过猛可致鼓膜穿孔，特别在鼓膜有萎缩性疤痕时，更要小心。

3）鼻腔或鼻咽部有分泌物时，吹张前定要清除之。

（3）导管吹张法的诊断标准

1）通畅：检查者可听到气流通过咽鼓管时的轻柔的"嘘嘘"声，以及鼓膜的鼓动声；受试者有气体吹入自己耳内的感觉。

2）轻度狭窄：检查者可听到较尖锐的吹风声，鼓膜鼓动声轻微；受试者感到仅有微量的气体进入自己的耳内。

3）狭窄：受试者无气体进入耳内的明显感觉；检查者可听到气体流经狭窄管道的"吱吱"声，无鼓膜鼓动声。

4）阻塞或闭锁：检查者听不到任何气流通过声，亦无鼓膜鼓动声；受试者毫无空气进入耳内之感。

5）鼓膜穿孔，咽鼓管通畅：检查者感到有气体吹入自己耳内之感；受试者有气体经过耳内吹出之感。

6）鼓室积液：检查者可听到水泡声或捻发音；受试者有时亦可听到耳内有水泡声。

4. 咽鼓管吹张法的禁忌证　无论采用瓦尔萨尔法，波利策法，或导管吹张法，均有以下禁忌证。

（1）急性上呼吸道感染。

（2）鼻腔或鼻咽部有肿瘤、溃疡等病变。

（3）鼻出血。

（4）鼻腔或鼻咽部有脓液、脓痂而未清除者。

三、鼓室滴药法

鼓室滴药法是通过向鼓室内注（滴）入有味或有色药液等标识物，以观察咽鼓管是否通畅，并可了解其排液、自洁功能。此法仅用于鼓膜已有穿孔者。检查时，请受试者仰卧，测试耳朝上。向外耳道内滴入 0.25% 氯霉素溶液或 0.06% 红霉素溶液，并按压耳屏数次，使药液进入鼓室。然后请受试者做吞咽动作，并告诉检查者，自己是否尝到苦味及开始尝到的时间。

此外还可向外耳道内滴入有色的无菌药液，如亚甲蓝等，同时以纤维鼻咽镜观察咽鼓管咽口，记录药液滴入后至咽口开始显露药液时所需的时间。

四、荧光素试验法

与鼓室滴药法基本相同，亦用于鼓膜穿孔者。用新鲜配制的 0.05% 无菌荧光素生理盐水 1~3ml，滴入外耳道内。请受试者做吞咽动作 10 次，然后坐起，每分钟用加滤光器的紫外线灯照射咽部 1 次，观察有无黄绿色荧光在咽部出现，共 5~10 次。记录荧光在咽部出现的时间。10 分钟以内出现者，示咽鼓管基本通畅；大于 10 分钟者，示狭窄或梗阻；阴性者，可用一带耳塞之吹气橡皮球向外耳道内加压，加压后出现阳性结果，示严重狭窄；加压后仍为阴性者，表明咽鼓管已完全阻塞。

五、咽鼓管造影法

将 35% 有机碘水注入外耳道内，使其经鼓膜穿孔流入鼓室，然后用带耳塞的橡皮球在

外耳道口打气加压，或不打气加压，而任其自然流动，通过咽鼓管进入鼻咽部。此时拍 X
线片，可了解咽鼓管的解剖形态，有无狭窄或梗阻，狭窄或梗阻的位置，以及自然排液功能
等。注入造影剂后，打气加压者，因能克服咽鼓管的阻力，有益于了解其形态，狭窄及梗
阻；不打气加压者，有利于评估其自然引流功能。对鼓膜完整者，如有必要，可于鼓膜前下
象限作穿刺，注入造影剂。

X 线片的位置有 2 种：

1. 侧卧颏顶颅底位　当受试者感到咽部有造影剂时立即拍片。其优点为患者无需改变
体位，咽鼓管仍能在保持充盈的状况下拍片，可得到良好的显影。

2. 斯氏位　注入造影剂后立即拍第 1 片，10 分钟后拍第 2 片。如咽鼓管功能正常，造
影剂被迅速捧至鼻咽部，第 1 片即可见咽鼓管显影。咽鼓管引流障碍者，在第 2 片中咽鼓管
内仍可见到造影剂。

六、气压舱法

请受试者坐于密闭的气压舱中，逐渐降低舱内的气压后，再逐渐恢复其气压，询问受试
者在气压改变过程中有无耳痛，耳鸣，听力下降及耳内闭塞等不适感；出舱后立即观察鼓
膜，了解鼓膜有无充血，瘀血，内陷，积液或穿孔等。从而评价受试者咽鼓管调节气压改变
的能力。本法主要用于选拔航空人员的体格检查中。

七、正、负压平衡试验法

本方法用声导抗仪的气泵压力系统检查咽鼓管平衡正、负压的功能，适用于鼓膜穿孔、
鼓室干燥者。检查时，将探头置于外耳道内，密封、固定之。

1. 正压试验　向外耳道内持续加压，当正压上升至某一数值而不再上升，反而开始下
降时，此时压力计所指示之压力值称为开放压（以 kPa 为单位），表示鼓室内的气体压力达
到此值时，可突然冲开咽鼓管软骨段，向鼻咽部逸出。以后压力逐渐下降，当压力降至某一
数值而不再继续下降时，此压力值称为关闭压，表示此时咽鼓管软骨段由其自身的弹性作用
而自行关闭。然后请受试者做吞咽动作数次，当压力可降至"0"时，提示咽鼓管调节鼓室
内外气压的功能良好。

开放压过高或咽鼓管不能开放时，示咽鼓管内有阻塞性病变，如黏稠的分泌物潴留，息
肉、肉芽或胆脂瘤堵塞鼓口或管腔，以及疤痕狭窄或闭锁等。武汉协和医院对 46 耳测试结
果的分析显示：开放压 < 3.33kPa（250mmH$_2$O）示咽鼓管通畅，3.33 ~ 4.80kPa（250 ~
360mmH$_2$O）示有轻度狭窄，> 4.8kPa（360mmH$_2$O）以上者，提示咽鼓管完全阻塞或
闭锁。

2. 负压试验　通过气压系统向外耳道内减压，达一定的负压值时（一般在 − 1.96kPa），
请受试者做吞咽动作。咽鼓管功能正常者，于每次吞咽时软骨段开放，空气从鼻咽部进入鼓
室，负压逐渐变小。

八、咽鼓管内镜检查法

用 30° 角的前方斜视型细径硬管耳内镜，从穿孔的鼓膜进入鼓室（如鼓膜完整，则先作
鼓膜切开），可观察咽鼓管鼓口及其附近的管腔。咽鼓管软骨段的观察比较困难。Olymphus

公司曾生产直径为0.8mm的咽鼓管纤维镜，可从鼻咽部伸入咽口，然后通过向咽鼓管内吹气，使咽鼓管软骨段扩张，纤维镜可进入管腔观察黏膜的病变情况。可惜因镜身过于纤细，成像尚不够清晰。

此外，尚有咽鼓管声测法（sonotubometry）和光测法等。

九、JK-04A型咽鼓管功能综合检查仪（RION）检查法

本仪器可通过咽鼓管-鼓室气流动态图测定法（tubo-tympanoaerodynamic graphy，TTAG）和吞咽状态下咽鼓管音响测定法（sonotubometry）监测鼻咽腔压力、外耳道压力和肌肉活动时鼻咽腔杂音的变化，以检测咽鼓管功能。测量结果可自动量化记录结果，以便前后比较。测试TTAG时，嘱患者捏鼻，观察外耳道压力和鼻咽腔压力的变化。吞咽时，咽鼓管音响法可观察外耳道声压的强度和时程。TTAG法了解咽鼓管被动开放功能，音响法则可了解咽鼓管主动开放功能。根据检查结果，可将咽鼓管功能分为正常型、阻塞型、闭锁不全型和开放型。

值得注意的是：①检查咽鼓管功能时，不应忽视对鼻腔、鼻咽部进行细致的检查，特别是咽鼓管咽口及其周围的解剖结构变化，如圆枕，咽隐窝，腺样体，下鼻甲后端，后鼻孔，软腭等；②目前所采用的各种咽鼓管检查法中，还没有一种方法能全面而精确地反映咽鼓管的全部功能状况。因此，只有对多种检查结果进行综合分析，方能做出全面而客观的评价。

（王晓辉）

第六节 鼻阻力检查法

一、鼻阻力的形成及其生理意义

鼻腔是一结构复杂、曲折多变的管道，正常人经鼻呼吸（也有少数人终生用口呼吸而无不适者）时，通过鼻腔的空气受到鼻内孔的限制和鼻腔内各部的摩擦，这就是鼻阻力。它的产生对于维持正常的呼吸生理具有十分重要的意义。在成人，呼吸道阻力的一半以上来自鼻腔，吸气时，由于鼻阻力的参与才能产生足够的胸腔负压，使得空气进入肺泡和静脉血流入右心。呼气时，因鼻阻力的作用肺泡内气体不致很快被排出，能有足够的时间进行气体交换。鼻腔阻力过低会引起肺功能降低，例如有些萎缩性鼻炎或下鼻甲切除过多的患者常有呼吸不适感；鼻阻力过大，则允许通过鼻腔的气流不足，患者就会感到鼻塞、呼吸困难而不得不改用口腔呼吸。通过口腔呼吸的空气不能得到很好的加温、加湿和清洁过滤，从而增加呼吸系统罹病的机会，在小儿则影响面部的发育。因此，鼻阻力的正常与否是评价鼻呼吸功能的重要指标。

鼻阻力的大小主要取决于鼻咽部与鼻外大气压之间的压差（transnasal pressure drop）和鼻气道的横截面积。由于胸部的呼吸运动，鼻咽部的气压随呼吸而变化，呼气时，鼻咽部的气压大于外部，使得气流通过鼻腔呼出；吸气时，鼻咽部的气压小于外部，使得气流通过鼻腔吸入。鼻气道的横截面积则由鼻腔的解剖结构和鼻黏膜血管的舒缩变化所决定，是影响鼻阻力最重要的因素。很多鼻腔疾病如鼻中隔偏曲、息肉、肿瘤，鼻腔鼻窦感染、肉芽和粘连等都可以改变鼻气道的横截面积而影响鼻阻力。

二、鼻阻力的检查方法

1. 询问病史 通过病史可初步了解患者有无鼻塞、哪一侧鼻塞、鼻塞次数、持续时间、诱因等；并可用无、轻、中、重分别记录鼻塞的程度。

2. 鼻镜检查 可以了解鼻内的解剖结构有无畸形或异常改变，鼻气道有无占位性病变、鼻甲是否充血、肿胀、黏膜有无干燥、萎缩等。

3. 比较两侧鼻腔的通气程度 嘱患者堵住一侧鼻腔呼吸，再堵住另一侧鼻腔呼吸，然后比较两侧鼻腔的通气程度。也可用标有刻度的铜板或玻璃镜（图6-19）平置于受检者鼻前，告之其用鼻自然呼气，然后对比板上气斑的大小来比较两侧鼻腔的通气程度。

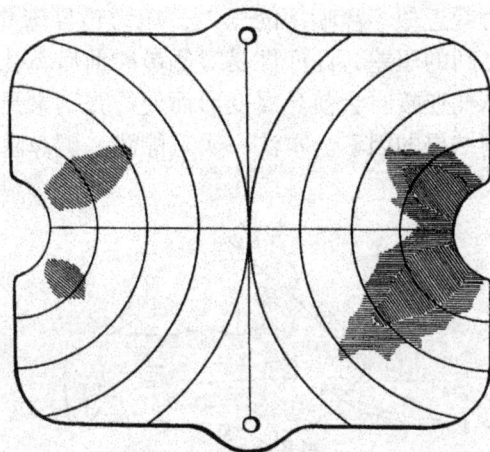

图6-19 呼气板

4. 测量最大呼气量 嘱患者用力呼气，用最大呼气流量仪测出其最大呼气量，此值被认为与鼻阻力相关。

5. 鼻测压计法 鼻测压计是能同时记录鼻气道压力和流速变化的仪器，用它来测量鼻阻力的方法称为鼻测压法（rhinomanometry），它可以反映出一定时间内鼻气道内压力、通气量与时间之间的关系，能客观地显示鼻气道的通气状况。

6. 鼻声反射测量法（acoustic thinometry） 给鼻腔一个短震动波，然后用鼻声反射测量仪测量其反射声，从而测出鼻腔内某一处的横截面积。Hilberg（1989）认为此法所获结果较鼻测压法取得的结果要稳定、可靠，患者也无需太多的配合，且无损伤、易于操作，是一个很有前途的方法。

7. 其他方法 CT和MRI可以了解鼻气道的横截面积，但很难确定统一的正常参考值，通常是把检查的结果与患者的鼻塞程度结合起来比较分析。也有人用激光多普勒测量鼻黏膜血流的状况以了解下鼻甲的充盈。

在上述所有检查中，鼻压计测压法是目前最为客观和被普遍使用的方法，本节将重点介绍之。

三、鼻压计测量鼻阻力的原理和方法

鼻压计主要由3大部分组成，即压力传感装置、呼吸流速描记装置和数据处理装置。由压力传感器测得的压力和呼吸流速描记器测得的流速通过转换器转变成电信号，与一载波放大器连接并以电压值的方式输入数据处理系统进行处理，后者通常由电子计算机或微处理器来完成。

鼻压的测量和呼吸流速的测量实际是同步完成的，但在操作中却有不同的测量方式。

1. 鼻压的测量　须先测出空气经过前鼻孔和后鼻孔的压力以求出经鼻压力差。前鼻孔的压力与大气压相等，故实际上需要测量的是后鼻孔的压力。常用的方法有前鼻测压法、经口后鼻测压法和经鼻后鼻测压法，三者之间的区别在于与测压计连接的压力传导管所放的位置不同。

（1）前鼻测压法（图6-20）：将压力传导管与非测试侧的前鼻孔连接，周围用胶布密封，这样该前鼻孔内的压力就近似于鼻咽部的压力，压力传导管将此处的压力传至测压计，即可测出大气压与鼻咽部之间的压差，此亦即是对侧鼻腔前后鼻孔之间的压差。本法操作简单，缺点是压力传导管与鼻孔连接时会使鼻翼变形而使检查结果受到一定的影响，传导管的管径和接头的形状也是影响结果的因素。本法一次只能测一侧鼻阻力，鼻腔总阻力需要分别测出两侧鼻腔阻力再以公式计算。

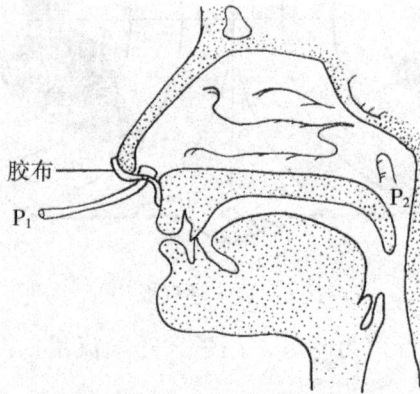

图6-20　前鼻测压法
P_1：前鼻孔压力；P_2：鼻咽部压力

（2）经口后鼻测压法（图6-21）：将压力传导管经口腔送至软腭后方近鼻咽处，测量闭口安静呼吸时鼻咽部的压力变化。本法的优点在于可直接测到后鼻孔的压力，不受前鼻测压法时鼻翼可能变形产生的影响，尤其可同时测双侧鼻腔的总阻力（若是测一侧鼻腔的阻力，仍需将对侧鼻孔密封）。缺点是传导管放在口咽部时会使受检者产生恶心等不适，软腭和舌的运动也会对结果有所影响，但若事先对患者进行解释和训练，通常可获满意效果。

（3）经鼻后鼻测压法（图6-22）：将压力传导管经非检测鼻腔送至鼻咽部，将该侧鼻孔管周用胶布密封，直接测量后鼻孔处的压力。本法测得的结果较以上二法要稍稳定，可避免经口后鼻法对咽部产生的刺激和软腭运动的影响，对鼻翼的牵拉也较小，可测量一侧的鼻阻力，也可用于同时测量鼻腔的总阻力，但测量总阻力时传导管的管径对鼻气道的横截面积会有一定影响。插至鼻腔深处的传导管亦会使受试者（特别是有鼻腔疾患者）感到不适。

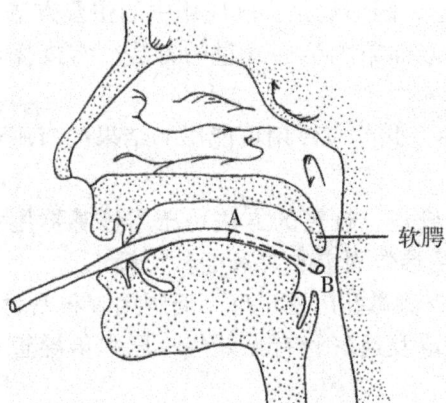

图 6-21 经口后鼻测压法　　　　图 6-22 经鼻后鼻测压法

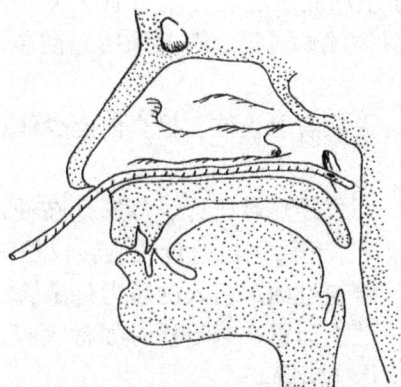

总的说来，以上三法各有优缺点，前鼻测压法因其临床操作简单、易被患者接受而应用广泛，也是国际标准所采纳者，但前鼻法不能用于有鼻中隔穿孔的患者，前鼻法和经鼻后鼻法也不能用于有腺样体肥大的患者。如果鼻腔完全堵塞，则任何鼻测压法都无法进行。

2. 鼻通气量的测量　可将与呼吸流速描记器连接的通气管放在受检鼻腔的鼻孔处直接测得，但通气管可能改变鼻的解剖结果而影响检测结果，现多使用面罩代替之（图 6-23），可将整个面部或其一部分罩住，但要求面罩的密封性能良好。

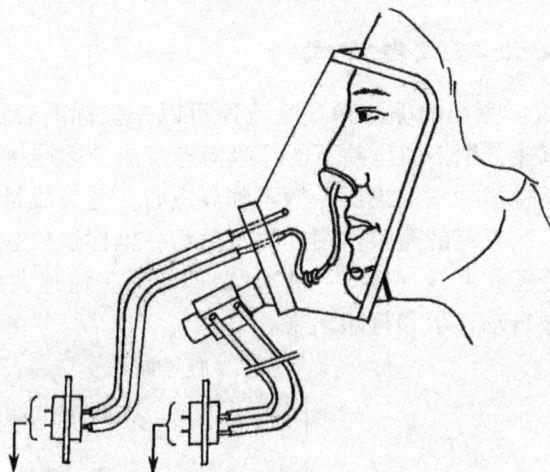

图 6-23 用面罩前鼻测压法

除此以外，也有用身体容积描记仪来测量呼吸流量者，方法是将受检者置于一密闭舱内，根据呼吸运动时胸腔体积的变化，用身体容积描记仪记录身体容积的变化，从而测知呼吸流量。此法测量精确，但设备复杂、昂贵，不易推广。

取得了鼻压和鼻通气量的检测结果，即可据此推算鼻腔的阻力。

在正常的呼吸状况下测量鼻阻力的方法称为主动测压法；另有所谓被动测压法，是为了排除肺呼吸的影响而设计的一种方法，就是在测患者鼻压时，嘱患者暂停呼吸，将一已知流速的空气泵入受检侧的鼻腔中，再用前述之鼻测压法测量前、后鼻孔之间的压差。此法因鼻咽部的压力不受呼吸影响而变化，故所测得的鼻阻力值在该气流下为一定值，易于分析、比较。由于主动测压法能更真实地反映鼻的呼吸生理，因而仍是实际应用中的主要方法。

3. 具体测试过程　普遍采用经前鼻测压法和经面罩测鼻通气量的方法，常规操作过程如下：

（1）受检者取坐位，检查前至少休息 30 分钟，此前应停用可能影响结果的口服药和滴鼻剂。

（2）开机预热鼻压计。鼻压计在使用前应被校正，校正的方法是压力传感器用水压计校正，流速描记器用流速计或旋转仪校正，也可用参数固定的"人工鼻"校正。

（3）将通过面罩引入的压力传感管放在非检查侧鼻孔内固定好，周围用胶布密封。

（4）戴上面罩，嘱受检者如常呼吸，检查面罩及通气管有无漏气，压力传导管有无过分弯折及其他问题。

（5）进行检测，记录检测结果。

（6）测完一侧鼻阻力后，再按同法测对侧。

（7）两侧都测完后，使用血管收缩剂喷鼻，隔 5 分钟后再喷一次，10 分钟后按前法重复测量两侧的鼻阻力。

（8）将记录的结果打印出来，放置病历保存和送交医师评估。

儿童应用较小的面罩，测试方法同成人。对主诉仅躺卧时才感到鼻塞的患者，应检测不同体位的鼻阻力，如坐位、仰卧位、左侧卧、右侧卧，再用血管收缩剂，并重复检测以资比较。对变应性鼻炎患者，可行鼻腔激发试验前后对比检测。

四、鼻阻力的记录与报告方式

1. 鼻阻力的记录方式　测得的鼻压和呼吸流速可以一坐标图表示出来，以 X 轴表示经鼻压差，Y 轴表示呼吸流速，把不同压差下的呼吸流速绘成坐标连接起来。一般情况下，随着压差的增加，呼吸流量也增加，但当压差增至临界点时，呼吸流量不再明显增加，这是由于鼻前庭软骨穹隆部有节制气流的瓣膜作用。故最后将各坐标连接起来的时候，得到的不是一条直线，而是一 S 形或乙状曲线（图 6-24），此即压力-流速曲线，是鼻阻力的基本记录形式，在鼻压计上可被自动显示和打印出来。

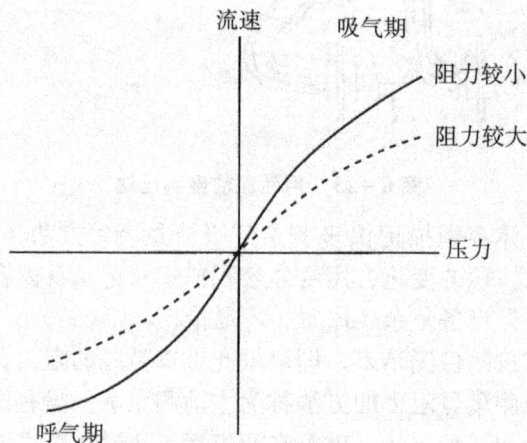

图 6-24　压力-流速曲线

2. 鼻阻力的计算　一侧鼻腔的阻力可由下述公式计算：

$$Rn = \frac{P}{V}$$

Rn 表示鼻腔阻力；P 表示经前后鼻孔的鼻压差；V 表示流速。鼻阻力的单位是 Pa/（cm³·s）［帕/（立方厘米·秒)］或 cmH_2O/（L·s）［厘米水柱/（升·秒)］，国际单位采用前者。

两侧鼻腔的总阻力可由下述公式计算：

$$\frac{1}{Rt} = \frac{1}{R_1} + \frac{1}{Rr}$$

Rt 表示鼻腔总阻力，R_1 表示左侧鼻腔阻力，Rr 表示右侧鼻腔阻力。

3. 鼻阻力的报告方式　通常以压力 – 流速曲线上吸气期的鼻阻力为报告的基础（如图 6 – 25）。

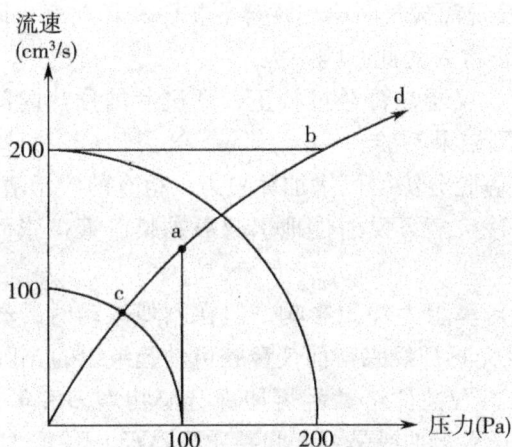

图 6 – 25　鼻阻力报告法

a. 规定压差下的流速；b. 规定流速下的压差；c. 半径法；d. 最大阻力值

（1）读取某一规定压差下的流速，是目前较普遍的方法，通常采用 150Pa 为规定的压差点，也有用 100Pa 者。用此法只需把两侧的流速相加就可算出两侧鼻腔的总阻力。

（2）读取某一规定流速下的鼻压，但有些有严重鼻塞的患者难以达到规定的流速值。

（3）读取最大压差下的鼻通气量。

（4）读取一定半径范围内曲线上的阻力值，通常以一个坐标单位（如 100Pa）或两个坐标单位（如 200Pa）为半径画圈，与曲线相交之处的压差流速比值即为鼻阻力值。

（5）报告平均阻力值，可由计算机自动完成。

以上读取的压差和流速值均需经阻力计算公式计算出最后的阻力值。

4. 鼻腔阻力的正常值　由于各家所用仪器型号不同、鼻测压的方法不同、统计方法不同、鼻腔阻力值的获取方法不同，因而至今尚未取得统一的鼻腔阻力正常标准值。现将国内外几家的报告简介如下：

Pallanch 等（1985）：80 例正常人在半径 =2 处的两侧平均阻力值为 0.33Pa/（cm³·s）。

Jessen 和 Malm（1988）：100 例健康人在压差为 150Pa 处的两侧平均阻力值为 0.54Pa/（cm³·s）。

Jones 等（1987）：59 例正常人前鼻测压法在 150Pa 压差处的鼻总阻力值为 0.38Pa/（cm^3 · s）。

卜国铉（1994）：421 例正常人双侧总鼻阻力平均为 0.126 ~ 0.328kPa · s/L。

五、影响鼻阻力测量的因素

1. 鼻周期　80% 的成人及大约 56% 的儿童可因双侧鼻黏膜血管交互地发生舒缩而使双侧的鼻腔阻力产生自发性的交替变化，此即鼻周期；持续时间 1 ~ 6 小时，平均 2.9 小时。鼻周期的存在可使一侧鼻气道阻力发生改变，但双侧鼻腔的总阻力相对不变。因此有人主张应以鼻腔的总阻力为报告值，以避免报告单侧鼻阻力时由鼻周期产生的误差。

2. 鼻翼扩张和鼻前庭塌陷　Solow（1980）等发现一侧鼻孔堵塞时，对侧鼻翼的肌张力就会增加并引起鼻阻力增加。

Haight（1983）等也发现深吸气时会出现鼻翼扩张和鼻前庭塌陷而使鼻阻力增加，这可能与鼻阈的改变有关，但正常人受此影响不大。

3. 仪器　仪器的型号、仪器是否经过校正、开机后的预热时间、导管的连接不良、通气管和面罩漏气都会使检测结果不准。

4. 鼻分泌物的影响　鼻腔分泌物可增加鼻阻力，检查前应予清除。

5. 温度和空气湿度　冷空气可反射性地引起鼻黏膜血管扩张而增加鼻阻力；空气湿度的影响尚不肯定。

6. 运动　适度的运动对鼻阻力并无影响，但在剧烈运动时，鼻阻力会明显降低并可持续近 20 分钟，这被认为是交感神经兴奋而使鼻腔可勃起组织的充血程度减退所致。

7. 情绪和心理变化　急慢性情绪紊乱可使鼻分泌物增多和鼻黏膜充血而增加鼻阻力；任何引起交感神经血管紧张素增加或是肾上腺髓质分泌肾上腺素过多的紧张刺激可使鼻腔阻力减小。

8. 二氧化碳浓度　缺氧或窒息时，动脉血中的 CO_2 浓度升高可使鼻阻力减小，这可能是由于颈交感神经的反应或 CO_2 刺激中枢或外周化学受体使交感神经紧张性增加、影响鼻腔血管的充盈度所致。过度换气和血 CO_2 浓度下降时可使鼻阻力增加。

9. 体位改变　体位可显著影响鼻腔阻力，仰卧时鼻阻力最大；直立时最小；侧卧时，下一侧的鼻阻力最大，侧卧的时间越长，阻力增加越大，持续时间也越长。这可能是因为颈静脉压力的改变和交感神经反射的缘故。

10. 受检时间　一天内在不同的时间检测鼻阻力可有不同的结果，夜晚的阻力最大，早晨最小，故对同一患者进行比较测量时，应选在每天相同的时间里进行。

11. 药物　用氯化木甲唑啉滴鼻的患者，鼻腔总阻力可减少 20% ~ 50%，其他有些治疗鼻病的普通药物也会影响鼻腔的阻力，例如使用抗组胺药在鼻未受到激发时可以增加鼻的阻力。故检查前患者应暂停口服可影响结果的药物和鼻腔喷雾剂。

12. 物理、化学刺激　空气中的烟雾、二氧化硫等可使鼻阻力增加。

13. 性别、年龄、体重、身高和人种　年龄与鼻阻力有一定的关系，成人随着年龄的增长鼻阻力有下降的趋势；婴儿的鼻阻力要高出成人 6 倍，接近 16 岁时则已显著降低。白色人种鼻阻力较黑色人种大，黄色人种居其中。性别、身高和体重无明显影响。

六、鼻压计测鼻阻法的应用

除评估患者鼻塞的程度外，鼻测压法也可用于其他方面：

（1）鼻腔变应原激发试验：鼻腔变应原激发试验是把特异性变应原引入鼻内观察其引起的病理生理变化。变应性鼻炎患者鼻黏膜受到致敏原刺激后会产生超敏反应，出现水肿和分泌物增多，从而明显增加鼻腔阻力。常用的皮试方法只能提供间接结果，不如观察靶器官的变化来得直接准确。但这一试验要求方法客观，反应激发前后的结果稳定、具可比性并能重复验证，鼻测压法就能满足这些要求。其优点还在于可以计算激发试验前后鼻腔阻力变化的百分比，而询问症状通常是不准确的。用鼻压计进行鼻腔激发试验在方法和结果判定上目前还没有统一标准，有人主张测试鼻腔总阻力的变化，有人主张只测试一侧鼻阻力；有人以鼻阻力增加 > 40% 为判断试验阳性的标准，有人用 25%、30% 或 100%。

（2）对阻塞性睡眠呼吸暂停的患者进行监测：有睡眠呼吸暂停的患者，睡眠时鼻腔阻力会出现异常的变化，可用鼻测压计监测。

（3）鼻内疾病手术效果的评价：术前术后分别测量鼻阻力，差值即可作为判断手术效果的客观依据。

（4）评价鼻疾病用药的效果：鼻炎、鼻窦炎等鼻内疾病局部或全身用药的效果皆可借助鼻测压法评价。

（5）研究鼻的生理功能。

（6）用于法医学鉴定和评价环境因素对人产生的影响等等。

（王晓辉）

第七节　嗅觉检查法

嗅觉的检查受到很多限制，首先，嗅觉的机制不完全明了，加上嗅觉的某些特性，使得嗅觉的检查至今还没有一套客观、完善和易行的标准方法。其次，嗅觉在人们的生活中不如听觉和视觉受到重视，很多伴有嗅觉障碍的疾病通过其他检查手段大多能得到明确诊断，并不一定要进行嗅觉检查，这使得嗅觉的检查没有被普遍和常规地开展起来。但嗅觉的检查是研究嗅觉机制的重要手段，有时也是诊断某些疾病的主要手段，因此嗅觉的检查应该受到重视并得到进一步研究发展。

通常判断嗅觉功能的是嗅阈，包括最小察觉阈和最小识别阈。单位时间内一定数量的某种气味分子随气流到达嗅区，刚能引起嗅细胞兴奋的最小刺激，使大多数正常人产生嗅觉反应，该气体分子的量称为该嗅素的嗅阈。刚能察觉到某气味嗅素的最低浓度，但还不能准确说出闻到的气味的名称，如果降低一档浓度，就闻不出气味，该浓度的刺激强度谓之最小察觉阈。最小识别阈则是指能确切地说出所闻到的某种嗅素名称的最低浓度。

在进行嗅觉检查时必须考虑到下述因素的影响：

1. 嗅适应和嗅疲劳　在嗅素的连续刺激下，久之嗅觉便会减退，以至消失，此称为"嗅适应"。由嗅素刺激开始到嗅适应现象出现的这段时间，称为"嗅适应时间"。嗅适应之后，离开嗅素的刺激，仍嗅不出气味，经过一段时间才恢复嗅觉，这个现象称为"嗅疲劳"。这一段恢复时间，称为"嗅疲劳时间"。

Tucker 与 Beidler（1956）用电生理学方法证实，嗅适应的产生和嗅适应时间的长短，与嗅素刺激的强弱有关。嗅素刺激越强，嗅适应时间越短；嗅素刺激越弱，嗅适应时间越长，甚至不产生嗅适应。某个嗅素引起的嗅适应，只对此嗅素无反应，对其他嗅素仍有正常的嗅觉。但在两个很相似、易混淆的嗅素之间有可能出现交叉嗅适应现象。又用嗅阈测定对嗅疲劳的恢复情况进行观察，嗅疲劳时嗅阈升高，随着嗅疲劳的消除，嗅阈下降，开始较快，以后逐渐缓慢恢复到原来的嗅阈水平。嗅疲劳时间的长短与中枢功能状态有关，功能不好者延长。

2. 嗅神经与其他脑神经的关系　嗅觉的过程中常伴有记忆、情感和其他心理反应等，如某些气味可引起人们喜欢或厌恶的感情；可唤起久远的记忆；可伴有味觉的改变等等，这常常是第 V、IX、X 对脑神经共同参与的结果。这使得嗅觉功能的检查更为复杂，因为这种精神、物理因素远非简单的数字所能表示。

3. 嗅素的选择　嗅素是能散发气味的物质。一般来说，人能鉴别 3 000～10 000 种气味。Zwaardemaker（1895）将嗅素分为 9 类，按其由弱至强的顺序排列如下：

（1）酒类或水果类。

（2）芳香类：①樟脑；②草木；③柠檬；④杏仁；⑤茴香。

（3）香胶类：①花；②百合；③香兰。

（4）奇香或麝香类。

（5）葱蒜类。

（6）焦臭类。

（7）羊脂酸类。

（8）恶臭类。

（9）作呕气味类。

许多嗅素不仅能刺激嗅神经，也可同时刺激三叉神经产生冷、热或痛的感觉，如液体氨、冰醋酸、酒精等；或同时刺激舌咽神经和面神经的感觉纤维而产生味觉，如氯仿等。

用来测试嗅觉的嗅素必须气味纯正，易于复制，不能选择在同一名称下有多种混合气味的物质如肥皂用作测嗅物。测嗅素应为人类所熟悉的气味，可以用日常已知的名称来表达，如清凉油常代表薄荷味；测嗅素不应在测试后带来不良反应或留下不舒服的感觉。对三叉神经产生刺激的嗅素如醋酸可用来鉴别伪失嗅。

一、简单测试法

此法主要用于体检和门诊常规检查。选用日常所用能产生气味的嗅素如醋、玫瑰水、大茴香、樟脑、煤油、酱油、麻油、酒精、柠檬汁等作为测嗅素，以水为对照物，将它们分装小瓶中。装嗅素的小瓶应大小、式样相同，色深而不透明，平常要勤换瓶内试剂，以免日久变味或挥发。检查时，检查者手持小瓶嘱受检者以手指按闭一侧鼻孔，以另侧鼻孔嗅之，并说明瓶中气味（不必说出名称）；然后再以同法试对侧。小瓶不可使受检者自持，也不可在刚试完一侧鼻孔立即以原瓶检查对侧，小瓶置于桌上时应有意使其排列错乱，以免受检者暗记。受检者一次答错，不可立即判断为嗅觉不良，因可能由于精神紧张等原因所致，可换其他试液重试一次。此外，嗅觉容易发生疲劳，在检查中要有适当的间隔时间。

二、稀释法嗅阈测试

选用下述 10 种气味单纯的嗅素作测试物：

(1) 乙苯乙基乙醇——花香。

(2) 甲基环戊（醇酮）——焦糊气味。

(3) 异缬草酸——腐臭味。

(4) 十一烷内酯——水果香。

(5) 甲基吲哚——粪臭味。

(6) 埃萨内酯——麝香味。

(7) 酚——石炭酸味。

(8) 消旋樟脑——樟脑味。

(9) 硫化二丙烯——蒜臭味。

(10) 醋酸——醋味。

临床上通常取前 5 种标准测嗅素进行测试，将上述嗅素按 10 的倍数递减稀释成 10^0、10^{-1}……10^{-7} 共 8 种浓度，装入 5ml 褐色瓶内按顺序排成 5 行共 40 瓶（若取 10 种排成 10 行 80 瓶），放在特制的盒中。

测试时，取 0.7cm×10cm 的无味滤纸浸沾一定量的测试液令受试者嗅闻，每种均从低浓度开始，逐渐增加浓度直至受检者能嗅到气味，该浓度即其最小察觉阈；再逐渐增加浓度至其能说出是某种气味，即其最小识别阈。

正常人对 10 种嗅素的最小察觉阈为 $10^{-3}\sim10^{-5}$，最小识别阈为 $10^{-5}\sim10^{-7}$。将上述结果制成图，以横坐标表示嗅素，以纵坐标表示嗅素浓度，可得一类似听力图的嗅觉图。

三、PM 甲醇嗅觉检查法

以苯乙基 - 甲乙基 - 甲醇（phenylethyl - methylethyl - carbinol，简称 PM - 甲醇）进行嗅觉检查，方法是将不同浓度的 PM - 甲醇分装在 9 个小瓶内，代表 9 个阈值，其范围从 -25ds~55ds（ds = decismell，嗅觉单位），将瓶内嗅物喷入鼻内，能被嗅到的最低浓度即为嗅阈，正常人的平均阈值为 8.5ds。

四、Zwaardemaker 法

所用测嗅仪（如图 6 - 26），将测嗅素涂布于测嗅仪的外管内壁上，玻璃内管的一端则与一侧鼻孔连接，安静吸气，逐渐将内管向外拉出，涂有测嗅素的外管中可被从内管吸入的空气的容积便随之扩大，直到被试者能感到嗅素气味，记录内管刻度，即为最小察觉阈。因测试时被试者的吸气流量不尽相同，结果会受到一定影响。

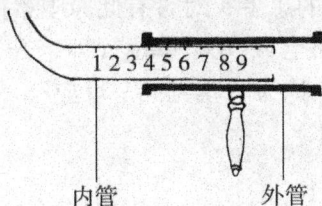

图 6 - 26 测嗅仪

五、Elsberg 嗅觉检查法

本法用以测试嗅阈及嗅疲劳时间。测试时用煮熟的咖啡气味作为嗅素，用注射器先吸入 0.5ml 混有嗅素的空气，向一瓶内注入并使受试者嗅之，逐渐加量，直至被检者能嗅知为止，记录此时所用气体量，即为最小察觉阈。测试嗅疲劳时间时，按上述嗅阈值的量继续每隔 30 秒钟向瓶内注入一次，直至被检者不能再嗅出气味时为止，所用时间即为其嗅疲劳时间。

六、嗅谱图法

Douek（1967）根据 Amoore 的"立体化学学说"，选择 7 种原嗅素（primary odorant）作为测试嗅阈的嗅素，它们是醚类、樟脑、麝香、花香、薄荷、辛辣和腐臭类气味。将 7 种物质分别溶解在 7 只封闭的瓶子里（如图 6 - 27），穿过瓶塞与瓶内空气连通的两根管子分别与受检查鼻孔和一注射器相连。测试时推动注射器内塞使空气进入受检者鼻腔，引起嗅觉所需的空气体积即可从注射器上读出，此即是受检者的嗅阈。分别测试两侧鼻腔对上述 7 种原嗅素的嗅阈，绘成嗅谱图（O. S. G）（图 6 - 28）。

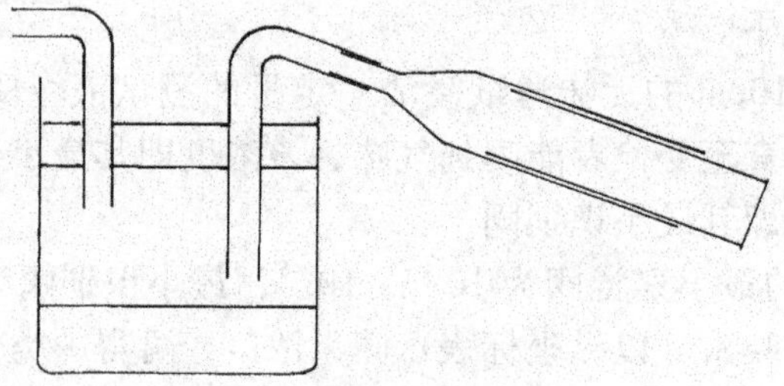

图 6 - 27　Douek 嗅觉检查法

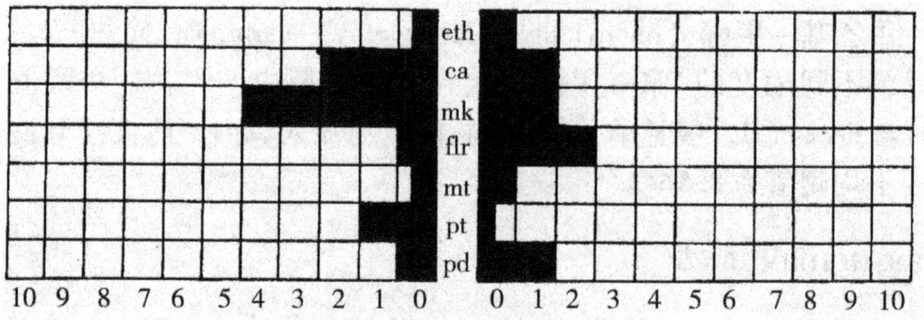

图 6 - 28　嗅谱图

eth：醚类；ca：樟脑；mk：麝香；flr：花香；mt：薄荷；pt：辛辣；pd：腐臭

如对某一种原嗅素嗅觉缺失，在嗅谱图上便可出现一条黑带（如图 6 - 29），称为"失嗅带"（anosmiczones）。有失嗅带的患者，对含有此原嗅素的某些复合气味会产生嗅觉倒错现象。有嗅黏膜病变者，将嗅素加至 7~8 个单位（即毫升）浓度注入嗅区，不论何种原嗅素均出现同一的不能分辨的嗅觉，称为"嗅觉同一反应"。

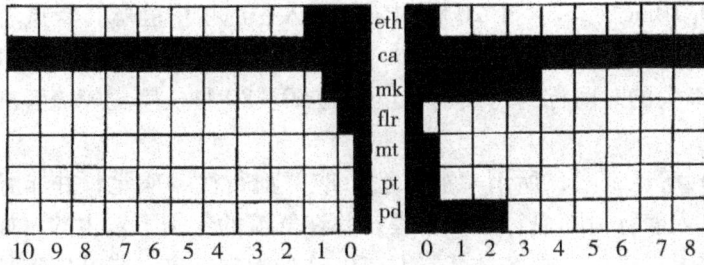

图 6 - 29 嗅谱图上出现失嗅带

七、标准微胶囊嗅功能检查法

标准微胶囊嗅功能检查法（smell identification test，SIT），美国宾州嗅觉研究中心将此法于 1984 年应用于临床和实验室。取 40 种嗅素，分装于微胶囊内，按不同气味把它们编排在 4 本小册子内，在每页上印有 4 项多选答案，患者可用指甲或铅笔划破胶囊，自行测试，每答对 1 种气味记 1 分，根据记分标准，评价嗅觉功能。此法使用简便，不需检查用的空间环境或设备。

八、CCCRC 嗅觉检查法

用不同的嗅素分别测试最小察觉阈和最小识别阈。测最小察觉阈时用正丁醇（1 - butaml）。正丁醇在离子水中的最高浓度为 4%（Vol/Vol），试验用的系列稀释浓度从 4% ~ 2.3×10^{-5}%（以气相浓度表示之为 $3\ 055 \times 10^{-6}$ ~ 46×10^{-9}），从高到低分别以 0 ~ 11 共 12 级记之。把每种浓度的正丁醇 60ml 放在聚氯乙烯瓶内，患者同时拿到 2 只瓶，一为嗅素，另为白水，从低浓度（一般从 9）开始测试。如能对同一稀释度经 4 次检查均能辨别出正丁醇，即停止试验，按浓度级别记分（0 ~ 11 分），测试结果即为最小察觉阈。若第一次不能正确辨别，则逐步增加浓度至 4 次均能准确辨认为止，要求在 20 分钟内两侧鼻孔分别测试完毕。测最小识别阈时是取 8 种日常用物（如桂皮、咖啡、樟脑丸等）作为嗅素，放入塑料缸内，上面覆以纱布，两鼻孔分别测试，让患者对所测嗅素命名（可提示物品），如 8 种嗅素均不能正确命名，记 0 分，以此类推，记分从 0 ~ 7。全部测试时间为 15 分钟，分值即表示最小识别阈。将上述两项检查积分综合分析即可判断受检者的嗅觉功能。此法的优点是正丁醇气味易于辨别，且毒性低，容器易清洗，采用的其他嗅素亦为人所熟悉，检查方法简便。

九、吡啶试验

正常嗅觉者吸入含吡啶（pyridine）的空气时，可出现呼吸暂停数秒的现象，如果嗅觉缺失，便无此反应。受检者蒙住眼睛，戴上面罩，胸腹连接记纹鼓以记录呼吸曲线。经面罩呼吸一段时间，自然形成缺氧状态，使呼吸运动增强而规律。此时，当吸气时，注入面罩内 20ml 饱和的吡啶空气。如呼吸运动曲线无改变，即为嗅觉缺失，如现呼吸暂停反应，表明有嗅觉。此法尤宜于检查伪失嗅者。

十、静脉注射药物检查法

静脉注入新维生素 B_1（alinamin，即丙硫硫胺）或其他某些药物可以产生嗅觉反应。方

法是将新维生素 B_1 10mg（2ml）于 20 秒内匀速注入右肘正中静脉，受试者平静呼吸，稍后即可嗅到蒜臭味。从注射开始到出现气味的一段时间称为潜伏期，正常为 8 ~ 9 秒；以后到新维生素 B_1 臭味消失的时间称为持续期，正常为 60 ~ 80 秒。嗅觉障碍者潜伏期延长，持续期缩短。

Bocca（1965）等已证实，所谓"静脉性"或"血行性"嗅觉，并非静脉或血管内有嗅觉器，而是嗅素注入静脉后随血行至嗅黏膜，并在气流的作用下发生的。如静脉注入物质不能扩散至嗅沟，或无气流到达嗅区，就不能产生这种嗅觉。进一步证实这种嗅觉与嗅素的扩散程度和产生嗅觉的呼吸气流有关。如静脉内注射乙醚，因其扩散率高，仅须少量气流进入嗅区就可产生嗅觉，例如在气管切开术后患者只需作吞咽或颊肌运动也会有嗅觉。所以，气流是绝对不可少的。

由于静脉检查给予的嗅刺激高于正常阈值一万倍，因此阴性结果可以被认为嗅觉完全丧失。此法有时可用于中枢神经性嗅觉障碍的鉴别。

十一、嗅觉诱发电位测定（okactory evoked potentials，OEP）

1954 年 Ottoson 记录了动物头皮用嗅素刺激嗅觉上皮时所引起的电位，并命名为电反应嗅觉图（electrool - factogram，EOG）。1966 年 Finkenzeller 等用气味剂香草醛（vanillin）刺激人类嗅黏膜，在头皮特定部位记录到了 OEP。这是人类第 1 次在人类自身记录到 OEP。其后不久，Allison 等用同样方法记录到了 OEP。但当时所用刺激装置极其简陋，刺激时不能排除刺激气流对鼻腔内的触压觉和温度觉的影响。直到 1978 年，Kobal 等研制了一种嗅觉刺激装置，在刺激嗅区黏膜的同时不会引起呼吸区黏膜的温度和体感变化。目前在一些科技发达的国家已研制开发出了较为完善的嗅觉诱发电位检查装置。1998 年后，北京协和医院等单位也共同研制出了化学刺激诱发嗅性电位的记录装置。

嗅觉诱发电位检查装置包括嗅觉刺激系统、脑电图仪与计算机记录系统等。

在进行 OEP 测试时，①应先了解病史，有无与嗅觉相关的疾患，有无头部外伤史，抽烟、饮酒、特殊用药史；②保持测试环境之温度及湿度的相对恒定、适宜及良好的屏蔽；③作好对受试者的交代工作，清理好受试者的鼻腔分泌物，使受试者处于合适之体位，并避免其出现不必要的动作；④确定正确的刺激参数，在刺激过程中应保持刺激剂的浓度和流量恒定，使刺激具有可重复性。刺激次数取决于背景噪声的振幅大小、OEP 各波的振幅大小以及对信噪比的改善要求。一般认为叠加 16 ~ 32 次比较合适。选择好刺激的间隔以减少嗅疲劳和嗅适应现象对记录的影响，一般取 60s 为宜时；⑤固定好电极与导联，脑电反应的记录部位是根据国际标准的 10 ~ 20 法，在头皮上共有 16 个部位装配电极，两侧乳突部的电极接地；⑥处理好伪迹，排除眨眼、皱眉、吞咽、咬牙及四肢活动等生理伪迹的干扰，加白噪声掩蔽排除听觉系统产生的信号，另外，还须注意做到仪器接地良好，远离干扰源，导线有效屏蔽，各插座须有效接触等。

陈兴明（2002）等将 OEP 各波根据其正负极性和出现顺序分别命名为 P_1，N_1，P_2，N_2，P_3。又根据 P_1 和（或）P_3 波出现与否，将 OEP 波曲线分为四型，（如图 6 - 30）。

不同学者得到的 OEP 波形基本相似，但各波的潜伏期和振幅值存在差别，可能主要与所用嗅素的种类和浓度、受检者入选条件及其年龄等有关，另外，应用不同的化学刺激器及记录系统，结果也会存在差异。同时，对各波的来源尚无明确之结论，故嗅觉诱发电位的检查有待于进一步完善。目前认为，嗅觉诱发电位检查至少在以下几方面可用于临床。

（1）嗅觉系统疾病的诊断与鉴别诊断。

（2）临床监测，术中、术后进行电刺激或嗅素刺激诱发的嗅觉电位检查，可判定术中是否损伤了嗅神经，并可对术后并发症的原因进行分析。

（3）对手术疗效进行评价，特别是对术后失嗅患者的评价具有重要的临床意义。

（4）可协助某些临床疾病的诊断。早老性痴呆（Alzheimer's disease）和帕金森病（Parkinson's disease）患者常有嗅球与嗅皮质中枢的损害，多伴有嗅觉功能障碍。Sakuma 等通过临床观察发现，嗅觉诱发电位检查对早老性痴呆和帕金森病的早期诊断有帮助。

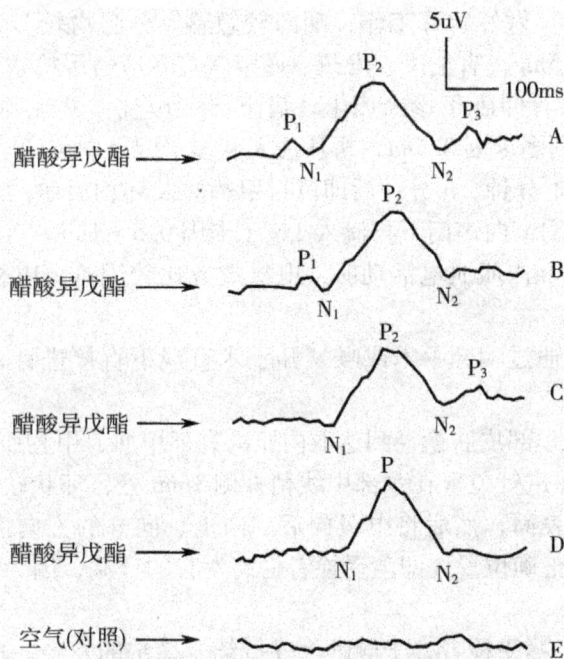

图 6 - 30　嗅觉诱发电位波形

（孟纲要）

第八节　喉肌电图检查

喉肌电图检查（Laryngeal Electromyography，LEMG）是研究喉肌的生物电活动，借以判断喉神经肌肉系统功能状态，为临床诊断提供科学依据。自从 Gavani 发明了静电计之后，1825 年，Nobili 用电流计证实肌电电流的存在，1843 年 DuBois - ReyMond 用此方法记录出蛙肌电图；Bemstein（1874），Hermann（1877）开始提出了肌肉电活动原理方面的报告，并定名为动作电位（action potential）一词；Braun（1897）制成了阴极射线示波器，随着研究方法的改进，电生理研究取得了迅速的发展。1962 年，Hiroto 发明电极经喉外插入记录喉肌电图获得成功。在国外，直到 1944 年 Weddel 首先开始将肌电图应用于喉部。在国内，牟连才等（1982）、田振明等（1982）及杨式麟等（1984）相继将肌电图检查应用于动物试验及人体的喉内肌肌电检查。目前，此项检查已广泛应用于喉肌电生理研究以及临床工作。

一、仪器与电极

肌电描记仪包括电极系统、放大器、示波器、扬声器等电子系统及计算机系统装置组成。目前电极主要有两种类型：针状电极和钩状电极。与针状电极比较，钩状电极体积小，对患者刺激小，能固定于喉内肌内，可随意发声。而针状电极对患者刺激较大，发声时随着喉内肌的收缩使其位置不易固定，影响检查。

二、检查方法

1. 检查时准备工作　做好解释工作，咽部较敏感、分泌物较多者，于检查前半小时皮下或肌肉注射阿托品 0.5mg，有上感、发热、咳嗽等症者应暂缓检查。

2. 体位及麻醉　患者仰卧于诊断床上，肩下垫一扁枕，常规颈部消毒，戴无菌手套，在环甲间隙处注入 2% 利多卡因 0.5ml，再从注入利多卡因处向声门下分 3 次滴入 1% 丁卡因 1.5 ~ 2.0ml，每次间隔 1 分钟，3 分钟后即可行甲杓肌及环杓后肌的检查。个别患者喉反射较重致频繁咳嗽时，可酌情向声门下再滴入 1% 丁卡因 0.5 ~ 1ml。

3. 肌电检查　检查喉内肌肌电活动时，电极放置比较困难，电极在喉内各肌的插入方法主要有三种。

（1）直接径路：是通过咽部手术或喉裂开手术直观下直接进针，但这种方式进针非常不便，此法现已不用。

（2）经皮径路：经颈部皮肤途径到达喉内肌的有环甲肌、甲杓肌及环杓侧肌。

1）环甲肌检查法：进针位置在颈部中线稍外侧 3mm 处，环状软骨上方将针电极垂直刺入环状软骨弓之软骨膜表面，然后将电极向后、向上、向外的方向进针约 5mm，即达环甲肌。一旦证实电极插入正确位置，即请受检者提高发音的音调，因为音调快速的升高能使环甲肌的活动加强。

2）甲杓肌检查法：嘱受检者处于侧卧位并持续、稳定的发音。进针位置在环甲间隙中点，刺破环甲膜并向后、上进针。通过喉镜可监测电极的位置，证实电极在甲杓肌内之后，请受检者持续发低调音。在进行吞咽活动时，甲杓肌亦可有明显的活动。

3）环杓侧肌检查法：进针点几乎和环甲肌相同，针尖向外并略向上，穿过环甲膜向前朝甲状软骨下角方向，直至刺入环杓侧肌。通过受检者屏住呼吸可证实电极是否在正确的位置，方法与吞咽活动一样，可导致环杓侧肌的运动，并可与环甲肌相鉴别（图 6 - 31），另外，环杓侧肌检查法还有结节前法即从下甲状结节的前下方，向后上内刺入，经过皮肤、颈前肌、再经环甲韧带，针尖距皮肤 2.5 ~ 3cm 即达该肌；结节后法即当针刺到环甲肌斜部后，再向深部进针，针尖距皮肤 2.5 ~ 3cm 后即达该肌。

4）环杓后肌结节前法：刺入侧肌后再向深刺 5mm 即达环杓后肌；结节后法：刺入侧肌将针拔出少许，使针尖的方向稍向外转，再向深刺即达该肌，针尖距皮肤 3 ~ 3.5cm。

5）杓横肌：在正中线进针，经环甲韧带通过喉腔，针与颈部皮肤呈 60° 角向后上方进针，达到左右杓状软骨之间，穿过喉头后壁黏膜到达杓横肌。

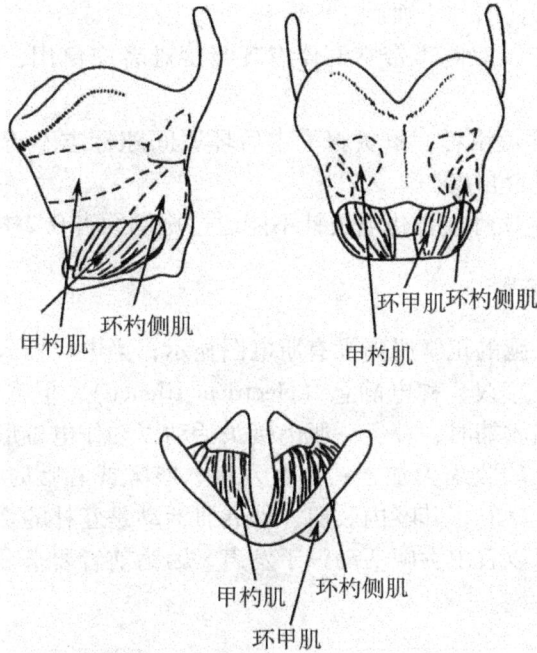

图 6-31 经颈检测环甲肌、甲杓肌、环杓侧肌

（3）通过口腔进针：这种方法是在间接喉镜或直接喉镜指引下通过口腔将针电极插入喉内肌。经口内途径可检测环杓后肌和杓间肌。在间接喉镜下，电极的针尖穿破靶肌肉的肌膜进入肌腹内。环杓后肌的进针点在附着于环状软骨板的肌腹内。可通过受检者重复发短元音和在发音中间夹带深而快的吸气而证实，因为环杓后肌在吸气及间歇性发音过程中运动明显。杓间肌的进针点位于两个杓状软骨突之间。可通过受检者发短音而证实（图 6-32）。一般情况下，杓间肌的活动与环杓后肌的活动是互补的。此方法操作较困难，患者不宜合作，电极易移位，而且电极留置口内常影响发声，现已应用较少。

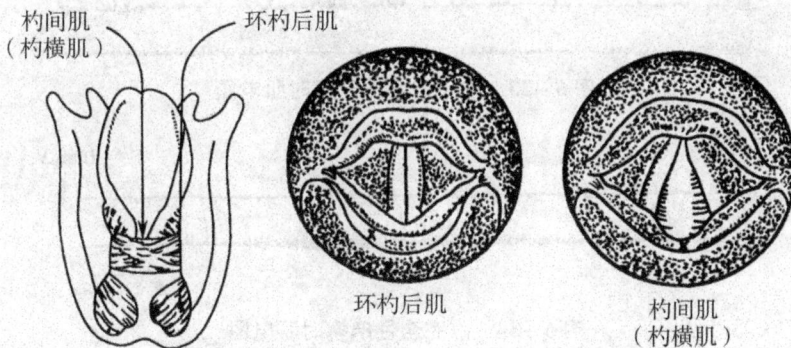

图 6-32 经口检测环杓后肌和杓间肌（杓横肌）

三、注意事项

（1）对有恐惧心理者，检查前应做好解释工作，消除恐惧不安的心理状态。

（2）检查完毕后拔出电极针，用棉球压迫电极刺入部位片刻，检查有无渗血或血肿，因电极针可能刺破小血管而引起小血肿。

（3）对有喉痉挛病史及双侧声带麻痹伴有呼吸困难者应慎用，因应用此检查法较易激发喉痉挛。

（4）患者肥胖、颈部短粗者，甲状腺手术后环甲间隙标志不清、按正常角度进针较困难者，应注意适当调整进针角度。

（5）有时老年人环状软骨板骨化电极针不能通过比例约占 0.2%。

四、正常喉肌电图

一般情况下，完全松弛的正常肌肉没有肌电图显示；当电极插入到肌内，肌纤维无动作电位出现，荧光屏上呈一直线，称电静息（electrical silence），但喉内肌很难在正常情况下出现静息电位。而当肌肉收缩时，神经－肌肉接头活动以动作电位形式可被记录到。在深吸气时，喉外展肌（PCA）的收缩力加强；而在发声、咳嗽或吞咽时，喉内收肌的收缩力提高。正常人的喉部随意活动时，其喉内收肌、外展肌活动是互补的。在正常人发声、吞咽时甲杓肌活动的肌电图，可以看出吞咽活动强于发声，因为前者要求喉肌收缩更强。

五、临床应用

1. 用于声带运动障碍的诊断及预后判断　喉肌电图在区别喉肌麻痹与环甲关节固定时可起重要鉴别作用，同时在评估麻痹程度和治疗效果方面也颇有帮助。

临床应用时，肌电图电极用同心两极针的电极经颈部皮肤插入是很方便的。在进行喉功能检查时，受二支神经支配的喉组织区域（如甲杓肌受喉返神经支配，而环甲肌受喉上神经支配）的检查也是双向的（图 6-33）。显示喉不完全性麻痹患者的肌电图，尽管在喉镜下见其声带不运动，但其随意活动仍被部分保留（图 6-34）。显示 1 例完全性喉肌麻痹患者的肌电图，图中可以看出完全没有随意活动显示，但仍有很少量的非随意动作电位出现。这种放电是以肌纤维颤动的动作电位形式而显示的，说明其预后是相当差的。

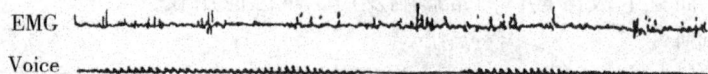

图 6-33　喉不完全性麻痹时肌电图

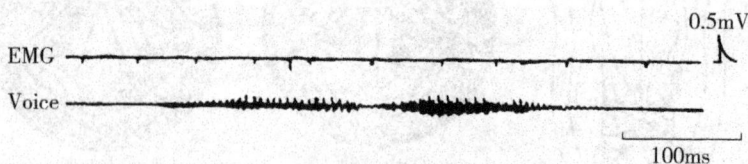

图 6-34　喉完全性麻痹时肌电图

临床上往往可以见到，在喉麻痹几个月到几年的病程中，有随意活动的肌电图的记录，但却没有任何声带运动恢复的征象。这是由于神经纤维再生混乱引起的。用喉肌电图评估喉功能的不足之处在于使用技术上的难度，特别在某些喉肌麻痹患者，不易证实电极是否插入到正确的位置。另外对一些长期喉麻痹的患者，喉肌电图难以估计其预后情况，而且测试的结果和患者的功能效果也并非线性关系，所以在对获取的资料进行质量评估时往往是困难的。

2. 作为功能性发声障碍的辅助诊断 癔症性失声时，喉肌电图正常，咳嗽及吞咽时有放电现象。痉挛性失声时在发声及深呼吸时，甲杓肌出现不规则的肌电活动，喉肌电图作为一种客观检测手段，在痉挛性发声障碍治疗中的应用也越来越为专业人员所重视。肌电图的半定量单个运动单位电位（motor unit potential，MUP）分析及定性（干扰相）评估可作为痉挛性发声障碍重要诊断及鉴别诊断依据。

3. 其他神经疾患的诊断 如运动神经无疾患时，检查声带运动无明显障碍时，可有肌电图的异常表现。

4. 判断喉运动神经损伤部位 喉运动损伤包括中枢性（核性）及周围性损伤，后者又分单纯喉返神经损伤、单纯喉上神经损伤及喉返神经和喉上神经连合损伤（迷走神经损伤）。如为核性损伤则可出现波宽和波幅显著增加的巨电位；单纯喉返神经损伤，环甲肌肌电图多正常，其他喉内肌可出现失神经肌电反应。单纯喉上神经损伤则与上述改变相反；喉返神经和喉上神经连合损伤则环甲肌及其他喉内肌均可出现失神经肌电反应。

5. 指导治疗及疗效评价 如声带麻痹后仅表现为纤颤电位和正尖波，数周后无明显改变，无再生电位或运动单位电位出现，则表明神经无再生可能，自然恢复可能性很小，须考虑手术治疗。如有再生电位或正常运动单位电位出现，则提示神经开始再生，有可能自然恢复，可先行保守治疗。在进行各种神经吻合术或神经肌蒂移植后，如能观察到再生电位或正常运动单位电位出现，则表明手术有一定疗效，神经功能在逐步恢复，反之，则表明神经未再生，手术效果不佳。

（孟纲要）

第七章

耳鼻喉内镜检查

第一节　耳镜检查法

一、窥耳器（ear speculum）检查法

窥耳器形如漏斗，由金属或硬塑料制成，口径大小不一。检查室内一般需配备口径不同的窥耳器一套（约4~5只），检查时，可根据受检耳外耳道的宽窄，选用口径适当者。

当外耳道弯曲度较大，较窄，或耳毛过多，而在徒手检查法不能窥清外耳道及鼓膜时，窥耳器可压倒耳毛，并使外耳道变直，因而有助于观察外耳道深部和鼓膜。但对外耳道炎，特别是患外耳道疖的患者，窥耳器的插入可引起剧烈疼痛，不宜采用。

1. 双手检查法　检查者左手先按徒手检查法牵拉耳郭，使外耳道变直，然后，右手执窥耳器，顺外耳道长轴之方向，将其轻轻置入外耳道内，至窥耳器前端抵达软骨部即可，不得超过软骨与骨部交界处（图7-1）。这样，窥耳器既可在耳道内稍稍向各个方向移动，便于观察鼓膜全貌和外耳道深部各壁；而且还可避免因窥耳器插入过深，压迫骨段而引起疼痛和反射性咳嗽。

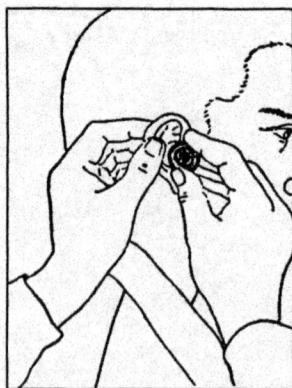

图7-1　双手耳镜检查法

2. 单手检查法　检查左耳时，检查者左手拇指及食指持窥耳器，先以中指从耳甲艇处将耳郭向后、上方推移，随后即将窥耳器置于外耳道内［图7-2（1）］。检查右耳时，仍

以左手拇指及食指持窥耳器，但以中指和无名指牵拉耳郭，使其向后向上，外耳道变直后，随即将窥耳器置入［图7-2（2）］。单手检查法可空出右手，便于操作，但要求检查者有娴熟的技巧。

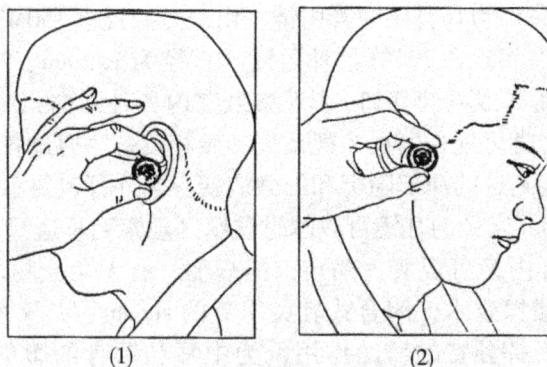

图7-2　单手耳镜检查法

（1）左耳；（2）右耳

二、电耳镜检查法（electro - otoscopy）

电耳镜是自带光源和放大镜的耳镜，借此可仔细地观察鼓膜，发现肉眼不能察觉的、较细微的病变。有些电耳镜所带放大镜的焦距尚可在一定的限度内随意加以调节，以便视力不同的检查者调节使用。由于电耳镜便于携带，无需其他光源，尤其适用于卧床患者及婴幼儿。但是，用电耳镜检查前，一般仍须作徒手检查法，清除外耳道内的耵聍，拭净分泌物，否则，电耳镜检查时，将不能看清鼓膜。

三、鼓气耳镜检查法（Siegle otoscopy）

鼓气耳镜是在耳镜的一侧开一小孔，经-装有一放大镜，借此又可将镜底密封（图7-3）。有些鼓气耳镜可自带光源（电池），与电耳镜相似；不自带光源者，则利用额镜反射光线进行检查。检查时，将大小适当的鼓气耳镜置于外耳道内，务使耳镜与外耳道皮肤贴紧，如耳镜较小，又无适当口径可替换时，可用胶布将耳镜缠绕数圈，使其与外耳道完全弥合。然后，通过反复挤压、放松橡皮球，使外耳道内交替产生正、负压，同时观察鼓膜的活动。正常情况下，当挤压橡皮球时，外耳道内产生正压，鼓膜向内凹

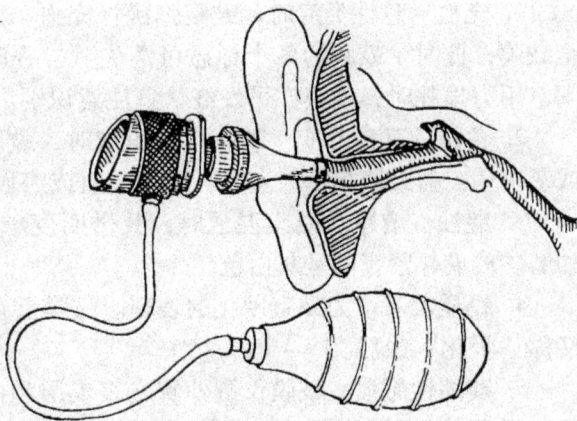

图7-3　鼓气耳镜检查法

陷，放松橡皮球时，外耳道内为负压，鼓膜向外稍膨出。鼓室积液或鼓膜穿孔时，鼓膜活动度降低或消失；咽鼓管异常开放时，鼓膜活动异常增强。鼓气耳镜检查还可发现细小的、一般耳镜下不能发现的穿孔；通过鼓气耳镜的负压吸引作用，还可使潜藏于鼓室内的脓液从极小的穿孔中向外流出。此外，应用鼓气耳镜还可进行瘘管试验，Hennebert 试验及鼓膜按

摩等。

四、耳内镜检查法

耳内镜（otoendoscope）为耳科用硬管内镜。由冷光源提供150W或300W照明。镜身长6cm或11cm。分0°、30°、45°和70°等各种角度。直径为1.9mm、2.7mm或4.0mm，直径1.9mm者可通过鼓膜穿孔（或鼓膜切口），观察鼓室内各种结构，2.7mm或4.0mm者则可用于中耳乳突手术中。镜身可配备电视监视系统和照相设备。通过各种角度的耳内镜，可以观察到耳镜或显微镜不能到达的深部隐窝和细微病变。当外耳道狭窄或因其他原因而阻挡视线时，用2.7mm或4.0mm直径的耳镜可以越过狭窄区观察到耳道深部和鼓膜全貌。当鼓膜上存在内陷袋时，通过耳内镜可观察内陷袋内的病变，有无角化物质或胆脂瘤碎屑等。在中耳乳突手术，外淋巴瘘探查术，闭合式乳突术后的 second – look 术，以及咽鼓管探查术等手术中，耳内镜亦可发挥独特的辅助作用，为中耳和颞骨的微创外科提供了重要的条件。此外，耳内镜还可用于桥小脑角手术中。其缺点为单眼视（无立体感），单手操作（镜身无支架），术野出血时止血困难，以及放大倍数不能调控等，对这些缺点目前正在着手改进中。

耳显微镜和附设于耳鼻咽喉科多功能检查台的单目或双目显微镜，均能更加精细地观察鼓膜的各种细微变化。

可屈性纤维耳内镜直径为3.2mm和2.7mm，它和纤维喉镜、纤维支气管镜一样，具有柔软、可适当弯曲、照明好等优点，可观察一般电耳镜不能窥清的外耳道深部、鼓膜及鼓室的病变。耳显微镜和软管耳内镜均附有照相机及摄像机接口，可以拍照或录像存档。

近年来尚有耳蜗微内镜问世，凭借此可洞察耳蜗内的微小病变。

五、鼓膜的病理改变

1. 充血　急性炎症时，鼓膜弥漫性充血，肿胀，早期以松弛部最为明显，以后发展至全鼓膜，此时，鼓膜的各个标志可消失。检查时，如对鼓膜进行过多的刺激，或婴幼儿哭闹、用力挣扎时，鼓膜亦可发红，宜注意识别。

2. 色泽的其他改变　鼓室内有积液时，鼓膜为淡黄、橙黄、或琥珀色，少数呈灰蓝色或灰白色。蓝鼓膜提示鼓室内可能有出血或瘀血等改变。

3. 混浊、增厚　鼓膜混浊时，其透明度减低，呈云雾状。鼓膜增厚时，透明度消失，如磨砂玻璃，紧张部呈灰白色。

4. 钙质沉着　为鼓室硬化的表现。鼓膜上有斑片状白斑，其界线分明，年久可变黄色，又称"骨化"鼓膜。

5. 萎缩性瘢痕　鼓膜仅剩外侧之表皮层和内侧之黏膜层，中间之纤维层消失。这种萎缩性瘢痕大多发生于鼓膜紧张部的某一局部，可大可小。见于鼓室硬化或愈合的穿孔。

6. 鼓膜内陷　表现为光锥变形，分段，缩短，移位或消失，锤骨短突和前、后皱襞特别突出。鼓膜内陷严重者，鼓膜向内移位，几与鼓岬相贴。评估鼓膜轻度内陷的临床意义时，宜结合鼓室导抗图综合分析。

7. 外凸　前后皱襞变得不明显，锤骨短突无显著隆起，光锥可消失，紧张部有膨隆外貌。此时鼓膜的振动度受限或消失。在急性化脓性中耳炎和鼓室积液甚多的分泌性中耳炎，鼓膜可向外膨出。

8. 鼓膜穿孔 鼓膜穿孔可由外伤引起，或因各种化脓性中耳炎所致。

（1）外伤性穿孔：急性期之穿孔多呈裂隙状、三角形或不规则形，数日后则可逐渐变为圆形或椭圆形，个别严重的外伤性穿孔，鼓膜紧张部可完全撕裂。

（2）化脓性中耳炎的鼓膜穿孔：急性化脓性中耳炎时，鼓膜穿孔一般较小，最小者仅有针尖大，大多伴有液体搏动，如星星样闪烁反光。慢性化脓性中耳炎时，穿孔可在松弛部或紧张部。松弛部及紧张部后上边缘性穿孔常为中耳胆脂瘤。紧张部中央性穿孔可为肾形，圆形或椭圆形，多见于单纯型化脓性中耳炎，穿孔在前下象限，病灶常在咽鼓管；紧张部大穿孔，鼓室内有肉芽或息肉者，提示中耳炎可能伴有骨质破坏或伴胆脂瘤的中耳。结核性中耳炎早期，鼓膜可出现多发性穿孔。化脓性中耳炎愈合过程中，如有部分残余鼓膜边缘与鼓室内壁发生粘连，有时可形成多发性穿孔，宜注意鉴别。

9. 内陷袋形成 鼓膜的某一局部向鼓室内极度陷入，形成一囊袋状，称为内陷袋。内陷袋多位于鼓膜松弛部，或锤骨短突与前皱襞交界处之上方，或紧张部之后上方，为鼓室膨胀不全或胆脂瘤的早期征象。袋状内陷或鼓膜穿孔的鉴别方法是：以一钝头细探针轻轻探查，如为穿孔，探针可探入较深，有落空感；袋状内陷者，探针探入后即有受阻感。耳内镜检查可鉴别之。

10. 其他 鼓室内有小肿瘤而鼓膜完整时，鼓膜出现局限性隆起，透过该处鼓膜，可见肿物影，颈静脉球体瘤时，肿物可出现搏动。

六、注意事项

（1）检查外耳道和鼓膜时，首先应注意外耳道内有无耵聍、异物，外耳道皮肤是否红肿，有无疖肿、新生物、瘘口、狭窄，骨段后上壁有无塌陷等。如耵聍遮挡视线，须加以清除。外耳道有脓液时，应注意观察其性状和气味，并用3%过氧化氢溶液或生理盐水将脓液彻底洗净，用吸引器吸尽或拭干，以便细察鼓膜。

（2）无论采用上述何种方法，从一个方向均只能窥及外耳道或鼓膜的一个部分。欲窥察其全貌，必须按需要稍稍变换受检者的头位，或将耳镜的方向朝上、下、左、右轻轻移动，方能看清鼓膜的各个部分。

（3）在鼓膜各标志中，以光锥最易辨认，初学者欲观察鼓膜，可先找到光锥，然后相继察看锤骨柄、脐部、短突及前、后皱襞，区分鼓膜的松弛部和紧张部。

（李付国）

第二节 鼻腔及鼻窦内镜检查法

鼻腔和鼻窦内的许多疾病借助前、后鼻镜有时难以详查，某些鼻部手术按常规方法亦难获得满意效果或者易给患者带来较大创伤与痛苦。受到内镜在其他方面检查和治疗获得成功的启示，1901年Hischmann成功地试用膀胱镜进行了中鼻道检查和手术，此举开创了鼻内镜应用的先河，但只因当时器械不完善而未能推广。20世纪70年代奥地利学者Messerklinger根据Hopkins理论制成了体积小，光度强、视野开阔的柱状镜望远型鼻内镜，鼻内镜的临床应用才被广泛开展起来，并得到迅速发展。

一、适应证

1. 鼻腔内镜检查适应证　有鼻部症状或怀疑周围器官病变与鼻有关者，经常规前、后鼻镜检查无满意发现时，均可行鼻腔内镜检查。

（1）有鼻塞、流涕、头痛症状，疑为鼻炎，鼻窦炎或鼻中隔偏曲，但不能明确阻塞之部位或分泌物来源时。

（2）原因不明、部位不详的鼻出血，除了解出血部位和原因外，还可在镜下进行简单的止血操作。

（3）脑脊液鼻漏。

（4）不明原因的嗅觉障碍，可观察嗅区有无损伤、破坏或颅底有无骨折。

（5）鼻腔或鼻咽部的新生物，包括颈部有转移性包块和传导性耳聋怀疑有鼻咽部病灶者，可在镜检下探明原发部位、浸润范围并行活检。

（6）鼻腔异物，可在镜下探取。

（7）配合鼻腔、鼻窦手术及观察手术前后的改变，也可配合眼科的泪囊鼻腔吻合手术等。

（8）任何其他检查如X线、CT等发现鼻腔有异常者。

（9）进行鼻腔生理功能的研究，如观察鼻黏液毯的活动等。

2. 上颌窦内镜检查适应证

（1）有鼻塞、头痛、流脓涕等症状，已行或未行X线检查，拟诊为上颌窦炎，可在镜下检查窦口有无阻塞并指导冲洗治疗。

（2）虽无临床症状，但X线发现上颌窦内有异常阴影或骨壁破坏。

（3）牙源性上颌窦炎了解窦内有无异生牙及瘘道。

（4）鼻出血在鼻腔内未找到出血部位。

（5）上颌窦异物。

（6）上颌窦肿瘤取活检。

（7）相邻部位的肿瘤，了解上颌窦有无受侵犯。

（8）上颌窦骨壁骨折及眶底骨折，探明骨折部位。

（9）鼻窦手术后了解窦口或造口是否通畅，有无粘连。

3. 蝶窦内镜检查适应证

（1）蝶窦阻塞性病变，如化脓性蝶窦炎、蝶窦囊肿，既可在内镜下明确诊断，又可进行引流和手术。

（2）X线拍片或CT检查发现蝶窦有占位性病变者，可了解病灶的部位并行活检。

（3）脑脊液鼻漏在其他部位未找到瘘孔者。

（4）眶尖综合征怀疑为蝶窦病变者。

4. 额窦内镜检查适应证

（1）探查和治疗化脓性额窦炎、额窦囊肿。

（2）额窦肿瘤，了解原发部位、浸润范围并行活检。

（3）额窦骨壁骨折。

（4）脑脊液鼻漏怀疑与额窦病变有关者。

（5）配合额窦手术，术中便于检查死角。

二、检查方法

1. 鼻腔内镜检查　　患者取平卧、坐位或半坐卧位皆可，检查前用1%丁卡因棉片麻醉鼻腔黏膜，棉片上可加少许血管收缩剂如1%麻黄碱或1‰肾上腺素，重点检查部位如中鼻道、嗅裂、蝶筛隐窝等处麻醉尤要充分，少数过于紧张的患者检查前可用镇静剂。

检查者站在患者头部右侧，检查时，检查者将左手放在患者鼻翼处固定内镜，右手食指与拇指如执笔状持镜送入鼻腔依序检查各部。

根据各自习惯，检查者可选择中鼻道或下鼻道径路进行检查，也可直接先检查可疑病变部位。由于单一视角的内镜难以完成全面检查，检查中可交替使用不同视角的内镜反复检查。

选择中鼻道进镜时，先找到中鼻甲前端，正常中鼻甲前端略呈球形，黏膜稍厚，色红润，表面光滑，有明显的颈，颈之后是中鼻道。中鼻甲向内凸有如边缘稍厚之薄片状。有时见到隆起的鼻甲泡及其开口。中鼻道入口处外侧壁有一隆起为钩突，发育较好的钩突有时易误认为中鼻甲，大的筛泡有时也会误认为钩突。钩突与筛泡间有一条深沟，即下半月裂，裂之后下部渐深并凹入侧壁中，是为筛漏斗，较浅的漏斗常可直接看到上颌窦开口。钩突在此处变厚即钩突尾。半月裂在筛泡前上方扩大为三角形，即鼻额裂，有时可见到顶部之额窦开口及周围小筛窦开口。筛泡之上沿鼻额裂向后，即筛泡与中鼻甲根部形成的穹隆称为上半月裂，裂内有1~4个筛窦开口，或窦口合并为深沟状，沟内再分别开口。上半月裂与鼻额裂间，有一凹窝称侧窦。筛泡与筛漏斗之后，为比较平坦的后囟，上颌窦内病变可在此表现为充血、肥厚和息肉等。后囟和钩突下的下囟均可能有上颌窦副口。

中鼻甲后端较厚，有时稍呈球形肥大。嗅裂外侧有上鼻甲，上鼻甲有时仅为小隆起状，而上鼻道比较宽敞，可见1~3个后组筛窦的开口。上鼻甲之上有时见到最上鼻甲及鼻道，均发育很差，最上鼻道和鼻中隔之间为蝶筛隐窝，窝的下方贴近鼻中隔处可见到蝶窦开口。越过中、下鼻甲后端后即进入鼻咽部，以咽鼓管圆枕为标志，其下方是咽鼓管咽口，嘱患者做吞咽动作时可看到咽鼓管咽口的开放并可判断其通畅程度。咽鼓管圆枕之后为咽隐窝，呈深沟状凹陷，鼻咽癌即好发于此区。两侧咽隐窝之间为鼻咽顶及后壁，在鼻咽顶后壁中央常有一凹窝，称为咽囊，腺样体位于其上。稍微退出内镜可见到鼻中隔后端及下鼻甲后端。退镜时可经下鼻道同时检查上颌窦副口和鼻泪管开口。检查毕，退出鼻腔，并按同法检查对侧。

经下鼻道进镜可依序检查下鼻甲前端、下鼻甲全表面、下鼻道、鼻泪管开口、上颌窦副口及鼻中隔。到达鼻咽部后，再经蝶筛隐窝、中鼻道退出。

常见鼻腔疾病的镜下表现有：

（1）炎症：鼻腔的急性炎症表现为黏膜充血、肿胀、鼻甲水肿，有时有黏液性或黏液脓性分泌物；慢性炎症时，鼻腔黏膜暗红、增厚；若下鼻甲黏膜苍白、肥厚呈桑葚状或结节状则是肥厚性鼻炎的表现。上颌窦急性炎症时从鼻腔可在其自然开口处见到稀薄脓液，呈搏动性外溢，窦口周围黏膜急性充血水肿；慢性炎症时，可见一条脓柱或脓血柱从窦口直通后鼻孔；慢性蝶窦炎有时也可见到这样的脓柱。

变应性鼻炎发作期表现为鼻腔黏膜苍白水肿，也有充血而暗红者，以下鼻甲为甚，有时伴有息肉或中、下鼻甲呈息肉样变。

萎缩性鼻炎表现为鼻腔宽大，黏膜干燥，鼻甲缩小，下鼻甲尤甚，有时鼻腔有灰绿色脓痂充塞，清除后可见黏膜干燥萎缩，甚至糜烂而易出血。

（2）息肉：鼻腔息肉多发生于中鼻道附近的区域，以钩突、筛泡和中鼻甲最为常见，早期可表现为黏膜炎症呈水肿、苍白改变，例如中鼻甲息肉样变；久之则形成单个或多个垂出之息肉，有蒂或为广基。息肉较多而引起鼻塞时，常不易确定其根部何在，若压迫或堵塞鼻窦开口影响鼻窦通气和引流，易造成鼻窦炎，可见到脓性分泌物。来自上颌窦的息肉循息肉蒂可找到上颌窦开口或副口，息肉有时向后垂脱可到达后鼻孔，有时息肉蒂粗大被嵌顿于窦口，出现瘀血、坏死，可反复引起鼻腔出血。临床有时见到的出血坏死性息肉即因于此。

（3）鼻出血：鼻出血的部位以鼻中隔前下区最为多见，用常规前鼻镜检查即能查明。其次，下鼻道外侧壁后方近鼻咽处的吴氏－鼻咽静脉丛也是易出血的部位，尤其多见于老年人，前鼻镜不易看清，通过内镜即可看到此处血管扩张成团甚至出血。有些出血来自于鼻窦或其他隐蔽的地方，特别是反复不明原因的少量出血，更需借助鼻内镜寻找其出血来源，如上颌窦的出血有时可在其开口处见到坏死的息肉或见到血丝从窦口引出。若是小的肿瘤出血，亦可早期发现之。但如遇较多活动性出血时，须先采取止血措施，待出血停止后再予检查。鼻腔浅表出血还可在内镜下用激光、灼烧、冷冻或电凝止血。

（4）肿瘤：常见的有毛细血管瘤、海绵状血管瘤、纤维瘤或纤维血管瘤、内翻性乳头状瘤，恶性肿瘤较少，多来自于鼻窦。毛细血管瘤多见于鼻中隔，瘤体小，质软有弹性，易出血。海绵状血管瘤多见于下鼻甲，瘤体较大、基广，质软可压缩，多无包膜，易出血难止住。鼻咽部纤维血管瘤常见到红色或苍白坚韧之新生物堵塞鼻腔后部，表面有时见有假膜，有时极易出血，特别是发生于鼻咽部者，活检应小心。内翻性乳头状瘤多见于中鼻道和鼻中隔，易与鼻息肉相混，极易恶变，有人将其归于恶性肿瘤，宜常规活检确诊之。鼻腔原发恶性肿瘤多见于鼻腔外侧壁，少数发生在鼻中隔、鼻前庭及鼻腔底，肿瘤外观常呈菜花状，易出血，伴有溃烂或坏死。

（5）脑脊液鼻漏：脑脊液鼻漏多系鼻部、头部外伤或手术引起，可在鼻内流出血水样或棕黄色液体。内镜检查之目的主要在于寻找瘘孔，查明原因和为手术提供依据，常在嗅裂顶部之筛板处见到瘘孔，周围黏膜苍白、水肿，孔内有清亮液体外流，并有搏动感。若见到来自嗅裂处的水囊样物，应疑为脑膜膨出。

（6）鼻咽部病变：鼻咽癌好发于咽隐窝和鼻咽顶部，可表现为黏膜粗糙、溃烂，咽隐窝变浅，局部隆起或菜花样肿块。分泌性中耳炎有时可见到咽鼓管咽口受压或肿胀，吞咽开放不畅。咽囊炎者可见到咽囊窝内有脓性分泌物，周围黏膜充血、肥厚，若该处呈半球状隆起，应考虑咽囊囊肿。鼻咽部偶可见到脊索瘤和畸胎瘤。

2. 上颌窦内镜检查　有经下鼻道径路和上颌窦前壁径路两法。

（1）下鼻道径路：即上颌窦穿刺径路，此法的优点是临床医生比较熟悉上颌窦穿刺的部位和方法，应用起来比较习惯；穿刺后可在下鼻道和上颌窦之间形成一个较大直径的通道，利于窦内引流和术后冲洗；缺点是下鼻甲容易妨碍操作，各种上颌窦穿刺的并发症亦可在本法中出现。患者取卧位进行检查，但穿刺时取坐位较易，故可先坐位穿刺再卧位检查。检查前充分收缩和麻醉下鼻甲及下鼻道黏膜，用套管穿刺针在下鼻道前端向内约 1.0cm 处将针尖对准同侧外眦部用力穿透骨壁，进入窦腔后再进针约 5mm 即可拔出针芯，用导尿管将窦内分泌物抽吸干净或用双腔导管将窦腔冲洗干净后，导入内镜进行检查。有时因穿刺针较粗或下鼻道较窄，需将下鼻甲向内上方挤压或骨折、拓宽下鼻道后才能穿刺成功。

（2）尖牙窝径路：患者取卧位，鼻面部进行常规消毒，用 1% 的普鲁卡因（加少许 1‰肾上腺素）浸润麻醉同侧眶下神经、唇齿部黏膜及尖牙窝骨膜下。早期的检查方法同上颌窦根治的径路，需先切开尖牙窝黏骨膜，暴露骨壁后，用电钻钻孔再放入套管针。现已普遍改为直接穿刺法，即左手拇指推开上唇并压在眶下孔处，右手握穿刺针在尖牙根后上、眶下孔下方刺破黏骨膜到达骨壁后使针与骨壁垂直，旋转针尖，钻透骨壁进入窦腔，然后拔出针芯，清洗窦腔进行检查。此法的优点是进针部位的解剖结构简单，在直视下操作，视野开阔，且套管针有一定的活动范围，可以转动检查窦内不同部位，尤其是上颌窦的前后径大，进针不易损伤到其他部位从而避免了下鼻道穿刺可能产生的某些并发症，配合上颌窦手术时，可取此径路。

检查上颌窦时，可用 70°、0°、120° 视角或广角的内镜。利用进退及转动镜面的手法，用 70° 镜基本可看清窦内各壁和其自然开口，若需观察穿刺孔周围区域，可改用 120° 镜检查。

正常上颌窦黏膜为淡红色或稍苍白，薄而透明，有许多毛细血管走行，其内侧壁上方有自然开口，有时还可见一副口。

急性上颌窦炎时黏膜水肿，血管扩张并且走行不清，有黏液或脓性分泌物堆积。慢性上颌窦炎时黏膜肥厚，肿胀，表面凹凸不平，呈息肉样变或伴有小脓囊肿，窦内可有积脓，自然开口常被肿胀的黏膜或脓性分泌物堵塞。

上颌窦息肉多发生于窦口，一般息肉基底较宽，位于窦口之后缘，有些息肉的蒂脱出窦口，息肉到达鼻腔甚至后鼻孔形成后鼻孔息肉。如息肉蒂嵌顿、扭转于窦口，易发生缺血坏死而形成出血坏死性息肉。上颌窦外上角和窦底也是息肉好发之部位。

上颌窦囊肿常位于上颌窦的下壁，如无继发感染，囊壁大多较薄，表面光滑，边界也很清楚，内含黄色透明或棕褐色液体，镜检时囊壁易被穿破而使内容物外流。

上颌窦真菌病者，窦腔可见到肉芽坏死样组织和干酪样物，肉芽表面有时可见到成簇的毛细状物即真菌团块，有人形容其状为一个正在喷发的火山口，作真菌培养或病检可确诊之。

牙源性上颌窦炎有时可在窦内找到异生牙或瘘道，瘘口常有肉芽组织或息肉，经常可见到臭脓堆积。

有上颌窦骨壁骨折者，可看到骨折线，若窦顶壁下陷、表面平滑且黏膜完整，触之较硬有骨性感，常是陈旧性眶底爆裂。

作过上颌窦根治术的患者，窦内可见到再生的黏膜和瘢痕组织，有时有黏液挂在窦口；若窦口阻塞，可见到黏膜肥厚或复发之息肉甚至脓囊肿。有些患者尽管在下鼻道作过对孔，内镜下仍可看到脓液柱与窦口相连，这表明鼻窦自然开口仍是主要的引流部位。

利用上颌窦内镜对恶性肿瘤进行早期诊断是其一大优势。如在窦内发现有可疑肿瘤时，应仔细观察其部位，表面是否光滑，有无出血，边界是否清楚，骨壁有无破坏并及时抓取活检，明确诊断。对上颌窦周围的肿瘤，内镜也可察知上颌窦有无受累。

3. 蝶窦内镜检查　蝶窦是所有鼻窦中位置最深、最隐蔽者，临床常规检查难以涉及，

CT 和 MRI 为发现蝶窦某些疾病提供了条件，而内镜的开展，使对此区直接进行检查成为可能。

检查方法：患者仰卧，面部消毒，充分收缩和麻醉中鼻甲、中鼻道、蝶筛隐窝及嗅沟等处黏膜。用 30°或 70°内镜从前鼻孔进到鼻腔后上方找到中鼻甲后端，以此为标志，在鼻中隔与上鼻甲下缘之间寻找蝶筛隐窝，蝶窦口即位于蝶筛隐窝顶部附近。如视野太窄，可先推开或折断中鼻甲后端。蝶窦口大小不一，多呈圆形或椭圆形，找到窦口后可先对窦口及其周围进行观察，如窦口有无水肿、狭窄或阻塞，有无异常分泌物及有无新生物突出。若要了解窦内情况，可用穿刺套管针在蝶窦开口内下方穿刺进入窦腔，吸净分泌物后仔细检查。

正常蝶窦呈多格状态，黏膜较薄，色泽浅淡，如果红润到可见程度，往往已有炎症。鞍底骨壁甚薄，蝶鞍肿瘤极易破坏窦顶骨壁而垂入窦中。窦内息肉并不多见，常见于窦口周围。窦内两侧壁，特别是侧壁的上半部有重要血管神经走行，切勿损伤。

4. 额窦内镜检查　额窦位置表浅，常规 X 线拍片或 CT 检查多能察知其中病变。如果行内镜检查，大部分患者需切开皮肤、钻穿骨壁才能进入，易在面部遗留瘢痕，故临床应用不多。检查前应先作 X 线拍片或 CT 扫描以了解额窦的大小、前后径距离及窦中隔的位置。

（1）鼻外眉弓径路：检查前先剃眉备皮，患者仰卧，常规消毒铺巾，眉弓内 1/3 及眶上神经处作局部浸润麻醉，于眉弓内侧稍上处做一个 1.0～2.0cm 的横形切口，切透骨膜并稍加分离后，用 6mm 直径的环钻钻穿额窦前下壁，插入穿刺套管针，再导入内镜；或不用穿刺套管针直接使用 4mm×70°或 120°内镜进行检查。

（2）鼻内筛窦径路：患者仰卧，常规消毒铺巾，充分收缩，麻醉鼻腔特别是嗅裂和中鼻道黏膜，用 70°内镜在中鼻甲前上方寻找额窦开口。少数情况下需作前组筛房切除才能找到窦口，如遇额窦开口被肿胀黏膜或增生组织掩盖时，可借助探针寻找，找到窦口后，用刮匙开放额窦底部，扩大开口即可插入 70°内镜进行检查。

正常额窦黏膜光滑，只有一个窦口和几个不完整的小骨隔，结构简单，病变亦少，常见有骨瘤、骨折及脑脊液漏。检查时要注意查看额鼻管有无堵塞，并清除小骨隔以免遗留死角，但操作时应注意勿损伤前颅底。额窦手术常规使用内镜协助观察窦内情况，可使视野更开阔、清楚，从而大大提高手术效果。

三、鼻内镜检查的注意事项

（1）做好检查前准备，完成必要的辅助检查如 X 线拍片、CT 扫描（冠状位及水平位），这些都是内镜检查的重要参考资料，可以了解鼻窦的发育情况，有无异常改变，或者发现病变后增加检查的针对性和避免盲目操作，在患者一般情况欠佳时，可迅速完成镜检，缩短时间。

（2）小儿鼻窦发育不成熟，镜检有较大风险，检查要慎重，尤其不宜作蝶窦镜检。成人蝶窦发育不佳者，也不宜镜检。

（3）熟悉鼻腔、鼻窦的正常解剖结构是顺利镜检的基础。鼻内镜的开展使得原先不被重视的解剖现在受到了强调，尤其是中鼻道及其外侧壁的结构，若不熟悉，容易疏漏。以筛漏斗为中心的附近区域，包括筛漏斗、钩突、中鼻甲及其基板、中鼻道、半月裂、前组和中组筛房、额窦开口、上颌窦自然开口和鼻囟门等一系列结构被合称为"窦口鼻道复合体（ostiomeatal complex）"，凸显该区的重要性，亦是鼻腔、鼻窦多种疾病发病的关键所在，初学者最好先在实物标本上先认清这些结构，检查时才不致误认、误伤重要解剖结构和耽误检查时间。

蝶窦周围的解剖亦很复杂且重要，蝶窦外侧壁由下至上最重要的结构有颈内动脉、视神经和海绵窦；蝶窦外侧壁较薄，有时甚至缺失，使得上述重要结构裸露于窦腔之内，这常是发生失明、致死性大出血等严重并发症的最危险的解剖变异，镜下操作要格外小心。穿刺窦口的进针部位要选在蝶窦开口下方靠内侧约 0.5cm 处，针尖不能超过双侧瞳孔的连线水平以上，穿刺时要控制好力量勿使针刺过深，经验不足者最好在内镜下认清窦口，用刮匙刮开窦口前壁，再以咬骨钳咬除窦口内下部分骨壁，扩大窦口后再放入内镜检查；此法危险较小，扩大窦口后且利于引流。但咬除骨壁时要注意不可向外下用力，以免损伤蝶腭动脉的分支而引起大出血。

（4）保持镜面干净和视野清晰，镜检时由于外界温度较鼻腔、鼻窦低，易使镜面生雾，可先在镜面涂防雾硅油或不时在温热的蒸馏水中加温。遇到少量出血或有分泌物时应及时抽吸或冲洗干净；但在冲洗蝶窦时，切勿加血管收缩剂，以免引起暴露在窦内的视神经及血管痉挛而致失明。镜面沾有血污时应用蒸馏水或者 75% 酒精棉球擦净。

（5）操作要轻柔、细心，进镜时遇鼻腔阻塞如鼻中隔严重偏曲或鼻甲过于肥大时，要避免粗暴推进以免损伤、出血和影响镜像。对新生物的活检更要小心，鼻咽部纤维血管瘤活检可致不易控制的严重出血。蝶窦内的新生物应先仔细辨别其特征、性质、原发部位、范围和有无搏动再决定是否取材活检；蝶窦上壁和外壁取活检时易损伤大血管和重要神经结构，导致致命性出血或失明；蝶窦上壁的肿瘤有时可能系蝶鞍的肿瘤破坏了窦顶壁而垂入窦中，活检时可能会误入颅前窝而造成脑脊液鼻漏或损伤视交叉。遇到搏动性的肿块，切勿活检。

四、并发症及其处理

单纯鼻腔内镜检查并发症少见，作鼻窦内镜检查时常需借助手术获取进路，或是同时配合手术进行操作，可产生一些并发症。

1. 出血 出血不一定都是并发症，特别是在作上颌窦穿刺或蝶窦、额窦造孔时损伤黏膜引起出血在所难免；这种出血量不多，用浸有肾上腺素的棉片轻压即可，一般不妨碍操作。但有些出血可能是严重的，如作上颌窦造口时损伤了下鼻甲或鼻中隔后动脉；鼻内筛窦径路检查额窦时损伤了筛前动脉；检查蝶窦时损伤了蝶腭动脉，这些出血常较凶猛，影响视野，有时甚至忙于止血而无法使镜检继续下去。出血量多时，可采取凡士林纱条填塞、压迫的办法止血。对出血性新生物进行活检时也可引起较多出血，此时应迅速完成活检，用凡士林纱条填塞鼻腔或窦腔。严重而致命的出血见于检查蝶窦时损伤了外侧壁和外上壁的颈内动脉和海绵窦，遇此情况往往来不及抢救，已有因此而死亡的病例见诸报道，故预防是关键。

2. 鼻腔粘连和鼻窦进路粘连 鼻腔镜检、操作时可使黏膜发生反应性水肿而粘连；上颌窦和额窦镜检时常需造口，如果清除病灶时不彻底或术后不及时换药，也可造成粘连甚至闭塞，从而妨碍鼻窦引流。故术后要注意清理和分离粘连带。

3. 感染　在行鼻窦穿刺造口时若操作不当可引发周围组织感染，如面部软组织或翼腭窝在上颌窦穿刺时损伤可引起感染；若损伤眼眶结构或颅脑，也可引起眶内和颅内严重感染。故检查后应常规使用抗生素。

4. 脑脊液鼻漏　是鼻窦内镜检查和手术中较常见而重要的并发症。多发生在经前筛顶、额窦底造孔时损伤了颅前底或对蝶窦和额窦内与颅内相连的肿物活检过深或行蝶窦穿刺时误伤了鞍底。如系造孔所伤，可用磨碎的肌肉压住漏口，再用筋膜盖在肌肉外面，并可使用生物胶粘连，窦腔则用浸有抗生素的吸收性明胶海绵填塞，并用碘仿纱条压紧造口处。检查、处理后，患者宜半卧位卧床休息，并使用有效的抗生素和脱水降颅压药物。如系对肿瘤活检过深引起，局部可先用吸收性明胶海绵填压作简单处理，全身用抗生素，待日后摘除肿瘤时一并治疗。

5. 视觉障碍　在行鼻内镜检开放筛房时损伤眶内壁，或是上颌窦穿刺时刺破眶下壁，或是行额窦造孔时损伤眶上壁，都可直接损伤眶内容物和引起眶内出血、感染，进而使眶内压增高，引起视力减退或复视、视野缺损等。这些症状有时在检查结束几天后才表现出来。处理的办法是及时抽出鼻内填塞物，防止感染，必要时行眶减压术。如果在穿刺蝶窦前壁或检查蝶窦时损伤了视神经管隆突，将造成永久性失明。反射性视网膜中动脉痉挛也是镜检中引起视觉障碍的重要原因。特别是在冲洗蝶窦时直接刺激了裸露于窦内的视神经和血管，或是在窦内止血时使用了血管收缩剂。当血管痉挛时，可造成视网膜缺血、缺氧，完全缺氧如超过4min即可致永久性视力损害；不完全缺血缺氧超过60min也可严重损害视力。故在检查中，应将患者的眼睛暴露在消毒巾之外，嘱其及时反映任何视觉异常的变化，随时观察视力，这样将有助于避免和及时处理并发症。一旦发生，应紧急使用扩血管药、糖皮质激素和能量合剂等治疗。如果处理正确、及时，视力还可望恢复，否则将引起患者视力严重下降甚至失明。

（安新山）

第三节　喉镜检查法

一、间接喉镜检查法

间接喉镜检查法是西班牙著名音乐教师 Carcia 于 1851 年发明的，仍是目前最常用的喉部检查方法。施行间接喉镜检查法（indirect laryngoscopy）时，受检者直坐，上身微向前倾，检查者坐其对面，彼此间距离以额镜反光焦点能集中于悬雍垂（uvula）为准。受检者口张大，舌尽量外伸。用无菌纱布块将舌前1/3包裹，用左手拇指及中指夹持舌部，食指将上唇推开，无名指和小指托于颏部轻轻加压，轻轻将舌向外牵拉，注意避免下切牙擦伤舌系带。受检者头部徐徐前屈或后仰，直至额镜的反光焦点清楚照射至悬雍垂时为止。若有活动的义齿，应先取出。用右手持镜柄如握铅笔状，镜面与舌背平行放入口腔（图7-4）。受检者此时应保持安静，呼吸较平时稍加深但勿中断，并发"唉"或"依"音。

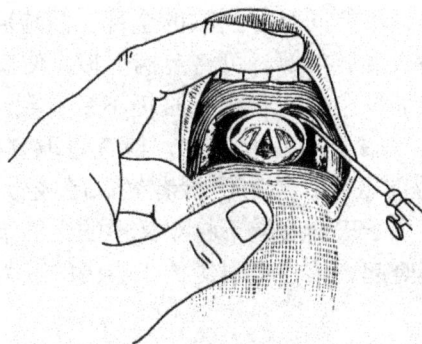

图7-4 间接喉镜检查法

　　间接喉镜（indirect laryngoscope）是一个有柄的圆形平面镜，镜面与镜柄相交成120度。镜面的直径有各种不同大小，国产者直径有10mm、12mm、14mm、18mm、22mm、26mm共6种，检查儿童，常用10～12mm的镜面，成人则用18～22mm镜面。放入口腔前，先将镜面加热至镜面上水气消散为止。加热时温度不可过高，以免烧坏镜面。加热后应先自用手背试镜背，须微温不烫方可使用，以免烫伤黏膜。也可将镜子在温水中加温或浸入肥皂液内取出后用纱布擦净，或用酒精擦拭镜面，也可保持镜面清晰，不受水气附着。

　　在放入间接喉镜时，需将镜面向下，迅速而稳妥地与水平面成45度贴放在软腭部，而不接触舌、硬腭及腭扁桃体处，以免引起恶心反射而妨碍检查。如受检者不能配合，恶心较剧，可喷少许1%丁卡因液于咽部再进行检查。检查时可将喉镜左右转动，以便看到喉全部。用右手持镜者，镜柄偏置于受检者左口角，以免镜柄和右手遮挡镜野。镜背紧贴软腭，将悬雍垂向后轻压。镜面尽量选大号的，不仅观察面积大，且可防检查时喉镜滑到软腭之后，影响观察。

　　因镜面向前下倾斜45度，故镜内所见的喉部影像与真实的喉部位置乃前后倒置而左右不变。按镜像绘图，则左右侧与实体相反（图7-5）。

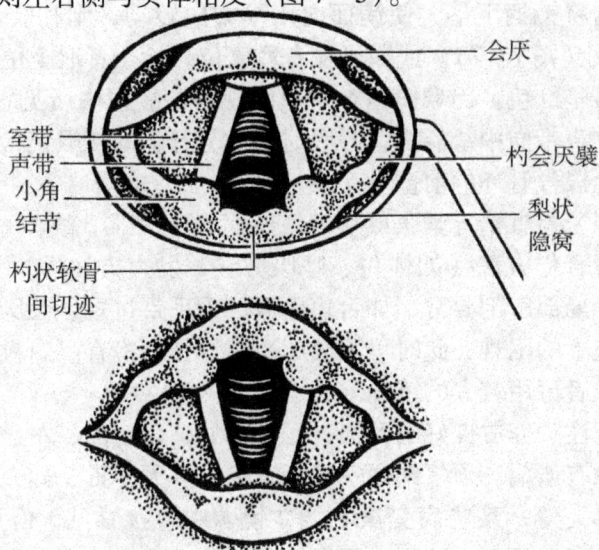

图7-5 上图为间接喉镜检查时镜面所示喉象，下图示喉实体的位置

　　喉镜因受镜面大小的限制，不能同时看到喉的全部，故应将镜面贴在软腭上缓缓转动，逐区检查，以窥全貌。若欲检查喉腔前部，可将镜柄上抬，使镜面向垂直方向转动，即可看到会厌舌面及根部，但会厌喉面及声带前联合有时仍不易看到。此时可嘱受检者头微后仰，同时发"依"音（图7－6），或嘱受检者取坐位，检查者取立位，以便观察。有时因会厌遮盖喉入口，不能观察到声带前联合，须告受检者做深呼吸数次，待会厌竖起，声门裂开大，方能看清。对较敏感者，可于表面麻醉下将双叉形的会厌牵引钩伸于会厌谷内向前下方轻压，间接施力于会厌，使其竖起；或将牵引钩伸于会厌的喉面，轻轻向前牵开会厌，即可看到声带前联合。

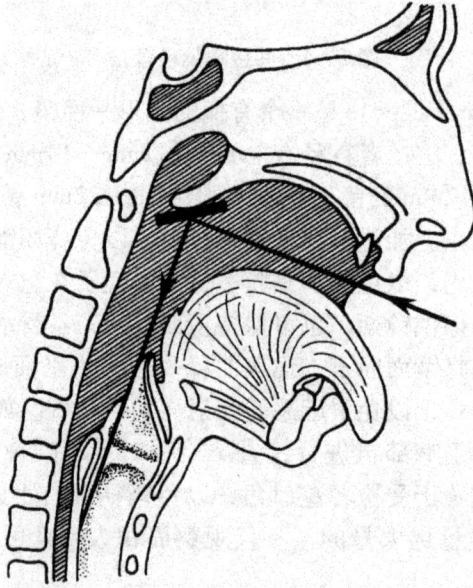

图7－6　间接喉镜检查法——检查喉腔后部

　　检查喉的后部，需将镜柄下落，使镜面向水平方向转动，则杓会厌襞、杓状软骨间切迹、梨状隐窝均可窥及（图7－7）。或嘱受检者取立位，检查者取坐位检查。镜像中声带呈白色，位于其上的室带呈红色。因喉镜检查系单眼观察。故镜中所见室带位于声带的两侧，发声时声带紧张，两侧声带向中线靠拢。呼吸时彼此分开。间接喉镜检查常不能看清声门下腔全部，但有时可见上段气管环的前壁。

　　间接喉镜检查常因受检者精神紧张或咽部敏感而发生困难。故检查前须将检查的目的、操作方法，以及受检者合作方法（如体位、呼吸方法、发声方法等）讲清。对于幼儿此种检查方法常不能成功。局部解剖异常，如舌短而厚、舌系带过短、会厌过长、婴儿型较小的会厌等，也可造成检查上的困难，此时可用会厌牵引钩帮助检查。扁桃体过度肥大者须用较小的镜面。悬雍垂过长者可用较大的镜面。

　　间接喉镜检查时应注意养成良好的习惯，喉部各处，后、前、左、右、上、下应依次检查，列为常规，方不致有遗漏。须仔细观察喉咽及喉部有无异常，如充血、肿胀、增生、溃疡以及声带运动有无障碍等；某些病变虽不能在镜像中直接看见，但可通过一些不正常迹象，加以推知。例如：声带运动的障碍，可发生于隐蔽在喉室、声门下腔的肿瘤、环杓关节疾病或声带麻痹。梨状隐窝的唾液潴留，可能是环后肿瘤、食管上段异物或咽肌瘫痪所引起。对于疑有喉结核的患者，检查杓状软骨间切迹有无浅表溃疡或肉芽甚为重要。

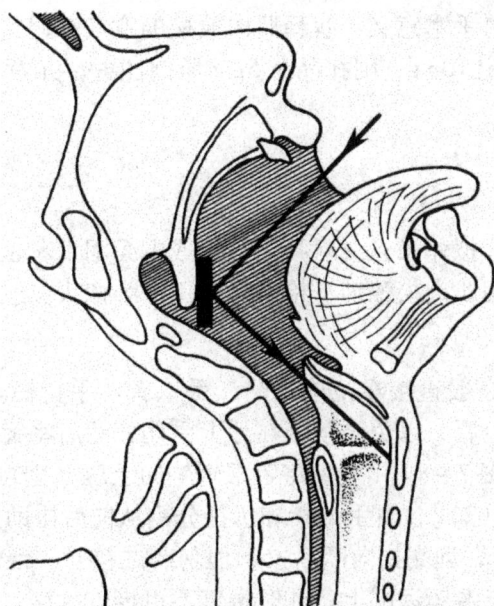

图 7 - 7　间接喉镜检查法——检查喉腔前部

二、直接喉镜检查法

直接喉镜（direct laryngoscope）按其用途不同，有各种类型，如薄片形喉镜（片形有直、弯两种，一般用于麻醉科）、普通直接喉镜、侧裂直接喉镜、前联合喉镜、支撑喉镜（selfretaining laryngoscope）及悬吊喉镜（suspension laryngoscope）等。按其大小又有婴儿、儿童和成人喉镜之分。此外，新型者尚可附加特殊设备，如显微镜、激光系统、照相机及摄像系统等，更便于检查、手术治疗及教学。

（一）适应证

（1）间接喉检查法不成功，或未能详尽者可行直接喉镜检查法（direct laryngoscopy）。检查前，必须尽量争取作间接喉镜检查，以资对比。

（2）喉部活组织标本采取及直接涂拭喉部分泌物做检查。

（3）喉病的治疗，如良性肿瘤切除术（如声带息肉、小的良性肿瘤切除术）、喉瘢痕性狭窄扩张术、电灼术、局部用药及取出喉、气管、食管上端的异物等手术。

（4）气管内麻醉术或支气管镜检查时不易下管者，可借直接喉镜协助。

（5）气管内插管，用于麻醉插管和抢救喉阻塞患者。

（6）小儿支气管镜检查时，先用侧裂直接喉镜暴露声门，然后导入支气管镜。

（二）禁忌证

凡有颈椎病变，如脱位、结核、外伤等，均不易施行此术。重病、重度衰弱和妊娠晚期。虽非绝对禁忌证，但须十分谨慎。

（三）术前准备

（1）术前详细询问病史，并进行全面体格检查及耳鼻咽喉部检查。

（2）做好患者思想工作，解除恐惧心理，充分说明手术操作步骤及术中的感觉，介绍作平静、有规律的呼吸，对手术意义，解释肌肉放松的意义和避免肌肉紧张的方法。

（3）术前30min给安定10mg，阿托品0.5mg肌肉注射，儿童患者可根据年龄、体重酌量肌肉注射安定及阿托品。

（4）按全麻术前准备。

（四）麻醉及体位

全麻或表面麻醉均可，拟作激光或射频等治疗或电凝固术者也可应用静脉复合麻醉。为使肌肉松弛，必要时可应用肌肉松弛剂，检查时采用平卧仰头位或坐位。

（五）检查方法

1. 直接喉镜检查法　一般直接喉镜检查法，手术者左手持镜。放一厚层纱布块保护上列牙齿。以右手示指推开上唇，以免被镜压在牙上受伤，然后将镜沿舌背右侧送入口腔，渐移向中线深入直达舌根 [图7-8（1）]。将舌根轻轻向上压（坐位者则向前压舌根），从喉镜中看到会厌时 [图7-8（2）]，右手拇指和示指分别从前后协助握持镜管。使喉镜近端向上倾斜（坐位时向前倾斜），远端指向咽后壁，但勿与之接触。继续深入1cm，越过会厌游离缘，勿使会厌喉面紧贴于喉镜远端上，此时喉镜不可推进太深，以免误入环后隙。看清会厌结节后，左手以平行向上的力量提起喉镜，加压于会厌，使其完全提起，即可暴露喉腔 [图7-8（3）]。此时如发生喉痉挛而声门裂紧闭，两侧小角结节与会厌喉面紧密接触，不能窥见声门裂时，应将喉镜固定原位不动，稍待片刻，喉痉挛解除，即可看到喉内形象。如喉镜过深，触及喉腔黏膜引起反射性痉挛，应撤回喉镜少许，喉痉挛解除后，再进行观察。告受检者发"啊"或"依"声，观察声带运动情况，此时手术者可腾出右手从事各种必要的操作。

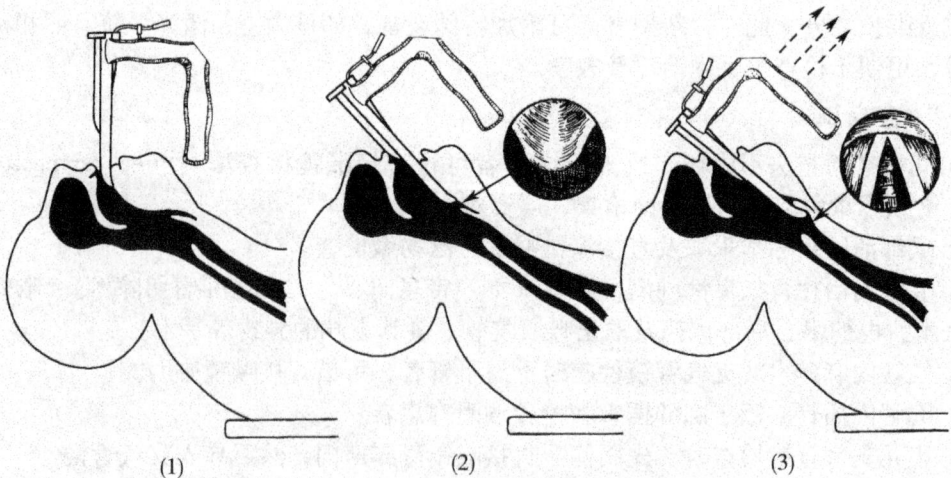

图7-8　直接喉镜检查法

（1）沿舌背右侧进入口腔；（2）将舌根向上压，看到会厌；（3）向前提起会厌，暴露声门裂。（虚线箭头示正确用力方向）

若受检者颈短而粗，声带前连合不易暴露时，须将其头部稍稍抬高，左手用力向上提起喉镜，右手拇指从喉镜下方向上用力，右手其余各指扣住患者右侧上列牙齿，协同用力托举会厌，绝不可用上列切牙作支点将喉镜向上撬动。如此法不成功，可请助手将甲状软骨向下压迫或改用前联合喉镜检查。前联合喉镜不但可清楚看到声带前连合，并可插入声门裂，检查声门下腔。检查幼儿时，为防止术后发生喉水肿，喉镜尖端也可不压迫会厌，只将舌根向前提起，会厌随之竖立，即可暴露喉腔。

手术并发症　通常很少发生。在幼儿，特别是有痉挛素质（spasmophilia）者，术中可发生严重的、甚至有生命危险的喉痉挛。操作中，动作必须轻柔，不可粗暴，以免损伤咽、喉黏膜，发生血肿、出血或继发感染，导致不良后果。

2. 支撑喉镜和悬吊喉镜检查法

（1）本法优点：可以使检查者腾出双手来使用器械，便于进行喉内检查和手术操作。对喉腔的某些较小的肿瘤从喉内径路进行切除，包括喉咽良性肿瘤的剥离和缝合止血等，均较一般直接喉镜易获成功。

（2）适应证：除颈椎固定或颏下有较大瘢痕以致头部不能后仰的患者外，其他适合于作直接喉镜检查的患者均可应用本检查法。

（3）禁忌证及术前准备：同直接喉镜检查法。

（4）麻醉及体位：全麻或表面麻醉均可，拟作激光或射频等治疗或电凝固术者也可应用静脉复合麻醉。为使肌肉松弛，必要时可应用肌肉松弛剂，检查时采用平卧仰头位。

（5）检查方法

1）支撑喉镜：分喉镜、连接部与支架3部分。喉镜与普通直接喉镜（或前联合镜）基本相同。但镜柄上有一小洞，可装配其他附件，如放大镜与照相机等，连接部一端固定于喉镜上，一端与支架相连接。中间有一调节螺丝，检查时可以调节支架与镜柄间的夹角。支架近端可插入连接部中，末端有两脚左右分开，以两个圆盘形的脚支撑于胸前。

检查时先如直接喉镜检查法将喉镜放入喉咽或喉腔（视需要暴露的部位而定），然后将支架近端插入原先已固定于镜柄的连接部中，将支架两脚在胸部固定好，旋动调节螺丝，使支架利用杠杆的力量撑住喉镜，暴露检查部位，即可一人进行操作（图7-9）。

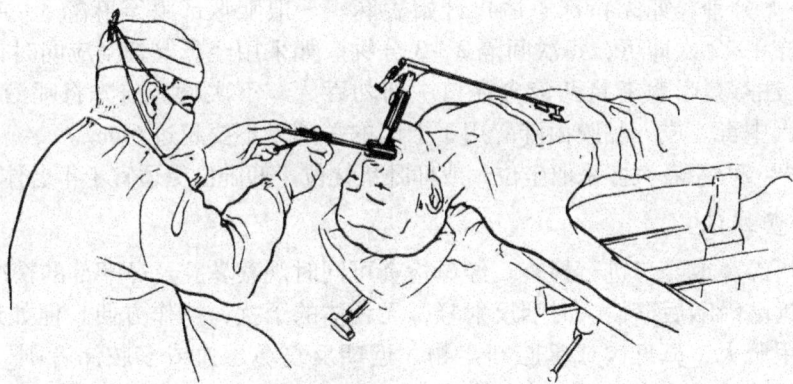

图7-9　在支撑喉镜下施行手术

2）悬吊喉镜检查法：由两个主要部件构成，即喉镜与挂架。喉镜包括特殊的开口器及压舌板，两者相连并附长柄，柄上部有挂钩，钩再固定于手术台的挂架上。

本法除具支撑喉镜的优点外，因有尽量开大口腔的作用，对经口腔施行喉咽和喉部操作更为方便，检查时先将压舌板放入口内，沿舌背深入。暴露检查部位，还可深达会厌喉面，将其掀起，再开大开口器，将柄挂在挂架上，便可进行检查与操作。

三、纤维喉镜检查法及电子喉镜检查法

纤维喉镜（fiberoptic laryngoscope）是目前在耳鼻咽喉科应用最广的导光纤维内镜；纤维喉镜系利用透光玻璃纤维的可曲性、纤维光束亮度强和可向任何方向导光的特点，制成镜体细而软的喉镜，光源用卤素灯的冷光源。它由镜体、冷光源和附件三部分所组成，其构造与其他导光纤维内镜基本相同（见内镜检查法）。因它可以经前鼻孔插入而检查鼻咽、口咽、喉咽和喉部，故又称之为纤维鼻咽喉镜。纤维喉镜有不同的种类和规格，其常用的纤维喉镜的镜体长 605～700mm，有效长度为 410mm。Olympus ENFIT 10 的外径为 5mm，视野角 90°，弯曲度 160°和 90°；而 Olympus ENF－P2 的外径仅 3.4mm。吸引活检管道的管径为 2mm，因此可分别应用于成人和儿童的喉部检查。

（一）适应证

基本上同直接喉镜检查法。因纤维喉镜镜体柔软、可弯曲、光亮度强，能经鼻腔插入进行检查，故对咽部敏感、牙关紧闭、张口困难、颈椎强直、颈短、舌体过高等原因而行间接喉镜检查、直接喉镜检查困难者尤为适宜。由于纤维喉镜能接近检查部位进行观察，故可发现隐蔽的病变和早期微小的病变，并能开展活检以及对较小的声带息肉和声带小结进行手术。配备摄录像系统尚可动态地观察病变的发展过程。

（二）禁忌证

（1）上呼吸道有急性炎症伴有呼吸困难者，心肺有严重病变者为其禁忌证。

（2）对丁卡因过敏者。

（3）不明原因的Ⅲ～Ⅳ度喉阻塞者。

（三）麻醉及体位

1. 麻醉　常选用1%丁卡因喷雾作咽喉黏膜表面麻醉。通常先喷雾少许丁卡因于患者的舌下，观察3～5分钟，如无特殊不适再开始表麻。一般咽喉部喷雾麻醉3～4次，声门喷药、滴药或涂布1～2次即可，每次间隔2～3分钟。如采用经鼻检查则应同时行鼻腔喷雾表麻药2～3次。注意嘱咐患者将药液含在口中切勿吞入，下次喷雾前先将唾液及药液吐出，以免导致丁卡因中毒。成人黏膜面麻醉用丁卡因的总剂量不要超过60mg。

2. 体位　检查时患者大多采取坐位，或仰卧垫枕位。仰卧位更适宜于年老体弱者和儿童。

（四）检查方法

纤维喉镜可经鼻或经口进行检查。经鼻检查可同时观察鼻腔及鼻咽部的情况，镜体易固定，纤维喉镜远端沿咽后壁插入时咽反射轻，无舌体的干扰，操作方便。但如遇鼻中隔呈S形偏曲、下鼻甲肥大、鼻息肉或鼻腔新生物，近期反复鼻出血或多脓涕者则以经口检查为宜。根据患者的体位，检查者可立于其头后部或对面。通常用左手握持镜体的操纵部、右手握持镜体的远端，沿鼻腔底轻轻插入，在中鼻甲下缘行进，可观察到中鼻道的部分结构。对于行功能性鼻内镜手术后的患者，可观察到上颌窦自然窦口及筛窦开放的情况，可作为功能性鼻内镜手术后患者长期随访的复查。镜前端进入鼻咽部后调节操纵杆的方向按钮，向下弯曲，观察舌根部、会厌舌面及会厌谷，将镜前端略弯向上即可抬起会厌，观察会厌喉面、杓会厌襞、室带、喉室和声带，包括前联合和杓间区等，除注意喉黏膜的颜色、形态、有无溃

疡、充血及新生物外，还应注意声门裂的大小，声带的活动度和声门下区有无病变。如需观察喉咽部时，则嘱患者将右手食指放入口中，闭紧嘴唇，用力作吹喇叭样鼓气，待食管入口开放的瞬间，即可观察到梨状窝和环后的病变。

电子喉镜（electronic laryngoscope）是电子内镜家族中的一员，全称电子计算机辅助的光导纤维鼻咽喉镜，它属于软管纤维内镜，具有可弯曲、光亮度强、镜体柔软等特点。近几年广泛用于临床，其外形与纤维喉镜相似。它是采用电子导像系统替代导光纤维束，因此，可以获得高清晰度的图像。电子导像系统包括屏幕显示、录像装置等，与纤维内镜组装成一体。通过与电子喉镜连接的计算机，可以把电子喉镜图像显示在计算机屏幕上，通过计算机可以对图像进行裁剪、标记、保存，使其与病史资料、临床诊断、检查日期、检查者姓名等一起组成一份漂亮的彩色图文报告。这些信息可永久保存，随时调用，也可由打印机将报告打印出来交给患者。总之，电子喉镜检查有以下优点，①图像清晰度高，比现在广泛使用的纤维喉镜的图像要清楚得多。医师可以看清楚咽喉和鼻咽的各个部位；②检查时患者基本上无痛苦；③可在电子喉镜下进行喉部疾病的治疗，如切除声带息肉、小结等；④可以将每次检查的情况备份存档。

（一）适应证

基本上同纤维喉镜检查法。因电子喉镜镜体柔软、可弯曲、光亮度强，能经鼻腔插入进行检查，故对咽部敏感、牙关紧闭、张口困难、颈椎强直、颈短、舌体过高等原因而行间接喉镜检查、直接镜检查困难者尤为适宜。由于纤维喉镜能接近检查全部位进行观察，故可发现隐蔽的病变和早期微小的病变，并能开展活检以及对较小的声带息肉和声带小结进行手术。配备摄录像系统尚可动态地观察病变的发展过程。

（二）禁忌证

（1）上呼吸道有急性炎症伴有呼吸困难者，心肺有严重病变者为其禁忌证。

（2）对丁卡因过敏者。

（3）不明原因的Ⅲ～Ⅳ度喉阻塞。

（三）检查方法

同纤维喉镜检查法。

（邢莲梅）

第八章

耳鼻喉影像学检查

第一节　耳影像学检查

耳部以颞骨为中心，包括内耳、中耳、外耳及邻近的相关结构。颞骨为骨气混杂的不规则骨，形态复杂，耳的重要结构细小精致，均包含于颞骨内。X线平片检查对颞骨细微结构的显示效果欠佳；高分辨CT具有高密度分辨率和高空间分辨率等优势，对骨和气体结构等均可敏感显示，是目前耳部最常应用和较为理想的影像学检查方法；磁共振成像（MRI）具有良好的软组织分辨率，可很好地显示非骨质改变及周围软组织结构，但对颞骨的骨质和气体结构显示效果欠佳；数字减影血管造影（DSA）借助经血管插入的导管快速将对比剂注射到拟检查部位的血管内，可很好地显示血管结构及其异常，是诊断血管性病变的金标准，但由于它是有创检查，故其临床应用受到一定限制。在实际临床工作中应结合具体情况，合理选择影像检查手段和检查流程。

一、X线平片检查

X线平片的主要投照方法包括以下几种。

1. 颞骨侧位片

（1）许氏位：X线的中心线向足侧倾斜25°进行投照。该位置内、外耳道基本重叠显示，后上方是上鼓室和乳突窦重叠投影，前方为颞下颌关节。

（2）伦氏Ⅱ位：X线的中心线向足侧倾斜35°进行投照，所显示结构与许氏位相近。

2. 颞骨轴位片　即梅氏位。X线的中心线向足侧倾斜45°，同时头部向患侧旋转45°进行投照。该位置岩部尖可显示内听道和颈动脉管、乳突部可见乳突窦含气结构，前方可见髁突。

3. 内听道经眶位　与常规头颅后前位的投照方法相似，选择将岩部尖投影于眼眶内。该位置双侧内耳道位于眼眶内，内耳道外侧可见前庭，前庭上和外侧分别见上、外半规管形成的骨性管道。

4. 其他投照体位　颞骨后前斜位（斯氏位，Stenver位）、颞骨额枕位（汤氏位，Towne位）、颈静脉孔正位等。

X线平片是一种基本的检查手段，优点是简单、方便、经济，但是由于颞骨形态不规则，结构重叠，且 X 线平片的分辨率有限，故细微结构显示欠佳，使其在临床诊断上的应用有一定限度。目前平片检查大多被 CT 检查所取代。

二、CT 检查

（一）CT 检查技术

CT 是耳部检查的常规影像技术，包括常规 CT（计算机体层成像）扫描和高分辨率 CT（highresolution computed tomography，HRCT）。

1. 常规 CT 检查　多采用层厚 2~5mm 进行轴位扫描，软组织算法成像，可以对耳部病变及其周围结构受侵情况进行评价，应用对比剂增强检查可依据病变强化状态进一步判定病灶的血液供应情况、病变的性质及病灶与血管结构的关系等情况。颞骨包括骨及气体结构，密度差别大，对比度高，结构微细，CT 横断面扫描后，应常规进行冠状位重建，必要时辅助矢状位重建，并与其他图像重建技术相结合观察，可对耳部病变做出全面、细致的观察与诊断。

2. 高分辨率 CT　是指用层厚 < 2mm 进行薄层扫描，运用骨算法成像技术进行图像重建，图像采用 3 000~4 000Hu 的较大窗宽、500~700Hu 的较高窗位进行显示。高分辨率 CT 检查采用螺旋或多排螺旋 CT 设备进行扫描，采用一次性容积扫描，采集容积数据，将数据重建成薄层图像组，对这些图像数据在计算机工作站上进行后处理，可进行任意方位的影像重建，并可结合应用密度阈值控制技术和仿真内镜技术等进行各种后处理，进行多平面重建（MPR）、最大密度投影（MIP）、表面遮蔽显像法（SSD）和容积再现（VR）、三维（3D）重建、CT 仿真内镜（CTVE）成像等，更为直观、立体地显示乳突窦、鼓室、迷路、听骨链等结构的病理改变。

高分辨率 CT 的具体检查方法为：患者取仰卧位，定位时扫描基线与听上眶线平行，采用横断面螺旋扫描，扫描范围应包括整个颞骨，即覆盖中耳和内耳的全部结构。扫描参数一般为：120kV，100mA，准直器宽度一般 < 1.0mm，螺距一般为 1.0，所扫描原始数据进行图像重建，重建层厚一般为 1.0mm，高分辨率骨算法重建，对重点观察侧的耳部常进行放大重建。

高分辨率 CT 具有高空间分辨率和高密度分辨率，一次性采集容积数据，检查过程简便快捷，通过各种后处理技术能很好地显示耳的细微结构，在临床上已经得到广泛应用。

（二）CT 后处理技术

中耳、内耳结构复杂、细微，常规 CT 单一体位扫描难以清晰显示出中耳的各种解剖结构，直接冠状位或矢状位扫描可获得较高质量的图像，但会受患者所能承受的特殊扫描体位和扫描机架角度的限制，且存在延长扫描时间和增大患者照射剂量等缺点。螺旋及多排 CT 扫描可在患者仰卧位短时间内完成，并利用所获得的容积数据进行图像的各种后处理，在不增加扫描时间和患者照射剂量的条件下获得高质量、多方面的图像信息，从而更加全面地观察中耳，尤其是听骨链的情况。常用的耳部的 CT 后处理技术包括多平面重组（MPR）、听骨链及岩骨最大密度投影（MIP）、表面遮蔽显像法（SSD）和容积再现（VR）三维（3D）重建、CT 仿真内镜（CTVE）成像等。

1. 扫描方法　患者仰卧，轴位薄层扫描，扫描基线平行于听眦线，扫描范围自外耳道下缘至岩骨上缘，准直 1.0mm 或亚毫米（0.5mm 或 0.625mm），进床速度 1.0mm/s，螺距 1.0，视野（FOV）20～25cm，电压 120kV，电流量 250～300mA，矩阵 512×512。重建图像时，采用骨算法、FOV 应尽量小、间隔 0.1～0.2mm 分别行双耳密集重建。

2. MPR　利用螺旋及多排 CT 所获得的容积数据，可获得高质量任意平面的 MPR 图像，尤其是多排 CT 采用各向同性（等体素）扫描所获得的 MPR 图像更为清晰，且纵向分辨率高。以中耳为中心做矢状位、冠状位和斜位 MPR，沿耳蜗长轴方向做 MPR；利用多排 CT 的容积数据，可做单侧或双侧面神经管重建。

3. 3D 重建　听骨链——选取重建后有听小骨的图像（60～80 张），对双耳分别做骨 MIP 及 SSD 三维重建（多应用后者），采用 VR 技术获得的 3D 图像更佳。正常和异常中耳的观察阈值分别是 −500～−200Hu 及 100～300Hu，一般从足侧观察，移去影响观察的鼓室壁（多移去鼓室的顶壁），多角度观察听骨链的形态；也可先进行切割，仅保留听骨链进行 MIP 和 SSD 三维成像。

内耳——应用软件切割等功能，仅保留内耳（包括耳蜗、前庭和骨性半规管）结构，之后进行 VR 成像，也可做表面透明显像法和最小密度投影。上限阈值为 300～500Hu。

岩骨——成像阈值为 160Hu，多角度、多方位观察。

4. CTVE　是指利用计算机软件功能，将螺旋或多排 CT 扫描所获得的容积数据进行后处理，重建出空腔脏器腔内表面的立体图像，类似纤维内镜所见。应用 Navigator Smooth 功能，经外耳道进入鼓室，视屏角 35°～60°，采用白底黑影方式，正常及异常中耳的观察阈值分别为 −600～−200Hu 和 50～300Hu，在轴位和 MPR 图像上调整视点（光标）的位置和观察方向，多方位观察听骨链的形态；或使用"飞越"方式动态观察听骨链的形态，一般采用前者并赋予伪彩色进行观察；病变组也可采用边缘显示方式同时观察中耳异常软组织及听骨链的情况，其阈值分别为 −990～880Hu 及 200～450Hu，此时听小骨和异常软组织显示为不同的颜色。

在听骨链 3D 和 CTVE 成像过程中，熟悉正常的解剖结构、选择恰当的阈值及观察方位对图像的质量和诊断的准确性至关重要，观察阈值与鼓室的气化程度及病理状态有关。经过反复尝试，正常听骨链 3D 和 CTVE 的观察阈值分别为 −500～−200Hu 及 −600～−200Hu，可依照显示结构的不同进行调整。应该注意的是阈值过高会造成砧镫关节不连续，形成断裂的假象，而观察锤砧关节和镫骨前后脚时阈值应略高。

在病变组中，由于鼓室腔内充满炎性肉芽组织或积液包绕听骨链，此时应采用较高的观察阈值才能够清楚显示听骨链的情况，笔者的经验是先在原始图像上将窗宽设置为 0，以最佳显示听小骨的窗位作为初步的观察阈值，之后再根据观察部位的不同进行调整，常采用较低阈值观察锤骨，而后调整至较高的阈值显示砧骨和镫骨结构。结果表明，病变组听骨链 3D 和 CTVE 的阈值为 50～300Hu 时能取得很好的观察效果，阈值过低则会使听小骨被软组织影包绕而不能显示，观察阈值过高则会造成听小骨假性断裂。

一般情况下，CTVE 的 4 个观察方位能显示听骨链的全貌：从外耳道向鼓室方向观察能显示锤骨、砧骨大部分结构，从鼓室底部向上观察镫骨，从鼓室内侧缘往外下方向观察最有利于显示砧镫关节、镫骨前后脚及底板，而从乳突窦向内下则能较好地观察锤骨头、砧骨体和锤砧关节。

三、MRI 检查

MRI（磁共振成像）检查可根据具体临床需要选择成像序列和方法，常规的方法包括 T_1 加权像（T_1WI）、T_2 加权像（T_2WI）、脂肪抑制序列、水成像等。根据不同的临床需要可进行横断位、冠状位、矢状位及斜位扫描，必要时可静脉注射对比剂进行增强扫描。

MRI 检查对骨皮质和气体等结构的显示差，但可明确显示听神经、膜迷路结构及软组织病变，应用 MRI 水成像技术可以很好地显示膜迷路，并对其进行图像三维重建。MRI 具有软组织分辨率高、可任意切面成像、无电离辐射等优点，在耳部疾病诊断中应用也较多。

四、血管造影检查

血管造影一般是指采用 Seldinger 技术，经皮和动脉插管将导管选择性插入颈内动脉、颈外动脉或椎动脉等拟检查或治疗的动脉内，高压快速注入对比剂，对血管结构和病变的血供情况等进行检查，可显示颅脑和耳面部的血管畸形、走行异常及肿瘤等的血供情况，同时能对血供丰富的肿瘤和血管畸形等进行栓塞治疗。

磁共振成像和 CT 扫描也可进行相应的血管造影检查，具有简单、方便和无创等优点，缺点是不能同时进行治疗。磁共振血管造影可利用血流动力学改变，而不用对比剂的常规血管成像，也可以采用经外周静脉注入对比剂的增强磁共振血管造影检查。CT 血管造影是从外周静脉快速团注对比剂，在对比剂高浓度通过检查部位时进行容积扫描，数据重建为薄层图像，在工作站进行血管重建。磁共振血管造影和 CT 血管造影在临床上已得到广泛应用。

（芦二永）

第二节　鼻及鼻旁窦影像学检查

一、X 线检查

（一）鼻腔与鼻旁窦摄片

一般用顶颏位和鼻额位，必要时辅以侧位片和（或）体层摄片。

1. 顶颏位

（1）体位：取坐位或俯卧位。面对暗盒，颏靠片。头颅矢状面与胶片垂直，听眦线与胶片成 37°。鼻尖与暗盒相距 1～1.5cm。

（2）中心线：通过枕外粗隆上方 2.5cm，经鼻尖达胶片中心，与胶片垂直。

（3）基本要求：将双侧岩骨上缘投影于上颌窦下缘。

（4）用途：主要显示上颌窦，也可观察筛窦、额窦。张口位投照时可显示蝶窦。

2. 鼻额位

（1）体位：面对暗盒，前额及鼻尖靠片。头颅矢状面与胶片垂直，听眦线垂直于胶片取坐位或俯卧位。

（2）中心线：向足侧倾斜 23°，通过枕外粗隆上方 2cm，经鼻根部达胶片中心。

（3）基本要求：两侧岩骨上缘投影于眼眶下缘水平。

（4）用途：主要显示额窦，也可观察筛窦。

3. 侧位

（1）体位：同头颅侧位姿势，矢状面与胶片平行。也可取坐位或卧位，患侧靠片。

（2）中心线：通过颧骨体垂直达胶片中心。

（3）用途：显示额窦、筛窦、蝶窦，也可观察上颌窦前后壁。

4. 体层摄片

（1）方法：鼻旁窦后前位（冠状面）体层——俯卧，头颅矢状面垂直于台面，前额和鼻尖紧靠台面。一般自 3cm 始，每隔 0.5～1cm 摄片 1 张，至 8～9cm 大多已能包括全部鼻旁窦。

鼻旁窦侧位（矢状面）体层——头颅呈侧位，矢状面与台面平行。以正中矢状面为基准面向左或向右体层，每隔 0.5～1cm 摄片 1 张。

（2）用途：①确定鼻旁窦骨折的部位、范围和程度；②确定鼻旁窦异物的部位、大小和数目；③确定鼻旁窦良性肿瘤对窦壁压迫的方向、程度和范围；④确定鼻旁窦恶性肿瘤对窦壁的直接侵蚀、破坏及对邻近器官的侵犯。

（二）鼻骨 X 线片

用侧位照片，必要时辅以轴位。

1. 侧位

（1）体位：取头颅标准侧位，鼻根部置于胶片正中。

（2）中心线：垂直通过鼻根部达胶片中心。

（3）基本要求：清晰显示鼻骨侧位像，不与其他组织重叠。为增加清晰度，可使用纸包片。

2. 轴位

（1）体位：采用咬合投照法。取坐位或仰卧位。纸包片置口内，使片外缘超出鼻尖 1cm。

（2）中心线：自前额通过鼻前棘垂直于胶片。

（3）基本要求：显示两侧鼻骨及鼻部软组织。

二、CT 检查

（一）CT 扫描

鼻旁窦解剖结构精细、复杂。CT 扫描有横轴位和冠状位扫描。一般轴位扫描对观察鼻旁窦的前壁、后壁、侧壁、翼腭窝，尤其对观察神经与后面的筛窦、蝶窦的关系很有帮助。冠状位扫描对观察鼻旁窦的顶壁、下壁以及鼻旁窦病变是否累及颅内等更有优势。轴位、冠状位图像均有很好显示，螺旋 CT 应用后，可选择单一位置的扫描，再行多平面重建即可。对于小器官或小病变，可采用薄层扫描、重叠扫描。

1. 横轴位扫描　患者仰卧，扫描基线与下听眶线（inferior orbitomeatal line，IOML）平行。扫描区域从牙槽嵴开始，至额窦顶结束。层厚、层距一般均为 2～5mm。

2. 冠状位扫描　患者仰卧或俯卧，头后仰，调节 CT 扫描机架，使扫描基线尽量垂直于 IOML。扫描范围从额窦前壁开始，至蝶窦后壁结束。扫描一般为 2～5mm 层厚，层距连续扫描。

3. 薄层扫描 对于小病变或细微结构，可采用薄层扫描。如需重点观察钩突、筛泡、筛漏斗、鼻额管等部位时，可在上颌窦前 1/2 区域进行 1.5mm 层厚、3mm 层距间断冠状位扫描，在后面的区域继续 5mm 层厚层距扫描。

4. 重叠扫描 采用层距（检查床移动的距离）＜层厚，如层厚为 5mm，层距为 3mm。主要用于小病变的显示，可避免小病灶的遗漏。

5. 算法 对于外伤和怀疑有骨质病变者采用骨和软组织 2 种算法重组，对于鼻旁窦炎患者采用软组织算法重组，排除或确诊真菌性鼻窦炎。

6. 显示窗宽、窗位 对软组织一般使用的窗宽是 200～400Hu，窗位多为 10～30Hu。对骨结构和窦口鼻道复合体等窦腔内的细微结构则采用 2 000～3 000Hu 的窗宽，250Hu 的窗位。

7. 造影剂的应用 对于鼻旁窦炎症、外伤等疾病，可只进行平扫，但增强扫描有助于鉴别活动期与慢性期的炎症，活动期的炎症可见黏膜增强；如从病史或其他检查怀疑肿瘤、富血管病变或提示病灶累及窦外结构时，则应辅以增强扫描。对比剂注射流速 2.0～3.0ml/s，总量 80～100ml，延迟扫描依病变及设备情况而定，软组织算法重组。

（二）CT 后处理技术

CT 技术迅猛发展，螺旋 CT 普及后，CT 扫描所获得的数据为容积数据，是真正的三维信息。在此基础上，可采用多种 CT 后处理技术，为临床提供更多、更准确的服务。尤其是多层螺旋 CT 的临床使用，进一步拓展了 CT 在鼻及鼻旁窦检查中的应用范围，尤显其强大的功能及优越性。在鼻及鼻旁窦的检查中常用高分辨率 CT 检查及众多三维图像重建技术。

1. 高分辨率 CT 检查（high resolution CT，HRCT） 它是薄层扫描（1～1.5mm）加用高空间频率算法重建图像。HRCT 具有良好的空间分辨率，如加用小的显示野（field of view，FOV）重建，即靶重建技术，在高位窗宽，横轴面及冠状面相互补充、验证，可以全面、准确地显示骨质结构的细微变化及黏膜、软组织情况。

2. 多平面重建技术（multiplanar reconstruetion，MPR）及曲面重建技术（curved multi-planar reconstruction，CMPR） MPR 是利用容积扫描所得的数据除了本身横断面外再重建出矢状面、冠状面或任意斜面的二维图像。CMPR 是沿拟检查器官画一曲线，体素沿此曲线重建，而形成曲面的图像。用于行径纡曲的器官结构，使之伸展在同一平面上。MPR 可进行多方位多角度观察，从最佳层而显示细小结构及病变，特别是对复杂的、深在的解剖部位骨折显示良好，如上颌骨额突、泪骨、额骨鼻突、眶内壁、鼻中隔部位骨折及鼻区骨缝分离等，对鼻骨骨折显示也有独到之处。

3. 表面遮蔽显像法（shadowed surface display，SSD） 它是预先确定拟检查区域内组织结构的最高和最低阈值，标定拟检查区内的组织结构，经计算机重建程序处理，形成图像。SSD 是以图像灰阶编码描绘而成，它的图像是组织结构的反映，没有结构重叠的影响，是表面的反映，可很好地显示解剖结构的三维空间关系。其优点是空间立体感强，如显示骨折，可整体显示骨折的程度和范围，并可以任意调整角度，使骨折线很好地暴露出来。

4. 最大密度投影（maximum intensity projection，MIP） 它是将每条射线所通过的容积组织中像素的最大强度值（最高密度，即 CT 值）进行投照，以任意选择的投照方向观察。临床上常用于具有相对高密度的组织结构。

5. 最小密度投影（minimum intensity projection，MinIP） 它是将每条射线所通过的容

积组织中像素的最小强度（最小 CT 值）进行投照，以任意选择的投照方向进行观察。临床上常用于显示气道。

6. 容积再建技术（volume rendering，VR） 它是利用全部的数据通过功能转换软件和各种透明技术，来观察管腔的内部结构，并进行彩色编码，因而显示解剖结构关系较清楚。

7. CT 仿真内镜技术（CT virtual endoscopy，CTVE） 它是将螺旋 CT 容积扫描所获得的图像数据利用特殊的计算机软件进行处理后，重建出空腔器官内表面具有相同像素值部分的立体图像，加上伪彩色，得到类似显微内镜所见的三维或动态三维解剖学图像。

三、MRI 检查

1. 线圈 头颅正交线圈（或头颈多通道线圈）。

2. 扫描体位 以横断面为基本方向，同时辅以矢状面或冠状面。横断面基线为听眶下线，冠状面基线为听眶下线的垂线，矢状面基线平行于正中矢状面。

3. 扫描序列 横断面 T_1WI 和 T_2WI，冠状面（必要时矢状面）T_1WI（病变在横断面显示不佳时，需在显示较好的矢状面或冠状面行 T_2WI）；在显示病变最佳断面行 T_2WI，如 T_1WI 显示病变为高信号时，做脂肪抑制序列检查。

4. 扫描参数 常选用自旋回波序列。T_1WI：TR，400～700ms；TE，15～30ms。T_2WI：TR，2 000～4 000ms；TE，60～120ms。层厚 3～5mm，矩阵≥256×256，FOV 为 18～44cm。

5. 增强扫描 造影增强了组织对比，增强扫描应在静脉注射后 30min 内进行，用 T_1 加权序列；动态增强及横断面、冠状面和（或）矢状面 T_1WI，在 1 个断面同时使用脂肪抑制序列。对于鼻旁窦内的感染并不常规使用对比剂，在怀疑肿瘤或怀疑病变累及窦外结构时可进行增强扫描。

6. 适应证 MRI 主要用于鼻腔及鼻旁窦炎症及肿瘤患者的诊断、鉴别诊断和术前评价，可作为 CT 扫描的补充。

（芦二永）

第三节　咽影像学检查

一、X 线检查

（一）平片

1. 侧位检查 颈部正位片由于咽部与颈椎和部分颅面骨的重叠，无诊断价值，故常采用侧位片检查。摄影时 X 线中心线依检查部位而定，鼻咽部受检者俯卧，头侧置，患侧紧贴台面，矢状面与台面平行，中心射线对准颧弓中点（自外耳门向前 4cm）上方 2cm 处垂直投射至胶片中心。口咽、喉咽部受检者俯卧，头侧置，患侧靠近台面，矢状面与台面平行，中心射线对准下颌角后缘垂直投射至胶片中心，并在吸气时曝光。咽后壁软组织阴影的厚度因年龄不同而异，其前有气道影，在喉咽部因气道影向前而略厚。通过此检查法可了解咽后壁软组织的正常厚度。

2. 颅底位检查 受检者仰卧，垫高背部及臀部，头后仰，颅顶紧贴台面，使头部的水平面尽量与台面平行，矢状面垂直于台面并与其长轴正中线重合。中心射线向头侧倾斜 15°～

20°，从甲状软骨上切迹射入，侧面观，通过距外耳门前方约 1cm 处投射至胶片中心。此位用以观察颅底骨质如破裂孔、卵圆孔、棘孔、翼突板等，也可观察鼻咽的软组织。

（二）体层摄影

适用于鼻咽部，以弥补平片检查所致的结构重叠。目前此法已为 CT、MRI 取代。

（三）造影检查

1. 鼻咽部造影检查　受检者仰卧头低位，从两侧鼻孔向鼻腔内滴入 40% 碘化油或钡胶浆，每侧滴 1.5ml，滴完后患者头部左右转动和做 Valsava 试验，使造影剂均匀涂抹于鼻咽各壁并进入咽鼓管咽口，摄影位置常采用侧位和顶颏位。可观察鼻咽各壁、软腭、咽鼓管开口。目前此检查已为 CT、MRI 所取代。

2. 喉咽部（梨状窝）造影检查　此是梨状窝病变的首选检查方法。受检者吞服 150% ~ 200%（W/V）双重造影钡悬浮液，分别摄充盈期，静止期正、侧位和左右斜位片，观察会厌谷、梨状窝和食管入口部形态。为更好地显示上述结构，还可做改良 Valsava 试验，即服钡后让受检者捏鼻闭口用力向外屏气，把口颊及咽部吹胀起来，摄取正、侧位片。

二、CT 检查

（一）CT 扫描

包括平扫和增强扫描。鼻咽部和口咽部可做横断面和冠状面扫描，喉咽部因体位关系只能做横断面扫描，但可以通过后处理重建技术得到冠状面图像。鼻咽部与颅底关系密切，故检查鼻咽部要包括颅底，并选用软组织窗位和骨窗位同时观察，以了解颅底骨和其他骨结构的情况。因咽部结构都为软组织，病变与咽旁间隙和颈部大血管关系密切，因此咽部检查均需增强扫描，对病变的定位、定性及与周围结构的关系有很大帮助，并能鉴别血管和淋巴结。

咽部 CT 扫描时必须嘱患者缓慢平静呼吸，不能做吞咽动作和讲话，以免产生伪影。

鼻咽、口咽、喉咽具体扫描方法如下。

1. 鼻咽部 CT 扫描

（1）横断面扫描：患者仰卧位，听眦线垂直于扫描台面。先摄取头颈部侧位定位片，扫描范围自蝶骨体部至硬腭平面，层厚及层间距均为 5mm，扫描条件为 130kV，160mA。欲了解颈部淋巴结情况，以 10mm 层厚及间距向下扫描至舌骨平面。

增强扫描采用静脉团注 80 ~ 100ml 碘造影剂，注射速度为 2 ~ 3ml/s，注入 50ml 后开始连续扫描。

（2）冠状面扫描：患者仰卧，头下垂，后仰，使听眦线尽量与台面平行（可适当调整机架角度），扫描范围自翼板前缘至第 1 颈椎前缘，层厚及层间距均为 5mm。自多排螺旋 CT 广泛应用以来，冠状面扫描有逐渐被横断面扫描冠状面重建取代之势。

2. 口咽部 CT 扫描

（1）横断面扫描：体位同鼻咽部扫描，扫描范围自硬腭至会厌软骨上缘，层厚及层间距均为 5mm。欲了解淋巴结情况，以 10mm 层厚及层间距向下扫描至第 3 颈椎下缘。

（2）冠状面扫描：与鼻咽部相同。

3. 喉咽部 CT 扫描

（1）横断面扫描：患者仰卧位，下颌上抬，先摄取头颈部侧位定位片，扫描平面与声带平行，如无法确定声带走行方向，扫描平面可与中部颈椎间隙保持一致；扫描范围自舌骨上会厌上缘至声门下区以下（即环状软骨下缘以下），相当于第 3 颈椎上缘至第 6 颈椎下缘；层厚、间隔均为 5mm。

（2）冠状面扫描：可通过横断面扫描冠状面重建来获得冠状面图像。

（二）CT 后处理技术

单层螺旋 CT 及多层螺旋 CT 的问世，是 CT 扫描技术的重大革新，不仅大大提高了扫描速度，缩短了扫描时间，减少了呼吸、运动伪影，提高了图像清晰度；并且还可以利用横断面图像进行多方位二维及三维重建。常用的重建方法包括：①多平面重建法（multiplanar reconstruction，MPR）；②多平面容积重建法（multiplanar volume reconstruction，MPVR），包括最大密度投影法（maximum intensity projection，MIP）、最小密度投影法（minimum intensity projection，MinP）；③表面遮蔽显像法（surface shaded display，SSD）；④仿真内镜重建法（virtual endoscopy，VE）；⑤容积漫游重建法（volume rendering，VR）。应用于咽部的重建方法主要有多平面重建法和仿真内镜法。

1. 多平面重建法（multiplanar reconstruction，MPR）　在横断面图像上按要求任意画线，然后沿该画线将横断面上二维体积原厚层面重组，即获得该平面的二维重建图像。可以重建冠状位、矢状位及其他位置二维图像。冠状面图像观察鼻咽腔、口咽腔、喉咽腔、咽旁间隙、梨状窝；矢状面图像观察会厌前间隙、咽后壁、下咽部及食管入口。

2. 仿真内镜重建法（virtual endoscopy，VE）　VE 技术是以 CT 或 MRI 资料为资源，采用特殊的计算机软件对空腔器官内表面具有相同像素值的部分进行立体重建，以模拟光学纤维内镜效果的方式来显示其腔内结构，并附加伪彩着色，以获取人体腔道内三维或动态三维解剖学图像的一种新方法。Vining 等首次报道应用 VE 技术显示结肠及支气管，随后 VE 被用来显示血管、喉腔及鼻腔。在喉咽和喉部结构可显示会厌的舌面和喉面、会厌前间隙、双侧梨状窝、杓会厌皱襞、假声带、喉室、声带、前后联合和声门下气道等结构。VE 技术的缺陷包括：①不能显示病变颜色，故不能发现充血水肿类炎性病变；②不易发现腔内扁平病变及程度在 30% 以下的渐进性或长段狭窄；③单凭 VE 很难对病变作定性诊断；④图像质量受诸多因素影响；⑤不能进行活检。

三、MRI 检查

磁共振成像（magnetic resonance imaging，MRI）是 20 世纪 80 年代继 CT 后影像学又一次重大进展。它具有优良的组织分辨率及多方位的成像能力和各种成像序列，对咽部正常解剖及病变的显示比 CT 更清晰、更全面。MRI 图像可清晰显示鼻咽部的黏膜部分、深部结构，所以 MRI 既有利于浅表病变的检出，又有助于估计病变的浸润深度。脂肪在 T_1、T_2 加权图像上均呈高信号，鼻咽部咽旁间隙围以脂肪组织，它的消失或移位均提示病变的存在且可判断病变部位，这要比 CT 敏感得多。

咽部成像常选自旋回波序列进行扫描。线圈选择头部、颈部线圈。以横断面为基本方向，同时辅以矢状面或冠状面。咽部成像常选用自旋回波序列，T_1 加权像采用 TR：400 ～ 700ms，TE：15 ～ 30ms；T_2 加权像 TR：2 000 ～ 4 000ms，TE：60ms、90ms 或 120ms。层厚 3 ～ 5mm，矩阵 256 × 256 或根据需要更高，FOV：18 ～ 44cm。为减少呼吸运动伪影，扫描时要叮嘱患者避免吞咽动作，并根据扫描方位的不同在扫描范围上、下方或前方施加饱和带。

增强扫描参数与平扫相同。

(张增光)

第四节 喉影像学检查

一、X 线检查

见咽影像学检查法。

二、CT 检查

(一) CT 扫描
见咽影像学检查法。

(二) CT 后处理技术

螺旋及多排 CT 扫描速度快,容积采集的数据能提供高质量的各种后处理图像,已广泛应用于喉部,并取得了很好的效果。常用的喉部的 CT 后处理技术包括多平面重组(MPR)、气道表面遮蔽显像法(SSD)及表面透视显像法(Ray Sum)三维(3D)重建、叠加成像和 CT 仿真喉镜(CTVL)成像等,但最大密度投影(MIP)、最小密度投影(MinIP)及容积再现(VR)技术等应用较少。

1. 扫描方法 患者仰卧位,颈后伸,平静呼吸,嘱患者勿做咳嗽和吞咽动作,避免形成明显的梯级状伪影;如屏气扫描,会掩盖小的病灶,并且无法做 CTVL 成像。扫描角度平行于喉室做轴位扫描,范围自舌根部至食管上端水平,层厚 3.0mm,260～300mA,矩阵 512×512,螺距 1.0～1.5(多排 CT 可适当放宽);理论上讲,扫描层厚越薄,生成的后处理图像越清晰平滑,但对于上气道而言,如采用单排螺旋 CT,层厚太薄(1.0mm)限制了扫描的范围,轴位图像的噪声相应增加,易受呼吸运动的影响,反而易出现明显的梯级状伪影;采用多排 CT 时,由于扫描速度快,则可做亚毫米(0.5mm 或 0.625mm)扫描,能提高后处理图像的质量。增强扫描时,可应用高压注射器经肘静脉注射造影剂 80～100ml、速率 2.0～2.5ml/s,对病变区做动脉期、静脉期、平衡期(延迟时间分别为注射开始后 20s、60s 和 120s)。重建图像时,要求重叠范围 >50%,标准算法重建。

2. MPR 利用螺旋及多排 CT 所获得的容积数据,在不增加扫描时间和患者照射剂量的条件下可获得高质量任意平面的 MPR 图像,尤其是多排 CT 采用各向同性(等体素)扫描,所获得的 MPR 图像更为清晰,纵向分辨率高。

喉部 MPR 一般作矢状、冠状及曲面成像,矢状位 MPR 平行于喉室,冠状位 MPR 垂直于喉室;曲面 MPR 一般采用动脉期或静脉期图像,以喉室为中心,经过双侧颈动脉鞘,用于观察病变与颈部大血管及气道的关系。重组的层厚和层距根据病灶的大小来确定,多采用 3.0～5.0mm。

3.3D 重建 由于空气与软组织的天然对比,可获得高质量的喉部 3D 图像。喉部(上气道)3D 重建包括气道 SSD、Ray Sum 和叠加成像。气道 SSD 图像使气道形成好像空气铸形的影像,其成像质量与重建间隔和重建过程中阈值的选择密切相关。不同的重建间隔所获得的 SSD 图像质量差异明显,重建间隔越窄,重叠图像越多,获得的 3D 图像越平滑,可减少梯级状伪影的发生,但同时会增加后处理时间。3D 重建一般要求图像的重叠范围 > 50%,获得的图像边缘光滑清晰。

重建过程中上限阈值选择不恰当,会造成气道和病变形态的失真,笔者对正常的上气道采用不同的阈值进行重建,并与轴位图像比较,结果发现随着上限阈值的增大,气道的管径也逐渐增宽,在 -600 ~ -300Hu 轴位和 SSD 图像上气道的宽度最为接近,其中 -500Hu 时两者相差的均数和标准差都较小,所获得的图像最接近于气道真实的状况,下限阈值都为 -1 000Hu。

Ray Sum 成像是在 SSD 的基础上利用软件功能对气道进行"透视",获得类似于气道气钡双重造影的影像。

重叠成像是采用增强后(动脉期或静脉期)的图像,应用不同阈值及切割法分别对各种结构进行 SSD 成像,应用透明技术将数种结构(如骨骼、血管、气道、肿瘤等)加以不同的颜色、叠加合成立体的图像,使图像更具真实感和立体感,可做任意角度和方位观察;气道的阈值选择与常规 SSD 相似,骨骼的下限阈值为 140 ~ 160Hu,颈部大血管的重建阈值与其增强程度有关,一般为 90 ~ 140Hu,肿瘤和转移性淋巴结则需在轴位或 MPR 图像上采用画板功能分层法切割成像。

4. CTVL CTVL 是指利用计算机软件功能,将螺旋或多排 CT 扫描所获得的容积数据进行后处理,重建出喉腔内表面的立体图像,类似纤维喉镜所见。应用 Navigator Smooth 功能,视屏角 35° ~ 90°,采用白底黑影方式,观察阈值为 -600 ~ -200Hu,在轴位和 MPR 图像上调整视点(光标)的位置和观察方向,分别从头端(口咽部)和足端(声门下区)对喉及下咽部进行 CTVE 成像,并赋以伪彩色进行观察;也可用 Flythrough 功能在喉及下咽部腔内自动漫游,并用电影形式以 15 ~ 30 帧/s 的速度连续依次回放,得到类似于纤维喉镜效果的图像。

CTVL 成像过程中,应注意根据病变部位、大小及侵犯范围调整观察的部位、方向及阈值;观察较小的声带病灶时,要将视点置于气道的中心,方向垂直于声带,方向偏离会掩盖细小的病变,并产生一侧声带增厚的假象。评价会厌前间隙的情况时,观察阈值应略高,在 -200Hu 左右。另外,扫描前应训练患者平静呼吸,勿做吞咽及咳嗽等动作,若患者屏气扫描,由于声带闭合,反而不利于病变的观察。

三、MRI 检查

1. 线圈 颈部正交线圈(或头颈多通道线圈、头颈联合线圈)。

2. 扫描体位 以横断面为基本方向,同时辅以矢状面或冠状面。横断面扫描范围从舌骨至环状软骨下缘,扫描基线平行于喉室,冠状面和矢状面根据病变的范围确定。

3. 扫描序列 横断面 T_1WI 和 T_2WI,冠状面(必要时矢状面)T_1WI(病变在横断面)显示不佳时,需在显示较好的矢状面或冠状面行 T_2WI,脂肪抑制技术。为减少呼吸运动伪影,扫描时要嘱患者平静呼吸,避免吞咽动作,并根据扫描方位的不同在扫描范围上、下方或前方施加饱和带。

4. 扫描参数 常选用自旋回波序列,T_1WI 的 TR:400 ~ 700ms,TE:15 ~ 30ms;T_2WI 的 TR:2 000 ~ 4 000ms,TE:60 ~ 120ms,层厚 3 ~ 5mm,矩阵 ≥ 256 × 256,FOV:18 ~ 44cm。

5. 增强扫描 动态增强及横断面、冠状面和(或)矢状面 T_1WI,在一个断面同时使用脂肪抑制技术。

（张增光）

第五节 颈部影像学检查

颈部影像学检查包括 B 超、X 线、CT、MRI、PET – CT、DSA 检查等。

一、颈部 B 超检查

B 超能了解肿块的大小、形状、数目，内部有无回声表现，肿块周围有无被膜以及与邻近组织的关系。

颈部常见疾病的 B 超声像图特征如下。

1. 甲状舌管囊肿　肿块位于舌骨下方，声像图呈圆形或类圆形，包膜完整，其内为回声暗区，表示介质均匀，透光好，与周围组织多无粘连。

2. 甲状腺腺瘤或癌　甲状腺腺瘤呈圆形或椭圆形，边界清楚，表面光滑，有包膜，内为低回声区或等回声区，当瘤内出血或囊变时可见无回声暗区。如肿瘤内部回声不均，边界不清，无包膜或包膜不完整，且瘤体迅速增大，应警惕甲状腺癌的可能。

3. 颈动脉体瘤　肿块位于颈内、外动脉分叉处，呈低弱回声区，颈内、外动脉间距加宽，肿块包绕颈动脉，可见颈动脉壁局限性增厚，管腔受压变窄。

4. 神经鞘膜瘤　肿块呈圆形或椭圆形，内部为均匀的强回声区，有时可见液性暗区，包膜完整，与周围组织有明显界限，无侵犯性，但有挤压现象。

5. 颈部淋巴结转移癌及恶性肿瘤　声像图上表现为内部回声不均匀，强弱不等，多数呈实质性低弱回声，后方回声减弱，瘤内常有出血、坏死、液化，边界不清，无包膜或包膜不完整，边缘不整齐，形态不规则。

6. 腮腺多形性腺瘤及恶性肿瘤　腮腺多形性腺瘤为圆形或类圆形肿块，内部为中低回声，光点尚均匀，若瘤内发生囊性变或出血，内部可见无回声区，边界清楚，有包膜。若肿块形态不规则，边界不清，无包膜，内部回声不均匀并有衰减，则应考虑为恶性肿瘤。

二、颈部 X 线检查

颈部 X 线正、侧位片可以显示喉、气管腔有无狭窄、阻塞、偏斜及移位；喉、气管、食管内有无不透光异物；颈部软组织是否肿胀、积脓、气肿及不透光异物；咽后、食管后软组织是否肿胀、积脓；颈椎寰枢关节有无脱位，椎间隙有无增宽或变窄，颈椎曲度有无改变。斜位片还可以观察椎间孔的大小及骨赘等。

三、计算机 X 线断层摄影 （computed tornography，CT）

对骨组织的显示较 MRI 清晰。颈部 CT 扫描可显示肿块的位置、大小、形状及与周围组织的关系；通过测定 CT 值可确定肿块的性质（实性、囊性、混合性或脂肪组织）；CT 增强能鉴别血管源性肿瘤与肿大淋巴结，并可判断肿瘤的血供，还可了解肿瘤与邻近血管的关系；CT 扫描能明确显示颈椎有无骨质破坏。

四、磁共振成像（magnetic resonance imaging，MRI）

对软组织的分辨率比 CT 高。MRI 成像灰阶、T_1 和 T_2 值的特点：①信号强度越高，图像亮度越大，越成白色，反之亦然。颈部正常组织 MRI 图像显示的灰阶从白到黑的排列顺序是：脂肪、脏器、肌肉、快速流动的血液、骨骼、空气；②T_1 和 T_2 值与信号强度的关系：T_1 值越长，信号强度越低，图像越黑，T_2 值越长，信号强度越高，图像越白。颈部先天性囊肿常表现为显著的长 T_1 和长 T_2。颈部肿块常表现为长 T_1、短 T_2；③流空效应，体内流动的液体不产生信号。根据流空效应，不用血管造影剂即可诊断颈动脉瘤、颈动脉体瘤、血管畸形，还可区别血管与肿块或肿大淋巴结。

颈部常见疾病的 CT 和 MRI 表现如下。

1. 淋巴结转移癌　CT 扫描为孤立或多发性结影，呈圆形或球形，大小不等，结节坏死时，结节中央呈低密度区，增强扫描时显示结节环形强化。环壁厚不规则，与周围组织边界不清。MRI 在 T_1 加权图像上表现与周围肌肉信号强度相近，而在 T_2 加权图像上较肌肉组织信号强度增高，结节中央坏死在 T_1 加权图像上呈较低信号，在 T_2 加权图像上呈较高信号强度，增强扫描后，在 T_1 加权图像上与 CT 表现相类似。

2. 神经源性肿瘤　包括神经鞘膜瘤及神经纤维瘤。CT 扫描多呈圆形或椭圆形肿块，边界清楚，包膜光滑，神经鞘膜瘤的包膜较厚，肿块密度均匀，部分肿块显示瘤内囊性变，部分肿块可见钙化，注入造影剂后肿瘤较少强化。神经纤维瘤包膜不明显，常多发，呈丛状结节，密度较周围血管稍低，增强后强化不明显。MRI 轴位上显示神经源性肿瘤多呈圆形或椭圆形，边界光滑，在 T_1 加权图像上，与肌肉组织信号相同，在 T_2 加权图像上呈稍高信号强度，中央坏死区呈长 T_2 信号强度，伴有厚壁。矢状位及冠状位可显示肿瘤与邻近大血管关系。

3. 甲状腺腺瘤　CT 扫描肿瘤多呈类圆形，单发或多发，大小不等，边界清楚，瘤内呈低密度改变，少数可见钙化，注入造影剂后，病灶可有强化，但密度仍低于周围正常甲状腺组织。MRI 表现肿瘤边界清楚，与甲状腺组织比较，在 T_1 加权图像上呈低信号或等信号强度，在 T_2 加权图像呈高信号强度，如瘤内出血则在 T_1 和 T_2 加权图像均表现为高信号强度。

4. 甲状腺癌　CT 扫描早期呈多结节状，迅速发展为团块状或分叶状软组织影，肿块内密度不均匀。边界不清，可有钙化，增强扫描强度不均匀，坏死区无强化。MRI 表现在 T_1 加权图像上为稍高、稍低或等信号，若有瘤内出血，可为高信号，在 T_2 加权图像上，信号呈不均匀增高。

5. 恶性淋巴瘤　CT 扫描早期呈单个或多个结节，后期常融合成较大肿块，与周围组织分界不清，常有压迫推移表现，肿块密度不均匀，增强后多为不均匀强化。MRI 表现 T_1 加权图像上呈低信号或等信号强度，在 T_2 加权图像上呈不均匀的高信号强度。

6. 颈动脉体瘤　CT 扫描表现颈动脉三角区内可见圆形或椭圆形肿块，边界清楚，瘤内为软组织密度，增强后呈显著均匀性强化，CT 值可达 90~130Hu，肿瘤边界更加清楚。MRI 表现在 T_1 加权图像上显示与邻近肌肉组织相等或稍高的信号强度，T_2 加权图像显示比肌肉组织更高的信号强度。

7. 脂肪瘤　CT 值为 -80~100Hu 是脂肪瘤在 CT 上的独特表现，与周围正常脂肪组织分界不清，其内可有分隔，邻近组织可有受压移位，小的脂肪瘤无明显包膜。CT 上可能与正常脂肪组织难以区分，需与对侧同一部位进行比较。MRI 表现在 T_1、T_2 加权图像上显示与正常脂肪组织信号相等或稍高信号。

8. 脂肪肉瘤 CT 值为 -50~20Hu，瘤内常有坏死、出血等密度不均匀表现，边界不清，增强后周边显著强化，相邻组织受侵犯。MRI 表现 T_1 加权图像上信号较正常脂肪组织低，在 T_1、T_2 加权图像信号强度较正常脂肪组织稍高。边界不规则，相邻组织受浸润。

五、正电子发射计算机断层显像（positron enussion tornography，PET）

PET 是目前医学影像最有特色的显像仪器，与 SPECT 比较，PET 具有下列特征：①仪器本身空间分辨率高；②采用电子准直的符合计数，灵敏度高；③易进行衰减校正和定量分析；④常用的发射正电子核素为人体生命元素，为葡萄糖、脂肪酸和氨基酸等组成成分，参与机体代谢的重要物质。临床上常用葡萄糖代谢显影，可以从分子水平反映人体正常或疾病时代谢状态。因代谢变化发生在肿瘤的非常早期阶段，故肿瘤的代谢变化早于形态变化。因此应用脱氧葡萄糖（FDG）PET 检查要比 CT 扫描敏感，但因前者缺乏精细的解剖定位，其诊断准确性仍较低。FDG PET/CT 是将功能影像 PET 图像与形态学的 CT 图像相结合，形成两种技术的优势互补，对肿瘤的早期诊断具有重要意义。

六、数字减影血管造影（digital subtraction angiography，DSA）

DSA 采用数字减影血管造影法。其原理是注入造影剂后，通过计算机减影，使动脉显影，减影后图像的对比敏感度明显高于未减影图像。DSA 检查对与血管有关的颈部肿块有重要的诊断意义。

1. DSA 检查的适应证

（1）血管源性疾病：临床上考虑为血管源性的疾病，如动、静脉畸形，动、静脉瘘等行 DSA 检查可进一步明确诊断。

（2）与血管有关的肿瘤：如颈静脉球体瘤、颈动脉球体瘤、蔓状血管瘤等，DSA 检查可明确诊断，了解肿瘤血供情况，并可进行血管内介入治疗。

（3）介入治疗：DSA 除了应用于颈部肿块的诊断外，还可进行血管内介入治疗，即在 DSA 导向下，经血管内导管将栓塞物注入肿瘤血管内以阻断肿瘤的血供，达到减少术中出血或治疗肿瘤的目的。因此，对于一些血供丰富的肿瘤（如鼻咽血管纤维瘤、蔓状血管瘤等）。术前可行血管内介入栓塞，以减少术中出血。常用栓塞材料有吸收性明胶海绵、不锈钢球、聚乙烯醇等。

（4）了解颅内动脉供血的代偿能力：术前作双侧颈动脉及椎－基底动脉造影，了解颅内动脉有无交通支，术中能否作颈内动脉结扎。

2. 禁忌证 全身情况差，有严重心、肾、肝功能不全，凝血功能障碍，动脉斑块硬化等。

3. 常见颈部肿块 DSA 检查的改变

（1）颈动脉体瘤的特征性改变：在颈总动脉分叉处可见血管显影丰富的肿块，肿块将颈内、外动脉分开，分叉增宽；肿块压迫颈内、外动脉，并将颈内、外动脉分离呈弧形或抱球状；肿块将分叉部推向前方。

（2）颈部良性肿瘤（神经鞘膜瘤及多形性腺瘤）：较大肿瘤可压迫颈动脉移位，瘤体本身无或极少血管显影。

（3）颈部恶性肿瘤：与血管相邻或较大的恶性肿瘤可包绕及压迫血管，以致血管腔变窄或闭塞，尤其是静脉更易受压。

（张增光）

第九章

先天性耳畸形

第一节 先天性耳前瘘管

先天性耳前瘘管（congenital preauricular fistula）为第一、二鳃弓的耳郭原基在发育过程中融合不全的遗迹，是一种临床上很常见的先天性外耳疾病。国内抽样调查，其发现率达1.2%，单侧与双侧发病比例为 4：1，女性略多于男性，半数以上患者有家庭史，属多基因相关病。瘘管的开口很小，多位于耳轮脚前，少数可在耳郭之三角窝或耳甲腔部，平时多无症状，不以为疾，以至于感染，才引起注意并接受诊治。

一、病理

瘘管为一狭窄盲管，开口多在耳轮脚前方，若位置靠后者，瘘管可穿过耳轮脚或耳郭部软骨，深至耳道软骨部与骨部交界处或乳突骨面，部分有分支。管壁为复层鳞状上皮，皮下结缔组织中有毛囊、汗腺及皮脂腺，管腔内常有脱落上皮等混合而成之鳞屑，有臭味。管腔可膨大成囊状，感染时有脓液潴留，形成脓肿，管周有炎性浸润。

二、临床表现

一般无症状，偶尔局部发痒，检查时仅见外口为皮肤上一小凹，挤压可有少量白色皮脂样物，有微臭。感染时，局部红肿、疼痛、溢脓液，重者，周围组织肿胀，皮肤可以溃破成多个漏孔。排脓后，炎症消退，可暂时愈合，但常反复发作，形成瘢痕，多见于耳屏前上方发际附近，瘘管深长者，可影响耳道软骨部及耳郭，一般不波及耳后沟及耳道骨部。

三、诊断

根据病史与局部检查，容易确定诊断，按其瘘口位置与瘘管走向，要与第一鳃瘘相鉴别。急性感染及溃疡不愈时要与一般疖肿或一般淋巴结炎和淋巴结核溃疡相鉴别。

四、治疗

无症状者可不作处理。局部瘙痒、有分泌物溢出者，宜行手术切除。有感染者行局部抗炎症治疗，脓肿形成应切开引流，应在炎症消退后行瘘管切除术。

手术可在1%奴夫卡因局部浸润麻醉下进行，小儿可在基础麻醉加局部麻醉下进行。术中可用探针引导，或在术前用钝头针向瘘管内注入亚甲蓝或甲紫液作为标志，采用此法时，注药不宜过多，注射后，稍加揉压，将多余染料擦净，以免污染手术创面。手术时可在瘘口处作梭形切口，顺耳轮脚方向延长，沿瘘管走行方向分离，直至显露各分支之末端。若有炎症肉芽组织可一并切除，术创应以碘酒涂布，皮肤缺损过大，可在刮除肉芽之后植皮或每天换药处理，创面二期愈合。

（夏　非）

第二节　先天性耳郭畸形

先天性耳郭畸形（congenital malformation of auricula）是第一、二鳃弓发育畸形所致。胚胎第6周在第一鳃弓和第二鳃弓上形成的6个丘样结节，逐渐隆起，融合、卷曲至胚胎第三个月，合成耳郭雏形。其中第一结节发育为耳屏及耳垂的前部，第二、三结节成为耳轮脚，第四、五结节成为对耳轮与耳轮，第六结节成为对耳屏及耳垂的后部，第一、二鳃弓之间的鳃沟中央的上半部将形成耳甲、下半部成为屏间切迹，随胚胎发育，耳郭体积增大，至出生后九岁时可近成人状。在胚胎三个月内受遗传因素、药物损害或病毒感染，均可影响耳郭发育致出现畸形。畸形可表现为位置、形态及大小三类，可发生在单侧或双侧。

一、分类

1. 移位耳　耳郭的位置向下颌角方向移位，其耳道口亦同时下移，且常伴有形态和大小变化。

2. 隐耳　为耳郭部分或全部隐藏在颞侧皮下，不是正常45°角展开，表面皮肤可与正常相同，软骨支架可以触及，形态基本正常或略有异常。

3. 招风耳　耳郭大小、形态正常或稍大，特征为立位，过分前倾，至颅耳角接近90°谓之招风耳（protruding ear）。

4. 猿耳　人胚胎第5个月的一段时间内，在耳郭上缘与后部交界处有一向后外侧尖形突起，相当于猿耳（macacus ear）的耳尖部，一般至第6个月时已消失，若有明显遗留，属返祖现象，称猿耳；若仅有部分遗留称为达尔文结节。

5. 杯状耳　杯状耳（cup ear）因对耳轮及三角窝深陷，耳轮明显卷成圆形，状似酒杯而得名，其体积一般较正常为小。

6. 巨耳　巨耳（macrotia）多为耳郭的一部分或耳垂过大，耳部整体成比例增大者较少，可以呈单耳或双耳。

7，副耳　副耳（accessory auricle）是除正常耳郭外，在耳屏前方或在颊部、颈部又有皮肤色泽正常之皮赘突起，大小和数目、形态多样，内可触及软骨，部分形似小耳郭，属第一、二鳃弓发育异常所致，此类病例常伴有其他颌面畸形。

8. 小耳　小耳（microtia）的耳郭形态、体积及位置均有不同程度的畸形，且常与耳道狭窄、闭锁及中耳畸形伴发。按畸形程度可分三级：

（1）第一级：耳郭形体较小，但各部尚可分辨，位置正常，耳道正常或窄小，亦有完全闭锁者。

（2）第二级：耳郭正常形态消失，仅呈条状隆起，可触及软骨块，但无结构特征，附着于颞颌关节后方或位置略偏下，无耳道，且常伴中耳畸形。

（3）第三级：在原耳郭部位，只有零星不规则突起，部分可触及小块软骨，位置多前移及下移，无耳道，常伴有小颌畸形，中耳及面神经畸形，少数可伴有内耳畸形，此为早期发育障碍所致，如腭弓发育畸形综合征 Branchio – oto – Renal（BOR），发病率较低，约为外耳畸形的 2% 左右。

二、诊断

应询问患者家庭中有无类似病例及母亲妊娠时有无染病或服药史。耳郭病变，根据视、触所见即可确诊，但应作全面检查，排除身体其他伴发畸形。为明确是否伴有中耳、面神经及内耳畸形，按需要行：

1. 听功能检查

（1）音叉：Weber 试验（Weber test）内耳正常偏患侧，不正常偏健侧。Rinne 试验（Rinne test）内耳正常阴性，不正常为阳性或假阴性。

（2）电测听：纯音气、骨导测试，内耳功能正常者呈传导性听力障碍曲线，内耳功能不正常者呈感音神经性听力障碍曲线。

（3）听性脑干电位（ABR）：可以帮助确定患耳听阈。

2. 影像检查　耳部 X 线光和 CT 检查，可以确定骨性耳道，乳突气房、鼓室、听骨链及内耳结构是否存在、大小及形态是否正常。

三、治疗

因耳郭形态奇异，影响外观要求治疗者，可根据病情于 6 岁以后（最佳为 15 岁以后）安排行整形手术矫治之。双耳重度畸形伴耳道闭锁者，为改善听力，可在学龄前行内耳正常侧耳道及鼓室成形术治疗，或配用骨导助听器改善听力。

（夏　非）

第三节　先天性外耳道闭锁与中耳畸形

先天性外耳道闭锁（congenital atresia of external acoustic meatus）是第一鳃沟发育障碍所致，单独出现者少，常与先天性耳郭畸形（congenital malformation of aulicula）及中耳畸形（congenital malformation of middle ear）相伴，发病率约为 0.005% ~ 0.01%，男女差别不大，单侧和双侧发病之比为 4：1。可因家族性显性遗传而发病，亦可因母体妊娠 3~7 个月期间染疾或用药不当，致耳道发育停顿而成（图 9 – 1）。

先天性中耳畸形是第一咽囊发育障碍所致，可以与外耳畸形及内耳畸形相伴，亦可单独出现，表现为单侧或双侧传导性听力障碍。

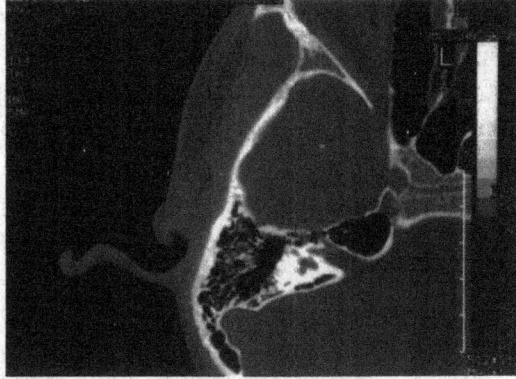

图 9 - 1 先天性外耳道闭锁 CT 表现

一、分型

（一）先天性耳道闭锁

可伴发或不伴发中耳畸形，可根据病情不同，分为轻、中、重度，与耳郭畸形之 1、2、3 级大致对应。

轻度：耳郭有轻度畸形，耳道软骨段形态尚存，深部狭小或完全闭塞，骨段形态完全消失或有一软组织条索，鼓膜为骨板代替。鼓室腔接近正常，锤、砧骨常融合，镫骨发育多数正常，砧、镫关节完整。

中度：耳郭明显畸形，耳道软骨段与骨段完全闭锁，鼓窦及乳突气房清楚，鼓室腔狭窄，锤砧骨融合并与鼓室骨壁固定。砧骨长突可以缺如，与镫骨仅有软组织连接，镫骨足弓可有畸形或残缺。

重度：耳郭三级畸形，乳突气化欠佳，鼓窦及鼓室腔窄小，锤砧骨常残缺，融合及固定，镫骨足弓畸形，足板固定或环韧带未形成。此类病例常伴有颌面畸形及面神经畸形，部分病例有内耳发育不全。

（二）单纯中耳畸形

包括耳咽管、鼓室、乳突气房系统及面神经之鼓室部，可以合并出现，亦可以单独发生，其中，以鼓室畸形及面神经鼓室部畸形较为多见，分述如下：

1. 鼓室畸形　表现为鼓室腔周壁形态、容积的异常及鼓室内传音结构的畸形。

（1）鼓室壁的畸形：鼓室天盖不全，可有脑膜下垂。后下壁缺损可有颈静脉球异位，突入鼓室下部。鼓室内壁发育不良，可出现前庭窗及蜗窗封锁或裂开，前者仅有听力障碍，后者可出现脑脊液漏和并发耳源性脑膜炎。

（2）鼓室内传音结构畸形：

1）听骨链畸形：听骨链完全缺如者很少，常见的畸形包括融合、部分缺如与不连接：①锤骨与砧骨融合：表现为锤骨及砧骨形态异常，关节面消失，融合成一块粗大骨质，并常与上鼓室骨壁有骨性连接。②砧骨长突缺如或（和）镫骨足弓缺如：单独发生或同时出现，有时可能被一软组织条索代替。③镫骨足弓畸形：足弓呈板状或一弓缺如，亦有足弓形态基本正常，但与足板不连接。

2）鼓室内肌畸形：表现为镫骨肌、鼓膜张肌腱附着点及走行方向异常、过粗大、异常骨化或阙如等。以镫骨肌腱畸形较多见。

3）异常骨桥及骨板：起自鼓室壁，伸向鼓室腔内与听小骨连接，致听骨链活动受制，常见发自上鼓室壁岩鳞缝骨质与锤骨头连接，形成"外固定"，亦有发自鼓室后壁与镫骨连接，至镫骨固定。

2. 耳咽管及气房系统畸形　表现为耳咽管异常宽大或管口闭塞，亦可有耳咽管憩室形成。鼓窦及乳突气房发育受耳咽管影响，气化程度变化较大，鼓窦的畸形主要表现在位置及体积变异两方面，深在、过小的鼓窦会造成手术困难。

3. 面神经鼓室部的畸形　包括骨管异常、形态及走行变异等。

（1）骨管异常：骨管缺损，致面神经水平段暴露比较多见，可以局部性或整段缺如。骨管发育狭小者，出生后可有不全面瘫。

（2）面神经形态异常：以面神经分叉为多见，可在鼓室部分成两支，一支走在鼓岬部，另一支在正常的位置。

（3）面神经走行异常：主要表现为面神经锥段（水平与垂直段交接处）的移位。向前下移位，可遮盖前庭窗或在鼓岬部经过；向后上移位，可走在水平半规管后上方的外侧。

二、诊断

通过局部检查，听功能和影像检查，了解骨性耳道是否存在，乳突气化程度，鼓窦及鼓室腔大小，听小骨畸形，面神经及内耳畸形状况，为治疗提供依据。

三、治疗

1. 目的　改善听力和（或）改善外观。

2. 方法　以手术治疗为主。单纯中耳畸形者，常可通过鼓室探查术，根据所发现畸形的特点进行适当处理，以建立正常的气房系统及传音结构。有外耳道闭锁者，需行外耳道及鼓室成形术，伴有外耳畸形者可同时或分别择期行耳郭整形或耳郭形成术。

3. 时机与术式

（1）时机：单侧病例，可在成年后进行，或不作治疗；双侧病例，宜在学龄前（4~6岁）治疗。

（2）术式：耳道成形与鼓室成形术可根据病情轻重及术者的习惯，选用经耳道径路或经鼓窦径路两种术式。

经耳道术式：可用于部分闭锁或有骨性耳道的软组织闭锁病例，在中、重度病例采用此法，容易发生面神经及鼓室结构损伤，应慎用。

经鼓窦术式：可用于中、重度病例。手术先找到鼓窦、开放上鼓室，显露听小骨的上部，然后切除鼓室外侧骨质，造就人工鼓膜的植床，并切除部分乳突气房，构成一个宽大的耳道。此法有利于避免术中面神经损伤，较安全、稳妥，可以减少术后耳道再次闭塞。

（夏　非）

第十章

耳创伤

第一节 耳郭创伤

一、病因

耳郭创伤（injury of auricle）是外耳创伤中的常见病，因为耳郭暴露于头颅两侧，易遭各种外力撞击。原因有机械性挫伤（contusion）、锐器或钝器所致撕裂伤（laceration）、冻伤等，前两种多见。耳郭创伤可单独发生，也可伴发邻近组织的创伤，如累及外耳道可引起外耳道狭窄或闭锁。

因耳郭独特的组织结构和解剖形态，受伤后产生的症状和后果也有一定的特点。耳郭是由较薄的皮肤覆盖在凹凸不平的软骨上组成，耳郭前面皮肤较薄与软骨紧密相贴；耳郭后面皮肤较厚，与软骨粘贴较松。耳郭软骨薄而富有弹性，是整个耳郭的支架，耳郭软骨如因外伤、感染发生缺损或变形则可造成耳郭的畸形，影响外耳的功能和外观，且此种畸形的修复较困难，故对耳郭的外伤处理要给予重视。

二、临床表现

不同原因所致耳郭创伤在不同时期的症状亦不同。常见症状：早期有血肿、出血、耳郭撕裂，破损处感染；后期多为缺损或畸形。

出血多见于耳郭撕裂伤，大出血常见于耳郭前面的颞浅动脉和耳郭后面的耳后动脉受损。血肿常见于挫伤时出血积于皮下或软骨膜下呈紫红色半圆形隆起，面积视外力大小不同。因耳郭皮下组织少加之血液循环差，血肿不易吸收，处理不及时可形成机化致耳郭增厚。大面积血肿可导致感染、软骨坏死、耳郭畸形。

三、治疗

及时清创止血，控制感染，预防畸形。耳郭局部裂伤可最小限度切除挫灭创缘，皮肤和软骨膜对位缝合；耳郭完全离断如试行缝合存活希望不大时，可仅将耳郭软骨剥离并埋于皮下以备日后成形之用。当耳郭形成血肿时，应早期行抽吸治疗，大面积血肿应尽早手术切开清除积血，以免继发感染。血肿或开放性创口均易引发感染，多见绿脓假单胞菌和金黄色葡萄球菌感染，故应选用相应的敏感的抗生素，感染可造成软骨坏死液化，愈合后瘢痕挛缩出现耳郭畸形，再行手术矫正很难达到理想的成形。外耳道皮肤伴有裂伤时应同时清创，将皮肤和软骨对位并用抗生素软膏纱条压迫，以防继发瘢痕性狭窄或闭锁。

（孟纲要）

第二节　鼓膜创伤

一、病因

鼓膜位于外耳道深处，在传音过程中起重要作用，鼓膜创伤（injury of tympanic membrane）常因直接外力或间接外力作用所致，如用各种棒状物挖耳、火星溅人、小虫飞人、烧伤、掌击、颞骨骨折、气压伤等。

二、临床表现

（1）耳痛、耳道出血、耳闷、听力减退、耳鸣：气压伤时，还常因气压作用使听骨强烈震动而致内耳受损，出现眩晕、恶心、混合性听力损伤。

（2）耳镜检查常见鼓膜呈裂隙状穿孔，穿孔边缘及耳道内有血迹或血痂，颞骨骨折伴脑脊液漏时，可见有清水样液渗出。听力检查为传导性或混合性听力损失。

（3）鼓膜创伤有时可伴有听骨链中断，听力检查可表现为明显的传导性听力损失（如气骨听力损失达40dB）。

三、治疗

应用抗生素预防感染，外耳道酒精擦拭消毒，耳道口放置消毒棉球，保持耳道内清洁干燥。预防上呼吸道感染，嘱患者勿用力擤鼻涕。如无继发感染，局部禁止滴入任何滴耳液。小的穿孔如无感染一般可自行愈合；较大穿孔可在显微镜下无菌操作将翻入鼓室内的鼓膜残缘复位，表面贴无菌纸片可促进鼓膜愈合。穿孔不愈合者可择期行鼓膜修补术。

四、预防

加强卫生宣传和自我保护。在强气压环境中工作者要戴防护耳塞。

（孟纲要）

第三节　颞骨骨折

颞骨骨折（fracture of temporal bone）是头部外伤的一部分，在颅底骨折中岩部骨折多见。

一、病因

主要因头部外伤所致，常见于交通肇事、坠落及各种头部撞击力作用于颈枕部时引起的颅底骨折。颞骨骨折可累及中耳、内耳及面神经（图10-1）。

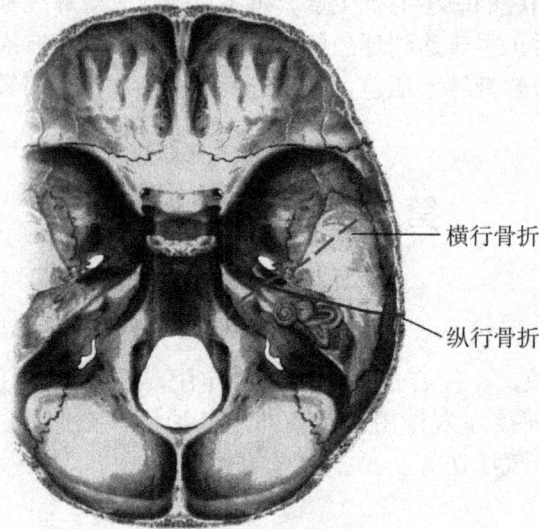

图 10 - 1 颞骨岩部骨折

二、分类

最早由 Ueriich 提出颞骨骨折分为纵行骨折和横行骨折。1959 年由 Mchangh 提出分为三种类型：纵行、横行和混合型骨折。纵行骨折骨折线起自颞骨鳞部，通过外耳道后上壁、中耳顶部，沿颈动脉管，至颅中窝底的棘孔或破裂孔附近。横行骨折其骨折线常起自颅后窝的枕骨大孔，横过岩锥到颅中窝。有的经过舌下神经孔及岩部的管孔（如颈静脉孔），个别可经过内耳道和迷路到破裂孔或棘孔附近。不同类型的骨折临床症状和预后也不相同，所以这种分型有重要的临床意义。

三、临床表现

1. 全身症状 颞骨骨折常是颅底骨折的一部分，常首诊于神经内科或外科。此时全身症状明显，如外伤后头痛、昏迷、休克等。如因听力下降、耳闷就诊，应注意患者有无全身症状，应以抢救生命为主，因为有些患者的昏迷等症状在外伤数小时后才出现。

2. 出血 颞骨纵行骨折波及中耳、外耳道可出现鼓膜破裂，血自外耳道溢出或自咽鼓管经鼻、咽溢出，据报道纵行骨折占颞骨骨折的 70% ~ 80%。有 20% 的纵行骨折可两侧同时发生。

3. 脑脊液漏 三种类型骨折均可引起脑脊液漏，凶纵行骨折同时可伴硬脑膜撕裂伤，脑脊液可经鼓室、鼓膜损伤处流出，形成耳漏、鼻漏。横行骨折时，脑桥侧和颅后窝蛛网膜下腔的脑脊液经骨折缝流入鼓室亦可形成耳漏、鼻漏。

4. 听力下降及耳鸣 纵行骨折主要伤及中耳，故出现传导性听力损失和低频耳鸣。横行骨折易伤及内耳故多为感音性听力损伤，耳鸣多为高频性。如同时伤及中耳和内耳可出现混合性聋。

5. 眩晕 横行骨折伤及迷路前庭，故常发生眩晕，自发性眼震症状持续时间视病情轻重而定。

6. 面瘫 纵行骨折时面瘫的发生率为 20%，多为面神经受压、水肿、血肿压迫面神经所致，预后较好；横行骨折中发生率为 50%，多损伤面神经颅内段至内听道段，预后差，较难恢复。

7. 影像学检查 横行或纵行骨折要通过影像学检查获取信息，高分辨率的 CT 扫描可反映出骨折线的走行轴向及颅内积血、积气等症状。

四、治疗

预防控制感染，一般禁止外耳道内填塞。首先治疗全身症状，然后再处理耳科情况，严重出血者请脑外科会诊共同抢救患者。有脑脊液漏者，严格按颅脑外伤处理。待病情稳定后可行手术探查。感音神经性聋及眩晕患者行相应治疗。若出现面瘫，经 2～6 周保守治疗无效，全身情况允许可行面神经减压术。

（孟纲要）

第四节 脑脊液耳漏

脑脊液由外耳流出或积于中耳内为脑脊液耳漏。

一、分类

1. 外伤性脑脊液耳漏 为头部外伤颅底骨折所致。
2. 先天性脑脊液耳漏 先天性内耳畸形伴有先天性迷路瘘孔。瘘孔多发生在前庭窗。表现为镫骨缺如或镫骨足板有瘘孔。伴有先天性感音神经性聋，多因反复发作性化脓性脑膜炎方引起注意。

此外，医源性脑脊液耳漏及化脓性中耳炎所致脑脊液耳漏亦偶有发生。

二、临床症状

外伤性脑脊液耳漏多发生于颞骨骨折，鼓膜同时破裂时可出现液体由耳内流出。如果鼓膜完整则可引起鼓室积液，经由咽鼓管流出形成水样"鼻漏"。

先天性脑脊液耳漏鼓膜常完整。临床表现为反复性化脓性脑膜炎，伴一侧听力下降。化脓性脑膜炎多由上呼吸道感染致急性化脓性中耳炎逆行感染所致。

化脓性中耳炎所致脑脊液耳漏，在耳内长期流脓的情况下，忽感耳内有大量的清水样液体流出，其中混有少量血液和脓液。耳内溢液的量多少不等，如漏口被血块或膨出的脑组织所阻塞，耳溢液可减少或停止。而当咳嗽、低头、打喷嚏时耳内流水增多。

三、诊断

1. 病史体征 头外伤病史，伴有鼓室积液或清水样耳漏、颅底骨折可以伴有重度感音神经性聋或轻度传导性聋。先天性脑脊液耳漏多表现为反复发作的化脓性脑膜炎伴一侧重度感音神经性聋。
2. 检查
（1）鼓膜像：外伤性脑脊液耳漏可见鼓膜穿孔及血性或水性分泌物。先天性脑脊液耳漏常鼓膜完整，根据不同发病时期可表现为正常鼓膜或鼓膜积液征象，如毛发线，气泡等。

（2）听力学检查：外伤性脑脊液耳漏可伴有重度感音神经性聋或传导性听力下降。先天性脑脊液耳漏为一侧重度感音神经性聋。鼓膜完整的脑脊液耳漏声导抗为 B 型曲线。

（3）影像学检查：可见颞骨骨折、内耳发育畸形、鼓室积液等改变。

（4）脑脊液定性检查：耳漏液或经咽鼓管流出的"鼻漏液"的糖含量 $>0.3g/L$。

四、治疗

1. 外伤性脑脊液耳漏　因多为头外伤所致，发病初期多被严重的头部症状所掩盖，因此如伴有内耳损伤多在急性期失去手术探查治疗的机会。如无感音性听力下降，可先行保守治疗、观察。予抬高头位，必要时降颅压，预防感染等治疗。一般颅底骨折均可自愈。严重脑脊液耳漏保守治疗无效则需手术探查并修补裂孔。

2. 先天性脑脊液耳漏　确诊后应及时择期手术探查，并用筋膜等组织封闭瘘孔。

（孟纲要）

第十一章

外耳道炎性疾病

第一节　外耳湿疹

湿疹（eczema）是指由多种内外因素引起的变态反应性多形性皮炎。发生在外耳道内称外耳道湿疹（eczema of external acoustic meatus）。若不仅发生在外耳道，而且还包括耳郭和耳周皮肤则为外耳湿疹（eczema of external ear）。

一、病因

湿疹的病因和发病机制尚不清楚，多认为与变态反应有关，还可能和精神因素、神经功能障碍、内分泌功能失调、代谢障碍、消化不良等因素有关。引起变态反应的因素可为食物（如牛奶、鱼虾、海鲜等）、吸入物（如花粉、动物的皮毛、油漆、化学气体等）、接触物（如漆树、药物、化妆品、织物、肥皂、助听器外壳的化学物质等）及其他内在因素等。潮湿和高温常是诱因，

外耳道内湿疹常由接触过敏引起，Hillen 等人报告 145 例外耳道炎中三分之一是过敏性接触性皮炎。最重要的过敏原是局部用药，如硫酸新霉素、多粘菌素 B 和赋形剂。化脓性中耳炎脓性分泌物对外耳道皮肤的刺激，外伤后细菌或病毒感染等也可引起外耳道湿疹。

二、分类

对外耳道湿疹有不同的分类，有根据病程进行分类，分急性湿疹、亚急性湿疹和慢性湿疹。也有按有无外因分类，有外因者为湿疹样皮炎，无外因者为湿疹；前者又分为传染性和非传染性湿疹。后者则分为异位性皮炎（异位性湿疹）和脂溢性皮炎。

外耳的传染性湿疹多由中耳炎的脓液持续刺激引起，也可以是头颈和面部皮炎的蔓延。非传染性湿疹一般是物体（如助听器的塑料外壳、眼镜架、化学物质、药物、化妆品等）直接刺激皮肤引起的反应性皮炎，又称接触性皮炎。异位性皮炎是一种遗传性疾病，常见于婴儿，又称遗传性过敏性皮炎或婴儿湿疹。

三、症状

不同阶段湿疹的表现不同。

急性湿疹：患处奇痒，多伴烧灼感，挖耳后流出黄色水样分泌物，凝固后形成黄痂。有时分泌物流到何处就引起何处的病变。

亚急性湿疹：多由急性湿疹未经治疗、治疗不当或久治不愈迁延所致。局部仍瘙痒，渗液比急性湿疹少，但有结痂和脱屑。

慢性湿疹：急性和亚急性湿疹反复发作或久治不愈，就成为慢性湿疹，外耳道内剧痒，皮肤增厚，有脱屑。

外耳道湿疹可以反复发作。

四、检查

急性湿疹：患处红肿，散在红斑、粟粒状丘疹、小水泡；这些丘疹水泡破裂后，有淡黄色分泌物流出，皮肤为红色糜烂面，或有黄色结痂。

亚急性湿疹：患处皮肤红肿较轻，渗液少而较稠，有鳞屑和结痂。

慢性湿疹：患处皮肤增厚，粗糙，皲裂，苔藓样变，有脱屑和色素沉着。

五、诊断

传染性湿疹：有化脓性中耳炎并有脓液流出，或有头颈和面部皮炎。非传染性湿疹有某种物质接触史，发病的部位一般在该物质接触的部位；病变的轻重和机体变态反应的强度以及刺激物质的性质、浓度、接触的时间有关。

六、治疗

病因治疗：尽可能找出病因，去除过敏原。病因不明者，停食辛辣、刺激性或有较强变应原性食物。

告诉患者不要抓挠外耳道，不要随便用水清洗；如怀疑局部用药引起应停用这些药物；如由中耳脓液刺激引起者应用有效药物治疗中耳炎，同时要兼顾外耳道炎的治疗。

全身治疗：口服抗组胺药物，如氯雷他定、西替利嗪等。如继发感染，全身和局部加用抗生素。

局部治疗：有人提出"湿以湿治，干以干治"的原则。

急性湿疹渗液较多者，用炉甘石洗剂清洗渗液和痂皮后，用硼酸溶液或醋酸铝溶液湿敷。干燥后用氧化锌糊剂或硼酸氧化锌糊剂涂搽。局部紫外线照射等物理治疗也有帮助。

亚急性湿疹渗液不多时，局部涂搽2%甲紫溶液，但应注意外耳道内用甲紫可能影响局部检查；干燥后用氧化锌糊剂或硼酸氧化锌糊剂涂搽。

慢性湿疹，局部干燥者，局部涂搽氧化锌糊剂或硼酸氧化锌糊剂、10%氧化锌软膏、氯化氨基汞软膏、抗生素激素软膏等。干痂较多者先用过氧化氢溶液清洗局部后再用上述膏剂。皮肤增厚者可用3%水杨酸软膏。

七、预防

避免食用或接触变应原物质，及时治疗中耳炎及头部的湿疹，改掉挖耳等不良习惯。

（孟纲要）

第二节　外耳道疖

外耳道疖（furuncle of external acoustic meatus）是外耳道皮肤的局限性化脓性炎症。多发生在热带/亚热带地区或炎热潮湿的夏季，发病率与地区和季节有关，有报道占耳鼻咽喉病初诊患者的 1.8% ~2.3%。

一、病因

外耳道疖都发生在外耳道软骨部，因此处皮肤含毛囊、皮脂腺和耵聍腺，细菌侵入这些皮肤附件，感染而形成脓肿。外耳道疖的致病菌绝大多数是金黄色葡萄球菌，有时为白色葡萄球菌感染。

（1）挖耳引起外耳道皮肤损伤，细菌感染。

（2）游泳、洗头、洗澡时不洁的水进入外耳道，长时浸泡、细菌感染。

（3）化脓性中耳炎的脓液刺激外耳道软骨部的皮肤引起局部的感染。

（4）全身性疾病使全身或局部抵抗力下降，是引起本病的诱因，如糖尿病，慢性肾炎，营养不良等。

二、症状

（1）疼痛剧烈，因外耳道皮下软组织少，皮肤和软骨膜紧贴，炎性肿胀刺激神经末梢。如疖在外耳道前壁，咀嚼或说话时，疼痛加重。

（2）疖破溃，有稠脓流出，可混有血液，但由于外耳道无黏液腺，脓中不含黏液。

（3）脓液污染刺激附近皮肤，可发生多发脓肿。

（4）疖部位不同可引起耳前或耳后淋巴结肿胀疼痛。

（5）疖如在外耳道后壁，皮肤肿胀水肿可蔓延到耳后，使耳后沟消失，耳郭耸立。

（6）严重者体温升高，全身不适。

三、检查

因外耳道疖，疼痛剧烈，检查者动作要轻柔；先不要置入耳镜，因疖肿在外耳道外段，置入耳镜很容易触碰到疖，引起患者剧烈疼痛。

（1）有明显的耳屏压痛和耳郭牵引痛。

（2）外耳道软骨部有局限性红肿隆起，或在肿胀的中央有白色脓头。

（3）疖形成后探针触之有波动感。

（4）如已流脓，脓液很稠。

（5）做白细胞检查可有白细胞升高。

四、诊断和鉴别诊断

根据症状和检查所见，外耳道疖多不难诊断，但当肿胀波及耳后，使耳后沟消失，耳郭耸立，需与急性乳突炎和慢性化脓性中耳炎耳后骨膜下脓肿相鉴别。

（1）急性乳突炎和慢性化脓性中耳炎耳后骨膜下脓肿一般没有耳屏压痛和耳郭牵引痛。

（2）由于外耳道没有黏液腺，因此外耳道疖的脓液中不含黏液，脓液稠，有时含脓栓；而中耳乳突炎的脓液较稀，含有黏液。

（3）外耳道疖可有耳前淋巴结的肿大和压痛，而急性乳突炎和慢性化脓性中耳炎耳后骨膜下脓肿不会引起耳前淋巴结肿大。

（4）如疖不大，或已破溃，可擦干外耳道脓液，用耳镜观察鼓膜，如鼓膜完整，多提示中耳无感染。

（5）听力检查外耳道疖听力损失不如中耳乳突炎重。

（6）急性乳突炎和慢性化脓性中耳乳突炎耳后骨膜下脓肿的影像学检查可显示乳突内软组织影。

五、治疗

局部治疗：外耳道疖的局部治疗很重要，根据疖的不同阶段，采取不同的治疗方法。

疖的早期，局部局限性红肿疼痛，可用鱼石脂甘油纱条或紫色消肿膏纱条敷于红肿处，每日更换一次；也可局部物理治疗、微波治疗，促进炎症消散。

未成熟的疖禁忌切开，防止炎症扩散；如疖的尖端有白色脓头时，可轻轻刺破脓头，用棉棍轻轻将脓头压出；如疖较大，有明显的波动，应局麻下切开引流，注意切口应与外耳道纵轴平行，防止痊愈后外耳道形成瘢痕狭窄；为防止损伤外耳道软骨，刀尖不可切入太深。切开后用镊子将稠厚的脓栓取出，脓液应作细菌培养和药物敏感试验，脓腔置引流条。如疖已经破溃，用3%的过氧化氢溶液将脓液清洗干净，必要时也需在脓腔放置引流条，保持引流通畅。无论是切开引流，还是自行破溃，都要根据病情逐日或隔日换药，直到痊愈。

全身治疗：严重的疖除局部治疗外，另需口服抗生素，因外耳道疖大多数是金黄色葡萄球菌感染，首选青霉素或大环内酯类抗生素。如已做细菌培养和药物敏感试验，则根据试验结果首选敏感的抗生素。

（孟纲要）

第三节　外耳道炎

外耳道炎（otitis externa）是外耳道皮肤或皮下组织的广泛的急、慢性炎症。这是耳鼻咽喉科门诊的常见病、多发病。由于在潮湿的热带地区发病率很高，因而又被称为"热带耳"。

一、分类

根据病程可将外耳道炎分为急性弥漫性外耳道炎和慢性外耳道炎。这里主要介绍急性弥漫性外耳道炎。

二、病因

正常的外耳道皮肤及其附属腺体的分泌对外耳道具有保护作用，当外耳道皮肤本身的抵抗力下降或遭损伤，微生物进入引起感染，发生急性弥漫性外耳道炎症。如患者有全身性慢性疾病，抵抗力差，或局部病因长期未予去除，炎症会迁延为慢性。这里主要列出引起急性外耳道炎的病因。

（1）温度升高，空气湿度过大，腺体分泌受到影响，甚至阻塞，降低了局部的防御能力。

（2）外耳道局部环境的改变：游泳、洗澡或洗头，水进入外耳道，浸泡皮肤，角质层被破坏，微生物得以侵入。另外，外耳道略偏酸性，各种因素改变了这种酸性环境，都会使外耳道的抵抗力下降。

（3）外伤：挖耳时不慎损伤外耳道皮肤，或异物擦伤皮肤，引起感染。

（4）中耳炎脓液流入外耳道，刺激、浸泡，使皮肤损伤感染。

（5）全身性疾病使身体抵抗力下降，外耳道也易感染，且不易治愈，如糖尿病、慢性肾炎、内分泌紊乱、贫血等。

外耳道的致病菌因地区不同而有差异，在温带地区以溶血性链球菌和金黄色葡萄球菌多见，而在热带地区，则以铜绿假单胞菌最多，还有变形杆菌和大肠埃希菌等感染。同一地区的致病菌种可因季节而不同。

三、病理

急性弥漫性外耳道炎病理表现为局部皮肤水肿和多核白细胞浸润，上皮细胞呈海绵样变或角化不全。早期皮脂腺分泌抑制。耵聍腺扩张，其内可充满脓液，周围有多核白细胞浸润。皮肤表面渗液、脱屑。

四、症状

1. 急性弥漫性外耳道炎

（1）疼痛：发病初期耳内有灼热感，随着病情的发展，耳内胀痛，疼痛逐渐加剧，甚至坐卧不宁，咀嚼或说话时加重。

（2）分泌物：随着病情的发展，外耳道有分泌物流出，并逐渐增多，初期是稀薄的分泌物，逐渐变稠成脓性。

2. 慢性外耳道炎 慢性外耳道炎常使患者感耳痒不适，不时有少量分泌物流出。如由于游泳、洗澡水进入外耳道，或挖耳损伤外耳道可转为急性感染，具有急性弥漫性外耳道炎的症状。

五、检查

（1）急性外耳道炎有耳屏压痛和耳郭牵引痛，因患者疼痛剧烈，检查者动作要轻柔。

（2）外耳道弥漫性充血，肿胀，潮湿，有时可见小脓疱。

（3）外耳道内有分泌物，早期是稀薄的浆液性分泌物，晚期变成稠或脓性。

（4）如外耳道肿胀不重，可用小耳镜看到鼓膜，鼓膜可呈粉红色，也可大致正常。如肿胀严重，看不到鼓膜，或不能窥其全貌。

（5）如病情严重，耳郭周围可水肿，耳周淋巴结肿胀或压痛。

（6）将分泌物作细菌培养和药物敏感试验有助于了解感染的微生物种类和对其敏感的药物。

慢性外耳道炎外耳道皮肤多增厚，有痂皮附着，撕脱后外耳道皮肤呈渗血状。外耳道内可有少量稠厚的分泌物，或外耳道潮湿，有白色豆渣状分泌物堆积在外耳道深部。

六、诊断和鉴别诊断

一般来说，急、慢性外耳道炎的诊断并不难，但有时需与下列疾病相鉴别：

1. 化脓性中耳炎　急性化脓性中耳炎听力减退明显，可有全身症状；早期有剧烈耳痛，流脓后耳痛缓解；检查可见鼓膜红肿或穿孔；脓液呈黏脓性。慢性化脓性中耳炎鼓膜穿孔，听力明显下降，流黏脓性脓液。当急、慢性化脓性中耳炎的脓液刺激引起急、慢性外耳道炎，慢性化脓性中耳炎松弛部穿孔被干痂覆盖时，或各自症状不典型，需将脓液或干痂清除干净。根据上述特点仔细检查，必要时暂时给予局部用药，告诉患者要随诊。

2. 急、慢性外耳道湿疹或急性药物性皮炎　大量水样分泌物和外耳道奇痒是急性湿疹和急性药物过敏的主要特征，一般无耳痛，检查时可见外耳道肿胀，可有丘疹或水疱。慢性外耳道湿疹局部奇痒并有脱屑，可有外耳道潮湿，清理后见鼓膜完整。

3. 外耳道疖肿　外耳道红肿或脓肿多较局限。

七、治疗

（1）清洁外耳道，保证局部清洁、干燥和引流通畅，保持外耳道处于酸化环境。

（2）取分泌物作细菌培养和药物敏感试验，选择敏感的抗生素。

（3）在尚未获得细菌培养结果时局部选择酸化的广谱抗生素滴耳液治疗，注意不要用有耳毒性的和接触过敏的药物。

（4）外耳道红肿时，局部敷用鱼石脂甘油或紫色消肿膏纱条，可起到消炎消肿的作用。如外耳道严重红肿影响引流，可向外耳道内放一纱条引流条，滴药后使药液沿引流条流入外耳道深处。

（5）近年的文献报道，用环丙沙星溶液滴耳治疗铜绿假单胞菌引起的外耳道炎效果较好。

（6）严重的外耳道炎需全身应用抗生素：耳痛剧烈者给止痛药和镇静剂。

（7）慢性外耳道炎保持局部清洁，局部用保持干燥的药物，可联合应用抗生素和可的松类药物。

八、预防

（1）改掉不良的挖耳习惯。

（2）避免在脏水中游泳。

（3）游泳、洗头、洗澡时避免水进入外耳道内，如有水进入外耳道内，或用棉棍放在外耳道口将水吸出，或患耳向下蹦跳，让水流出后擦干。

（孟纲要）

第四节　坏死性外耳道炎

坏死性外耳道炎（necrotizing external otitis）又称恶性外耳道炎（malignant external otitis），是一种危及生命的外耳道、颅底及周围软组织的感染。以耳痛、流脓、外耳道蜂窝织炎和肉芽肿为特征，可累及面神经等多组脑神经。

1959 年 leltzer 和 klemen 首先报道了这种疾病，认为是铜绿假单胞菌引起的颞骨骨髓炎，其后陆续有文献报道，1968 年 Chandler 称其为恶性外耳道炎，以反映其危及生命的特性。由于其有骨质坏死的特性也被称为坏死性外耳道炎。多发生在老年糖尿病患者中。

一、病因

恶性外耳道炎 50% 以上发生在老年、中年糖尿病患者中，近年陆续有文献报道发生在艾滋病、肾移植、骨髓移植和急性白血病患者中。

致病菌多是铜绿假单胞菌，约占 90%，其他有葡萄球菌、链球菌和真菌感染等。

二、病理

感染始于外耳道皮肤，破坏外耳道骨部和软骨部，向颅底扩散，引起颅底骨质的骨髓炎，破坏岩骨，进而向邻近的腮腺、血管和神经等软组织侵犯。有文献报道侵犯眶尖，可引起视神经炎，还可引起脑膜炎、脑脓肿、乙状窦栓塞等颅内并发症。

三、症状

起病急，耳痛，多是持续的，逐渐加剧；耳流脓，如外耳道有肉芽，分泌物可呈脓血性；如引起脑神经损害则有相应的脑神经症状，如面瘫，颈静脉孔综合征等。

四、检查

（1）外耳道有脓性或脓血性分泌物。

（2）外耳道肿胀、蜂窝织炎、有水肿的肉芽和坏死物，非铜绿假单胞菌感染的坏死性外耳道炎可无肉芽。

（3）可有耳周软组织肿胀。

（4）CT 检查可见外耳道骨部和颅底有骨质破坏。

（5）病变侵犯脑神经可见相应的脑神经受损的改变。

五、诊断和鉴别诊断

具有上述症状，有糖尿病或上述疾病，对常规治疗无疗效要考虑坏死性外耳道炎。应和严重的外耳道炎或良性坏死性外耳道炎相鉴别。除上述典型症状和体征外，CT 检查可见骨皮质受侵，MRI 很好地看到颞骨下软组织异常，T_1、T_2 均为低密度影，还可以看到脑膜的增强和骨髓腔的改变。闪烁显像技术也有助于鉴别坏死性外耳道炎和严重的外耳道炎，后者未侵入邻近的骨质。良性坏死性外耳道炎以骨板无血管坏死，且可再钙化是其特征。

六、治疗

坏死性外耳道炎是一种可致死性疾病，早期诊断和治疗非常重要。

（1）全身治疗，有糖尿病者应控制血糖，有免疫缺陷者应增强抵抗力并做相应的治疗。

（2）做细菌培养和药物敏感试验选择敏感的抗生素。

（3）抗生素的选择文献报道有多种方案：氨基糖苷类抗生素和半合成青霉素联合静脉

给药；头孢他啶静脉给药；环丙沙星口服。用药时间需数周。

（4）手术治疗，有人做根治性手术，有人仅清除病灶。也有人认为手术会引起炎症的扩散，只有保守治疗无效，迁延不愈才考虑手术治疗。

（5）有文献报道做辅助的高压氧治疗，解决组织缺氧，增强对病原菌的杀伤力，刺激新生微血管形成，增强抗生素的作用。

七、预后

由于致病菌毒力强，患者有全身疾病，抵抗力低，治疗难度大，可是致死性的。各家报道疗效不一，但一旦合并有脑神经损坏，预后多不佳，文献报道，伴面瘫者死亡率 50%，多发脑神经损害则死亡率高达 80% 以上。

（孟纲要）

第五节 外耳道真菌病

外耳道真菌病（otomycosis）又叫真菌性外耳道炎（otitis external mycotica），是真菌侵入外耳道或外耳道内的条件致病性真菌，在适宜的条件下繁殖，引起的外耳道的炎性病变。

一、病因

在自然界中存在种类繁多的真菌，尤其在温度高、湿度大的热带和亚热带地区，滋生繁殖更快。一些真菌侵犯人的外耳道，在下列情况下可以致病。

（1）正常人的外耳道处于略偏酸性的环境，如由于耳内进水或不适当地用药，改变了外耳道 pH 值，有利于真菌的滋生。

（2）游泳、挖耳等引起外耳道的炎症，中耳炎流出的脓液的浸泡，外耳道分泌物的堆积和刺激，真菌得以滋生繁殖。

（3）全身性慢性疾病，机体抵抗力下降，或全身长期大剂量应用抗生素，都为真菌的滋生提供了条件。

（4）近年来抗生素的不正确使用和滥用，也增加了真菌感染的机会。

外耳道真菌病常见的致病菌有酵母菌、念珠菌、芽生菌、曲霉菌、毛霉菌、放线菌、卵生菌、青霉菌等。来自 CADIS 一组资料报道，40 例真菌性外耳道炎中，近平滑念珠菌占42.9%，黑曲菌为 35.7%，40% 的人发病前用过抗生素。

二、病理

感染的真菌种类不同，引起的局部组织病理学改变不同。如曲菌感染一般不侵犯骨质，无组织破坏。白色念珠菌感染早期以渗出为主，晚期为肉芽肿性炎症。芽生菌、放线菌是化脓和肉芽肿性改变。毛霉菌侵入血管，引起血栓，组织梗死，引起坏死和白细胞浸润。

三、症状

外耳道真菌感染可无症状，常见的症状有以下几种。

（1）外耳道不适，胀痛或奇痒。

（2）由于真菌大量繁殖，堆积形成团块可阻塞外耳道引起阻塞感。

（3）真菌团块刺激，外耳道可有少量分泌物，患者感外耳道潮湿。

（4）外耳道阻塞，鼓膜受侵，患者可有听觉障碍，耳鸣甚至眩晕。

（5）如病变损害范围较大或较深，可有局部疼痛。

（6）有些真菌引起的改变以化脓和肉芽肿为主。严重的可致面瘫。

（7）真菌可致坏死性外耳道炎。

（8）有些真菌感染可引起全身低到中等发热。

四、检查

感染的真菌种类不同，检查所见外耳道表现不同。

念珠菌感染外耳道皮肤潮红糜烂，界限清楚，表面覆白色或奶油样沉积物。

曲菌或酵母菌感染外耳道内有菌丝，菌丝的颜色可为白色、灰黄色、灰色或褐色等。

芽生菌感染初期可见外耳道皮肤散在丘疹或小脓疱，其后发展成暗红色边缘不整的浅溃疡，有肉芽生长，表面有脓性分泌物。

毛霉菌感染耳流脓，如引起面瘫可见面瘫的各种表现。

分泌物涂片、真菌培养，可以帮助判断致病菌的种类，必要时需作活组织检查，有助于鉴别诊断和治疗。

听力检查可以得知其对听力的影响程度。

五、诊断和鉴别诊断

一些外耳道的真菌感染根据外耳道检查所见就可做出判断。要了解感染的真菌的种类应作真菌培养或涂片检查。有些要经过活组织检查才能做出诊断。需和普通的外耳道细菌感染、坏死性外耳道炎、外耳道新生物相鉴别。有时还要和中耳的感染相鉴别。

六、治疗

局部治疗：清除外耳道内的污物，保持外耳道干燥。局部应用广谱抗真菌药物，待获得真菌培养结果后应尽快选用敏感的抗真菌药物。

病情严重者要静脉给予抗真菌药物治疗。

七、预防

除预防急性外耳道炎的各项措施外，要正确使用抗生素和激素。

（孟纲要）

第十二章

中耳炎

第一节 分泌性中耳炎

分泌性中耳炎（secretory otitis media）是以中耳积液（包括浆液，黏液，浆-黏液，而非血液或脑脊液）及听力下降为主要特征的中耳非化脓性炎性疾病。本病的其他名称很多，均是根据其病理过程中的某一特点，其中主要是根据积液产生的机制和液体的性质而命名的，如渗液性中耳炎（otitis media with effusion，OME），渗出性中耳炎（exudative otitis media），浆液性中耳炎（serous otitis media，otitis mediaserose），黏液性中耳炎（mucoid otitis media），卡他性中耳炎（catarrhal otitismedia），咽鼓管鼓室卡他（tubotympanal catarrhal），浆液-黏液性中耳炎（sero-mucous otitis media），咽鼓管鼓室炎（tubotympanitis），鼓室积水（hydrotympanum），非化脓性中耳炎（non-suppurative otitis media）以及黏液耳（mucous ear），分泌物极为黏稠者称胶耳（glue ear）等。按我国自然科学名词审定委员会意见（1991）本病称为分泌性中耳炎。

分泌性中耳炎可分为急性和慢性两种。慢性分泌性中耳炎是由急性分泌性中耳炎未得到及时而恰当的治疗，或由急性分泌性中耳炎反复发作、迁延、转化而来。急性分泌性中耳炎迁延多久方转化为慢性，尚无明确的时间限定，或谓 8 周以上，或称 3~6 个月。目前将本病分为急性（3 周以内）、亚急性（3 周~3 个月）和慢性（3 个月以上）三种。由于急、慢性分泌性中耳炎两者的临床表现相似，治疗有连续性，故在此一并叙述。

本病在小儿的发病率较高，是引起小儿听力下降的常见原因之一。据统计，黑种人儿童患分泌性中耳炎者较少见，土生的美国儿童较白种儿童的发病率高。我国儿童的发病率及高发病年龄尚缺乏大样本的、有代表性的、精确的统计资料。不过，随着近 20 年来诊断方法的进步和对本病认识水平的提高，过去认为我国儿童发病率很低的观点已得到修正。

一、病因

本病病因复杂，与多种因素有关。

1. 咽鼓管功能不良　咽鼓管是中耳与外界环境沟通的唯一管道。前已述及，咽鼓管具有调节鼓室内气压、保持其与外界气压平衡，清洁（引流）和防御、防声等功能。传统观念认为，咽鼓管口的机械性阻塞是分泌性中耳炎的基本病因。随着该病病因学研究的不断深入，目前发现，除防声功能外，咽鼓管的其他几种功能不良都可能是酿成本病的重要原因之一。

（1）咽鼓管阻塞：正常情况下，中耳内、外的气压基本相等，约相当于大气的压力。在生理状态下，中耳内的空气虽不断地被中耳黏膜交换和吸收，但通过咽鼓管的间断开放，新鲜的空气又不断地向中耳内输入而加以补充，从而使中耳内、外的气体压力保持平衡。如果由于各种原因使咽鼓管的通气功能发生障碍，中耳内的空气被吸收以后得不到相应的补充，即逐渐形成负压。由于负压的影响，中耳黏膜中的静脉出现扩张，管壁通透性增加，血清漏出并聚积于中耳，便开始形成积液。

引起咽鼓管阻塞的原因很多，大致可分为机械性阻塞和非机械性阻塞两种。

1）机械性阻塞：在猕猴、猫和豚鼠的动物实验中，用各种方法堵塞咽鼓管，均可成功地造成中耳积液的动物模型。而以 Salle 为代表的学者们则认为，咽鼓管的机械性阻塞作为分泌性中耳炎主要病因的可能性很小。临床上，鼻咽部的各种良性或恶性占位病变（如腺样体肥大、鼻咽癌、鼻咽纤维瘤等），鼻腔和鼻窦疾病（如慢性鼻窦炎、巨大鼻息肉、肥厚性鼻炎、鼻中隔偏曲等），长期的鼻咽腔填塞，咽鼓管咽口粘连，代谢障碍性疾病（如甲状腺功能减退等），以及很少见的鼻咽白喉、结核、梅毒和艾滋病等特殊性感染，均可因直接压迫、堵塞咽口，或影响局部及淋巴回流，咽鼓管管腔黏膜肿胀等而导致本病。其中，与本病关系密切的腺样体肥大、慢性鼻窦炎和鼻咽癌等除了机械性阻塞外，还涉及其他的致病因素。

a. 腺样体肥大：腺样体肥大与本病的关系密切。一方面，极度增生肥大的腺样体可压迫、堵塞咽鼓管咽口；另一方面，已遭感染的腺样体可以作为致病微生物的潜藏池，它们可经咽鼓管感染中耳，而导致本病的反复发作。还有认为，腺样体可释放某些炎性介质，如前列腺素、组胺、白细胞三烯、血小板激活因子等而增加血管的通透性，引起黏膜水肿。

b. 慢性鼻窦炎：研究发现，分泌性中耳炎患者中，慢性鼻窦炎的患病率较非分泌性中耳炎患者高。鼻窦的化脓性炎症，既可因脓性鼻涕经后鼻孔流至鼻咽部，阻塞咽鼓管咽口；也可因脓液的长期刺激使咽鼓管周围的鼻咽黏膜及淋巴组织增生肥厚，导致管口狭窄。此外，还有研究发现，鼻窦炎患者鼻咽部的 SIgA 活性较低，细菌容易在此繁殖。

c. 鼻咽癌：鼻咽癌患者在放疗前、后常常伴发本病。鼻咽癌伴发分泌性中耳炎的原因，除肿瘤的机械性压迫外，还与腭帆张肌、腭帆提肌、咽鼓管软骨及管腔上皮遭肿瘤破坏或放射性损伤，以及咽口的瘢痕性狭窄等因素有关。放疗后鼻咽部痂皮堵塞咽口也是原因之一。

除上述咽鼓管咽口或管腔内的机械性阻塞外，咽鼓管周围病变的压迫也可能造成管腔狭窄或堵塞，如咽旁间隙的肿瘤向上发展至咽鼓管周围、岩尖的实质性或囊性病变等。

2）非机械性阻塞：小儿的腭帆张肌、腭帆提肌和咽鼓管咽肌等肌肉薄弱，收缩无力，加之咽鼓管软骨发育不够成熟，弹性较差，当咽鼓管处于负压状态时，软骨段的管壁甚易发生塌陷，导致中耳负压，而中耳处于负压状态时，管壁软骨塌陷更为加剧，甚至可致管腔闭塞。裂腭患者因两侧腭帆张肌和腭帆提肌的连续性中断，附着处前移，肌肉由正常的横向行走变为纵向行走，加之肌纤维数量减少等，以致收缩乏力，而引起中耳负压。牙的错位咬合亦为因素之一。

最近研究发现，咽鼓管上皮内具有表面活性物质样的板层体结构，能产生表面活性物质（sufactant），这种表面活性物质与肺的表面活性物质结构相似（Tsuru‐hara 等，1989），主要由磷脂多糖和蛋白质组成，具有降低气－液界面表面张力的性能。因为咽鼓管管腔内气－液界面的表面张力是咽鼓管开放时必须克服的阻力之一（管壁的弹性阻力则为需要克服的另一阻力），因此，表面张力的降低有利于咽鼓管的开放；目前认为，细菌感染引起的蛋白水解酶的活性增高等因素可致表面活性物质减少，表面张力因而提升，不利于咽鼓管的开放。

（2）清洁功能不良：咽鼓管的黏膜具有呼吸道黏膜的特征，上皮层由纤毛细胞、无纤毛细胞、分泌细胞（杯状细胞）和基底细胞组成。正常情况下，通过纤毛向咽口的连续单向运动，向鼻咽部排除中耳内的异物及分泌物，故又称为"黏液纤毛输送系统"。在咽鼓管管腔顶部，无纤毛细胞较多，主要为通气道（sando，1993）。而在咽鼓管底部，腺体和杯状细胞比较多，而且由于该处存在着许多黏膜皱襞，故黏膜的表面面积比管腔顶部者较大，此区域主要司理清洁功能，保护中耳的无菌状态。细菌外毒素引起的纤毛运动暂时性瘫痪，管腔内分泌物的潴留，放射性损伤，以及婴幼儿咽鼓管发育不成熟，或先天性呼吸道黏膜纤毛运动不良（immotile cillia综合征），原发性纤毛运动障碍（primary ciliary disknesia）等等，均可不同程度地损害黏液纤毛输送系统的功能，使中耳及管腔内的分泌物、致病微生物以及毒素等不能有效排出。

（3）防御功能障碍：咽鼓管一方面凭借黏液纤毛输送系统方向指向咽口的单向运动，清除并阻抑鼻咽部有害物的侵入；而咽鼓管底部的黏膜皱襞还具有单向活瓣作用，当咽鼓管开放时，能防止鼻咽部的细菌等微生物逆行流入鼓室，从而发挥咽鼓管的防御功能。由各种原因引起的咽鼓管关闭不全，如老年人结缔组织退行性变，咽鼓管黏膜下方弹力纤维的弹性降低，咽鼓管咽口的瘢痕牵引，肿瘤的侵袭破坏，或放射性损伤等等，皆可导致咽鼓管的防御功能丧失，给致病微生物侵入中耳以可乘之机。

2. 感染　过去，由于在中耳液体中未检出多形核白细胞或细菌，曾一度认为本病是一种无菌性炎症。自Senturia等（1958）在40%的中耳分泌物标本中检出了致病菌以来，各家对中耳积液所做的细菌培养阳性结果为22%～52%，其中，常见的致病菌为流感嗜血杆菌和肺炎链球菌，其次有β溶血性链球菌，金黄色葡萄球菌和卡他布兰汉球菌（Branhamella Catarrhals）等。

3. 免疫反应

（1）Ⅰ型变态反应：Jordan（1949）对123例分泌性中耳炎患者通过鼻分泌物涂片查嗜酸性粒细胞，皮肤试验，并观察患者对抗过敏治疗的反应等调查发现，其中74%合并Ⅰ型变态反应。Draper（1967）报告，在有变应性疾病的患者中，分泌性中耳炎的发病率较对照组高。Borge（1983）发现，分泌性中耳炎患者中，特异反应性疾病（atopic disease）的发病率较高。临床上亦发现，本病患者中合并呼吸道变应性疾病的较多，如变应性鼻炎，鼻息肉，支气管哮喘等。故Ⅰ型变态反应是中耳炎发病的危险的因素之一。但是，Ⅰ型变态反应作为本病的确切病因至今尚未得到证实，虽然Jang（2003）、Hurst（1999，2000）等发现，本病中耳黏膜中肥大细胞、嗜酸性粒细胞增多，过度活化，IgE和炎性介质增加等，也提示本病与Ⅰ型变态反应关系密切。而中耳黏膜虽然可以对抗原刺激产生免疫应答，但在通常情况下，吸入性抗原并不能通过咽鼓管进入鼓室。目前多数学者认为，呼吸道变应性疾病患者合并本病的原因，可能是由于患者对感染性疾病的敏感性增强，或由肥大细胞释放的炎性介质不仅使鼻黏膜，而且也使咽鼓管咽口、甚至咽鼓管黏膜水肿，分泌物增多，导致咽鼓管阻塞和中耳负压，影响咽鼓管功能之故。

（2）细菌感染引起的Ⅲ型变态反应：最近认为，中耳是一个独立的免疫防御系统。Palva等（1974）在对中耳积液中的蛋白质和酶进行分析后认为，本病的中耳积液是一种分泌物，而非渗出物。而患者中耳黏膜的组织学检查结果也支持这一观点，因为黏膜中杯状细胞和黏液腺体增加。在此基础上 Palva 等（1983）设想，某些分泌性中耳炎可能属免疫复合物型变应性疾病，其抗原——细菌，可能存在于腺样体或口咽部的淋巴组织内。这些病例往往在儿童时期有过中耳炎病史，而本次起病隐袭，临床上缺乏明确的急性感染史（Ryan 等，1985）。

除以上三大学说外，还有神经性炎性机制学说，胃食管反流学说（gastroesophageal reflux）等。被动吸烟，居住环境不良，哺乳方式不当，家族中有中耳炎患者等属本病的危险因素。

二、病理

中耳分泌物来自咽鼓管、鼓室以及乳突气房黏膜。无论分泌物为浆液性或黏液性，其中，病理性渗出、分泌和吸收等亦均参与了病理过程。中耳黏膜的病理组织学研究发现，中耳黏膜水肿，毛细血管增多、通透性增加。病变进一步发展，黏膜上皮增厚，上皮化生，鼓室前部低矮的假复层柱状纤毛上皮可变为增厚的分泌性上皮，鼓室后部的单层扁平上皮变为假复层柱状上皮，杯状细胞增多，纤毛细胞甚至具有分泌性特征，如胞浆内出现分泌性的暗颗粒，并可见顶浆分泌现象；上皮下层有病理性腺体样组织形成，固有层出现圆形细胞浸润。液体以浆液性为主者，以淋巴细胞浸润为主，还可见单核细胞，浆细胞等；液体以黏液性为主者，则主要为浆细胞和淋巴细胞浸润。至疾病的恢复期，腺体逐渐退化，分泌物减少，黏膜可逐渐恢复正常。如病变未得到控制，可出现积液机化，或形成包裹性积液，伴有肉芽组织生成，内陷袋形成等等，可发展为粘连性中耳炎、胆固醇肉芽肿、鼓室硬化、胆脂瘤、隐性中耳乳突炎等后遗症。Paparelle 等（1990）认为，各种型别的分泌性中耳炎，其病变均可由早期向晚期或后遗阶段发展，炎症的性质处于动态变化中。

中耳积液为漏出液、渗出液和黏液的混合液体，早期主要为浆液，然后逐渐转变为浆-黏液，黏液。浆液性液体稀薄，如水样，呈深浅不同的黄色。黏液性液体黏稠，大多呈灰白色。胶耳液体如胶冻状。上述各种液体中细胞成分不多，除脱落上皮细胞外，尚有淋巴细胞，吞噬细胞，多形核白细胞，个别可见嗜酸性粒细胞。此外，尚可检出免疫球蛋白、（SIgA，IgG，IgA 等）、前列腺素等炎性介质、氧化酶、水解酶以及 IL-4、IL-1、IL-6、TNF-α、INF-γ 等。

三、症状

本病冬季多发。

1. 听力下降 急性分泌性中耳炎病前大多有感冒史。以后出现耳痛，听力下降，可伴有自听增强感。少数患者主诉听力在数小时内急剧下降，往往被误诊为"突聋"。慢性分泌性中耳炎起病隐袭，患者往往不能明确指出具体的发病时间。患者的耳聋严重程度常有波动，例如，当头部前倾或偏向患侧时，由于鼓室内的液体离开蜗窗，听力可暂时得到改善，中耳液体很黏稠时，听力则不因头位的变动而改变。有些慢性患者自觉阴天耳聋加重，晴天耳聋减轻。小儿大多无听力下降的主诉，幼儿可表现为言语发育延迟，学龄前儿童常表现为对父母的呼唤不理睬，家长误认为其注意力不集中；学龄儿童则以学习成绩下降，看电视时要求过大的音量等为主要表现。如果小儿仅有一耳患病，另侧耳听力正常，可长期不被察觉而于常规的体检时方被发现。

2. 耳痛　急性分泌性中耳炎起病时可有耳痛，疼痛可轻可重，有患儿因耳痛而夜间来急诊的。慢性者无耳痛。

3. 耳内闭塞感　耳内闭塞感或闷胀感是成年人常见的主诉，按捺耳屏后这种闭塞感可暂时得以减轻。

4. 耳鸣　耳鸣一般不重，可为间歇性，如"噼啪"声或低音调"轰轰"声，个别患者有高调耳鸣。成年人当头部运动或打呵欠、擤鼻时，耳内可出现气过水声。但若液体很黏稠，或液体已完全充满鼓室，此症状缺如。

四、检查

1. 鼓膜象　急性期，鼓膜松弛部充血，紧张部周边有放射状扩张的血管纹，或全鼓膜轻度充血。紧张部或全鼓膜内陷，表现为光锥缩短、变形或消失；锤骨柄向后、上方移位；锤骨短突明显外凸。鼓室积液时，鼓膜失去正常光泽，呈淡黄、橙红或琥珀色，慢性者可呈乳白色或灰蓝色，不透明，如毛玻璃状；鼓膜紧张部有扩张的微血管。若液体为浆液性，且未充满鼓室时，透过鼓膜可见到液平面，此液面状如弧形发丝，凹面向上，该患者头前俯、后仰时，此平面与地面平行的关系不变。有时尚可在鼓膜上见到气泡影，做咽鼓管吹张后，气泡可增多，移位。但这两种典型的体征出现的机会并不多，在这些统计的 230 耳中仅占 3.5%（汪吉宝等，1994）。积液多时，鼓膜向外隆凸。用 Siegle 耳镜观察，可见鼓膜的活动度受限。

2. 音叉试验　Rinne 试验阴性。Weber 试验偏向患侧。

3. 纯音听阈测试　纯音听力图一般表现为轻度的传导性聋。儿童的气导平均听阈约为 27.5dB（Fria，1985），Fiellau Nikolajsen（1983）统计的平均听阈为 23dB，听敏度与年龄、病史长短无关。部分患者的听阈可无明显下降，重者听力损失可达 40dB 左右。在病程中，听阈可以有一定的波动，这可能与中耳内积液量的变化有关。听力损失以低频为主，但因中耳传音结构及两窗阻抗的改变，高频气导及骨导听力亦可下降。有人认为，积液愈黏稠，摩擦力愈大，高频听力损失愈明显。由于细菌及其毒素等可能经圆窗引起耳蜗毛细胞受损，故亦可发生感音神经性聋，若这种感音神经性聋和前述传导性聋同时存在，则表现为混合性聋。

4. 声导抗测试　声导抗图对本病的诊断具有重要价值。平坦型（B 型）为分泌性中耳炎的典型曲线，其诊断符合率为 88%，高负压型（C 型）示咽鼓管功能不良，鼓室负压 > 200daPa，大多示鼓室内有积液。声反射均消失。由于 6 个月以内婴儿的外、中耳结构尚处于发育阶段，其机械 - 声学传导机制与大龄儿童有所不同，故对 6~7 个月以下婴儿做声导抗测试时，以 226Hz 为探测音所测得的鼓室导抗图形常不能准确反映中耳的实际情况，"正常"的鼓室导抗图往往无诊断价值，应注意判别。目前有人采用高频探测音 660Hz，678Hz 或 1kHz。

5. 颞骨　CT 扫描可见鼓室内有密度均匀一致的阴影，乳突气房中可见液气面。此项检查不属常规检查项目。

五、诊断

根据病史及对鼓膜的仔细观察，结合 Siegle 镜下鼓膜活动受限，以及声导抗测试结果，诊断一般并不困难。必要时可于无菌条件下做诊断性鼓膜穿刺术而确诊。但若鼓室内液体甚黏稠，亦可抽吸不到液体，但此时请患者捏鼻鼓气时，常可见鼓膜穿刺所留针孔中出现黏液，或针孔外有少许黏液丝牵挂。

关于婴幼儿中耳炎（主要为分泌性中耳炎）的诊断，由于婴幼儿不会陈述相应症状，鼓气耳镜对鼓膜的观察常因耳道狭小，鼓膜厚且倾斜度大而比较困难，鼓气耳镜观察鼓膜活动度的结果在实践中常遭质疑，其准确性较大龄儿童或成人要低。加之上述鼓室导抗测试尚有探测音等问题有待探索，鼓膜穿刺术因其创伤性而不能作为常规诊断方法等原因，因此婴幼儿分泌性中耳炎的诊断目前尚存在一定困难，值得注意。

六、鉴别诊断

1. 鼻咽癌　对一侧分泌性中耳炎的成年患者（个别为双侧分泌性中耳炎），应毫无例外地做仔细的鼻腔及鼻咽部检查，包括纤维或电子鼻咽镜检，颈部触诊，血清中 EBV – VCA – IgA 测定。鼻咽部 CT 扫描，MR 成像对位于黏膜下的鼻咽癌灶有较高的诊断价值，必要时可行之。

2. 脑脊液耳漏　颞骨骨折并脑脊液耳漏而鼓膜完整者，脑脊液聚集于鼓室内，可产生类似分泌性中耳炎的临床表现。先天性颅骨或内耳畸形（如 Mondini 型）患者，可伴发脑脊液耳漏。根据头部外伤史或先天性感音神经性聋病史，鼓室液体的实验室检查结果，以及颞骨 X 线片，颞骨 CT 扫描等可资鉴别。

3. 外淋巴瘘　不多见。多继发于镫骨手术后，或有气压损伤史。瘘管好发于蜗窗及前庭窗，耳聋为感音神经性，可表现为突发性聋。常合并眩晕，强声刺激可引起眩晕（Tullio 现象）。

4. 胆固醇肉芽肿　可为分泌性中耳炎的后遗症。鼓室内有棕褐色液体聚集，液体内有时可见细微的、闪烁反光的鳞片状胆固醇结晶，鼓室及乳突气房内有暗红色或棕褐色肉芽，内含铁血黄素与胆固醇结晶溶解后形成的裂隙，伴有异物巨细胞反应。本病病史较长，鼓膜呈深蓝色，颞骨 CT 扫描可见鼓室及乳突内有软组织影，少数有骨质破坏。

5. 粘连性中耳炎　有时粘连性中耳炎可与慢性分泌性中耳炎并存。粘连性中耳炎的病程一般较长，听力损失较重，鼓膜可高低不平。

七、预后

（1）不少分泌性中耳炎有自限性，积液可经咽鼓管排出或自行吸收。

（2）病程较长而未做治疗的小儿患者，有可能影响言语发育、学习以及与他人交流的能力。

（3）顽固的慢性分泌性中耳炎，鼓膜紧张部可出现萎缩性瘢痕，钙化斑，鼓膜松弛，鼓室内出现硬化病灶。

（4）黏稠的分泌物容易发生机化，形成粘连。

（5）咽鼓管功能不良，或上鼓室长期处于负压状态者，可逐渐出现鼓膜松弛部内陷袋，部分发生胆脂瘤。

（6）并发胆固醇肉芽肿。

八、治疗

清除中耳积液，改善咽鼓管通气引流功能，以及病因治疗等综合治疗为本病的治疗原则。

1. 非手术治疗

（1）抗生素或其他抗菌药物治疗：急性分泌性中耳炎可用抗菌药物进行适当的治疗，但疗程不宜过长。可供选用的药物有各类广谱青霉素，头孢菌素，大环内酯类抗生素等。择药时应注意该药对本病常见致病菌——流感嗜血杆菌，肺炎链球菌等的敏感性。

（2）糖皮质激素：可用地塞米松（dexamethason）或泼尼松（Prednison）等口服，做短期治疗。

（3）伴有鼻塞症状时：可用盐酸羟甲唑啉等减充血剂喷（滴）鼻。

（4）咽鼓管吹张：可采用捏鼻鼓气法、波氏球法或导管法做咽鼓管吹张。成人尚可经导管向咽鼓管咽口吹入泼尼松龙，隔日1次，每次每侧1ml，共3～6次。

2. 手术治疗 由于不少分泌性中耳炎有自限性，所以对无症状、听力正常、病史不长的轻型患儿，可在专科医师的指导下密切观察，而不急于手术治疗。

（1）鼓膜穿刺术：仅用于成年人。

（2）鼓膜切开术：鼓膜切开术（myringotomy）适用于中耳积液比较黏稠，经鼓膜穿刺术不能抽吸出积液；或反复做鼓膜穿刺，积液抽吸后迅速集聚时。

（3）置管术。

3. 病因治疗 对反复发作的分泌性中耳炎，除积极进行疾病本身的治疗外，更重要的是仔细寻找病因，并积极进行病因治疗。

（1）腺样体切除术：分泌性中耳炎具有以下情况者，应做腺样体切除术：

1）腺样体肥大，引起鼻塞、打鼾者；

2）过去曾做过置管术的复发性中耳炎，伴腺样体炎，腺样体肥大者。

（2）扁桃体切除术：儿童急性扁桃体炎反复发作；经常发生上呼吸道感染，并由此而诱发分泌性中耳炎的反复发作；或扁桃体明显肥大者，可作扁桃体切除术。

（3）鼓室探查术和单纯乳突开放术：慢性分泌性中耳炎，特别在成年人，经上述各种治疗无效，又未查出明显相关疾病时，宜做颞骨CT扫描，如发现鼓室或乳突内有肉芽，或骨质病变时，应做鼓室探查术（explorative tympanotomy）或单纯乳突开放术（simple mastoidectomy），彻底清除病变组织，根据不同情况做相应类型的鼓室成形术。

（4）其他：积极治疗鼻腔、鼻窦或鼻咽部疾病，包括手术治疗，如鼻息肉摘除术，下鼻甲部分切除术，功能性鼻内镜手术，鼻中隔黏膜下矫正术等。

（孟纲要）

第二节　急性化脓性中耳炎

急性化脓性中耳炎（acutesuppurative otitis media）是中耳黏膜的急性化脓性炎症。主要致病菌为肺炎链球菌、流感嗜血杆菌、乙型溶血性链球菌及葡萄球菌、绿脓杆菌等，前两者在小儿多见。

一、病因及感染途径

由各种原因引起的身体抵抗力下降，全身慢性疾病以及邻近部位的病灶疾病（如慢性扁桃体炎、慢性化脓性鼻窦炎等），小儿腺样体肥大等是本病的诱因。

致病菌进入中耳的途径如下：

1. 咽鼓管途径　最常见。

（1）急性上呼吸道感染时：如急性鼻炎、急性鼻咽炎、急性扁桃体炎等，炎症向咽鼓管蔓延，咽鼓管黏膜发生充血、肿胀、纤毛运动障碍，局部免疫力下降，此时致病菌乘虚侵入中耳。

（2）急性传染病期间：如猩红热、麻疹、百日咳、流行性感冒、肺炎、伤寒等，致病微生物可经咽鼓管侵入中耳；亦可经咽鼓管发生其他致病菌的继发感染。

（3）在不洁的水中游泳或跳水，不适当的擤鼻、咽鼓管吹张、鼻腔冲洗以及鼻咽部填塞等，致病菌可循咽鼓管侵犯中耳。

（4）婴儿哺乳位置不当，如平卧吮奶，乳汁可经短而宽的咽鼓管流入中耳。

2. 外耳道鼓膜途径　因鼓膜外伤，不正规的鼓膜穿刺或鼓室置管时的污染，致病菌可从外耳道侵入中耳。

3. 血行感染　极少见。

二、病理

病变常累及包括鼓室、鼓窦及乳突气房的整个中耳黏骨膜，但以鼓室为主。早期的病理变化为黏膜充血，从咽鼓管、鼓室开始，逐渐波及鼓窦及乳突气房。由于毛细血管扩张，通透性增加，纤维素、红细胞、多形核白细胞及血清渗出，黏膜及黏膜下出现水肿；上皮纤毛脱落，正常的扁平立方形上皮细胞变为分泌性柱状细胞，黏液腺分泌增加。以后出现新生的血管，淋巴细胞、浆细胞和吞噬细胞浸润，黏膜增厚。鼓室内开始有少量的浆液性渗出物聚集，以后变为黏液脓性或脓性；由于黏骨膜中血管受损，红细胞大量渗出，分泌物亦可呈血性。鼓膜的早期病变亦为充血，上皮下结缔组织层水肿、增宽，有炎性细胞浸润。以后表皮层之鳞状上皮增生、脱屑，鼓膜中之小静脉出现血栓性静脉炎，纤维层发生坏死、断裂，加之鼓室内积脓，压力增高，鼓膜出现穿孔，脓液外泄。如鼓室内的水肿黏膜从穿孔处脱出，可堵塞穿孔。若治疗得当，炎症可逐渐吸收，黏膜恢复正常。重症者病变深达骨质，可迁延为慢性化脓性中耳炎或合并急性乳突炎。

三、症状

本病之症状在鼓膜穿孔前后迥然不同。

1. 全身症状　鼓膜穿孔前，全身症状较明显，可有畏寒、发热、怠倦及食欲减退，小儿全身症状通常较成人严重，可有高热、惊厥，常伴呕吐、腹泻等消化道症状。鼓膜穿孔后，体温逐渐下降，全身症状亦明显减轻。

2. 耳痛　为本病的早期症状。患者感耳深部钝痛或搏动性跳痛，疼痛可经三叉神经放射至同侧额、颞、顶部、牙或整个半侧头部，吞咽、咳嗽、喷嚏时耳痛加重，耳痛剧烈者夜不成眠，烦躁不安。婴幼儿则哭闹不休。一旦鼓膜出现自发性穿孔或行鼓膜切开术后，脓液向外宣泄，疼痛顿减。

3. 耳鸣及听力减退　患耳可有搏动性耳鸣，听力逐渐下降。耳痛剧烈者，轻度的耳聋可不被患者察觉。鼓膜穿孔后听力反而提高。如病变侵入内耳，可出现眩晕和感音性聋。

4. 耳漏　鼓膜穿孔后耳内有液体流出，初为浆液血性，以后变为黏液脓性乃至脓性。如分泌物量甚多，提示分泌物不仅来自鼓室，亦源于鼓窦、乳突。

四、检查

1. 耳镜检查　早期鼓膜松弛部充血，锤骨柄及紧张部周边可见呈放射状的扩张血管。以后鼓膜迅速出现弥漫性充血，标志不易辨认，鼓膜可全部向外膨出，或部分外突而如乳头状。穿孔前，在隆起最明显的部位出现黄点，然后从此处发生穿孔。穿孔一般位于紧张部，开始时甚小，如针尖大，不易看清，彻底清除外耳道内分泌物后，方可见穿孔处有闪烁搏动的亮点，分泌物从该处涌出。有时须以 Siegle 耳镜加压后，才能窥见鼓膜上的小穿孔。

2. 触诊　因乳突部骨膜的炎性反应，乳突尖及鼓窦区可能有压痛。鼓膜穿孔后渐消失。

3. 听力检查　呈传导性听力损失，听阈可达 40～50dB。如内耳受细菌毒素损害，则可出现混合性听力损失。

4. 血液分析　白细胞总数增多，多形核白细胞增加，穿孔后血常规逐渐恢复正常。

五、诊断

根据病史和检查，不难对本病做出诊断。但应注意和外耳道疖鉴别。因外耳道无黏液腺，故当分泌物为黏液脓性时，提示病变在中耳而不在外耳道，或不仅位于外耳道。本病全身症状较重，鼓膜穿孔前可高烧不退，耳痛持续，鼓膜弥漫性充血，一旦穿孔便溢液不止，此点可与分泌性中耳炎鉴别。

六、预后

若治疗及时、适当，分泌物引流通畅，炎症消退后鼓膜穿孔多可自行愈合，听力大多能恢复正常。治疗不当或病情严重者，可遗留鼓膜穿孔、中耳粘连症、鼓室硬化或转变为慢性化脓性中耳炎，甚至引起各种并发症。

七、治疗

本病的治疗原则为抗感染，畅引流，去病因。

1. 全身治疗

（1）尽早应用足量的抗菌药物控制感染，务求彻底治愈，以防发生并发症或转为慢性。一般可将青霉素 G 与氨苄西林合用，在头孢菌素中可用第一代头孢菌素头孢拉啶，头孢唑啉，或第二代中的头孢呋辛纳。鼓膜穿孔后应取脓液做细菌培养及药敏试验，参照其结果选用适宜的抗菌药，直至症状完全消失，并在症状消失后仍继续治疗数日，方可停药。

（2）鼻腔减充血剂滴鼻或喷雾于鼻咽部，可减轻鼻咽黏膜肿胀，有利于恢复咽鼓管功能。

（3）注意休息，调节饮食，疏通大便。重症者应注意支持疗法，如静脉输液、输血或血浆，应用少量糖皮质激素等。必要时请儿科医师协同观察处理。

2. 局部治疗

（1）鼓膜穿孔前

1）2%苯酚甘油滴耳，可消炎、止痛。因该药遇脓液即释放苯酚，可腐蚀鼓膜及鼓室黏膜，当鼓膜穿孔后应立即停药。慢性化脓性中耳炎忌用此药。

2）鼓膜切开术：适时的鼓膜切开术可通畅引流，有利于炎症的迅速消散，使全身和局部症状迅速减轻。炎症消退后，穿孔可迅速封闭，平整愈合，减少瘢痕形成和粘连。鼓膜切开术的适应证为：①全身及局部症状较重，鼓膜明显膨出，虽经治疗亦无明显好转者；②鼓膜虽已穿孔，但穿孔太小，引流不畅者；③有并发症可疑，但无需立即行乳突手术者。

操作步骤：①成人取坐位，小儿卧位，患耳朝上；②外耳道口及外耳道内以75%酒精消毒；③成人用1%利多卡因或普鲁卡因做外耳道阻滞麻醉，加2%丁卡因表面麻醉，亦可用4%可卡因做表面麻醉；小儿可用氯胺酮全麻；④在手术显微镜或窥耳器下看清鼓膜，用鼓膜切开刀从鼓膜后下象限向前下象限做弧形切口，或在前下象限做放射状切口。注意刀尖不可刺入太深，切透鼓膜即可，以免伤及鼓室内壁结构及听小骨；⑤吸尽脓液后，用小块消毒棉球置于外耳道口。

（2）鼓膜穿孔后：在0.3%氧氟沙星（泰利必妥）滴耳液、0.25%~1%氯霉素液、复方利福平液、0.5%金霉素液等滴耳液中择一滴耳。炎症完全消退后，穿孔多可自行愈合。穿孔长期不愈者，可做鼓膜成形术。

3. 病因治疗 积极治疗鼻部及咽部慢性疾病。

八、预防

（1）锻炼身体，提高身体素质，积极预防和治疗上呼吸道感染。
（2）广泛开展各种传染病的预防接种工作。
（3）宣传正确的哺乳姿势哺乳时应将婴儿抱起，使头部竖直；乳汁过多时应适当控制其流出速度。
（4）鼓膜穿孔及鼓室置管者禁止游泳，洗浴时防止污水流入耳内。

（孟纲要）

第三节 急性坏死型中耳炎

急性坏死型中耳炎（acute necrotizing otitis media）是急性化脓性中耳炎的特殊类型。多发生于猩红热、麻疹、白喉、伤寒、百日咳和流感等急性传染病中，而以猩红热最多见。本病以中耳及其周围组织的广泛坏死、损毁为特点，可演变为慢性化脓性中耳炎。随着急性传染病发病率的下降，本病已不多见。

急性坏死型中耳炎好发于 5 岁以下的婴幼儿。由于致病微生物毒力甚强（如乙型溶血性链球菌），严重的全身感染而导致机体的抵抗力下降，且婴幼儿中耳免疫防御功能不成熟，以致致病菌及其毒素可迅速破坏局部组织，鼓膜发生溃烂、穿孔，鼓室、鼓窦及乳突气房的黏骨膜坏死，听小骨溶溃，甚至累及中耳局部及周围骨的骨髓，发生骨髓炎，个别可有死骨形成。病变尚可侵犯内耳，合并迷路炎，而于病后数月出现明显的感音性聋。如感染得到控制，炎性坏死过程终止，残存的黏膜上皮向病变区生长，鼓膜穿孔可自行修复，听力恢复正常。有些穿孔虽已愈合，但遗留硬化灶和（或）听骨链中断而引起明显的传导性聋。鼓膜肾形穿孔可长期不愈；外耳道鳞状上皮经穿孔边缘向中耳生长致鼓室黏膜上皮化生者可继发胆脂瘤；亦可遗留局限性骨炎、骨髓炎、肉芽组织增生等。

急性坏死型中耳炎可发生于急性传染病的早期（出疹期）或晚期（恢复期）。其临床表现与一般急性化脓性中耳炎相同。但因鼓膜早期发生穿孔，并在数日内融合而迅速扩大，形成较大的肾形穿孔（此乃因松弛部、锤骨柄及紧张部周边血供较好，抵抗力较强，而紧张部其他部位血供相对较差之故），重症者穿孔可达鼓环。因此，耳部的首发症状多为耳内流脓，脓液腥臭。外耳道有肉芽组织增生时，可遮蔽穿孔的鼓膜和裸露的骨壁，以探针探之，可触及粗糙的骨壁或坏死的听小骨。

治疗同一般急性化脓性中耳炎，特别注意加强支持疗法及原发传染病的治疗，提高机体的抵抗力。

（孟纲要）

第四节 隐性中耳炎

隐性中耳炎（silent otitis media，masked otitismedia）又称潜伏性中耳炎（latent otitis media），亚临床中耳炎（subclinical otitis media）或非典型中耳炎（atypical otitis media），是指鼓膜完整而中耳隐藏着明显的感染性炎性病变的中耳乳突炎。由于病变隐匿，临床常发生漏诊，甚至，待引起颅内外并发症时或死后方始发现。近年来，本病有增多的趋势，尤以小儿多见，值得关注。

一、病因

（1）急性化脓性中耳炎或乳突炎治疗不当，如剂量不足，疗程过短或菌种耐药。

（2）婴幼儿急性中耳炎因主诉少、鼓膜厚，易误诊而未获合理治疗，致病变迁延。

（3）中耳炎症后期，鼓室峡或鼓窦入口因黏膜肿胀、增厚或肉芽、息肉生成而阻塞，此时虽咽鼓管功能恢复，鼓室逐渐再充气，然乳突病变尚残存，且继续发展。

二、症状及体征

（1）本病无典型症状患者可诉耳部不适，轻微的耳痛或耳后疼痛，听力下降，或有低热，头痛等。

（2）部分患者近期（可在数月前）有过急性中耳炎、乳突炎病史。

（3）鼓膜完整，外观似正常。仔细观察时可发现松弛部充血，或鼓膜周边血管纹增多，或外耳道后上壁红肿，塌陷。

（4）乳突区皮肤无红肿，但可有轻压痛。

三、听力学检查

1. 纯音听力测试　传导性或混合性听力损失。
2. 鼓室导抗图　C 或 B 型鼓室导抗图。

四、影像学检查

颞骨 CT 扫描对诊断有重要价值。可见乳突内有软组织影，可有房隔破坏，有时可见液、气面，鼓室内亦可有软组织影。

五、诊断

（1）婴幼儿不明原因发热时，宜仔细检查耳部，必要时做颞骨高分辨率 CT 扫描。
（2）成年人耳部不适，或轻微耳痛，或不明原因的传导性听力损失，鼓膜外观虽无特殊改变，也应警惕本病而做相关检查。

六、治疗

由于本病可引起感音神经性聋、迷路炎、脑膜炎等严重的颅内外并发症，即使在药物的控制下，病变仍可向周围发展，故一旦确诊，即应行乳突开放术，彻底根除病灶。

（孟纲要）

第五节　儿童急性化脓性中耳炎及乳突炎

儿童的急性中耳炎，无论是化脓性或非化脓性，绝大多数（80% 以上）均与细菌的急性感染有关，而其致病菌种也大致相同；在疾病的早期，两者的临床表现相似；由于抗生素的早期和广泛应用，不少以化脓性开始的中耳炎，以后可转变为分泌性中耳炎。所以目前不少学者将两者不加区分地统称为急性中耳炎。

一、病因

急性化脓性中耳炎及乳突炎多见于儿童。
（1）小儿咽鼓管较短、峡部较宽，管腔相对较大，咽口位置较低，管之走向似一直线，与水平面交角仅为 10°，近似水平位，故鼻部和咽部的分泌物及细菌等微生物容易经此侵入中耳。
（2）机体抵抗力低，容易感染各种上呼吸道传染病，如麻疹、猩红热、百日咳等。
（3）咽部淋巴组织丰富，常增生肥大，腺样体沟裂或扁桃体隐窝可隐藏细菌和病毒，中耳与其毗邻，易遭感染。
（4）中耳局部的免疫功能发育不完全，防御能力较差。
（5）哺乳位置不当，或乳汁流出过急而婴儿来不及吞咽，乳汁可经咽鼓管进入中耳。

二、临床表现

（1）全身症状较重，如急性病容，发热、体温可达40℃以上，脉速，可出现惊厥。常伴恶心、呕吐、腹泻等消化道症状。由于2岁以内小儿的岩鳞缝尚未闭合，且中耳黏膜与硬脑膜之间有丰富的血管及淋巴管连接，故中耳的急性化脓性炎症可使邻近的硬脑膜受到炎症刺激，出现脑膜刺激征，但此时脑脊液并无典型的化脓性改变，故称假性脑膜炎。

（2）儿童，尤其是婴幼儿不会诉说耳痛、耳鸣等局部症状，常表现为瘙耳，摇头，哭闹不安。

（3）婴幼儿鼓膜较厚，富于弹性，中耳炎时不易穿孔，甚至中耳已蓄脓，但鼓膜仍无显著红肿，应警惕之。

（4）因小儿2岁时乳突气房方始发育，6岁左右气房才有较广泛的延伸，故2~3岁以内的小儿一般不会发生急性化脓性乳突炎，而出现急性鼓窦炎。新生儿鼓窦外侧骨壁甚薄，急性化脓性中耳炎时，该处骨膜容易出现水肿。

三、诊断

综上所述，由于小儿急性化脓性中耳炎的全身症状重，局部症状常被掩盖，加之小儿（特别是婴幼儿）缺少主诉，且有鼓膜厚，不易发生穿孔等特点，因此，本病常易漏诊。许多颞骨尸检发现，病死于化脓性脑膜炎的小儿颞骨中，不少中耳有明显的感染性炎性病变，故其脑膜炎实为耳源性。更值得注意的是，这些病儿在生前大多未能明确中耳炎的诊断，而且鼓膜是完整的。故医者定须警惕，对不明原因发热伴消化道症状者，应注意仔细检查耳部，必要时做颞骨高分辨率CT扫描，务求避免漏诊。

四、治疗

1. 早期应用足量抗生素　静脉滴注，直至感染完全控制，炎症彻底消退后仍继续给药数日。同时给予支持疗法，如输血浆或少量新鲜血等。因小儿多有呕吐，腹泻，应注意适当补液及维持电解质平衡。

2. 鼓膜切开术　小儿鼓膜不易穿孔，故适时进行鼓膜切开术对缩短病程和防止并发症甚为重要。

3. 乳突开放术　自抗生素问世以来，急性乳突炎需行乳突开放者已大为减少。但经一般治疗后症状无好转，乳突气房已融合、蓄脓时，应及时手术。

（孟纲要）

第六节　慢性化脓性中耳炎

慢性化脓性中耳炎（chronic suppurative otitis media）是中耳黏膜、骨膜或深达骨质的化脓性炎症，重者炎症深达乳突骨质。本病很常见。临床上以耳内长期间歇或持续流脓、鼓膜穿孔及听力下降为特点。

一、病因

（1）急性化脓性中耳炎未获恰当而彻底的治疗，或治疗受到延误，以致迁延为慢性。此为较常见的原因。

（2）急性坏死型中耳炎病变深达骨膜及骨质，组织破坏严重者，可延续为慢性。

（3）全身或局部抵抗力下降，如猩红热、麻疹、肺结核等传染病，营养不良，全身慢性疾病等患者。特别是婴幼儿，中耳免疫力差，急性中耳炎易演变为慢性。

（4）鼻部和咽部的慢性病变如腺样体肥大、慢性扁桃体炎、慢性鼻窦炎等，亦为引起中耳炎长期不愈的原因之一。

（5）鼓室置管是否可并发本病尚无定论。据统计，经鼓室置管的小儿中有15%～74%并发慢性化脓性中耳炎（Gates等，1988），并认为造成继发感染的原因可能是中耳内原有的病原体繁殖，或由通气管污染所致。鼓膜置管后遗留鼓膜穿孔长期不愈，亦可经外耳道反复感染而引起本病。

（6）乳突气化不良与本病可能有一定关系，因为在慢性化脓性中耳炎患儿中，乳突气化不良者居多。不过其确切关系尚不清楚。

二、病理

本病的病理变化轻重不一。轻者，病变主要位于中鼓室的黏膜层，称单纯型，曾有咽鼓管鼓室型之称。此型于炎症急性发作时，鼓室黏膜充血、水肿，有炎性细胞浸润，并有以中性粒细胞为主的渗出物。如果感染得到控制，炎症吸收，病变可进入静止期，此时鼓室黏膜干燥，鼓膜穿孔仍存，少数小的穿孔也可自行愈合。病变重者，除了中、上鼓室、甚至下鼓室黏膜充血、水肿，有炎性细胞浸润外，黏膜尚可出现增生、肥厚，若黏骨膜破坏，病变深达骨质，听小骨、鼓窦周围、乳突甚至岩尖骨质都可以发生骨疡（bone erosion），形成慢性骨炎（osteitis），则局部可生长肉芽或息肉，病变迁延不愈，曾称骨疡型。中耳黏膜破坏后，病变长期不愈合者，有些局部可发生鳞状上皮化生或同时有纤维组织增生，形成粘连或产生硬化病变等。

三、症状

1. 耳溢液　耳内流脓可为间歇性或持续性，脓量多少不等。上呼吸道感染或经外耳道再感染时，流脓发作或脓液增多，可伴有耳痛，病变由静止期或相对稳定期进入急性发作期。脓液或为黏液性、黏液脓性或为纯脓。如脓液长期不予清洗，可有臭气。炎症急性发作期或肉芽、息肉受到外伤时分泌物内可带血，甚至貌似全血。

2. 听力下降　患耳可有不同程度的传导性或混合性听力损失。听力下降的程度与鼓膜穿孔的大小、位置、听骨链是否受损，以及迷路正常与否等有关。就鼓膜穿孔而言，紧张部前下方的小穿孔一般不致引起明显的听力下降；后上方的大穿孔则可导致较重的听力损失。有些患者在耳内滴药后或耳内有少许分泌物时，听力反可暂时提高，此乃因少量的液体遮盖了蜗窗膜，使相位相同的声波不致同时到达两窗，前庭阶内外淋巴液的振动不会受到干扰之故。

3. 耳鸣　部分患者有耳鸣，多与内耳受损有关。由鼓膜穿孔引起的耳鸣，在将穿孔贴补后耳鸣可消失。

四、检查

1. 鼓膜穿孔　鼓膜穿孔可分为中央性和边缘性两种。若穿孔的四周均有残余鼓膜环绕，不论穿孔位于鼓膜的中央或周边，皆称为中央性穿孔。所谓边缘性穿孔，是穿孔的边缘有部分或全部已达鼓沟，该处无残余鼓膜。慢性化脓性中耳炎的鼓膜穿孔一般均位于紧张部，个别大的穿孔也可延及松弛部。穿孔可大可小，呈圆形或肾形，大多为中央性。穿孔较大时，部分锤骨柄，甚至部分砧骨长突或砧镫关节可暴露于外。通过穿孔可见鼓室内壁或充血、水肿，而黏膜光滑；或黏膜增厚、高低不平；有时可见硬化病灶；病变严重时，紧张部鼓膜可以完全毁损，鼓室内壁出现鳞状上皮化生。鼓室内或穿孔附近可见肉芽或息肉，具有长蒂的息肉可越过穿孔坠落于外耳道内，掩盖穿孔，妨碍引流；肉芽周围可有脓液。有些肉芽或息肉的根部可能位于前庭窗附近，盲目的撕拉可致镫骨足板脱位而并发迷路炎。

2. 听力学检查　呈轻到中度的传导性听力损失，或听力损失为混合性，或感音神经性。

3. 颞骨 CT　病变主要限于中鼓室者听小骨完整，乳突表现正常；乳突多为气化型，充气良好。中耳出现骨疡者，中、上鼓室及乳突内有软组织影，房室隔不清晰，小听骨可有破坏或正常。但鼓窦入口若因炎性瘢痕而闭锁以致鼓窦及乳突气房充气不良，或乳突内黏膜增厚等，乳突腔内亦可呈现均匀一致的密度增高影，应善加鉴别。

五、诊断

诊断应根据病史、鼓膜穿孔及鼓室情况、结合颞骨 CT 图像综合分析，判断病变性质及范围，而不可仅凭鼓膜穿孔的位置是中央性或边缘性、穿孔的大小以及流脓是间断性或持续性等匆忙做出结论。更何况中耳的病变也是发展的，可转化的。

六、鉴别诊断

（1）伴胆脂瘤的慢性化脓性中耳炎。

（2）慢性鼓膜炎：耳内流脓、鼓膜上有颗粒状肉芽，但无穿孔，颞骨 CT 示鼓室及乳突正常。

（3）中耳癌：好发于中年以上的成年人。大多有患耳长期流脓史，近期有耳内出血、伴耳痛，可有张口困难。鼓室内新生物可向外耳道浸润，接触后易出血。病变早期即出现面瘫，晚期有Ⅵ、Ⅸ、Ⅹ、Ⅺ对脑神经受损。颞骨 CT 示骨质破坏。新生物活检可确诊。

（4）结核性中耳炎：起病隐匿，耳内脓液稀薄，听力损失明显，早期发生面瘫。鼓膜大穿孔，肉芽苍白。颞骨 CT 示鼓室及乳突有骨质破坏区及死骨。肺部或其他部位可有结核病灶。肉芽病检可确诊。

七、治疗

治疗原则为控制感染，通畅引流，清除病灶，恢复听力，消除病因。

1. 病因治疗　积极治疗上呼吸道的病灶性疾病，如慢性鼻窦炎，慢性扁桃体炎等。

2. 局部治疗　包括药物治疗和手术治疗。

（1）药物治疗：①引流通畅者，应首先使用局部用药；炎症急性发作时，要全身应用抗生素；②有条件者，用药前先取脓液做细菌培养及药敏试验，以指导用药。

1) 局部用药种类：①抗生素溶液或抗生素与糖皮质激素混合液，如 0.3% 氧氟沙星（泰利必妥）滴耳液（Ofloxacin oticsolution），利福平滴耳液（rifampicin oticsolution）（注意：利福平滴耳液瓶口开启 3 天后药液即失效），2% 氯霉素甘油滴耳液（2% chloramphenicol otic glycerin）等。用于鼓室黏膜充血、水肿，分泌物较多时；②酒精或甘油制剂，如 3% ~4% 硼酸甘油（Boric glycerin），3% ~4% 硼酸酒精（Boric alcohol）等。适用于脓液少，鼓室潮湿时；③粉剂，如硼酸粉，磺胺噻唑与氯霉素粉（等量混合）等，仅用于穿孔大，分泌物很少，或乳突术后换药。

2) 局部用药注意事项：①用药前，应彻底清洗外耳道及鼓室内的脓液。可用 3% 过氧化氢溶液或硼酸水清洗，然后用棉签拭净或以吸引器吸尽脓液，方可滴药；②含氨基苷类抗生素的滴耳剂或各种溶液（如复方新霉素滴耳剂，庆大霉素等）用于中耳局部可引起内耳中毒，忌用；③水溶液易经小穿孔进入中耳为其优点，但亦易流出；甘油制剂比较黏稠，接触时间较长，却不易通过小穿孔；④粉剂宜少用，用粉剂时应择颗粒细、易溶解者，一次用量不宜过多，鼓室内撒入薄薄一层即可。穿孔小、脓液多者忌用粉剂，因可堵塞穿孔，妨碍引流，甚至引起危及生命的并发症；⑤避免用有色药液，以免妨碍对局部的观察；⑥需用抗生素滴耳剂时，宜参照中耳脓液的细菌培养及药物敏感试验结果，选择适当的、无耳毒性的药物；⑦忌用腐蚀剂（如酚甘油）。

滴耳法：患者取坐位或卧位，患耳朝上。将耳郭向后上方轻轻牵拉，向外耳道内滴入药液 3~5 滴。然后用手指轻轻按捺耳屏数次，促使药液通过鼓膜穿孔处流入中耳。5~10min 后方可变换体位。注意：滴耳药应尽可能与体温接近，以免引起眩晕。

（2）手术治疗

1) 中耳有肉芽或息肉，或电耳镜下虽未见明显肉芽或息肉，而经正规药物治疗无效，CT 示乳突、上鼓室等有病变者，应做乳突径路鼓室成形术或改良乳突根治术，乳突根治术。

2) 中耳炎症已完全吸收，遗留鼓膜紧张部中央性穿孔者，可行单纯鼓室成形术。

（孟纲要）

第七节　粘连性中耳炎

粘连性中耳炎（adhesive otitis media）是各种急、慢性中耳炎愈合不良引起的后遗症。其主要特征为中耳乳突内纤维组织增生或瘢痕形成，中耳传声结构的功能遭到破坏，导致传导性听力损失。本病多从儿童期开始起病，两耳同时受累者居多。可与分泌性中耳炎、慢性化脓性中耳炎、鼓室硬化等并存。

本病名称繁多，如慢性粘连性中耳炎（chronic adhesive otitis media）、中耳粘连（middle ear adhesion）、纤维性中耳炎（fibrotic otitis media）、增生性中耳炎（hypertrophic otitis media）、愈合性中耳炎（healed otitis media）、萎缩性中耳炎（atrophic otitis media）等。由于对本病缺乏统一的认识和诊断标准，有关发病率的报告也相差悬殊。国外报告，由本病引起的耳聋占耳聋的 1.42% ~30%。随着耳硬化症诊断率的提高，本病在耳聋中所占比率亦有下降，估计不超过 0.5%。此外，由于急性坏死型中耳炎发病率的降低，其后遗的粘连性中耳炎亦相应减少。

一、病因

1. 分泌性中耳炎　粘连性中耳炎病例过去大多患过分泌性中耳炎。在分泌性中耳炎，当中耳液体长期得不到引流，局部溶纤活性不足，鼓室及乳突气房内积存过久的液体可发生机化，或中耳内肉芽生成；中耳黏膜破坏后、纤维组织增生，形成粘连，其中胶耳更有形成粘连的倾向。有作者在为分泌性中耳炎患者做鼓膜切开术时发现，锤骨与鼓岬间已形成了粘连带，而其病史仅 6 周。

2. 化脓性中耳炎　无论急性或慢性化脓性中耳炎，若愈合不良，均可引起本病。据统计，约半数粘连性中耳炎病例曾有过耳痛和（或）耳流脓的化脓性中耳炎病史。一般情况下，急性化脓性中耳炎如获及时而恰当的治疗，局部引流通畅，随着炎症的消退，中耳黏膜可以恢复正常。但若炎性未得到治疗或因抗生素疗程过短，或机体抵抗力过低，或咽鼓管功能不良等因素，炎症未能彻底控制，特别是反复发作的急性化脓性中耳炎，黏膜破坏后不能完全修复，在破损的黏膜面则形成新的纤维组织。炎性渗出物中的纤维素沉积，可以加速粘连的形成过程。中耳的慢性化脓性感染过程中增生的肉芽组织更容易发生纤维化。

3. 咽鼓管功能不良，中耳膨胀不全　因中耳炎后遗病损和咽鼓管功能障碍引起的中耳膨胀不全（atelectasis of middle ear）可为弥漫性或局限性。若为弥漫性，则整个中耳腔缩窄；若为局限性，这种缩窄可发生于一个或数个解剖部位，如鼓膜的松弛部或（和）紧张部的某一个或数个象限。中耳膨胀不全可轻可重，重者发展为中耳粘连，也是中耳胆脂瘤产生的因素之一。Sade 等将中耳膨胀不全分为如下 4 期：①鼓膜内陷，但未与砧骨接触；②鼓膜内陷，已与砧骨接触；③内陷的鼓膜贴附于鼓岬上，但未粘连；④鼓膜与鼓岬粘连。

二、病理

本病的病理学特征为：中耳乳突内黏膜破坏，有纤维组织及瘢痕增生；部分黏膜肥厚；有些含气空腔内充满致密的纤维组织条索；在鼓膜和听骨链之间、鼓膜和鼓室各壁之间或听骨链和鼓室壁之间有粘连带形成，鼓膜和听骨链的活动受到限制；重者，听骨链被纤维瘢痕组织包埋而固定，中耳腔被纤维组织充填，两窗可被封闭，中耳膨胀不全，鼓膜极度内陷。此外，在增生的纤维组织和肥厚的黏膜之间可以出现小的囊肿。这种囊肿的囊壁由无分泌性的扁平上皮细胞或立方上皮细胞所覆盖，囊液可为黏稠的嗜酸性液体，内含脱落上皮细胞和胆固醇结晶，称纤维囊性硬化（fibrocystic sclerosis）。虽然本病有时亦可发生透明变性及钙质沉着，但是和鼓室硬化相反，此种病理变化不属主要病变。

三、症状

1. 听力下降　为本病的主要症状，一般为传导性聋。若因原发的中耳炎侵犯耳蜗，耳聋则为混合性。病变早期，听力可呈进行性下降，待形成永久性粘连后，耳聋稳定不变。韦氏误听少见。

2. 耳闭塞感或闷胀感　常常是困扰患者的主要症状。

3. 耳鸣　一般不重。

此外尚可有头晕，头痛，记忆力减退，精神抑郁等。

四、检查

1. 鼓膜象 鼓膜明显内陷，严重者可见鼓膜紧张部几乎全部与鼓室内壁粘连或部分与内壁粘连，如为后者，则鼓膜紧张部变得凸凹不平。此外，鼓膜可混浊、增厚，出现萎缩性瘢痕或钙化斑，松弛部常有内陷袋。以 Siegle 耳镜检查，示鼓膜活动度减弱或完全消失。有些鼓膜遗留陈旧性穿孔，穿孔边缘可与鼓室内壁粘连。

2. 听力检测

(1) 音叉试验：大多示传导性聋。

(2) 纯音听力图：气导听力曲线多为轻度上升型或平坦型，气导听力损失程度不一，一般不超过 50dB。骨导听阈基本正常，也可出现 Carhart 切迹，示听骨链固定。两窗因粘连而封闭或内耳受侵时，呈混合性聋。

(3) 声导抗图为 B 型（平坦型）曲线，少数可出现 C 型或 As 型；声反射消失。

3. 咽鼓管功能测试 结果大多提示管腔有不同程度的狭窄，甚至完全阻塞；少数患者的通气功能尚佳。但解放军 301 医院 102 例中咽鼓管通畅者占 81.3%（黄德亮等，1996）。

4. 颞骨 CT 扫描 鼓室内可见网织状或细条索状阴影；听骨链可被软组织影包绕；乳突气化大多不良。

五、诊断

根据症状与检查，结合中耳炎病史，诊断多无困难。少数病例须行鼓室探查术方能明确诊断。本病应注意和耳硬化症相鉴别。

六、治疗

1. 保守治疗 在粘连早期（即活动期），病变属可逆性时，可试行保守治疗，以减少粘连，尽可能恢复中耳传音结构的功能。

(1) 鼓室注药法：经鼓膜穿刺，向鼓室内注入如 1% 糜蛋白酶（0.5～1ml），或胰蛋白酶（5mg），或地塞米松（5mg）等药物，以抑制炎症，消除水肿，分解纤维蛋白，溶解黏稠的分泌物。药液可每 1～2 天注射 1 次，7 次为 1 疗程。

(2) 置管法：对于由分泌性中耳炎引起的早期粘连，可做鼓膜切开术充分吸出中耳分泌物之后，通过鼓膜切口留置通气管，以利引流和中耳通气。

(3) 鼓膜按摩术。

(4) 改善咽鼓管功能：可行导管法咽鼓管吹张术。用泼尼松龙 1ml 经导管吹入咽鼓管咽口及其附近，早期常可取得较好的效果。对影响咽鼓管功能的疾病进行矫治，如腺样体切除术、鼻中隔矫正术及下鼻甲部分切除术等。

2. 手术疗法 国内外对粘连性中耳炎的手术治疗方法虽做了许多探索，但远期疗效尚不理想。手术目的是分离并切除粘连组织，清除分泌物，恢复中耳传音结构的功能，防止再度粘连，重建一个含气的中耳腔。如果鼓室黏膜已全遭破坏，整个鼓室内皆为坚实的纤维组织或瘢痕组织，或虽经处理，咽鼓管功能仍不能恢复者，手术效果不佳。

手术方法：

(1) 手术：准备、体位、消毒等同鼓室成形术。

（2）麻醉：一般用局部麻醉。

（3）切口：外耳道内切口或 Shambaugh 耳内切口。

（4）手术步骤：上述切口完成后，分离外耳道皮瓣，直至鼓环处。将后半部鼓膜的纤维鼓环轻轻从鼓沟中挑出，连同皮瓣和后半部鼓膜一起，将其向外耳道前下方翻转，暴露鼓室，开放上鼓室。探查鼓室及听骨链。用微型剥离子对粘连组织逐步进行分离，切除。剪断锤骨头，扩大鼓室峡，开放中、上鼓室之间的通道。注意切除鼓膜与鼓室各壁之间、听骨链与鼓膜、听骨之间的粘连带，并尽可能避免撕裂鼓膜。对已萎缩变薄或明显松弛的鼓膜应加以切除，待以后修补。Dornhoffer 等（2004）认为，用软骨、软骨膜作为鼓膜修补的移植材料有利于防止再粘连。彻底吸除鼓室内的黏稠液体。两窗处的粘连组织尽可能用尖针轻轻剔除之。

术中应特别注意探查咽鼓管，清除鼓口的病变组织，咽鼓管明显狭窄时，可向咽鼓管内插入扩张管以扩张之，待次期手术时抽出。

最后，在鼓室内壁和鼓膜间放置隔离物（如硅橡胶片、明胶片、软骨片和 Teflon 等）以防再度粘连。6～12 个月后或数年后取出。根据目前的观察，术后仍可形成再粘连。即使目前使用最多的硅橡胶薄膜片在术后亦可形成再粘连。因此，术后近期虽然患者听力可获提高，但不少患者远期疗效并不理想。注意，术后 1 周须开始定期做咽鼓管吹张术。

当咽鼓管闭塞和（或）鼓室内壁上皮化时，手术可分期进行：第一期做咽鼓管成形术，分离并清除鼓室内壁之鳞状上皮，分离粘连，植入隔离物，6～12 个月以后做次期手术。次期手术中取出隔离物，并重建听骨链，修补鼓膜。

并发症：

（1）再度粘连，听力无提高或下降。由于目前作为防止粘连和纤维组织增生的隔离物的某些材料还不理想，如硅橡胶，Teflon，明胶海绵等，它们不能达到能在原位长期固定，从而使黏膜有充分的时间修复，中耳不再出现纤维化并获得正常通气功能的目的。例如硅橡胶和 Teflon 置入中耳后，不仅不能被吸收，有些还可能被纤维组织包裹，导致中耳通气不良或从中耳脱出；明胶海绵可激发炎性反应而导致再粘连等。

（2）鼓膜穿孔。

（3）中耳感染，再度流脓。

（4）感音神经性聋。

（5）眩晕。

（6）面瘫。

（7）胆脂瘤形成。

3. 佩戴助听器　老年患者、双耳同时受累者、手术失败者、不宜手术者等可佩戴助听器。

七、预防

由于本病目前尚缺乏有效的治疗方法，故预防更为重要。

（1）对急性化脓性中耳炎宜早期应用足量、适当的抗生素治疗，务求彻底治愈。

（2）对儿童进行定期的听力学监测，以便及早发现分泌性中耳炎并进行适当治疗。

（3）积极治疗各种影响咽鼓管功能的疾病。

（4）加强卫生宣教，积极治疗各种化脓性及非化脓性中耳炎。

（孟纲要）

第十三章

耳聋

第一节 遗传性聋

遗传性聋（hereditary deafness）的病理基础是：由来自亲代的致聋基因，或新发生的突变致聋基因所导致的耳部发育异常，或代谢障碍，以致出现听功能不良。遗传性聋既有因外耳、中耳发育畸形引起的传导性聋，亦有因内耳发育不全等所致之感音神经性聋，其中，感音神经性聋在遗传性耳聋中占有重要的位置。Resender 等（2001）估计，在先天性聋中大约 50% 是由遗传因素引起的。在欧美国家，儿童的遗传性感音神经性聋的发病率约为 1 ：2 000 ~ 1 ：6 000。在成人，遗传性感音神经性聋至少占这种耳聋总数的 20%。近数十年来，随着分子生物学，遗传学和医学遗传学的迅速发展，遗传性聋的基因研究已经有了长足的进步，取得了不少成果。目前发现，人类基因组中有 200 个基因与耳聋的关系密切。在综合征性耳聋中，已经定位的与耳聋相关的基因约为 100 个，其中 60 多个已被克隆；在非综合征性耳聋中，已定位的基因也约有 100 个。

一、分类

1. **按遗传方式的分类** 遗传性聋大多通过核基因遗传，少数与线粒体基因有关。遗传基因位于常染色体上者称常染色体遗传；位于性染色体上则称性连锁遗传。无论是常染色体遗传或性连锁遗传，均可分为显性遗传和隐性遗传 2 种。

（1）常染色体显性遗传（autosomal dominant inheritance）（DFNA）：凡遗传基因位于常染色体上，并由显性基因控制的遗传，其传递方式称常染色体显性遗传。如双亲之一是杂合子（heterozygot），子女中约有 1/2 是发病个体，另 1/2 则完全正常，且不遗传。在有些杂合子，可能由于受到修饰基因等因素的影响，其有关疾病的症状可以不表现出来或表现程度有差异，从而出现不完全的外显率，尽管如此，但其后代的发病机会仍为 1/2。目前认为在遗传性聋中，由这种遗传方式传递的非综合征性约占 10% ~ 20%，耳聋大多表现为出生后才发生的进行性听力下降，且以高频下降型为主，少数伴有眩晕。其中已有不少已经定位和（或）克隆。

（2）常染色体隐性遗传（autosomal recessive inheritance）（DFNB）：遗传基因位于常染色体上、由隐性基因控制的遗传，其传递方式称常染色体隐性遗传。在杂合子，这种遗传不会表现相应的症状，只有在纯合子时，方出现症状。隐性遗传性聋患者，往往双亲的听力正常，患病个体在其全部子女中占1/4，男女发病的机会相等。近亲婚配者，后代发病的风险增加。由这种遗传方式传递的非综合征性遗传性耳聋约占75%～80%，大多为重度或极重度性聋，且出生时即聋，故为语前聋。

（3）**性连锁遗传**（sex chromosome linked inheritance）（DFN）：由于Y染色体不携带完全的等位基因，故耳聋的遗传基因主要位于X染色体上，随X染色体传递。目前发现，非综合征性感音神经性聋中，X－联锁遗传约占1%，Y－连锁遗传甚少。性连锁遗传既可为显性遗传，亦可为隐性遗传。隐性遗传者，子女中男性发病率为1/2，女性若为纯合子则受累，否则女性仅为疾病遗传基因的携带者。所以在几代人中男性患者的疾病基因常由女性携带并交叉遗传而来。显性遗传者，若母亲患病，子女中约有1/2人发病；如父亲为患者，则全部女儿均患病。Y－连锁遗传（DFNY基因座位为DNFM）。

2. **按病变位置分类**

（1）病变位于外耳和（或）中耳，引起传导性聋，如外耳道狭窄或闭锁、听小骨畸形、耳硬化症等。

（2）病变位于内耳，引起感音性聋。

病变累及外耳和（或）中耳和内耳者，则引起混合性聋。此型比较少见。

3. **按发病时间分类**

（1）**先天性遗传性聋**（congenital genetic deafness）：耳聋于出生时即已发生的遗传性聋，属先天性遗传性聋。

（2）**遗传性进行性聋**（genetic progressive deafness）：出生时听力正常，而于出生后某一年龄阶段方始出现进行性听力下降，最后发展为严重的耳聋。

4. **按伴发疾病的有无分类**

（1）**非综合征性聋**（nonsyndromic hearing impairment，NSHI）：耳聋为发病个体唯一的遗传性疾病，其他器官无遗传性损害，约占遗传性聋的70%。

（2）**综合征性聋**（syndromic hearing impairment，SHI）：患者除遗传性聋外，尚伴有身体其他器官的遗传性疾病，如眼、骨骼系统、神经系统、肾脏、皮肤、内分泌系统、代谢性疾病等。临床上，根据受累器官和病变部位的不同而称为各种综合征。据统计，这种综合征约有400余种，约占遗传性感音神经性聋的30%。

二、遗传性非综合征性感音神经性聋

遗传性非综合征性感音神经性聋大多为先天性，出生时即有耳聋，且多为重度或极重度聋。少数出生时听力正常，于生后某一年龄阶段方始出现进行性听力下降，称为迟发性感音神经性聋。这种迟发性的进行性感音神经性聋可分为高频下降型、低频下降型、中频下降型和平发型4型，以高频下降型较多见。但无论为哪一型，随着耳聋的进行性加重，各型其他频率的听力也将逐渐受损，最终发展为重度聋。

非综合征性感音神经性聋大多通过常染色体隐性遗传的方式传递，也有少数显性遗传或性连锁遗传。常染色体隐性遗传在非综合征性感音神经性聋中约占75%～80%。目前的研究证明，在常染色体隐性遗传性聋中，约有40%～50%与编码缝隙连接蛋白Connexin－26（Cx－26）基因，即GJB$_2$（gap junction beta 2）基因突变有关。该基因定位于13q11－12，已于 1993 年被克隆。在 GJB$_2$ 突变中，235delC 是最多见的突变。由于它是第 1 个被发现的与常染色体隐性遗传（DFNB）性聋有关的基因，故又名为 DFNB$_1$ 基因。目前研究认为，它是东亚人种中（包括中国人）最常见的致聋突变基因。戴朴等（2006）对我国 18 个省市聋校学生中非综合征性聋流行病学的研究报告中称，在 1 680 例 GJB$_2$ 基因 235delC 突变筛查中发现突变率为 18.10%。并认为各地区间检出率差异较大。该基因还与少数常染色体显性遗传性聋有关。

编码缝隙连接蛋白 30（Connexin - 30，Cx - 30）基因，即 GJB$_6$ 基因突变也与非综合征性感音神经性聋有关，但是它在不同人种和地区的出现频数不尽相同。在我国这种突变较少见，而 GJB$_6$ D13S18 突变在欧美人群却比较多见。

我国夏家辉教授等（1998）报告了中国两个常染色显性遗传性非综合征聋家系存在GJB$_3$（connex - 31，Cx - 31）基因突变。

缝隙连接是相邻两个细胞间的通道，由 6 个连接蛋白（Cx）组成，电离子、信使分子和代谢物质通过该通道可直接在相邻的两个细胞间转运。Cx 在胚胎发育，形态构建及功能调节中具有重要意义。缝隙连接可能在耳蜗 K$^+$ 循环中起重要作用。Cx 基因突变可能使内耳K$^+$ 循环遭破坏，而影响声 - 电转导过程。但是 Cx 基因突变导致耳聋的确切机制尚待深入研究。

此外，与非综合征性耳聋相关的基因及其位点还有不少，如 myo7，myo15a，myo6，WFS，COCH，SLC26A4，tecta 以及线粒体 DNA（mtDNA）突变等。其中 SLC26A4 和 mtDNA12SrRNA A1555G 也是目前我国发现的较常见的突变基因之一。

目前的研究表明，一种致聋基因可以和不同的遗传性聋有联系，一种遗传基因不仅对应一种遗传方式，还可对应一种以上的遗传方式；不同致聋基因的功能也各不相同。因此，对遗传性聋奥秘的揭示，目前还处于初级阶段。随着医学遗传学研究的不断深入，未来还可能有更多新的致聋基因被发现。

三、遗传性综合征性聋

1. 颅面骨发育不全（craniofacial dysostosis）综合征　又称 Crouzon 病。常染色体显性遗传。可能由于颅骨骨缝过早融合之故，患者之脑颅及面颅骨发育不全。表现为颅面骨形态异常，颅小、头短，上、下颌骨发育不良，眼距过宽、突眼，鹦鹉鼻等。并常伴有智力障碍。本病约 1/3 伴发传导性聋，多由中耳畸形引起，如锤骨头与上鼓室外侧壁融合，镫骨与鼓岬融合、固定，前庭窗全部或部分骨封，蜗窗龛狭小。此外尚可合并外耳道狭窄或闭锁，鼓膜缺如。由于颅底骨质发育不全，岩骨的发育受其影响，以致中耳和内耳的位置可能倾斜，面神经管亦可异位。

2. 颌面骨发育不全（mandibulofacial dysostosis）综合征　又称 Treacher - Collins 综合征或 Frances Chetti - Klein 综合征。1900 年 Treacher - Collins 首先描述了 2 例有关综合征，1940 年 Tronces Chetti - Zwahten - Klein 详细描述了本病。为常染色体显性遗传。最常见的表现为颧骨、上颌骨和下颌骨发育不全，眼睑畸形，睑裂斜位等（不伴眼畸形者），称为耳 - 下颌发育不全（oto - mandibular dysostosis）。可伴有耳郭畸形（如小耳）、外耳道狭窄或闭锁，或外耳道深部有骨板闭锁、鼓室狭小或未育，或上鼓室骨封、听小骨畸形、鼓膜张肌、镫骨肌缺如、鼓窦甚小或消失和乳突多呈坚质型。如合并内耳畸形，常为前庭受犯，但内耳及面神经极少受累，有时咽鼓管口可有畸形。偶伴后鼻孔闭锁、隐睾、先天性心脏病及智力低下。本畸形与 TCOF 基因突变有关。

3. 颈－眼－耳发育不全（cervical oculoacoustic dysplasia）综合征　又称 Duane 综合征。属常染色体显性遗传。表现为颈椎畸形（椎体融合）、颈短、外展麻痹及眼球内陷。耳部畸形主要在外耳和中耳，如小耳、外耳道闭锁、听小骨融合、镫骨与前庭窗脱离，前庭窗膜性闭锁。也可出现内耳畸形。

4. 成骨不全（osteogenesis imperfecta）综合征　以蓝巩膜，脆骨症和耳聋（传导性，混合性，感音神经性）为特征，可分为 2 型：

（1）先天性成骨不全：为常染色体显性遗传，但外显率不高。有些胎儿可于宫内发生骨折，颅骨骨折是造成宫内死亡的常见原因。

（2）延迟性成骨不全：为常染色体隐性遗传。进行性听力下降一般开始于青春发育期以后。高发病年龄为 30～40 岁。耳聋开始为传导性，以后可发展为混合性及感音神经性。Schuknecht 发现患者耳部病变位于前庭窗区，该区有新生的含有丰富血管的海绵状骨质，如耳硬化症。

小儿时期即开始出现进行性听力下降的成骨不全称为 Van der Hoeve 综合征。

5. 眼－耳郭发育不全综合征　眼－耳郭发育不全（Coldenhar syndrome, Dysostosis oculo-aculo auricularis）以眼部畸形或皮样囊肿、副耳郭及先天性耳前瘘管为主要表现。耳前瘘管开口于口角与耳屏之间，即上颌突与下颌突融合线上。眼部畸形可表现为睑裂、虹膜裂、白内障等。尚可伴有颈椎畸形、耳部畸形、巨口畸形及下颌骨发育不全等。也可发生中耳畸形。先天性聋为半规管变形及前庭扩大。亦可有外耳道闭锁，鼓室骨封、鼓骨未发育及小听骨畸形。

6. Marfan 综合征　为常染色体显性遗传。患者身材高，脊柱侧凸，长指（趾），肌张力下降，有晶体脱位倾向，可合并心脏病，特别是主动脉瘤。耳聋呈传导性、混合性或感音神经性。

7. 腭裂、颌小及舌下垂综合征（syndrome of cleft palate, micrognathia and glossoptosis）又称 Pierre Robin 综合征。可为常染色体显性遗传，亦可因妊娠早期（第 3、4 个月）母亲感染疾病所致。表现为腭裂、颌小畸形、舌下垂，马蹄内翻足、髋部脱位，并有头小畸形、脑积水、智力低下等。耳部畸形则表现为耳郭低位、杯状耳、鼓室未育、镫骨足板及足弓增厚；尚可合并内耳发育不全，如耳蜗中、顶周交通，蜗轴发育不全，内耳道狭窄等，故耳聋可为传导性或混合性。

8. 软骨发育不全（achondroplasia）综合征　又称侏儒症（dwarfism）。本病虽属常染色体显性遗传，但约有 3/4 病例系由基因发生新的突变所致。发病率随父母妊娠时的年龄增高而增加。主要表现为头大，躯干小；听小骨可与鼓室骨缘融合，尚可伴有耳蜗畸形。耳聋多为传导性。有易患分泌性中耳炎的倾向。

9. 尖头并指（趾）畸形（aerocephalosyndactyly）综合征　又称 Apert 综合征。可为常染色体显性遗传，亦可为基因发生新的突变的结果。患儿头颅高耸、前额扁平、上颌骨发育不全、硬腭高拱、鞍鼻、并指（趾）。伴有程度不等的传导性聋，术中可见镫骨足板固定。

10. 耳－腭－指综合征（otopalatodigital syndrome）　为性连锁遗传。额骨及枕骨隆凸、下颌及腭骨发育不全、短指、棒状指伴智力发育不全。耳屏过低、小耳、听骨链畸形。

11. 21 - 三体（trisomy 21）综合征 染色体的先天性异常表现为染色体的增多或染色体的减少、缺损。染色体增多者，即在某一对染色体中增加了一个额外的染色体，由原来的两个染色体一组变为三个一组，故称为"三体综合征"。三体综合征可分为3类：即 13 - 三体综合征（Patan 综合征），18 - 三染色体综合征（Edwards 综合征）和 21 - 三体综合征（Down 综合征，先天性愚型）。Down 综合征有一额外的第 21 号染色体。该病在新生儿的发病率为 1 ：600，母亲妊娠时的年龄愈大，发病率愈高。临床上本专科的主要表现为：反复发作的上呼吸道感染，如鼻窦炎、中耳炎等；外耳道比较狭窄，听骨链有异常；亦可伴有耳蜗发育异常。

12. 先天性短颈畸形（brevicollis）综合征 又称 Klippel - Feil 综合征，先天性颈胸椎骨性连接（congenital synostosis of cervicothoracic vertebrae）及先天性斜颈等。由 Klippel 和 Feil 于 1912 年首先描述。为常染色体显性遗传，但外显率不高；有些为常染色体隐性遗传。女性较为多见。患者有 2 个或 2 个以上的颈椎互相融合，甚者全部颈椎融合成一整块，胸椎亦可受累，环椎可与枕骨融合。颈短，可给人以头部似乎直接位于胸部之上的错觉，头部运动受限，但为无痛性，可伴有脊柱裂，低发际。耳蜗发育不全，如 Mondini 畸形等，内耳道可能畸形。耳聋呈感音神经性聋，如合并外、中耳畸形，耳聋为混合性。

13. 耳聋、视网膜色素变性综合征 又称 Usher 综合征。为常染色体显性或隐性遗传，亦可为性连锁遗传。本病的主要特点为感音神经性聋，合并进行性视网膜色素变性，亦可伴有眩晕和癫痫。耳蜗底周螺旋器萎缩，血管纹有不规则变性；由于网膜色素沉着，视野逐渐变小。根据耳聋的严重程度和前庭受累情况，本病可分为 2 个临床亚型：① I 型：耳聋严重，前庭功能低下；② II 型：中度耳聋，前庭功能正常。有报告称，与本综合征相关的基因分别定位于 1q32 区，11q（Kimberling，1990）以及 11p，14q（Somith，1992；Kaplan，1992）。眼科检查是诊断本病的重要方法之一。

14. 额部白化、鼻根增宽、耳聋综合征 本病又称 Waardenburg 综合征。是最常见的综合征之一。属常染色体显性遗传，亦可为隐性遗传或性连锁遗传。基本症状为：患者前额有一束白发或头发全白，眼眦异位、鼻根部扁平、鼻梁增宽、鼻翼发育不良、球状鼻、虹膜异色、睑裂细小、浓眉、连字眉，耳聋出现于单耳或双耳，为中度或重度感音神经性聋；前庭功能减退。本综合征可分为 4 个亚型：I 型：除上述基本症状外合并内眦外移，耳聋发生率约为 25% ~ 58%。II 型：基本特征中内眦无外移，可出现单侧上睑下垂，耳聋发生率较高，约 50% ~ 87%。III 型：合并上肢畸形，余同 I 型。IV 型：伴巨结肠、胃肠闭锁、先天性心脏病。临床亚型不同，其分子遗传学的特点亦不相同。目前发现了 5 个与本病相关的致病基因：PAX3、MITF、EDNRB、EDN3 及 SOX10。

15. 甲状腺肿耳聋综合征 又称 Pendred 综合征。患者有严重的先天性感音神经性聋，合并碘代谢障碍，5 ~ 10 岁以后逐渐出现甲状腺肿大，20 ~ 30 岁时最重，56% 甲状腺功能低下。患者多在出生后数周或数月听力急剧下降，1 ~ 2 岁时听力损失明显，患者可伴 Mondini 畸形。为常染色体隐性遗传。致病基因为 PDS（SLC26A4）基因。前庭水管扩大综合征患者亦可检出与此相同的致病基因。

16. Franconi 综合征 常染色体隐性遗传。表现为先天性贫血、皮肤色素沉着、骨骼畸形和智力低下。感音神经性聋为缓慢进行性，高频首先受损。

17. 生殖腺畸形（gonadal dysgenesis）综合征 又称 Turner 综合征。为性染色体畸变。

表现为生殖腺畸形，合并两侧对称性感音神经性聋，亦可出现外耳及中耳畸形。

18. 耳聋、心电图异常综合征 又称 Jervell and Lange Nielsen 综合征。两侧重度感音神经性聋，合并先天性心电图异常，特别是 Q – T 延长，患者多在 20 岁以前死亡。约半数为常染色体隐性遗传。

19. Alport 综合征 患儿在 10 岁以前出现血尿、蛋白尿、高血压，约 50% 患者在 10 岁左右开始出现两耳高频下降型感音神经性聋，缓慢进行性加重，但在中年以后听力基本稳定。两耳常听力不完全对称，也可出现平坦型听力曲线。并有眼部前锥形晶体、黄斑周围视网膜斑、黄斑周围融合斑、白内障等。眼部症状多在肾功能不全以后出现，故在儿童期极少见。男性多在 40 岁以前死亡，女性预后稍好。有关病因尚有争论。肾脏病变为遗传性，Ⅱ、Ⅲ、Ⅳ型 Alport 综合征为性连锁显性遗传，Ⅴ型和Ⅵ型属常染色体显性遗传。颞骨病理检查发现，主要病变为耳蜗毛细胞及血管纹退行性变。个别作者报告螺旋神经节细胞有缺失。

20. Refsum 病 为常染色体隐性遗传。视网膜色素变性，合并周围神经病变及小脑性共济失调。进行性感音神经性聋通常开始于 10 ~ 20 岁。

21. Norrie 综合征 为性连锁隐性遗传。表现为进行性视力下降、智力低下，约 1/3 患者有进行性感音神经性聋。

四、遗传性耳聋的诊断

1. 排除引起耳聋的其他原因 遗传性聋的诊断步骤之一，是排除可能引起耳聋的其他原因，如先天性非遗传性聋、药物中毒性聋、病毒性或细菌性迷路炎，以及自身免疫性聋等。

2. 全面的体格检查 进行仔细的全身体格检查，了解有无有关各种综合征的其他器官畸形，并进行颞骨 CT 扫描，膜迷路 MR 三维重建及水成像，观察内耳有无畸形。

3. 家族病史的询问和调查 仔细询问家族中至少 3 代人的耳聋病史，包括耳聋的发病时间、严重程度、伴发症状，以及是否近亲结婚等，根据病史画出系谱图，通过对系谱图的分析，有助于判断遗传方式；必要时须对家族中的现存成员进行检查，包括听力学检查等，以助诊断。

4. 染色体组型分析（analysis of karyotyping） 分析染色体的大小、数目、形态，注意染色体有无重组、缺失、倒位、转位等异常。

5. 基因诊断 基因诊断又称 DNA 诊断或 DNA 探针技术。其基本原理是应用现代分子生物学和分子遗传学的方法，检查基因的结构及其表达功能。

五、遗传性耳聋的治疗和预防

（1）对遗传性传导性耳聋，大多可通过手术进行治疗，提高听力。

（2）目前对遗传性感音神经性聋尚无有效的治疗方法。有残余听力者，可根据具体情况，佩戴适当的助听器，有适应证者作人工耳蜗植入术。

（3）广泛开展遗传学咨询活动，大力宣传优生优育，使人们认识到提高人口素质的重要性。

（4）在完善基因诊断的基础上，开展遗传性聋的产前诊断，有可能降低其发病率。

（孟纲要）

第二节　先天性非遗传性聋

非遗传性先天性聋（non - genetic congenital deafness）是指患儿在胚胎发育期、围产期或分娩时受到母体的感染、中毒或外伤等病理因素的影响，而引起的耳聋。这种耳聋或耳部病变在出生时或出生后短期内（如核黄疸）即已存在。按发病时间可将其分为产前期和产后期两大类：

一、产前期

1. 感染　妊娠期母亲患某些感染性疾病，病原体可通过胎盘传给胎儿，或在产程中经产道传给新生儿，如风疹、巨细胞病毒感染和梅毒等。对产前曾感染了风疹、麻疹、巨细胞病毒的颞骨尸检发现，其病变往往局限于蜗管、球囊、椭圆囊等膜迷路内，估计这种感染是通过血行播散，经血管纹侵入内耳而发生的迷路炎。

（1）风疹（rubella）：风疹是引起小儿先天性感音神经性聋最常见的原因。过去认为，母亲在妊娠头 3 个月内受到风疹病毒的感染，方影响胎儿听系的发育。晚近发现，母亲妊娠期间的任何时期发生的风疹病毒感染均可致聋，但头 3 个月内发生感染者，耳聋的发病率较高。患儿除耳聋外，尚可合并头小畸形、智力低下、眼部畸形（如先天性白内障，视网膜炎）以及心血管畸形等。耳部畸形包括镫骨固定、耳蜗畸形等。耳聋通常很重，两耳受累，但不对称；听力曲线多为平坦型，各频率听力均受损，而以中频损失最重。某些耳聋可能为中枢性。对胎儿的先天性病毒感染很难做出早期诊断，但随着诊断技术的进步，包括胚胎超声，脐带血的检测，聚合酶链反应（polymerase chain reaction，PCR）技术等，这种胎儿的早期诊断也有了新的希望。目前，仅能根据临床表现而疑及本病；出生后 6 个月以内病毒特异性抗体阳性具有诊断价值。母亲及妇女的疫苗接种可预防本病。国内尚未见本病的公开报道。

（2）巨细胞病毒（cytomegalo virus）：近期认为，过去对先天性巨细胞病毒感染所致之耳聋的重要性认识不足，并指出，它是引起非遗传性先天性感音神经性聋最常见的原因之一。胎儿在宫内遭受巨细胞病毒感染的来源有二：其一，母亲对病毒未获得免疫者，可通过母体妊娠时期发生的原发性感染而染病。其二，母亲已获得免疫者，则可由潜伏于母亲体内的病毒活化而感染胎儿。巨细胞病毒的宫内感染约占新生儿的 1%（死婴不计在内）。此外，在少数情况下，新生儿尚可在分娩时经产道感染，或在产后通过母乳而感染。在先天性巨细胞病毒感染的婴儿中，约 10%~15% 出现症状，如中枢神经系统、网状内皮系统受损，肝脾肿大、瘀斑、黄疸等，此外尚可有小头、智力和感觉障碍，包括重度的感音神经性聋，脉络膜视网膜炎、眼球萎缩等。在无症状的婴儿中，有少数可出现两侧中度至重度的感音神经性聋，而于 1 岁时加重。本病的确诊主要依据病毒分离。围产期感染病毒的婴儿于出生后 3~12 周内开始排泄病毒，可在此时期内进行病毒分离。

（3）梅毒（syphilis）：先天性梅毒一般均于 25~35 岁开始发病，但亦可开始于儿童期。患者锤骨增厚，锤骨头与砧骨融合，并出现颞骨骨炎，闭塞性动脉内膜炎以及膜迷路水肿，耳蜗及前庭终器退行性变等。临床表现为耳聋、耳鸣和眩晕。

其他如弓形体病（toxoplasmosis）、单纯疱疹（herpes simplex）病毒感染等，亦可能引起先天性感音神经性聋。

2. 中毒　母亲在妊娠期应用耳毒性药物，如氨基糖苷类抗生素、奎宁、水杨酸盐等，均可引起胎儿耳中毒。反应停（thalidomid）是一种有毒的安定药，如母亲在妊娠期服用该药，可致胎儿中毒，产生各种畸形，如内脏和肢体畸形、脑神经麻痹、面部血管瘤等，其中半数以上合并耳部畸形，包括外耳、中耳和内耳畸形。

3. 其他　母亲妊娠期患糖尿病，或遭受放射线损伤时，是否会引起胎儿听系损伤？目前尚有争论。实验研究发现，12.5kHz 的超声波可损伤豚鼠耳蜗毛细胞，而目前产科临床所用 3.5GHz 或 5.0GHz 的超声波对胎儿耳蜗无明显影响。

二、产后期

1. 新生儿核黄疸　新生儿核黄疸（kernicterus）又称新生儿胆红素脑病（bilirubinen-cephalopathy）。多发生于未成熟儿、Rh 因子或 ABO 血型不合、感染、出血、窒息、缺氧、酸中毒和某些遗传性或先天性疾病等新生儿。由于血清中胆红素（主要是未结合胆红素）过高（血清胆红素 ≥ 307.8 ~ 342μmol/L 以上），导致胆红素浸润至中枢神经系统，引起其中神经细胞中毒。临床上出现患儿黄疸突然明显加深，以及发热、嗜睡、痉挛、呼吸衰竭等急性中枢神经系统症状。若疾病得以恢复，可出现锥体外系神经系统后遗症，约 50% 病例遗留耳聋。这种耳聋以双侧高频听力受损为主。该病的内耳形态学、听功能和实验室研究发现，耳蜗大多正常，病变位于脑干听系；也有报告称耳蜗也存在病损。

2. 分娩　分娩期间或分娩前后短时期内，胎儿或新生儿如发生窒息、头颅外伤，或早产、体重过轻者，容易导致感音神经性聋。早产儿体重过轻者，由于缺氧、酸中毒、代谢功能发育不成熟等，发生耳聋者多。

（孟纲要）

第三节　中毒性聋

无论临床观察或实验研究均证明，许多药物或化学试剂具有耳毒性（ototoxicity），可引起耳蜗和（或）前庭中毒性病损（disorders of intoxication），造成耳聋和（或）前庭功能障碍。具有耳毒性的物质至少有 90 余种，其中比较常见的有：

（1）氨基糖苷类抗生素。

（2）某些抗肿瘤药：如顺铂、卡铂、氮芥、博来霉素等。

（3）袢利尿剂。

（4）水杨酸制剂。

（5）奎宁。

（6）局部麻醉药：如丁卡因、利多卡因、可卡因、普鲁卡因等。

（7）重金属：如铅、镉、汞、砷等。

（8）吸入性有害气体：如一氧化碳、硫化氢、苯胺（靛青）、氨基苯、硝基苯、三氯乙烷、四氯化碳、甲醇等。

（9）其他：如某些心血管药、降糖药、镇定药等。非氨基糖苷类抗生素如万古霉素、多粘菌素 B 亦有耳毒性。

（10）中成药：用以治疗小儿发热、惊风效果良好的某些中成药，如牛黄清心丸、琥珀抱龙丸、七珍丹等，其中含有雄黄（砷剂），是否会影响听力，值得注意。

一、氨基糖苷类抗生素

氨基糖苷类抗生素（aminoglycoside antibiotics，AmAn）是一类化学结构中均含有氨基糖分子的抗生素，主要用于治疗由革兰阴性细菌引起的感染性疾病，它们具有以下共同特点：

（1）化学结构中均具有多个氨基或胍基性基团，在体内有类似的代谢过程，如：这些药物都不被或很少被胃肠道吸收；在体内主要分布于细胞外液内；不易通过血脑屏障；主要由肾脏排出体外等。

（2）具有相同的抗菌原理——影响细菌的蛋白质合成。

（3）具有类似的抗菌谱主要抑制需氧性革兰阴性细菌的生长，对部分革兰阳性球菌亦有较好的抑菌效果。

（4）具有相同的毒副作用如耳毒性、肾毒性等。

（一）分类

氨基糖苷类抗生素可分 3 类：

（1）链霉素（streptomycin）、卡那霉素（kanamycin）、妥布霉素（tobramycin）、新霉素（neomycin）。

（2）庆大霉素（gentamycin）、西索米星（sisomicin）、小诺米星（micronomicin）。

（3）阿卡米星（amikacin）、奈替米星（netimicin）、巴龙霉素（paramomycin）。

氨基糖苷类抗生素的耳毒作用最早是从由链霉素引起的耳聋患者中发现的。数年以后，无论是临床观察或动物实验均证实，链霉素可引起耳聋和眩晕，并对内耳中毒的病理组织学改变有了认识。目前，氨基糖苷类抗生素的耳毒作用已广为人知，由其引起的严重耳聋的临床报告屡见不鲜，并已构成我国聋症的重要病因之一。据中华耳鼻咽喉科学会常委会 1981 年公布的资料，在聋哑学校中，50 年代因药物中毒致聋者不足 3%，70 年代这一比数增至 28%~35%。据门诊分析，50 年代中毒性聋占全部感音神经性聋的 5% 左右，60 年代约占 15%。福建庄金梅等（1989）调查 240 例聋哑学生，其中 102 例（42.5%）的致聋原因与应用氨基糖苷类抗生素有关。延边医学院（1979）与内蒙古医学院（1981）统计分析，由链霉素中毒引起的耳聋分别占后天性聋的 29%、53.9%。随着各种新型抗生素的开发和应用，临床医师对抗生素的选择范围已明显的拓宽，加之对氨基糖苷类抗生素耳毒作用的认识有了提高，滥用诸如庆大霉素、卡那霉素、链霉素的情况虽然已日渐减少，但是，在广大农村，特别是偏远山区，对这种药物中毒性聋的危害性仍不能低估，防治工作不可有丝毫的松懈。

氨基糖苷类抗生素的耳毒作用机制至今不明，有关学说甚多，主要的有变态反应说；受体学说；抑制毛细胞蛋白质合成说；前列腺素介导说；自由基损伤说（氨基糖苷类抗生素和铁离子螯合后，形成一种具有氧化活性的复合物，能催化自由基的产生，导致毛细胞损伤）；干扰毛细胞的糖代谢说；药物与毛细胞胞膜上的二磷酸磷脂酰肌醇结合，形成药物脂复合物，破坏了细胞膜结构的完整性及其功能；以及氨基糖苷类抗生素中间代谢产物 NH_2 基团引致中毒等等。

药物代谢动力学的研究表明，这类药物进入血液后，可通过血迷路屏障进入内、外淋巴液，并在其中停留，损伤内耳结构。肌肉注射后，药物在血清中的浓度一般于 30 ~ 90min 到达峰值。其半衰期比较短，约为 1.5 ~ 3h。在小儿，半衰期延长，可达 6h；而早产婴可长达 18h。因此，早产婴和婴幼儿容易发生中毒而致聋。药物在皮下注射后约 2 ~ 5h，外淋巴液中药物的浓度达到峰值；给药后 5h，内、外淋巴液中的药物浓度几乎相等。但药物从外淋巴液中排出的速度却非常缓慢，其在外淋巴液中的半衰期约为 3.5 ~ 30h，其中卡那霉素和新霉素的半衰期比庆大霉素者长，而且在肾功能不良时，半衰期还会延长。因此，药物在内耳中的浓度高，蓄积时间长。与血清中相比，内耳内的药物浓度可高达数倍，时间也延长数小时（图 13 - 1）。

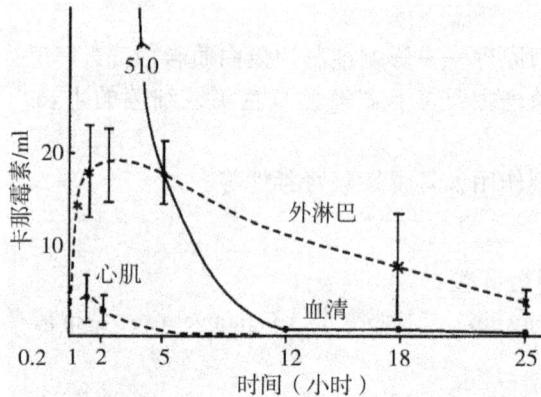

图 13 - 1　卡那霉素（250mg/kg）一次性注射后，在外淋巴、血清和心肌中的浓度（仿 stupp）

特别值得注意的是，由母系遗传的线粒体 DNA（mtDNA）12SrRNA 基因中 A1555C 突变与氨基糖苷类抗生素易感性有关，这类患者即使应用少量或微量药物也可引起耳中毒。mtD-NA12SrRNA 的 A 点是该类药物的主要作用位点之一，我国中西部、西北地区 217 例药物中毒性聋中，该基因突变率为 21.66%（徐自成，王秋菊等，2007），Fishel - Ghodsian 等（1997）报告为 17%。说明该基因突变并非药物中毒性聋唯一的分子基础，有关研究尚有待于深入。

（二）病理

氨基糖苷类抗生素对内耳的主要损害部位可以在耳蜗（如卡那霉素、新霉素、双氢链霉素、阿米卡星），或在前庭（如庆大霉素、硫酸链霉素）。耳蜗病损最早出现于外毛细胞，从底周开始，逐渐向顶周发展。在 3 排外毛细胞中，第 1 排受损最重，第 2 排，第 3 排依次较轻。随着药物剂量增加，内毛细胞亦出现病变，但多从顶周开始，逐渐向底周扩展。病变严重者，耳蜗的其他结构，如支持细胞，血管纹，传出神经纤维，螺旋神经节细胞等亦受损。多数研究资料表明，听觉的中枢传导径路一般不受累。毛细胞的病理变化包括静纤毛倒伏、散乱、纤毛融合、表皮板软化、变形、塌陷、核上区腺粒体肿胀、空泡变性，粗面内质网扩张、囊性变，次级溶酶体增多，胞浆水肿，核固缩、下沉，细胞膜破裂，乃至细胞崩溃等。

与形态学相呼应，动物作静脉注射或向内、外淋巴隙灌流氨基糖苷类抗生素后，CM、CAP 急剧下降，首先是高频区，以后波及低频区；EP 亦受抑制，但较 CM 及 CAP 轻。前庭的主要病损位于壶腹嵴和椭圆囊斑；球囊病损一般较轻。前庭感觉毛细胞出现纤毛融合、脱落，细胞水肿。其中Ⅰ型毛细胞的损害比Ⅱ型毛细胞重。

（三）发生中毒的有关因素

1. 用药剂量　氨基糖苷类抗生素的耳毒作用一般与用药剂量有密切关系，其中包括用药总量和日剂量。日剂量愈大，用药时间愈长，中毒的机会愈多。值得注意的是，全日剂量一次性投入较分次投入更容易发生中毒。

2. 给药途径　给药途径、局部用药部位是否健康，对药物的毒性作用亦有影响。肌肉注射时，血液中药物浓度较低，中毒的危险性相对较小；静脉注射可使血液中的药物浓度迅速升高，引起中毒的机会增多，特别是耳毒作用很强的卡那霉素等。正常情况下，氨基糖苷类抗生素不易被胃肠道吸收，而当肠道黏膜发生炎性病变时，药物的吸收量却会增加。向大面积烧伤创面、腹腔、胸腔、支气管等局部投药并不安全，药物可从局部组织吸收而发生中毒。椎管内注射更能增加药物的耳毒作用，可能与脑脊液和外淋巴液之间的密切关系有关。

3. 鼓室给药　无论是用含这类抗生素的滴耳液滴耳，或以溶液或粉剂行乳突换药，药物均可透过蜗窗膜及经中耳血管进入内耳，发生中毒性耳聋或（和）前庭功能障碍。而且，中耳存在炎症时更能增加药物的耳毒性。置入或滴入鼓室内药物的浓度与中毒的严重程度相关，浓度越高，中毒越重。其他抗生素如氯霉素、红霉素、多粘菌素 B 等鼓室内给药时，亦可引起内耳的毒性损害，但一般不重。此外，动物实验中发现，某些抗真菌药，如克霉唑（clotrimazole）、癣退、甲基 - 3 - 甲苯基硫代甲氨酸 - 2 - 萘脂等滴入鼓室后，亦有某些耳毒性。

4. 肾功能状况　氨基糖苷类抗生素均经肾小球滤过后排出体外，而且药物对肾脏亦有明显的毒副作用。如患者原患肾功能不良，或在用药过程中肾功能受到损害，药物排泄发生障碍，血清及内耳淋巴液中药物浓度增高，蓄积时间延长，可增加药物的耳毒作用。

5. 氨基糖苷类抗生素　可经胎盘进入胎儿血液循环，虽然胎儿血清中的药物浓度仅为母体血清中浓度的 15% ~ 50%，但因为胎儿体内的药物排泄速度甚慢，故可损伤胎儿听器，特别在妊娠的前 2 个月更为明显。

6. 噪声、振动、饥饿状态、糖尿病等　可促进或加重耳中毒。

7. 某些个体或家族　对氨基糖苷类抗生素具有高敏感性，少量的药物即可引起耳中毒。这种高敏感性具有随母系遗传的特点，而且在不同的氨基糖苷类抗生素之间存在交叉易感性，如家系成员中有链霉素耳中毒史，其他成员改用庆大霉素或卡那霉素，亦易发生耳中毒。

8. 年龄因素　婴幼儿和老年人对氨基糖苷类抗生素具有易感性。

（四）临床表现

1. 耳聋　耳聋可发生于连续用药期间，亦可于停药后方始发现，而且在停药后 1 年或 1 年以后仍可继续恶化。由于听力损失开始于高频区，故患者往往不易早期察觉耳聋的存在。待病情已逐渐加重，并波及语频区而就医时，常常已发展为中度或中重度耳聋了。耳聋大多为双侧性，两耳对称，少数病例亦可不对称。临床听力学检查一般均示耳蜗性聋。因有重振和听觉疲劳现象，患者常有"低声听不到，大声受不了"的现象。言语接受阈和识别率较差。个别病例亦可能以听力骤降的形式出现，以致要与特发性突聋相鉴别，而这种病例多为肾功能不良的患者。

2. 耳鸣 耳聋出现前，患者常常先有双侧耳鸣，耳内压迫感。耳鸣多属高音调，早期为间歇性，仅于安静环境中出现，以后逐渐发展为持续性，耳鸣声嘈杂，经久不息。约半数患者伴有头鸣。

3. 眩晕、平衡失调 常见于硫酸链霉素和庆大霉素耳中毒。

4. 其他 中毒早期可出现食欲减退、口渴、面部及手足麻木感等。

5. 听力学检查 纯音听力图中早期为高频下降型听力曲线，气、骨导听阈一致提高，两侧大多对称；以后可逐渐发展为中、重度感音神经性听力损失，曲线呈平坦型或缓降型。声导抗图 A 型，重振（＋），病理性衰减（－）；DPOAE 常引不出；ABR 波 I 潜伏期延长。

氨基糖苷类抗生素种类不同，临床表现也有差异，如：

链霉素：链霉素中毒颇为常见，由其引起的耳聋及眩晕早有报告。硫酸链霉素中毒主要表现为眩晕、平衡失调。双氢链霉素中毒症状以耳鸣、耳聋为主。在严重中毒者，两种链霉素均可引起前庭及耳蜗中毒症状。中毒症状出现后立即停药，听力或可有某些改善，但一般均难以恢复正常；约有 60% 的耳鸣为不可逆性；眩晕可因代偿而逐渐消失。

卡那霉素：卡那霉素主要损害耳蜗系。其毒性作用比链霉素强。在较长的疗程中，约有 55% 出现耳聋。动物实验显示，除耳蜗受损外，卡那霉素同时还影响传入神经末梢，长期使用者，可阻滞对侧耳蜗橄榄束的兴奋性，故临床听力学测试不仅表现为耳蜗性聋，亦可为蜗后性聋。

庆大霉素：据统计，庆大霉素耳中毒的发生率约为 2%～2.5%，其中，前庭中毒症状约为耳蜗中毒症状的 2 倍；但庆大霉素引起的全聋并不罕见。耳聋一般均不可逆。庆大霉素耳中毒的出现与其在血清中的浓度有密切关系，用药时，血清中的浓度不应超过 $10～16\mu g/ml$。成人剂量为每 12 小时 1.2mg/kg，小儿为 0.4～0.8mg/kg。

新霉素：新霉素具有剧烈的耳毒性，无论肌肉注射、口服或局部应用均可引起中毒。新霉素对内耳的毒性损害部位主要在耳蜗，对前庭的损害较轻，或无明显损伤。据报道，新霉素引起耳中毒的总剂量最少为 8g，最多为 45g，个别病例总量不足 2g，即可引起两耳全聋。一旦出现中毒，则耳聋发展迅速，可致全聋。目前该药仅做局部用药。然而新霉素滴耳液用于治疗中耳炎时亦可引起严重的耳中毒，应当忌用。

（五）预防

（1）严格掌握氨基糖苷类抗生素的用药适应证，非绝对必要时，不应轻率使用这类抗生素，更不宜作为预防性用药。

（2）由于抗感染需要而必须应用氨基糖苷类抗生素时，宜采用最小的有效治疗剂量，并将日剂量分为数次投入，而不一次大药量用药。一旦达到用药目的，应及时停药。

（3）不与其他耳毒性药物合并应用。

（4）已有肾功能不良、糖尿病、感音神经性聋、噪声性声损伤者，宜慎用本药。

（5）家系中有氨基糖苷类抗生素耳中毒者，或 mtDNA12SrRNAA1555G 突变者，应用本药时，宜慎之又慎，或禁止使用。

（6）用药前须对患者说明本药的耳毒作用及中毒症状，以便当出现早期中毒症状时能及时报告医师。疑有肾功能不良者，用药前须检查肾功能。用药期间医师应密切观察，注意询问有无早期中毒症状发生，如耳鸣、耳内压迫感、食欲减退、恶心、口渴和手足麻木感等；并尽可能作听力学及前庭功能监测。一旦出现中毒症状或可疑的中毒症状时，应立即停药。

（7）有条件者，用药时可反复测量血清中的药物水平，以控制用药剂量，延长用药的间隔时间，减少中毒的危险。

（8）一种氨基糖苷类抗生素出现耳中毒时，不可用另一种耳毒性抗生素予以替换，亦不应轮流交替使用两种以上耳毒性抗生素。

（9）耳局部用药时，特别是当鼓膜穿孔时，忌用氨基糖苷类抗生素制剂，如新霉素滴耳药，庆大霉素等制药。

（10）动物实验中发现，吲哚美辛、催产素、甲状腺素等可拮抗氨基糖苷类抗生素的耳毒作用。自由基清除剂理论上可预防中毒，但在临床实践中尚无可靠的报告。此外，有报告认为，水杨酸盐是一种铁螯合剂，可阻止或减少铁-庆大霉素复合物的产生，可预防庆大霉素的耳毒作用，但尚待临床实践证明。

（六）诊断

根据用药史，双侧感音神经性听力损失、重振试验（+）、DPOAE引不出，可资诊断。但应注意排除其他原因引起的耳蜗性听力损失，如遗传性聋、自身免疫性内耳病等以及耳后性聋的听神经病。如条件可能，建议作mtDNA12SRNA检查，有利于预防本病。

（七）治疗

对氨基糖苷类抗生素引起的中毒性耳聋目前尚无有效的治疗方法。在应用这类抗生素期间，如能及早发现中毒病例，除立即停药外，给予以下治疗，或可使病情停止发展，防止继续恶化。

1. 维生素 B_1　100mg，1次/d，30d为1疗程。

2. 内耳血管扩张剂　如尼莫地平（nimodipine），30~60mg，3次/d；或西比林（sibelium）5mg，1次/d；倍他啶（β-hisitine）8mg，3次/d；复方丹参3片，3次/d；亦可用针剂12~15ml加入5%葡萄糖中，静脉滴注，1次/d；或川芎嗪40~80mg/d，加入5%葡萄糖或生理盐水中静脉滴注。

3. 能量制剂　如ATP 20mg，3次/d或10mg，肌肉注射，1次/d；辅酶A 50~100U加入5%葡萄糖中，静脉滴注，1次/d。

4. 其他　如增加对神经细胞供氧，保护神经细胞的药物，如都可喜、银杏叶提取物等。

二、抗肿瘤药物

（一）顺铂

顺铂（顺氯氨铂，cisplatin，platinex，platinol，DDP，PDD）是一种抗癌的化学药物。用于治疗头颈部鳞状细胞癌和卵巢癌、睾丸癌等恶性肿瘤。该药除了具有与剂量有关的肾毒性外，亦可发生耳中毒，引起两侧不可逆的对称性、进行性感音神经性聋。和氨基糖苷类抗生素相似，顺铂亦可在内耳淋巴中维持高浓度，首先损伤外毛细胞，在3排外毛细胞中，第1排受损最重，而且病变从底周开始，向蜗尖逐渐发展；剂量增大时，内毛细胞、血管纹、耳蜗神经节细胞及蜗神经均可出现损害。在临床上，听力损害从高频开始，逐渐波及中、低频区；一般均伴有耳鸣，亦可出现眩晕和平衡失调。顺铂耳中毒的严重程度与药物进入体内的速度有关，与药物在体内的浓度和累积量亦有关，一次大剂量给药 1~2 次后，100% 受试患者的高频听力（9kHz 或 9kHz 以上）全部消失。顺铂与庆大霉素联合用药时可增加其耳毒性。有研究报告称，用药时合并应用磷霉素（fos – fomycin）可减轻中毒。

卡铂（carboplatin，paraplatin）是第 2 代抗肿瘤的铂类化合物。它可选择性破坏灰鼠的内毛细胞和相关的传入神经元，并对其前庭 I 型毛细胞亦有毒性作用。但对大鼠、小鼠和沙土鼠却无毒性作用。在常规剂量下，对豚鼠的内耳也无明显的毒性作用，仅在超大剂量时，豚鼠的外毛细胞方出现类似顺铂的破坏模式。其作用机制尚在研究中。目前，卡铂被用来研究听神经病的病理变化，因为卡铂中毒所致之听力学变化的特点与听神经病相似。

（二）氮芥

氮芥（nitrogen mustard，mechlorethamine，HN_2）是一种烷化剂，用于治疗恶性淋巴瘤，头颈部等肿瘤。大剂量氮芥（0.6~1.5mg/kg）可引起耳蜗中毒。在猫的动物实验中发现，氮芥可致耳蜗螺旋器中内、外毛细胞缺失。氮芥耳中毒的临床表现为：双耳出现中度至重度感音神经性聋，这种耳聋为永久性。

三、袢利尿剂

袢利尿剂（loop diuretics）是作用于肾脏髓袢升支中髓质和皮质的利尿药物，如呋塞米（furosemide）、依他尼酸（利尿酸 ethacrinic acid）、布美他尼（bumetanide）等。袢利尿剂的耳毒性可能与耳蜗血管纹中 Na^+、K^+、ATP 酶、腺苷酸环化酶等的活性受到抑制有关。动物实验中发现，局部或腹腔注射依他尼酸钠时，耳蜗血管纹出现水肿、增厚、囊性变，外毛细胞的超微结构亦可发生改变，如线粒体肿胀、内质网扩张等。静脉注射依他尼酸钠时，内、外淋巴间的钠、钾、氯离子浓度的正常梯度消失，CM、EP 受到抑制。这些变化一般可于 6~8h 后消失。重者，螺旋器底周外毛细胞胞膜发生破裂，细胞缺失；而蜗尖的外毛细胞和内毛细胞在早期均未受到波及。一旦毛细胞的形态发生改变时，病变即成为不可逆性。依他尼酸静脉给药时，其毒性作用仅限于耳蜗，前庭一般不受累。而局部用药对两者均有损害。其他袢利尿剂所引起的内耳中毒性改变与依他尼酸者类似。

临床上，袢利尿剂可引起两耳对称性暂时性或永久性感音神经性聋，常伴有耳鸣，在给药 30min 至 24h 内，耳聋一般可以恢复。如患者肾功能不良，或给药速度过快，或长期用药、体内蓄积量过多或同时合并应用耳毒性抗生素时，耳聋则可变为永久性。因此，通过减缓静脉给药速度（<15mg/min）可预防中毒的发生（Matz，1990）；对肾功能不良者，须减少药物用量；并避免合并应用氨基糖苷类抗生素等耳毒性药物。一旦发现早期中毒症状时，应该立即停药。

四、水杨酸盐

水杨酸盐（salicylate）的耳毒作用已早为人知。水杨酸类药物中最常用的是以乙酰水杨酸（acetyl salicylic acid）的形式出现的药物，即阿司匹林（aspirin）。它广泛应用于治疗风湿性、类风湿性关节炎，并预防冠状动脉及脑血栓形成。动物实验中，水杨酸盐急性耳中毒可引起一过性听力下降，但内耳的组织学和超微结构（包括毛细胞、耳蜗神经元、血管纹等）并未发生明显变化，内、外淋巴液中的电离子浓度及总蛋白含量亦无改变。但内耳液体中的葡萄糖含量下降，生物电位受到抑制。慢性耳中毒者，耳蜗血管纹、外毛细胞及耳蜗神经元中酶的活性降低。

临床上，大剂量的水杨酸盐（$2 \sim 6g/d$）可引起耳鸣、听力下降、纯音听力曲线呈平坦型，为感音神经性聋，可出现眩晕、眼球震颤、平衡失调，以致需要和梅尼埃病鉴别。水杨酸盐引起的耳中毒症状于停药后一般可迅速消失，耳鸣往往较重，持续时间较长，不易消失。在个别病例，耳聋可变为永久性，这种患者常合并无尿，而且儿童比较敏感，应予注意。

五、奎宁

奎宁（quinin）曾广泛用于治疗疟疾，并对子宫有轻度的兴奋作用。

奎宁可引起新生儿耳聋由 Taylor 于 1934 年首先报告。动物实验表明，大剂量的奎宁可致螺旋器、耳蜗神经元、血管纹出现退变。在大多数动物，耳蜗的损伤以底周最重，轻者仅为外毛细胞损伤，重者全部螺旋器损毁。相应节段的耳蜗神经元缺失，血管纹萎缩。临床上，奎宁所引起的耳聋、耳鸣多为一过性，及时停药后听力一般可恢复，耳鸣消失。但在易感者则可造成永久性耳聋。此外，奎宁尚可通过胎盘引起胎儿耳中毒。

氯奎（chloroquine）的分子结构与奎宁者有些类似，用于治疗疟疾和类风湿性关节炎、红斑性狼疮、肾病综合征等自身免疫性疾病。氯奎也可引起耳中毒，并出现视力障碍。长期服用氯奎的孕妇在自身尚未发生中毒症状时，其胎儿却可能发生中毒。

六、局部麻醉药

中耳内应用局部麻醉药，如丁卡因、利多卡因等，有时可引起轻度的耳蜗性聋。动物实验中发现，除蜗窗膜上皮受损外，耳蜗血管纹可发生水肿，听毛细胞纤毛紊乱、脱落。静脉注射利多卡因时，内耳不出现明显病损。与氨基糖苷类抗生素耳中毒不同，局部麻醉剂引起的听力下降波及各个频率，且可恢复。

七、重金属

长期接触某些重金属，可使听系及前庭系发生损害，如铅、镉、汞、砷等。

铅除可使机体其他器官产生中毒外，尚可引起听力下降和平衡障碍。铅中毒主要发生于铅矿开采和冶炼工人，以及印刷、铸字、焊接、电池、电缆、油漆等行业的工人，此外，长期吸入汽车废气，食用含铅容器贮存的食物和饮料等，亦可引起意外的中毒。动物实验发现，在铅的长期作用下，耳蜗螺旋神经节，第Ⅷ对脑神经以及平衡中枢均可发生退行性变，而螺旋器却无明显损害。临床观察发现，长期接触铅的工人中，感音神经性聋和有平衡障碍者较多，耳聋多为不可逆的蜗后性聋，其病损程度与其他器官铅中毒的程度无关。

砷中毒多发生于应用含砷的药物中，如今已不多见。动物实验中发现，砷中毒时，在前庭阶和鼓阶内出现血性浆液纤维素性沉积物，毛细胞和血管纹发生退行性变，内淋巴液中钾离子浓度下降，外淋巴液中钾离子浓度升高；临床上出现高频听力损害。

镉和汞亦可引起听力下降，其病损部位可能在中枢。

八、吸入性有害化学气体

除了铅、镉、汞等气体外，某些有害的化学气体亦有可能损害内耳或中枢听觉系统，如氨基苯、硝基苯、甲醇、二硫化碳、二氧化硫、三氧化硫、四氯化碳、一氧化碳等。其中，硫化物可损害周围听器，而一氧化碳的毒性作用主要在中枢听觉传导径路。这些有毒的化学气体所引起的耳部临床症状相似，如听力减退早期可恢复，慢性中毒者耳聋为永久性；此外，通常还伴有耳鸣和平衡功能障碍。

（芦二永）

第四节　感染性聋

许多致病微生物的感染，如病毒、细菌、真菌、螺旋体，衣原体、支原体等，可直接或间接地引起内耳病损，导致双耳或单耳的、程度不同的感音神经性聋和（或）前庭功能障碍，称为感染性聋。其中以病毒和细菌感染较常见。据统计，在先天性聋中，至少有10%是由先天性病毒感染引起的。近年来，在特发性突聋的病因学研究中，关于病毒性迷路炎的学说也受到了重视。而继发于细菌性脑膜炎的感染性聋，至今仍为感音神经性聋的重要原因之一。在我国，由各种急性感染性疾病，尤其是流行性脑脊膜炎、流行性乙型脑炎等，曾经是引起儿童后天性耳聋的重要原因之一，也是听－语障碍的主要病因之一。根据1966年调查432例聋哑学生的资料分析，由急性感染性疾病而致聋者约占62%。随着社会的进步，经济、卫生条件的改善，特别是有组织的卫生防疫工作的普遍开展，许多急性感染性疾病已被消灭，或基本得到了控制，由此而引起的感染性聋已大为减少，而药物中毒性聋，遗传性聋等非感染性聋在耳聋中所占的比率相对地有所增加。但是，目前感染性聋在我国仍占有相当重要的地位，我们仍需将其作为防聋治聋中的一项重要课题加以对待。

许多病毒都是先天性或后天性感染性聋的病原体。除巨细胞病毒已经从患者的内淋巴液中分离出来以外，通过血清转化（seroconversion）技术的研究，以及对尿液和鼻咽部分泌物中病毒的分离，目前已能证实，风疹、腮腺炎、麻疹、流感、副流感、水痘、带状疱疹、脊髓灰质炎、传染性肝炎，以及Epstein－Barr病毒、柯萨奇病毒、腺病毒、疱疹病毒、腮腺炎病毒等均可引起病毒性迷路炎。病毒侵入内耳的途径除循血流播散以外，尚可在引起病毒性脑炎、脑膜炎或脑膜脑炎的基础上，通过内耳道、沿听神经、蜗轴到达外淋巴间隙，或经蜗水管入鼓阶，如麻疹、腮腺炎等。此外，当中耳遭到病毒感染而出现中耳炎时，病原体亦可经两窗侵入迷路。动物实验还发现，内耳组织对不同的病毒具有选择性的亲和力。如在新生仓鼠，腮腺炎病毒主要损害内淋巴系统的组织结构，流感病毒主要破坏外淋巴系统的间质细胞，而单纯疱疹病毒则以感觉细胞受损为主。此外，由病毒感染引起的感音神经性聋，虽然主要是由上述病毒性迷路炎所致，但病毒性位听神经炎，乃至听觉中枢的病损，有时也是其原因之一。

由细菌、真菌感染引起的感染性聋主要是通过细菌性脑膜炎或化脓性中耳炎、颞骨骨髓炎等引起的化脓性迷路炎所致；而感染所致之听神经炎，细菌或真菌毒素引起的浆液性迷路炎，以及在疾病的治疗中可能发生的抗生素耳中毒等也是周围听或前庭系统遭到损伤的重要原因之一。

一、腮腺炎

腮腺炎（mumps）是引起儿童单侧感音神经性聋的重要原因之一，极少数发生于双耳。

腮腺炎是由腮腺炎病毒通过飞沫传染而引起的传染性疾病。典型的症状为高热等全身症状和腮腺肿大，并可发生神经系统、生殖系统、胰腺等处的炎症。但腮腺炎的临床症状比较复杂，特别是存在着无明显临床症状的"亚临床型"，这型患者亦可发生耳聋，值得注意。

致聋患者的颞骨组织学检查发现，耳蜗螺旋器和血管纹严重萎缩、前庭膜塌陷、盖膜萎缩、底周和中周的盖膜与螺旋缘脱离，变为一个团块，底周的螺旋神经节细胞缺失；如并发毒性脑炎或脑膜炎，病毒可沿脑膜侵入内耳道，损伤听神经。

腮腺炎病毒侵入内耳可经血液循环、脑脊液或鼓室等3条途经。引起的耳聋常突然发生，既可与腮腺炎的其他症状同时出现，亦可发生于腮腺炎全身症状出现之前或症状减轻、腮腺肿胀消退以后1周左右的时期内。在无明显症状的"亚临床型"，仅表现为貌似健康的人突然出现的感音神经性聋。本病耳聋以单侧居多，少数累及双耳，听力损失的程度多为重度、极重度，高频区听力下降明显，亦可为全聋。耳聋大多为不可逆性。前庭亦可受损而伴有眩晕，亦可无明显症状。本病可发生于任何年龄，但以儿童多见，是儿童后天性单耳感音神经性聋的常见原因。

如症状典型，本病的临床诊断并不困难。由"亚临床型"腮腺炎引起的耳聋仅能在急性期通过血清学检查和病毒分离进行确诊。如为小儿患者，由于耳聋多在一侧，起病时，常不被察觉，而在以后的偶然机会中发现。在这种病例，仅能依靠对过去病史的仔细追询而疑及本病。

本病重在疫苗接种，预防流行性腮腺炎的发生和传播。

二、麻疹

麻疹（measles，morbilli）可引起严重的感音神经性聋。虽然麻疹合并急性化脓性中耳炎者较多，但中耳炎并不是引起感音神经性聋的主要原因。据国外统计，在广泛开展麻疹疫苗接种前，继发于麻疹的耳聋约占小儿后天性耳聋的3%～10%，目前，其发病率已低于1‰（Booth，1987）。国内1978年以前统计，因患麻疹致聋而成为听语障碍者，约占听语障患者的10%，占后天性聋哑的20%左右。

麻疹引起的迷路炎局限在膜迷路、螺旋器，耳蜗螺旋神经节和前庭也可出现炎性退行性变。螺旋器可发生如听毛细胞缺损，盖膜分离，血管纹萎缩，螺旋器仅被一层扁平细胞覆盖。耳蜗螺旋神经节细胞严重缺失。壶腹嵴和囊斑的感觉上皮亦可出现萎缩。

麻疹引起的耳聋常为双侧性，但亦可单耳受累。耳聋可在出疹期突然发生，程度轻重不等，可合并耳鸣。本病的典型听力曲线为双侧不对称性感音神经性聋，以高频听力下降为主，属永久性。少数患者伴有眩晕等前庭症状，冷热试验示单耳或双耳前庭功能减退或完全丧失。

据报告，处于妊娠期的母亲患麻疹时，其胎儿出生后可发生先天性聋，其机制可能与免疫反应有关。

三、带状疱疹

耳带状疱疹由水痘带状疱疹病毒（varicella zostervirus）引起。本病可合并同侧不同程度的耳聋，伴耳鸣，亦可出现眩晕、恶心、呕吐等前庭症状。耳聋可为神经性或为感音性，但大多为感音性和神经性并存。听力一般可恢复正常，病情严重者仅有部分恢复。零星的颞骨病理检查发现，在听神经、蜗轴和乳突尖内，神经和血管周围有明显的圆形细胞浸润。

四、水痘

水痘（varicella，chickenpox）和带状疱疹由同一 DNA 病毒引起。水痘可合并神经系统的并发症，如小脑性共济失调、无菌性脑膜炎、面神经麻痹、偏瘫、失语等。个别可合并不可逆的感音神经性聋。

五、传染性单核细胞增多症

传染性单核细胞增多症（infectious mononucleosis）可侵犯神经系统，如多发性神经炎、脑脊膜炎等。个别病例出现耳聋、耳鸣及眩晕、不稳感等前庭症状。有报告，耳聋可为突发性，听力可逐渐得到恢复，但也有永久性重度耳聋者。

六、细菌性脑膜炎

细菌性脑膜炎（bacterial meningitis）的致病菌多为脑膜炎双球菌，流感嗜血杆菌和肺炎链球菌。据国外统计，它们占小儿细菌性脑膜炎病原菌的 85% 左右，其中以流感嗜血杆菌最常见。我国过去以脑膜炎双球菌引起者为多。自抗生素问世以来，细菌性脑膜炎的死亡率已明显下降，但其后遗症并未减少。脑膜炎后遗症包括感音神经性聋、前庭功能障碍、智力下降、脑积水、癫痫发作、言语障碍、视力下降及学习能力低下等等。对小儿中枢神经系统的 CT 研究发现，脑膜炎伴严重后遗症者，多存在脑梗死，动脉闭塞，脑、脊髓坏死等病变。

细菌性脑膜炎可通过以下机制引起感音神经性聋：①感染和毒素沿蜗水管或内耳道向迷路蔓延，导致化脓性迷路炎，听神经束膜炎（perineuritis）或听神经炎；②浆液性或中毒性迷路炎等迷路的无菌性反应；③脓毒性血栓性静脉炎或迷路内的小血管栓塞；④听神经或中枢听觉通路的缺氧损害。后遗感音神经性聋病例死后的颞骨病理检查发现，螺旋器及螺旋神经节变性、萎缩；重者，迷路骨壁增厚、蜗管、半规管完全闭塞，失去其原有的组织学结构。听神经亦遭破坏或被瘢痕组织所包绕、压迫而失去功能。

关于本病继发感音神经性聋的发生率各家报告不一，大多为 10% ~ 20%（Cummings 等，1993）。国内报告，流行性脑膜炎后遗感音神经性聋的发病率为 0.7% ~ 2%。病原菌不同，并发耳聋的百分率也不同，据统计，肺炎链球菌为 31%，脑膜炎双球菌 10.5%，流感嗜血杆菌则较低，为 6%。

脑膜炎引起的耳聋多在疾病的早期开始，晚发者不多。多为双耳受累，单侧者少见。耳聋程度一般较重，甚至全聋，轻度、中度的不多，可波及所有的频率。常伴耳鸣。不少病例可出现眩晕，平衡失调等前庭症状。耳聋发生后，某些患者的听力尚可出现波动，好转或恶化，在脑膜炎后 1 年左右，听力方能稳定。听力出现恢复者，大多原为轻、中度的耳聋，可能与同时存在的中耳积液被吸收，或与浆液性迷路炎的过程有关。结核性脑膜炎引起的感音神经性聋较多，多与第Ⅷ对脑神经受到严重的炎性浸润，以及脑血管闭塞性病变有关。前庭症状可逐渐减轻、消失，而耳聋则难以恢复，且可在一段时期内继续发展。

七、伤寒

伤寒（typhoid fever）可引起感音神经性聋。女性较多见。耳聋常发生于疾病的第 2 周或第 3 周，缓起或突发，有些为可逆性。如合并前庭功能减退，则多侵及一侧。伤寒可能侵犯耳蜗，或并发神经炎、局限性脑膜炎等，而成为耳聋的可能原因。须注意本病尚有并发中耳积液者。

八、疟疾

疟疾（malaria）可引起感音神经性聋，但为数不多。颞骨的病理检查发现，内耳中的毛细血管可因疟原虫堵塞而发生耳蜗和前庭的退行性变，迷路动脉及其分支亦可能有血栓形成。对本病的诊断应注意排除因使用奎宁或氯奎所引起的药物中毒性耳聋。

九、梅毒

先天性早期和晚期梅毒（syphilis）以及后天性第 2 期和第 3 期梅毒均可引起感音神经性聋。据国外文献报告，近来，后天性和先天性梅毒的病例有迅速增加的趋势（Brookhouser，1993）。特别是感染了艾滋病毒的患者，合并后天性梅毒时有可能促进神经梅毒的发展，并使青霉素的疗效受到影响。

先天性早期梅毒是 4 个月以上的胎儿在子宫内通过胎盘而感染致病微生物－梅毒螺旋体（treponema pallidum）的，此类患者中有 3%～38% 出现耳聋。在某些病例，耳聋可以是先天性梅毒的唯一症状。先天性梅毒可于出生时或于出生后至 50 岁左右显现症状，故可将其分为先天性早期梅毒或先天性晚期梅毒两种类型。先天性早期梅毒可侵犯内耳及听神经，听力损害严重，出生后常有听力言语障碍。先天性晚期梅毒所致之耳聋可发生于任何年龄，以青少年多见。耳部症状的严重程度和发病年龄的迟早有关。发病早者，常表现为两侧突发性听力下降，通常伴有眩晕等前庭症状，听力损失程度一般均很严重。较晚发病者，耳聋可突发，或呈波动性，或进行性加重，不少病例尚有发作性耳鸣和眩晕、恶心、呕吐等症状，早期听力损失主要在低频区，晚期呈平坦型听力曲线，言语识别力下降，冷热试验示前庭功能下降或丧失。此类患者应和梅尼埃病鉴别。于 50 岁左右方始发病者，耳聋一般较轻。先天性梅毒的颞骨病理变化包括闭塞性动脉内膜炎，单核细胞浸润，迷路骨髓炎，以及不同程度的组织坏死。早期病变主要为脑膜－迷路炎，晚期膜迷路受累，可出现膜迷路积水，螺旋器、血管纹、螺旋神经节和听神经萎缩。

后天性梅毒第 2 期和第 3 期多见于中年人。第 2 期梅毒可发生急性迷路炎，脑膜炎和神经梅毒，引起耳聋，一般仅侵犯一侧耳。第 3 期梅毒病变可侵犯耳郭、中耳、乳突和岩骨，引起传导性和感音神经性聋（混合性耳聋），程度轻重不等。

梅毒的诊断主要依靠明确的梅毒病史和家族史。典型的先天性梅毒包括耳聋、间质性角膜炎、槽口切牙（Hutchinson 牙）、鼻中隔穿孔等。先天性晚期梅毒的瘘管试验（Hennebert 征）常为阳性，Tullio 征阳性。在梅毒的血清学检测方面，过去常用的有华氏补体结合试验和康氏沉淀反应。目前所用的血清学检查包括非特异性抗体反应和特异性抗体反应，后者有荧光螺旋体抗体吸附试验（fluorescent treponema antibody absorption，FTA – ABS），梅毒螺旋体抗体微量血凝试验（microhemag glutination assay for treponema pauidum，MHA – TP）以及梅毒螺旋体 IgM 测定等。

十、支原体和衣原体

呼吸道疾病的病原体之一肺炎支原体（mycoplasma pneumoniae）亦可侵犯神经系统。有人通过流行病学调查认为，它可引起听力下降、耳鸣和眩晕，耳聋属感音神经性或混合性。有认为大疱性鼓膜炎合并之感音神经性聋与支原体感染有关。衣原体（chlamydia）包括沙眼衣原体和鹦鹉热衣原体。有认为，后者亦可引起眼部感染，合并心血管疾病和感音神经性聋，平衡失调等。

（芦二永）

第五节　特发性突聋

突然发生的听力损失称为突聋（sudden hearingloss，sudden deafness），这种耳聋大多为感音神经性。许多疾病都可以引起突聋。特发性突聋（idiopathic sudden hearing loss，idiopathic sudden deafness）则是指突然发生的、原因不明的感音神经性听力损失，患者的听力一般在数分钟或数小时内下降至最低点，少数患者可在 3 天以内；可同时或先后伴有耳鸣及眩晕；除第Ⅷ对脑神经外，无其他脑神经症状。目前，临床上多将这种特发性突聋称为"突发性聋"。由迷路（内耳）窗膜破裂引起的突聋已作为一个单独的疾病，不再包括在"突发性聋"之内。

一、病因

病因未明。主要的学说有如下 2 种。

1. 病毒感染学说　据临床观察，不少患者在发病前曾有感冒史；不少有关病毒的血清学检查报告和病毒分离结果也支持这一学说。据认为，许多病毒都可能与本病有关，如腮腺炎病毒、巨细胞病毒、疱疹病毒、水痘带状疱疹病毒、流感病毒、副流感病毒、鼻病毒、腺病毒Ⅲ型、EB 病毒、柯萨奇病毒等。Cummis 等（1990）报告了对西非突聋患者血清学的调查结果，仍认为病毒感染是这种突聋的病因。从患者外淋巴液中分离出腮腺炎病毒，从脑脊液中发现疱疹病毒，以及不少患者血清中巨细胞病毒抗体滴度升高，疱疹病毒合并其他病毒的抗体滴度升高（Wilson，1986）等，都提示了病毒感染与本病的病因学关系。支持这一学说的另一资料是颞骨的病理组织学研究结果：Schuknecht 等（1986）研究了 12 例特发性突聋患者的死后颞骨组织病理，发现其病理变化与过去所见的病毒性迷路炎相似。Yoon 等（1990）观察了 8 例 11 耳死后的颞骨病理变化，发现内耳最普遍的病变为螺旋器萎缩和耳蜗神经元缺失。提示特发性突聋的病因可能为病毒所引起的急性耳蜗炎（acute cochleitis）或急性耳蜗前庭迷路炎（acute cochleo vestibular labyrinthitis）。Schknecht（1985）认为，除 Ramsay – Hunt 综合征外，病毒性耳蜗神经炎是很少见的。

2. 内耳供血障碍学说　内耳的血液供应来自迷路动脉。迷路动脉从椎 – 基底动脉的分支－小脑下后动脉或小脑下前动脉或直接从基底动脉分出。迷路动脉虽然可以通过鼓岬和骨半规管上的裂隙与颈内、颈外动脉的分支相交通，但是这些吻合支均甚纤细，所以迷路动脉基本上是供应内耳血液的唯一动脉。加之椎－基底动脉－迷路动脉系统常常出现解剖变异，这就更增加了内耳供血系统的脆弱性。内耳微循环的调控机制目前尚未完全阐明，现已知，它除受自主神经系统及局部调控机制的影响外，也受血压，血流动力学的影响。不少学者证实，来自颈神经节和胸神经节的交感神经节后纤维沿血管（颈内动脉，颈外动脉和椎－基底动脉）周围神经丛，并沿鼓丛神经、第Ⅶ、Ⅷ、Ⅹ对脑神经耳支的周围行走，进入耳蜗后，循螺旋蜗轴动脉及其分支伸抵放射状动脉的起始段。而螺旋韧带、血管纹、螺旋缘及基底膜处的小血管则无肾上腺素能神经支配。内耳供血障碍学说认为，特发性突聋可因血栓或栓塞形成、出血、血管痉挛等引起。

不少学者认为，中、老年人，特别是合并动脉硬化、高血压者，可因迷路动脉的某一终末支出现血栓或栓塞形成而导致突聋。年轻人于头颅外伤后，亦可因脂肪栓塞而引起突聋。文献中曾报告 1 例 29 岁男性病例，于头颅外伤后尿中出现脂肪滴及眼底病变，3 天后发生突聋。此外尚有关于潜水工人因内耳空气栓塞而引起突聋的报告。动物实验也证明，心内注射微球后，在蜗轴、血管纹和螺旋韧带等处可见栓塞形成（汪吉宝等，1989；1993）。Sheehy 于 1960 年曾提出血管痉挛学说，认为由于各种原因（如受寒、受热、焦虑等）可引起自主神经功能紊乱，以致血管痉挛、组织缺 O_2、水肿、血管内膜肿胀、进一步导致局部血流减慢、淤滞，内耳终器终因缺血、缺 O_2 而遭到损害。尚有报告特发性突聋患者血液中血小板的黏滞性及凝集性增高者（Maass 等，1975）。由于内耳小动脉有迂曲盘绕行走的特点，在正常情况下，此处的血流速度比较缓慢，若血液的黏滞度增高，则在此发生血小板沉积、黏附、聚集，甚至血栓形成的可能性就会增大（汪吉宝等，1996）。动物实验发现，内耳缺血持续 6s，耳蜗电位即消失，而缺血达 30min 后，即使血供恢复，电位已发生不可逆的变化。

临床上不少患者用血管扩张剂或抗凝剂或溶栓剂治疗后，病情得到缓解，也可作为这一学说的旁证。再者，病毒感染也可通过影响局部的微循环而损害内耳：如病毒与红细胞接触引起血球黏集；内耳的血管内膜因感染而发生水肿，造成管腔狭窄或闭塞；病毒感染使血液处于高凝血状态，容易形成血栓等。此外，血压过低也是导致内耳供血不足的原因之一，Plath（1977）发现，不少突聋患者的血压较低。动物实验也证明，主动脉的血压和耳蜗的 O_2 分压之间有密切关系。

二、症状

本病多见于中年人，男女两性的发病率无明显差异。病前大多无明显的全身不适感，但多数患者有过度劳累、精神抑郁、焦虑状态、情绪激动、受凉或感冒史。患者一般均能回忆发病的准确时间（某月某日某时），地点，及当时从事的活动，约 1/3 患者在清晨起床后发病。

1. 听力下降　可为首发症状。听力一般在数分钟或数小时内下降至最低点，少数患者听力下降较为缓慢，在 3d 以内方达到最低点。听力损失为感音神经性。轻者在相邻的 3 个频率内听力下降达 30dB 以上；而多数则为中度或重度耳聋。如眩晕为首发症状，患者由于严重的眩晕和耳鸣，耳聋可被忽视，待眩晕减轻后，方始发现患耳已聋。

2. 耳鸣　可为始发症状。患者突然发生一侧耳鸣，音调很高，同时或相继出现听力迅速下降。经治疗后，多数患者听力虽可提高，但耳鸣可长期不消失。

3. 眩晕　约半数患者在听力下降前或听力下降发生后出现眩晕。这种眩晕多为旋转性眩晕，少数为颠簸、不稳感，大多伴有恶心、呕吐、出冷汗、卧床不起。以眩晕为首发症状者，常于夜间睡眠之中突然发生。与梅尼埃病不同，本病无眩晕反复发作史。

4. 其他　部分患者有患耳耳内堵塞、压迫感，以及耳周麻木或沉重感。

多数患者单耳发病，极少数可同时或先后相继侵犯两耳。

三、检查

1. 一般检查　外耳道，鼓膜无明显病变。

2. 听力测试　纯音听阈测试：纯音听力曲线示感音神经性聋，大多为中度或重度聋。可为以高频下降为主的下降性（陡降型或缓降型），或以低频下降为主的上升型，也可呈平坦型曲线。听力损失严重者可出现岛状曲线。

重振试验阳性，自描听力曲线多为Ⅱ型或Ⅲ型。

声导抗测试：鼓室导抗图正常。镫骨肌反射阈降低，无病理性衰减。

耳蜗电图及听性脑干诱发电位示耳蜗损害。

3. 前庭功能试验　本检查一般在眩晕缓解后进行。前庭功能正常或明显降低。

4. 瘘管试验（Hennebert 征，Tullio 试验）　阴性。

5. 实验室检查　包括血、尿常规，血液流变学等。

6. 影像学检查　内耳道脑池造影、CT、MRI（必要时增强）示内耳道及颅脑无病变。

四、诊断及鉴别诊断

只有在排除了由其他疾病引起的突聋后，本病的诊断方可成立，如听神经瘤、梅尼埃病、窗膜破裂、耳毒性药物中毒、脑血管意外、化脓性迷路炎、大前庭水管综合征、梅毒、多发性硬化、血液或血管疾病、自身免疫性内耳病等等。

听神经瘤可能由于肿瘤出血、周围组织水肿等而压迫耳蜗神经，引起神经传导阻滞；或因肿瘤压迫动脉，导致耳蜗急性缺血，故可引起突发性感音神经性聋。据文献报告，其发生率为 10% ~ 26% 不等。应注意鉴别。

艾滋病患者发生突聋者已有报告，突聋也可为艾滋病的首发症状，两者之间的关系尚不明了。由于艾滋病可以合并中枢神经系统的感染、肿瘤以及血管病变等，如这些病变发生于听系、脑干等处，则可发生突聋。此外，艾滋病患者在治疗中如使用耳毒性药物，也可引起突聋。

少数分泌性中耳炎患者也可主诉突聋，鼓膜像和听力检查结果可资鉴别。反之，临床上也有将特发性突聋误诊为分泌性中耳炎者，这种错误并不罕见。

由于本病容易发生误诊，为慎重起见，建议对特发性突聋患者进行 6 ~ 12 个月的随诊观察，以了解听力的变化情况，病情的转归，进一步排除其他疾病。

五、预后

本病有自愈的倾向。国外报告，约有 50% ~ 60% 的病例在发病的 15d 以内，其听力可自行得到程度不等的恢复。据我们观察，虽然确有一些病例可以自愈，但其百分率远无如此之高，许多患者将成为永久性聋。伴有眩晕者，特别是初诊时出现自发性眼震者，其听力恢复的百分率较不伴眩晕者低。耳鸣的有无与听力是否恢复无明显关系。听力损失严重者，预后较差；听力曲线呈陡降型者较上升型者预后差。治疗开始的时间对预后也有一定的影响。一般在7~10d以内开始治疗者，效果较好。老年人的治疗效果较青、中年人差。

据报告，有个别病例于突聋后数年出现发作性眩晕，其中有些病例在突聋发生时甚至无任何前庭症状（迟发性膜迷路积水）。目前尚不了解两者间的关系。这些病例最终大多需要作前庭神经切除术。

六、治疗

本病虽有自愈倾向，但切不可因此等待观望或放弃治疗。前已述及，治疗开始的早晚和预后有一定的关系，因此，应当尽一切可能争取早期治疗。治疗一般可在初步筛查后（一般在24h内完成）立即开始。然后在治疗过程中再同时进行其他的（如影像学）检查。

1. 10% 低分子右旋糖酐（dextran） 500ml，静脉滴注，3~5d。可增加血容量，降低血液黏稠度，改善内耳的微循环。合并心功能衰竭及出血性疾病者禁用。

2. 血管扩张药 血管扩张剂种类较多，可选择以下一种，至多不超过2种。

（1）钙通道拮抗剂：如尼莫地平（nimodipin）或尼莫通（nimotop）30~60mg，2~3次/d；或西比灵（sibelium，盐酸氟桂利嗪）5mg，1次/d。钙通道拮抗剂具有扩张血管、降低血黏度、抗血小板聚集、改善内耳微循环的作用。注意仅能选其中1种应用之。

（2）组胺衍生物：如倍他啶（β-histin）4~8mg，3次/d；或敏使朗6~12mg，3次/d。

（3）活血化瘀中药：如复方丹参8~16ml，加入10%葡萄糖液中静脉滴注，1次/d，或3片，3次/d；或川芎嗪200ml，以5%葡萄糖液或生理盐水稀释后静脉滴注，1次/d。

亦可用银杏叶制剂（舒血宁）20ml溶于5%葡萄糖250ml中静脉滴注，1次/d。

许多实验证明，烟酸（nicotinic acid）对内耳血管无扩张作用。

3. 糖皮质激素 可用地塞米松10mg，静脉滴注，1次/d，3d，以后逐渐减量。Hughes推荐的治疗方案为：1mg/kg·d，5d后逐渐减量，疗程至少10d。对包括糖皮质激素在内的全身药物治疗无效者，或全身应用糖皮质激素禁忌者，有报告采用经鼓室蜗窗给地塞米松治疗而在部分病例取得较好疗效者。因为蜗窗投药可避开位于血管纹和螺旋韧带处的血迷路屏障（Blood-labyrinth barrier），使内、外淋巴液中的药物有较高的浓度，药物的靶定位性好，而且不存在全身用药的副作用。糖皮质激素应用于本病是由于它的免疫抑制作用，大剂量可扩张血管，改善微循环，并可抗炎、抗病毒感染。但在疾病早期用药效果较好。

4. 溶栓、抗凝药 当血液流变学检查表明血液黏滞度增高时，可选用以下一种。

（1）东菱迪芙（巴曲酶）5U溶于200ml生理盐水中，静脉滴注，隔日1次，共5~9次，首剂巴曲酶用量加倍。

（2）蝮蛇抗栓酶0.5~1U，静脉滴注，1次/d。

（3）尿激酶（urokinase）0.5~2万U，静脉滴注，1次/d。

其他尚有链激酶。用药期间应密切观察有无出血情况，如有出血倾向，应立即停药。如有任何出血性疾病或容易引起出血的疾病，严重高血压和肝、肾功能不全，妇女经期，手术后患者等忌用。

5. 维生素　可用维生素 B_1 100mg，肌注，1 次/d，或口服 20mg，3 次/d。维生素 E 50mg，3 次/d。维生素 B_6 10mg，3 次/d。或施尔康（threragran）1 片，1 次/d。

6. 改善内耳代谢的药物　如都可喜（duxil）1 片，2 次/d。吡拉西坦 0.8～1.6g，3 次/d。ATP 20mg，3 次/d。辅酶 A 50～100U，加入液体中静脉滴注。或腺苷辅酶 B_{12} 口服。

7. 气罩吸入 5% CO_2 及 95% O_2　每次 30min，8 次/d。或高压 O_2。

8. 星状神经节封闭　方法：患者仰卧，肩下垫枕，头后伸。首先对第 7 颈椎横突进行定位：第 7 颈椎横突的位置相当于颈前体表面中线外 2 横指和胸骨上切迹上方 2 横指之交界处。在此交界处之上方，即为进针点，从此可触及第 6 颈椎横突。注射时用左手中指和食指从同侧胸锁乳突肌前缘将胸锁乳突肌和颈动脉向外牵移，即将注射针头刺入进针点之皮肤（图 13-2），向皮内注射少许 2% 利多卡因后，再进针约 0.3cm，回抽之，若无空气，则可继续进针，直达颈椎横突，然后略向后退少许，注入 2% 利多卡因 2ml，观察 15～30s，若无特殊不适，则可将剩余之 4～6ml 利多卡因注入。如注射部位准确，则患侧迅速出现霍纳征（瞳孔缩小，上睑下垂，结膜充血）。除治疗突聋外，本方法亦有用于治疗梅尼埃病者。由于本术可引起气胸、迷走神经或喉返神经麻痹、食管损伤、脑部空气栓塞等并发症，故应谨慎行之。以上治疗无效者，可选佩戴助听器。

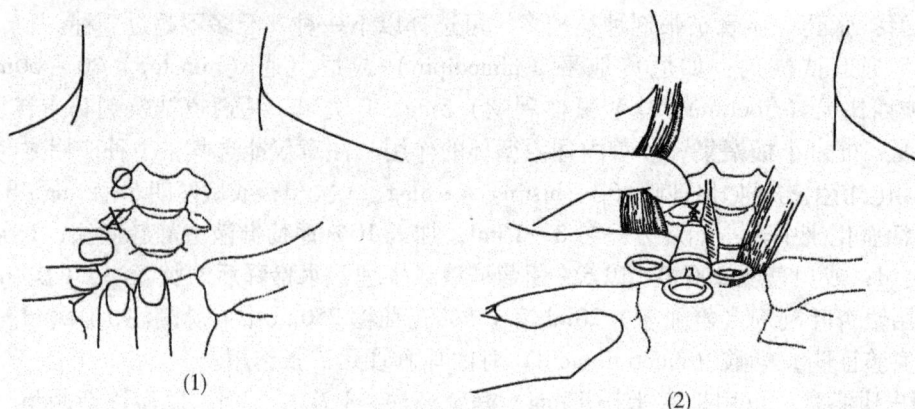

图 13-2　星状神经节封闭
（1）定位；（2）进针

（董瑞英）

第六节　老年性聋

老年性聋（presbycusis）是指因听觉系统老化而引起的耳聋；或者是指在老年人中出现的、而非由其他原因引起的耳聋。

人体随着年龄的老化而会出现神经细胞减少，神经递质和神经活性物质异常，神经纤维传导速度减慢，自由基代谢障碍，酶的活性下降，结缔组织变性等，临床上表现为记忆力衰退、毛发变白、牙齿脱落以及肌肉萎缩，血管硬化等衰老（aging）现象。因听觉系统衰老而引起的功能障碍即为老年性聋。但是，临床上所见老年性聋的发病机制不仅包括听觉系统衰老的生理和病理过程，还与每一个体在其过去的生命历程中所经受的各种环境和社会因素的综合影响有关。在实践中不可能将其与听系的纯衰老过程决然分开，故又将在老年人中出现的、并可排除其他致聋原因的耳聋称为老年性聋。

随着人类寿命的延长，老龄人口的增多，老年性聋的发病率也有了增加。近100余年以来，西欧65岁以上的人口增加了近6倍。我国人口亦出现了老龄化趋势，仅以北京为例，据我国第4次全国人口普查资料显示，北京市老年人口占总人口的10.40%（刘长松，1992）。2000年统计资料显示，全国60岁以上人口系数为10.46%，标志着我国的人口年龄结构已进入"老年型"。根据美国于1935—1936年、1954年和1959—1962年3次分别对不同年龄段的居民共约19 000人所进行的听力学调查发现，随着居民年龄的增加，其听力亦逐渐下降，其中，高频听力的下降较低频听力的下降显著，男性较女性严重（Nixon等，1962）。Hincheliffe（1959）对英国不同年龄组的农民进行的调查亦发现，随着年岁的增高，波及$2 \sim 8kHz$的感音性聋亦增多。据统计，在老年人群中，听力障碍的发病率为30%～60%。

一、病因

1. 听觉系统的衰老　和机体的衰老一样，它是组织、细胞衰老的结果。细胞的衰老可能与细胞中沉积的代谢废物（如脂褐素等）影响了细胞的正常活动有关；亦可能与蛋白质合成过程中的差错积累有关。

2. 遗传因素　在听觉器官的衰老过程中具有重要作用，据估计，约40%～50%的老年性聋与遗传有关。老年性聋的发病年龄及其发展速度，在很大的程度上与遗传因素有关。有人认为，身体的衰老是由于存在着衰老基因的缘故，它在生命的早期并未表达，直至生命后期方开始活化。近年来的研究发现，人类mtDNA4977缺失，鼠mtDNA4834缺失与部分老年性聋有关；在鼠的研究中还发现了ahl、ahl2、ahl3等数个核基因与老年性聋相关。

3. 外在环境因素的影响　除上述组织、细胞的自然衰老过程外，老年性聋还与个体在过去所遭受的各种外在环境因素的综合影响有关，但它们并未构成某种或某些种耳聋疾病。

（1）微弱噪声的损伤：所谓微弱噪声的损伤（micronoistrauma）是人体在其生命过程中，间断受到的交通噪声、打击音乐、摇滚音乐、火器发射等各种噪声损伤长期积累的结果，这种损伤对老年性聋的发生具有不同程度的影响。

（2）血管病变：动脉硬化等血管病变也是人体衰老的基本表现之一。由于全身、也包括听觉系统在内的血管病变，以及其伴随的O_2交换减少及代谢障碍等，亦属老年性聋的致病因素之一。

（3）感染：如儿童或成年时期的急性中耳炎等感染疾病，亦可能对老年性聋具有一定的影响。虽然有些老年人已遗忘了过去的有关病史，鼓膜上亦未遗留任何病变的痕迹。

（4）由耳毒性药物或化学试剂、酒精等引起的轻微损害。

Rosen等（1962）检测了苏丹东南部一个孤立的生活区——Mabaans居民的听力，发现该地区老龄人的高频平均听力较西方工业化国家同年龄组居民的听力好。多数人认为，这是由于Mabaans居民所接触的噪声少，动脉硬化的发病率较低的缘故。Drettner（1975）对1 000名瑞典居民的调查结果却显示，无论是患有高血压、高血脂的老年患者或正常老年人，其高频听力并无任何区别。

此外，某些神经递质和神经活性物质的改变，如谷氨酸盐、GABA等，也与听觉器官的老化有关。

二、病理

老年性聋的病理变化发生于包括外耳、中耳、内耳、蜗神经及其中枢传导径路和皮层的整个听觉系统中。

外耳：耳郭和外耳道皮肤、软骨等均可出现老年性改变，如皮肤粗糙、脱屑、软骨弹性降低等，但这对听力并无明显影响。

中耳：由于结缔组织的退行性变，如弹性纤维减少，透明变性，钙质沉着，以及肌肉萎缩等，可使鼓膜、鼓室内的韧带和听骨链中的关节等物理特性发生改变，镫骨周围环状韧带的弹性减退，可影响足板的活动，甚至发生固定，而出现传导性听力障碍。

内耳：基底膜可出现增厚，钙化，透明变性；螺旋韧带萎缩；内、外毛细胞萎缩，伴支持细胞减少；血管纹萎缩；螺旋神经节细胞退变，耳蜗神经纤维变性，数量减少。内耳血管亦随年龄的逐渐增高而出现退化、萎缩，如耳蜗内的放射状细动脉，毛细血管等。迷路动脉的硬化，管腔狭窄亦与内耳的退变有关。

听觉中枢神经系统：在老年性聋中，其听觉传导通路和皮层中的神经核团亦可发现神经节细胞萎缩凋亡，数量减少，核固缩等改变，如蜗腹侧核、上橄榄核、外侧丘系、下丘及内侧膝状体等。

综上所述，可见老年性聋的病理变化比较复杂，范围广泛，但每一位个体的主要病变部位，一般仅限于1~2处，且个体差异较大。在此基础上，Schuknecht（1974）将老年性聋的病理变化分为4种不同的类型。

1. 感音性老年性聋（sensory presbycusis）　此型以内、外毛细胞和与其相联系的神经纤维萎缩、消失为主要特点。病变从底周末端开始，逐渐向顶周缓慢发展。外毛细胞一般首先受损，然后累及内毛细胞。纯音听力图以高频陡降型为特点，早期低频听力正常。Covel（1957）等曾认为毛细胞的这种病变属于耳蜗螺旋神经节细胞萎缩的继发性改变，但随后Johnsson等（1972）通过大量的病理解剖发现，从儿童时期开始，毛细胞已出现萎缩，随着年龄的增长，它以非常缓慢的速度逐渐发展，加重。亦有人认为，支持细胞可能是最早发生退变的细胞。

2. 神经性老年性聋（neural presbycusis）　耳蜗螺旋神经节和神经纤维的退行性变是本型的主要特征。表现为神经节细胞大小不一、核固缩、偏移，细胞数量减少，伴神经纤维变性，数量减少。但施万细胞正常。病变以底周和顶周较重。Schuknecht（1955）观察到，虽然猫的耳蜗底周螺旋神经节细胞消失多达80%，但仍可维持正常的听阈；而在人体，如耳蜗某一部位的螺旋神经节细胞有75%以上发生退变，则其相应频率的听阈可出现变化。临床上表现为，在纯音听阈的所有频率均出现提高的基础上，高频听力通常受损较重，言语识别能力明显下降，与纯音听阈变化程度不一致。

3. 血管性老年性聋（stria presbycusis）　又称代谢性老年性聋。因为在生理状态下血管纹产生能量，以调控内淋巴的电离子浓度，维持正常的蜗内电位，从而保证耳蜗的正常生理功能，故本型又有"代谢性老年性聋"之称。本型以耳蜗血管纹萎缩为病变特点。病损常波及到包括从顶周到底周的全部血管纹，所以患者的听力曲线多呈平坦型，言语识别率可正常。

4. 耳蜗传导性老年性聋（cochlear conductive presbycusis）　或称机械性老年性聋。在本型，耳蜗及听神经均无明显病变，但基底膜因增厚、透明变性、弹性纤维减少等而变得僵硬，特别是在底周末端基底膜最狭窄处，尤为明显。Schuknecht 认为，这是一种以基底膜弹性减退为特征的机械性或耳蜗传导性聋。纯音听力图表现为以高频听力下降为主的缓降型听力图。

三、症状

1. 听力下降 不明原因的双侧感音神经性聋，起病隐匿，进行性加重，但进展速度通常甚为缓慢。一般双耳同时受累，亦可两耳先后起病，或一侧较重。听力损失大多以高频听力下降为主，言语识别能力明显降低。在部分患者，言语识别率可较纯音听力下降更为严重，并且往往是引起患者或家属注意的第 1 个症状。开始时该症状仅出现于特殊的环境中，如当许多人同时谈话，或参加大型的会议时，老年人常感听话困难。以高频听力下降为主者，患者常常对如鸟鸣、电话铃声、门铃声等高频声响极不敏感。病情逐渐发展后，患者对一般的交谈亦感困难。言语识别能力的降低与纯音听力下降的程度不相称的原因可能为：

（1）听觉通路中神经元的退变。

（2）高频听力下降明显，而中、低频听力尚可。

2. 耳鸣 多数病例均有一定程度的耳鸣，开始为间歇性，仅于夜深人静时出现，以后逐渐加重，可持续多日。耳鸣多为高调性如蝉鸣、哨声、汽笛声等，有些为数种声音的混合；有些患者诉搏动性耳鸣，可能与合并的高血压、动脉硬化有关。

3. 眩晕 不是老年性聋的症状，但老年性聋病例可有眩晕，可能与前庭系老化或椎 – 基底动脉的老年性病变有关。

4. 其他 疾病晚期，由于听力下降，社交能力差，精神状态受到不同程度的影响，甚至出现孤独、压抑、反应迟钝等精神变化。

四、检查

1. 鼓膜 无特征性改变。一般老年人鼓膜混浊者较多，有时在靠近鼓环处可见白色半环形条带，其他如钙斑、萎缩性瘢痕、鼓膜内陷等亦可见。

2. 纯音听力曲线有不同类型 如陡降型、缓降型、平坦型、盆型、马鞍型及轻度上升型等，其中以前 3 种类型最为常见。一般男性缓降型较多，女性平坦型较多。

除感音神经性聋以外，由于鼓膜、听骨链随年龄老化而发生僵硬，故老年性聋中亦可合并传导性听力下降而呈现混合性聋，但仍以感音神经性聋为主。

3. 阈上功能试验

（1）重振试验：耳蜗病变时重振试验阳性，如耳蜗病变和蜗后病变并存，阳性的机会也较多；或仅有轻度的重振或部分重振现象。

（2）短增量敏感指数试验（SISI）：正常或轻度增高。

4. 言语试验 言语识别率降低者多，与纯音听力下降的程度常不一致，有些病例的纯音听力图仅示轻、中度损害，而其言语识别率却明显下降；相反，有些言语识别率轻度降低，纯音听力却明显下降。

噪声干扰下的言语、滤波言语、竞争语句、交错扬扬格词、凑合语句等敏化言语（或称畸变言语）试验可出现识别力降低。

五、诊断

60 岁以上老年人出现的双耳渐进性感音神经性聋，在排除其他病因以后，即可诊断为老年性聋。然而，老年性聋的发病年龄并不固定，有 70 岁以上的老年人两耳听力仍相当敏锐，亦有少数人年仅 40 余岁，即出现听系统老化现象。诊断中可结合全身其他器官衰老情况综合分析，并仔细排除药物中毒性聋、噪声性声损伤、梅尼埃病、耳硬化症、鼓室硬化、中耳粘连、听神经瘤、高脂血症、糖尿病以及自身免疫性感音神经性聋、遗传性进行性感音性聋等，方可做出诊断。

六、预防

预防衰老始终是人类的理想，但至今并无良方。以下方法或可延缓听系统的衰老过程。

（1）注意饮食卫生，减少脂类食物，戒除烟酒嗜好，降血脂，防治心血管疾病。

（2）避免接触噪声。

（3）避免应用耳毒性药物。

（4）注意劳逸适度，保持心情舒畅。

（5）进行适当的体育活动。

（6）改善脑部及内耳血循环。

七、治疗

由于衰老是一种自然规律。目前，尚无方法加以逆转，故性激素，维生素（A、B、E 等）和微量元素以及血管扩张剂等对本病均无确切的治疗效果。

建议早期佩戴适当的助听器。目前认为，老年人的言语识别能力差可能与中枢听系功能障碍以及患者的认知能力下降有关，故早期佩戴助听器可尽早保护患者中枢神经系统的言语识别功能。此外，应告知患者家属，与患者交谈时避免向患者大声喊叫，言语应尽量缓慢而清晰，必要时可借助于面部表情或手势，以帮助患者了解语意。

（董瑞英）

第七节　伪聋

伪聋（simulated deafness）又称诈聋。顾名思义，诈聋不是一种疾病，而是伪聋者为了达到某种目的（包括诉讼、经济、政治等目的），在听功能完全正常的情况下伪装耳聋；或虽有轻微的听力障碍，而有意夸大其听力受损的程度，故这种伪聋又称为夸大性聋（exaggerated hearing loss）。

一、表现形式

1. 单侧伪聋　比较多见。因为单侧伪聋伪装起来比较容易，伪聋者认为，在这种装聋的情况下，可以照常生活、工作而不容易被察觉，可能达到目的。

2. 双侧伪聋　伪聋者佯装双侧耳聋。这种伪聋较单侧伪聋困难。

3. 部分性伪聋　少见。此类伪装者大多对听力测试内容和技术有所了解。

4. 伪装聋哑　伪聋者不仅伪装两耳全聋，而且装哑。短暂的"装聋作哑"不难，但若时间较长，终会被识破。

二、检查方法

检查时，医师宜戴口罩，亲自询问受试者的病史，如耳部或头部受伤史，受伤部位，打击方式；耳聋的程度；有无耳鸣、眩晕、平衡失调等伴发症状；以及过去的听力状况等。并同时观察受试者的举止行为、神态等，注意耳聋的程度是否与其行为反应的情况一致。然后检查受伤部位，外耳及鼓膜。遇有以下情况时，应疑及伪聋的可能，并进一步做以下相关检查：①耳语试验或言语测听时，受试者的反应迟疑不决，且可排除因智力障碍，方言不懂或严重的耳鸣而带来的影响；②受试者所述受伤情况与耳部初步检查结果不一致，如诉耳部受拳击后发生全聋，但却无耳鸣，眩晕等内耳受损症状，外耳道及鼓膜完全正常；③正常情况下，手指塞非"聋"耳时，在 1.5 ~ 4.5m 处受试者应可听到语声，如受试者听不到，则有伪聋之可能；④音叉试验时骨导完全消失；⑤各种测试方法的结果不一致，同一测试方法，其前后各次检查结果亦有很大差异。

1. 单耳伪聋测试法

（1）音叉中线骨导试验：堵塞非"聋"耳，将振动的音叉置于头部中线上任何一点时，若受试者否认非"聋"耳能听到音叉声，示有伪聋可能。

（2）听诊器试验：测试前先用石蜡封闭听诊器一侧之耳塞孔，但表面不露任何痕迹，定不让受试者了解情况。测试时先将该耳塞置于非"聋"耳，另一侧耳塞置于"聋"耳，检查者口对漏斗形听诊器头讲若干语句，并请受试者复诵之。此时受试者均能复诵。继之，不用听诊器，而请受试者用手指堵塞非"聋"耳，再如法试之。若此时受试者不能复诵，则可能为伪聋。

（3）双语声管试验：通过听管或耳机，对受试者双耳分别播送内容和速度不同的语句。伪聋者，由于双耳所听到的语句互相干扰，仅能复诵少量单侧或双侧所播送的语句。而真为单侧耳聋者，仅健耳可听到语声，故能准确复诵健耳所听到的语句。

（4）朗诵试验：此试验的原理为：当环境有嘈杂声时，正常人必将不自觉地提高自己说话的声强，企图超过环境声的响度。测试时，先嘱受试者按平常一般声调朗读若干语句，不得中断，然后以噪声器向"聋"耳播放噪声，并逐渐提高其强度。如受试者随噪声强度的增加而提高其朗读声，提示可能为伪聋。而真聋者不会受到噪声的干扰。

（5）纯音听力计测试法：正常情况下，当测试条件（如仪器，操作人员，测听室等）不变时，数次复测的纯音听阈阈值的变动一般不超过 10dB；如相邻两个以上频率的听阈变化大于 10dB，示听力有变化。伪聋者，不仅数次测试结果明显不同，而且听力曲线多为平坦形或碟形，甚至可能出现数个起伏很大的波形，而且骨导听阈较气导听阈反可高出 20dB 或 20dB 以上（此时应排除上半规管裂）等。此外，若用强度级很高的纯音反复测试"聋"耳而健耳不加掩蔽时，不出现音影曲线，或数次出现的"音影曲线"差别很大，示有伪聋之可能。真正的耳聋患者，在相同的条件下，尽管反复测试，其"音影曲线"亦无明显区别。

（6）声导抗听力测试法：声反射阈正常或低于纯音"听阈"，表明受试者有伪聋或精神性聋的可能。

（7）电反应测听法：电反应测听法是一种不受受试者主观意识和行为配合影响的客观测听法，其结果客观，可靠，在伪聋的诊断中具有重要价值。凡 ABR 波 V 反应阈正常或低于主观"听阈"，可提示为伪聋或精神性聋。疑为夸大性聋者可从 ABR 反应阈和（或）中潜伏期测试中进行鉴别。

2. 双耳伪聋测试法

（1）耳蜗眼睑反射试验：当受试者不注意时，乘其不备，以强声刺激之，受试者此时若出现眨眼运动，示有听力存在。

（2）睡眠惊醒试验：当受试者熟睡时，突然予以强声刺激，此时受试者若能被强声惊醒，证明其听力存在。而精神性聋患者在熟睡中"耳聋"仍然存在。故此法可用于鉴别伪聋和精神性聋。

（3）瞳孔反射试验：给一个强声刺激时，瞳孔的大小通常会出现变化，如系真聋，瞳孔的大小不变。

（4）纯音听力测试法、声导抗测试法和电反应测听法同单耳伪聋检查法。对伪聋的诊断必须本着实事求是的态度，认真、细致地进行检查，客观、科学、慎重地做出结论，在未获得确实可靠的检查结果以前，定不能轻率地做出结论。在诊断中，耳科医师仅应该从专业的角度对受试者做出听力是否正常，以及听力损失程度的可靠判断。

（董瑞英）

第十四章

耳鸣

公元前4~5世纪，Hippocrates已对耳鸣有所记录。而最早的文字记载，见于公元前16世纪埃及的沙草纸的古写本中。由于患者对耳鸣所致的烦恼常是主观的，而客观评定的方法不多，致使临床医师对其不甚了解，且定位诊断困难，治疗方法不足，而成为临床难题。

一、定义

耳鸣为无相应的外界声源或电刺激，而主观上在耳内或颅内有声音感觉。耳鸣是一类症状而非一种疾病。耳鸣的发生率平均为3%至30%。随着年龄的增长，耳鸣发病率升高，高发年龄在50~60岁。两性患病率各家统计不一。

耳鸣不应包括声音幻觉及错觉，有认为也不包括来自身体其他部位的声音，如血管搏动声、腭咽喉肌阵挛的咔哒声、咽鼓管异常开放的呼吸声，这些可称为体声（somato - sounds），过去称为"客观性耳鸣"。颅内的鸣声，称为颅鸣，实为来自双耳立体声的听觉作用的表现形式。

耳鸣常为许多疾病的伴发症状，也是一些严重疾病（如听神经瘤）的首发症状，且常与听觉疾病同时存在，如耳聋及眩晕，且表现为首发症状，故临床上应加以重视。

二、耳鸣的分类

耳鸣是累及听觉系统的许多疾病的不同病理变化的结果，病因复杂，机制不清，故分类困难。传统的耳鸣分类法很多，如根据耳鸣的发源部位分为耳源性耳鸣和非耳源性耳鸣：根据耳鸣的病变部位分为传导性耳鸣、感音神经性耳鸣、中枢性耳鸣；根据耳鸣的病理生理特点分为生理性耳鸣、病理生理性耳鸣、病理性耳鸣、心理性耳鸣、假性耳鸣等；根据患者的感受情况分为主观性耳鸣和客观性耳鸣；根据耳鸣的发生情况分为自发性耳鸣和诱发性耳鸣；根据耳鸣的病因分为噪声性耳鸣、药物性耳鸣、中毒性耳鸣、外伤性耳鸣等；根据耳鸣声的来源分为神经源性耳鸣、血管源性耳鸣、肌源性耳鸣、呼吸性耳鸣等；根据耳鸣的音调分为低调性耳鸣、高调性耳鸣、复合音耳鸣；根据耳鸣的持续时间分为持续性耳鸣、间歇性耳鸣、发作性耳鸣；根据听力情况分为伴有听力损失的耳鸣、不伴有听力损失的耳鸣等。这些分类法都有它的局限性，临床上应用时要加以选择。为了便于诊断与治疗，最为实用的分类法是根据病因及功能障碍部位的分类。

1. 听功能障碍部位的分类　耳鸣部位的诊断及病因诊断常常交杂在一起，通常根据功能障碍的部位而做出耳鸣的定位诊断。但是，相同部位的病变可能有着多种病因，如耳蜗的病变，可由噪声、药物、衰老等损害所致。且耳鸣的发生，往往是某一部位的病变达到某种程度所致。故从临床上，对耳鸣的了解与处理常常取决于听功能障碍的部位。但是由于对耳鸣的发病机制尚无深入的了解，因而引起耳鸣的确切解剖部位尚难确定。

（1）传导性耳鸣：多为低频、宽频带、持续性或搏动性耳鸣。能用相当于听阈的音量掩蔽。

（2）感音神经性耳鸣：常见于感音神经性听力损失耳，耳鸣为窄频带声，其频率常位于高频下降型听力损失区之外侧。

（3）中枢性耳鸣：见于脑干或中枢听觉通路的病变。可能为一种反射性表现，对掩蔽反应差。

2. 按病因的分类

（1）生理性耳鸣：主要为出现于颅内的体声。听力正常者在极安静的环境中可听到下列声音：①血液循环的嗡嗡声或肌肉的颤音；②空气在鼓膜上或耳蜗内液体的布朗尼运动产生的声音；③剧烈运动或情绪激动时的搏动性耳鸣；④头侧放于枕头上，颞区或耳区的动脉被压而致部分阻塞时，可出现搏动性耳鸣。上述情况乃由于"塞耳效应"，即堵耳效应及环境噪声降低所致；⑤吞咽时的咔哒声是因咽鼓管开放时，其黏膜的表面张力被打破之故。

（2）病理生理性耳鸣：可能为耳蜗或脑干功能的微小障碍所致；也可能是未被发现的疾患，而该疾患本身的病变程度尚不足以引起耳鸣，但加上发生耳鸣的"触发因素"。常表现为短暂耳鸣。

1）自发性耳鸣：许多人曾偶然出现过数秒钟的哨声样耳鸣。约15%的人曾有过5min以上的耳鸣。

2）噪声性耳鸣：耳鸣的发生与内耳神经元自发活动紊乱有关。

3）药物性耳鸣：可分两类。

a. 不伴听力损失的药物：此类药物多达55种，如抗癌药（氨甲蝶呤）、抗惊厥药（卡马西平）、抗菌药及抗虫药〔磺胺类药、氨苯砜、四环素、多西环素（强力霉素）、甲硝唑等）〕、利尿剂（环戊丙甲胺）、精神病用药（莫灵顿、多虑平、阿米替林、优降宁等）、抗组胺药（苯海拉明、异丙嗪等）、影响β-肾上腺素能受体药（普萘洛尔）、麻醉镇痛药（丁哌卡因、利多卡因、吗啡等）、中枢神经系兴奋药（氨茶碱、咖啡因）、血管扩张药（硝酸异山梨酯）、糖皮质激素类药（氢化泼尼松等）、非甾体类镇痛药（布洛芬）、有机溶剂（甲醇、乙醇、苯）、免疫抑制剂（青霉胺）、降糖药（降糖灵）等。此类药物引起耳鸣的发生率尚不清楚。

b. 伴听力损失之药物：此类药物有，抗癌药（顺铂、氮芥等）、氨基苷类、环肽类、复烯类、大环内脂类抗生素、4-基喹啉（氯喹等）、8-基喹啉（伯氨喹）、奎宁类药、利尿剂（利尿酸、速尿等）、解热镇痛药、水杨酸盐类（水杨酸盐制剂）、布洛芬及氯灭酸、甲灭酸等非甾体类抗炎镇痛药、口服避孕药、抗甲状腺素药等。发生的机制与耳蜗神经纤维自发放电率出现异常有关。

4）毒血症性耳鸣：毒血症可致短暂的或持久的耳蜗损害，或作为已存在缺陷的耳蜗的耳鸣触发因素。

（3）与某些疾病相关的耳鸣

1）体声；听系统外的耳鸣

a. 肌性：最常见的为腭肌阵挛，耳鸣为与肌阵挛同步的咔哒声。常自发消失。此种耳鸣可被身旁之人听见。中耳肌阵挛所致之耳鸣可出现于眨眼时，或为自发，或自主性，也见于声刺激及耳郭皮肤刺激致镫骨肌收缩而出现。可用小量卡马西平治疗。咽鼓管开放或关闭也可出现咔哒声耳鸣，颞颌关节异常时，张、闭口也可出现咔哒声，另外，咬紧牙关时也可出现一种颤动型声音，适当的口腔科治疗可全部或部分缓解。

b. 呼吸性：咽鼓管异常开放，耳内常出现与呼吸同步的吹风样声，且可有自声过强。本病常发生于过度消瘦者；也可见于潜水、吹奏乐器等职业者。

c. 血管性：为搏动性耳鸣，难以确定是生理性还是病理性。常间歇性出现，它可以是唯一的耳鸣声或为一种附加的耳鸣声；或为一种高调感音神经性耳鸣叠加的搏动性变化。此种耳鸣有时是属于一些疾患的症状，故应注意：①确定耳鸣是否与心脏搏动同步；②测量血压；③对双耳、颈的双侧及头部进行听诊，可听见低调、搏动性声音；④压迫每侧颈静脉及乳突区，观察耳鸣是否消失或减轻。最常见的病因是同时存在高血压的动脉粥样硬化或血管扭曲引起动脉性涡流现象所致。不常见的病因为动脉性动脉瘤、动静脉瘘、颈静脉球体瘤，其中以乳突导静脉的畸形与高位颈静脉球常见。当头转向耳鸣的对侧、压迫患侧颈静脉时耳鸣减轻，可诊断为动静脉瘘。血管性耳鸣可由宽带噪声所掩蔽，但纯音不能掩蔽。

2）传导性耳鸣：引起外耳道阻塞的疾病可致耳鸣，耵聍触及鼓膜时可引起耳鸣，鼓膜穿孔、急性或慢性中耳炎，听骨链病变，鼓室积液，鼓室肿瘤也可伴有耳鸣。当出现传导性听力损失时，由于堵耳效应以及环境噪声减低使正常掩蔽效应减小，致耳鸣被发现或加剧。

3）感音神经性耳鸣：大部分来自蜗内疾患。感音神经性耳鸣可分为感音性、周围神经性及中枢神经性耳鸣。但较难明确分开，且常互相混合。

a. 感音性耳鸣：为耳鸣中最常发生的部位，常见的为老年性聋、耳毒性药物性听力损失、噪声性听力损失、梅尼埃病、迟发性膜迷路积水、外淋巴瘘、内耳感染、耳硬化症、Paget 病及耳蜗血管性缺陷等。耳蜗性耳鸣的特征千变万化，通常耳鸣的音调易匹配，且位于听力障碍的频率范围内或其附近。临床听力学检查有助于诊断。耳鸣的严重程度及发生率与听力损失有明显关系。感音性听力损失越重，越易产生耳鸣。耳鸣的响度也随听力损失加重而增加。但是，耳鸣亦可发生于听力正常者。约有 1/3 之中度及重度听力损失者不伴有耳鸣；这一点至今尚无法解释。

耳蜗性耳鸣发病的机制仍不甚清楚，从神经电生理和耳蜗微机制方面学说有：神经元自发放电节律异常，耳蜗的机械功能障碍，耳蜗的微力学活动异常，耳蜗内的机械反馈作用和外毛细胞摆动失调等。

b. 周围神经性耳鸣：听神经瘤的耳鸣为首发症状者约占 10%，单侧性耳鸣而听力正常者，一定要排除听神经瘤。听神经疾患致耳鸣者比耳蜗疾病者少见，且多为较大的嗡嗡声。其机制未明，可能与神经纤维的变性引起纤维间交互传递或神经纤维传递变慢有关。听神经纤维排放时静止状态的失真，神经纤维的传递变慢，可引起到达大脑的神经纤维异常点火模式，即可出现耳鸣。

c. 中枢神经性耳鸣：常发生于原有的或潜在的周围性听功能障碍之耳，如迷路或听神经手术后出现耳鸣。也可由紧张状态作为促发或加剧因素而致。肿瘤、血管性异常、局部炎症、多发性硬化等侵及听传导径路者皆可发生耳鸣。耳鸣常呈现为白噪声样。如耳鸣与脑血管疾病发作同时出现而无听力障碍时，多为中枢神经性耳鸣。另外，患者诉述耳鸣是在头内部时，有可能为中枢性，但也可能是无法描述耳鸣部位的双侧耳蜗性耳鸣。

4）反射性（非听觉疾病性）耳鸣：①颞颌关节疾患或咬合不良；②颈椎关节病、颈损伤（甩辫子损伤或插管麻醉时），椎动脉功能障碍可能为部分原因。这些疾患常有嚼肌及颞肌、枕、额肌以及颈肌等肌肉痉挛。可致张力性头痛而使耳鸣加剧，耳鸣又可致肌张力增加转而加重耳鸣。

5）全身疾病性耳鸣：某些疾患可导致耳鸣，如甲状腺功能异常、糖尿病、多发性硬化、碘、锌缺乏、贫血、偏头痛、高血压、高血脂、肾病、自身免疫性疾病等。

（4）假性耳鸣：为耳鸣样声，但不遵循耳鸣的定义。

1）自然环境声：偶然，外来声音类似于耳鸣声，或附加于耳鸣之上，如钟声，风吹电线声、变压器、家用电器的嗡嗡声，环境声仅在家中某一房间才听见，或在特定的地理位置，且可为其他人所听见。但患者的听力在正常范围内。

2）伪病：有些人为了某种目的，夸大了耳鸣的程度及影响，部分是属于法医学范畴。

（5）耳鸣发生机制的新假说－中枢高敏学说：过去一直认为，大部分耳鸣是耳蜗病变的结果。但越来越多的证据表明，中枢神经系统也参与了耳鸣的产生和维持。听系和非听系中枢、自主神经系统、边缘系统等均与耳鸣有关。

在迷路切除和第Ⅷ对脑神经切断后耳鸣患者仍感到耳鸣持续存在。耳鸣可以在人工耳蜗植入后通过电刺激第Ⅷ对脑神经而受到抑制。一侧耳的耳鸣可以被同侧和对侧噪声所掩蔽。电刺激耳鸣患者的中间神经时，可引起耳鸣响度的变化等等。而正电子发射断层成像、功能性 MRI（PET、fMRI）等研究发现耳鸣患者的左侧听皮层代谢活动显著升高，给动物注射水杨酸后单纤维记录显示部分听神经纤维、下丘神经元、初级听皮层内单个神经元的自发放电活动增加等。此外，心理学研究也提示，耳鸣与中枢神经系统功能（意识、注意力、情绪、学习和记忆）有关，连续耳鸣会对人造成长期心理负荷而影响身心健康，而不良情绪又可以加重耳鸣。

中枢高敏学说认为，耳鸣是一种由外周或中枢病变引起的、中枢神经系统参与的心身疾病的症状。外周或中枢病变后，听觉神经系统及其相关脑区的自发电活动是耳鸣发生的神经生理学基础。不管外周或中枢病变，中枢神经系统都参与长期耳鸣的维持，中枢敏感性的异常增高是耳鸣产生与维持的主要原因。心理因素与耳鸣密切相关，耳鸣是典型的心身疾病。

三、影响或触发耳鸣的因素

1. 噪声　噪声的接触可致原有的耳鸣加重，但也可使耳鸣减轻或缓解（故可采用掩蔽声以治疗耳鸣），或促发出另一种耳鸣声而与原有的耳鸣声混合。急、慢性声创伤（慢性声创伤如响度很高的音乐）也可引起耳鸣。

2. 心理学等其他因素　因家庭、婚姻、职业、意外事件等方面的精神压力可触发耳鸣发生。而耳鸣又可使患者出现压抑、忧郁、烦躁、情绪波动、过分忧虑等心理障碍，心理障碍又加重耳鸣，从而互相影响，出现恶性循环。疲劳时可使耳鸣加重，心情愉快可使耳鸣减轻，大部分患者卧位时耳鸣加重，但有少部分患者感到减轻，女性月经期可致耳鸣加重，减肥食品既可使耳鸣患者症状加重，但也可使耳鸣缓解，某些食品可使体内产生变态反应而致耳鸣，奶酪类食品、巧克力、含咖啡因的饮料、酒精、烟草可加重耳鸣。

四、儿童的耳鸣

何以感音神经性听力损失的儿童耳鸣的主诉不若成人那样多。实际上，儿童与成人一样，耳鸣常发生于听力障碍者，其发病率约为56%～66%。先天性耳聋很少出现耳鸣的主诉。儿童耳鸣的高发生率与缺乏主诉之间的明显不一致，可能是由于患者认为耳鸣是正常情况，缺少心理上的负担。

1. 听力正常儿童的耳鸣　Nodar（1972）报告，在2000名学生中通过听力测试的儿童中有13.3%有过"噪音"，未通过听力测试的儿童58.6%耳内曾经有过"噪音"。耳鸣最常见于13～15岁的孩子，93例5～16岁的英国儿童中有29%的人曾经感受到耳鸣（Mills，1986），7～10岁的加拿大儿童耳鸣发生率为36%，美国为32%，英国17%（Stouffer，1992）。

2. 听力异常儿童的耳鸣　Mills（1984）报告，66例5～15岁的分泌性中耳炎儿童中3%有耳鸣，与没有听力损失儿童的耳鸣发生率相似，复发性中耳炎也不增加耳鸣的发生。

与听力正常或全聋者比较，耳鸣更容易发生在听力下降的儿童。多数情况下，耳鸣常发生于听力损失耳。但有学者报告，89%单侧感音神经聋患者的耳鸣出现在听力较好耳；因重度感音神经聋而佩戴助听器的患者，70%报告耳鸣常发生于戴助听器的一侧。深度聋的患儿很少有耳鸣，但研究发现，平均听阈在70～110dB的患儿35%有耳鸣。

3. 儿童与成年人耳鸣的差异　与成年人不同的是，儿童很少单独主诉耳鸣，一般是先主诉耳聋。儿童可能认为耳鸣是与生俱来的，每个人都有耳鸣。

有听力损失的儿童常为间断耳鸣，有听力损失的成年人常为持续耳鸣，听力正常的儿童则常有持续耳鸣。先天性聋哑儿童一般无持续的耳鸣，这是因为异常的传入神经活动尚不能达到听觉阈值，在成年人这种异常传入神经活动已超过其听觉阈值因而成为耳鸣。儿童间断性耳鸣的另一个解释是，间断性耳鸣比持续耳鸣更容易分散注意力。

五、耳鸣的临床意义

1. 耳鸣的后果　耳鸣对患者影响程度的大小，按其顺序为失眠、听功能障碍、头昏、注意力不集中、情绪激动、焦虑、忧郁、孤独。

2. 耳鸣的严重程度　必须对耳鸣严重性的程度做出评定，以确定是否需进行治疗，以及对治疗的结果进行评价。

（1）轻度耳鸣：耳鸣为间歇性发作，或仅在夜间或很安静的环境下才感到有轻微耳鸣。

（2）中度耳鸣：耳鸣为持续性，即使在嘈杂的环境中也感到耳鸣的存在。

（3）重度耳鸣：耳鸣为持续性，严重地影响患者的听力、情绪、睡眠、生活、工作和社交活动等。

（4）极重度耳鸣：耳鸣为长期持续性，且响声极大，患者难以忍受，极度痛苦，甚至无法正常生活。

3. 耳鸣的心理学问题　大量事实表明，耳鸣与心理因素密切相关。心理因素可以是耳鸣的原因，也可以是耳鸣的结果。心理因素引起的耳鸣，是典型的心身疾病。耳鸣成为第一主诉，可能是由于这部分人对耳鸣的耐受阈较低，或中枢神经系统的敏感性较高之故。在遇到这类耳鸣患者时，应仔细追问病史，并首先取得患者及其家属的信任，争取弄清心理和社会方面的原因。耳鸣也可以引起严重的心理反应，甚至心理障碍，其耳鸣严重到不能忍受、不能进行正常的工作和生活、并有自杀行为或倾向。治疗这类患者，在积极治疗原发疾病的同时，耳鸣习服疗法有较好的效果。即帮助患者树立正确的"耳鸣观"，纠正对耳鸣的错误认识，增加对耳鸣及其原发病的心理认同和心理适应，消除"耳鸣情绪"，配合全身松弛训练、转移注意力和自我心理调适等方法，争取忽略和习惯耳鸣，提高生存质量，成为新的"耳鸣感受"。因为观点不同，情绪不同，耳鸣感受也不同。

六、耳鸣的诊断

1. 病史的采集　病史采集极为重要，是耳鸣诊断的关键。

（1）耳鸣是否合并听力损失及眩晕：三者之间出现时间先后的关系。

（2）耳鸣出现的时间：持续时间，变化的过程，诊断及治疗过程，目前现状。

（3）耳鸣的特征：包括部位及耳别，持续性或间断性，间断的时间以及有无规律性变化。

（4）耳鸣音调的性质：是高调，还是中调、低调，耳鸣声的具体描述，如蝉鸣、哨音、汽笛声、隆隆声、风吹电线声、风声、拍击声及咔哒声等。是搏动性还是非搏动性，搏动性是否与心跳或脉搏同步，是否与呼吸有关，音调性质有否变化。

（5）耳鸣响度：可与环境声或生活声比较。

（6）耳鸣的严重性：对情绪及生活、工作的影响，使患者感到烦恼的程度，焦虑及抑郁是原因还是后果，是否可逐渐适应。

（7）耳鸣的可能原因：耳鼻咽喉科尤其是耳科的过去病史、头外伤、声创伤、耳毒性药物史、心脑血管疾病史、变态反应疾病史等。女性患者应了解与月经期的关系。

（8）耳鸣的触发或加剧等影响因素。

（9）耳病及与耳病有关的全身性疾病情况：特别是神经系统疾病的病史询问，以便确定耳鸣是否与神经系统疾病有关。

（10）患者自身控制耳鸣的方法：如听音乐、散步、旅游等。

（11）家族史：特别是与耳鸣有关的疾病史。

2. 临床一般检查

（1）系统检查：应与内科及神经科医师合作，根据需要，进行有关病变及功能状态的检查。

（2）耳鼻咽喉科检查：尤其是耳科的详细检查。并应做颈部、颞颌关节功能检查。如为搏动性耳鸣，应做头及颈侧及耳的听诊，以了解有无血管搏动声，转动颈部，了解压迫颈静脉后对耳鸣的影响。

（3）心理学评价：由于耳鸣与焦虑互为因果，故应与心理学家合作，对耳鸣患者做出心理学的评价。

（4）影像学检查，实验室检查（含免疫学检查）：应根据患者的病史，怀疑局部或全身疾患与耳鸣有关时才进行相关检查，结果如有异常也应小心分析。

3. 听力学测试　听力学测试对于耳鸣的诊断极为重要，尤其是病因及病变部位的确定及治疗效果评定。但应注意少数患者听力可能完全正常（参见本篇第四章）。对于未发现听阈损失的被检者，扩展高频纯音听阈测试，有时可有异常发现而有助于诊断。

4. 前庭功能检查　前庭功能检查应包括自发性及诱发性前庭功能检查，进行眼震图记录，姿势图检查等。

5. 耳鸣测试　由于耳鸣本身是一种主观症状，故目前尚缺乏客观测试指标以判断有无耳鸣存在及耳鸣的严重程度。下列的行为反应测试，其可靠性及精确性还存在一定问题。

（1）耳鸣音调的频率匹配：通过音调的匹配来确定其音调的频率或是最令患者心烦的主调，临床上仅需以纯音听力计来进行匹配。

（2）耳鸣的响度匹配：为了解对耳鸣完全掩蔽所需的强度，应做响度匹配。但是，在实际进行时，由于重振现象及掩蔽效应的存在而有一定的困难。

（3）最小掩蔽级：也称耳鸣掩蔽曲线测试，为测定刚可掩蔽耳鸣的测试音的最小强度级。掩蔽曲线可分五型（图14-1）：①Ⅰ型，聚合（convergent）型，听阈曲线与掩蔽曲线从低频至高频逐渐接近，多见于噪声性听力损失；②Ⅱ型，分离（divergent）型，两曲线从低频至高频逐渐分开，约占3%，病变不明；③Ⅲ型，重叠（congruent）型，两曲线近乎重合，耳鸣为宽带噪声样，约占32%，见于梅尼埃病，特发性突聋及耳硬化症；④Ⅳ型，远离（distant）型，耳鸣为宽带噪声样，见于中耳及内耳病变；⑤Ⅴ型，抗拒（persistent）型，任何强度的掩蔽声皆不能将耳鸣掩蔽。

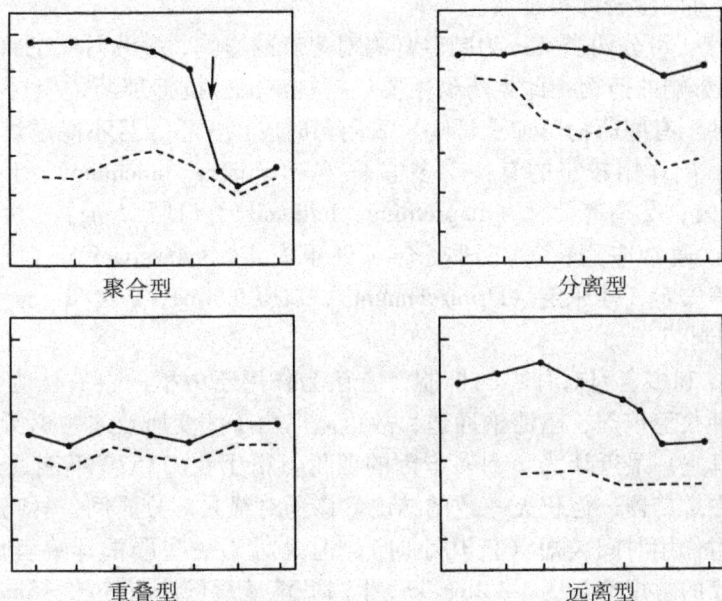

聚合型　　　分离型

重叠型　　　远离型

图14-1　耳鸣掩蔽图型

（4）为准备掩蔽治疗尚应测试掩蔽的时间衰减，后效抑制，响度不适阈等。

七、耳鸣的治疗

目前耳鸣的治疗还存在着较大的困难，因为引起耳鸣的疾病与因素极多，有时难以做出正确的病因、病变部位的诊断，而即使能做出病因及病变部位的诊断，病因治疗有时也存在困难，或者，即使引起耳鸣的疾病得到治疗，而耳鸣仍然存在，故有学者认为应用治疗一词，不如代以处理一词更为恰当。因此，尽管耳鸣的治疗方法很多，但迄今尚无特殊有效的方法。但是，在临床实际中，耳科医师不能断然告诉患者耳鸣无治疗方法，以免引起患者新的心理障碍。耳鸣治疗效果的评价是：耳鸣的减轻及焦虑的解除，并非如其他疾病一样称为治愈。此外，对耳鸣的治疗并不是一位临床医师能够解决的，必须有耳鼻咽喉科医师、听力学家、神经学家、精神科医师、心理学医师等共同研究制定治疗方案。

1. 病因治疗　病因治疗是医学上首要而且是最理想的治疗方法。但如病因无法确定，或是病因虽能确定但却无法治疗，故病因治疗并不如想象中那样容易收效。病因治疗可分内科药物治疗及外科手术治疗两种。外科治疗是对引起耳鸣的部分疾病进行手术治疗，如动静脉瘘、动脉瘤等。而耳蜗神经切断术、前庭神经切断术、听神经瘤的手术治疗、鼓丛神经切断术等对于耳鸣的疗效很难确定，这些手术除非是针对疾病本身的需要，否则，不应以外科手术作为治疗耳鸣的方法。

2. 药物治疗　用于治疗耳鸣的药物基本上分为两大类，一是伴发有耳鸣的基本疾病的治疗，二是对症治疗。

（1）基本疾病的治疗：如对中耳炎、梅尼埃病、甲状腺功能异常等的药物治疗。此外，维生素 B（尤其是维生素 B_{12}）、锌制剂、银杏叶制剂，可能有助于对无选择性耳鸣的治疗，但疗效尚待临床证实。低血糖可为耳鸣的病因，如耳鸣在睡眠后或清晨加剧，而饮用葡萄糖水，10~20min 后耳鸣减轻即可证实。

（2）对症治疗：可分两类，一为减轻耳鸣对患者的影响，一为耳鸣的抑制药。

1）减轻耳鸣影响的药物：此类药物主要包括抗焦虑、抗抑郁药，但这些药物均有不同程度的副作用，甚至有些药物可加重耳鸣，故用药时应该慎重，且不能过量。

a. 抗抑郁药：副作用较小的有：①多虑平（doxepinum，sinequan），口服 25mg，3 次/d，多在 1 周内见效；②马普替林（maprotiline，ludiomil），口服 25mg，3 次/d。

b. 抗焦虑药：通常应用：①艾司唑仑（舒乐安定，surazepam），口服 1mg，3 次/d；②阿普唑仑、佳静安定、佳乐定（alprazolamum），口服 0.4mg，2 次/d，最大限量 4mg/d。

2）耳鸣的抑制药。

a. 利多卡因：利多卡因对耳鸣的抑制，有认为作用于中枢，也有认为作用于末梢。已知利多卡因是一种膜稳定剂，阻滞钠通道，故可阻滞由于病变所致之中枢听径路的异常兴奋活动，从而减轻耳鸣。最近认为：利多卡因的四价氨衍生物 QX572 不能通过血脑屏障，故其抑制耳鸣作用在螺旋器，但仍无一致的结论。该药对绝大部分病例，耳鸣的减轻或抑制是肯定的。虽然有时作用时间较短（仅几小时），但是对于一些严重耳鸣者已感到极大的满足。利多卡因治疗的常规剂量为 1~2mg/kg，以 1% 溶液缓慢注入静脉，5min 注完（不能太快!），每日 1 次，7d 为 1 疗程，休息 1 周后可做第 2 疗程。

b. 氯硝西泮（氯硝安定，clonazepam）：为首选药，为抗惊厥药。剂量为 0.5mg，每晚 1次，共 1 周，如无效可用 0.5mg，2 次/d，共 1 周，然后 0.5mg，3 次/d，共 2 周，如无效即停药，有效则减至 0.5mg，1 次/d 或 2 次/d。

c. 哌氟酰胺（flecailnide）：100mg，2 次/d，1 周，然后 150mg，2 次/d，2 周，维持量100mg，2 次/d。

d. 卡马西平或称酰胺咪嗪（carbamazepine，tegretlo）：①剂量增加法，100mg，睡前 1次，以后每天增加 100mg，共 1 周，直至达到 200mg，3 次/d；②全量法，200mg，3 次/d。

e. 扑痫酮，或称麦苏林（primidone, mysoline）：为抗癫痫药，当卡马西平无效时可用此药，首次 0.15mg，以后每周增加 0.25mg/d 直至 700mg/d。

f. 麦奥那（eperijone hydrochloride, 亦称 myonol）：一种肌肉松弛剂，150mg/d，口服 2 周对耳鸣有明显疗效。

g. 舒必利亦称硫苯酰胺，舒宁（sulpiridum, dogmatil, equilid）：为抗精神病用药，对抑郁症有效，口服 600～1200mg/d。

从以上情况说明，耳鸣抑制药治疗存在着疗效不甚肯定，而副作用较多的问题，故临床医师应全面斟酌，慎重使用。

3. 掩蔽疗法掩蔽疗法（masking therapy）为目前耳鸣治疗中较为有效的方法。实际上，许多耳鸣患者早已发现在嘈杂环境中耳鸣有减轻或消失的现象。掩蔽疗法的机制是基于耳鸣的外毛细胞补偿学说，即耳蜗某部位的外毛细胞受损时，其邻近的正常毛细胞将加强其电机械作用以试图补偿之，如补偿活动的能量超过了正常阈值就会产生耳鸣。故产生了临床上用掩蔽声置于患耳而使外毛细胞的"补偿"活动受到抑制，来减轻耳鸣的方法。从心理学角度看，耳鸣患者对掩蔽声听起来比自身的耳鸣声愉快，掩蔽器发出的掩蔽声可由患者自己调节音量并选择是否使用，可取得较好的效果。

掩蔽疗法的作用基本上可出现 4 种作用：

（1）连续性完全掩蔽：掩蔽器的掩蔽噪声连续出现，从而掩盖了耳鸣。应用持续性完全掩蔽取决于几个因素，最重要的是，掩蔽噪声的最小掩蔽级不能过分大于耳鸣响度，即最小掩蔽级的值减去耳鸣的响度匹配值，不能 >10dB，最大不超过 15dB。其次，所应用的噪声应比耳鸣有更易于接受的性质。再者是掩蔽效应不随时间而衰减。

（2）连续性部分掩蔽：如果对耳鸣起到完全掩蔽的声音过大而不能接受时，此种患者在安静环境中多出现耳鸣加剧。对于此类患者可采取部分掩蔽，即掩蔽器仅提供与耳鸣响度相等的低强度掩蔽声。另外，掩蔽试验如出现 10dB 以上的掩蔽衰减，则也应采用部分掩蔽。

（3）抑制性掩蔽：耳鸣的全部或部分抑制，可作为连续掩蔽的一种替代方法或附加作用，如后效抑制试验结果为全抑制，则治疗性掩蔽的后效抑制的效果更好，如无后效抑制，或后效抑制试验时响度加强，则应做较长时间的掩蔽，可出现一定程度的后效抑制。故掩蔽器的使用应给予高强度级的声音，且掩蔽时间应在 1h 以上，以便确定是否出现后效抑制。

采用特异性频率的掩蔽声其抑制掩蔽的作用有可能更大，为了选择更理想的后效抑制效应，应做各种宽频谱的一定范围的掩蔽声进行掩蔽。使用程序化掩蔽是否能产生更有效的抑制掩蔽，仍有待于进一步研究。有些研究指出：产生最大后效抑制的频率，常比耳鸣频率低，少数可低 1～2 倍频（Terry 等，1983）。

另外，也可采用间歇掩蔽声，可更有效的出现更大的后效抑制效应，但起止时间应为 10min。也需进一步研究。

（4）掩蔽的脱敏化作用：许多耳鸣患者的不适响度级降低，常需佩戴耳塞或避开噪声环境，但耳塞常导致耳鸣加剧。耳鸣掩蔽器可减少此一难题，即规则地短时间佩戴掩蔽器，掩蔽时间每天累积达 6h，掩蔽强度应调节为清楚听见但无不适感（不需要全掩蔽）。此法可进行数天至 6 个月，许多患者可重新获得对强声的耐受。

作为掩蔽疗法的掩蔽器种类很多，如：①环境声：有些患者晚上入睡困难时，可用钟声、流水声等掩蔽耳鸣或分散对耳鸣的注意力，而促使患者入睡；②一种具有调频装置的小收音机或单放机，可先将适合于患者的窄带掩蔽噪声录成磁带，放入单放机中播放，作耳鸣掩蔽用，且可播放音乐声、雨声或流水声等；③用助听器减轻耳鸣，主要应用于低调耳鸣的患者。助听器多引入频率为 4kHz 以下的环境噪声，同时，此类噪声得到了放大，从而使耳鸣受到部分或完全掩蔽，偶尔还可出现后效抑制效应；④专用的耳鸣掩蔽器，其外形极似助听器，有耳后型、耳内型和程序式 3 种；⑤合并型掩蔽器。耳鸣掩蔽器连接或藏于助听器内，其助听器与掩蔽器音量控制各自独立，使用时，先调节助听器音量，然后再调节掩蔽器音量，则掩蔽效果更佳。

4. 心理学治疗　耳鸣的心理学治疗是指通过语言的和非语言的交流方式等方法，来影响及改变被治疗者的心理状态及心理障碍，从而达到打断恶性循环、治疗耳鸣的目的。

（1）认知疗法：向患者介绍耳鸣的可能病因或病因，耳鸣的特点。使患者认识到耳鸣并非是一种严重的、致命的进行性疾病，以消除顾虑。说明耳鸣是可以治疗的，但需要较长的时间，必须有信心。介绍有关耳鸣的治疗方法，并且说明耳鸣的治疗效果与情绪有关。通过这些认识，使患者了解耳鸣对生活及工作的影响并不是那样大，从而认识到过分强调耳鸣对身心的影响是不必要的。

（2）生物反馈疗法：采用电子仪器，将人体内的生理功能信息加以采集，然后在监视器上显示，而反馈给人体，使患者根据这种反馈信号来训练自己，以对体内不随意的功能活动（如肌肉放松，改变心率，镇静情绪等）进行调节，以期控制某种病理过程，促进功能恢复，从而达到治病的目的。

目前认为：本疗法对耳鸣所起的作用在于患者紧张状态的减轻或消失，而使耳鸣易于耐受。而客观的耳鸣响度匹配与音调匹配并无改变。

5. 电刺激疗法　电刺激疗法（electrical stimulation therapy）是指利用电流直接刺激听觉系统达到抑制耳鸣的目的。根据电刺激电极部位分为外刺激（颅或外耳）及内刺激（中耳及内耳）两类。治疗对象主要为耳蜗性耳鸣患者，这种方法目前极少应用于临床。

6. 耳鸣习服疗法　耳鸣习服疗法又称再训练法。目的是使患者尽快达到对耳鸣的适应和习惯，主要方法则是由专科医师定期给予习服训练的详细指导，包括耳鸣不全掩蔽、松弛训练、转移注意力和心理咨询等。患者应长期坚持训练，并且必须使用如耳鸣掩蔽器、音乐光盘、磁带等以协助达到对耳鸣适应和习惯的目的。

7. 耳鸣的联合治疗　耳鸣的治疗方法虽然很多，但很难确定何种治疗方法更为有效，基于此，除进行病因治疗外，联合治疗——包括药物、生物反馈、声掩蔽、电刺激，以达到缩短治疗时间，减少具有副作用药物用量，增加协同疗效，可取得更为有效的结果。

八、搏动性耳鸣

搏动性耳鸣（pulsetile tinnitus）是一种有节律的耳鸣。是由患者头颈部的血管或肌肉产生，并通过骨骼、血管和血流传导至耳蜗而感知的。搏动性耳鸣可分为血管性和非血管性两大类：血管性搏动性耳鸣较多见，其耳鸣节律与患者自身的心跳节律一致，主要由血管的解剖变异或血管的其他病变引起的管径狭窄、血流加速和血流紊乱所致。非血管性搏动性耳鸣与头颈部的肌阵挛有关，如腭肌阵挛，镫骨肌或鼓膜张肌肌阵挛，这种耳鸣的节律与心跳节律不一致，而与肌阵挛发作时的阵挛节律相关。搏动性耳鸣大多为主观性，有些为他觉性。

大多单侧发病，双侧较少见。女性较男性多发。

（一）病因

1. 颈静脉球或颅底血管病变

（1）颈静脉球体瘤或鼓室球瘤：一侧搏动性耳鸣，节律与心律一致；指压同侧颈内静脉时耳鸣消失，压迫停止，耳鸣复现。Sigele 耳镜检查时鼓膜呈蓝色，可见搏动点。如未见搏动点，通过耳镜加压后可见搏动点，进一步加压，鼓膜蓝色消退，搏动停止。可合并第Ⅶ～Ⅺ对脑神经症状。

（2）高位颈静脉球：当颈静脉球位置高达外耳道平面，且外耳道底骨板缺裂时，可合并蓝鼓膜，但在因其他疾病所进行的颞骨 CT 检查中发现有颈静脉球高位者，大多并无搏动性耳鸣。

（3）颅底和颞骨血管瘤。

2. 颅内外血管畸形

（1）先天性血管畸形：如胚胎期颈内动脉发育不良，其邻近颅底的垂直段和水平段交叉处移位，血管狭窄，可因该处血流紊乱，或咽升动脉血流量增加，引起搏动性耳鸣。

（2）后天性血管畸形：后天性血管畸形大多由外伤、手术、感染、肿瘤、妊娠等引起的脑膜或静脉窦血栓性静脉炎所致，常见于横窦、乙状窦、海绵窦、颅前底和小脑幕等部位。

3. 硬脑膜动静脉瘘　硬脑膜的动静脉瘘可能继发于硬脑膜静脉窦的血栓形成或窦腔闭合，瘘道由窦壁上丰富的小动脉网与静脉窦或小静脉之间的许多微小交通支形成。由于病变的静脉窦直接接受动脉的血流，容易形成逆行血流，而引起搏动性耳鸣。不仅位于硬脑膜的动静脉瘘可引起搏动性耳鸣，颞骨内的动－静脉瘘也是搏动性耳鸣的原因之一，例如侵犯颅骨的 Paget 病，可能因颞骨内有新生血管和动静脉瘘，而出现搏动性耳鸣，并伴有听力下降和眩晕。

动静脉瘘和颅内、外血管畸形除搏动性耳鸣外，还可因病变位置和范围不同而出现头痛、面部疼痛、视力下降、复视，重者伴有恶心、呕吐等，并可发生严重的颅内并发症（如颅内出血，血肿，静脉梗死，颅内高压等）。头部外伤或经鼻径路垂体肿瘤切除术后继发的颈内动脉－海绵窦－动静脉瘘，可于术后数日或数周出现眼球突出，球结膜水肿，第Ⅲ、Ⅳ、Ⅵ对脑神经麻痹等。

4. 动脉粥样硬化　动脉粥样硬化引起的搏动性耳鸣，是因动脉狭窄引起血流紊乱所产生的响声经岩骨传导至耳蜗所致。这种患者患有高血压、高血脂、糖尿病，可有脑血管意外或短暂的脑局部缺血史。

5. 良性颅内高压综合征　良性颅内高压综合征（benign intracranial hypertation syndrome）以颅内压升高，而无局灶性神经症状为特征；有时可出现眼外展麻痹。而搏动性耳鸣和其他的耳部症状（如听力下降、耳内胀感、眩晕等）可能是本病的主要或唯一症状，其中 1/3 患者的 ABR 出现异常，包括波Ⅰ－Ⅲ间期或（和）Ⅲ－Ⅴ间期延长，或波Ⅴ潜伏期延长。

6. 自发性颈动脉内膜剥脱　不常见。是引起中、青年人脑缺血的原因之一。有认为，颈动脉纤维肌性发育不良（fibromuscular displasia of the carotid artery）、高血压、动脉硬化、外伤是本病的诱因。除突发性搏动性耳鸣外，本病还伴有患侧偏头痛、颈面部疼痛、晕厥、Horner 征及脑神经症状。

7. 肌阵挛 如鼓膜张肌肌阵挛，镫骨肌阵挛，腭肌阵挛等。这种搏动性耳鸣常为阵发性，可因声刺激或眨眼、耳郭皮肤受刺激时发作，亦可为自发性。耳鸣发作与肌阵挛发作同步，节律一致。该耳鸣常为他觉性。

（二）检查

1. 耳镜检查 Siegle 耳镜检查时如发现鼓膜后方有搏动性包块，或鼓膜呈蓝色，应疑及颈静脉球病变或异位颈动脉。鼓膜有与脉搏不一致的节律的运动为鼓膜张肌阵挛的表现。

2. 耳周及颈部触诊 指压同侧颈内静脉时，嘱患者注意其耳鸣，如耳鸣减轻或消失，提示为静脉源性耳鸣。动脉源性耳鸣不会因指压而改变。将患者头部转向患侧，耳鸣变弱或消失，也提示静脉源性。触诊耳周部位，发现震颤时，应疑及颈部动、静脉畸形。

3. 听诊 在患者耳边倾听，了解耳鸣是否为他觉性，并注意其节律是否与患者的脉搏一致，如不一致，可能为非血管性搏动性耳鸣，并寻找肌阵挛的部位。腭肌阵挛者，可见软腭有阵挛性收缩，但若患者张口过大，可致阵挛消失而不可见。

4. 听力学检查 纯音听阈测试应作为常规检查。听力损失超过20dB时，指压同侧颈静脉重新测试听力，若此时听力改善或恢复正常，提示耳鸣为静脉源性或良性颅内高压综合征，若为后者，宜再做 ABR。

5. 颈动脉超声检查 有助于诊断颈动脉粥样硬化。

6. 放射学检查 鼓膜正常者，做颅脑 MRI，结合高清晰度磁共振血管造影，如出现扩张的皮质静脉，提示为硬脑膜动静脉畸形。良性颅内高压综合征者常可发现小室或空鞍。蓝鼓膜或耳后有包块者，应做颞骨 CT 以排除颈静脉球体瘤。

（三）治疗

（1）颈静脉球体瘤、颅底和颞骨血管瘤引起的搏动性耳鸣，在查明病因后，采用相应的治疗。

（2）头颈部血管畸形，动静脉瘘等可根据情况做血管改道、结扎、成形等，或选择性动脉栓塞，血管内支架等。

（3）不明原因的特发性静脉源性耳鸣，在排除了其他原因后，可考虑做颈内静脉结扎术。

（4）与肌阵挛相关的搏动性耳鸣，可给卡马西平 0.1g，3 次/d，在药物治疗无效时，可切断相关肌肉予以治疗。

（董瑞英）